临床心脏病遗传学

Clinical Cardiogenetics

（第 2 版）

临床心脏病遗传学

Clinical Cardiogenetics

（第 2 版）

原　著　H.F. Baars
P.A.F.M. Doevendans
Arjan C. Houweling
J. Peter van Tintelen

主　译　周　洲

北京大学医学出版社

LINCHUANG XINZANGBING YICHUANXUE（DI 2 BAN）

图书在版编目（CIP）数据

临床心脏病遗传学：第2版 /（荷）休伯特 · 巴尔斯等原著；周洲主译 . —北京：北京大学医学出版社，2023.9
书名原文：Clinical Cardiogenetics，Second Edition
ISBN 978-7-5659-2611-2

Ⅰ. ①临…　Ⅱ. ①休… ②周…　Ⅲ. ①心脏病学－遗传学　Ⅳ. ① R541

中国版本图书馆 CIP 数据核字（2022）第 043128 号

北京市版权局著作权合同登记号：图字：01-2018-7954

临床心脏病遗传学（第 2 版）

主　　译：周　洲
出版发行：北京大学医学出版社
地　　址：（100191）北京市海淀区学院路 38 号　北京大学医学部院内
电　　话：发行部 010-82802230；图书邮购 010-82802495
网　　址：http://www.pumpress.com.cn
E-mail：booksale@bjmu.edu.cn
印　　刷：北京信彩瑞禾印刷厂
经　　销：新华书店
责任编辑：梁　洁　　责任校对：靳新强　　责任印制：李　啸
开　　本：889 mm×1194 mm　1/16　　印张：23.25　　字数：676 千字
版　　次：2023 年 9 月第 1 版　2023 年 9 月第 1 次印刷
书　　号：ISBN 978-7-5659-2611-2
定　　价：228.00 元

译者名单

主　译　周　洲

副主译　陈　文　杨　航

译　者（按姓名汉语拼音排序）

陈　鹏　华中科技大学同济医学院附属同济医院
陈　文　中国医学科学院阜外医院
范思阳　中国医学科学院阜外医院
扶媛媛　中国医学科学院阜外医院
郭　虹　奕真生物科技有限公司
洪　葵　南昌大学第二附属医院
惠汝太　中国医学科学院阜外医院
金　欣　浙江大学医学院附属邵逸夫医院 / 美国罗切斯特大学医学中心 / 迪安诊断技术集团股份有限公司
李建军　中国医学科学院阜外医院
李宗哲　华中科技大学同济医学院附属同济医院
刘　念　首都医科大学附属北京安贞医院
刘尚雨　中国医学科学院阜外医院
刘钟应　中国医学科学院阜外医院
鲁向锋　中国医学科学院阜外医院
罗明尧　中国医学科学院阜外医院
马　懿　中国医学科学院阜外医院
彭　嵋　福君基因生物科技有限公司
浦介麟　同济大学附属东方医院
祁　鸣　绍兴文理学院医学院
宋江平　中国医学科学院阜外医院
宋　雷　中国医学科学院阜外医院
汪道武　南京医科大学第一附属医院
王怡璐　中国医学科学院阜外医院
吴桂鑫　中国医学科学院阜外医院
熊琴梅　南昌大学第二附属医院
杨　航　中国医学科学院阜外医院
姚　焰　中国医学科学院阜外医院
殷昆仑　中国医学科学院阜外医院
张　策　中国医学科学院阜外医院
赵倩倩　首都医科大学附属北京安贞医院
周琼琼　南昌大学第二附属医院
周　洲　中国医学科学院阜外医院
朱成刚　中国医学科学院阜外医院

原著者名单

Hubert F. Baars
Department of Cardiology
St. Elisabeth-TweeSteden Ziekenhuis
Tilburg
The Netherlands

Pieter A. F. M. Doevendans
Department of Cardiology
University Medical Center Utrecht
Utrecht
The Netherlands

Arjan C. Houweling
Department of Clinical Genetics
VU University Medical Center
Amsterdam
The Netherlands

J. Peter van Tintelen
Department of Clinical Genetics
Academic Medical Center
Amsterdam
The Netherlands

原著前言

第 1 版《临床心脏病遗传学》出版至今已有 5 年。心脏病遗传学领域日新月异，因此，在期待良久后第 2 版终于问世。在诸位全球杰出的心脏病遗传学专家的努力下，本书将为对心脏病遗传学领域感兴趣的读者提供最新的信息和最实用的参考。自第 1 版发行以来，相应的技术仍在不断进步，如逐步普及的二代测序可同时对与疾病相关的大量基因进行高效的分析。此外，强大的新工具（如可以进行快速基因编辑的 CRISPR-Cas9 系统）已经为理解遗传性疾病的分子机制带来了一场革命。基因检测的结果越来越多地影响到遗传性疾病患者的诊疗和预后。例如，对携带 *ACTA2* 或 *TGFBR1* 突变的患者进行颅内动脉瘤筛查。另一个例子是 Green 等发现的小分子药物可以抑制转基因小鼠的肌节收缩功能，进而抑制心室肥厚、心肌细胞紊乱和心肌纤维化的进展，并减少肥厚和促纤维化基因的表达[1]。该研究表明，在不久的将来，对肥厚型心肌病（全球患病率约为 1/500）进行药物治疗或许是可行的，而现有的药物只能起到缓解症状的作用。这些新技术的出现在医学伦理学、群体遗传学、解释大量临床意义未明的变异等方面均面临巨大挑战。我们希望第 2 版将帮助读者在日常工作中应对这些挑战。

Tilburg，The Netherlands H. F. Baars
Utrecht，The Netherlands P. A. F. Doevendans
Amsterdam，The Netherlands A. C. Houweling
Amsterdam，The Netherlands J. P. van Tintelen

[1] E. M. Green et al. Science 351（6273）：617-621，2016.

目　录

第六部分　其他

第一部分
遗传学

1 分子遗传学概论

Jan D.H. Jongbloed，Ronald H. Lekanne Deprez，Matteo Vatta
扶媛媛　陈文　译

摘　要

在过去的几十年中，分子遗传检测技术快速地融入心血管疾病的诊断过程中。在发展初期被用于明确的遗传病家系确诊，随着下一代测序（next generation sequencing，NGS）技术的进步，分子遗传检测技术也被用于明确复杂遗传性心脏病的遗传因素，以及将个体基因组检测应用于常规患者护理中。本章将概括地描述和讨论分子遗传学的几个主要方面。首先介绍脱氧核糖核酸（deoxyribonucleic acid，DNA）、核糖核酸（ribonucleic acid，RNA）和蛋白质的分子基础，不同类型的基因突变及其在这些不同分子水平上的作用将在“DNA、RNA 和蛋白质”及“基因突变”部分进行讨论。由于突变的遗传方式及突变携带者的特定转归可能不同，在“家系和人群中的基因”部分将讨论与此相关的几个方面。尽管 NGS 正在成为最广泛应用的突变鉴定技术，但多项其他技术也在使用中，“分子遗传学技术”部分将对当前正在使用的各种方法进行概述。上述技术的应用通常会产生大量数据，仔细分析和解读这些数据并将“噪声信息”从真正相关的信息中过滤出来至关重要。“分析与解读”部分将重点关注这一方面。随着分子遗传学技术的应用，已发现大量的心血管疾病致病基因，但仍有更多基因有待发掘，在“寻找新的疾病基因”部分将对此进行阐述。最后，在“临床遗传学诊断”部分中，将讨论分子遗传学技术在日常临床遗传病患者护理中的应用。

引言

近年来，遗传学的全面发展极大地提高了我们对遗传病的认识，包括遗传性心脏病。既往一次只能研究少量的几个疾病候选基因来寻找可能的致病突变，现在全外显子组测序（whole exome sequencing，WES）和全基因组测序（whole genome sequencing，WGS）可以分析个体基因组中的所有变异，包括疾病的易感位点。尤为重要的是，现在个体全基因组测序可在合适的时间内以相对低的成本进行，1000 美元就可完成基因组测序。此外，该技术和其他基因分型技术为鉴定那些调控疾病进展的基因变异或修饰因子提供了可能，这些变异和修饰因子与加重疾病症状或保护突变携带者免于出现重症有关。有趣的是，这也使得临床遗传学领域面临着处理“大数据”和构建生物信息工具与方法的挑战，需要从检测到的海量变异中提取出真正与疾病相关的信息。在未明确致病原因的遗传病家系中鉴定疾病相关基因不再需要连锁分析或类似技术。此外，随着越来越多的疾病相关基因与变异被报道，我们面临着将疾病的明确致病突变与（相对）无关变异进行区分的挑战。后者既需要智能的基因组计算方法，也需要传统的湿实验平台，最好是高通量的实验平台，以便对基因变异的作用进行功能性研究。基因和变异的治疗仍然是不久的将来需要重点关注的目标之一。从逻辑上讲，在遗传性心脏病领域，为实现该目标，心脏病专家（及其他临床专家）、临床遗传学家 / 遗传咨询师和实验室专家之间的密切合作至关重要。

DNA、RNA 和蛋白质

“构建”人类个体必需的全部信息都储存在细胞核和线粒体的 DNA 中，其变异也是如此。然而，传统的简单概念［即 DNA 中的编码部分（基因）被转录成 RNA 分子，再由 RNA 分子翻译生成蛋白质，最后构建形成复杂生物体］已不再完全适用。实际情况要复杂得多。其他遗传因素（如调节 RNA 和印迹过程，以及代谢产物和其他环境影响等非遗传因素）也对基因的最终表达结果具有重要影响。本部分将描述所涉及的分子因素及其基本原理并讨论它们之间的相互作用。

DNA 分子由 4 个核苷酸组成，它们全部由脱氧核糖和磷酸基团共同形成糖 - 磷酸的分子骨架，并且腺嘌呤（A）、鸟嘌呤（G）、胞嘧啶（C）及胸腺嘧啶（T）的碱基侧链比例各不相同（图 1.1）。这些核苷酸通过磷酸二酯键聚合，产生的核酸链以反向平行的方式相互缠绕形成非常稳定的双螺旋结构，Watson 和 Crick 于 1953 年首次描述了双螺旋结构。反向平行配对，即两条核苷酸链沿相反方向（5′-3′ *vs.* 3′-5′）延伸，对应位置上的核苷酸通过氢键介导形成 A-T 或 C-G 互补对。A-T 碱基对由两个氢键介导，C-G 碱基对由 3 个氢键介导，因此后者形成的结合力更强。若把 1 个人类细胞的总 DNA 分子展开，将会形成一条长达 2 ～ 3 m 的细长分子链。这种细长的 DNA 细丝必须全部存储于平均直径为 6 μm 的人体细胞核中，因此必须非常紧密。在组蛋白分子的帮助下，反向平行的 DNA 双链得以紧密压缩，形成染色体。每个人类细胞含有两组染色体单倍型（二倍体），每个单倍型包含 23 条大小不一的染色体（同源物），1 号染色体最大，21 号和 22 号染色体最小。其中，第 1 ～ 22 号染色体属于常染色体在男性和女性的细胞中都存在，而性染色体（23 号染色体）则在不同性别中的含量不同：男性细胞中携带 1 个 X 染色体和 1 个 Y 染色体（XY），而女性细胞中则含有 1 对 X 染色体（XX）。通常每个细胞中都包含完整的遗传信息，为了实现这一点，DNA 必须在每次细胞分裂前进行复制。蛋白复合体会参与染色体的解压缩，解开 DNA 双螺旋结构使其反向平行的 DNA 单链可被复制，从而产生原始链的两个拷贝。复制过程中会出现随机错

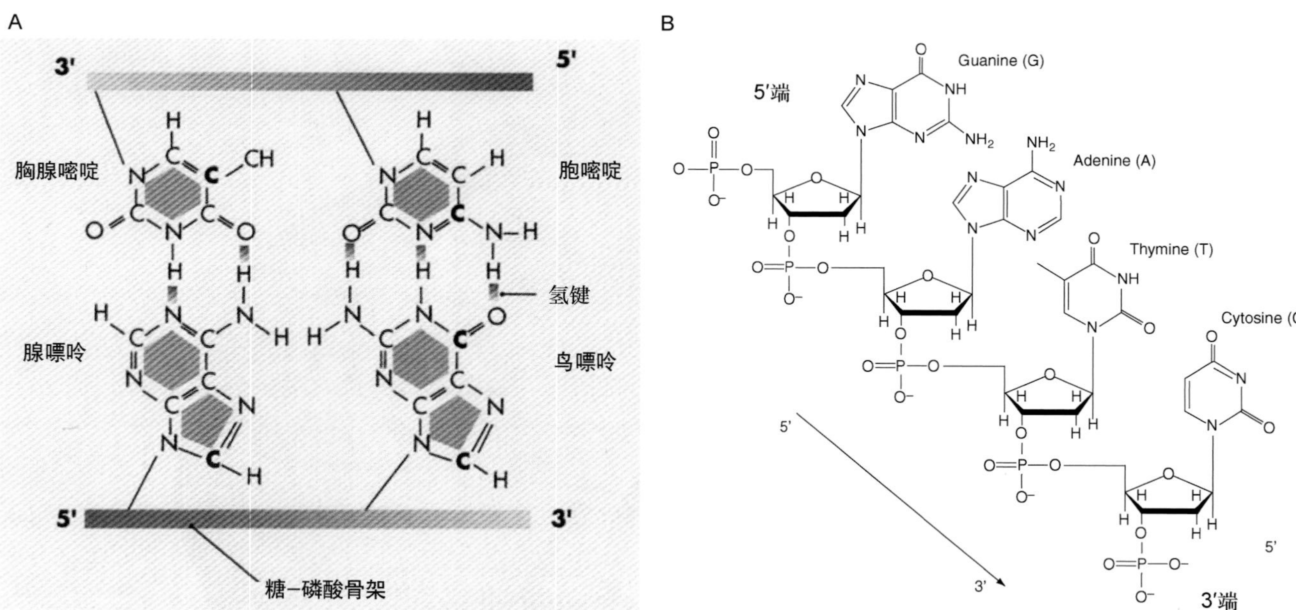

图 1.1　DNA 的结构。1 个碱基（C、T、A 或 G）结合 1 个脱氧核糖和 1 个磷酸基团被称为核苷酸。这些核苷酸通过磷酸二酯键聚合。DNA 的读取从 5′端到 3′端。**A.** 4 种组成 DNA 密码的碱基。腺嘌呤总是与胸腺嘧啶配对形成 2 个氢键，胞嘧啶总是与鸟嘌呤配对形成 3 个氢键。**B.** DNA 的化学结构，展示了糖骨架和通过磷酸二酯键的聚合，当 DNA 以 5′至 3′的方向被读取时，这段 DNA 的编码将读取为 GATC。**C.** DNA 的双螺旋结构，中间的碱基对围绕着螺旋轴排列。大沟和小沟是螺旋不完全缠绕的结果。（Adapted from Clinical Cardiogenetics edition 2011）

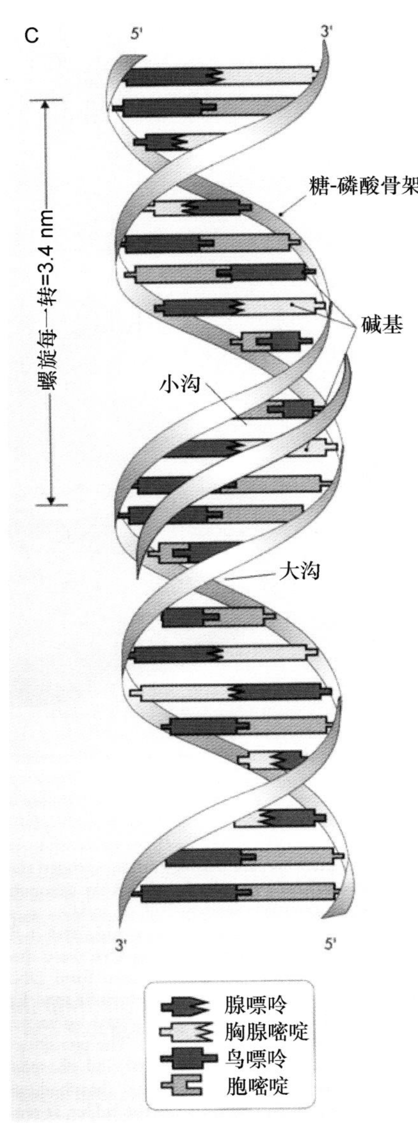

图 1.1　续

误，尽管存在纠正此类错误的 DNA 修复机制，但平均每 10^9 个错配中仍会有 1 个未修复的错配发生，从而导致突变。在人体细胞分裂过程中发生的突变（体细胞突变）通常只影响其所在的特定组织；然而，有时会导致严重的非遗传病，如癌症。而在有性生殖期间发生的突变（胚系突变）可能传递给下一代并在后代中形成遗传病的起源。此外，虽然染色体在体细胞分裂期间保持二倍体（每个细胞 2 个拷贝），但它们在配子发生期间（精子或卵细胞的产生）变成单倍体（每个细胞 1 个拷贝），且在该过程中发生重组。这是同源染色体间遗传物质的交换。该过程是进化多样性的重要驱动力，但也可能导致染色体水平的突变。有关人类疾病潜在变异的更多信息，请参阅“基因突变”部分。

只有约 2% 的人类基因组编码蛋白质，这部分遗传信息都包含在基因的外显子编码区中。基因组由多达 30 000 个不同的基因组成。这些基因通常由“上游”5′端启动子序列、包含外显子的调节性和（或）稳定性 5′非翻译区（untranslated region，UTR）、交替排列的外显子和内含子区、调节性 / 稳定性 3′ UTR 外显子序列及“下游”3′端序列组成（图 1.2）。值得注意的是，5′ UTR 和 3′ UTR 序列分别位于第一个和最后一个或几个外显子内，且这些外显子区仅含有 UTR 序列，不编码蛋白质。在 RNA 聚合酶的协同作用下，启动子序列可被转录复合物和转录调控因子所识别，负责基因的转录。在整个转录过程中，转录起始于 5′ UTR 第一个核苷酸的转录起始位点，转录起始位点至 3′ UTR 末端多腺苷酸化（polyadenylation，poly-A）信号之间的全部序列被完整地转录成前体信使 RNA（messenger RNA，mRNA）（图 1.2）。为此，待转录基因对应的特定 DNA 分子序列会被解螺旋并展开，以便转录复合物结合。由此得到的前体 mRNA 分子是目标基因的反向平行拷贝（即互补序列），这种情况与 DNA 复制相似。因此，除了胸腺嘧啶被尿嘧啶取代以及糖骨架由核糖而非脱氧核糖组成之外，前体 mRNA 分子的组成与 DNA 分子相同。前体 mRNA 分子仍然含有内含子序列，这些序列在细胞核内被 mRNA 加工复合物进一步剪接和加工（图 1.2）。由此产生的成熟 mRNA 仅由调节性 5′ UTR 和 3′ UTR 序列以及编码相应蛋白质氨基酸链的外显子序列组成，继而被转运至细胞质中。在胞质中，核糖体、蛋白质复合物和核糖体 RNA（ribosomal RNA，rRNA）负责将 mRNA 分子中的氨基酸编码部分翻译成蛋白质。蛋白质分子中含有 20 种不同的氨基酸，每种氨基酸都由特定的核苷酸三联体（密码子）编码。共有 64 种不同的密码子编码这 20 种氨基酸，这意味着大部分氨基酸由 1 种以上的密码子编码（表 1.1）。但苯丙氨酸（F）、色氨酸（W）和甲硫氨酸（M）是例外，它们仅由 1 种密码子编码。重要的是，甲硫氨酸的密码子也被认为是启动蛋白质翻译的起始密码子。此外，有 3 个密码子编码终止密码子，提示氨基酸序列的末端。在蛋白质翻译过程中，转运 RNA（transfer RNA，tRNA）分子作为氨基酸载体起作用并识别编码这些氨基酸的密码子。通过与核糖体内 mRNA 上的特定密码子结合，相应的氨基酸与肽链中的前一位氨基酸相连，使得

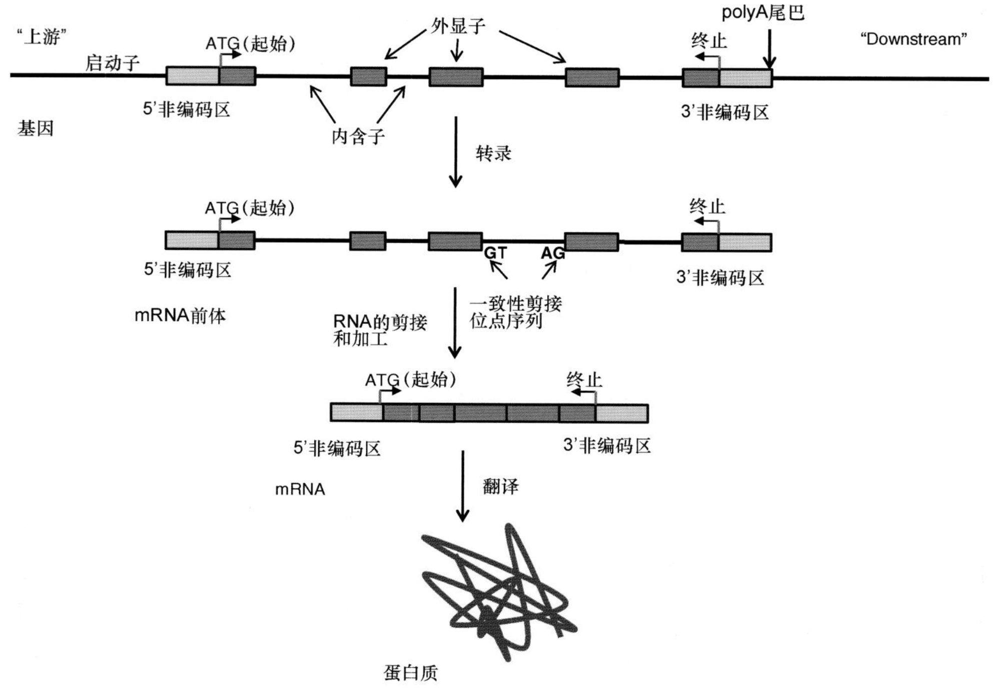

图 1.2　人类基因的组成及其通过前体 mRNA 和 mRNA 转化为蛋白质的过程

表 1.1　基因密码子

	T		**C**		**A**		**G**	
T	TTT	Phe（F）	CTT	Leu（L）	ATT	Ile（I）	GTT	Val（V）
	TTC	Leu（L）	CTC	Leu（L）	ATC	Ile（I）	GTC	Val（V）
	TTA	Ser（S）	CTA	Leu（L）	ATA	Ile（I）	GTA	Val（V）
	TTG	Leu（L）	CTG	Leu（L）	ATG	Met（M）	GTG	Val（V）
C	TCT	Ser（S）	CCT	Phe（F）	ACT	Thr（T）	GCT	Ala（A）
	TCC	Ser（S）	CCC	Phe（F）	ATT	Thr（T）	GCC	Ala（A）
	TCA	Ser（S）	CCA	Phe（F）	ATA	Thr（T）	GCA	Ala（A）
	TCG	Ser（S）	CCG	Phe（F）	ACG	Thr（T）	GCG	Ala（A）
A	TAT	Tyr（Y）	CAT	His（H）	AAT	Asn（N）	GAT	Asp（D）
	TAC	Tyr（Y）	CAC	His（H）	AAC	Asn（N）	GAC	Asp（D）
	TAA	Stop（X）	CAA	Gln（Q）	AAA	Lys（K）	GAA	Glu（E）
	TAG	Stop（X）	CAG	Gln（Q）	AAG	Lys（K）	GAG	Glu（E）
G	TGT	Cys（C）	CGT	Arg（R）	AGT	Ser（S）	GGT	Gly（G）
	TGC	Cys（C）	CGC	Arg（R）	AGC	Ser（S）	GGC	Gly（G）
	TGA	Stop（X）	CGA	Arg（R）	AGA	Arg（R）	GGA	Gly（G）
	TGG	Trp（W）	CGG	Arg（R）	AGG	Arg（R）	GGG	Gly（G）

64 个遗传密码子及其各自编码的氨基酸。第一行为每个密码子的第一个核苷酸［为 DNA 水平；RNA 中的胸腺嘧啶（T）是尿嘧啶（U）］。最左列为每个密码子的第二个核苷酸。氨基酸同时用三字母和单字母缩写表示：Ala，丙氨酸；Arg，精氨酸；Asn，天冬酰胺；Asp，天冬氨酸；Cys，半胱氨酸；Gln，谷氨酰胺；Glu，谷氨酸；Gly，甘氨酸；His，组氨酸；Ile，异亮氨酸；Leu，亮氨酸；Lys，赖氨酸；Met，甲硫氨酸；Phe，苯丙氨酸；Ser，丝氨酸；Thr，苏氨酸；Trp，色氨酸；Tyr，酪氨酸；Val，缬氨酸

肽链不断延伸。这一过程不断重复，使后续氨基酸彼此连接，从而产生完整的蛋白质。在该过程进行期间或完成后，蛋白质将折叠成其最终构象，除非它被转运到如内质网和线粒体等其他细胞器中。需要注意的是，很多蛋白质会发生翻译后修饰，如在内质网和高尔基体中进行的糖基化修饰。

如前所述，实际上仅有一小部分（2%）基因组 DNA 负责编码蛋白质，而约 25% 的 DNA 序列被用于编码分隔外显子的内含子序列，这些序列通常比外显子长。基因组 DNA 的其余序列可能具有不同的功能：发挥调节作用（如启动子和增强子序列）、参与稳定和（或）维持 DNA（如组蛋白结合域）或参与复制和重组过程。部分 DNA 可能只是进化过程中的残留部分，不再具有功能。例如，基因组中存在相当数量的“假基因”，其序列与对应真基因序列的部分片段（甚至与完整基因片段）高度相似；然而，即使这些假基因与其对应的功能基因有时仅存在少量核苷酸的差异，它们也无法被翻译成有功能的蛋白质分子。人们逐渐认识到，基因组还可转录成大量非编码 RNA，其不参与编码蛋白质，但具有功能性作用，包括 tRNA 和 rRNA，以及许多催化和调节 RNA，如核小 RNA（small nuclear RNA，snRNA）、核仁小 RNA（small nucleolar RNA，snoRNA）、微 RNA（microRNA，miRNA）、转录起始 RNA（transcription initiation RNA，tiRNA）、剪接 RNA（splicing RNA，spliRNA）和长非编码 RNA（long noncoding RNA，lncRNA）[36]。目前认为 miRNA 通过识别 3′ UTR 内的特定核苷酸序列调节蛋白质合成，而 lncRNA 则被认为参与调节分化和发育。对于这些功能性 RNA，其确切作用仍有待阐明。此外，目前未知的 DNA 序列新功能可能会在不久的将来得以发现。有功能的非编码序列上的变异很可能也与疾病的发生相关。

基因突变

如前所述，在 DNA 复制和重组过程中会发生错误，尽管存在修复机制，这些错误仍可形成体细胞或胚系突变的基础。此外，阳光（紫外线）、吸烟、空气污染、放射性和（或）DNA 自身的化学不稳定性等因素也可影响基因组的化学修饰，进而导致突变。虽然体细胞突变可能导致疾病（如癌症），但胚系突变（配子发生过程中出现的突变）可能是遗传病的基础，如心脏病遗传学中提及的变异。基因突变的大小各不相同，从单个核苷酸改变到整条染色体的缺失或重复都可能发生（如 21 号染色体重复可导致包括心脏异常在内的唐氏综合征）。下文将介绍不同类型的突变。在“分子遗传学技术”部分，将讨论用于鉴定这些突变的技术。

仅影响 1 个核苷酸的突变可导致不同结果。这不仅取决于核苷酸变化本身，还取决于受影响碱基的位置（即位于调节序列、编码序列或内含子序列）。当突变位于编码序列时，这些突变可以在氨基酸水平上产生不同的效果。单个核苷酸的替换可导致氨基酸改变，即错义突变（missense mutation），一种情况是产生完整的蛋白质分子但影响蛋白质活性［功能获得突变（gain of function，GOF）或功能失去（loss of function，LOF）突变］，另一种情况是错义突变导致蛋白质分子的错误折叠或去折叠，进而导致蛋白质不稳定。在后一种情况下，很可能导致该蛋白质生成减少约 50%。值得注意的是，生成的 50% 蛋白质是由另一条染色体上完整（“野生型”）的基因拷贝转录为 mRNA 并翻译而成。然而，当该蛋白质的量不足以满足其正常功能需求时，就可能会产生直接或长期的有害影响。这种现象被称为单倍剂量不足（haploinsufficiency）。单倍剂量不足也可出现在单核苷酸替换导致编码氨基酸的密码子变成终止密码子，进而导致蛋白质水平上的无义突变（nonsense mutation）。根据定义，过早引入终止密码子（又称截短突变）一直被认为是致病性的。然而，近 10 年的大规模测序工作表明，每个个体的基因组中都会含有数十个截短突变而未引起疾病。已有证据表明，大量疾病基因中的截短突变不发挥或仅发挥轻微作用。相反，同一基因中的错义突变可产生显著的致病性效果。若截短突变可被耐受，则很可能是因为另一条染色体上完整的基因拷贝可用，仍可产生足够的有功能的蛋白质。当然，当两个基因拷贝均发生突变时，则几乎都是有害的。虽然内含子序列或调节序列中大部分的核苷酸替代都可能是良性的，但除了外显子-内含子交接区中能被 RNA 剪接复合物识别的保守序列外，很难预测这类突变的致病性。交接区的突变通常有害，因为这些突变经常导致外显子的跳跃（skipping），进而导致蛋白质的重要部分缺失或因读码框移位而导致单倍剂量不足。此外，一些内含子序列 / 调节序列突变或编码序列的同义 / 错义突变在蛋白质水平上看似无害，但可能因为引入可变剪接位点，从而导致 RNA 剪接异常。

除单核苷酸替换外，1 个或多个核苷酸的缺失 / 插入（deletion or insertion，indel）也时常发生。当 indel 影响阅读框内的核苷酸三联体时，就会删除或增加氨基酸，其效果可能与错义突变类似，产生稳定但功能失调的蛋白质或因不稳定而降解的蛋白质。然而，当缺失 / 插入的核苷酸数量不等于 3 或 3 的倍数时，将破坏正常阅读框从而导致移码突变。在蛋白质水平上，这将在突变位点后形成完全不同的蛋白质序列（和结构，形成稳定蛋白质产物的情况极罕见），但更常见的是导致蛋白质缺失。后一种情况是由于阅读框移位通常导致过早引入终止密码子，从而导致单倍剂量不足。由移码或无义突变而过早引入的终止密码子经常在（前体）mRNA 加工和 RNA 分子降解的过程中被识别。该过程被称为“无义介导的 mRNA 降解（nonsense-mediated mRNA decay，NMD）”，涉及大量蛋白质复合物。值得注意的是，位于编码序列 3′端的过早终止密码子会逃脱这种 NMD 途径，导致生成截短蛋白质（但被截短的氨基酸数量有限；同时适用于无义突变和移码突变），或因 C 末端氨基酸序列与正常序列不同，而从各自突变的位置开始，导致蛋白质序列的延长（仅适用于移码突变）。作为一般的“经验法则”，这类情况适用于最后一个编码外显子和倒数第 2 个外显子 3′端 50 ～ 55 个核苷酸中引入过早终止密码子的突变。需要注意的是，Sanger 测序和现在常规使用的 NGS 技术对于准确识别较大插入 / 缺失（多于 10 ～ 15 个核苷酸，取决于所使用的技术）的作用有限。目前，检测多于 10 ～ 15 个核苷酸及包含 1 个至数个外显子的缺失 / 插入的标准化方法仍有限。

除单核苷酸突变和小的插入 / 缺失外，更大的插入、重复或缺失都可能导致疾病的发生。首先，这可能涉及基因内 1 个或几个外显子的缺失或重复。通常，这也将导致单倍剂量不足，因为受影响的基因将无法正确地表达。例如，已知 *RYR2* 基因的 3 号外显子缺失可导致扩张型心肌病（dilated cardiomyopathy，DCM）、左心室致密化不全（left ventricular noncompaction，LVNC）和儿茶酚胺敏感性多形性室性心动过速（catecholaminergic polymorphic ventricular tachycardia，CPVT）[4]。此外，*PKP2* 基因上几个外显子的缺失被证明与致心律失常性右心室心肌病（arrhythmogenic right ventricular cardiomyopathy，ARVC）的发生有关[48]。目前常使用多重连接探针扩增（multiplex ligation-dependent probe amplification，MLPA）技术检测这些类型的突变。然而，缺失或重复常涉及 1 个或多个基因，即所谓的微缺失或微重复。微缺失的致病性已相对明确（如包含 *TAB2* 基因的区域缺失可导致显性遗传的先天性心脏病[75]），但微重复的致病性仍具争议。只要插入的 DNA 重复序列未影响基因本身或其插入的基因 / 区域的功能，该突变可被视为无害。通常通过微阵列比较基因组杂交（array-comparative genomic hybridization，aCGH）、单核苷酸多态性（single-nucleotide polymorphism，SNP）阵列技术和（或）对 NGS 数据进行拷贝数变异（copy number variation，CNV）分析来鉴定此类突变。同时，染色体大片段或整条染色体的缺失 / 重复也是心脏病的发生机制之一，但这种情况多发生于合并其他临床症状的综合征。唐氏综合征（21 号染色体的三体性突变）是一个众所周知的例子。此外，在配子发生过程中部分染色体的易位会导致染色体片段的缺失和重复，从而造成卵母细胞或精子的不平衡状况，从而生育出有严重临床缺陷的儿童，包括心脏畸形［多为先天性心脏病（congenital heart defects，CHD）］。这些异常可用“老式”的核型分析（karyotyping）和荧光原位杂交（fluorescence *in situ* hybridization，FISH）方法、荧光定量聚合酶链反应（quantitative fluorescent polymerase chain reaction，QF-PCR）或 NGS 检测数据的 CNV 分析来识别，包括分析受易位影响的序列。

家系和人群中的基因

前文对不同类型的突变做了描述，包括从仅影响单个特定核苷酸的突变到整条染色体的重复或缺失。当这些突变在有性生殖期间出现时，将会传递给后代，成为遗传病的基础。一般而言，这不适用于极大片段的缺失 / 重复，因为这类变异往往影响巨大，从而导致自然流产。以下将讨论各类突变（或变异；特别是涉及多因素疾病时）的遗传方式。

遗传方式

根据哪些染色体或基因受突变影响及其潜在机制，可识别出不同的遗传方式。最为人们熟知的是由常染色体或性染色体上的基因突变所引起的孟德尔遗传病。这些突变可按照显性或隐性的方式遗传。需要注意的是，显性和隐性这两个术语描述的是遗传病的遗传方式，而非基因或突变本身。当显性遗传时，1 个等位基因（1 条染色体）上的突变足以引起疾病。因此，突变携带者的后代有 50% 的概率遗传到相同突变。若这种突变主要在育龄后才引起疾病，则可能通过谱系传递给多代人。相反，只有当 2 个等位基因均受影响时，隐性遗传突变才会导致疾病发生。一般而言，这意味着携带 2 个等位基因突变的患者从其无症状父母处分别遗传了 1 个突变（父亲和母亲各携带 1 个突变等位基因的拷贝）。这种突变常可通过家系和人群进行传递，且仅在个体同时携带 2 个突变这种罕见情况下才引起疾病。这种情况在近亲婚配时较为常见，即受累儿童的父母是近亲或远亲（有时是几代人之前）。这种情况下，受累儿童可能携带纯合突变，即 2 个等位基因上的突变相同。更罕见的情况下，可能会遇到复合杂合突变，即 2 个等位基因（即 2 条染色体）上的同一个基因内存在不同的有害突变。除隐性遗传病中父母不受累的情况外，“新发（*de novo*）”突变也可造成这种情况。这意味着这些突变发生在胚胎发育的早期，或出现在父亲 / 母亲的生殖细胞中，并传递给受累儿童。当然，当病程不太严重时，这可能是后代中显性遗传病的开始。

在上述情况中，突变通常位于常染色体而非性染色体（X 或 Y）。然而，突变也可发生在 X 染色体或 Y 染色体上。Y 染色体遗传非常罕见，迄今为止未曾有过心脏相关疾病的描述。X 连锁心脏病常具有以下特征：女性携带者无疾病表现或仅有轻微表现，但其儿子严重受累。从逻辑上讲，这种遗传模式在家系分析中常表现为受累的男性家族成员通过症状较轻或无症状的女性成员相关联。若这些家系中存在近亲婚配，纯合的 X 连锁突变也可能在女性家族成员中导致严重疾病。值得注意的是，X 连锁遗传存在一种特殊情况，即男性携带者致死，而单个 X 连锁突变的女性携带者患病（与常染色体显性遗传类似）。由于线粒体还含有一套独立于核基因组的、可复制和传递到新线粒体的基因组，线粒体 DNA（mitochondrial DNA，mtDNA）突变也可传递给下一代，并称为“线粒体遗传（mitochondrial inheritance）”。需要注意的是，线粒体疾病也表现出母系分离模式（类似 X 连锁疾病），且由于线粒体含有多个基因组拷贝但不一定全部突变，识别这种遗传模式变得很复杂。实际上，线粒体遗传病不属于孟德尔遗传病，而是多因素（多基因）疾病。后者将在“多因素遗传”部分中做更详细的讨论。

外显率和疾病表现度

携带突变并不一定意味着会发病。特别是在显性遗传病中，通常存在外显率不全（incomplete penetrance）的现象。当某种疾病的外显率为 90% 时，意味着 90% 的携带者会发病。外显率（penetrance）常存在年龄依赖性，即疾病症状会随着年龄增长而逐渐出现。此外，疾病表现度（expressivity）也可导致患者表现具有很大差异。例如，*PLN* 基因上的突变 c.40_42delAGA（p.Arg14del）易诱发致心律失常型心肌病（arrhythmogenic cardiomyopathy，ACM）和（或）DCM[68-69]。荷兰的一项队列研究纳入了 400 余例携带该缺失的患者，其表型从心脏性猝死（sudden cardiac death，SCD）或青壮年心脏移植等严重情况到 70 多岁老人进行高强度运动仍安然无恙。此外，同一突变可能会导致不同的临床结局。例如，某些家族中同一个心肌病致病基因突变可在不同家族成员中分别导致 DCM、肥厚型心肌病（hypertrophic cardiomyopathy，HCM） 或 LVNC。外显率低和疾病表现度差异可受非遗传因素（环境因素）和遗传因素［即次要突变（secondary mutation）和（或）修饰因子］的影响。尽管此类遗传因素的效应大小仍难以确定或预测，但目前的全基因组关联分析（genome wide association study，GWAS），特别是 NGS 方法可有助于对这些遗传变异进行研究。

遗传异质性

随着对遗传病潜在基因突变检测能力的不断增强，鉴定出的致病基因数量呈指数增长，包括心脏病遗传学领域。很明显，一种疾病或一个疾病类型很少仅与某个基因相关，通常会涉及多个基因。例如，目前已发现超过 50 个基因与 DCM 相关。目前已知的致病基因突变仅能解释约 1/2 的 DCM 患者的致病原因，许多 DCM 的致病基因仍有待发现。此外，人们逐渐认识到同一基因中的不同突变可导致不同的临床表型（不同于前文所述的相同突变具有不同表现度）。同样是在心肌病中，可观察到明显的“遗传重叠”现象，即一个基因上的不同突变可导致不同的心肌病亚型，有些突变甚至与已知的每种亚型都相关。此外，一个基因甚至可在多种心脏病的发生中起作用。例如，*SCN5A* 基因上的突变不仅能导致心肌病，还可导致 Brugada 综合征（Brugada syndrome，BrS）、长 QT 综合征（long QT syndrome，LQTS）或传导性疾病等离子通道病。同样地，除心肌病外，*LMNA* 或 *DES* 基因上的突变也可导致全身性肌肉疾病（如肢带型肌营养不良、结蛋白病），且 *LMNA* 基因突变还可导致非心脏疾病［如脂质营养不良（由特定杂合突变引起）或 Hutchinson-Gilford 早衰综合征（由特定 *LMNA* 杂合突变引起）］。多种综合征（如 Noonan 综合征或 Danon 综合征）可能会有心脏表现，有时取决于其潜在的基因缺陷和（或）突变。

多因素遗传

目前为止，我们只介绍了单基因疾病。然而，也有很多疾病并非纯粹的单基因病，考虑为多基因或多因素遗传也许更合适。这其中既包括双基因疾病，即两个基因共同致病；多基因（polygenic）疾病，即同时存在多个变异，每个变异单独产生的效应很小，但共同作用会增加发病概率；多因素（multifactorial）疾病，即遗传变异和环境因素共同影响疾病表现。确定多基因疾病的所有致病因素相当困难，即便采用最新的遗传学技术和生物信息学工具也是如此。而且，即使所有因素都能确定，评估单因素效应和总体效应也几乎不可能。此外，还存在一些变异实际上具有保护作用，从而改变疾病相关变异的负面影响。同样，人们也越来越认识到单基因疾病实际上并非真正的单基因疾病，尽管主要致病基因突变的影响最大，但其他遗传因素可能也会对疾病产生正面或负面的影响。

尽管对于结果的解释存在很多困难，过去的几十年中仍有大量针对多基因疾病致病变异以及更多孟德尔遗传病修饰因子的研究。在这方面，也包括心脏病遗传学领域，大量 GWAS 研究已发现了许多与心脏病学特征相关的 SNP。因此，必须使用含有大量 SNP 的阵列分析患有相同疾病的大样本群体（至少数百人），以鉴定与相应特征具有统计学相关性的变异。另外，被检出的变异与疾病的相关性常需要在另一独立大样本群体（最好来自另一种族）中验证后才能得到重视。如前所述，这些发现与个体患者的相关性值得商榷；然而，该结果可能有助于理解和进一步阐明潜在的分子通路和机制，且鉴定出的变异所在的基因可能成为潜在的药物靶点。由于仅分析阵列上捕获的 SNP，该方法识别出的可能只是与临床表型相关受累基因附近的变异，而非真实发挥作用的变异。因此，随着各种基于 NGS 的新技术的出现，对数千个外显子组和基因组的测序使得鉴定更多这种变异成为可能。然而，已获得的大量数据表明，每个个体携带许多私有变异（private variant）（甚至包括与疾病不太相关的截短突变），将多基因疾病中不相关的变异与相关变异区分开将是一项巨大的挑战。另外，未来所有持续进行的 WES 和 WGS 检测都将有助于区分与疾病相关或无关的遗传学信息。

分子遗传学技术

从过去到未来

在过去的 20 年中，分子遗传学创新技术的发展取得了前所未有的进步，利用这些进展可发现人类疾病相关基因并将其应用到分子遗传学诊断中，成为患者诊疗的有力工具。2016 年是发布首个基于 5264 个微卫星序列的人类基因组综合遗传图谱的 20 周年[8]。虽然 1991 年曾发表过一份“DNA 委员会报告及克隆及定位基因、PCR 和 DNA 多态性标志物目录”（Williamson 等[76]），但 1996 年完成的图谱代表着人类遗传学家使用基于 PCR 的多态性二核苷酸和四核苷酸微卫星标记并通过连锁分析绘制基因图谱的最强大工具。此外，它也为研究染色体结构变异提供了可能，如在癌症中常见的杂合性丢失（loss of heterozygosity，LOH），即肿瘤抑制基因的 1 个拷贝由于重排而被删除[12]。此外，这些高度多态性的标志物还有助于检测拷贝数不变的 LOH、单亲二倍体（uniparental disomy，UPD）[26] 以及由 DNA 错配修复（mismatch repair，MMR）异常引起的微卫星不稳定性（microsatellite instability，MSI）[71]。分子遗传学和细胞遗传学在此后的 20 年间见证了科学和技术的巨大进步，这些将在后续段落中进行讨论。

细胞遗传学

细胞遗传学是遗传学的一个分支，旨在研究染色体的数量、结构和功能。染色体包含细胞中高度有序及压缩的核 DNA。通过使用核型分析技术，研究人员明确了正常完整的染色体组结构，并鉴定出与生物学异常相关的改变。特别是其在人类遗传学和临床实践中的应用，促使人们发现了细胞染色体数目缺陷（非整倍性）致病的现象，如 21- 三体综合征（唐氏综合征）、13- 三体综合征（Patau 综合征）和 18- 三体综合征（Edwards 综合征）。此外，Mary F. Lyon 对体细胞的核型分析揭示了雌性小鼠中 X 染色体失活（X-chromosome inactivation，Xi）的过程[30]，并于 1962 年在人类女性受试者中也发现了此现象[31]。这一关键发现为未来在表观遗传调控领域的研究奠定了基础。除非整倍体外，使用 G 显带技术（G-banding technique）进行核型分析还可识别更细微的异常。例如，脆性 X 综合征（fragile X syndrome）是男性智力障碍最常见的遗传学病因，通过 G 显带技术对 X 染色体亚端粒位置的分析是了解其细胞遗传学机制的基础[29]。对染色体条带细微变化的研究不仅有助于确定遗传物质的丢失，还有助于确定染色体之间的交换。对于各种疾病患者的核型研究可鉴定出由于染色体片段从其原始位置脱离并转移至另一染色体导致遗传物质交换而引起的综合征。某些情况下，根据所涉及的基因，该机制可导致融合（嵌合）基因产物的活化，从而导致新的功能异常。很多类型的白血病可能都源于这种机制。

上述示例详细说明了核型分析在临床诊断和管理中的应用，核型分析也被定义为传统细胞遗传学。然而，尽管 DNA 分子延伸（stretching）和分带技术（banding technique）取得了很多进展，但核型分析的分辨率有限，影响了对亚显微染色体畸变的检测，特别是遗传物质的缺失和重复。细胞遗传学实验室中常规使用的提高分辨率的方法实际上是分子遗传学方法，如 FISH、比较基因组杂交（comparative genomic hybridization，CGH）和 SNP 微阵列。大部分情况下，使用 CGH 或 SNP 微阵列技术可鉴定导致遗传病发生的基因组结构畸变的亚显微基因组重排。这种基因组结构畸变可能是被称为低拷贝重复序列（low-copy repeats，LCR）的高度同源重复序列错配的结果，LCR 是由 1 ～ 400 kb 的 DNA 片段重复形成，可导致染色体反复重排[58]。人类基因组的可塑性不仅取决于 LCR，其他机制也可能引起中间或亚端粒的缺失 / 重复，从而导致 CNV，这表示人类基因组结构多样性的来源比此前预期的更多[14，22，42]。然而，在大部分情况下，当已有明确的临床诊断和特定缺陷（如明确与疾病发病机制相关的微缺失或重复）时，可使用更具针对性的方法（如 FISH），而非全基因组分析（如常规核型分析、CGH 或 SNP 阵列等）。荧光分子探针与特定 DNA 序列具有高度互补性，从而靶向结合至特定基因组区域，这是 FISH 的基础，并能够在间期或中期染色体制备中检测特异性信号。22q11 缺失综合征是首个（1993 年）也是目前在临床实践中仍广泛使用 FISH 来诊断的心血管疾病，既往称为 DiGeorge 综合征和腭－心－面综合征[9]。目前，最常用的全基因组细胞遗传学方法是基于阵列的，由于其分辨率更高，这些技术能够检测相当小的基因组畸变。这些技术主要用于鉴定与 CHD 相关的突变或涉及心血管异常的综合征。

分子 DNA 技术

在已被广泛应用于遗传学研究和临床分子诊断学的分子生物学技术中，有两个里程碑式的技术：1977 年由 Frederick Sanger 开发的 Sanger 测序技术[53]，以及 1983 年由 Kary Mullis 开发的 PCR 技术[37]。PCR 是通过连续的重复循环以指数级扩增特定 DNA 序列的过程，可从微量甚至单个 DNA 分子开始，产生数百万拷贝的目标 DNA。PCR 技术诞生后立即被应用到多个领域，如生物学研究和分子诊断（包括 DNA 克隆测序、法医遗传指纹分析和传染性疾病的诊断），以及进化生物学和定量基因表达分析等[20-21，50]。与此前费力的 DNA 分离技术相比，PCR 的应用能够为测序快速地提供足量的靶标 DNA。此外，利用 PCR 指数扩增的特征以及荧光标记的引物、探针或染料的使用，开发出了实时定量 PCR（real-time quantitative PCR，qPCR），该方法可以准确且灵敏地对核酸进行检测和定量[15]。在众多临床应用中，qPCR 在测定心肌炎患者心内膜心肌标本或有排异风险的心肺移植后患者的感染负荷方面发挥了重要作用[10]。该技术的最新发展是数字 PCR（digital PCR，dPCR），dPCR 可通过将样本分配到大量分离的微孔或乳液反应来提供初始核酸样本量的直接绝对定量，从而进行大量数据点的收集和对目标核酸量更灵敏的测量[62]，包括小的缺失和重复，以及 CNV（其检测方式与扩增循环数无关）[39]。

另一种常用的分子技术是 MLPA。MPLA 被广泛用于检测 CNV 及基于外显子的小片段和大片段缺失 / 重复分析的临床诊断[57]。MLPA 是多重 PCR 的衍生技术，可通过采用识别 DNA 上相邻靶位点的各种正向和反向寡核苷酸引物探针来同时扩增多个靶标。只有当正向和反向探针与其各自的靶标完全退火时，才能被连接为一个完整的探针并扩增成荧光标记的具有特定长度的 PCR 产物，该产物可通过毛细管电泳分离和鉴定[57]。将检测到的荧光峰图与参考样本进行比较，可根据目标序列的相对量及获得的每个产物的相对数量得出每个扩增子的定量比例[57]。

除 PCR 及其所有衍生技术的多种应用外，PCR 已成为 Sanger 技术的完美搭档。Sanger 技术利用链终止法（即双脱氧核苷酸不允许另一个 DNA 碱基加入新合成的 DNA 链中的特性）对 DNA 分子进行测序。这使得快速准确地确定长段 DNA 序列的组成得以实现，如人线粒体基因组 DNA 的 16 569 个碱基对[1]、细菌噬菌体 λ 的 48 502 个碱基对（Sanger F 等[54]），以及构成人类基因组 DNA 完整而准确的 30 亿个碱基对[17-18]。

下一代测序

几十年来，Sanger 测序一直是生物学研究和临床分子诊断中检测核酸变异的金标准。然而，随着基因相关发现的步伐加快，大部分疾病（尤其是原发性心肌病和心律失常）的遗传异质性不断增加，利用此种方法难以对所有最相关基因进行检测以提高检出率及改善分子诊断。自 2003 年宣布完成人类基因组计划（Human Genome Project）初稿以来，既往的技术通量难以应对遗传学、基因组研究和临床实践中出现的新挑战。对经济有效的大规模测序方法的高需求推动了高通量测序或 NGS 技术的发展，该种方法可提供大规模平行测序并同时产生数百万序列。该技术最初用于计算每个基因产生的 mRNA 分子数量，从而确定基因表达水平。随着用于 DNA 测序的 454 焦磷酸测序仪的出现，NGS 技术在 20 世纪 90 年代末到 21 世纪初之间逐渐形成。与 Sanger 测序相比，同样是产生 2000 万个碱基（20 Mbp）的数据，NGS 显著降低了测序成本[49]。在随后的几年中，其通量几乎呈指数级增长。同时，另一种测序平台［基于边合成边测序（sequencing by synthesis，SBS）技术使用可逆染料终止剂的基因组分析仪］进入市场，其每次运行可产生高达 500 亿个碱基（50 Bbp）的可用数据[32]。基于 SBS 技术的另一平台是单分子实时（single-molecule real-time，SMRT）测序，其中 DNA 在零模波导孔（zeromode wave-guides，ZMW）中合成，ZMW 是一种纳米光子封闭结构（nanophotonic confinement structure），由固定在透明二氧化硅衬底上的铝制小孔组成。单个 DNA 聚合酶连接到 ZMW 底部，并以单个 DNA 分子为模板，荧光标记的核苷酸被添加到延伸的 DNA 分子上，使其读长高达 60 000 个甚至更多的核苷酸，平均读长为 5000 个碱基[25]。除上述技术外，多家公司还开发了大量能够产生高达 600 Gbp 碱基数据的机器，其读长和覆盖深度（coverage depth）增加，能够在 24 h 内完成一个人类基因组测序，在 1 天内完成 20 个外显子组或在 5 h 内进行 30 个转录组［RNA 测序（RNA sequencing，RNAseq）］样本的测序。其他技术包括 SOLiD 平台使用的寡核苷酸连接测序技术及 Ion Torrent 测序仪使用的半导体技术，该技术基于 DNA 聚合过程中释放的氢离子检测。非常有趣的是，近期商业化的方法（如纳米孔测序）依赖于收集穿过纳米孔的核苷酸电信号，信号的改变取决于 DNA 序列的形状、大小和长度而决定的孔构象改变及穿过孔的离子流。大规模应用的主要限制是纳米孔测序尚无法实现分辨单核苷酸，从而阻碍其在临床诊断中的应用[6, 60]。根据所需的应用，NGS 可用于靶向已知与特定疾病或疾病谱相关的候选基因组合，或可用于捕获整个 35 Mbp 的编码序列集合、全外显子组序列（WES），甚至 3 Gbp 的全基因组序列（WGS）。设计 NGS 实验时必须考虑几个参数，如读取模式［即从 DNA 片段的一端（单端读取）或两端（双端读取）读取获得的序列］。单端读取通常更快、更便宜且足以用于 RNAseq（基因表达谱）或染色质免疫共沉淀测序［（chromatin immunoprecipitation sequencing，ChIPseq）；染色质免疫沉淀结合大规模平行 DNA 测序以鉴定 DNA 相关蛋白的结合位点］。然而，双端读取测序提供了 DNA 片段与参考基因组更为精准的定位，使其成为一种可分辨结构重排（如缺失、插入和倒位）的临床诊断的优质方法。NGS 在研究或临床诊断中的应用提供了确定核酸序列覆盖范围的灵活性（基因组合、WES、WGS、RNAseq、ChIPseq 和甲基化组等）。然而，NGS 具有检测方法所固有的技术局限性。在除 WGS 以外的所有应用中，将核酸分子片段化后，必须使用靶向或捕获目标序列的特异性探针。目前 NGS 中使用的两种主要捕获方式包括：基于扩增子的方法（使用寡核苷酸探针作为扩增子的 PCR 引物）和基于杂交的方法（可使核酸片段用于进一步富集和克隆扩增）[52]。每种捕获方式都有不同级别的序列复杂性和均一性，以及覆盖深度的差异。遗传病（如心血管疾病）可通过至少 100× 的平均覆盖率（双向约 100 个读段）有效地被检测出来，这些疾病大部分源于原发性变异（constitutional variants）。然而，对于体细胞癌症遗传学应用，由于肿瘤样本与正常组织的遗传异质性，通常需要更高的覆盖深度。此外，测序平台的选择对检测不同类型突变的能力也有重要影响，且每个平台都具有突变检测的独特优势及技术局限性，可通过使用适当的软件进行校准和突变识别来纠正错误，从而部分解决这些问题[52]。近期，研究人员比较了基于杂交捕获的方法和基于扩增子的方法，基于杂交捕获的方法具有更好的测序复杂性和均一性，其单核苷酸变异（single nucleotide variant，SNV）的假阳性和假阴性率更低，尽管该问题可通过修改参数来纠正，如识别 1 个碱基所必需的最小变异频率或最小读取覆盖度[52]。在临床分子诊断重测序的情况下，从各种测序仪获得的原始数据需进行生物信息学处理并组装成克隆扩增的整个 DNA 片段的重叠群。此外，序列片段在重叠群中对齐后，也必须定位到参考基因组序列上，此过程也称为组装（assembly）。生物信息学中的一个重要问题是过滤可能遍布整个基因组的重复序列、节段重复和假基因。在很多情况下，若序列不能对应到唯一的特异性基因组位置，就会被过滤掉从而丢失部分信息。然后，将测序片段与参考序列比对以检出每个变异，并将其定位于编码序列、剪接序列或内含子序列，该过程为变异注释。只有完成所有变异的注释后，才可开始复杂的变异解读过程（见“分析与解读”部分）。

几十年来，原发性心脏病（如心肌病或离子通道病）被认为是纯粹的单基因孟德尔病，其特征为基因座和等位基因的异质性高、外显率不全及临床表现多样。然而，近期的研究结果对此观点提出了挑战，很大一部分疑似遗传性心血管疾病患者的大型基因组合测序、WES 或 WGS 分析检出了多个致病性变异，提示存在更复杂的遗传相互作用，导致难以解读每个被鉴定出的变异的临床相关作用[70]。美国医学遗传学与基因组学会（American College of Medical Genetics and Genomics，ACMG）发表了序列变异解读的标准指南[45]，该指南依据强有力的遗传学数据（如连锁分析和大家系中变异的共分离）、针对变异进行的可靠的综合性功能学验证，以及在大型对照人群数据库中的频率、氨基酸保守性分析、计算机有害性预测、关联研究数据及其他“间接”的提示性参数[45]等证据对变异致病性进行综合分析。

尽管存在诸多局限和技术挑战，大规模平行测序技术的不断应用将会继续揭示人类疾病遗传学病因的复杂程度，同时产生大量数据，相信在不远的将来人们能够快速解读这些遗传变异。

分析与解读

变异的分类

过去几年中，随着高通量测序方法（统称为 NGS）的发展，测序技术改进迅速。在过去，Sanger 测序一直是分子诊断的金标准。由于该检测相对费力且昂贵，所以不适用于诊断遗传异质性强的疾病。因此，Sanger 测序仅应用于少数基因突变可解释临床表型的疾病，或仅分析遗传异质性不高的疾病的致病基因。高通量测序和信息处理技术的发展使得人们能以更低成本进行准确测序，如检测 100 余种疾病的靶向基因组合、外显子组，甚至全基因组（“NGS”）测序。决定检测内容的限制因素不再是基因的大小或其可解释的患者比例，而更多地取决于其与疾病的相关性。不准确的变异–疾病关联是临床变异解读中的一大挑战，因为有关基因和突变的信息在持续增长，所以需要不断地重新评估既往已分类的遗传变异。然而，这在日常实践中是不可能实现的。但是，如果在另一名患者中发现同一变异，或最初发现突变的患者或家族再次来到心脏病遗传学门诊，或发现变异的不同实验室间讨论变异分类时，建议对该变异的致病性进行重新评估。当重新评估的致病性分类与此前不同且影响临床决策时，应告知所有既往被鉴定出的变异携带者。

分子遗传学检测具有高度亲属相关性。发现1个致病突变可能有助于鉴别高危家族成员，或判别出不再需要心脏监测的家族成员。此外，了解潜在的基因突变在某些情况下可能有助于指导临床治疗。因此，准确的变异评估非常重要，但不易实现，因为解读时并不总能获得相关信息。此外，尚无业界公认和共享的标准、全面且有效的变异分类方法。但变异解读应尽可能地统一，因此，很多医学遗传学实验室［包括美国（ACMG）、荷兰（VKGL）和英国（ACGS）的临床分子遗传学会］均已制定解读指南[45，73-74]。重要的是，该致病性分类仅用于导致（疑似）遗传性孟德尔疾病的变异解读，而并不适用于解读药物基因组变异、体细胞变异或多基因非孟德尔疾病的相关变异。此外，在外显子组和基因组研究中，解读疾病候选基因［临床意义未明的基因（gene of uncertain significance，GUS）］上的变异时必须谨慎。

变异的分类。诊断实验室使用一致的方法报告变异非常重要。因此，诊断遗传学会决定使用人类基因组变异学会（Human Genome Variation Society，HGVS；http://varnomen.hgvs.org）提供的指南。临床报告应包括参考序列（或使用基因组坐标时的基因组版本）以确保变异在DNA和蛋白质水平上的明确命名（“c.”为编码DNA序列，“p.”为编码蛋白质，“g.”为基因组序列）。目前公认使用5级变异的分类系统，包括：1级：明确不致病或良性（“常见”多态性，因此不报告）。2级：不太可能致病的突变或可能良性（诊断未得到分子检测的证实且通常不报告）。3级：致病性或显著性未知或不明确（不能证实或排除诊断）。4级：可能致病（与诊断一致）。5级：（明确）致病（结果证实诊断）。一些实验室将3级变异［又称临床意义未明的变异（variant of unknown significance，VUS）］进一步细分为VUS-偏良性、VUS-未知和VUS-偏致病。这种分类常供内部使用而不向转诊医生报告。当专家认为该变异约有90%的可能为良性（2级）或致病性（4级）时，使用术语“可能（likely）”。为获得恰当的分类，应主要考虑以下几个方面：患者和对照群体中等位基因的频率和数量、与疾病的分离程度、功能证据、预测对蛋白质的影响以及与基因中明确致病变异谱的比较情况。

基本上，变异解读由两部分组成。第一部分是基于计算机（生物信息学）预测程序计算和评分的突变特异性特征，其中很多可从网站[45，73]及来自“对照”数据库的频率数据中获得，如来自Exome Aggregation Consortium（ExAC）的数据。第二部分是使用来自文献或在线数据库的已有信息或通过进行特定变异的额外研究来获得。例如，该变异既往被发现与这种疾病相关的频率、该变异是否与疾病共分离、变异是否进行过功能分析、是否为新发（即在生物学父母中均不存在）。很多基因组诊断实验室使用Alamut（https://www.interactive-biosoftware.com/alamut.html），它是一个结合多个蛋白效应预测程序和“对照”及疾病的数据库，可进行变异复查，且显示（visualization）和解读都易于用户使用的商业软件包。此外，Alamut也可用作实验室中分析样本的数据库。还有很多可用于注释和数据解读的其他商业应用（Oliver GR等[38]）。

计算机预测程序。一般而言，算法可分为预测错义变异是否会导致蛋白质功能改变或缺失的工具（如PolyPhen-2、SIFT、MutationTaster、Grantham score）或预测是否影响剪接的工具（如Human Splice Finder、NetGene 2）。通常情况下，检测已知致病变异时，大部分错义变异预测程序的准确率约为70%[46，65]。虽然许多预测工具都基于不同算法，但其潜在算法仍有相似之处。所有工具均依赖于氨基酸置换和进化保守的生化结果等标准。预测的分类不能被认为是确定的，但应被视为需深入调查的一个方面（即中等证据）。相较于特异性（约70%；成功鉴定出中性突变的比例或百分比），剪接预测工具通常具有更高的敏感性（约90%；成功鉴定出剪接位点突变的比例或百分比），应仅作为一个首要指标[16，72]。应尽可能在合适及有效的组织或细胞类型中进行RNA研究以证明变异确实干扰了剪接。在大部分剪接预测工具预测剪接丢失时，若无功能性RNA分析，只有破坏经典剪接位点（位于内含子/外显子边界上的内含子区，即+/－1和+/－2位点）的核苷酸改变才能被认为破坏剪接。然而，该变异是否被认为是（真正的）致病变异取决于基因在疾病中的作用以及这些类型的突变既往是否已在特定疾病中报道为致病等方面。

“对照”数据库的人群频率。确定一个变异在普通（或对照）人群中的频率对于判断其潜在致病性十分有效，应优先使用种族匹配对照。为此，可使用几个公开可用的人群数据库及其他资源（内部数据库及发表文献）。ExAC 数据库（http://exac.broadinstitute.org）目前拥有 60 000 个外显子组频率数据。等位基因频率高于预期疾病发病率通常被认为是良性变异的强支持性证据。然而，也存在一些例外，如与心肌病相关的 *MYBPC3* c.3628-41_3628-17del 突变在南亚人群中很常见，其南亚（ExAC）发生频率为 3.1%，在某些印度人群中甚至高达 8%[7]。一个大型普通对照人群中无此变异仅是该变异致病性的一个中等级别证据，因为许多良性变异也是“私有的”（即个体或家族所特有的）。

疾病数据库中的变异发生率。变异的数据共享已被证明对 VUS 分类具有重要价值。因此，诊断实验室可利用突变 / 疾病数据库，如人类基因突变数据库（Human Gene Mutation Database，HGMD；http://www.hgmd.org）、ClinVar（http://www.ncbi.nlm.nih.gov/clinvar）和基因座特异性数据库（Locus-Specific Databases，LOVD；http://www.lovd.nl）[11, 23, 59] 和已发表的文献。但是，使用这些数据时应谨慎。使用这些数据库时，重要的是了解数据的质量（如 Sanger 验证 *vs.* 低质量的 NGS）、数据库更新的频率以及数据源的可靠性和独立性。值得注意的是，过时的文献可能包含较旧的命名和分类。许多既往发表的疾病相关变异被证明存在于普通人群的外显子组数据中，使得这些变异的致病性变得不确定[2, 47]。若变异在受累个体中的发生频率高于预期的随机发生频率，则在统计学上更可能是致病性的。为此，需要计算其随机发生的可能性（如通过使用 Fisher 精确检验或卡方检验的病例对照研究）或比值比（odds ratio，OR；http://www.hutchon.net/confidor.htm，http://www.easycalculation.com/statistics/odds-ratio）。通常，孟德尔效应值小的变异，其 OR 值≥ 3，而外显率高的变异，其 OR 将非常高（高达 13）。解释 OR 值时，重要的是考虑到 OR 值的置信区间（confidence interval，CI）。例如，若 CI 包含 1.0（如 OR = 2.5，CI = 0.9 ～ 7.4），则不能确定存在关联[45]。

NGS 的广泛应用使得变异检出的数量呈指数增长，数据共享已变得更为重要。因此，临床实验室应向现有数据库提交变异或创建自己的共享数据库。这些数据库应提供记录同一变异每次特异性检测的可能性，以便追踪该疾病在普通人群中的发病率。遗憾的是，由于存在自动提交不足、数据整理、患者隐私问题及提交来源的可追溯性等问题，数据共享目前仍然处于初期阶段。鉴于组织及记录人群和（或）地理特异性信息的原因，Weiss 等[74] 建议诊断实验室应从全国数据开始分享，而后合并到国际数据库。不仅共享突变很重要，而且共享准确且详细的表型数据也很重要。目前远未达到最佳方案，仍需要临床、实验室及软件支持方法之间的良好协作。

与疾病共分离。一个变异在家族中与疾病存在显著共分离是强的致病性证据。然而，应该认识到的是，外显率不全（年龄相关的）、拟表型（受累的家族成员是由于非遗传因素或不同的遗传因素导致患病）和非亲生情况的存在都可导致错误的解读。准确的临床评估及与实验室的沟通对于可靠的解读至关重要。此外，特定变异与家系中某种表型的分离是基因座与疾病连锁的证据，但不一定是变异本身的致病性证据，也就是说，任何与致病变异连锁不平衡的变异都会与疾病相分离。在多名远亲家族成员中共分离、出现在不同种族背景的多个家族中且整个基因的测序未检出另一变异，可提供较强的致病性证据。目前已发表连锁分析[3, 64] 和简化的分离分析（simplified method for segregation analysis，SISA[35]）。根据经验，10 个有效（informative）分离能够提供显著的 LOD 值（> 3.0），为遗传基因座和疾病之间的关联提供重要证据。一般而言，有心源性疾病的大家族很罕见，因此难以获得显著的 LOD 值，但可将携带相同突变但无血缘关系的多个独立家族的 LOD 值叠加在一起。值得注意的是，在与其他支持性数据结合使用时，更少的有效分离可能就足够了。此外，变异与表型不分离为其致病性提供了强有力的反对证据。

功能学研究。可靠的功能学检测被视为确定致病性的重要证据。然而，这种检测实验难以作为常规诊断服务的一部分。此外，更为重要的是评估功能学检测的有效性，以了解其在多大程度上反映了生物学真实状况。应考虑的其他因素包括检测实验的有效性（稳定性、可重复性）和样本完整性（包括储存和运输）等。通常，对患者样本的直接分析可提供最强的功能学证据。体外研究可能有用（如离子通道膜片钳研究），但可能无法完全代表生物学情况，因此并非总能提供因果关系的直接证据，仅为中等证据。

新发变异。外显子组或基因组中观察到新发变异不再被认为是致病性的明确证据，因为预计所有个体的外显子组中都有约 1 个新发变异，或其基因组中约有 100 个新发变异。当患者的临床表型与基因所对应的疾病关联一致，且疾病的家族史与新发遗传一致时，新发变异（不存在于生物学双亲中）被认为是支持致病性的强有力证据。这意味着显性遗传病的父母不受累，但若父母中的一方是生殖嵌合体，则可能不止一名兄弟姐妹受累。

其他应考虑的方面。基因可有多个转录物，其中某些转录物可以有组织特异性且与不同临床表型相关。当在单个基因中鉴定出多个突变时，该变异的相位（即位于同一条染色体上的顺式或同源染色体上的反式）很重要，特别是对于隐性遗传病。变异谱（即哪种类型的突变引起哪种疾病）也很重要，同样需要考虑。对于某些基因，截短变异（如导致功能失去）是致病变异的主要类型，如 HCM 中的 *MYBPC3* 突变，而其他基因中的错义（如导致显性负性效应）突变是致病变异的主要类型，如 HCM 中的 *MYH7* 突变。此外，先证者可能携带导致更严重疾病的多种变异[24]。这些方面都需要考虑到，使得变异解读更为复杂。

数据质量问题和 NGS

世界范围内的基因组诊断实验室都在使用 NGS 方法，因其可对表现为遗传异质性的疾病进行快速、有效且相对便宜的分析（基因组合、外显子组，未来可进行基因组分析）。许多 NGS 平台可供使用，并且正在不断调整和改进，使用户面临数据管理、解读和咨询等多方面的新挑战。在处理 NGS 数据时，诊断实验室的分析团队必须有经验丰富的生物信息专家。在 NGS 可用于诊断前，应验证所有的方法和设备。上文讨论过的指南[33, 74]被用于对特定疾病的诊断质量问题和需要分析的基因数量进行更好的标准化和统一化。分析疾病的更多基因并不一定能提高诊断率，相反可能带来更多的不确定性（如鉴定出更多的 VUS 或获得意外发现）[41]。NGS 的分析流程[38]始于决定应该分析哪些内容，可选择 1 个靶向基因组合（即仅包含已被证实的疾病候选基因），并通过扩增子（基于 PCR 的目标区域富集）或序列捕获（基于杂交）方法获得目标序列[34, 51]。WES 也是一种选择。为此，应分离采用序列捕获得到的所有外显子区域的 DNA。可对全基因组进行测序（即 WGS，尚未用于诊断），此方法不涉及 DNA 富集。可使用不同的分析模型以不同方法进行 WES 和 WGS 的分析，如用于检测新发突变的一家三口分析（trio analysis）或针对常染色体显性或隐性遗传的特定方法。此外，也可使用特定基因组合的过滤（虚拟分析）。每种方法都有各自需要考虑的质量问题，任何一种方法都无法给出“完整”分析，尽管在被分析了自身“基因组”的患者看来，这可能意味着已经完成了基因组分析。转诊的临床医生有义务向患者清楚地解释检测的缺点（作为检测前咨询的一部分）。理想情况下，是否将一个基因纳入基因组合检测或某种特定疾病应用哪种类型的分析方法都应由多方人士以多学科的方法来决定，但普遍尚未做到。为了保证不同临床遗传实验室之间分子检测的一致性和透明性，建议定义并维护“疾病核心基因”列表和（或）遗传病的“诊断路径”[33, 74]。这些“疾病核心基因”中的突变分析应保证与当前实践相匹配的测序质量（即高敏感性和特异性）。有时这可能意味着应使用另一种测序方法（如 Sanger 测序）对缺失部分（gap）进行测序。

（富集的）DNA 随后用于进行 NGS。从 DNA 测序到 NGS 数据解读的过程可分为 3 个部分。第一部分是用测序仪（如 MiSeq、Ion Torrent）测序。大部分仪器能够将测序仪产生的原始信号转换成核苷酸碱基，并将相关碱基质量值储存于 FASTQ 文件中。第二部分涉及从含有碱基质量的测序数据中检测基因组异常，与人类参考基因组相比对，标记或过滤重复读段（可能是 PCR 非特异性扩增），其中最重要的是变异识别。由于大部分 NGS 技术产生的读长相对较短，重复基因组区域和假基因产生的比对问题可导致序列数据的丢失[67]。最终通常输出变异识别格式（variant call format，VCF）文件。该文件用于最后阶段，包括通过注释（分类）来进行结果解读，由经验丰富的临床实验室遗传学家使用自制分析流程或商业程序（如 Cartagenia 和 AlaMut）确定变异的生物学意义。

为了提供高质量的诊断，认识到不同 NGS 平台和不同 DNA 富集方法（若有）的局限性很重要。对实验室和送检临床医生而言，了解需要考虑的质量问题十分重要。一般而言，NGS 的敏感性很大程度上取决于目标基因区域的横向覆盖度和纵向覆盖度（表 1.2）。在这方面，应区分原始覆盖度（raw coverage）和有效覆盖度（informative coverage）（表 1.2）：前者是指观察到某个位点（即核苷酸）的实际次数（包括低质量的变异识别），后者反映了目标基因上所有位点的真实有效价值（仅包括高质量的变异识别）。可基于一组预定义的过滤标准来计算该有效覆盖度：比对的唯一性、读段的比对质量、读段内碱基的位置以及读段所代表的各个起始位点的数量（样本池中的独立样本）。根据定义，有效覆盖度最多等于（通常低于）原始覆盖度。仅使用这些有效读段可使变异识别的效率和准确度得到极大提高，从而降低每个核苷酸所需的最低覆盖度。最低有效覆盖深度（vertical informative coverage）取决于测序平台及所使用的测序方法。一般而言，荷兰实验室建议覆盖度至少为 20 ～ 30×、覆盖深度 15 ～ 20× 的读段可留待实验室专家解读。此外，实验室必须保证所报告的变异与分析的患者相关，可采用 SNP 对照试验或对第二份（独立的）DNA 样本进行确认等方法来排除样本混淆。影响数据质量的其他方面包括目标序列富集的方式。基于扩增子的方法可能由于等位基因丢失（由于罕见多态性）导致重要序列信息丢失，而基于杂交富集的方法的一个重要缺点是富含 GC 区域的覆盖度降低[34，51]。为使该问题更加透明[33]，有人提出对 NGS 诊断建立评级系统（A、B 或 C 级）。A 级检测是指仅检测能够高质量测序的基因或基因组合，即不允许任何目标区域中存在序列缺失。B 级检测中，实验室能确切描述哪些区域能够高质量测序，哪些区域难以到达（只有在某些区域才用另一种测序方法来填补序列缺失）。C 级检测与外显子组测序一样，仅依赖于 NGS 测序的质量（未提供额外的 Sanger 测序或其他测序）。若检测外显子组，则应认识到许多区域测序深度不足引发的相关质量问题是可以接受的。Rehm[43] 指出，尽管外显子组和基因组测序常被称为“全（whole）”外显子组或基因组测序，而称其为“漏洞”外显子组和基因组测序可能更合适。尽管如此，在基因座极端异质性的情况下（如在儿科心脏病中），WES 仍可能是最佳选择，因为与传统测序相比，每个基因敏感性的降低这一缺陷可能通过该检测中能包含大量的基因数而得到补偿，从而产生更高的诊断阳性率（即特定临床诊断得到分子生物学确认的患者人数）。

表 1.2　相关定义和术语[74]

靶区域	需要研究的特定模板区域
原始覆盖度	比对到参考基因组的读段百分比
靶向覆盖度	比对到靶标或靶标附近的读段百分比
覆盖深度	读取深度，特异性比对到某特定基因座上的读段
有效覆盖度	排除重复读段后，特异性比对的（高质量）读段
核心疾病基因列表	被认为是建立分子诊断的关键致病基因（即包含可解释疾病的明确致病突变的基因）
诊断流程	流程图，指在实验室中对特定疾病进行基因检测的流程，可以结合不同技术

结果报告

撰写诊断报告十分具有挑战性，一份高质量的诊断报告应尽可能简洁，但应以通俗易懂的语言涵盖基本信息，并符合国际诊断标准 ISO15189、ACMG[27-28，44，56]、英国临床分子基因诊断学会（Clinical Molecular Genetics Society，CMGS）[66]或澳大利亚皇家病理学家学会（Royal College of Pathologists of Australasia，RCPA）[61]。本节中将讨论最重要的几个问题。关于该主题的更多细节可参见上述提到的诊断标准和其他指南[45，73-74]。总之，报告应包含检测的所有基本要素：解释、相关参考文献、实验方法、建议的后续检查（若适用）和免责声明。应使用 HGVS 命名法描述突变。重要的是，检测的特征指标（如最低覆盖深度、每个基因的平均覆盖深度、完整的基因列表和已分析的基因区域、数据分析流程及版本和诊断流程）需包含在报告中或以其他形式体现出来。图 1.3 显示了诊断实验室的一个示例报告，包括附录中所有相关的检测特征指标。强烈建议使用报告变异的 5 级分类系统（参见“变异的分类”）。通常不报告 1 级变异，因为可能导致实验室外的误判。是否报告 2 级变异可根据地方政策。一般而言，通常报告 4 级和 5 级变异。3 级变异的报告取决于所进行的 DNA 检测。分析包含明确候选基因的靶向基因组合时可报告 3 级变异，但在临床意义未明的基因中检测到 3 级变异时通常不报告[74]。3 级变异有可能引起混淆，因此应与接受过专业培训的临床医生进行沟通。大多数情况下应由临床遗传学家或遗传咨询师完成。如上所述，并非所有变异都会报告给送检的临床医

A

致：临床遗传学顾问

日期：
报告编号：
内部参考编号：

DNA 分析结果如下：

患者姓名：
出生日期：
性别：
申请日期：
临床提示：验证临床诊断的扩张型心肌病
检测方法：心肌病基因组合（50 个基因）的 NGS 分析
送检样本：16Dxxxx（EDTA 抗凝血提取的 DNA）

结果

在 *PLN* 基因中发现杂合突变 c.40_42del（参考序列：NM_002667.3）。NGS 技术所分析的基因中未检测出其他（致病）突变（参见附录中的"方法和数据质量"）。

结论

患者携带 *PLN* 基因中的 c.40_42del；p.（Arg14del）杂合突变。该结果证实了患者扩张型心肌病的临床诊断。基于"结果说明"部分的发现，该突变被分类为 5 级突变。

分类系统

1 级：(明确不致病)；2 级：(不太可能致病)突变；3 级：致病性未明；4 级：可能致病；5 级：致病。

结果说明

c.40_42del 突变造成 3 个核苷酸的缺失，预测可导致 PLN 蛋白第 14 位精氨酸缺失［p.（Arg14del）］。该缺失的氨基酸位点（Arg14）高度保守。文献中已有该突变在扩张型心肌病患者家族中的报道（de Witt MM et al.，J Am Coll Cardiol 2006；48：1396-1398；Haghighi K et al.，Proc Natl Acad Sci 2006；103：1388-1393）。该突变基因敲入小鼠也出现类似临床表型。HEK-293 细胞共转染实验表明肌质网 Ca^{2+}-ATP 酶被强有力的抑制（de Witt MM et al.，J Am Coll Cardiol 2006；48：1396-1398）。该突变在荷兰人群中是公认的奠基者突变［van der Zwaag PA et al.，EurJ Heart Fail. 2012；14（11）：1199-1207］。

可进行高危家族成员的基因筛查。

分析的区域包括 50 个基因（45 个心肌病"核心基因"及 *ALPK3*、*FHL2*、*HCN4*、*PRDM16*、*TTN*）的全部编码区外显子，以及 20 个侧翼内含子核苷酸。无法排除存在大片段缺失或插入，或突变位于分析片段以外的可能。诊断检测中的"荷兰核心致病基因"代表建立可靠且准确的分子诊断所必需的基因（Weiss MM et al，Human Mutat 2013；34：1313-1321）。荷兰的基因诊断实验室一致同意对所有要进行基因检测的心肌病患者进行至少上述 45 个核心基因的分析。

本基因组诊断实验室……已通过 EN-ISO15189：2012 认证（……认证委员会，M174）；命名依据：http://www.hgvs.org/mutnomen/。我们的结论基于送检样本标记无误及提供的家系信息准确。我们对此报告的任何错误解读和（或）解释概不负责。

B

附 录

方法和数据质量

仪器：MiSeq
化学试剂：MiSeq Reagent Kit v2，2 x 150 bp
分析程序：BWA-MEM（0.7.5），GenomeAnalysisTK-2.8-1-g932cd3a，Cartagenia v4.2.2（r13768）.
目标区域的富集：Nimblegen SeqCapeasy choice（OID……＋ OID……）version CMv12.
最低覆盖度（最小 MAPQ20 和 BaseQ20）：30 个读段
平均覆盖深度（最小 MAPQ20 和 BaseQ20）：787（±372）
覆盖度＜ 30 个读段的区域用 sanger 测序。
通过 SNP 对照实验排除样品污染。
未报告频率＞ 0.3% 对照等位基因（NHLBI Exome Sequencing Project）中的变异、对剪切无明确影响的沉默突变（通过 AlaMut 程序预测）、1 级变异（明确不致病）和 2 级变异（不太可能致病）。
基于验证实验，我们计算出该联合检测（NGS 联合 Sanger 测序）对核苷酸替换以及高达 68 个核苷酸的缺失、插入和重复的敏感性＞ 99%。

图 1.3 寄送给请求进行扩张型心肌病靶向 NGS 检测的转诊临床遗传学家的报告示例（**A**）及数据质量相关的附录（**B**）

基因参考序列：
1. ACTC1（NM_005159.4）, 2. ACTN2（NM_001103.2）, 3. ALPK3（NM_020778.4）, 4. ANKRD1（NM_014391.2）, 5. BAG3（NM_004281.3）, 6.CALR3（NM_145046.3）, 7. CAV3（NM_033337.3）, 8. CRYAB（NM_001885.1）, 9. CSRP3（NM_003476.3）, 10. CTNNA3（NM_013266.2）, 11.DES（NM_001927.3）, 12. DSC2（NM_024422.3，NM_004949.3）, 13. DSG2（NM_001943.3）, 14. DSP（NM_004415.2）, 15. EMD（STA）（NM_000117.2）, 16. FHL1（NM_001159702.2，NM_001159701.1，NM_001159699.1）, 17. FHL2（NM_201555.1）, 18. GLA（NM_000169.2）, 19. HCN4（NM_005477.2）, 20. JPH2（NM_020433.4, NM_175913.3）, 21. JUP（NM_021991.2）, 22. LAMA4（NM_002290.4，NM_001105206.2，NM_001105208.2）, 23. LAMP2（NM_002294.2，NM_013995.2，NM_001122606.1）, 24. LDB3（NM_007078.2，NM_001080116.1）, 25. LMNA（NM_170707.3, NM_001257374.1, NM_005572.3）, 26. MIB1（NM_020774.2）, 27.MYBPC3（NM_000256.3）, 28. MYH6（NM_002471.3）, 29. MYH7（NM_000257.2）, 30. MYL2（NM_000432.3）, 31. MYL3（NM_000258.2）, 32. MYOZ2（NM_016599.3）, 33. MYPN（NM_032578.2）, 34. NEXN（NM_144573.3）, 35. PKP2（NM_004572.3）, 36. PLN（NM_002667.3）, 37. PRDM16（NM_022114.3）, 38. PRKAG2（NM_016203.3）, 39. RBM20（NM_001134363.1）, 40. SCN5A（NM_198056.2，NM_001160160.1）, 41. TAZ（NM_000116.3）, 42. TCAP（NM_003673.3）, 43. TMEM43（NM_024334.2）, 44. TNNC1（NM_003280.2）, 45.TNNI3（NM_000363.4）, 46. TNNT2（NM_000364.2，NM_001001430.1）, 47. TPM1（NM_000366.5，NM_001018005.1，NM_001018020.1）, 48. TTN（N2-B（NM_003319.4；全部编码外显子），N2A（NM_133378.4；全部编码外显子），Novex-3（NM_133379.3；全部编码外显子），Novex-1（NM_133432.3；全部编码外显子），Novex-2（NM_133437.3；全部编码外显子），transcript variant IC（NM_001267550.1；分析了全部 362 个外显子中的 335 个）, 49. TTR（NM_000371.3）, 50. VCL（NM_014000.2）。

图 1.3　续

生，但所有变异都应在实验室内有记录。此外，并非所有证据都要记录在报告中，这可能会使临床医师感到困惑，但实验室应保存完整的记录。

寻找新的疾病基因

在过去的 10 年间，许多心血管疾病的相关基因被发现。尽管如此，这些基因仍然无法解释所有已知的遗传性心脏病，更多基因尚待发现。在 NGS 时代到来前，通常通过研究大的家系来发现新基因，且家系中需要有许多可进行遗传分析的受累家族成员。为了鉴定出家族多态性标记中最可能与疾病相关的区域，通常使用个体间长度不同且覆盖整个基因组的双核苷酸重复（且在某些情况下是 3 个或更多的核苷酸重复）。通过在所有受累家族成员中定位这些标记并与未受累家族成员进行比较（即连锁分析，又称单倍型共享分析），才可能鉴定出该家族中所有受累个体所共有的一系列连锁标记，其中很可能含有致病突变。该区域常含有许多候选基因，其中每个基因都必须通过 Sanger 测序分析才能找到真正的致病基因。可以优先考虑已知与心脏相关或在心脏组织中表达的基因。对于疑诊隐性遗传病的病例，主要根据各自家系的已知血缘关系，也会进行多态性标记的定位，但局限于受累儿童（常包括其父母）。在这种分析中，潜在的遗传学病因被认为在两个等位基因上相同（纯合子）。因此，需要对具有大量相同标记的区域进行突变分析。然而，这种所谓的纯合子定位仅在小部分遗传性心脏病中取得了成功。随着高密度 SNP 微阵列（SNP array）的推广，连锁分析和纯合子定位改为采用这种微阵列，由于具有较高的分辨率，因此大部分情况下可降低连锁 / 纯合的区域大小，并减少需要进行 Sanger 测序的候选基因数量。鉴定新疾病基因的另一种方法是通过比较具有相同临床表型的大量患者中相同染色体区域上的缺失（偶尔为重复）区域并推断共有的最小缺失区域。纳入尽可能多的患者可显著缩小目标区域至仅包括几个基因。随后对另一组临床表型相同或非常类似的患者进行假定候选基因的测序，如果在相应区域未能发现缺失，则考虑这些基因中存在致病性点突变，然后回到原始患者队列的缺失区域中寻找真正的致病基因。

如今，NGS 常被用于寻找新的疾病基因。与上述连锁分析的情况类似，可对若干受累家族成员进行 WES 或 WGS 分析，然后再比较外显子组或基因组范围内鉴定出的变异。为了进行正确比较，首先应排除普通人群中频率很高的变异（＞ 1%），此时剩余变异列表变短才能分析共有的潜在致病变异。然而，这仍然不是一项容易的任务，鉴定真正的致病变异也需要对共有候选变异的致病性进行预测。结合其他连锁分析方法可有助于寻找致病突变，因为可对连锁分析方法鉴定出的共有区域内的变异进行优先级排序。纯合子定位结合 NGS 技术寻找疑似隐性遗传病患者纯合区域内有害突变的过程也是如此。此外，对具有相同表型但微阵列方法未能检出缺失 / 重复的患者队列进行 NGS 检测，然后聚焦到类似表型患者队列中发现的缺失区域，也可能鉴定出此类患者中的核苷酸突变。上述方法也可用于鉴定有相同表型且来自相同地理位置但血缘关系未知的患者中的疾病基因，潜在原因是他们可能共享始祖突变（因此有血缘关系）。仅使用 NGS 数据即可完成此项工作，但若能结合连锁分析的方法可能更好。在罕见病的研究中，可采用比较几名确定不相关患者（甚至来自不同种族）的 NGS 数据来寻找新的疾病基因，但此时的假设是这些患者不携带相同突变，但携带同一个基因上的不同有害突变。应意识到在此类分析中，并非纳入的所有患者都共享一个致病基因，因此需要进行大量的计算工作。

临床遗传学诊断

在过去的几十年中，临床基因检测已越来越多地被纳入遗传性心脏病患者及其亲属的临床护理中，且遗传分析常对这些患者的诊断做出显著贡献。随着 WGS 的发展，临床基因诊断甚至可能朝着“基因型优先”的方向发展，这意味着疑似遗传性心脏病的患者将在进行其他诊断性检查前首先进行基因筛查，且优先选择 WGS，以鉴别心脏相关基因中的潜在致病突变。可预期的是，在不久的将来，WGS 检测将会变得更加快速，以便其结果能用于指导进一步的诊断，并防止不必要的检查、治疗和干预，且可能成为常规检查。快速 WGS 已被用于基因诊断，包括长 QT 综合征[55]（Priest 等[40]）。此外，随着大量外显子组和基因组测序数据的不断累积以及数据解读的相应发展，个体化遗传医学也将很快成为现实。然而，这些方法目前尚未能适用于所有个体，因此仅适用于特定情况，越来越多更有针对性的方法已应用于日常临床实践中。

在过去，仅筛查个别候选基因时，一旦鉴定出可能致病或致病性突变，大部分情况下就会终止遗传筛查，从而阻碍了第二个突变位点的鉴定，而这种情况可能解释 5% ～ 10% 患者的临床表型。由于许多候选基因与不同类型的心脏病相关，而每种心脏病都存在广泛的遗传异质性且不同类型的心脏病间存在遗传背景的重叠，因此使得靶向 NGS 方法在心脏病遗传学领域得以早期应用。虽然靶向 NGS 支持在每名心脏病患者中通过一次实验筛查出所有已知的心脏相关基因，但大部分实验室最初开发的均是靶向于特定疾病或疾病类型的基因组合检测方法，通过临床诊断 / 疑诊指导使用哪个基因组合检测。这与实验室对检测技术及非常规筛查基因可能出现的结果解读不熟悉有关。此外，使用较大基因组合所涉及的成本也会增加，因为不但使用的材料和设备更多，而且也需要更多的（生物信息学）处理时间。目前，基因组诊断实验室已为大部分疾病提供了靶向 NGS 分析，其中包括心脏病。靶基因的数量可能存在差异，从 1 个基因（如最大的已知人类基因 *TTN* 上的截短突变可解释 15% ～ 25% 的遗传性 DCM 病例，因此许多实验室提供单独筛查此基因的 NGS 检测）到数百个不等。不幸的是，这些基因组合的实际检测内容在实验室之间存在差异。因此，全球的专家不断探讨并就疾病特异性基因组合中必须包含哪些基因达成共识非常重要。值得注意的是，实际检测内容可能受到地区差异的影响。在这方面，所有荷兰基因组诊断实验室都提议实验室应达成一致并使用在诊断性检测中包含针对每种遗传病的“核心疾病基因”列表，以建立可靠的分子诊断[74]。因此，提供遗传性心脏病 NGS 检测的 5 个荷兰实验室确定了在其基因组合中包含的 45 个心肌病核心基因列表，尽管基因组合中的其他内容存在差异。然而，重要的是要认识到，一些实验室提供的 NGS 应用可能仅针对与特定疾病类型相关的相对较小的基因集合，而这些基因集合可能已包含在其他基因检测机构的更大基因组合中。另一方面，实验室通常会提供对更大的基因组合进行测序，随后用生物信息学方法过滤出与特定疾病相关的基因组合子集。该方法的优点在于，当疾病特异性过滤未能鉴别出致病突变时，提供了采用其他过滤器或无过滤器进行数据再次分析的可能性。重要的是，除了提议使用核心疾病基因列表外，荷兰基因组诊断实验室发布了在临床环境中 NGS 应用的通用最佳实践指南，以确保高质量的诊断。ACMG[44]、EuroGentest 及欧洲人类遗传学会[33]也发表过类似指南。

最初仅对疾病相关基因进行特异性富集，随后进行测序的靶向 NGS 应用，是由于 WES 数据的测序质量和覆盖度不够。然而，随着 WES 技术的飞速发展，疾病相关基因的覆盖深度和覆盖广度都得到显著改善，大量临床基因检测实验室正转向使用诊断性 WES，而后通过生物信息学方法筛选出疾病特异性基因进行分析。与上述包含更多基因的基因组合中分析子集并随后应用其他过滤器或“开放”基因组合类似，该方法也可用于 WES 数据，且不局限于富集的基因。此外，其还能“开放外显子组”，包括与疾病（尚且）无关的基因序列，并允许寻找新的致病基因。尽管 WES 已取得上述进步，但 WGS 仍然是最优选方法，因为 WGS 将提供分布更为均匀的覆盖度和更短的测序时间。由于这种方法的价格越来越便宜，WGS 很可能在不久的将来成为最优选择，而一些研究也已证明其在临床实践中的附加价值[13，40，55]。

WGS 产生的更均匀分布的测序数据的优点之一是非常适合定量分析，以便识别缺失和重复[13，77]，与 WES 或特异性疾病基因组合富集方法相比，数据的标准化更易识别出提示这种缺失 / 重复的覆盖度异常。尽管如此，研究者已经开发出在 WES 和基因组合数据中进行缺失 / 重复分析的计算方法，且已应用于临床诊断[19，63]。虽然这些方法尚无法确保检测到所有的缺失 / 重复，但与既往使用的 MLPA 和 qPCR 或基于微阵列的方法相比，可能会提供更多信息，因为 MLPA 和 qPCR 仅关注有限的一组基因，而微阵列在检测较小的缺失方面有局限性。尽管如此，目前除 NGS 外，这些方法仍被经常使用，特别是预期特定基因中可能存在重复 / 缺失时，如当怀疑心肌病和传导性疾病患者中存在 *LMNA* 基因缺失时，可采用 MLPA 方法进行检测。除了这些方法与 NGS 并用外，其他“老式”技术也仍用于临床基因诊断。在 NGS 已确定相应先证者中的致病突变后，Sanger 测序仍是在其高危家族成员中进行预测性检测的首选方法。此外，许多情况下，在使用基因组合、WES 或 WGS 之前，首先对最常见的基因（有时是与该疾病相关的唯一已知基因）进行 Sanger 测序的性价比仍较高。然而，由于未来基因组诊断实验室的理念将几乎全部集中在 NGS 应用上，即使是那些罕见的病例也将全部先利用 NGS 进行筛查，然后再针对相应的靶基因进行生物信息分析。在 WGS 常规应用以前，除了应用目前的 NGS 方法学外，几种细胞遗传学技术（如核型分析、FISH 分析及 aCGH）也广泛应用于 CHD、综合征型心脏病、先天性多发畸形 / 精神发育迟缓综合征（包括心脏异常）。不久的将来也将在诊断中引入其他技术或方法，如靶向位点扩增（targeted locus amplification，TLA）技术来检测临近编码序列之外的致病突变或使用 RNA 测序代替 DNA 测序。

参考文献

1. Anderson S, Bankier AT, Barrell BG, de Bruijn MH, Coulson AR, Drouin J, Eperon IC, Nierlich DP, Roe BA, Sanger F, Schreier PH, Smith AJ, Staden R, Young IG. Sequence and organization of the human mitochondrial genome. Nature. 1981;290:457–65.
2. Andreasen C, Nielsen JB, Refsgaard L, Holst AG, Christensen AH, Andreasen L, Sajadieh A, Haunsø S, Svendsen JH, Olesen MS. New population-based exome data are questioning the pathogenicity of previously cardiomyopathy-associated genetic variants. Eur J Hum Genet. 2013;21:918–28.
3. Bayrak-Toydemir P, McDonald J, Mao R, Phansalkar A, Gedge F, Robles J, Goldgar D, Lyon E. Likelihood ratios to assess genetic evidence for clinical significance of uncertain variants: hereditary hemorrhagic telangiectasia as a model. Exp Mol Pathol. 2008;85:45–9.
4. Bhuiyan ZA, van den Berg MP, van Tintelen JP, Bink-Boelkens MT, Wiesfeld AC, Alders M, Postma AV, van Langen I, Mannens MM, Wilde AA. Expanding spectrum of human *RYR2*-related disease: new electrocardiographic, structural, and genetic features. Circulation. 2007;116:1569–76.
5. Calabrese F, Thiene G. Myocarditis and inflammatory cardiomyopathy: microbiological and molecular biological aspects. Cardiovasc Res. 2003;60:11–25.
6. dela Torre R, Larkin J, Singer A, Meller A. Fabrication and characterization of solid-state nanopore arrays for high-throughput DNA sequencing. Nanotechnology. 2012;23:385–08.
7. Dhandapany PS, Sadayappan S, Xue Y, Powell GT, Rani DS, Nallari P, Rai TS, Khullar M, Soares P, Bahl A, Tharkan JM, Vaideeswar P, Rathinavel A, Narasimhan C, Ayapati DR, Ayub Q, Mehdi SQ, Oppenheimer S, Richards MB, Price AL, Patterson N, Reich D, Singh L, Tyler-Smith C, Thangaraj K. A common *MYBPC3* (cardiac myosin binding protein C) variant associated with cardiomyopathies in South Asia. Nat Genet. 2009;41:187–91.
8. Dib C, Fauré S, Fizames C, Samson D, Drouot N, Vignal A, Millasseau P, Marc S, Hazan J, Seboun E, Lathrop M, Gyapay G, Morissette J, Weissenbach J. A comprehensive genetic map of the human genome based on 5,264 microsatellites. Nature. 1996;380: 152–4.
9. Driscoll DA, Salvin J, Sellinger B, Budarf ML, McDonald-McGinn DM, Zackai EH, Emanuel BS. Prevalence of 22q11 microdeletions in DiGeorge and velocardiofacial syndromes: implications for genetic counselling and prenatal diagnosis. J Med Genet. 1993;30:813–7.
10. Guiver M, Fox AJ, Mutton K, Mogulkoc N, Egan J. Evaluation of CMV viral load using TaqMan CMV quantitative PCR and comparison with CMV antigenemia in heart and lung transplant recipients. Transplantation. 2001;71:1609–15.
11. Fokkema IF, Taschner PE, Schaafsma GC, Celli J, Laros JF, den Dunnen JT. LOVD v.2.0: the next generation in gene variant databases. Hum Mutat. 2011;32:557–63.
12. Futreal PA, Söderkvist P, Marks JR, Iglehart JD, Cochran C, Barrett JC, Wiseman RW. Detection of frequent allelic loss on proximal chromosome 17q in sporadic breast carcinoma using microsatellite length polymorphisms. Cancer Res. 1992;52:2624–7.
13. Gilissen C, Hehir-Kwa JY, Thung DT, van de Vorst M, van Bon BW, Willemsen MH, Kwint M, Janssen IM, Hoischen A, Schenck A, Leach R, Klein R, Tearle R, Bo T, Pfundt R, Yntema HG, de Vries BB, Kleefstra T, Brunner HG, Vissers LE, Veltman JA. Genome sequencing identifies major causes of severe intellectual disability. Nature. 2014;511:344–7.
14. Goidts V, Cooper DN, Armengol L, Schempp W, Conroy J, Estivill X, Nowak N, Hameister H, Kehrer-Sawatzki H. Complex patterns of copy number variation at sites of segmental duplications: an

important category of structural variation in the human genome. Hum Genet. 2006;120:270–84.
15. Heid CA, Stevens J, Livak KJ, Williams PM. Real time quantitative PCR. Genome Res. 1996;6:986–94.
16. Houdayer C, Caux-Montcoutier V, Krieger S, Barrois M, Bonnet F, Bourdon V, Bronner M, Buisson M, Coulet F, Gaildrat P, Lefol C, Léone M, Mazoyer S, Muller D, Remenieras A, Révillion F, Rouleau E, Sokolowska J, JP V, Lidereau R, Soubrier F, Sobol H, Sevenet N, Bressac-de Paillerets B, Hardouin A, Tosi M, OM S, Stoppa-Lyonnet D. Guidelines for splicing analysis in molecular diagnosis derived from a set of 327 combined in silico/in vitro studies on *BRCA1* and *BRCA2* variants. Hum Mutat. 2012;33:1228–38.
17. International Human Genome Sequencing Consortium. Finishing the euchromatic sequence of the human genome. Nature. 2004; 431:931–45.
18. Istrail S, Sutton GG, Florea L, Halpern AL, Mobarry CM, Lippert R, Walenz B, Shatkay H, Dew I, Miller JR, Flanigan MJ, Edwards NJ, Bolanos R, Fasulo D, Halldorsson BV, Hannenhalli S, Turner R, Yooseph S, Lu F, Nusskern DR, Shue BC, Zheng XH, Zhong F, Delcher AL, Huson DH, Kravitz SA, Mouchard L, Reinert K, Remington KA, Clark AG, Waterman MS, Eichler EE, Adams MD, Hunkapiller MW, Myers EW, Venter JC. Whole-genome shotgun assembly and comparison of human genome assemblies. Proc Natl Acad Sci U S A. 2004;101:1916–21.
19. Johansson LF, van Dijk F, de Boer EN, van Dijk-Bos KK, Jongbloed JD, van der Hout AH, Westers H, Sinke RJ, Swertz MA, Sijmons RH, Sikkema-Raddatz B. CoNVaDING: Single Exon Variation Detection in Targeted NGS Data. Hum Mutat. 2016;37:457–64.
20. Jovanovich S, Bogdan G, Belcinski R, Buscaino J, Burgi D, Butts EL, Chear K, Ciopyk B, Eberhart D, El-Sissi O, Franklin H, Gangano S, Gass J, Harris D, Hennessy L, Kindwall A, King D, Klevenberg J, Li Y, Mehendale N, McIntosh R, Nielsen B, Park C, Pearson F, Schueren R, Stainton N, Troup C, PM V, Vangbo M, Woudenberg T, Wyrick D, Williams S. Developmental validation of a fully integrated sample-to-profile rapid human identification system for processing single-source reference buccal samples. Forensic Sci Int Genet. 2015;16:181–94.
21. Klein D. Quantification using real-time PCR technology: applications and limitations. Trends Mol Med. 2002;8:257–60.
22. Komura D, Shen F, Ishikawa S, Fitch KR, Chen W, Zhang J, Liu G, Ihara S, Nakamura H, Hurles ME, Lee C, Scherer SW, Jones KW, Shapero MH, Huang J, Aburatani H. Genome-wide detection of human copy number variations using high-density DNA oligonucleotide arrays. Genome Res. 2006;16:1575–84.
23. Landrum MJ, Lee JM, Benson M, Brown G, Chao C, Chitipiralla S, Gu B, Hart J, Hoffman D, Hoover J, Jang W, Katz K, Ovetsky M, Riley G, Sethi A, Tully R, Villamarin-Salomon R, Rubinstein W, Maglott DR. ClinVar: public archive of interpretations of clinically relevant variants. Nucleic Acids Res. 2016;44:D862–8.
24. Lekanne Deprez RH, Muurling-Vlietman JJ, Hruda J, Baars MJ, Wijnaendts LC, Stolte-Dijkstra I, Alders M, van Hagen JM. Two cases of severe neonatal hypertrophic cardiomyopathy caused by compound heterozygous mutations in the *MYBPC3* gene. J Med Genet. 2006;43:829–32.
25. Levene MJ, Korlach J, Turner SW, Foquet M, Craighead HG, Webb WW. Zero-mode waveguides for single-molecule analysis at high concentrations. Science. 2003;299:682–6.
26. Lindor NM, Karnes PS, Michels VV, Dewald GW, Goerss J, Jalal S, Jenkins RB, Vockley G, Thibodeau SN. Uniparental disomy in congenital disorders: a prospective study. Am J Med Genet. 1995;58:143–6.
27. Lubin IM, Caggana M, Constantin C, Gross SJ, Lyon E, Pagon RA, Trotter TL, Wilson JA, McGovern MM. Ordering molecular genetic tests and reporting results: practices in laboratory and clinical settings. J Mol Diagn. 2008;10:459–68.
28. Lubin IM, McGovern MM, Gibson Z, Gross SJ, Lyon E, Pagon RA, Pratt VM, Rashid J, Shaw C, Stoddard L, Trotter TL, Williams MS, Amos Wilson J, Pass K. Clinician perspectives about molecular genetic testing for heritable conditions and development of a clinician-friendly laboratory report. J Mol Diagn. 2009;11:162–71.
29. Lubs HA. A marker X chromosome. Am J Hum Genet. 1969;21: 231–44.
30. Lyon MF. Gene action in the X-chromosome of the mouse (Mus musculus L.). Nature. 1961;190:372–3.
31. Lyon MF. Sex chromatin and gene action in the mammalian X-chromosome. Am J Hum Genet. 1962;14:135–48.
32. Mardis ER. Next-generation sequencing platforms. Annu Rev Anal Chem. 2013;6:287–303.
33. Matthijs G, Souche E, Alders M, Corveleyn A, Eck S, Feenstra I, Race V, Sistermans E, Sturm M, Weiss M, Yntema H, Bakker B, Scheffer H, Bauer P. Guidelines for diagnostic next-generation sequencing. Eur J Hum Genet. 2016;24:2–5.
34. Mamanova L, Coffey AJ, Scott CE, Kozarewa I, Turner EH, Kumar A, Howard E, Shendure J, Turner DJ. Target-enrichment strategies for next-generation sequencing. Nat Methods. 2010;7:111–8.
35. Møller P, Clark N, Mæhle L. A simplified method for Segregation Analysis (SISA) to determine penetrance and expression of a genetic variant in a family. Hum Mutat. 2011;32:568–71.
36. Morris KV, Mattick JS. The rise of regulatory RNA. Nat Rev Genet. 2014;15:423–37.
37. Mullis K, Faloona F, Scharf S, Saiki R, Horn G, Erlich H. Specific enzymatic amplification of DNA in vitro: the polymerase chain reaction. Cold Spring Harb Symp Quant Biol. 1986;51(Pt 1): 263–73.
38. Oliver GR, Hart SN, Klee EW. Bioinformatics for Clinical Next Generation Sequencing. Clin Chem. 2015;61:124–35.
39. Pinheiro LB, Coleman VA, Hindson CM, Herrmann J, Hindson BJ, Bhat S, Emslie KR. Evaluation of a droplet digital polymerase chain reaction format for DNA copy number quantification. Anal Chem. 2012;84:1003–11.
40. Priest JR, Ceresnak SR, Dewey FE, Malloy-Walton LE, Dunn K, Grove ME, Perez MV, Maeda K, Dubin AM, Ashley EA. Molecular diagnosis of long QT syndrome at 10 days of life by rapid whole genome sequencing. Heart Rhythm. 2014;11:1707–13.
41. Pugh TJ, Kelly MA, Gowrisankar S, Hynes E, Seidman MA, Baxter SM, Bowser M, Harrison B, Aaron D, Mahanta LM, Lakdawala NK, McDermott G, White ET, Rehm HL, Lebo M, Funke BH. The landscape of genetic variation in dilated cardiomyopathy as surveyed by clinical DNA sequencing. Gene Med. 2014;16:601–8.
42. Redon R, Ishikawa S, Fitch KR, Feuk L, Perry GH, Andrews TD, Fiegler H, Shapero MH, Carson AR, Chen W, Cho EK, Dallaire S, Freeman JL, González JR, Gratacòs M, Huang J, Kalaitzopoulos D, Komura D, MacDonald JR, Marshall CR, Mei R, Montgomery L, Nishimura K, Okamura K, Shen F, Somerville MJ, Tchinda J, Valsesia A, Woodwark C, Yang F, Zhang J, Zerjal T, Zhang J, Armengol L, Conrad DF, Estivill X, Tyler-Smith C, Carter NP, Aburatani H, Lee C, Jones KW, Scherer SW, Hurles ME. Global variation in copy number in the human genome. Nature. 2006;444:444–54.
43. Rehm HL. Disease-targeted sequencing: a cornerstone in the clinic. Nat Rev Genet. 2013;14:295–300.
44. Rehm HL, Bale SJ, Bayrak-Toydemir P, Berg JS, Brown KK, Deignan JL, Friez MJ, Funke BH, Hegde MR, Working Group of the American College of Medical Genetics and Genomics Laboratory Quality Assurance Commitee. ACMG clinical laboratory standards for next-generation sequencing. Gene Med. 2013;15:733–47.
45. Richards S, Aziz N, Bale S, Bick D, Das S, Gastier-Foster J. Standards and Guidelines for the Interpretation of Sequence Variants: A Joint Consensus Recommendation of the American College of Medical Genetics and Genomics and the Association for Molecular Pathology. Gene Med. 2015;17:405–24.
46. Riera C, Lois S, Dom C, Fernandez-Cadenas I, Montaner J, Rodrıguez-Sureda V, de la Cruz X. Molecular damage in Fabry disease: Characterization and prediction of alpha-galactosidase A pathological mutations. Proteins. 2015;83:91–104.
47. Risgaard B, Jabbari R, Refsgaard L, Holst AG, Haunsø S, Sadjadieh A, Winkel BG, Olesen MS, Tfelt-Hansen J. High prevalence of genetic variants previously associated with Brugada syndrome in new exome data. Clin Genet. 2013;84:489–95.
48. Roberts JD, Herkert JC, Rutberg J, Nikkel SM, Wiesfeld AC, Dooijes D, Gow RM, van Tintelen JP, Gollob MH. Detection of genomic deletions of *PKP2* in arrhythmogenic right ventricular cardiomyopathy. Clin Genet. 2013;83:452–6.
49. Ronaghi M, Karamohamed S, Pettersson B, Uhlén M, Nyrén

P. Real-time DNA sequencing using detection of pyrophosphate release. Anal Biochem. 1996;242:84–9.

50. Ross RS, Chien KR. The polymerase chain reaction (PCR) and cardiovascular diagnosis. Trends Cardiovasc Med. 1991;1:1–5.
51. Rossetti S, Hopp K, Sikkink RA, Sundsbak JL, Lee YK, Kubly V, Eckloff BW, Ward CJ, Winearls CG, Torres VE, Harris PC. Identification of gene mutations in autosomal dominant polycystic kidney disease through targeted resequencing. J Am Soc Nephrol. 2012;23:915–33.
52. Samorodnitsky E, Jewell BM, Hagopian R, Miya J, Wing MR, Lyon E, Damodaran S, Bhatt D, Reeser JW, Datta J, Roychowdhury S. Evaluation of Hybridization Capture Versus Amplicon-Based Methods for Whole-Exome Sequencing. Hum Mutat. 2015;36:903–14.
53. Sanger F, Nicklen S, Coulson AR. DNA sequencing with chain-terminating inhibitors. Proc Natl Acad Sci U S A. 1977;74: 5463–7.
54. Sanger F, Coulson AR, Hong GF, Hill DF, Petersen GB. Nucleotide sequence of bacteriophage lambda DNA. J Mol Biol. 1982;162: 729–73.
55. Saunders CJ, Miller NA, Soden SE, Dinwiddie DL, Noll A, Alnadi NA, Andraws N, Patterson ML, Krivohlavek LA, Fellis J, Humphray S, Saffrey P, Kingsbury Z, Weir JC, Betley J, Grocock RJ, Margulies EH, Farrow EG, Artman M, Safina NP, Petrikin JE, Hall KP, Kingsmore SF. Rapid whole-genome sequencing for genetic disease diagnosis in neonatal intensive care units. Sci Transl Med. 2012;4:154ra135.
56. Scheuner MT, Hilborne L, Brown J, Lubin IM. A report template for molecular genetic tests designed to improve communication between the clinician and laboratory. Genet Test Mol Biomarkers. 2012;16:761–9.
57. Schouten JP, McElgunn CJ, Waaijer R, Zwijnenburg D, Diepvens F, Pals G. Relative quantification of 40 nucleic acid sequences by multiplex ligation-dependent probe amplification. Nucleic Acids Res. 2002;30:e57.
58. Sharp AJ, Locke DP, McGrath SD, Cheng Z, Bailey JA, Vallente RU, Pertz LM, Clark RA, Schwartz S, Segraves R, Oseroff VV, Albertson DG, Pinkel D, Eichler EE. Segmental duplications and copy-number variation in the human genome. Am J Hum Genet. 2005;77:78–88.
59. Stenson PD, Mort M, Ball EV, Shaw K, Phillips A, Cooper DN. The Human Gene Mutation Database: building a comprehensive mutation repository for clinical and molecular genetics, diagnostic testing and personalized genomic medicine. Hum Genet. 2014;133:1–9.
60. Stoddart D, Heron AJ, Mikhailova E, Maglia G, Bayley H. Single-nucleotide discrimination in immobilized DNA oligonucleotides with a biological nanopore. Proc Natl Acad Sci U S A. 2009;106: 7702–7.
61. Suthers G. Guidelines for reporting molecular genetic tests to medical practitioners. 2009. http://www.rcpa.edu.au//Home.htm
62. Sykes PJ, Neoh SH, Brisco MJ, Hughes E, Condon J, Morley AA. Quantitation of targets for PCR by use of limiting dilution. Biotechniques. 1992;13:444–9.
63. Tan R, Wang Y, Kleinstein SE, Liu Y, Zhu X, Guo H, Jiang Q, Allen AS, Zhu M. An evaluation of copy number variation detection tools from whole exome sequencing data. Hum Mutat. 2013;35:899–907.
64. Thompson D, Easton DF, Goldgar DE. A full-likelihood method for the evaluation of causality of sequence variants from family data. Am J Hum Genet. 2003;73:652–5.
65. Thusberg J, Olatubosun A, Vihinen M. Performance of mutation pathogenicity prediction methods on missense variants. Hum Mutat. 2011;32:358–68.
66. Treacy RJL and Robinson DO. Draft Best Practice Guidelines for Reporting Molecular Genetics results. 2013 http://www.cmgs.org/BPGs/Best_Practice_Guidelines.htm.
67. Treangen TJ, Salzberg SL. Repetitive DNA and next generation sequencing: computational challenges and solutions. Nat Rev Genet. 2012;13:36–46.
68. van der Zwaag PA, van Rijsingen IA, Asimaki A, Jongbloed JD, van Veldhuisen DJ, Wiesfeld AC, Cox MG, van Lochem LT, de Boer RA, Hofstra RM, Christiaans I, van Spaendonck-Zwarts KY, Lekanne dit Deprez RH, Judge DP, Calkins H, Suurmeijer AJ, Hauer RN, Saffitz JE, Wilde AA, van den Berg MP, van Tintelen JP. Phospholamban R14del mutation in patients diagnosed with dilated cardiomyopathy or arrhythmogenic right ventricular cardiomyopathy: evidence supporting the concept of arrhythmogenic cardiomyopathy. Eur J Heart Fail. 2012;14:1199–207.
69. van Rijsingen IA, van der Zwaag PA, Groeneweg JA, Nannenberg EA, Jongbloed JD, Zwinderman AH, Pinto YM, Dit Deprez RH, Post JG, Tan HL, de Boer RA, Hauer RN, Christiaans I, van den Berg MP, van Tintelen JP, Wilde AA. Outcome in phospholamban R14del carriers: results of a large multicentre cohort study. Circ Cardiovasc Genet. 2014;7:455–65.
70. Vatta M, Spoonamore KG. Use of genetic testing to identify sudden cardiac death syndromes. Trends Cardiovasc Med. 2015;25: 738–48.
71. Vilar E, Mork ME, Cuddy A, Borras E, Bannon SA, Taggart MW, Ying J, Broaddus RR, Luthra R, Rodriguez-Bigas MA, Lynch PM, You YQ. Role of microsatellite instability-low as a diagnostic biomarker of Lynch syndrome in colorectal cancer. Cancer Gene Ther. 2014;207:495–502.
72. Vreeswijk MP, Kraan JN, van der Klift HM, Vink GR, Cornelisse CJ, Wijnen JT, Bakker E, van Asperen CJ, Devilee P. Intronic variants in *BRCA1* and *BRCA2* that affect RNA splicing can be reliably selected by splice-site prediction programs. Hum Mutat. 2009;30:107–14.
73. Wallis Y, Payne S, McAnulty C, Bodmer D, Sistermans E, Robertson K , Moore D, Abbs S, Deans Z and Devereau A. 2013. Practice guidelines for the evaluation of pathogenicity and the reporting of sequence variants in Clinical Molecular Genetics. http://www.acgs.uk.com/media/774853/evaluation_and_reporting_of_sequence_variants_bpgs_june_2013_-_finalpdf.pdf
74. Weiss MM, Van der Zwaag B, Jongbloed JD, Vogel MJ, Brüggenwirth HT, Lekanne Deprez RH, Mook O, Ruivenkamp CA, van Slegtenhorst MA, van den Wijngaard A, Waisfisz Q, Nelen MR, van der Stoep N. Best practice guidelines for the use of next-generation sequencing applications in genome diagnostics: a national collaborative study of Dutch genome diagnostic laboratories. Hum Mutat. 2013;34:1313–21.
75. Weiss K, Applegate C, Wang T, Batista DA. Familial *TAB2* microdeletion and congenital heart defects including unusual valve dysplasia and tetralogy of fallot. Am J Med Genet A. 2015;167A: 2702–6.
76. Williamson R, Bowcock A, Kidd K, Pearson P, Schmidtke J, Ceverha P, Chipperfield M, Cooper D.N., Coutelle C, Hewitt J, Klinger K, Langley K, Beckmann J, Tolley M, Maidak B, Hewett D, Linch C, Maslen G. Report of the DNA committee and catalogues of cloned and mapped genes, markers formatted for PCR and DNA polymorphisms. Cytogenet Cell Genet 1990;55:457-778.
77. Zhao M, Wang QQ, Jia P, Zhao Z. Computational tools for copy number variation (CNV) detection using next-generation sequencing data: features and perspectives. BMC Biochem. 2013;14(Suppl 11):S1.

2 临床遗传学

J.J. van der Smagt，Jodie Ingles
金欣 祁鸣 译

摘 要

临床遗传学医师是将医学知识、遗传学知识、遗传诊断技术和遗传病治疗等结合应用的医生，而遗传咨询师则是经专业培训后拥有硕士学位的医学专家，他们专门处理家族性疾病带来的社会心理和遗传方面的问题。在向患者及其亲属解释相关遗传信息和普及遗传病知识等方面，两者都经过专业的培训。为确保具有心源性疾病病史的家庭能得到高标准的护理，临床遗传学医师和遗传咨询师常与心脏病学专家合作开展工作。

引言

随着遗传学的快速发展，以及人类疾病相关遗传学研究的不断深入，许多医生已经很难跟上节奏。尽管新一代医生无论是在遗传学专业知识方面，还是从（互联网）数据库中迅速获取信息的能力方面都接受过更好的培训，但“器官专家”和“遗传学专家”之间的合作仍是符合整体趋势的最佳选择。重要的是，由于许多遗传病较为罕见，对于不同临床科室的专家来说，遇到某种罕见病是偶发事件，经验的匮乏导致其没有足够的能力向患者及其亲属解释遗传学问题，也难以解释复杂的基因检测结果。

遗传学对于心脏病学领域的重要性日益显著[1-2]。人们逐渐意识到某些心脏病呈家族性，且遗传因素已成为重要病因之一。这不仅适用于单基因疾病［如肥厚型心肌病（HCM）、先天性长QT综合征（LQTS）和儿茶酚胺敏感性多形性室性心动过速（CPVT）］，还包括常见的复杂疾病（如冠心病、高血压和糖尿病）。在复杂疾病中，许多单独作用微弱的遗传因素和环境因素通过叠加效应可致病。目前，人类在研究不同类型心脏病的分子遗传机制方面已取得重要进展。

同时，在临床遗传学实践中，对于有阳性家族史的患者，关注的重点已从过去的优生优育问题［已生育过一位智力发育障碍或严重先天性缺陷（如先天性心脏病）患儿的父母想知道下一胎的再发风险］转变到对后期遗传病发病风险的评估。后者最早始于神经内科对难治性神经退行性疾病（如亨廷顿病等）患病风险的预测，患者希望了解自己的遗传状况以制订未来的计划。随后，遗传诊断技术进入肿瘤学领域，逐渐成为预测、识别罹患癌症高风险个体的重要工具。在肿瘤学领域，基因检测具有重要的临床意义，因为具有患病风险的个体可选择增加癌症相关指标的监测，并基于遗传信息制订预防性治疗策略。

心脏病学是医学中的一门分支学科，在此学科的推动下，科学家得以在表观健康的人群中开展大规模的症状前筛查，主要包括原发性心脏病和心肌病。特别是在年轻人发生心脏性猝死后，尸检中的基因检测项目（即从死者的血液或组织切片中提取DNA用于遗传分析）对于查明死因及评估家族中其他成员的发病风险具有重要作用。尽管尚未证实家族研究对于大多数疾病的有效性，但目前仍认为高危个体筛查是不断完善疾病预防体系过程中的第一步。然而，心脏病的遗传学很复杂，如显著的遗传异质性（许多不同的遗传因素导致临床上相同表现的疾病）以及实践中常遇到的难以解释的检测结果。因此，心脏病专家和临床遗传学家之间的合作尤为重要。

本章将探讨遗传学的基本概念和基因检测中必须考虑的重要问题。

临床遗传学资料的收集

对于诊疗遗传性心脏病家系的心脏病专家，构建家系谱和记录家族史方面的经验非常重要。

家族史

家族史的记录需要比平时更细致，因为除常规的心脏病史外，还需获得家族其他成员的详细信息[3]。通常，至少应记录三代（或四代）的信息。尽可能收集直系亲属（父母、亲兄弟姐妹和子女）、二级亲属（祖父母、叔叔/姨妈和侄子/侄女）和三级亲属（表兄弟姐妹）的信息。他们平均与先证者共享 50%、25% 和 12.5% 的 DNA 信息。年长几代的信息可能会缺失，甚至因为某些疑难病在过去无法得到正确诊断而存在误诊，相反，年轻一代可能由于尚未存活至表现出疾病症状而使信息不够明确。因此，与先证者同代且更远一些的亲属信息（如表兄弟姐妹）也非常重要。

通过家族史获得的信息可靠性不一。通常，信息的准确度随亲缘关系程度的降低而降低。一般需尽可能通过医疗记录来确认重要信息。若涉及其他家庭成员，进行相关的信息检索前需要获得他们的书面同意。

在记录家族史时，需尽可能注意细节，否则可能会遗漏重要信息。应特别询问可能的心脏病相关事件，并记录大致的发病年龄。同时，必须注意事件发生时的其他情况。根据所调查疾病的自身特点，可能有必要具体到特定事件，如怀疑 LQTS 1 型时，则需询问是否存在潜水或游泳事故。同时应注意，因心律失常引起的晕厥在过去可能会被诊断为癫痫发作或癫痫，而婴儿猝死也可能被记录为婴儿猝死综合征（sudden infant death syndrome，SIDS）[4-5]。可尝试询问关于整个家族的常见问题的额外信息，如“是否有出现相同心脏症状的其他家庭成员？”和“是否有其他家庭成员猝死或在年轻时死亡？”

若家庭成员在其他机构做过心脏监测，需记录其检查结果，若有人因疑似心脏病事件死亡，则需询问是否已进行尸检。患者一般不会主动提供血缘关系相关的信息，应进行询问。根据所研究疾病的特点，应留意询问某些看似不涉及心脏的诊疗信息。例如，当调研疑似常染色体显性遗传的扩张型心肌病（DCM）家族时，也可询问其家庭成员中是否存在骨骼肌病的征象。

构建家系图谱

家系图谱是评估所有家族性疾病的有效工具。在家系图谱中呈现的家族史信息可快速厘清家族结构并评估可能的遗传模式[6-7]。此外，通过家系图谱可快速分析有多少成员及哪些成员有罹患心脏病的风险，以及应告知哪些成员。通常用于家系图谱构建的代表符号如图 2.1 所示。

目前已开发出各种用于家系图谱构建的软件包。这些软件具有以下优点：易于家系图谱的更新和将家系图谱直接添加到其他数字医疗文件中。通常，软件还设计了对遗传学研究有价值的其他选项。

然而，手写记录的巨大优势在于可在记录家族史的同时构建家系图谱，以确保不会遗漏任何一名重要成员。

一些建议和技巧（图 2.2）：

- 在一张单独的纸上绘制家系图谱。在白纸中

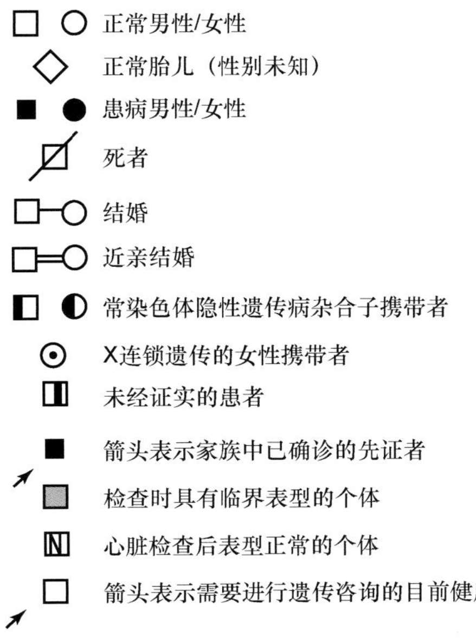

正常男性/女性
正常胎儿（性别未知）
患病男性/女性
死者
结婚
近亲结婚
常染色体隐性遗传病杂合子携带者
X连锁遗传的女性携带者
未经证实的患者
箭头表示家族中已确诊的先证者
检查时具有临界表型的个体
心脏检查后表型正常的个体
箭头表示需要进行遗传咨询的目前健康的个体

图 2.1　家系图谱中用于表示个体的符号

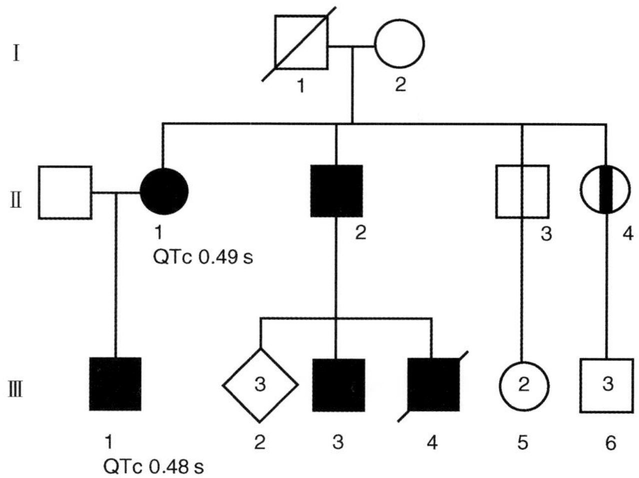

图 2.2　对怀疑患有长 QT 综合征 1 型的家族进行咨询过程中绘制的小型家系图示例。Ⅲ -1 先证者（2000 年 10 月 27 日），踢足球时晕厥，自发恢复，QT 间期（QTc）0.48 s，复极化模式符合长 QT 综合征 1 型。Ⅰ -1：无医疗信息，32 岁时因本人单方责任车祸死亡。Ⅱ -1：（1975 年 3 月 2 日），无症状，QTc = 0.49 s。Ⅱ -2：（1977 年 5 月 10 日）已知儿童时期有癫痫发作史。Ⅱ -4：（1979 年 6 月 13 日）据说在运动期间不止 1 次晕倒。Ⅲ -4：12 岁游泳时猝死。此外，家族中无其他已知的癫痫发作、晕厥或猝死的成员

央画上先证者的符号，并以此为中心添加其他成员。

- 为家系图谱添加日期。
- 编号：按照惯例，不同代用罗马数字标识，而同一代中的不同个体用阿拉伯数字标识。通过组合两个数字（Ⅱ -3，Ⅲ -1 等）来明确标识每名个体。同时，也可在引用该标识号的注释中添加相应个体的附加信息。
- 最重要的临床信息可直接添加到家系图谱中（图 2.2）。记录大概日期（如出生年份或间隔 5 年），而非年龄。但要添加死亡时的年龄。
- 注意在疑似常染色体隐性遗传病的家系中，应记录先证者所有祖父母的姓名和出生地点（通常在脚注中注明）。当父亲和母亲的父母来自完全不同的地区时不太可能存在近亲血缘关系，这种情况在某些人种中更为常见。记录出生年月有助于寻找亲缘关系。
- 证据级别：对于尚未进行过检查且无医疗记录，但多条回忆性信息提示疑似患病的个体，可使用“未经证实的患者”的符号（图 2.1）。
- 为便于咨询，需添加父母双方亲属的信息。其他疾病信息也可能对患者及其后代很重要。

遗传病的基本概念

人类基因组的单拷贝包含超过 30 亿个碱基对，含有 20 000 ～ 25 000 个蛋白质编码基因[6]。基因在细胞核中转录成 mRNA。随后，基因的非编码部分（内含子）被剪掉，进而成为成熟 mRNA，在细胞质中指导蛋白质的合成。蛋白质由氨基酸组成。每种氨基酸由 DNA 中的三核苷酸密码子编码。

只有不足 3% 的 DNA 真正编码蛋白质，其余 DNA 编码 RNA 基因，包括调控序列或功能未知的 DNA，有时被误认为“垃圾 DNA（junk DNA）”。

DNA 信息储存在每个细胞的细胞核中的 23 对染色体上（图 2.3），包括 22 对常染色体和 1 对性染色体。在配子发生（产生卵母细胞和精子细胞）期间发生减数分裂，确保每对染色体中只有其中 1 条可传递给后代。由于在人体中染色体成对存在，所有人类属于二倍体生物。人类后代有两套完整的 DNA 拷贝，一套由父亲提供，另一套由母亲提供。因此，每个基因座上的每个基因都存在 2 个拷贝，也被称为某基因的两个等位基因。

性染色体是例外，男性只有 1 条 X 染色体和 1 条 Y 染色体，前者遗传自母亲，后者遗传自父亲。因此，男性只有大部分 X 连锁基因的单拷贝。除核 DNA 外，细胞质中的线粒体也含有小的环状 DNA 分子［线粒体 DNA（mtDNA）］，每个细胞都含有多个拷贝的 mtDNA。mtDNA 完全遗传自母亲。1 个卵母细胞可含有高达 100 000 个拷贝的 mtDNA。mtDNA 仅编码 37 个基因，全部与线粒体功能相关。

有丝分裂和减数分裂

细胞分裂的方式有两种：有丝分裂和减数分裂。有丝分裂可确保 46 条染色体平均分布在两个子细胞中。为了实现这一点，首先，每条染色体上的 DNA 需要先进行复制。在细胞分裂的过程中，每条染色体由通过着丝粒连接的两条相同的 DNA 染色单体（姐妹染色单体）组成。为确保分裂有序，染色体中的 DNA 必须包装整齐（该过程称为核聚缩）。此时，在显微镜下可观察到染色体的形态。细胞分裂前，两极的有丝分裂纺锤体开始形成，完全聚缩的染色体移动到细胞的赤道板上，核膜溶解，微管从纺锤体的两极延伸到每条染色体的着丝粒上。随后，着丝粒分离，纺锤体将姐妹染色单体

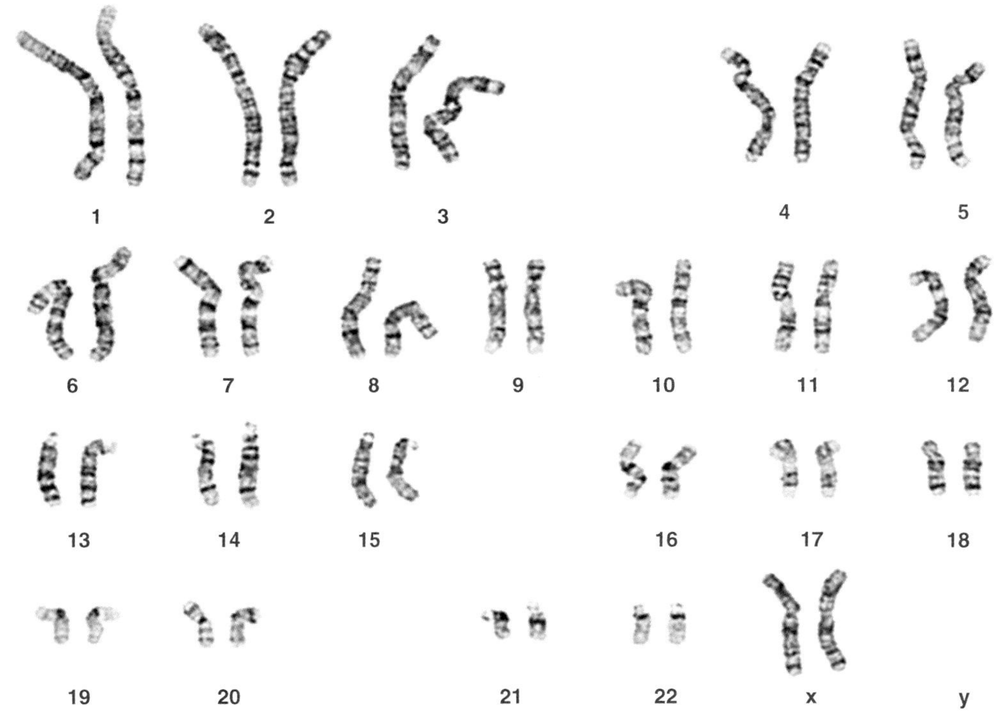

图 2.3　正常女性的核型（46，XX）：通过光学显微镜能观察到 DNA 的染色体形态

拉到处于分裂期的细胞两极，产生两个子细胞，每个细胞有 46 条不同的染色体，与原始细胞具有完全相同的核遗传信息（图 2.4）。

减数分裂是一种特殊的细胞分裂方式，是配子发生的必要过程。其目的是产生仅含 23 条不同染色体的配子。减数分裂的关键步骤如图 2.5 所示。减数分裂的标志之一是两条相同的染色体彼此紧密排列，且在减数分裂发生前交换遗传物质。这种随机的互换过程被称为同源重组。重组可确保每名个体能够产生无数种遗传信息的后代。除确保遗传多样性外，重组也是减数分裂期间同源染色体发生正确分离的必要条件。在男性的减数分裂过程中，X 和 Y 能够作为染色体对相互作用，从而确保性染色体的正确分离。他们可在短臂末端进行重组。

染色体畸变

突变可能会影响单个基因，但也会影响更大规模的基因组结构。使用显微镜即可观察到的染色体异常被称为染色体畸变。人类有 22 对常染色体和 1 对性染色体。染色体畸变可分为数目畸变（任何不等于 46 条的数目偏差）和结构畸变（染色体结构异常）。例如，多出一整套 23 条染色体被称为三倍体，由受精或减数分裂时的错误导致。三倍体患儿通常在宫内流产或出生后立即夭折。仅多 1 条染色体称为三体，通常由减数分裂时的错误导致。仅有 3 种常染色体三体的患儿可能存活：21- 三体（唐氏综合征）、18- 三体和 13- 三体。这 3 种情况都很可能伴发先天性心脏病。

在染色体结构异常中，平衡畸变和不平衡畸变之间存在差异。在平衡畸变中，染色体被部分置换，但无可见的增加或缺失的染色体片段。平衡重排通常与异常临床表型无关，但更容易产生染色体不平衡的后代。不平衡畸变与智力障碍和出生缺陷的极高风险相关。由于心脏发育是一个非常复杂的过程，可能涉及数百个基因，可由多种染色体异常导致。染色体结构畸变的患儿常伴有心脏缺陷。

通过显微镜无法观察到的染色体微小异常需要采用特定的检测技术才能避免漏诊。这类染色体缺陷又被称为微缺失，缺失的染色体部分可能包含大量基因，其中许多与心脏缺陷相关。与心脏缺陷相关的微缺失综合征包括 22q11.2（腭–心–面综合征 / DiGeorge 综合征）缺失综合征、Williams-Beuren 综合征、1p36 缺失综合征和 Wolf-Hirschhorn 综合征等。

一般情况下，显微镜下可见的染色体畸变或不可见的染色体微缺失所导致的心脏缺陷通常不会以独立症状出现，常伴有相关的出生缺陷、发育迟缓

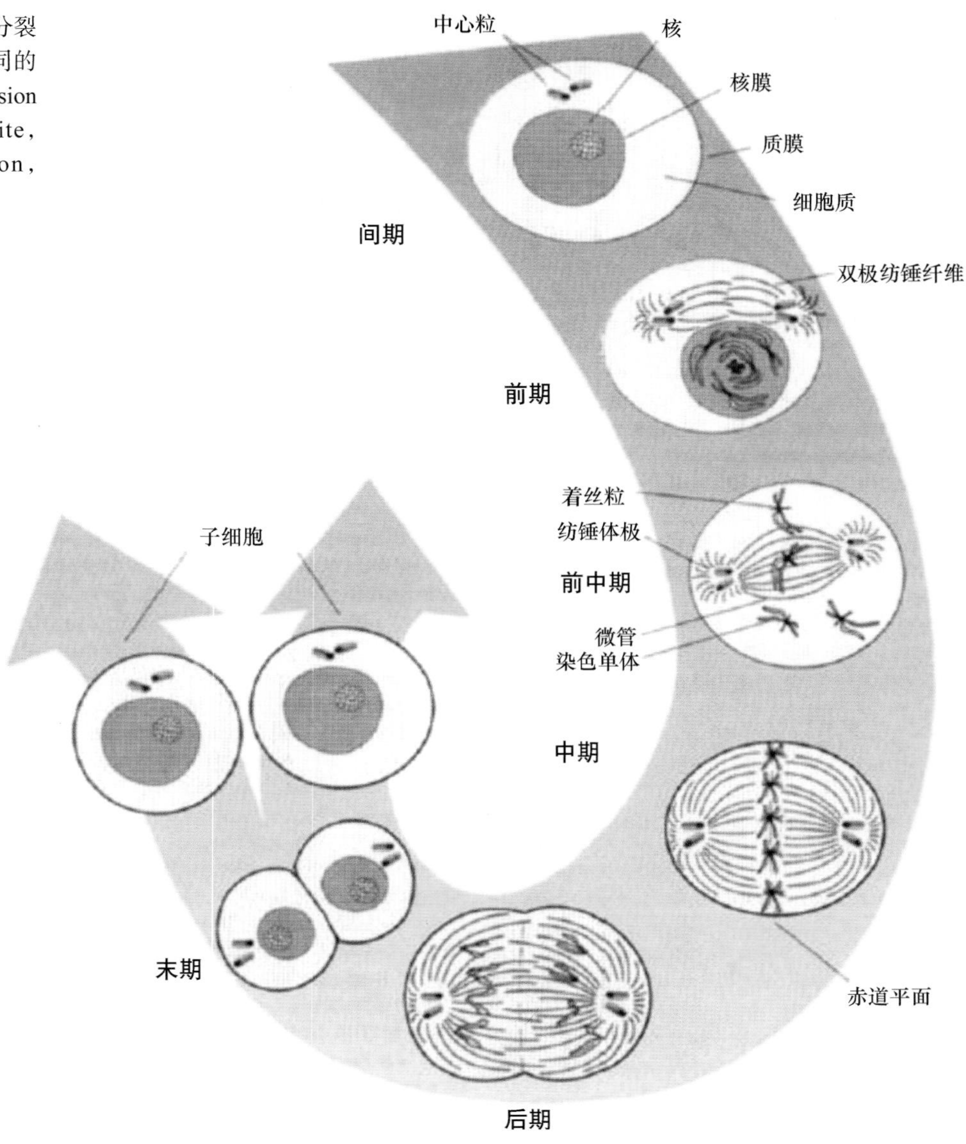

图 2.4 有丝分裂的不同阶段，分裂完成的两个子细胞具有完全相同的核 DNA。(Reprinted with permission Jorde，Carey，Bamshad，White，Medical Genetics third edition，Mosby Elsevier 2006)

和（或）生长异常。因此，在这类具有其他异常症状的心脏缺陷患者中，需考虑染色体畸变的因素。目前，SNP 微阵列分析（具有更高分辨率）常代替经典的核型分析（通过显微镜观察染色体），用于快速检测基因组中数十万个 SNP 的拷贝数变异。该技术易于检测微缺失和微复制，无须再进行任何其他特殊检测。

与突变分析不同，经典核型分析技术需要先裂解细胞再通过显微镜观察染色体。通常会采用白细胞或培养的成纤维细胞用于染色体核型分析。

遗传模式

遗传因素在许多疾病中均发挥一定作用。通常情况下，当某种疾病的遗传模式明确或具有显著的家族聚集性时，遗传因素的影响就会得到重视[7]。

经典遗传病遵循孟德尔遗传模式。由于单个基因座上的突变即可导致个体的发病风险显著上升，这类疾病被称为单基因病。有时，所有具有特定突变的个体均会发病，被称为完全外显（complete penetrance）。在这种情况下，环境因素或其他基因位点对疾病的影响可忽略不计。然而，实际上，大多数单基因病在不同个体间的临床表型、严重程度和发病年龄等方面均存在显著差异（即临床异质性），甚至在同一家族内（每例患病个体均具有相同突变）也存在这种情况。尤其是在常染色体显性遗传病中，携带特定致病突变的个体发病的概率通常远低于 100%（即不完全外显或外显率降低）。然而，这些临床无症状的突变携带者生育后代时，也可能将突变传递下去，生育出临床表型严重的孩子。因此，即使在所谓的单基因病中，许多其他遗

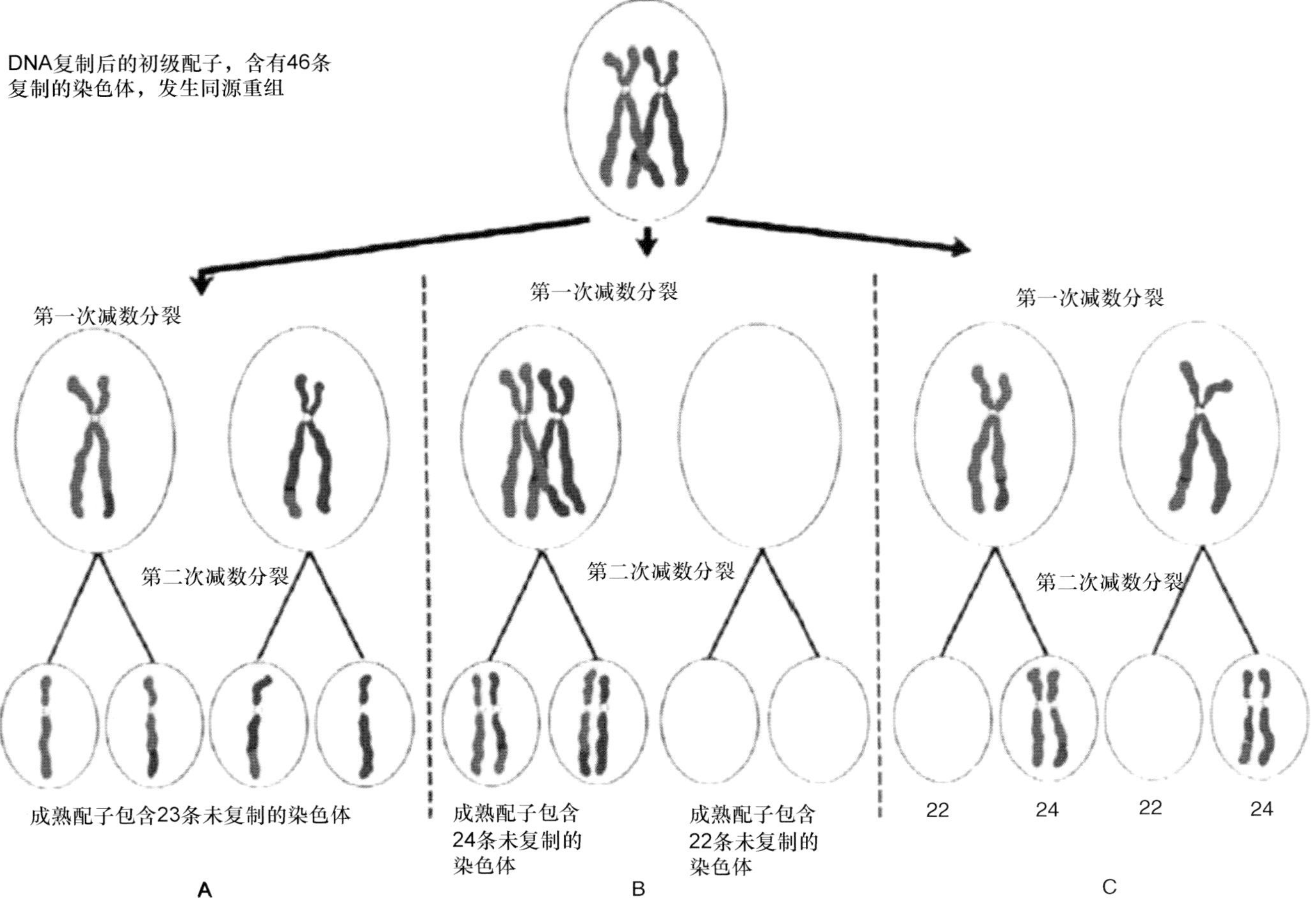

图 2.5　减数分裂：**A.** 显示减数分裂的正常阶段（分裂后每一个细胞共包含 23 条染色体，即 22 条常染色体和 1 条性染色体）。**B.** 显示第一次减数分裂中不分离的情况（最常见的病因是唐氏综合征）。**C.** 显示第二次减数分裂中不分离的情况。由于成熟配子中重组的影响，每个祖辈细胞对其孙辈的每条常染色体的两个拷贝均有影响（**B**）。（Adapted from Langman Inleiding tot de embryologie Bohn Scheltema ＆ Holkema 9 e herziene druk 1982）

传因素或非遗传因素通常也可改变临床结局。

虽然单基因病通常较为罕见，但遗传因素显然对许多常见疾病（如冠状动脉疾病、高血压和高胆固醇血症等）有重要影响。对于绝大多数患者，多个不同基因座上的有害遗传变异和各种环境因素（非遗传因素）的综合累加效应可能导致其患病。这类疾病被称为“多基因病”“多因素疾病”或“复杂遗传病”。在观察家系图谱时，常会注意到患病个体在家族内存在明显的非随机性集聚，而非完全遵循孟德尔遗传规律。一般情况下，常见复杂疾病的遗传方式与常染色体显性疾病类似，而像先天性心脏病这类相对罕见的复杂疾病，虽然大部分病例都表现为散发且无阳性家族史，但仍有极大可能存在遗传因素。重要的是，一些常见的复杂疾病很可能有相对罕见的单基因亚型，如家族性高胆固醇血症（familial hypercholesterolemia，FH）可由低密度脂蛋白（low-density lipoprotein，LDL）受体或 *MODY*（maturity onset diabetes in the young）中的突变引起，这类具有单基因亚型的疾病通常病因复杂。

单基因病：孟德尔遗传

单基因病中的遗传模式基本遵循孟德尔遗传。第一步应分辨致病基因位于常染色体还是性染色体，而性染色体多特指 X 染色体（Y 染色体很少含有致病基因，不再进一步讨论）。

第二步是分辨基因突变是否遵循显性或隐性的遗传方式。

常染色体显性遗传

常染色体显性遗传病是由某条常染色体上的显性突变引起，即当两个等位基因中仅有 1 个发生突变时就可致病。大多数显性疾病的患者携带杂合突变（具有 1 个突变和 1 个正常的等位基因）。这种突变的杂合携带者表现出疾病临床症状的风险很高。常染色体显性遗传是单基因心脏病中最常见的遗传方式，具有以下特点（图 2.6）：

- 男性和女性的患病概率相同。
- 发病个体通常不止一代（除非发生新的突变）。
- 可呈现父-子遗传模式。

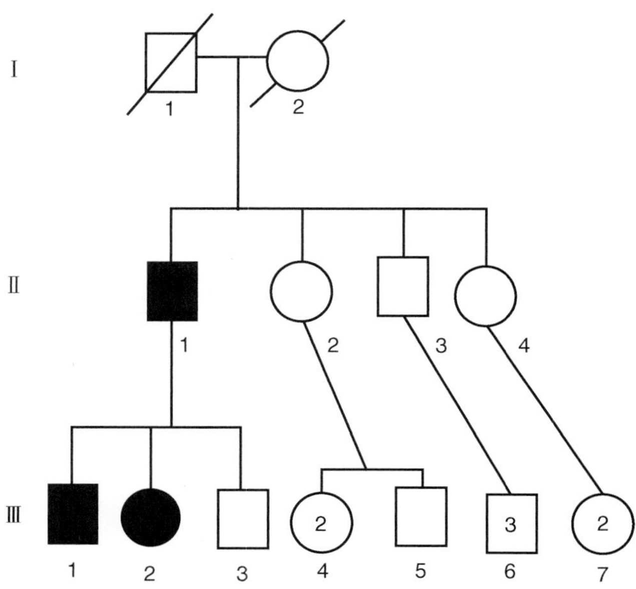

图 2.6　小型常染色体显性家系图谱实例，可观察到男性-男性遗传（Ⅱ -1 ＞Ⅲ -1），排除 X 连锁显性遗传。若假设这种疾病外显率完全，则Ⅱ -1 一定为新发变异

- 平均而言，50% 的后代将患病（假设完全外显）。

尽管这种遗传方式相当简单，但实际上，由于外显率和表现度差异的问题，很难做到精确预测。

例如，HCM 典型的常染色体显性遗传家系图谱如下所示。绝大多数单基因心脏遗传病以常染色体显性的方式遗传，包括大部分心肌病以及 LQTS 和 CPVT 的最常见形式（图 2.7）。

常染色体隐性遗传

在隐性遗传病中，只有同一基因座上的两个等位基因都发生突变时才致病。

此类疾病患者同时携带父源和母源的致病等位基因，新发突变极其罕见。因此，可合理假设表观健康的父母均为只有 1 个突变的携带杂合者。这些健康个体通常被称为“携带者（carrier）”。也可以合理假设每个人都是一种或多种疾病相关的常染色体隐性突变的携带者。

患者可以是纯合子（两个等位基因发生相同突变）或复合杂合子（两个等位基因发生不同突变）。若涉及近亲婚配，则共同祖辈中存在的单个突变由父母双方各自遗传给患者，导致纯合突变状态。

大多数（并非所有）情况下，常染色体隐性疾病局限于单个兄弟姐妹（图 2.8）。若发生常染色体隐性遗传病的垂直遗传，则称为“假显性（pseudodo-

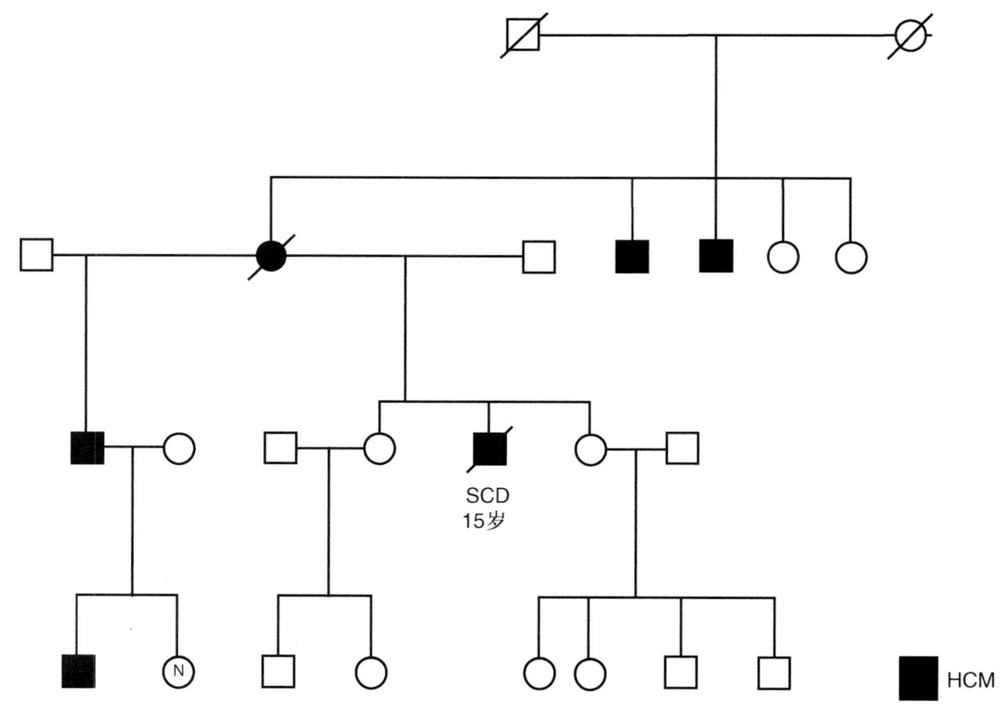

图 2.7　呈常染色体显性遗传模式的肥厚型心肌病（HCM）家系图谱实例。先证者是一名 15 岁男孩，患心脏性猝死（SCD），亲属筛查时可鉴定出其他患病的家族成员

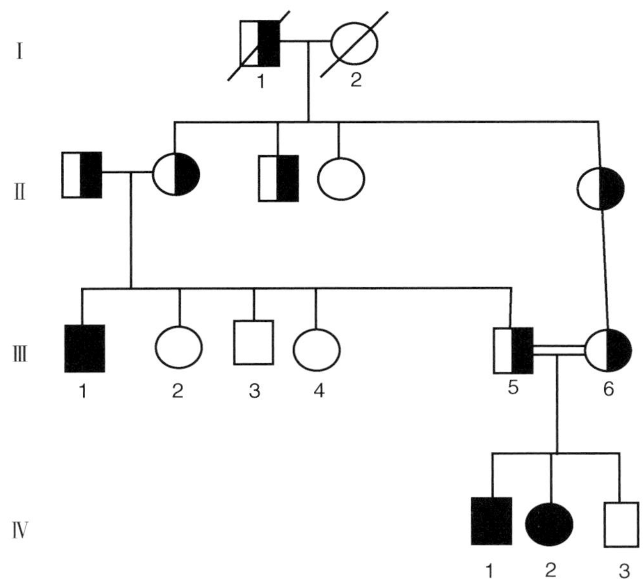

图 2.8　常染色体隐性遗传家系图谱实例，说明血缘关系在常染色体隐性遗传病中的作用。Ⅲ -5 和Ⅲ -6 是第一代堂兄妹。Ⅳ -1 和Ⅳ -2 从杂合型祖辈处（在这种情况下为Ⅰ-1）各遗传到 1 个突变的等位基因。此家系图谱中标注了杂合携带者，通常情况下只能通过 DNA 分析来准确鉴定常染色体隐性遗传病的杂合子携带者

minance）”。在多代近亲婚配或在杂合子携带者健康人群频率很高的情况下，可能发生假显性遗传。常染色体隐性遗传的特点如下：

- 男性和女性的患病概率相等。
- 患者的父母通常是健康携带者。
- 下一个孩子（患者的兄弟姐妹）患病的可能性是 25%。
- 患病个体通常局限于单个兄弟姐妹。
- 父母近亲婚配支持（但不能证明）常染色体隐性遗传模式。

虽然常染色体隐性遗传在心脏遗传病中很罕见，但仍有报道，如下图中的家系（图 2.9）

X 连锁隐性遗传

X 连锁遗传病由 X 染色体上的突变引起。X 染色体不含“女性特异性”基因。由于女性有 2 条 X 染色体而男性有 1 条，所以在 X 连锁疾病中，通常男性和女性的疾病临床表现有所不同。

X 连锁隐性遗传模式的特征（图 2.10）如下：

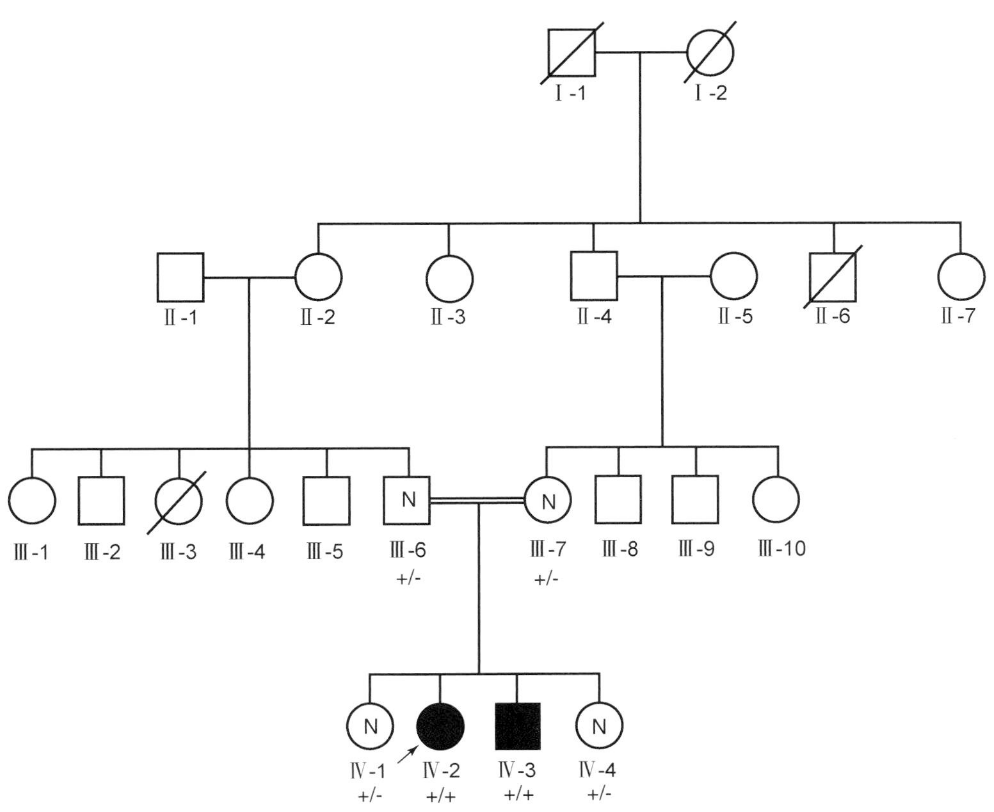

图 2.9　呈隐性遗传的肥厚型心肌病（TNNI3 Arg162Trp）家系图谱实例。该家系图谱绘制于Ⅳ-2 出现症状后，其随后由于严重的限制性表型而需要进行心脏移植。她的兄弟（Ⅳ-3）在等待心脏检查期间发生了 1 次心脏停搏。患者的父母和兄弟姐妹都是杂合携带者，且无任何相关临床病史（Gray et al.[28]）

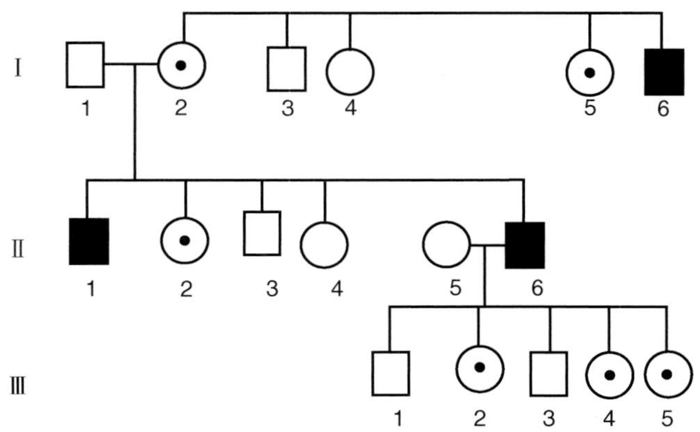

图 2.10　X 连锁隐性遗传病家系图谱实例，该病的致病基因通过表观健康的女性杂合携带者遗传，只有半合子的男性患病。患病男性的所有女儿都将成为携带者。女性携带者用圆圈内一点表示，通常需要 DNA 分析才能准确鉴定女性携带者

- 无男性–男性遗传的现象。
- 女性杂合携带者通常健康。
- 患病男性的所有女儿均为健康携带者。
- 女性携带者的儿子有 50% 的概率患病。
- 女性携带者的女儿有 50% 的概率为健康携带者。

应该注意的是，在女性体细胞中，只有 1 条 X 染色体有活性，另一条 X 染色体失活。这种 X- 失活［被称为莱昂作用（lyonization）］是随机的，发生在胚胎发育早期并保持稳定，因此子细胞和母细胞失活的 X 染色体相同。通常情况下，在女性组织中，约 1/2 的细胞表达父源的 X 染色体，而另一半细胞表达母源的 X 染色体。然而，由于各种原因，这种活性 X 染色体的等分布可能发生显著偏差（即 X- 失活偏移），这可能会影响到 X 连锁疾病的表现度。例如，若含有 X 染色体隐性突变的 X 染色体在特定组织中的细胞表达率达到 90% 以上，那么原本只在男性中发生的疾病可能同样也会在女性中发生。

X 连锁显性遗传

在 X 连锁显性遗传病中，女性杂合携带者最容易患病。然而，平均来说，这些女性比半合子男性的患病程度轻，但也存在例外。

一些 X 连锁显性遗传病在半合子男性中可能致命，如与先天性心脏病相关的眼–面–心–牙综合征（oculo-facio-cardio-dental syndrome，OFCD）。半合子男性会在胎儿期流产，导致患病女性产下男性后代的概率降低。

X 连锁显性遗传的特征如下（图 2.11）：

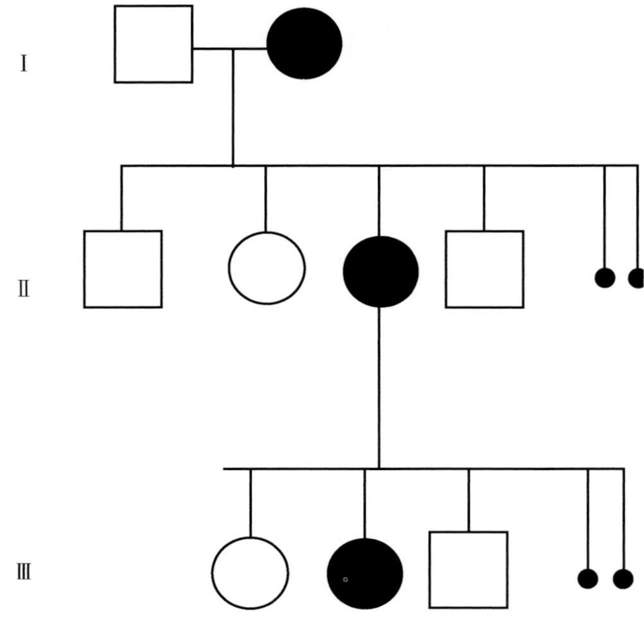

图 2.11　X 连锁显性遗传病的家系图谱实例，具有男性早期致死的特征。患病男性胎儿将流产（导致后代的性别比例失衡）。图谱中的黑点代表流产。此家系图谱提供的信息有限，无法与常染色体显性遗传进行明确区分

- 无男性–男性遗传的现象。
- 女性杂合携带者患病。
- 患病男性的所有女儿均患病。
- 患病女性有 50% 的概率产下患病的后代。

在 X 连锁遗传病中，显性和隐性疾病的差异并不显著，女性杂合携带者可能完全不受累，也可能与半合子男性的受累程度相当。在心脏病遗传学中，已知有几种 X 连锁疾病中的女性杂合携带者可能无症状，但对重大疾病的易感性升高，如 Fabry 病。进行性假肥大性肌营养不良（Duchenne muscular dystrophy，DMD）是一种 X 连锁隐性疾病，女性很少出现严重的骨骼肌无力症状，但她们出现左心室扩张的风险增加，应由心脏病专家进行监测评估（图 2.12）。

非孟德尔遗传

任何不符合孟德尔经典定律的情况都可归为非孟德尔遗传。这种偏差可能由基因组疾病（DNA 大片段甚至整条染色体的新发缺失或重复）、表观遗传因素（这些因素不改变 DNA 碱基序列，但影响特定基因的表达水平）和不稳定突变［三核苷酸重复突变（如强直性肌营养不良），可影响几代人，

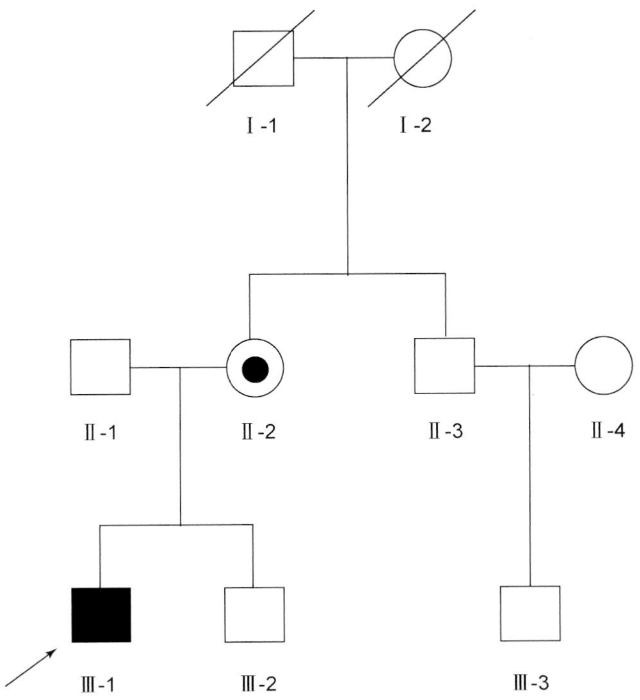

图 2.12　X 连锁显性遗传病实例：Danon 病。该病是一种由 *LAMP2* 基因突变导致的罕见病，且是已知的 HCM 拟表型（即导致的临床特点与 HCM 相似）。在此家系中，先证者（Ⅲ-1）12 岁时出现严重的向心性左心室肥厚（LVH），其母亲（Ⅱ-2）携带 *LAMP2* 致病性功能失去突变，但无疾病相关的临床证据。其他家庭成员尚未进行检测。*LAMP2* 突变的女性携带者有可能患病，但通常症状不如男性严重

甚至使后代的临床表型更严重］等因素引起。此处我们将简要讨论多因素遗传和母系（线粒体）遗传。

多因素遗传

虽然遗传因素常导致疾病发生，但大多数情况下并非以单基因突变的形式致病。绝大多数疾病是由位于不同基因座的多种有害遗传变异与环境因素（非遗传因素）共同作用引起。虽然相关的每个遗传变异自身可产生的效应有限，但多因素的累加效应最终可导致疾病发生，因此被称为多因素遗传。此处未区分多因素遗传和多基因遗传（环境因素作用不大）。在一般实践中，除非能够确定起作用的具体环境因素，否则通常不需要对两个概念进行区分。遗传度（hereditability）是表示遗传因素在多因素遗传病表型中的作用的指标。在动物研究中，由于环境因素和遗传因素均可控，所以能够计算遗传度。对于人类而言，只能间接估算遗传度。

在多因素遗传病中，有时可能会观察到家族内患者聚集的现象，很难用偶发事件去解释。特别是在常见病中，如糖尿病或高血压（潜在的遗传变异在人群中的频率很高），这种聚集情况可能类似于孟德尔遗传模式。然而，在更罕见的疾病中（如先天性心脏病），确诊患者可能也是家族中唯一受累的成员。尽管如此，其家族成员罹患先天性心脏病的风险仍会增加。

许多连续性特征（如血压）可用多种有害性或保护性遗传因素及环境因素的累加效应来解释。以高血压为例，以上所有因素的总和被定义为疾病易感性，在人群中呈正态分布。曲线右侧（疾病易感性最高）为高血压人群，与高血压患者共享很多潜在遗传因素（以及环境因素）的近亲通常具有高于平均水平的疾病易感性；但他们可能不符合高血压的临床诊断标准。对于不连续性特征（如先天性心脏病），提出了阈值模型（图 2.13）。若疾病易感性超过阈值，发病率会升高。同样地，相较于不相关个体，心脏病患者近亲的疾病易感性更接近阈值，但大多数都不会超过此阈值，因此其心脏在解剖学水平上仍然正常。

重要的是要意识到有些疾病的影响因素更多。有时单个基因座的突变并不足以引起疾病，但却有很强的影响。若这种主要基因上存在突变，则疾病发生的可能性很高。因此，严格区分孟德尔病和多

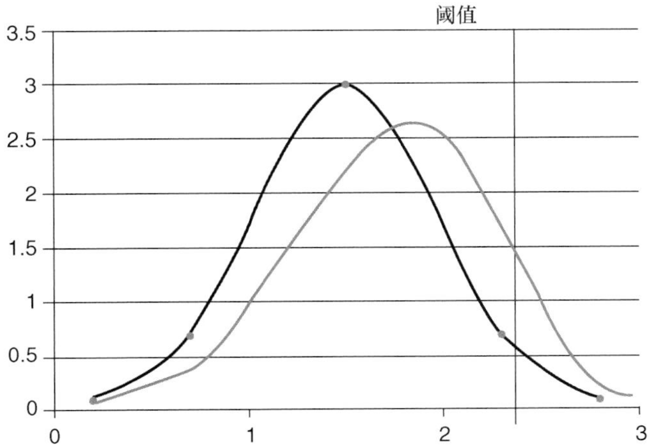

图 2.13　在特定人群中，某不连续多因素疾病易感性［先天性心脏病（CHD）］分布实例。黑色曲线代表普通人群。阈值右侧的红色曲线下面积表示普通人群中患 CHD 的比例。灰色曲线是 CHD 患者一级亲属患 CHD 的比例。由于 CHD 是不连续特征（存在或不存在），因此引入阈值进行解释。每名易感性超过阈值的个体都将罹患 CHD。CHD 的易感性由有害的遗传因素和环境因素的累加效应决定。由于共享有害因素，一级亲属的易感性曲线向右移动，这解释了一级亲属罹患 CHD 的比例比普通人群更高的事实，而大部分亲属未患 CHD，因为其易感性低于阈值

因素病并不可行。事实上，参与罕见单基因病的基因有可能在更常见的多因素病中发挥作用。

多因素遗传的特征如下：

- 可能会出现家族聚集，但通常无法确定为孟德尔遗传。
- 家族成员的复发风险一般低于单基因病的情况。
- 患者亲属的患病风险随亲缘关系的疏远而降低。
- 患者亲属的患病风险随患者疾病严重程度的增加而升高。
- 风险评估通常基于经验（观察）数据。
- 与孟德尔遗传病相似，这些疾病的风险是不固定的。家族中出现新病例可能表明遗传负荷升高，因此其亲属的患病风险也会升高。

此时，采用预防性基因检测在多因素疾病中的应用有限，截至目前，只有少部分患者可通过确定的突变来解释。由于这些突变本身的影响很小，即便鉴定出携带有害变异，其患病概率也很小。尽管如此，仍然有许多基于遗传背景进行常见病风险预测的商业性基因检测服务。这种风险预测可能不精确，且不同检测机构的分析结果存在显著差异。

尽管存在例外，但近期内预测性基因检测在多因素疾病遗传咨询中发挥的作用有限。相比而言，在不久的将来，常见病的基因检测将在临床实践中发挥重要作用，如风险分层及确定可进行特定治疗的人群方面。

母系（线粒体）遗传

大多数细胞中都有线粒体存在，数目各不相同，是通过呼吸链供能的主要场所。线粒体自身含有小的环状 DNA 分子（mtDNA）。每个环状 DNA 分子的长度只有 16 569 个碱基对，仅编码 37 个基因。呼吸链的 13 个多肽由线粒体 DNA 编码，其余（大部分）由核 DNA 编码。剩余线粒体基因在线粒体翻译（转运 RNA 和核糖体 RNA）中发挥作用。

体细胞通常含有 1000 ～ 10 000 个 mtDNA（每个线粒体有 2 ～ 10 个 mtDNA）。mtDNA 的复制受核基因的控制，使其满足为细胞供能的需求。细胞分裂时，线粒体的分配方式与细胞核 DNA 不同，是随着细胞质的分离随机分配到子细胞中。卵母细胞可含有多达 10 万份的 mtDNA，而精子细胞通常只有几百份。此外，父源 mtDNA 在受精时不会进入卵母细胞。因此，父本对后代 mtDNA 的贡献可忽略不计，mtDNA 是完全的母源遗传，即母系遗传。

核基因在每个细胞中有两个拷贝，而线粒体基因却有成千上万个拷贝。在母系遗传病的特定组织中，绝大部分 mtDNA 拷贝可能携带类似的 mtDNA 突变，而其余的拷贝正常（野生型）。这种现象被称为异质性（heteroplasmy）。需要再次强调的是，阈值由不同组织的特定能量需求所决定，对疾病的发生具有重要作用。若突变 mtDNA 的比例升高至无法满足能量需求的阈值，就会导致线粒体病的发生。若特定组织的所有 mtDNA 分子都存在突变，则称为同质性（homoplasmy）。目前，导致特定 mtDNA 突变同质性的机制尚未完全清楚。

mtDNA 在许多方面与核 DNA 存在差异。与核 DNA 相反，大多数 mtDNA 都编码基因。因此，mtDNA 中的任何随机突变都比核基因组中的突变更有可能破坏一个真正的基因。mtDNA 缺乏在核 DNA 中存在的 DNA 损伤修复机制，这会导致 mtDNA 突变的积累，如人类的衰老过程。另一方面，由于 mtDNA 基因在每个细胞中存在成百上千个拷贝，获得性突变很少会导致线粒体病的发生。只有一小部分 mtDNA 突变会“固定”下来，并传给后代。

认识到母系遗传不等同于线粒体病很重要。由于线粒体中的活性蛋白质大多由核基因编码，因此线粒体病可能以其他方式遗传，最常见常染色体隐性遗传方式。

尽管能量需求最高的组织（肌肉和大脑）最易受到影响，线粒体病可影响的组织众多。多种线粒体病都可能涉及心肌，有时心肌病可能成为 mtDNA 突变的第一个或最显著的临床表现。

母系遗传具有以下遗传特点：

- 男性和女性的发病风险相近；但只有女性会传给后代。
- 由于不同组织中的异质性水平存在差异，其临床表型多变（且不可预测）。
- 特定组织中突变 mtDNA 的比例可能无法用于准确预测其他组织中的异质性水平。这是产前诊断时的一个主要问题。
- 女性患者可能会将突变的 mtDNA 传递给所有后代，但若未达到疾病的发病阈值，则不外显。

新发突变

突变可能发生在配子发生或正常细胞分裂过程中的任意时间点。若父母不携带突变（即父母双方的血液中均无此突变），则这种突变被称为“新发”（*De novo*）。新发突变可能发生在精子或卵细胞中，甚至也可能发生在受孕后。平均来说，基因突变率（每一代每个基因上突变的数量）很低，为 10^{-5}～10^{-7}。因此，若在单个患者中检出该疾病候选基因上的一个新发突变，通常被认为是致病的。

需要注意的是，大多数新发突变易被忽视。当它们位于非编码 DNA 或隐性基因中时，无直接影响；而当它们处于重要显性基因中时则可能是致命的，因此无法确定其影响。

嵌合体

当突变（或染色体异常）在受孕不久后发生，可能会出现嵌合现象。嵌合现象被定义为单个个体中存在遗传差异的细胞群（通常是 1 个异常的细胞系和 1 个正常的细胞系）。嵌合现象对于心脏病的重要性在于（至少在理论上）患病个体的血液中未检测到的突变可能会存在于心脏组织中。初步观察表明，这可能对某些类型的先天性心脏病非常重要。

生殖系嵌合体是一种特殊类型的嵌合体，其中，一部分前体精母细胞或卵母细胞携带一种在其他组织中未检出的特殊突变。由于生殖系嵌合，表观健康的（看似非携带者）父亲或母亲可能会意外地将相同的疾病突变遗传给多个后代。进行性假肥大性肌营养不良是生殖系嵌合体的经典案例，看似为非携带者的女性可能会生出多位患病儿子，且其致病突变完全相同。生殖系嵌合体也可能发生在包括心脏病在内的其他疾病中，因此在任何明显的新发突变事件中都应考虑到这种可能性。

外显率和表现度

特定突变的外显率是指其致病的能力。单基因病中的突变外显率可能为 100%。例如，大多数致病性肌萎缩蛋白突变会在所有半合子男性中导致进行性假肥大性肌营养不良。然而，实际情况中外显率极少能达到 100%，特别是在常染色体显性遗传病中，外显率通常会降低，这意味着不是所有携带这种突变的人都会发病。是否出现疾病症状可能取决于一系列其他遗传因素（遗传背景）或环境因素（如生活方式等）。疾病外显率不一定完全等同于实际的临床症状。特别是在心脏病遗传学方面，许多临床无症状的个体在心电图或超声心动图上可能会有明显异常，如 HCM 或 LQTS。这些个体可能并未意识到自身的遗传状况，但他们不能被认为是真正的不外显。通常，他们应接受心脏监护，且需要进行预防性治疗。因此，外显与否在某种程度上取决于个体对疾病症状的检查。若出现真正的不外显，基因诊断可能是识别能否将疾病遗传给后代的唯一方法。关于患者护理的决策，观察特定表型特征的外显率更为有效，如携带 LQTS 1 型相关的 *KCNQ1* 突变时发生室性心律失常的概率。

在先天性心脏病中，外显率通常是固定的，因为疾病只有表现或不表现两种情况。但对于可以延迟外显的疾病来说，则有所不同。例如，在常染色体显性遗传性心肌病中，10 岁时的外显率可能较低，而在 60 岁时，大部分遗传缺陷的个体会出现疾病表现。这就表现为与年龄相关的外显率。这将影响基于临床观察的风险评估。例如，心肌病患者的后代在 10 岁时心脏评估结果虽然正常，但仍有近 50% 的概率遗传到家族突变，当后代到 60 岁时心脏评估结果仍正常，则携带突变的概率将显著降低。若存在外显率的可靠科学数据，便可应用于遗传咨询和诊疗决策。但遗憾的是，现实情况常并非如此。

表现度差异用于表示携带相似突变的个体在疾病症状和严重程度上存在差异。例如，在结蛋白肌病中，来自同一家系的患者有些以骨骼肌病为主要症状，而其他人可能主要表现为心脏病。

基因型–表型相关性

这一术语是指可通过基因型预测临床表型（即临床疾病表现）的程度，反之亦然。目前，症状出现前的基因检测变得越来越普遍，这是个非常重要的问题。若能基于基因型非常准确地预测临床表型，特别是通过早期干预即可改变疾病进程，则将为基因检测的合理应用提供更多依据。事实上，已有研究表明，由 *TNNT2* 基因（编码心肌肌钙蛋白 T）突变引起的 HCM 患者比携带其他基因突变的患者更易发生恶性心律失常[8-9]。同样，在特定基因中，一些突变可能比其他突变的致病作用更强。

毫无疑问，基因型-表型存在显著的相关性，但仍需谨慎对待，因为某些相关性可能是判定或发表偏倚造成的结果。显然，从临床的角度来看，若家系内（每名患病个体都有相同突变）疾病严重程度和外显率的差异很大，那么仅基于这种家族特异性突变进行表型预测是不可行的。由于难以建立直接的基因型-表型相关性，迄今为止遗传信息在心脏风险分层方案中的作用仍有限。目前在 DCM 遗传病例中存在一些例外，*LMNA* 和 *PLN* 中的特定突变类型可能与不良预后相关。在这些病例中，精准的基因诊断可能影响临床决策，如指导埋藏式心脏复律除颤器（implantable cardioverter defibrillator，ICD）治疗[10-11]。

相反的情况也需要考虑。疑似患有某种 LQTS 患者的 T 波形态等临床数据和临床病史对于选择首先应分析的基因具有重要参考价值[12]。LQTS 中的基因型-表型相关性可应用于实践：临床指标提示某种特定基因型，随后可进行基因型特异性治疗。临床信息的准确性可提高基因检测的检出率，减少分析的成本和时间。

群体遗传学的基本概念

群体遗传学研究的是群体中的遗传变异和遗传病。群体被定义为很可能一起生育后代的一组个体，而其遗传多态性也局限在本群体内。群体不仅受到如国界、河流、山川、岛屿等地理界限的限制，而且受到宗教、种族和文化差异的限制。

群体遗传学的观点对临床遗传学领域具有重要意义，对于理解与临床实践相关的遗传现象［如奠基者效应（founder effect）］是必要的。两个重要的群体遗传学“定律”可分别预测中性遗传变异的分布（即 Hardy-Weinberg 平衡）和疾病突变的频率（突变-选择平衡）。

Hardy-Weinberg 平衡

Hardy-Weinberg 平衡认为，在一个群体中，某一个基因座上不同基因型的相对频率可代代保持不变。假设某常染色体上的基因 G，其等位基因 A 和 a 的频率分别为 p 和 q，可能的基因型 AA、Aa 和 aa 的频率分别为 p^2、2pq 和 q^2。因为 G 只有两个等位基因，所以 $p + q = 1$。

然而，Hardy-Weinberg 平衡的成立需要基于很多假设：该群体人口必须无限大，可随机婚配（即对于 G 基因型可随机组合），任何基因型均无选择压力，G 中未发生新突变，无任何迁移引入或移除此群体中的 G 等位基因。显然，现实生活中几乎很难能满足以上所有标准。

Hardy-Weinberg 平衡是中性平衡。偶尔发生预期基因型频率的微小偏移（遗传漂移），经过几代后，基因型频率的显著差异（与原始平衡相比）可能更加明显。没有驱动力来纠正这种机会偏差。事实上，每一代都会建立一个新的 Hardy-Weinberg 平衡。

在现实生活中，会发生新的突变且常存在针对疾病相关等位基因的选择，导致疾病相关的等位基因从基因库中消失。然而，因为选择仅对纯合子起作用，隐性遗传病的突变率极小，选择压力低。因此，在常染色体隐性遗传病中，若已知群体中隐性遗传病的频率（q^2），则可使用 Hardy-Weinberg 平衡来计算该病携带者的频率。由于上述局限性，这种计算只能作为估计，并需要谨慎解读。

突变-选择平衡

为了理解疾病致病（非中性）等位基因的动态变化，突变-选择平衡非常重要。由于新的突变，新的疾病等位基因会以一定的频率出现，但当患病个体不太可能生育时，它们会再次从基因库中消失。因此，预测疾病等位基因频率的平衡计算是一个纳入突变率、生育能力和疾病遗传方式的函数。

最简单的例子是由一种新常染色体显性突变导致的严重先天性心脏病。若此心脏缺陷致命，则生育能力为零，则该突变型常染色体显性基因的群体频率将与突变频率一致。例如，在 LQTS 1 型中，大部分突变携带者都会孕育后代，但由于一些患病个体在早期死于心律失常，其生育能力会有所下降[13]。此时，由于大部分疾病等位基因将遗传给下一代，疾病等位基因的实际频率远大于突变频率。但是，若不再发生新的突变，这种疾病最终会随生育能力降低而消失。

突变-选择平衡比 Hardy-Weinberg 平衡更稳定。若由于某种原因出现了比预期更多的新突变，则选择压力会增加，而既然也有更多可选择的患病个体，导致平衡再次朝着初始状态的方向移动。然而，若治疗方法的改善导致生育能力显著增加，则最终将建立具有更高突变等位基因群体频率的新平衡。

奠基者突变（founder mutation）

若一个群体都源于数量相对有限的祖先，那么该群体的遗传多态性在很大程度上取决于这一小群祖先中存在的变异。若某位"奠基者"偶然出现罕见的疾病等位基因，这种疾病等位基因在奠基者群体中的频率可能会异常高，尤其是当此突变的选择压力小时，其不会轻易从基因库中消失。

例如，在荷兰，超过 20% 的 HCM 是由 *MYBPC3* 基因中的单个突变 c.2373_2374insG 引起[14]。为证明这确实是一种奠基者突变，而并非不止发生 1 次的同一新发突变，研究发现几乎每名患者的突变都存在相同的遗传标记背景（单倍型），则该突变必然存在于奠基者中。若同一突变以新发的形式发生多次，那么它应与不同单倍型有关。

如上所述，奠基者效应可帮助解释某些疾病在某些人群中发病率更高的现象。此外，了解相关机制很重要，可帮助在特定人群中制订精准诊断的有效策略。

遗传隔离群体

遗传隔离群体是一个较大群体中倾向于彼此婚配的小型封闭群落。近亲的概率很高，即便无亲缘关系，因基因库中缺乏新基因的引入，其群体内的遗传多态性也更加有限。因此，一些遗传病在遗传隔离群体中的频率可能远高于整个大群体。相反，其他遗传病可能在该小群体中几乎不存在。因此，了解特定患者是否来自遗传隔离群体可能很重要。

近亲

近亲婚配的现象在部分文化中极其罕见，但在一些文化中又非常普遍[15]。其中，嫡亲表兄妹（first cousins）间的婚姻最常见。他们共享来源于共同祖先 12.5% 的 DNA。在某些文化中，叔叔可以和侄女结婚。这些二级亲属共享 25% 的 DNA。从遗传的角度看，这种情况与拥有 4 个共同祖父母的 2 个嫡亲表兄妹结婚无差异，因此，他们也共享 25% 的 DNA。

近亲可能具有显著的社会学和经济学优势，特别是在低收入社会。然而，遗传病的风险不容忽视，但风险的估算主要依赖于亲缘关系的远近。近亲的问题在于近亲父母的后代易出现纯合体（homozygosity）。若父母携带的 DNA 中存在相同的隐性突变，那么每个孩子都有 25% 纯合子突变的风险。因此，近亲婚配主要增加了常染色体隐性遗传病的可能性。隐性遗传病的发病风险越低，则近亲婚配引起的发病风险越高。换言之，对于最罕见的隐性遗传病，近亲婚配导致的相对风险增加最显著。例如，迄今为止，一种由 *CASQ2* 基因上的常染色体隐性突变引起的极其罕见的儿茶酚胺敏感性多形性室性心动过速（CPVT）仅在近亲婚配的家庭中出现过[16]。此外，必须意识到常染色体显性遗传病也可能在近亲婚配的家庭中遗传。若后代遗传了两个突变的等位基因，临床表现往往很严重，且可在幼年期死亡。目前已有多篇 LQTS 和 HCM 的案例报道[17-18]。

若一个群体中频繁地近亲婚配，则该群体会成为近亲繁殖群体。在这种群体中，任何一个基因座杂合子的频率都将低于 Hardy-Weinberg 平衡下的预期（因为随机交配减少）。这将导致携带者频率的估算结果远高于实际情况。

在多因素疾病中，近亲婚配的影响虽不如常染色体隐性遗传病明显，但也有一定影响。由于父母中以杂合形式存在共有的易感遗传变异，有 25% 的机会以纯合形式遗传给后代，因此增加了多因素疾病的发病可能。

一般情况下，患者不会主动提供近亲婚配的信息，应特别询问。有时即使存在近亲婚配，家属也可能不知情。大多数人并不了解三代以上亲属的信息。若父母双方的祖先来自同一个小的遗传隔离群体，则仍应考虑他们之间的亲缘关系。必要时可使用谱系分析的方法进行求证。

基因检测

任何鉴定遗传病的检测都可认为是基因检测。使用 DNA 分析的基因检测在心脏病以及广义上的心血管相关疾病中的应用越来越广泛。与其他诊断检测技术相比，DNA 检测具有两大特点：首先，DNA 检测提示的是整个生命周期的健康状况，而遗传缺陷本身不易纠正。其次，基因检测结果的提示作用通常不局限于受检患者本人，还会涉及包括后代在内的家庭成员。整个家庭（而非患者个体）可视为遗传病的“诊断单位”。基于上述概念，DNA 检测应仅作为遗传咨询程序的一部分，以确保患者完全理解检测的范围和意义。对单基因病以及高风险基因进行检测时应尤其注意这一点。

遗传咨询

遗传咨询是一个双向沟通过程，旨在帮助遗传病患者或（疑似）遗传病的高风险个体及其亲属了解遗传风险并确定合适的干预方案[19]。遗传咨询由经过培训的医疗或辅助医疗专业人员提供。其目标如下：

- 帮助患者及其亲属理解医疗事实（诊断、症状、并发症、病程、变异和管理）。
- 帮助患者及其亲属理解遗传对其疾病的影响这一基本事实，向特定家庭成员解释发病风险和（未来）儿童的再发风险。
- 使其了解可应对发病风险和再发风险的策略（预防性治疗、生活方式调整、生育选择、产前诊断）。
- 帮助个体根据自身的疾病风险、目标、个人和文化价值观以及宗教信仰选择合适的指导方案，并予以推进。
- 帮助个体及其亲属基于患病状况或遗传病风险增加做出最佳的调整方案。

最常见的心脏病方面的遗传咨询可分为以下 3 类情况，其具有自身的特点和主要问题：

- 患有先天性心脏病、对心血管有重要影响的综合征或有其他心脏病的儿童患者的父母。他们希望了解预后、其他孩子的再发风险，以及产前诊断的可能性。
- 有心脏缺陷或心脏病且对遗传方面和预后有疑问的患者本人。他们可能会担心其他家庭成员的风险，最常见的是（未来的）孩子和（或）兄弟姐妹。
- 有心脏病或疑似心脏病家族史或有早发心脏性猝死家族史的个体。他们希望了解自身风险和症状前心脏评估的可行性，若可能，他们可能会选择症状前的基因检测。

遗传咨询的基本原则如下：

- 非指令性。从历史上看，非指令性是遗传咨询的重要特点。遗传咨询师应提供充分的信息和支持。咨询者应自行做决定。这是因为遗传咨询主要涉及生育问题。遗传咨询师对其客户的生育选择无权过问。此外，在晚发性神经退行性疾病的症状前检测中，由于几乎不存在改变疾病进程的医疗干预，应在咨询中坚持最大化的非指令性原则。
- 然而，随着医学遗传学研究重点的改变，在一定程度上适合早期干预或预防性治疗的疾病中，非指令性的遗传咨询有所改变。例如，在 LQTS 1 型中，β 受体阻滞剂治疗已被证实对有症状的患者有效，则不太强调非指令性咨询[20]。在心脏病遗传学领域的实践中，应寻求一种平衡，既尊重患者的自主权，又确保做出适当的医疗决定。
- 知情同意。知情同意并非临床遗传学或遗传咨询所特有的。然而，一些机构要求在进行 DNA 检测之前签署书面形式的知情同意书，特别是对表观健康的个体进行症状前检测时。这并不是千篇一律，可能会根据个人理解和当地医疗法律法规的差异而有所不同。
- 隐私问题。这也不是遗传医学所特有的，但在这一学科中可能显得更为紧迫。遗传信息可能对保险和职业选择产生巨大影响。这种情况实际在很大程度上取决于处理遗传歧视的立法，具体因国家而异。但是，基于遗传信息的歧视风险始终存在。因此，应确保遗传信息的高度保密。在未经相关个人书面许可的情况下，绝不能向第三方提供遗传信息，除非发生紧急的医疗情况。另一方面，遗传信息很难保密，因为 DNA 会在亲属间共享，他们可能因此受益。在适当情况下，遗传咨询师应积极提出需求，得到获取和使用遗传信息的准许，以帮助其亲属受益。特别是在沟通不充分的家庭中，临床遗传学家可能会遇到隐私保密的问题，从而面对自相矛盾的状况。

心脏遗传咨询

心脏遗传病最显著的特征是心脏性猝死的风险。这一毁灭性结果在各方面都决定了心脏遗传咨询师的独特作用[21]。其中包括预防策略，如帮助患者调整生活方式以及协调高危亲属进行临床筛查。此外，心脏遗传咨询师可能参与关键的治疗策略（如 ICD 治疗）、全面调查家族史，并常需要应对因意外失去亲人而悲痛的家庭。鉴于临床筛查一级亲属作为一级预防策略的重要措施，心脏遗传咨询师常协助对高危家庭成员的临床监测。作为许多家庭的第一联系人，心脏遗传咨询师还要对患者进行临床复查频率的宣教，对于既往被告知家庭成员不需要临床评估的情况，还需不断纠正类似的错误观念。许多对这些疾病的诊断会限制运动，特别是竞技类运动，这对许多要进行相关调整的患者来说更为困难。这种情况在年轻人群中尤为突出，因为失去参加体育运动的资格往往会导致重大的社会心理疾病。同样，被认为心脏性猝死风险较高而建议进行 ICD 植入的患者会经历一系列的情绪改变，而心脏遗传咨询师可在提供信息和情感支持方面发挥巨大作用。心脏遗传学专科门诊的许多家庭都有明显的心脏性猝死病史，且失去过近亲。在这种情况下，家庭的悲痛将成为重点，这导致信息的提供和新诊断的调整变得更加困难。

心脏基因检测

下一代测序（NGS）技术为检测大量基因提供了基础，一个典型的心脏基因组合检测目前可包含 50 ～ 200 个基因。其中大部分基因仅有少量的疾病相关性或致病性证据（即占疾病的比例＜ 5%）。使用这种基因组合检测可显著提高心肌病家族的遗传诊断检出率。然而，这也导致大量临床意义未明的变异（VUS）的检出（参见 Pugh et al. Genenet in Medicine，2014）。尽管数据库中已有来自不同群体超过 60 000 例个体的测序数据作为对照（ExAC. broadintitute.org）和多种不同的生物信息学预测算法，但目前仍然不能完美解释所有 VUS。全外显子组（WES；对基因组整个编码区进行测序）和全基因组测序（WGS；对整个基因组进行测序）是用于科研和发现新基因的有力工具，其应用在商业环境下越来越普遍。此外，成本的快速下降、更多的获得途径和更广的接受范围，使心脏基因检测结果的复杂性超出了当前临床实践的基本专业知识和范围。

基因检测是心脏遗传病管理的重要组成部分。大多数人都可进行基因检测，且对这些疾病遗传学基础的了解也提高了患者对检测的接受度。遗传学技术的快速发展已转化为更高效、更全面和更廉价的基因检测，彻底改变了近年来基因检测的格局。虽然仍存在巨大挑战，大多数与变异解读相关，但不应低估基因诊断的价值。其最大的作用是家庭成员的预测性基因检测，这适用于几乎所有案例。

随着心脏基因检测鉴定出 VUS 数量的增加，选择致病变异检出率高的方法至关重要。一个关键的考虑因素是患者及其家族中明确的临床表型。这需要进行完整的心脏病遗传学评估，包括确认先证者的临床诊断。基因检测的高检出率通常基于诊断明确的患者队列。关于致病性的概念应注意：一个变异不能因为先前已有报道就肯定其是致病的。许多文献既未提供足够的共分离信息（该变异在此家系中与疾病共分离吗？），也未提供支持致病性的功能学研究数据。目前认为如果一个变异在 50 例心肌病患者中有过报道，但不存在于 400 例种族匹配的对照人群中，则是该变异具有充分的致病性证据。实际上，大规模人群测序已经证明，某些既往被认为是致病原因的突变，因其人群频率过高而不应该作为致病突变（参见 C.Andreasen et al. Eur J. Human Genet 2013 PMID：23299917）。

心脏基因检测的结果总结见表 2.1。

检测前和检测后的遗传咨询

心脏遗传咨询在心脏遗传病患者家庭的多学科管理中非常关键，尤其在心脏病基因检测时特别重要。随着心脏基因检测结果的复杂性不断增加，确保个体在检测前已充分理解相关信息是一项有挑战性但又至关重要的工作。

基因检测结果并非是二元化（是 / 否）的结果，而是仔细解读后从良性到 VUS、可能致病和致病的一系列连续性结果。因此，基因检测结果是概率性的，其中致病性证据的权重决定了特定突变成为致病原因的概率。向普通家庭解释此结果有一定难度，但检测前咨询的基本原则不变，最终目标是确

表 2.1　心脏基因检测的结果（modified from Ingles et al. Heart Rhythm. 2014 PMID：24632221）

可能的结果	对先证者的影响	对家族的影响
未发现有临床意义的突变	不确定的基因结果不排除遗传性心脏病，但应考虑重新评估临床表型	无法向家族提供预测性基因检测。建议高危亲属根据现行指南进行临床评估
发现临床意义未明的变异（VUS）	需要尽量描述变异的致病性，包括涉及有临床表型的家族成员的共分离研究	当变异的致病性存在疑问时，无法作为家族成员临床管理的依据。无法提供预测性基因检测。建议高危亲属根据指南进行临床评估
发现致病突变（致病性或可能致病性）	明确临床诊断，除家族性 LQTS 外，在治疗和预后中的应用有限	遗传咨询后可为无症状家族成员提供预测性基因检测
发现多个致病突变	明确临床诊断，并可能解释更严重的临床表型	必须与一级亲属讨论其复杂的遗传风险。遗传咨询后可为无症状家族成员提供预测性基因检测
发现偶发或继发的致病突变	对于偶发或继发的发现，必须与先证者在检测前进行讨论	提供遗传咨询，以确定对家族成员的临床和遗传的影响

保对方充分理解基因检测的过程和影响。基因检测的结果常存在固有的不确定性，因此应尽量选择擅长沟通的健康管理专家进行讨论[22]。应该了解的是，VUS 的检出可能需要开展进一步的家庭调查以明确其致病性，事实上，详细的家族史将提供是否可行的依据。此外，应强调未来可能会有新的研究信息加入，有可能会导致对检测结果致病性的重新分类。训练有素的遗传咨询师擅长以善解人意的方式提供复杂的信息，应在整个检测过程中发挥关键作用。

解读基因检测结果

虽然目前大多数基因检测基于直接的突变检测，但结果的解读并非那么简单。突变基本上以 3 种不同的方式产生影响。它们会导致正常蛋白质功能的缺失，称为单倍剂量不足。它们可导致正常蛋白质功能的获得或改变，若使正常的新陈代谢受到干扰，它们会使蛋白质具有毒性。例如，*SCN5a* 基因中的功能失去突变会导致 Brugada 综合征和进行性传导性疾病，而同一基因中的功能获得突变则是 LQTS 3 型的致病原因。

若发生无义突变（导致终止密码子）或移码突变（导致破坏阅读框，通常导致提前出现终止密码子），除非截短突变非常接近于基因的 C 端，否则均会导致单倍剂量不足。当发生无义突变介导的 mRNA 降解时，将仅产生少量的截短蛋白。大多数剪接突变（特别是破坏阅读框的突变）和更大片段的基因重排也会导致单倍剂量不足。对于某些已知单倍剂量不足是疾病致病机制的基因，这些改变几乎可确认是致病的。在心脏遗传病中，这包括 HCM 中的 *MYBPC3* 突变和家族性 DCM 中的 *TTN* 截短突变。预计不影响蛋白质的示例是 *MYH7* 中的截短突变，因为功能缺失并非该基因在此疾病中的潜在致病机制。

错义突变（突变仅改变蛋白质中的 1 个氨基酸）可能导致蛋白质功能缺失或功能获得 / 改变。特别是在结构蛋白质中，不同蛋白质分子共同作用形成特定构象，而错义突变可能比截短突变的危害更大，因为突变的蛋白质参与并破坏了其构象。这被称为显性负效应（dominant negative effect）。

然而，检测到的许多错义突变实际上可能是对蛋白质功能无显著影响的罕见变异。因此，即使鉴定出特定疾病候选基因中的新错义突变，也通常难以判断其是否是真正的致病突变，即 VUS（表 2.1）。遗憾的是，在临床实践中，VUS 的出现相当频繁，且不总是能得到令人满意的解读。进行突变致病性分类时需要考虑的一些因素如表 2.2 所示。因此，关于错义突变可能致病的假设常是暂时的。在临床实践中使用遗传信息时，意识到这点很重要。将错义突变过度解读为致病突变的危害很多。一方面，一些无疾病遗传易感性的个体将被误认为高危群体，且接受不必要的监测。另一方面，基于错误的遗传信息，可能忽视了真正的致病突变，并错过真正需要监测的个体。文献中已发表的作为致病突变的特定错义突变不能作为充分依据（必须阅读原始文献并权衡相关证据）。

表 2.2　用于确定变异致病性的关键标准

关键标准	描述	工具 / 方法
普通人群中未出现	变异在普通人群数据库中无报道。2016 年，ExAC 报告了 > 60 000 个外显子组，按种族给出相应的等位基因频率。大量健康对照中缺乏该变异符合致病性条件，但仅能确定该变异为罕见	ExAC 数据库 *EXAC.broadinstitute.org*
在疾病人群中曾报道过的变异	许多分类标准都要求该变异需既往在 > 3 例具有相同表型的无关先证者中有报道。公共数据库（如 NCBI ClinVar）鼓励实验室和研究组上传他们关于某些变异的详细信息以及相关经验。也有其他的疾病特异性数据库	ClinVar 网站 *clinvar.com* ARVD/C 遗传变异数据库 *arvcdatabase.info*
新发变异	若变异在受孕时自发产生（即新发），则可认为是倾向于致病的非常强的证据。由于突变频率极低，仅因偶然而在候选基因中发生新突变的可能性可忽略不计	父母双方的基因检测和临床检查十分必要。若对父子亲缘关系有疑问，则应在与家族成员讨论后通过单倍型分析来确定。由于存在卵子供体的体外受精这一选择，可能还需确认母子关系。亲缘关系问题是敏感话题，应谨慎对待
与多名患病的家族成员存在共分离	证明 1 个变异与某家族中的疾病临床表型共分离可为致病性提供确凿证据，但仅适用于家族足够大的情况（至少需要 10 个可提供信息的减数分裂）。通常情况并非如此。家族中有 2 例或更多患病亲属携带该变异可为致病性提供较低等级的支持性证据，且应尽可能进行追踪随访 患病亲属不携带此变异是非致病性的强有力证据	需要对亲属进行临床检查和基因检测，以收集共分离数据。一般而言，只收集患病亲属的 DNA 样本，因为健康亲属无法提供有用信息（已知心脏遗传病的外显率不全）。当在家族中分析 VUS 的分离时，个体应了解此变异的重要性是未知的。这种方法在获取亲属样本时，常将 DNA 作为研究样本，因此不期望获得结果。若能充分确定致病性，可要求家族成员到临床机构接受预测性基因检测
变异可引起某基因的功能缺失，且已知该机制会导致某种临床表型	如上所述，少数基因中的功能缺失可能是非常强的致病性证据	该规则不适用于所有基因
生物信息工具和保守性评分均预测有害	目前有大量的生物信息预测软件和保守性评分，单一评分不应有加权，一般来说，一些支持有害的工具可作为支持致病性的低水平证据	Polyphen2 *genetics.bwh.harvard.edu/pph2* Polyphen HCM *genetics.bwh.harvard.edu/hcm* SIFT（Sorting Intolerant from Tolerant） *sift.jcvi.org* CADD Score（Combined Annotation Dependent Depletion） *cadd.gs.washington.edu*

ARVD/C，致心律失常性右心室发育不良 / 心肌病

预测性检测和家族研究的动态性

对无明显疾病临床症状的家族成员开展预测性、症状前或级联基因检测，可确定其是否遗传基因突变。预测性检测常用于家族研究。在家族研究中，每个个体都需要基于阳性家族史对其进行评估。预测性检测和家族研究都是临床遗传学实践的独特特征。

预测性 DNA 检测

预测性 DNA 检测通常针对有重要健康风险的单基因病开展。若证明个体未遗传家族特异性突变，通常其发病风险会降低至群体发病率，其后代的发病风险也会趋于正常。然而，即便鉴定出相关突变，也不代表此个体一定会患病。因为许多心脏病的外显率很低。一般而言，家族性突变无法用于

预测疾病的严重程度或发病年龄。大多数遗传性心脏病都表现为显著的基因座异质性，即来自不同基因座的突变会导致相似的临床表型。此外，分子异质性（同一基因中不同突变的数量）的可能性也极大。因此，原则是只有在先证者中鉴定出家族特异性致病突变，才能在家族中进行预测性基因检测。

需要强调的是，预测性检测并非必须包含 DNA 检测。心脏病学家对 HCM 患者的一位无症状同胞进行超声心动图检查既属于家族研究，也属于预测性检测。检测到室间隔肥厚，即使症状非常轻微且尚不需要治疗，也会对该个体造成严重影响。基于隐匿性心脏症状的预测性检测与预测性 DNA 检测的不良影响无差别。因此在这种情况下，在超声心动图前应采用与遗传咨询相同的标准。

在 DNA 研究未成功的家族中，家族研究只能仅依赖于临床表型，也因此仅能依赖心脏评估。当发生不外显或年龄依赖性外显时，基于临床表型和基于基因型的家族研究会出现明显差异。在这种情况下，尤其是在年轻人中，基因检测对于证明易感性的敏感性更高。而对于年龄依赖性疾病，几年后重新评估先前认为 50% 可能有遗传基因缺陷的个体可能更为谨慎。

预测性检测的不良影响

预测性检测可为检测个体提供重要的医疗和社会心理获益。然而，我们应认识到，预测性检测也会产生负面的心理和社会经济影响[23]。即使尚未确定任何临床症状，个体也可能认为自己的健康状况较差。知晓自身的遗传易感性背景后，对于风险同样增加的孩子产生内疚感、强迫性改变生活方式和选择困难（如生育问题）都可能导致过度痛苦和焦虑。重要的是，预先知晓自己可能患有某种严重迟发性疾病可能使个体申请保险等的状况复杂化，也可能会影响到个体的职业选择。此外，同样重要的是，预测性检测可能会使家族关系复杂化，特别是当某些家庭成员想要进行检测而其他人拒绝检测时。某个人的检测结果可能也会衍生出关于其他不想知道结果的家庭成员的患病风险信息。因此，在认真考虑这些问题之前，不应盲目开展预测性检测。选择预测性检测应该是相关个体经过深思熟虑，自主做出的决定。保险公司或雇主等对个体施压要求进行基因检测是非常不道德的。

未成年人的预测性检测

未成年人无法就预测性检测做出明智的决定。临床遗传学的一般原则是，若无直接或重要的医疗获益，则不对未成年人进行预测性基因检测[24]。不在健康儿童中开展迟发性疾病或不适合预防性治疗的疾病基因检测[24]。在某些国家，未成年人的预测性基因检测受特定法律的约束。

然而，在很多心脏病中（如 LQTS），应在早期开始预防性治疗。在这种情况下，将检测推迟到儿童可做出自主决定的年龄通常不太现实。因此，这是对儿童进行预测性检测的例外。例如，在荷兰，根据一项心理学家或专业社会工作者参与的协议，心脏病遗传学中心针对未成年人开展了心脏病的预测性基因检测。值得注意的是，让孩子接受遗传性心律失常综合征检查的父母可能会出现严重的痛苦和焦虑[25]。这可能会影响他们与孩子的相处，而且父母的焦虑可能会导致孩子的焦虑。

根据经验，虽然只有在可能且必须进行治疗或监测的情况下才会对儿童进行预测性检测，但此规则也存在例外，需要根据个体的具体情况进行判断。最重要的是，检测的开展必须符合儿童的利益。例如，若 HCM 家族的孩子有足够的天赋去追求体育方面的职业生涯，那么推迟检测是不公平的，这将剥夺孩子在较早阶段选择其他职业的可能性。

进行家族研究

在家族研究中如何选择个体进行评估主要取决于疾病的遗传方式。心脏遗传病的家族研究通常涉及常染色体显性遗传病，其中患病个体可能在几代中发生，男性和女性均可受累。家族研究采用“级联法”进行。一旦鉴定出新的疾病携带者，其一级亲属会成为下一个研究对象。当疾病携带者的父母已故时，通常难以确定该病遗传自母亲还是父亲。但仍然存在一种可能，疾病易感基因并非遗传自父母，而是由新发突变引起。此时必须决定是暂停研究还是向姨妈、叔叔及父母双方的嫡兄弟姐妹进一步开展家族研究。此决定在某种程度上取决于父母及远亲医疗信息的可获得性。此外，与家族性疾病相关的严重事件风险程度、疾病的家族特异性发生频率，以及是否存在干预此风险的治疗方法是决定家族研究深度的重要问题。

家族研究的主要目的是确定疾病风险增加的个

体，以便对这些个体开展预防性治疗或密切监测，并让其参与风险分层的研究方案。

然而，有时目标家庭成员本身可能不再面临重症疾病的高风险。但若他们有很大可能已将临床可干预性疾病的相关基因遗传给了子女，那么联系到他们本人仍有必要。例如，某些 LQTS 家族中的老年人虽携带易感基因，但从未发生过心律失常，说明相关基因的携带者不需要治疗，但如果排除其携带相关基因，则后代可免除进一步的基因检测。老年受检者在医疗方面的获益可能并不大，而且因为他们通常有职业和保险的加持，进行预测性检测的社会经济风险不高。

对于不适合治疗的疾病，只能向确定有遗传易感性的家族成员提供生育指导。出于个人原因，家族成员可选择进行预测性检测。遗传状况的不确定性可能是导致痛苦和焦虑的主要原因。但是，若对于医疗效益没有明确的预期，家族研究应局限于亲属本身的特定需求。

产前诊断

产前诊断可基于多种原因要求进行。一旦确定胎儿具有非常严重的遗传病，终止妊娠可能是最终结果。然而，产前诊断的目标也包括帮助规划围产期的医疗干预，或帮助父母为缺陷儿童的出生做好心理准备。已生育过 1 名先天性心脏病患儿的父母再次怀孕时需接受专科超声检查。根据超声检测到的心脏缺陷的严重程度和类型，父母可决定终止妊娠或在可提供适当新生儿重症监护的医疗中心分娩。在极少数情况下，甚至可应用胎儿治疗技术；例如，一些胎儿快速性心律失常可通过母亲服药来治疗。

产前诊断可分为侵入性诊断和非侵入性影像学检查，后者主要是产前超声检查。侵入性产前诊断包括获取绒毛（胎盘细胞）、羊水细胞（羊水中存在的胎儿细胞）或脐带血进行基因检测，有时还用于蛋白质或代谢物的研究。侵入性手术相关的流产风险虽然很低，但依然存在。因此，只有在产前诊断有医疗影响时才应开展这些检查。与预测性基因检测类似，只有先鉴定出家族特异性突变，才能对心脏病进行产前 DNA 诊断。

除已生育过 1 名先天性心脏病患儿的夫妇再怀孕时进行超声诊断外，其他心脏遗传病在临床实践中并不常需要产前诊断。但是，应始终认真对待产前诊断的需求，并探讨其原因。而这些需求相关的其他常见问题可能包括内疚感、担心朋友或亲戚的反对意见、对产后随访的不确定性等。

植入前遗传学诊断（preimplantation genetic diagnosis，PGD）是一种在胚胎植入子宫前将体外受精（*in vitro* fertilization，IVF）与基因诊断相结合的技术。由于基因诊断必须在 1 个或 2 个胚胎细胞（而非数百万个白细胞）上进行，因此 PGD 对技术的要求更高。对于拒绝终止妊娠但知道后代存在严重遗传病的高风险而不能生育的夫妇来说，PGD 可能是备用选择。PGD 的成功率受限于 IVF 手术及基因检测后剩余可用于植入的活胚胎数量。目前，PGD 已用于个别可能有重大心脏问题的疾病，如马方综合征或强直性肌营养不良[26-27]。

除产前诊断应用于遗传病风险升高的特定病例外，还有产前筛查项目。原则上，所有孕妇都有权参加各自国家规定的产前筛查项目。目前在大多数西方国家，妊娠约 20 周的孕妇将接受产前超声筛查。由于先天性心脏病在普通人群中的发病率较高，即使超声筛查的敏感性可能相对较低，但心脏缺陷病例的超声检出率仍高于其他产前诊断方法。

心脏病遗传学门诊

由于遗传性心脏病患者的治疗及其亲属的咨询需要兼具心脏病学和遗传学的专业知识，因此提倡的理想治疗模式是建立多学科心脏病门诊。在教学医院的心脏病遗传学门诊中，心脏病专家、儿科心脏病专家、临床遗传学家、分子遗传学家、遗传护士、心理学家和（或）社会工作者合作，为这一特定患者群体提供综合保健服务。这样可减少患者的就诊次数，同时更利于沟通，使医疗保健服务提供者也同样受益。此外，从数据收集和研究的角度来看，遗传性心脏病患者的集中化也有显著优势。值得注意的是，患者的大部分常规治疗将仍然由地方或当地医院的心脏病专家来完成。对于发病率约为 1/500 的 HCM 来说，不可能也没必要在心脏病遗传学门诊追踪随访所有患者。这意味着，心脏病学家必须具备关于心脏病遗传学方面的基本意识。

参考文献

1. Hofman N, van Langen I, Wilde AM. Genetic testing in cardiovascular diseases. Curr Opin Cardiol. 2010;25 .e-published
2. Cowan J, Morales A, Dagua J, Hershberger RE. Genetic testing and henetic counseling in cardiovascular genetic medicine: overview and preliminary recommendations. Congest Heart Failure. 2008;14:97–105.
3. Morales A, Cowan J, Dagua J, Hershberger RE. Family history: an essential tool for cardiovascular genetic medicine. Congest Heart Failure. 2008;14:37–45.
4. Arnestad M, Crotti L, Rognum TO, et al. Prevalence of long-QT syndrome gene variants in sudden infant death syndrome. Circulation. 2007;115:361–7.
5. Berul CI, Perry JC. Contribution of long-QT syndrome genes to sudden infant death syndrome: is it time to consider newborn electrocardiographic screening? Circulation. 2007;115:294–6.
6. Kingston HM. Genetic assessment and pedigree analysis. In: Rimoin DL, Connor JM, Pyeritz RE, Korf BR, editors. *Emery and Rimoin's principles and practice of medical genetics*. 4th ed. London: Churchill Livingstone; 2002.
7. Turnpenny P, Ellard S. *Emery's elements of medical genetics*. 13th ed. London: Churchill Livingstone; 2008.
8. McKenna WJ, Thierfelder L, Suk HJ, Anan R, O'Donoghue A, et al. Mutations in the genes for cardiac troponin T and alpha-tropomyosin in hypertrophic cardiomyopathy. N Engl J Med. 1995;332:1058–64.
9. Gimeno JR, Monserrat L, Pérez-Sánchez I, et al. Hypertrophic cardiomyopathy. A study of the troponin-T gene in 127 spanish families. *Rev Esp Cardiol*. 2009;62:1473–7.
10. IAW van Rijsingen et al. J. Am. Coll Cardiol. 2012.
11. IAW van Rijsingen et al. Circulation Cardiovascular genetics 2014.
12. Van Langen IM, Birnie E, Alders M, Jongbloed RJ, Le Marec H, Wilde AA. The use of genotype-phenotype correlations in mutation analysis for the long QT syndrome. J Med Genet. 2003;40:141–5.
13. Schwartz PJ, Priori SG, Spazzolini C, et al. Genotype-phenotype correlation in the long-QT syndrome: gene-specific triggers for life-threatening arrhythmias. Circulation. 2001;103:89–95.
14. Alders M, Jongbloed R, Deelen W, et al. The 2373insG mutation in the MYBPC3 gene is a founder mutation, which accounts for nearly one-fourth of the HCM cases in the Netherlands. Eur Heart J. 2003;24:1848–53.
15. Othman H, Saadat M. Prevalence of consanguineous marriages in Syria. J Biosoc Sci. 2009;41:685–92.
16. Lahat H, Pras E, Olender T, et al. A missense mutation in a highly conserved region of CASQ2 is associated with autosomal recessive catecholamine-induced polymorphic ventricular tachycardia in Bedouin families from Israel. Am J Hum Genet. 2001;69:1378–84.
17. Hoorntje T, Alders M, van Tintelen P, et al. Homozygous premature truncation of the HERG protein: the human HERG knockout. Circulation. 1999;100:1264–7.
18. Zahka K, Kalidas K, Simpson MA, et al. Homozygous mutation of MYBPC3 associated with severe infantile hypertrophic cardiomyopathy at high frequency among the Amish. Heart. 2008;94:1326–30.
19. Resta R, Biesecker BB, Bennett RL, et al. A new definition of Genetic Counseling: National Society of Genetic Counselors' Task Force report. J Genet Couns. 2006;15:77–83.
20. Vincent GM, Schwartz PJ, Denjoy I, et al. High efficacy of beta-blockers in long-QT syndrome type 1: contribution of noncompliance and QT-prolonging drugs to the occurrence of beta-blocker treatment "failures". Circulation. 2009;119:215–21.
21. Ingles et al. Heart Rhythm 2011 PMID: 21767518.
22. Ingles et al. Heart Rhythm 2014. PMID: 24632221.
23. Hendriks KS, Hendriks MM, Birnie E, et al. Familial disease with a risk of sudden death: a longitudinal study of the psychological consequences of predictive testing for long QT syndrome. Heart Rhythm. 2008;5:719–24.
24. European Society of Human Genetics. Genetic testing in asymptomatic minors: recommendations of the European Society of Human Genetics. Eur J Hum Genet. 2009;17:720–1.
25. Hendriks KS, Grosfeld FJ, Wilde AA, et al. High distress in parents whose children undergo predictive testing for long QT syndrome. Comput Geneal. 2005;8:103–13.
26. Piyamongkol W, Harper JC, Sherlock JK, et al. A successful strategy for preimplantation genetic diagnosis of myotonic dystrophy using multiplex fluorescent PCR. Prenat Diagn. 2001;21:223–32.
27. Spits C, De Rycke M, Verpoest W, et al. Preimplantation genetic diagnosis for Marfan syndrome. Fertil Steril. 2006;86:310–20.
28. Gray B, Yeates B, Medi C, Ingles J, Semsarian C. Homozygous mutation in the cardiac troponin I gene: clinical heterogeneity in hypertrophic cardiomyopathy. Int J Cardiol. 2013;168(2):1530–1.

第二部分
心肌病

3 遗传性心肌病介绍

Paul A. van der Zwaag，Maarten P. van den Berg
王怡璐　惠汝太　译

摘　要

心肌病是一种仅用冠心病、高血压、心脏瓣膜疾病和先天性心脏病不足以解释的心肌结构和功能异常的心肌疾病。本章主要对欧洲心脏病学会（European Society of Cardiology，ESC）列出的 5 种主要的心肌病类型进行介绍——肥厚型心肌病（hypertrophic cardiomyopathy，HCM）、扩张型心肌病（dilated cardiomyopathy，DCM）、致心律失常型心肌病（arrhythmogenic cardiomyopathy，ACM）、限制型心肌病（restrictive cardiomyopathy，RCM）和致密化不全型心肌病（noncompaction cardiomyopathy，NCCM）。这些疾病无论是临床症状还是致病基因都存在大量重叠。对于每种心肌病亚型，目前均已鉴定出多个致病基因；而某些基因突变又可导致不同类型的心肌病。除遗传性心肌病外，一些非遗传性因素也会导致心肌病，临床上很难对两者进行区分。

所有遗传性心肌病都具有不完全外显率和表现度差异的特点，前者是指某些突变携带者终生不会出现临床症状，后者是指即便在同一家庭内部，患者的疾病类型和严重程度等也可能存在显著差异。针对不同类型心肌病的诊断和管理指南应有助于改善患者的临床预后，并帮助临床医生鉴别许多罕见的心肌病临床表现，而这些表现可能是多器官疾病、多系统疾病或综合征的一部分。

引言

根据 ESC 心肌和心包疾病工作组对心肌病的定义，心肌病是一种仅用冠心病、高血压、心脏瓣膜疾病和先天性心脏病不能充分解释的心肌结构和功能异常的心肌疾病[1]。换言之，心肌病是心肌“自身”的疾病，但诊断要求中的“充分”至关重要，因为轻微的心脏结构病变是可接受的。例如，发现有轻度冠状动脉病变不能排除 DCM。同理，轻度高血压不能排除 HCM。相反，具有心肌病遗传易感性的患者更易表现出由环境因素（包括高血压、药物或中毒、过度劳累等）导致的心肌病，说明基因突变本质上只是危险因素，其本身不足以引发疾病。心肌病也可能是系统性疾病（如淀粉样变性）、综合征（如 Noonan 综合征）、肌肉疾病［如肢带型肌营养不良（limb girdle muscular dystrophy，LGMD）］的一部分或孤立性心脏病。

与心肌病的定义一样，心肌病亚型的分类也一直存有争议，这反映了分类问题的复杂性，大量临床影像学数据和研究数据不断涌现，包括分子遗传学的进展，使我们对心肌病的认识和发病机制的理解不断加深。近年来 PubMed 上关于“心肌病”和“遗传学”的文献数量也在急剧增加（图 3.1）。值得注意的是，ESC 对心肌病的分类与美国心脏协会（American Heart Association，AHA）的分类存在本质区别。AHA 更关注潜在机制并首先将心肌病分为“遗传型”和“获得型”，且 AHA 认为离子通

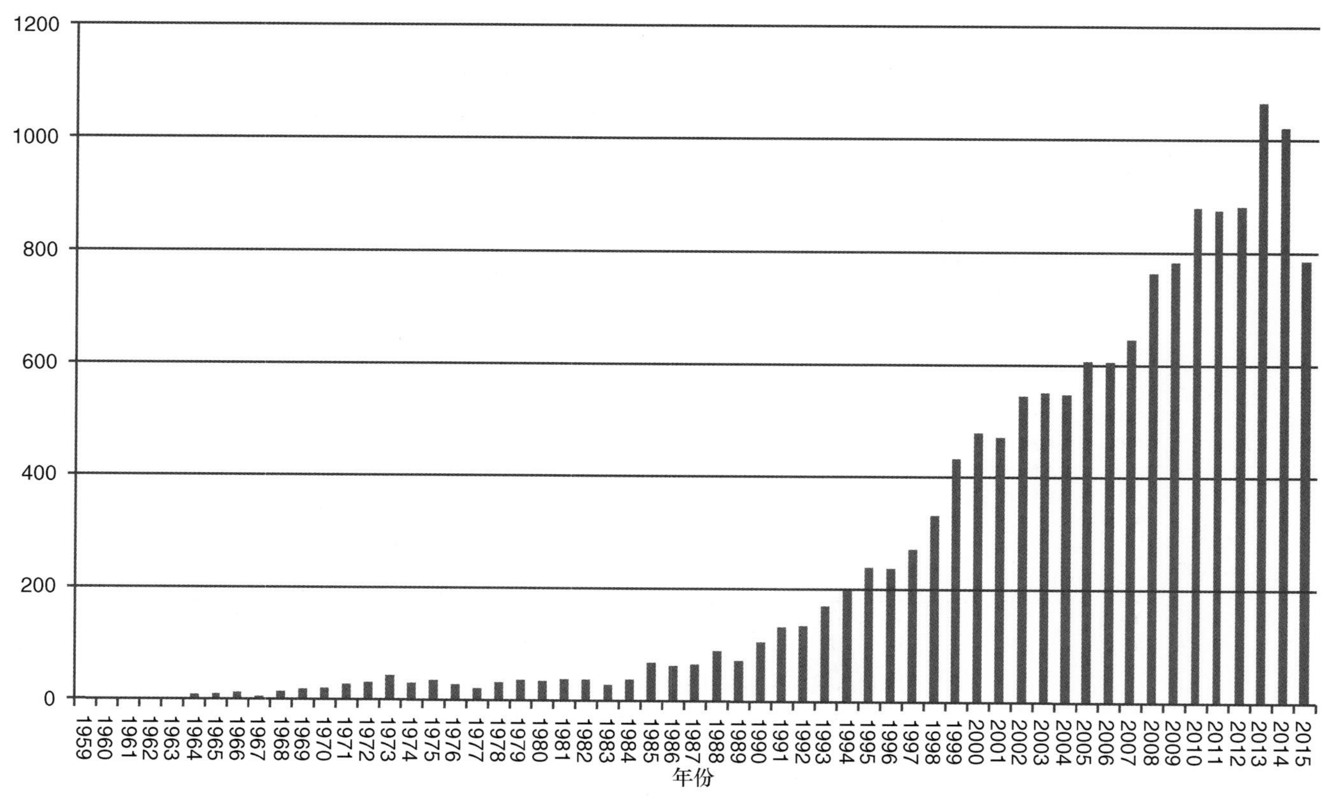

图 3.1　Y 轴显示在 PubMed 中搜索到的关于“心肌病”和“遗传学”的论文数量，以年为单位展现在 X 轴上。电子出版物尚未被纳入可能导致了 2015 年论文数量的下降

道疾病是（遗传性）心肌病的一种形式[2]。与此相反，ESC 心肌和心包疾病工作组着重于将临床表型呈现给主治医师，尤其是超声心动图的结果。简言之，ESC 更关注以下表型：是否存在左心室肥厚、扩张和收缩功能不全、限制、心律失常以及右心室受累。本章主要遵循 ESC 的分类标准，讨论 5 种心肌病亚型：HCM、DCM、ACM、RCM 和 NCCM。然而，多年来，人们发现这些心肌病类型在临床上和遗传上都存在大量重叠。例如，严重的 HCM 可进展为左心室收缩功能不全伴扩张[3]。如果在出现扩张前没有明确诊断，则可能被误诊为 DCM 而非 HCM。同样，DCM 常伴有一定程度的心肌肥厚，尤其是在左心室扩张程度有限和（或）收缩功能不全程度有限的情况下，与 HCM 的鉴别存在主观性。此外，“ACM”是为了说明致心律失常性右心室心肌病常伴有一定程度的左心室扩张和（或）功能不全[4]。事实上，已报道左心室为主型 ACM，其也具有致心律失常性右心室心肌病的典型特点，包括心肌被纤维脂肪取代[5]。ESC 心肌病分类的第一步是确定存在心肌病，第二步是区分遗传性和非遗传性心肌病。例如，心肌肥厚表型（“HCM”）也可能是由肥胖或淀粉样变性引起。同样，扩张和收缩功能不全（“DCM”）表型也可能是由心肌炎、蒽环类药物毒性等引起。本章将不再进一步讨论非遗传性心肌病。所有遗传性心肌病都具有与年龄相关且不完全外显率的特点。携带致病突变且伴有相关临床症状个体的比例随年龄的增长而增加，但实际上从未达到 100%。这种不完全外显率意味着一些突变携带者将终生不出现临床表型。心肌病通常在青春期后或成年早期出现临床表现，但也有儿童患严重心肌病的报道。其中一些病例与携带多个突变相关[6-7]。疾病类型、严重程度，甚至心肌病亚型可能存在巨大差异，即使是在同一个家族内，这种现象被称为表现度差异。

遗传性心肌病不仅临床表现差异大，其遗传背景也具有异质性。每种心肌病都已鉴定出多个致病基因，而且多种基因上的突变均可导致不同类型的心肌病（图 3.2）。然而，尽管存在大量的重叠和许多重要的例外，仍然可以找到一些规律：HCM 和 NCCM 通常由编码肌节成分的基因突变引起，而 ACM 通常由编码桥粒成分的基因突变引起。相比之下，DCM 确实具有高度的遗传异质性（图 3.3）[8]。

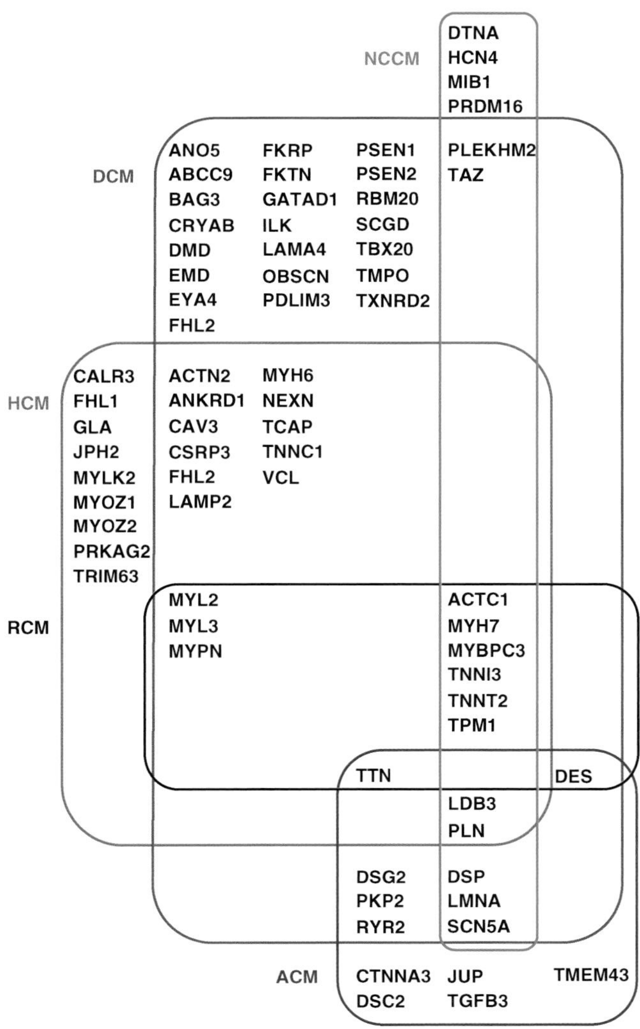

图 3.2　心肌病致病基因的异质性和重叠性。图示为肥厚型心肌病（HCM）、扩张型心肌病（DCM）、致心律失常型心肌病（ACM）、限制型心肌病（RCM）、致密化不全型心肌病（NCCM）的潜在基因。[Modified from Van der Zwaag PA. Genetic and clinical characterisation of arrhythmogenic cardiomyopathy. Doctoral Thesis，2012（http://irs.ub.rug.nl/ppn/352159146）]

鉴于包括家族性心肌病在内的许多病例尚未找到致病基因，寻找心肌病致病基因的工作仍在进行中，与心肌病相关的基因数量也将不断增加（图 3.4）。

肥厚型心肌病

HCM 是最常见的心肌病，世界范围内估计每 500 人即有 1 例患者。由于罕见病的定义为患病率＜1/2000 的疾病，因此 HCM 不满足罕见病的标准。HCM 是 35 岁以下人群发生心脏性猝死（sudden cardiac death，SCD）的最常见原因。人们早已认识到多数家族性 HCM 主要通过常染色体显性遗传的模式。1990 年，Seidmen 等鉴定出第一个与 HCM 相关的编码肌节 β- 肌球蛋白重链的基因（*MYH7*）突变[9-10]。之后很快就在 HCM 家系中鉴定出多个其他肌节编码基因的突变，因此出现了遗传性 HCM 是一种肌节疾病的概念。

ESC 的 HCM 指南为 HCM 患者的诊断性评估、治疗和风险分层提供了清晰的指导工具。在成人中，HCM 指通过成像技术［超声心动图、心脏磁共振成像（cardiac magnetic resonance imaging，CMR）或计算机断层扫描（computed tomography，CT）］检测到 1 个或多个左心室心肌节段壁厚≥ 15 mm，且无法仅用心脏负荷解释的临床表型。遗传性和非遗传性 HCM 均可表现为心室壁轻度增厚（13 ～ 14 mm），为鉴别两者需进一步调查，并在疑似遗传性病例中进行家系筛查[11]。在肌节型 HCM 中，左心室肥厚通常呈不对称性，以室间隔肥厚最明显。向心性肥厚更常见于代谢性疾病，也可由高血压导致。病情评估中，在考虑 HCM 为肌节基因变异所致前，应先排除其他原因。病理学研究表明，典型的心肌细胞排列紊乱是肌节型 HCM 的特征，可借此鉴别继发性左心室肥厚，如法布里病（Fabry disease），其心肌细胞以空泡样扩大为特点。CMR 可鉴别心肌纤维化，表现为钆延迟显像增强，这种异常是心律失常发生的基础。

一些危险信号应警惕心肌肥厚不一定是肌节异常和（或）局限于心脏的病变[12]。儿童期发病、其他器官受累、家族史提示 X 连锁或常染色体隐性遗传模式和向心性肥大都需要进一步调查来判断是否为代谢性、综合征性或系统性疾病的心脏表现。此外，一些心电图异常可能提示肌节型 HCM 以外的特异性诊断，如短 PR 间期、房室传导阻滞（atrioventricular block，AVB）、低电压或异常高电压和极度左心室肥大（left ventricular hypertrophy，LVH）。导致心脏肥厚的代谢性原因包括糖原贮积症Ⅱ型（Pompe disease）、Danon 病和法布里病[13]。努南综合征（Noonan syndrome）和豹纹综合征（LEOPARD syndrome）均是可表现为 HCM 的 RAS 信号通路相关综合征（RASopathies）。RAS 信号通路相关综合征是一组由编码 Ras/ 丝裂原激活蛋白激酶（MAPK）通路成分或调控因子的基因突变引起

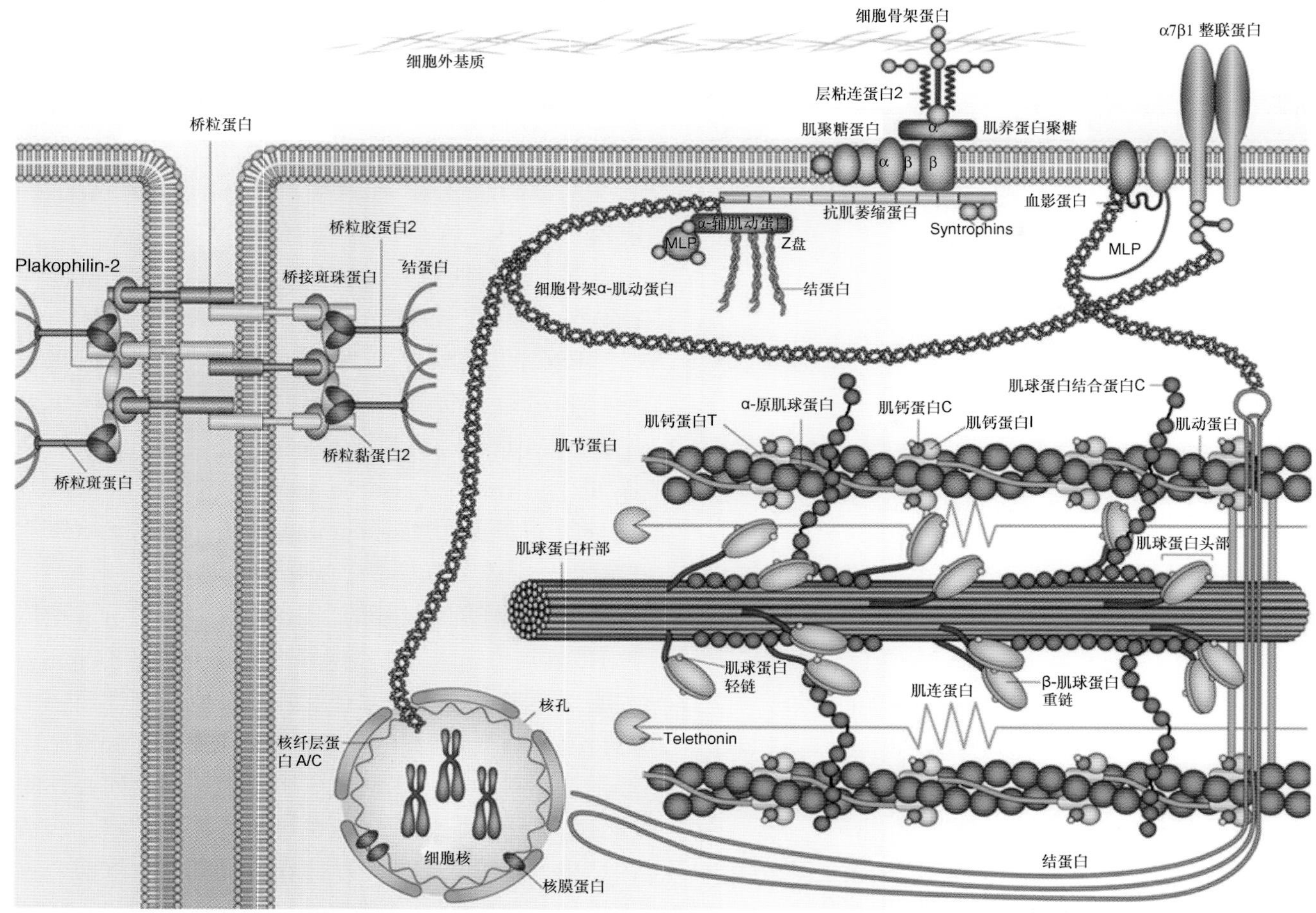

图 3.3　与心肌病相关的主要蛋白。图中包括构成收缩装置的肌节蛋白；构成桥粒并将一个细胞连接到另一个细胞的桥粒蛋白；连接细胞外基质和细胞以及将各种跨膜蛋白连接到肌节和细胞核的细胞骨架蛋白；核膜蛋白。编码基因上的突变引起相应蛋白质的功能异常，从而导致相应的心肌病亚型。在肌质网上由受磷蛋白控制的 SERCA2a 蛋白（Ca^{2+}泵）未显示在此图中[8]。MLP，半胱氨酸和甘氨酸富集蛋白 3（即肌肉 LIM 蛋白）(Obtained with permission from SpringerNature)

的一组综合征[14]。可出现类似肌节型 HCM 的系统性疾病，如由甲状腺素转运蛋白（transthyretin，*TTR*）基因突变所致的心肌淀粉样变性（可遗传）[15]。

ESC 的 HCM 指南推荐患者进行标准化的临床评估，使用 HCM-SCD 风险模型评估其 5 年 SCD 风险。该模型考虑了一些变量，如年龄、超声心动图和动态心电图异常以及家族史，来确定推荐 ICD 植入的风险等级。该公式可在线计算或下载（http://doc2do.com/hcm/webHCM.html）。

在所有的心肌病中，HCM 的基因检测阳性率最高。在梅奥诊所的一项研究中，对超过 1000 例无亲缘关系的 HCM 患者队列进行了 9 个致病基因的筛查，通过多变量分析确定了一些基因检测阳性的阳性预测因子。环境因素的分析结果说明，高血压是阴性预测因子。高血压病史可将基因检测阳性率从无任何其他阳性或阴性预测因子时的 14% 降至 6%。该队列的总体基因检测阳性率为 34%[16]。

扩张型心肌病

心脏病遗传学中 DCM 的诊断常采用 Mestroni 等提出的标准[17]。因此，DCM 的特征为左心室收缩功能不全（射血分数＜ 45% 或缩短分数＜ 25%）合并左心室扩张［左心室舒张末期容积 / 直径＞ 117%（2SD ＋ 5%）的年龄和体表面积（body surface area，BSA）校正后的预测值］。如前所述，如果患者出现 DCM，应首先排除潜在（非遗传性）疾病。总体而言，约 50% 的病例可找到潜在疾病 / 病因[18]。在其余 50% 的病例（“特发性” DCM）中，约 1/3 可能是由遗传缺陷所致，即 DCM 相关基因的突变。在所有心肌病中，DCM 的遗传异质性最强，至少

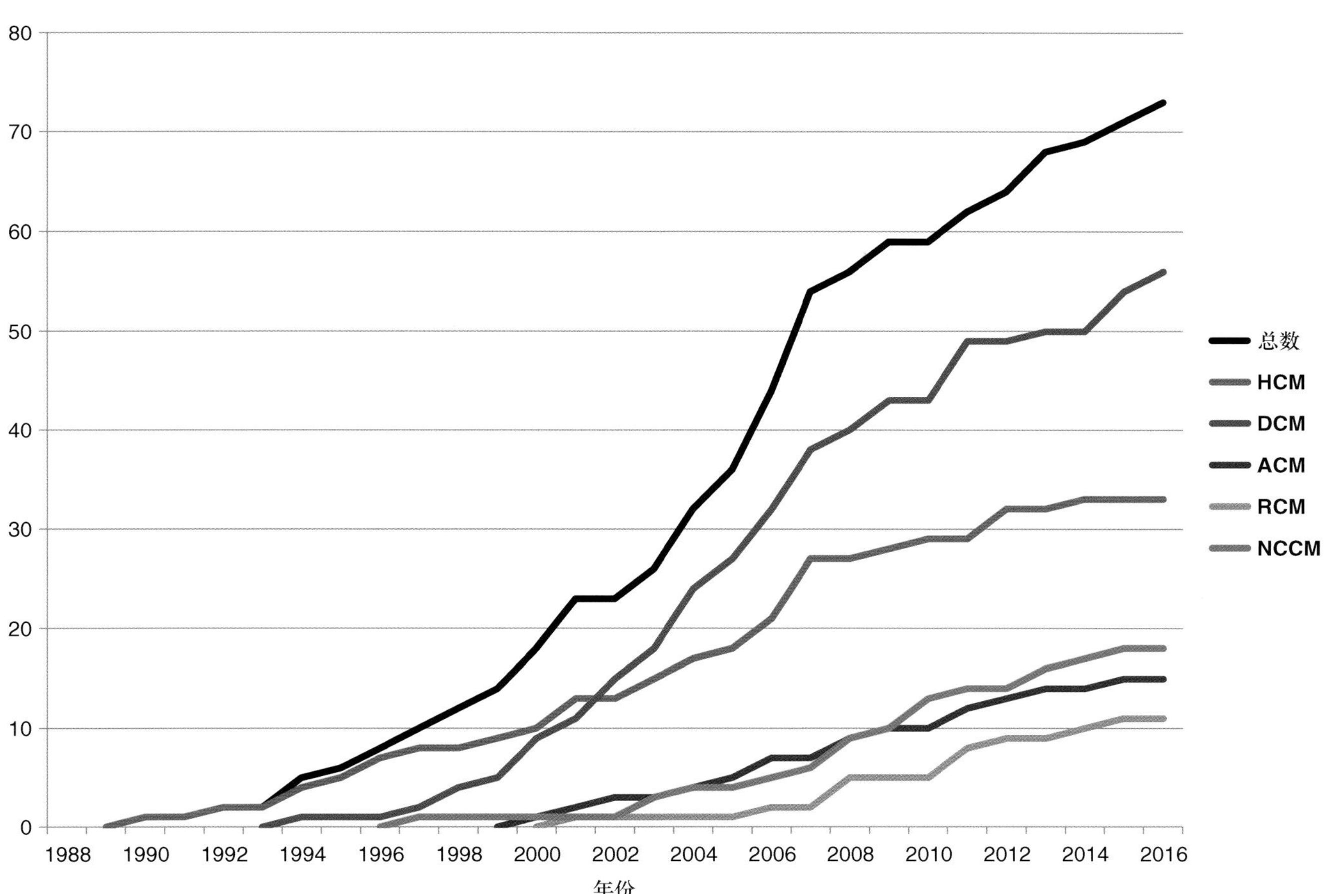

图 3.4　1990 年以来报道的与 1 种或多种类型心肌病相关的基因总数。心肌病相关基因的总数用黑线表示。Geisterfer-Lowrance 等列出了自 1990 年发表第一篇关于 HCM 中 *MYH7* 基因突变的论文以来新发现的每种心肌病亚型的相关基因[10]。由于许多基因与多种心肌病亚型有关，因此相关基因总数并非心肌病亚型的所有线条的总和

有 50 个基因与之相关。首先被发现的是肌节基因，与 HCM 中鉴定出的相同，但与 HCM 致病突变相比，DCM 致病突变具有不同的分子特性，如调节钙代谢。DCM 致病基因的检出率一直很低，直到 2012 年发现肌连蛋白编码基因 *TTN* 上的突变是造成 DCM 最常见的原因[19]。虽然肌连蛋白已被认为与 DCM 相关，但其是由 363 个外显子组成的最大的基因，对该基因进行突变筛查在技术上具有挑战性，且成本太高。与 HCM 相同，一些重要信号可能提示存在特定的遗传缺陷[12]。伴有 AVB 的 DCM 提示可能存在 *LMNA* 基因（编码细胞核纤层的主要组成成分——核纤层蛋白 A/C）或 *DES* 基因（编码中间丝结蛋白）的突变[20-21]。DCM 伴极低电压是荷兰 *PLN* p.Arg14del 奠基者突变的标志性表型[22]。此外，医生在临床实践中，应注意或有意识寻找心脏外表现，如学习困难和耳聋可能提示线粒体疾病，或同样提示 *LMNA* 或 *DES* 突变的肌无力。

一般情况下，DCM 患者的治疗管理应按照 ESC 心力衰竭指南进行，包括器械治疗［心脏再同步化治疗（cardiac resynchronization therapy，CRT）、ICD］[23]。然而，某些特定病例在选择治疗策略时，需考虑潜在的遗传缺陷，特别是确定 ICD 的植入时机。虽然一般在左心室射血分数（left ventricular ejection fraction，LVEF）＜ 35% 时考虑植入 ICD，但对于 *LMNA* 突变导致的 DCM 患者，即使其 LVEF 相对正常，也存在恶性心律失常的高风险，因此当患者射血分数＜ 45% 且存在其他危险因素［包括非错义突变、男性和非持续性室性心动过速（ventricular tachycardia，VT）］时，应考虑植入 ICD[24]。荷兰 *PLN* p.Arg14del 奠基者突变导致的 ACM 患者也是如此：LVEF ＜ 45% 预示恶性心律失常、心脏停搏 / 猝死等不良预后，这些患者也应考虑 ICD 植入[25]。另一方面，现有数据表明，*TTN* 突变导致的 DCM 可能相对良性（Jansweijer et al.），出现恶性心律失常与进展为心力衰竭晚期的风险较低。这些例子表明，遗传学在 DCM 患者临床管理中可能发挥重要

作用，不但能建立特异性诊断，而且也能影响治疗策略。

致心律失常型心肌病

1982 年，Marcus 等首次将 ACM 描述为“右心室发育不良（right ventricular dysplasia）”[26]。这些患者的临床特点是源于右心室的致死性室性心律失常。该病的病因被认为是右心室心肌组织的发育缺陷。然而，研究发现右心室心肌细胞死亡，并被纤维组织和脂肪组织取代，干扰心脏的电传导，导致心律失常，也因此提出了致心律失常型右心室心肌病（ARVC）的概念。除了这种典型的 ARVC 外，也存在双心室受累和以左心室受累为主的类型，因此，现在越来越多地使用“ACM”而非 ARVC[27-28]。据估计，普通人群的患病率为 1/5000 ～ 1/1000，男性患者比女性更多[29]。

目前 ACM 的诊断标准是在 1994 年工作组制定的诊断标准的基础上修改后于 2010 年发布的，由 6 个不同的类别组成，包括结构和组织学发现、去极化和复极化异常、心律失常和家族史[30-31]。在 Naxos 病和 Carvajal 病的综合征型 ACM 中鉴别出两种桥粒蛋白编码基因［斑珠蛋白基因（*JUP*）和桥粒斑蛋白基因（*DSP*）的突变后[32-33]］，ACM 被认为是一种心脏桥粒病（图 3.3）。Plakophilin 2（PKP2）是 ACM 中最常见的致病基因。然而，也发现了一些非桥粒蛋白致病基因，包括受磷蛋白（phospholamban，PLN）和跨膜蛋白 43（transmembrane protein 43，TMEM43）[22, 34]。ACM 例证了遗传学在疾病病理生理学方面的重要价值。

2015 年，一个国际工作组发表了一份关于 ACM 治疗和管理的共识声明。这些推荐意见涉及电生理检查、生活方式的改变（如限制竞技运动）、药物治疗、导管消融和 ICD 植入。这些推荐对所有接触 ACM 的医务人员都有帮助，尤其是对不太熟悉这种罕见病的医务人员[35]。

限制型心肌病

RCM 的特点是在室壁厚度和收缩功能均正常的情况下，心室充盈受损。RCM 可以是系统性、炎症性或贮积性疾病的一部分，也可以孤立发生，常与肌节基因突变相关（图 3.2）[36]。RCM 是最罕见的心肌病亚型，可见于多种心脏或多器官疾病，如 Löffler 心内膜炎、淀粉样变性、结节病、血色素沉着病、法布里病等[37]。此外，RCM 也可见于放疗后的患者，如霍奇金病[38]。

对于其他类型的肌节心肌病，在同一家族中也可观察到不同的心肌病亚型，而 RCM 常合并 HCM[39]。RCM 的诊断标准尚未达成共识，但对于舒张功能异常但收缩功能保留的心力衰竭患者，在无其他心肌病亚型征象（如扩张或肥大）的情况下，应考虑诊断为 RCM。在各种心肌病中，RCM 的预后最差，尤其是儿童患者，往往确诊后数年即需要进行心脏移植。

严重的 RCM 患儿若父母体健，则通常是由新发的肌节基因突变所致。最常见的是编码肌节收缩蛋白肌钙蛋白 I 的基因（*TNNI3*）突变[40-41]。与 DCM 一样，RCM 患者若存在传导障碍（特别是 AVB），则提示 *DES* 突变[42]。

致密化不全型心肌病

NCCM 又称左心室致密化不全（LVNC）。虽然它是一种罕见的心肌病，但又常于因其他疾病就诊时被意外发现，特别是超声心动图检查。发现左心室壁“致密化不全”，即除了正常的致密化室壁（外层）外，还存在有小梁和隐窝的网状心肌层。根据 Jenni 标准，在超声心动图胸骨旁短轴视野下，非致密层与致密层厚度的比值＞ 2（收缩末期）可诊断[43]。然而，由于缺乏 NCCM 诊断的金标准，该超声心动图诊断标准具有高度主观性，故在进行 CMR 检查时则需要使用其他诊断标准。NCCM 的病因也存在很多争议。NCCM 可以是综合征（如 Barth 综合征）或先天性心脏病（如埃布斯坦畸形）的心脏表现，也可以表现为孤立的遗传性心肌病。但是，即使孤立存在，NCCM 的表现也不明确，常与 DCM 和 HCM 重叠。此外，在其他类型的心肌病家系（如 HCM）中，一些个体可能表现为 NCCM。HCM 和 NCCM 最常见的致病基因均为 *MYH7* 和 *MYBPC3*，这也支持两者间的紧密关联[44]。另一个重要发现是部分患者可能从一种形式的心肌病进展为另一种，特别是从 NCCM 进展为 DCM。因此，NCCM 是心肌病临床异质性和遗传异质性的一个范例。综上所述，一些研究者甚至质疑 NCCM 是否应被视为一种独立的疾病。无论如何，诊治 NCCM 患者的临床医生应牢记一些关键点。由于心室内存在隐窝，有可能发生血栓形成和栓塞事件，应考虑抗凝治疗，尤其是患者合并左心室功能不全时。此外，一些 NCCM 患者可进展为心力衰竭，且存在恶性心律失常的风险，此时应遵循一般规律，依据心力衰竭指南进行治疗（包括器械治疗）。因此，NCCM 并不总是良性的意外发现，患者可能会出现严重后果，这也是需要进行家系筛查的原因。

鉴于心肌病在临床表型、心脏外（器官）受累、遗传学和病因学方面的复杂性，有专家团队提出了一种新的分类，即 MOGE（S）分类[45]。他们从 5 个属性特征进行阐述：

- M。指“形态功能（morphofunctional）”，提供临床表型的描述性诊断：如 DCM（M_D）、HCM（M_H）等。
- O。指“受累器官（organ involvement）”，仅有心脏受累为（O_H），有其他器官受累，如肾受累（O_K）、骨骼肌受累（O_M）等。
- G。指“遗传学（genetics）”，提供遗传模式信息，如常染色体显性遗传（G_{AD}）、X 连锁遗传（G_{XL}）等。
- E。指“病因学（etiology）”，增加了对包括基因突变在内的潜在病因的描述，如 HCM（$E_{G,\ MYH7}$）或 EB 病毒感染性心肌炎继发的 DCM（DCM $E_{V,\ EBV}$）等。
- S。指“心力衰竭阶段（heart failure stage）”，表示 AHA/ 美国心脏病学会（American College of Cardiology，ACC）心力衰竭分级（A ～ D 级）和 NHYA 心功能分级（Ⅰ～Ⅳ级），如 $S_{A\text{-}I}$。

例如，法布里病男性患者，临床表型为“HCM”，伴肾受累，病因为编码半乳糖苷酶 -α（galactosidase-α，GLA）的基因（*GLA*）突变，该患者的 MOGE（S）注释为 M_H O_K $G_{X\text{-}L}$ $E_{G\text{-}GLA}$。随后的多篇论文说明了 MOGE（S）分类的实际意义，其中包括 Hazebroek 等的一项研究[46]。研究者们在一组 DCM 患者中应用了 MOGE（S）分类，该分类有力地证明了基因与环境的相互作用在临床结局方面的重要性。这些都是在解开心肌病错综复杂的问题方面取得的进步，即便如此，我们仍有很多工作要做。

要点总结

- 5 种主要的心肌病亚型（HCM、DCM、ACM、RCM 和 NCCM）在临床表现和遗传学上都存在明显重叠。每种心肌病亚型均已鉴定出多个致病基因，多种基因突变可导致不同亚型的心肌病。
- 所有遗传性心肌病都具有不完全外显率和表现度差异的特点，前者是指某些突变携带者终生都不会出现临床症状，后者是指同一家庭内的患者的疾病类型和严重程度也能存在显著差异。针对不同类型心肌病的诊断和管理指南应有助于改善患者的临床预后，并帮助临床医生鉴别许多罕见的心肌病临床表现，而这些表现可能是多器官疾病、多系统疾病或综合征的一部分。

参考文献

1. Elliott P, Andersson B, Arbustini E, Bilinska Z, Cecchi F, Charron P, et al. Classification of the cardiomyopathies: a position statement from the European Society of Cardiology Working Group on Myocardial and Pericardial Diseases. Eur Heart J. 2008;29:270–6.
2. Maron BJ, Towbin JA, Thiene G, Antzelevitch C, Corrado D, Arnett D, et al. Contemporary definitions and classification of the cardiomyopathies: an American Heart Association Scientific Statement from the Council on Clinical Cardiology, Heart Failure and Transplantation Committee; Quality of Care and Outcomes Research and Functional Genomics and Translational Biology Interdisciplinary Working Groups; and Council on Epidemiology and Prevention. Circulation. 2006;113:1807–16.
3. ten Cate FJ, Roelandt J. Progression to left ventricular dilatation in patients with hypertrophic obstructive cardiomyopathy. Am Heart J. 1979;97:762–5.
4. Sen-Chowdhry S, Morgan RD, Chambers JC, McKenna WJ. Arrhythmogenic cardiomyopathy: etiology, diagnosis, and treatment. Annu Rev Med. 2010;61:233–53.
5. Sen-Chowdhry S, Syrris P, Prasad SK, Hughes SE, Merrifield R, Ward D, et al. Left-dominant arrhythmogenic cardiomyopathy an under-recognized clinical entity. J Am Coll Cardiol. 2008;52:2175–87.
6. Jeschke B, Uhl K, Weist B, Schroder D, Meitinger T, Dohlemann C, et al. A high risk phenotype of hypertrophic cardiomyopathy associated with a compound genotype of two mutated beta-myosin heavy chain genes. Hum Genet. 1998;102:299–304.
7. Lekanne Deprez RH, Muurling-Vlietman JJ, Hruda J, Baars MJ, Wijnaendts LC, Stolte-Dijkstra I, et al. Two cases of severe neonatal hypertrophic cardiomyopathy caused by compound heterozygous mutations in the MYBPC3 gene. J Med Genet. 2006;43:829–32.
8. Wilde AA, Behr ER. Genetic testing for inherited cardiac disease. Nat Rev Cardiol. 2013;10:571–83.
9. Jarcho JA, McKenna W, Pare JA, Solomon SD, Holcombe RF, Dickie S, et al. Mapping a gene for familial hypertrophic cardiomyopathy to chromosome 14q1. N Engl J Med. 1989;321:1372–8.
10. Geisterfer-Lowrance AA, Kass S, Tanigawa G, Vosberg HP, McKenna W, Seidman CE, et al. A molecular basis for familial hypertrophic cardiomyopathy: a beta cardiac myosin heavy chain gene missense mutation. Cell. 1990;62:999–1006.

11. Authors/Task Force members, Elliott PM, Anastasakis A, Borger MA, Borggrefe M, Cecchi F, et al. 2014 ESC Guidelines on diagnosis and management of hypertrophic cardiomyopathy: the Task Force for the Diagnosis and Management of Hypertrophic Cardiomyopathy of the European Society of Cardiology (ESC). Eur Heart J 2014;35:2733-2779.
12. Rapezzi C, Arbustini E, Caforio AL, Charron P, Gimeno-Blanes J, Helio T, et al. Diagnostic work-up in cardiomyopathies: bridging the gap between clinical phenotypes and final diagnosis. A position statement from the ESC Working Group on Myocardial and Pericardial Diseases. Eur Heart J. 2013;34:1448–58.
13. Wicks EC, Elliott PM. Genetics and metabolic cardiomyopathies. Herz. 2012;37:598–610.
14. Gelb BD, Roberts AE, Tartaglia M. Cardiomyopathies in Noonan syndrome and the other RASopathies. Prog Pediatr Cardiol. 2015;39:13–9.
15. Ruberg FL, Berk JL. Transthyretin (TTR) cardiac amyloidosis. Circulation. 2012;126:1286–300.
16. Bos JM, Will ML, Gersh BJ, Kruisselbrink TM, Ommen SR, Ackerman MJ. Characterization of a phenotype-based genetic test prediction score for unrelated patients with hypertrophic cardiomyopathy. Mayo Clin Proc. 2014;89:727–37.
17. Mestroni L, Rocco C, Gregori D, Sinagra G, Di Lenarda A, Miocic S, et al. Familial dilated cardiomyopathy: evidence for genetic and phenotypic heterogeneity. Heart Muscle Disease Study Group. J Am Coll Cardiol. 1999;34:181–90.
18. Felker GM, Thompson RE, Hare JM, Hruban RH, Clemetson DE, Howard DL, et al. Underlying causes and long-term survival in patients with initially unexplained cardiomyopathy. N Engl J Med. 2000;342:1077–84.
19. Herman DS, Lam L, Taylor MR, Wang L, Teekakirikul P, Christodoulou D, et al. Truncations of titin causing dilated cardiomyopathy. N Engl J Med. 2012;366:619–28.
20. Arbustini E, Pilotto A, Repetto A, Grasso M, Negri A, Diegoli M, et al. Autosomal dominant dilated cardiomyopathy with atrioventricular block: a lamin A/C defect-related disease. J Am Coll Cardiol. 2002;39:981–90.
21. Taylor MR, Slavov D, Ku L, Di Lenarda A, Sinagra G, Carniel E, et al. Prevalence of desmin mutations in dilated cardiomyopathy. Circulation. 2007;115:1244–51.
22. Van der Zwaag PA, van Rijsingen IA, Asimaki A, Jongbloed JD, van Veldhuisen DJ, Wiesfeld AC, et al. Phospholamban R14del mutation in patients diagnosed with dilated cardiomyopathy or arrhythmogenic right ventricular cardiomyopathy: evidence supporting the concept of arrhythmogenic cardiomyopathy. Eur J Heart Fail. 2012;14:1199–207.
23. McMurray JJ, Adamopoulos S, Anker SD, Auricchio A, Bohm M, Dickstein K, et al. ESC Guidelines for the diagnosis and treatment of acute and chronic heart failure 2012: The Task Force for the Diagnosis and Treatment of Acute and Chronic Heart Failure 2012 of the European Society of Cardiology. Developed in collaboration with the Heart Failure Association (HFA) of the ESC. Eur Heart J. 2012;33:1787–847.
24. van Rijsingen IA, Arbustini E, Elliott PM, Mogensen J, Hermans-van Ast JF, van der Kooi AJ, et al. Risk factors for malignant ventricular arrhythmias in lamin a/c mutation carriers a European cohort study. J Am Coll Cardiol. 2012;59:493–500.
25. van Rijsingen IA, van der Zwaag PA, Groeneweg JA, Nannenberg EA, Jongbloed JD, Zwinderman AH, et al. Outcome in phospholamban R14del carriers: results of a large multicentre cohort study. Circ Cardiovasc Genet. 2014;7:455–65.
26. Marcus FI, Fontaine GH, Guiraudon G, Frank R, Laurenceau JL, Malergue C, et al. Right ventricular dysplasia: a report of 24 adult cases. Circulation. 1982;65:384–98.
27. Corrado D, Basso C, Thiene G, McKenna WJ, Davies MJ, Fontaliran F, et al. Spectrum of clinicopathologic manifestations of arrhythmogenic right ventricular cardiomyopathy/dysplasia: a multicenter study. J Am Coll Cardiol. 1997;30:1512–20.
28. Sen-Chowdhry S, Syrris P, Ward D, Asimaki A, Sevdalis E, McKenna WJ. Clinical and genetic characterization of families with arrhythmogenic right ventricular dysplasia/cardiomyopathy provides novel insights into patterns of disease expression. Circulation. 2007;115:1710–20.
29. Basso C, Corrado D, Marcus FI, Nava A, Thiene G. Arrhythmogenic right ventricular cardiomyopathy. Lancet. 2009;373:1289–300.
30. McKenna WJ, Thiene G, Nava A, Fontaliran F, Blomstrom-Lundqvist C, Fontaine G, et al. Diagnosis of arrhythmogenic right ventricular dysplasia/cardiomyopathy. Task Force of the Working Group Myocardial and Pericardial Disease of the European Society of Cardiology and of the Scientific Council on Cardiomyopathies of the International Society and Federation of Cardiology. Br Heart J. 1994;71:215–8.
31. Marcus FI, McKenna WJ, Sherrill D, Basso C, Bauce B, Bluemke DA, et al. Diagnosis of arrhythmogenic right ventricular cardiomyopathy/dysplasia: proposed modification of the Task Force Criteria. Eur Heart J. 2010;31:806–14.
32. McKoy G, Protonotarios N, Crosby A, Tsatsopoulou A, Anastasakis A, Coonar A, et al. Identification of a deletion in plakoglobin in arrhythmogenic right ventricular cardiomyopathy with palmoplantar keratoderma and woolly hair (Naxos disease). Lancet. 2000;355:2119–24.
33. Norgett EE, Hatsell SJ, Carvajal-Huerta L, Cabezas JC, Common J, Purkis PE, et al. Recessive mutation in desmoplakin disrupts desmoplakin-intermediate filament interactions and causes dilated cardiomyopathy, woolly hair and keratoderma. Hum Mol Genet. 2000;9:2761–6.
34. Merner ND, Hodgkinson KA, Haywood AF, Connors S, French VM, Drenckhahn JD, et al. Arrhythmogenic right ventricular cardiomyopathy type 5 is a fully penetrant, lethal arrhythmic disorder caused by a missense mutation in the TMEM43 gene. Am J Hum Genet. 2008;82:809–21.
35. Corrado D, Wichter T, Link MS, Hauer R, Marchlinski F, Anastasakis A, et al. Treatment of arrhythmogenic right ventricular cardiomyopathy/dysplasia: an international task force consensus statement. Eur Heart J. 2015;36:3227–37.
36. Mogensen J, Arbustini E. Restrictive cardiomyopathy. Curr Opin Cardiol. 2009;24:214–20.
37. Kushwaha SS, Fallon JT, Fuster V. Restrictive cardiomyopathy. N Engl J Med. 1997;336:267–76.
38. Adams MJ, Lipsitz SR, Colan SD, Tarbell NJ, Treves ST, Diller L, et al. Cardiovascular status in long-term survivors of Hodgkin's disease treated with chest radiotherapy. J Clin Oncol. 2004;22:3139–48.
39. Mogensen J, Kubo T, Duque M, Uribe W, Shaw A, Murphy R, et al. Idiopathic restrictive cardiomyopathy is part of the clinical expression of cardiac troponin I mutations. J Clin Invest. 2003;111:209–16.
40. Kaski JP, Syrris P, Burch M, Tome-Esteban MT, Fenton M, Christiansen M, et al. Idiopathic restrictive cardiomyopathy in children is caused by mutations in cardiac sarcomere protein genes. Heart. 2008;94:1478–84.
41. Mogensen J, Hey T, Lambrecht S. A systematic review of phenotypic features associated with cardiac troponin I mutations in hereditary cardiomyopathies. Can J Cardiol. 2015;31:1377–85.
42. Arbustini E, Pasotti M, Pilotto A, Pellegrini C, Grasso M, Previtali S, et al. Desmin accumulation restrictive cardiomyopathy and atrioventricular block associated with desmin gene defects. Eur J Heart Fail. 2006;8:477–83.
43. Jenni R, Oechslin E, Schneider J, Attenhofer Jost C, Kaufmann PA. Echocardiographic and pathoanatomical characteristics of isolated left ventricular non-compaction: a step towards classification as a distinct cardiomyopathy. Heart. 2001;86:666–71.
44. Hoedemaekers YM, Caliskan K, Michels M, Frohn-Mulder I, van der Smagt JJ, Phefferkorn JE, et al. The importance of genetic counseling, DNA diagnostics, and cardiologic family screening in left ventricular noncompaction cardiomyopathy. Circ Cardiovasc Genet. 2010;3:232–9.
45. Arbustini E, Narula N, Dec GW, Reddy KS, Greenberg B, Kushwaha S, et al. The MOGE(S) classification for a phenotype-genotype nomenclature of cardiomyopathy: endorsed by the World Heart Federation. J Am Coll Cardiol. 2013;62:2046–72.
46. Hazebroek MR, Moors S, Dennert R, van den Wijngaard A, Krapels I, Hoos M, et al. Prognostic relevance of gene-environment interactions in patients with dilated cardiomyopathy: applying the MOGE(S) classification. J Am Coll Cardiol. 2015;66:1313–23.

4 肥厚型心肌病

Imke Christiaans，Perry M. Elliott
张策　吴桂鑫　宋雷　译

摘　要

肥厚型心肌病（HCM）是最常见的单基因遗传性心脏病，全球患病率超过1/500。左心室肥大（LVH）是HCM的典型特征，但需排除异常负荷状态导致的继发性心肌肥厚。HCM可在任何年龄发病，具有很高的临床异质性。患者可能终生无症状，但HCM与心力衰竭、卒中及心脏性猝死（SCD）引起的过早死亡相关。治疗目的主要是缓解心力衰竭和左心室流出道梗阻引起的临床症状。临床风险分层可识别SCD风险高的患者，并用于筛选需要预防性植入ICD的患者。

鉴于HCM是一种遗传病，建议患者的一级亲属进行定期心脏检查以评估左心室厚度。约1/2的患者可检出编码肌节蛋白基因的突变。对于已检出致病突变的先证者，可对其亲属进行预测性基因检测，以识别有HCM患病风险及相关并发症风险的高危亲属。虽然目前尚无证据表明早期药物治疗能使携带突变的无症状亲属获益，但他们仍可从一级预防中获益。

引言

医学文献中对HCM的报道已有数个世纪。文艺复兴时期再次掀起的人体解剖学热潮使人们对疾病有了更加深入的研究，如对猝死患者的解剖研究发现了肥大心脏[1]。HCM在现代仍然是年轻人SCD的主要原因，同时也是最常见的单基因遗传性心脏病，全球患病率超过1/500[2-10]。本章介绍HCM的流行病学、诊断、病理生理学和治疗，并对遗传性心脏病相关主题进行综述，旨在帮助所有参与护理HCM患者及其家庭的医务人员。

诊断

HCM的临床诊断基于检测到左心室肥厚。肥厚的定义为排除可增加心室后负荷的心脏病或系统性疾病（如主动脉瓣狭窄和系统性动脉高压等）后，使用任何成像技术检测到成人的左心室厚度≥ 15 mm或儿童左心室厚度超过预测均值2个标准差（Z评分> 2）[11-16]。HCM确诊患者亲属的临床诊断标准较宽松：左心室壁厚度≥ 13 mm即可诊断[16-17]。舒张功能不全、二尖瓣叶延长、心肌隐窝及不完全性二尖瓣收缩期前向运动（systolic anterior movement，SAM）等轻微病变也可被视为疾病的早期或轻度临床表现。若患者合并高血压等其他疾病或处于老龄、肥胖状态，以及专业运动员，HCM的确诊可能变得困难。

许多遗传性或非遗传性疾病都能导致LVH（表4.1），其中较为常见的代谢性疾病包括法布里病（X染色体连锁）[18]和线粒体病[19]。虽然神经肌肉病更常伴有扩张型心肌病（DCM）或限制型心肌病（RCM），但LVH也可出现在少数神经肌肉病的疾病谱中[20]。LVH也常见于伴有多种先天畸形的综合征性疾病中，包括Noonan综合征和LEOPARD综合

表 4.1　HCM 的非肌节相关病因

类别	举例
代谢性疾病	法布里病、Danon 病、*PRKAG2* 基因突变相关性 HCM、糖原贮积症Ⅱ型、肉碱代谢病
线粒体病	MELAS、MERRF
神经肌肉病	Friedreich 共济失调、*FHL1* 基因突变相关性 HCM、*DES* 基因突变相关性 HCM
畸形综合征	Noonan 综合征、LEOPARD 综合征、Costello 综合征、CFC 综合征
浸润性疾病	淀粉样变性
内分泌疾病	嗜铬细胞瘤、肢端肥大症、妊娠期糖尿病
其他	长期使用特定药物（合成代谢类固醇、他克莫司、羟化氯喹）

HCM，肥厚型心肌病；MELAS，线粒体脑肌病伴高乳酸血症和卒中样发作；MERRF，肌阵挛癫痫伴破碎红纤维综合征

征[21]。无论是否存在非心脏症状，遗传性或非遗传性淀粉样变性在老年患者中都能导致 LVH[22-23]。

疾病表现：组织病理学、心脏肌节、病理生理学和临床症状

组织病理学

英国病理学家 Robert Donald Teare 于 1958 年首次对 HCM 进行了现代病理学描述[24]。尽管数个世纪前就曾对肥大心和心肌肥厚的猝死患者进行描述[1]，19 世纪也有过主动脉瓣下狭窄（HCM 的曾用名）的报道[25-26]，但是 Teare 首次描述了不对称型 LVH 及其显微镜下特征性的肌纤维排列异常，也就是现在所说的心肌细胞排列紊乱（图 4.1）[24]。细胞排

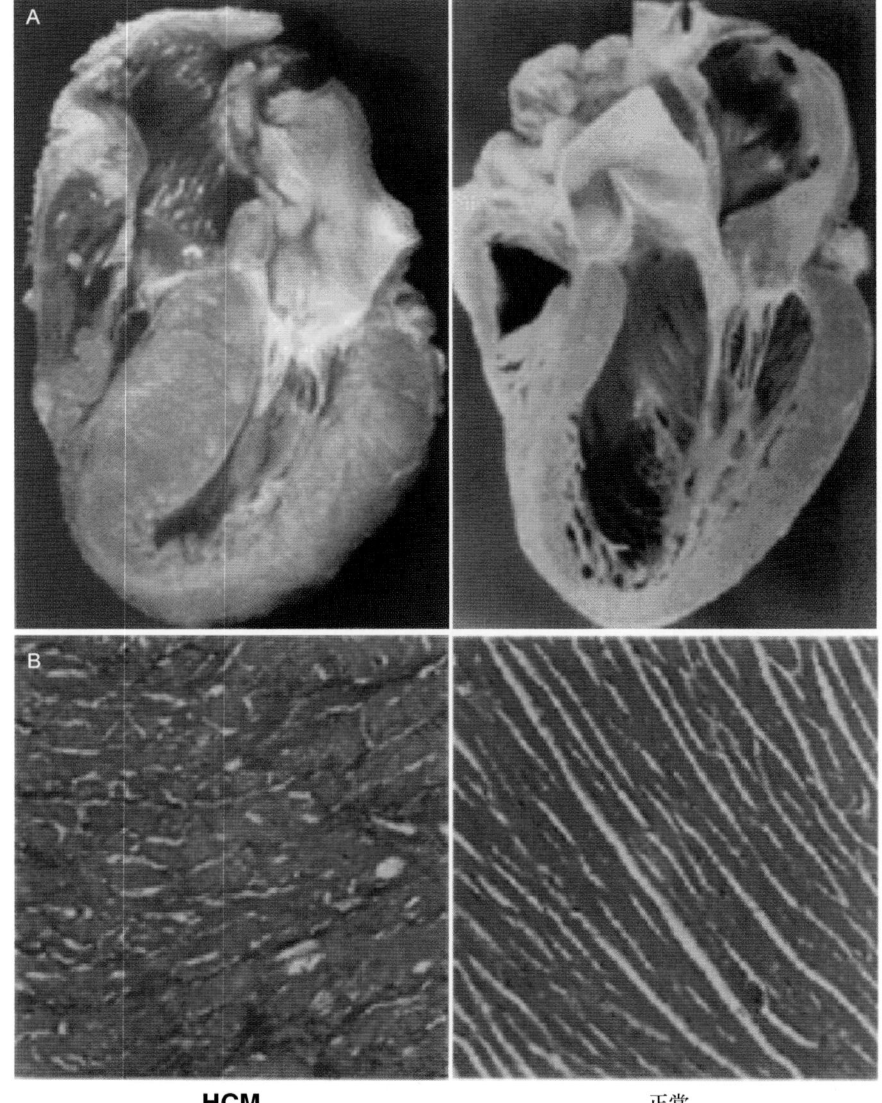

图 4.1　**A**. 正常心脏和 HCM 患者的心脏。**B**. 显微镜下正常心脏的纤维排列和 HCM 患者心脏的紊乱纤维排列。［Figure derived from：Hypertrophic cardiomyopathy：From gene defect to clinical disease. Chung，MW，Tsoutsman，T，Semsarian，C. Cell Research（2003）13，9-20］

列紊乱也与细胞内肌丝排列异常有关。一些研究已经证实心肌细胞排列紊乱并不仅限于左心室肥厚的部分[27]。其他显著的组织病理学特征包括心肌纤维化和心肌内小血管异常（中膜增厚和管腔减小）[28]。

心脏肌节及其病理生理学

肌节是心肌的基本收缩单位，由粗肌丝（肌球蛋白）、细肌丝（肌动蛋白）和位于 Z 盘和 M 带的细胞结构蛋白组成（图 4.2）。心肌细胞通过开放电压门控钙离子通道和胞膜雷诺丁（ryanodine）受体使胞内钙离子浓度升高，发生去极化而触发收缩。钙离子结合肌钙蛋白 C 后，使肌钙蛋白 I 和 T 发生构型改变，进而引起原肌球蛋白由“封闭”状态转变为“关闭”状态，从而暴露肌动蛋白上的肌球蛋白结合位点，使得横桥能够形成（“开放”状态）。肌球蛋白重链头部与暴露的肌动蛋白结合位点相互作用，触发腺苷二磷酸（adenosine diphosphate，ADP）和无机磷酸盐从核苷酸结合袋中释放。同时做功产力，使肌节收缩。随后，腺苷三磷酸（adenosine triphosphate，ATP）结合至肌球蛋白重链头部的核苷酸结合袋，使肌球蛋白重链头部从肌动蛋白上解离，然后肌球蛋白将 ATP 再次水解为 ADP 和无机磷酸盐，从而开始新的一轮循环[29]。钙离子不仅是调节心脏收缩和舒张的关键因子，且在 HCM 的早期发病机制中起重要作用。有假说认为，许多肌节蛋白基因突变可导致钙离子在肌节中聚集，从而影响肌节正常的收缩和舒张。这也会造成钙离子再摄取减少，最终导致肌质网内的钙储备降低，钙离子敏感性升高。HCM 小鼠的心肌细胞同样表现出对 ATP 的低效利用。ATP 的低效利用及钙离子敏感性升高共同触发心肌重塑过程，从而引起心肌细胞肥大。心肌细胞质量的增加和 ATP 的低效利用导致心肌细胞的能量需求增加。当无法满足其能量需求时，缺血会造成心肌细胞过早死亡和纤维替代[29-30]。

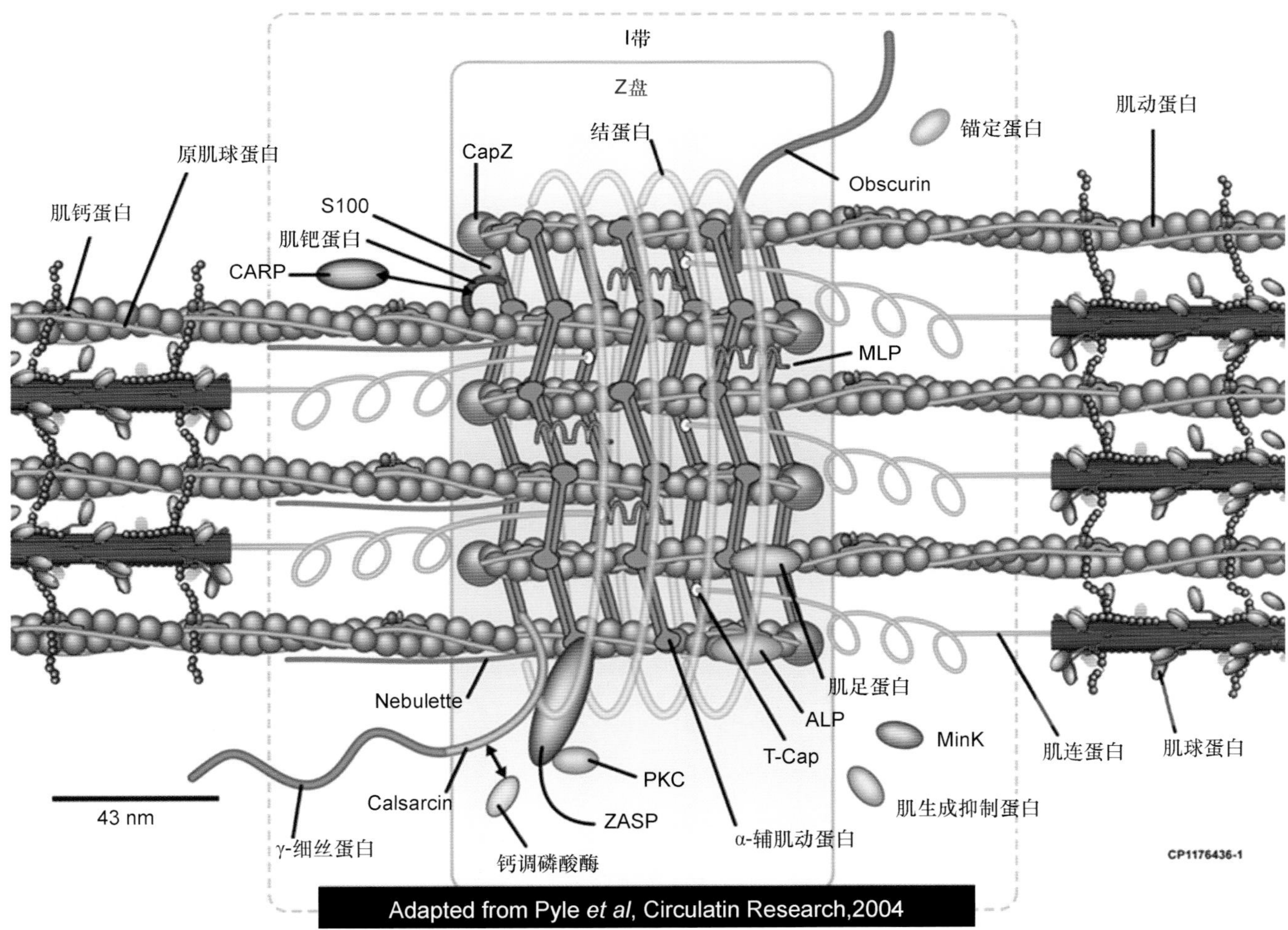

图 4.2　主要的肌节蛋白（Figure derived from：Familial hypertrophic cardiomyopathy：Basic concepts and future molecular diagnostics. Rodrigues JE，McCudden CR，Willis MS. Clin Biochem 2009；42：755-765）

虽然 LVH 可出现在任何年龄，但研究表明绝大多数患者在青春期或 30 岁前出现心肌肥厚[31-34]。极端肥厚（定义为最大室壁厚度≥ 30 mm）在老年人中并不常见，这可能是由于严重 LVH 的年轻患者发生早期心源性死亡的比例更高，所以极端 LVH 患者在老年患者中的比例偏低（即健康幸存者现象）。或者是由于老年患者可出现进行性室壁变薄，其中 5% ～ 10% 的患者会进展为以收缩功能不全、左心室扩大和室壁变薄为特征的终末期阶段[32-35]。与未出现这些特征的患者相比，这类心肌收缩力降低的终末期患者的首诊年龄更小、HCM 或 SCD 家族史阳性的比例更高[36]。

LVH 最常见于室间隔前部，导致心肌非对称性肥厚。典型表现是室间隔呈反向曲线形态，左心室腔呈弯月形。在部分老年患者中可观察到肥厚部位更加局限的 S 形室间隔，这种情况较少由心脏肌节蛋白编码基因突变致病[37]。其他类型的 LVH（如向心性肥厚和心尖部肥厚）更为少见（图 4.3）。

临床症状

HCM 的临床病程具有高度异质性，但是绝大多数患者无症状，且寿命与普通人群无异。许多患者是由于心脏杂音、心电图异常或在 HCM 亲属的家系筛查时被发现。有些患者可出现乏力、呼吸困难、胸痛、心悸和晕厥等症状。极少患者以 SCD 和栓塞性卒中为首发症状。婴幼儿患者可出现呼吸急促、喂养困难、多汗及发育停滞等症状。

劳力性呼吸困难的主要原因是舒张功能不全或左心室流出道梗阻[38-39]。超过 20% 的患者存在房性心律失常，其发生与高龄、心力衰竭症状及左心房扩大相关[40]，这些症状更可能影响患者的正常生活能力。合并心房颤动的患者出现心力衰竭相关死亡及卒中的风险增加[40-43]。

多普勒超声检查显示最大压力阶差≥ 30 mmHg 可定义为动态性左心室流出道梗阻（left ventricular outflow tract obstruction，LVOTO），20% ～ 30% 的 HCM 患者在静息状态下存在 LVOTO。降低左心室充盈（蹲位站起或 Valsalva 动作）或增加心肌收缩力的物理方法也可诱发 LVOTO。其产生的原因是二尖瓣叶 SAM（图 4.4）[37，41-44]。LVOTO 是疾病进展以及心力衰竭和卒中相关死亡的强预测因素[42]。

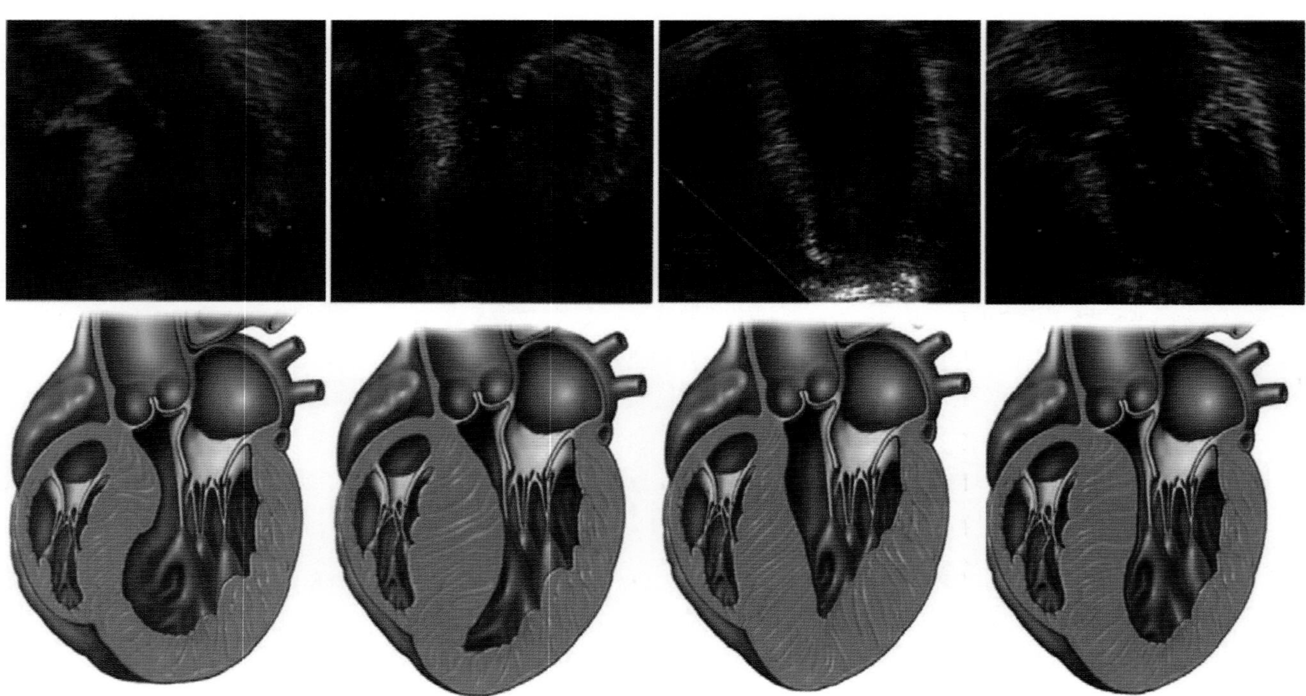

图 4.3 HCM 室间隔形态分型（上排：超声心动图舒张末期长轴切面），从左到右依次为 S 型、反向曲线型、心尖部肥厚型和中立型［Figure adapted from：Echocardiography-guided genetic testing in hypertrophic cardiomyopathy：septal morphological features predict the presence of myofilament mutations. J. Binder，S.R. Ommen，B.J. Gersh，S.L. Van Driest，A.J. Tajik，R.A. Nishimura and M.J. Ackerman，Mayo Clin. Proc. 81（2006），459-467］

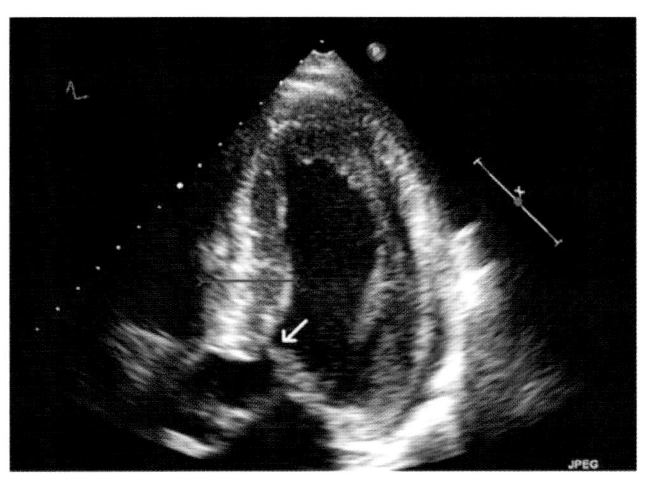

图 4.4　HCM 患者超声心动图心尖部四腔心切面。红色箭头示肥厚的室间隔（> 25 mm），白色箭头示左心室流出道处二尖瓣叶的收缩期前向运动

临床管理

HCM 患者的管理主要包括控制症状和预防疾病相关并发症、SCD 风险分层和亲属筛查。

对症治疗及预防并发症

虽然呼吸困难、心绞痛、晕厥和乏力都能得到适当的评估和治疗[16，38]，但对于无症状患者，预防性药物治疗尚未被证实能够有效地阻止疾病进展。无论是否存在 LVOTO，负性肌力药物（如 β 受体阻滞剂和钙通道阻滞剂）均能缓解患者的症状。β 受体阻滞剂能够降低心率，进而延长心脏舒张期，增加心室被动充盈量；还能降低心肌的收缩力和耗氧量，改善微血管性心绞痛。维拉帕米也能通过改善心室舒张和充盈来缓解症状。对于由 LVOTO 引起症状的患者，具有负性肌力作用的 Ⅰ A 类抗心律失常药丙吡胺可减少 SAM 及二尖瓣反流。对于终末期 HCM 患者，传统的抗心力衰竭药物治疗也可用于缓解收缩功能不全导致的症状，包括血管紧张素转化酶抑制剂（angiotensin-converting enzyme inhibitor，ACEI）、血管紧张素 Ⅱ 受体拮抗剂、利尿剂、洋地黄、β 受体阻滞剂和螺内酯[16，38]。

对于药物治疗效果不佳的症状性 LVOTO 患者，可考虑多种有创治疗。室间隔切除术是通过主动脉根部切口切除室间隔的部分肌肉，这种手术在有经验的中心死亡率很低且能够长期改善症状[45-46]。另一种症状性 LVOTO 患者可选择的治疗是经皮室间隔心肌消融术，即将无水乙醇选择性注入冠状动脉左前降支间隔支[47]。两种治疗方式均有效，但在降低流出道压差和缓解症状方面，外科手术的效果通常较消融术好[46，48]。

有间接证据表明运动和 SCD 相关。不建议患者进行剧烈体力活动（如冲刺跑）或等长收缩运动（如举重），应避免参加剧烈的竞技性体育活动或成为职业运动员[16]。

SCD 的风险分层

过去，HCM 被认为是一种症状显著、长期预后较差的疾病[32，49-54]。然而，支持这些观点的证据来自高度选择性的患者群体——在三级转诊中心接受治疗的重症患者[55-56]。近期一些选择偏倚较小的研究表明，HCM 患者的总体年死亡率为 1% ～ 2%（SCD 和心力衰竭相关死亡）。SCD 的年发生率为 0.4% ～ 1%[57-63]。

尽管 HCM 患者整体 SCD 的绝对风险较低，但小部分患者的 SCD 风险很高。识别这部分患者并进行一级预防（植入 ICD）能够阻止猝死的发生。对于心室颤动或有症状的持续性室性心动过速存活患者，后续再发心律失常事件的风险高，若预期寿命> 1 年，应植入 ICD。对于没有这些病史的患者，指南推荐应系统性评估临床危险因素以估计致命性室性心律失常的潜在风险。ESC 的 HCM 指南建议：应用以临床预后指标为基础而专门开发的风险模型（HCM Risk-SCD）（图 4.5）对患者进行 5 年 SCD 的风险评估（www.escardio.org/guidelines-surveys/esc-guidelines/Pages/hypertrophic-cardiomyopathy.aspx）[16，64]。这些临床预后指标包括病史、家族史、超声心动图或 CMR、48 h 动态心电图和运动试验。如果 5 年 SCD 风险< 4%，且无其他 SCD 相关临床表现，不推荐植入 ICD。HCM Risk-SCD 模型尚未在以下人群中进行评估：< 16 岁的 HCM 患者、无心肌肥厚的突变携带者、职业运动员、接受心肌切除术或无水乙醇消融术后的患者或由少见的拟表型（如法布里病）导致的心肌肥厚患者。

儿童 HCM 患者的风险分层更为困难，但 SCD 的主要危险因素包括严重的 LVH、原因不明的晕厥、非持续性室性心动过速和猝死家族史。儿童患

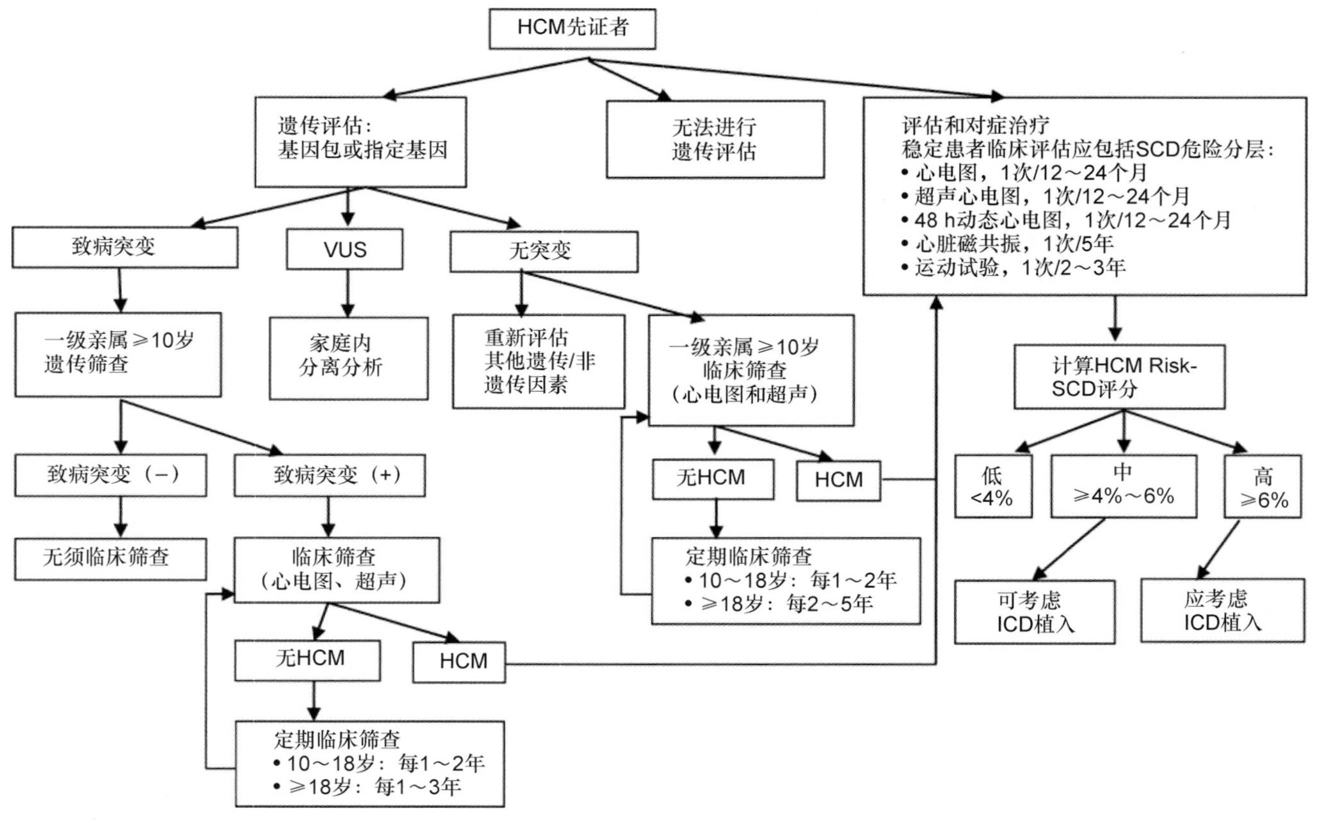

图 4.5　HCM 患者及其亲属的临床和遗传评估流程图

者中严重的 LVH 是指最大室壁厚度≥ 30 mm 或 Z 评分≥ 6。若存在 2 个或 2 个以上的上述危险因素，应考虑植入 ICD。当只存在 1 个上述危险因素时，需要综合考虑 ICD 植入后给患者及其亲属带来的益处与风险，并进行个体化评估[16]。

对于无 LVH 的突变携带者，SCD 风险可能很低，成人患者应每 2 ～ 5 年进行 1 次临床随访评估，10 ～ 18 岁的儿童患者每 1 ～ 2 年评估 1 次，评估项目包括心电图和超声心动图检查[16，65]。若在随访过程中出现 HCM 表型，则应根据 HCM Risk-SCD 模型进行 SCD 风险评估。

HCM 的遗传学基础和基因检测

HCM 呈常染色体显性遗传，目前，超过 1/2 的患者可检出致病突变[66-74]。这些致病突变可定位于很多基因，但最常见编码肌节蛋白的基因（表 4.2 和图 4.2）。肌节蛋白基因可分为编码肌丝蛋白的基因[14-15，67-68，71-73，75-78]和编码 Z 盘蛋白的基因[79-84]。

大多数患者只携带 1 个肌节蛋白基因上的杂合突变，但 3% ～ 5% 的患者可携带 2 个突变，这 2 个突变可位于同一基因（不同等位基因——复合杂合子，或非常罕见的纯合子），也可位于不同的两个基因（双基因型）。携带 2 个突变的患者通常表型更为严重，发病更早，且预后更差，提示存在基因剂量效应[68，72，74，85-89]。最常见的两个致病基因分别为编码心脏肌球蛋白结合蛋白 C 的 *MYBPC3* 和编码 β - 肌球蛋白重链的 *MYH7*（表 4.2）。这两种蛋白都是粗肌丝的主要组成部分。*MYBPC3* 基因上 70% 的突变为造成蛋白截短的无义突变或移码突变[90-91]，提示单倍剂量不足；而对于 *MYH7* 和大部分 HCM 相关基因来说，最常见的突变类型是错义突变，其产生的突变蛋白可干扰正常蛋白质的功能（显性负效应）。

自发现第一个 HCM 致病基因以来，基因型–表型的关联研究层出不穷。早期研究认为特定的突变位点（主要位于 *MYH7* 基因）与“恶性”表型相关（寿命缩短）[92-94]，而所谓的良性突变则不影响寿命[92，93，95-100]。这些所谓的“恶性”和“良性”突变在后续的许多研究中互相矛盾，但有关基因型–表型相关性的研究仍有限[73，92，96，98，101-103]。此外，

表 4.2　HCM 相关基因及其检出频率[67-68，71-74，79-84]

基因	名称	检出频率
肌节蛋白编码基因		
肌丝蛋白编码基因		
MYBPC3	肌球蛋白结合蛋白 C	13% ～ 32%
MYH7	β - 肌球蛋白重链	4% ～ 25%
TNNT2	肌钙蛋白 T2	0.5% ～ 7%
TNNI3	心脏肌钙蛋白 I	＜ 5%
MYL2	肌球蛋白轻链 2	＜ 5%
MYL3	肌球蛋白轻链 3	＜ 1%
TPM1	α - 原肌球蛋白	＜ 1%
ACTC	α - 肌动蛋白	＜ 1%
TNNC1	肌钙蛋白 C	＜ 1%
Z 盘蛋白编码基因		
ACTN2	α - 辅肌动蛋白 2	4% ～ 5%
CSRP3	半胱氨酸和甘氨酸富集蛋白 3	
LBD3（or *ZASP*）	LIM 结构域结合蛋白 3	
TCAP	肌连蛋白帽（Telethonin）	
VCL	黏着斑蛋白	
TTN	肌连蛋白	
MYOZ2	Myozenin 2	＜ 1%
非肌节蛋白编码基因[a]		**表型**
PRKAG2	AMP 活化蛋白激酶 γ2	LVH/ 预激综合征（Wolf-Parkinson-White 综合征）/ 传导异常
LAMP2	溶酶体相关膜蛋白 2	Danon 病
GLA	α - 半乳糖苷酶	法布里病
PTPN11	蛋白质酪氨酸磷酸酶非受体型 11	Noonan 综合征、LEOPARD 综合征、CFC 综合征
KRAS2	Kirsten 大鼠肉瘤病毒癌基因同源物	Noonan 综合征、LEOPARD 综合征、CFC 综合征
SOS1	交换因子同源体 1	Noonan 综合征
BRAF1	V-RAF 鼠肉瘤病毒癌基因同源物 B1	CFC 综合征
MAP2K1	促分裂原活化的蛋白激酶激酶 1	CFC 综合征
MAP2K2	促分裂原活化的蛋白激酶激酶 2	CFC 综合征
HRAS	Harvey 大鼠肉瘤病毒癌基因同源物	Costello 综合征
GAA	酸性 α 葡糖苷酶	糖原贮积症 Ⅱ 型
GDE	糖原脱支酶	糖原贮积病 Ⅲ 型
FXN	共济蛋白	Friedreich 共济失调
TTR	甲状腺素视黄质运载蛋白	Ⅰ 型淀粉样变性
线粒体 DNA		LVH 等

[a] 由于表型多样，未提供突变检出率

一些遗传学研究通过超声心动图检测发现，并不是所有的突变携带者都会出现临床表型，提示可能存在影响基因表达的其他遗传或表观遗传因素。研究还发现，位于 1 型和 2 型血管紧张素Ⅱ受体编码基因以及钙调蛋白Ⅲ基因启动子区的多态性位点也与 HCM 相关[104-106]。

非肌节基因通常与特定临床表型相关——除 HCM 外，几乎都伴有特殊的非心脏综合征表型，如与 Noonan 综合征相关的 *PTPN11* 基因，与 Danon 病相关的 *LAMP2* 基因。然而，与法布里病相关的 *GLA* 基因突变可使携带者仅出现 HCM 表型而没有法布里病的系统性症状，这种情况在女性患者中尤为多见[107]。*PRKAG2* 是另一种非肌节基因，其突变也可导致心脏单独受累，表现为预激综合征和传导性疾病（图 4.1）[108]。

HCM 中的新发突变和嵌合体非常罕见[109-113]。在特定国家或人群中还存在奠基者突变，单倍型分析提示这些突变携带者具有共同祖先。这些奠基者突变占这些国家中检出的所有突变的 10% ～ 25%。奠基者突变在荷兰[114-115]、南亚[116]、芬兰[117]、意大利[67]、日本[31]、印度[118]以及美国阿米什人群[119]中有报道。

与其他遗传病一样，HCM 患者中检出的突变可以是致病的、非致病的多态性或尚不清楚是否致病的临床意义未明的变异（variants of unknown significance，VUS）。根据美国临床遗传学协会发布的指南（http://www.acgs.uk.com/media/774853/evaluation_and_reporting_of_sequence_variants_bpgs_june_2013_-_finalpdf.pdf），突变可分为 5 类：第 1 类明确不致病，第 2 类可能不致病，第 3 类临床意义不明确，第 4 类可能致病，第 5 类明确致病。由于第 3 类和第 4 类突变的致病性并不完全明确，实验室应在检测报告中标明，需要进行包括家系分离分析在内的随访研究以明确突变的临床意义。第 3 类和第 4 类突变不应用于健康亲属的遗传级联筛查[65, 74, 120]。无义突变和移码突变通常致病，因为预测这些突变能够产生可能无功能的 C- 端截短的蛋白。此外，由于细胞内存在两种质量控制机制——可降解无义（截短）mRNA 的无义介导的 mRNA 降解[121]和降解异常蛋白质的泛素-蛋白酶体[122]，因此绝大多数情况下截短突变会导致该突变等位基因完全不能产生蛋白质，进而导致细胞内该蛋白质的单倍剂量不足。错义突变产生的突变蛋白可干扰正常蛋白质的功能（显性负效应）或具有新功能。有时无法确定某错义突变产生的是无功能还是功能异常的蛋白质。

错义突变引起的氨基酸替换可提示其致病可能性。物种间和剪接异构体间相对保守的密码子区的错义突变比位于保守性较差区域的错义突变更有可能致病。目前已开发出了不同的生物信息学方法，不仅可评估突变所在区域的保守性，还可评估突变导致的蛋白质结构、生物物理和化学特征，以及蛋白质间的相互作用。理想情况下，这些预测工具可通过与金标准进行比较来确定其有效性。这些金标准可以是功能学分析、高频突变（如奠基者突变）或与临床表型共分离。然而，这些潜在的标准各有其优势和劣势[120, 123-124]。另外，HCM 相关基因或其他基因（如肾素-血管紧张素-醛固酮系统中的基因[125-126]）的未分类变异或多态性位点都可能影响疾病表型。在大多数国家，针对 HCM 患者的 VUS 和修饰变异的功能学分析仍仅用于科研，尚未用于临床决策[120]。

对 HCM 患者进行基因检测的主要目的是对其亲属进行遗传级联筛查。与临床筛查相比，这是一种鉴别 HCM 高危亲属的更经济的方法[127-128]。由于目前对基因型-表型关联的理解尚不完全，对于大多数突变位点，基因检测结果并不能影响其临床管理。但是，也存在例外，包括双突变携带者可能表型更严重，而法布里病等非肌节蛋白基因突变导致的疾病可能有特殊的治疗方式。

目前，HCM 基因检测已从按突变频率排序优先检测少数常见基因转向进行大规模的心肌病相关及非肌节疾病相关的基因组合检测。大型基因组合检测是 NGS 技术的一种形式，具有较高的致病突变检出率和较短的检测周期。而这带来的最大问题是 VUS 的增多[129]。40 ～ 50 个基因的基因组合检测的 VUS（第 3 类突变）检出率约为 20%，若将可能致病突变（第 4 类）也算作 VUS 则该比例可上升至约 30%[74]。对于有特定非肌节基因突变相关表现的 HCM 患者，基因检测可能更有针对性。随着诊断性 DNA 检测技术的进步，以及对 DNA 变异耐受性认识的逐渐加深，需要不断再次评估哪种检测手段最适合哪类患者。

亲属筛查：遗传咨询和基因检测

由于在 HCM 患者（先证者）中检出致病突变就可通过预测性 DNA 检测进行亲属筛查，各种 HCM 专家共识和指南都推荐进行患者亲属筛查[16，38，65]。在大多数发达国家，对 HCM 患者亲属进行 DNA 检测（尤其是预测性 DNA 检测）已经逐渐普及；但由于医疗保险尚未覆盖 DNA 检测和（或）无法进行遗传咨询，DNA 检测在非西方国家仍然不够普遍，有时仅作为科研项目。作为替代，这些国家大多采用临床检查（如超声心动图和心电图）对亲属进行疾病筛查（图 4.5）。

在进行基因检测前，建议先证者或先证者亲属先接受由多学科团队特定工作组中受过专业训练的专家提供的检测前遗传咨询。对于健康的儿童，建议自 10 岁起开始进行临床检查或预测性基因检测，除非其家族中已有患病儿童或已找到非肌节基因突变[16，65]。

对于已明确致病突变（第 5 类突变）的家族，遗传级联检测是鉴别 HCM 高危亲属的最经济有效的方法。一级亲属通常是由先证者（有时是医师写的家信）告知可能需要进行预测性基因检测。他们可预约进行咨询、讨论基因检测的利弊[130-131]。不携带家族性 HCM 突变的亲属不再需要定期的心脏检查。突变携带者则需依据国际指南进行定期随访和心脏检查，以评估是否出现 LVH（成人每 1 ～ 3 年检查 1 次心电图和超声心动图，儿童每年 1 次）和（或）SCD 风险[16，38，65]。随访过程中，LVH（疾病表现）可出现于任何年龄。对于已出现 HCM 症状（如 LVH）的突变携带者，SCD 危险因素的存在可增加 SCD 风险；而对于尚无 HCM 症状的突变携带者，由于 SCD 风险很低，因此不建议进行 SCD 风险评估[16，132]。

对于未检出突变或无法进行诊断性 DNA 检测的 HCM 先证者，其一级亲属（以及发生 SCD 患者的一级亲属）仍有发病风险，因此建议进行定期心脏检查（10 ～ 18 岁的亲属每 1 ～ 2 年检查 1 次心电图和超声心动图，＞ 18 岁的亲属每 2 ～ 5 年检查 1 次）以评估是否出现提示 HCM 的心肌肥厚或心电图异常[16，38，65]。

对于检出 VUS（第 3 类或第 4 类突变）的先证者，可尝试让所有受累亲属均接受基因检测，从而进行家系分离分析，但通常受累亲属的数量不足以将该突变重新分类为确定致病。由于 HCM 不完全外显，且外显率随年龄增大而增高，因此对未受累亲属进行基因检测的价值较小。另一种方法是对亲属进行心脏检查和基因检测，然而这种方法不一定能对更多突变进行重新分类，且被检测出携带变异的亲属可能会遭受负面的心理影响，甚至当他们未出现任何表型时也会受此影响。因此，当无法进行家系分离分析或不能对 DNA 变异进行重新分类时，仍建议一级亲属定期进行心脏检查，就像那些未检出突变的 HCM 家族一样[16]。

要点总结

- HCM 是最常见的单基因遗传性心脏病，是年轻人发生 SCD 最重要的原因。
- HCM 的特点是原因不明的 LVH。
- 临床风险标志物能够鉴别 SCD 高危患者，这些患者植入 ICD 可获益。
- 50% ～ 60% 的患者能够找到致病突变，可据此对其亲属进行预测性基因检测，以鉴别 HCM 及相关 SCD 的高危亲属和无风险亲属。

参考文献

1. Coats CJ, Hollman A. Hypertrophic cardiomyopathy: lessons from history. Heart. 2008;94(10):1258–63.
2. Basso C, Calabrese F, Corrado D, Thiene G. Postmortem diagnosis in sudden cardiac death victims: macroscopic, microscopic and molecular findings. Cardiovasc Res. 2001;50(2):290–300.
3. Drory Y, Turetz Y, Hiss Y, Lev B, Fisman EZ, Pines A, et al. Sudden unexpected death in persons less than 40 years of age. Am J Cardiol. 1991;68(13):1388–92.
4. Maron BJ. Sudden death in young athletes. N Engl J Med. 2003;349(11):1064–75.
5. Hada Y, Sakamoto T, Amano K, Yamaguchi T, Takenaka K, Takahashi H, et al. Prevalence of hypertrophic cardiomyopathy in a population of adult Japanese workers as detected by echocardiographic screening. Am J Cardiol. 1987;59(1):183–4.
6. Maron BJ, Peterson EE, Maron MS, Peterson JE. Prevalence of hypertrophic cardiomyopathy in an outpatient population referred for echocardiographic study. Am J Cardiol. 1994;73(8):577–80.
7. Maron BJ, Gardin JM, Flack JM, Gidding SS, Kurosaki TT, Bild DE. Prevalence of hypertrophic cardiomyopathy in a general population of young adults. Echocardiographic analysis of 4111 subjects in the CARDIA study. Coronary artery risk development in (young) adults. Circulation. 1995;92(4):785–9.
8. Morita H, Larson MG, Barr SC, Vasan RS, O'Donnell CJ, Hirschhorn JN, et al. Single-gene mutations and increased left ventricular wall thickness in the community: the Framingham Heart Study. Circulation. 2006;113(23):2697–705.

9. Zou Y, Song L, Wang Z, Ma A, Liu T, Gu H, et al. Prevalence of idiopathic hypertrophic cardiomyopathy in China: a population-based echocardiographic analysis of 8080 adults. Am J Med. 2004;116(1):14–8.
10. Semsarian C, Ingles J, Maron MS, Maron BJ. New perspectives on the prevalence of hypertrophic cardiomyopathy. J Am Coll Cardiol. 2015;65(12):1249–54.
11. Klues HG, Schiffers A, Maron BJ. Phenotypic spectrum and patterns of left ventricular hypertrophy in hypertrophic cardiomyopathy: morphologic observations and significance as assessed by two-dimensional echocardiography in 600 patients. J Am Coll Cardiol. 1995;26(7):1699–708.
12. Maron BJ, Spirito P, Wesley Y, Arce J. Development and progression of left ventricular hypertrophy in children with hypertrophic cardiomyopathy. N Engl J Med. 1986;315(10):610–4.
13. Wigle ED, Sasson Z, Henderson MA, Ruddy TD, Fulop J, Rakowski H, et al. Hypertrophic cardiomyopathy. The importance of the site and the extent of hypertrophy. A review. Prog Cardiovasc Dis. 1985;28(1):1–83.
14. Elliott P, Andersson B, Arbustini E, Bilinska Z, Cecchi F, Charron P, et al. Classification of the cardiomyopathies: a position statement from the European Society Of Cardiology working group on myocardial and pericardial diseases. Eur Heart J. 2008;29(2): 270–6.
15. Maron BJ, Towbin JA, Thiene G, Antzelevitch C, Corrado D, Arnett D, et al. Contemporary definitions and classification of the cardiomyopathies: an American Heart Association Scientific Statement from the Council on Clinical Cardiology, Heart Failure and Transplantation Committee; Quality of Care and Outcomes Research and Functional Genomics and Translational Biology Interdisciplinary working groups; and Council on Epidemiology and Prevention. Circulation. 2006;113(14):1807–16.
16. Elliott PM, Anastasakis A, Borger MA, Borggrefe M, Cecchi F, Charron P, et al. 2014 ESC guidelines on diagnosis and management of hypertrophic cardiomyopathy: the task force for the diagnosis and management of hypertrophic cardiomyopathy of the European Society of Cardiology (ESC). Eur Heart J. 2014; 35(39):2733–79.
17. McKenna WJ, Spirito P, Desnos M, Dubourg O, Komajda M. Experience from clinical genetics in hypertrophic cardiomyopathy: proposal for new diagnostic criteria in adult members of affected families. Heart. 1997;77(2):130–2.
18. Elliott P, Baker R, Pasquale F, Quarta G, Ebrahim H, Mehta AB, et al. Prevalence of Anderson-Fabry disease in patients with hypertrophic cardiomyopathy: the European Anderson-Fabry disease survey. Heart. 2011;97(23):1957–60.
19. Limongelli G, Masarone D, D'Alessandro R, Elliott PM. Mitochondrial diseases and the heart: an overview of molecular basis, diagnosis, treatment and clinical course. Future Cardiol. 2012;8(1):71–88.
20. Limongelli G, D'Alessandro R, Maddaloni V, Rea A, Sarkozy A, McKenna WJ. Skeletal muscle involvement in cardiomyopathies. J Cardiovasc Med (Hagerstown). 2013;14(12):837–61.
21. Wilkinson JD, Lowe AM, Salbert BA, Sleeper LA, Colan SD, Cox GF, et al. Outcomes in children with Noonan syndrome and hypertrophic cardiomyopathy: a study from the Pediatric Cardiomyopathy Registry. Am Heart J. 2012;164(3):442–8.
22. Quarta CC, Kruger JL, Falk RH. Cardiac amyloidosis. Circulation. 2012;126(12):e178–82.
23. Ruberg FL, Berk JL. Transthyretin (TTR) cardiac amyloidosis. Circulation. 2012;126(10):1286–300.
24. Teare D. Asymmetrical hypertrophy of the heart in young adults. Br Heart J. 1958;20(1):1–8.
25. Chevers N. Observations on the diseases of the orifice and valves of the aorta. Guys Hosp Rep. 1842;7:387–442.
26. Vulpian A. Contribution à l'étude des rétrécissements de l'orifice ventriculo-aortique. Arch Physiol. 1868;3:456–7.
27. Maron BJ, Wolfson JK, Roberts WC. Relation between extent of cardiac muscle cell disorganization and left ventricular wall thickness in hypertrophic cardiomyopathy. Am J Cardiol. 1992;70(7): 785–90.
28. Maron BJ, Wolfson JK, Epstein SE, Roberts WC. Intramural ("small vessel") coronary artery disease in hypertrophic cardiomyopathy. J Am Coll Cardiol. 1986;8(3):545–57.
29. Ahmad F, Seidman JG, Seidman CE. The genetic basis for cardiac remodeling. Annu Rev Genomics Hum Genet. 2005;6: 185–216.
30. Tsoutsman T, Lam L, Semsarian C. Genes, calcium and modifying factors in hypertrophic cardiomyopathy. Clin Exp Pharmacol Physiol. 2006;33(1–2):139–45.
31. Kubo T, Kitaoka H, Okawa M, Matsumura Y, Hitomi N, Yamasaki N, et al. Lifelong left ventricular remodeling of hypertrophic cardiomyopathy caused by a founder frameshift deletion mutation in the cardiac Myosin-binding protein C gene among Japanese. J Am Coll Cardiol. 2005;46(9):1737–43.
32. Maron BJ. Hypertrophic cardiomyopathy: a systematic review. JAMA. 2002;287(10):1308–20.
33. Elliott PM, Gimeno Blanes JR, Mahon NG, Poloniecki JD, McKenna WJ. Relation between severity of left-ventricular hypertrophy and prognosis in patients with hypertrophic cardiomyopathy. Lancet. 2001;357(9254):420–4.
34. Maron BJ, Piccininno M, Casey SA, Bernabo P, Spirito P. Relation of extreme left ventricular hypertrophy to age in hypertrophic cardiomyopathy. Am J Cardiol. 2003;91(5):626–8.
35. Maron BJ, Casey SA, Hurrell DG, Aeppli DM. Relation of left ventricular thickness to age and gender in hypertrophic cardiomyopathy. Am J Cardiol. 2003;91(10):1195–8.
36. Biagini E, Coccolo F, Ferlito M, Perugini E, Rocchi G, Bacchi-Reggiani L, et al. Dilated-hypokinetic evolution of hypertrophic cardiomyopathy: prevalence, incidence, risk factors, and prognostic implications in pediatric and adult patients. J Am Coll Cardiol. 2005;46(8):1543–50.
37. Binder J, Ommen SR, Gersh BJ, Van Driest SL, Tajik AJ, Nishimura RA, et al. Echocardiography-guided genetic testing in hypertrophic cardiomyopathy: septal morphological features predict the presence of myofilament mutations. Mayo Clin Proc. 2006;81(4):459–67.
38. Maron BJ, McKenna WJ, Danielson GK, Kappenberger LJ, Kuhn HJ, Seidman CE, et al. American College of Cardiology/European Society of Cardiology clinical expert consensus document on hypertrophic cardiomyopathy. A report of the American College of Cardiology Foundation task force on clinical expert consensus documents and the European Society of Cardiology Committee for practice guidelines. J Am Coll Cardiol. 2003;42(9): 1687–713.
39. Sanderson JE, Gibson DG, Brown DJ, Goodwin JF. Left ventricular filling in hypertrophic cardiomyopathy. An angiographic study. Br Heart J. 1977;39(6):661–70.
40. Olivotto I, Cecchi F, Casey SA, Dolara A, Traverse JH, Maron BJ. Impact of atrial fibrillation on the clinical course of hypertrophic cardiomyopathy. Circulation. 2001;104(21):2517–24.
41. Autore C, Bernabo P, Barilla CS, Bruzzi P, Spirito P. The prognostic importance of left ventricular outflow obstruction in hypertrophic cardiomyopathy varies in relation to the severity of symptoms. J Am Coll Cardiol. 2005;45(7):1076–80.
42. Maron MS, Olivotto I, Betocchi S, Casey SA, Lesser JR, Losi MA, et al. Effect of left ventricular outflow tract obstruction on clinical outcome in hypertrophic cardiomyopathy. N Engl J Med. 2003;348(4):295–303.
43. Olivotto I, Maron BJ, Montereggi A, Mazzuoli F, Dolara A, Cecchi F. Prognostic value of systemic blood pressure response during exercise in a community-based patient population with hypertrophic cardiomyopathy. J Am Coll Cardiol. 1999;33(7): 2044–51.
44. Elliott PM, Gimeno JR, Tome MT, Shah J, Ward D, Thaman R, et al. Left ventricular outflow tract obstruction and sudden death risk in patients with hypertrophic cardiomyopathy. Eur Heart J. 2006;27(16):1933–41.
45. Morrow AG, Reitz BA, Epstein SE, Henry WL, Conkle DM, Itscoitz SB, et al. Operative treatment in hypertrophic subaortic stenosis. Techniques, and the results of pre and postoperative assessments in 83 patients. Circulation. 1975;52(1):88–102.

46. Brown ML, Schaff HV. Surgical management of obstructive hypertrophic cardiomyopathy: the gold standard. Expert Rev Cardiovasc Ther. 2008;6(5):715–22.
47. Faber L, Meissner A, Ziemssen P, Seggewiss H. Percutaneous transluminal septal myocardial ablation for hypertrophic obstructive cardiomyopathy: long term follow up of the first series of 25 patients. Heart. 2000;83(3):326–31.
48. Sorajja P, Valeti U, Nishimura RA, Ommen SR, Rihal CS, Gersh BJ, et al. Outcome of alcohol septal ablation for obstructive hypertrophic cardiomyopathy. Circulation. 2008;118(2):131–9.
49. Elliott PM, Poloniecki J, Dickie S, Sharma S, Monserrat L, Varnava A, et al. Sudden death in hypertrophic cardiomyopathy: identification of high risk patients. J Am Coll Cardiol. 2000; 36(7):2212–8.
50. Maki S, Ikeda H, Muro A, Yoshida N, Shibata A, Koga Y, et al. Predictors of sudden cardiac death in hypertrophic cardiomyopathy. Am J Cardiol. 1998;82(6):774–8.
51. McKenna W, Deanfield J, Faruqui A, England D, Oakley C, Goodwin J. Prognosis in hypertrophic cardiomyopathy: role of age and clinical, electrocardiographic and hemodynamic features. Am J Cardiol. 1981;47(3):532–8.
52. Priori SG, Aliot E, Blomstrom-Lundqvist C, Bossaert L, Breithardt G, Brugada P, et al. Task force on sudden cardiac death of the European Society of Cardiology. Eur Heart J. 2001;22(16): 1374–450.
53. Swan DA, Bell B, Oakley CM, Goodwin J. Analysis of symptomatic course and prognosis and treatment of hypertrophic obstructive cardiomyopathy. Br Heart J. 1971;33(5):671–85.
54. Koga Y, Itaya K, Toshima H. Prognosis in hypertrophic cardiomyopathy. Am Heart J. 1984;108(2):351–9.
55. Maron BJ, Spirito P. Impact of patient selection biases on the perception of hypertrophic cardiomyopathy and its natural history. Am J Cardiol. 1993;72(12):970–2.
56. Elliott PM, Gimeno JR, Thaman R, Shah J, Ward D, Dickie S, et al. Historical trends in reported survival rates in patients with hypertrophic cardiomyopathy. Heart. 2006;92(6):785–91.
57. Cecchi F, Olivotto I, Montereggi A, Squillatini G, Dolara A, Maron BJ. Prognostic value of non-sustained ventricular tachycardia and the potential role of amiodarone treatment in hypertrophic cardiomyopathy: assessment in an unselected non-referral based patient population. Heart. 1998;79(4):331–6.
58. Adabag AS, Casey SA, Kuskowski MA, Zenovich AG, Maron BJ. Spectrum and prognostic significance of arrhythmias on ambulatory Holter electrocardiogram in hypertrophic cardiomyopathy. J Am Coll Cardiol. 2005;45(5):697–704.
59. Maron BJ, Casey SA, Poliac LC, Gohman TE, Almquist AK, Aeppli DM. Clinical course of hypertrophic cardiomyopathy in a regional United States cohort. JAMA. 1999;281(7): 650–5.
60. Kofflard MJ, Waldstein DJ, Vos J, Ten Cate FJ. Prognosis in hypertrophic cardiomyopathy observed in a large clinic population. Am J Cardiol. 1993;72(12):939–43.
61. Cannan CR, Reeder GS, Bailey KR, Melton LJI, Gersh BJ. Natural history of hypertrophic cardiomyopathy. A population-based study, 1976 through 1990. Circulation. 1995;92(9): 2488–95.
62. Kyriakidis M, Triposkiadis F, Anastasakis A, Theopistou A, Tocta R, Barbetseas J, et al. Hypertrophic cardiomyopathy in Greece: clinical course and outcome. Chest. 1998;114(4): 1091–6.
63. Maron BJ, Olivotto I, Spirito P, Casey SA, Bellone P, Gohman TE, et al. Epidemiology of hypertrophic cardiomyopathy-related death: revisited in a large non-referral-based patient population. Circulation. 2000;102(8):858–64.
64. O'Mahony C, Jichi F, Pavlou M, Monserrat L, Anastasakis A, Rapezzi C, et al. A novel clinical risk prediction model for sudden cardiac death in hypertrophic cardiomyopathy (HCM risk-SCD). Eur Heart J. 2014;35(30):2010–20.
65. Charron P, Arad M, Arbustini E, Basso C, Bilinska Z, Elliott P, et al. Genetic counselling and testing in cardiomyopathies: a position statement of the European Society of Cardiology working group on myocardial and pericardial diseases. Eur Heart J. 2010;31(22):2715–26.
66. Ackerman MJ, VanDriest SL, Ommen SR, Will ML, Nishimura RA, Tajik AJ, et al. Prevalence and age-dependence of malignant mutations in the beta-myosin heavy chain and troponin T genes in hypertrophic cardiomyopathy: a comprehensive outpatient perspective. J Am Coll Cardiol. 2002;39(12):2042–8.
67. Girolami F, Olivotto I, Passerini I, Zachara E, Nistri S, Re F, et al. A molecular screening strategy based on beta-myosin heavy chain, cardiac myosin binding protein C and troponin T genes in Italian patients with hypertrophic cardiomyopathy. J Cardiovasc Med (Hagerstown). 2006;7(8):601–7.
68. Ingles J, Doolan A, Chiu C, Seidman J, Seidman C, Semsarian C. Compound and double mutations in patients with hypertrophic cardiomyopathy: implications for genetic testing and counselling. J Med Genet. 2005;42(10):e59.
69. Van Driest SL, Vasile VC, Ommen SR, Will ML, Tajik AJ, Gersh BJ, et al. Myosin binding protein C mutations and compound heterozygosity in hypertrophic cardiomyopathy. J Am Coll Cardiol. 2004;44(9):1903–10.
70. Van Driest SL, Ommen SR, Tajik AJ, Gersh BJ, Ackerman MJ. Yield of genetic testing in hypertrophic cardiomyopathy. Mayo Clin Proc. 2005;80(6):739–44.
71. Erdmann J, Daehmlow S, Wischke S, Senyuva M, Werner U, Raible J, et al. Mutation spectrum in a large cohort of unrelated consecutive patients with hypertrophic cardiomyopathy. Clin Genet. 2003;64(4):339–49.
72. Richard P, Charron P, Carrier L, Ledeuil C, Cheav T, Pichereau C, et al. Hypertrophic cardiomyopathy: distribution of disease genes, spectrum of mutations, and implications for a molecular diagnosis strategy. Circulation. 2003;107(17):2227–32.
73. Van Driest SL, Ommen SR, Tajik AJ, Gersh BJ, Ackerman MJ. Sarcomeric genotyping in hypertrophic cardiomyopathy. Mayo Clin Proc. 2005;80(4):463–9.
74. Alfares AA, Kelly MA, McDermott G, Funke BH, Lebo MS, Baxter SB, et al. Results of clinical genetic testing of 2,912 probands with hypertrophic cardiomyopathy: expanded panels offer limited additional sensitivity. Genet Med: Off J Am Coll Med Genet. 2015;17(11):880–8.
75. Bonne G, Carrier L, Bercovici J, Cruaud C, Richard P, Hainque B, et al. Cardiac myosin binding protein-C gene splice acceptor site mutation is associated with familial hypertrophic cardiomyopathy. Nat Genet. 1995;11(4):438–40.
76. Geisterfer-Lowrance AA, Kass S, Tanigawa G, Vosberg HP, McKenna W, Seidman CE, et al. A molecular basis for familial hypertrophic cardiomyopathy: a beta cardiac myosin heavy chain gene missense mutation. Cell. 1990;62(5):999–1006.
77. Watkins H, Conner D, Thierfelder L, Jarcho JA, MacRae C, McKenna WJ, et al. Mutations in the cardiac myosin binding protein-C gene on chromosome 11 cause familial hypertrophic cardiomyopathy. Nat Genet. 1995;11(4):434–7.
78. Watkins H, McKenna WJ, Thierfelder L, Suk HJ, Anan R, O'Donoghue A, et al. Mutations in the genes for cardiac Troponin T and {alpha}-Tropomyosin in hypertrophic cardiomyopathy. N Engl J Med. 1995;332(16):1058–65.
79. Posch MG, Thiemann L, Tomasov P, Veselka J, Cardim N, Garcia-Castro M, et al. Sequence analysis of myozenin 2 in 438 European patients with familial hypertrophic cardiomyopathy. Med Sci Monit. 2008;14(7):CR372–CR4.
80. Osio A, Tan L, Chen SN, Lombardi R, Nagueh SF, Shete S, et al. Myozenin 2 is a novel gene for human hypertrophic cardiomyopathy. Circ Res. 2007;100(6):766–8.
81. Vasile VC, Will ML, Ommen SR, Edwards WD, Olson TM, Ackerman MJ. Identification of a metavinculin missense mutation, R975W, associated with both hypertrophic and dilated cardiomyopathy. Mol Genet Metab. 2006;87(2):169–74.
82. Theis JL, Bos JM, Bartleson VB, Will ML, Binder J, Vatta M, et al. Echocardiographic-determined septal morphology in Z-disc hypertrophic cardiomyopathy. Biochem Biophys Res Commun. 2006;351(4):896–902.
83. Bos JM, Poley RN, Ny M, Tester DJ, Xu X, Vatta M, et al.

Genotype-phenotype relationships involving hypertrophic cardiomyopathy-associated mutations in titin, muscle LIM protein, and telethonin. Mol Genet Metab. 2006;88(1):78–85.

84. Hayashi T, Arimura T, Itoh-Satoh M, Ueda K, Hohda S, Inagaki N, et al. Tcap gene mutations in hypertrophic cardiomyopathy and dilated cardiomyopathy. J Am Coll Cardiol. 2004;44(11): 2192–201.

85. Ho CY, Lever HM, DeSanctis R, Farver CF, Seidman JG, Seidman CE. Homozygous mutation in cardiac troponin T: implications for hypertrophic cardiomyopathy. Circulation. 2000;102(16):1950–5.

86. Lekanne Deprez RH, Muurling-Vlietman JJ, Hruda J, Baars MJ, Wijnaendts LC, Stolte-Dijkstra I, et al. Two cases of severe neonatal hypertrophic cardiomyopathy caused by compound heterozygous mutations in the MYBPC3 gene. J Med Genet. 2006;43(10):829–32.

87. Richard P, Isnard R, Carrier L, Dubourg O, Donatien Y, Mathieu B, et al. Double heterozygosity for mutations in the beta-myosin heavy chain and in the cardiac myosin binding protein C genes in a family with hypertrophic cardiomyopathy. J Med Genet. 1999;36(7):542–5.

88. Richard P, Charron P, Leclercq C, Ledeuil C, Carrier L, Dubourg O, et al. Homozygotes for a R869G mutation in the beta -myosin heavy chain gene have a severe form of familial hypertrophic cardiomyopathy. J Mol Cell Cardiol. 2000;32(8): 1575–83.

89. Girolami F, Ho CY, Semsarian C, Baldi M, Will ML, Baldini K, et al. Clinical features and outcome of hypertrophic cardiomyopathy associated with triple sarcomere protein gene mutations. J Am Coll Cardiol. 2010;55(14):1444–53.

90. Carrier L, Bonne G, Bahrend E, Yu B, Richard P, Niel F, et al. Organization and sequence of human cardiac myosin binding protein C gene (MYBPC3) and identification of mutations predicted to produce truncated proteins in familial hypertrophic cardiomyopathy. Circ Res. 1997;80(3):427–34.

91. Richard P, Villard E, Charron P, Isnard R. The Genetic Bases of Cardiomyopathies. J Am Coll Cardiol. 2006;48(9, Supplement 1): A79–89.

92. Marian AJ, Mares Jr A, Kelly DP, Yu QT, Abchee AB, Hill R, et al. Sudden cardiac death in hypertrophic cardiomyopathy. Variability in phenotypic expression of beta-myosin heavy chain mutations. Eur Heart J. 1995;16(3):368–76.

93. Anan R, Greve G, Thierfelder L, Watkins H, McKenna WJ, Solomon S, et al. Prognostic implications of novel beta cardiac myosin heavy chain gene mutations that cause familial hypertrophic cardiomyopathy. J Clin Invest. 1994;93(1):280–5.

94. Hwang TH, Lee WH, Kimura A, Satoh M, Nakamura T, Kim MK, et al. Early expression of a malignant phenotype of familial hypertrophic cardiomyopathy associated with a Gly716Arg myosin heavy chain mutation in a Korean family. Am J Cardiol. 1998; 82(12):1509–13.

95. Marian AJ, Roberts R. Molecular genetic basis of hypertrophic cardiomyopathy: genetic markers for sudden cardiac death. J Cardiovasc Electrophysiol. 1998;9(1):88–99.

96. Watkins H, Rosenzweig A, Hwang DS, Levi T, McKenna W, Seidman CE, et al. Characteristics and prognostic implications of myosin missense mutations in familial hypertrophic cardiomyopathy. N Engl J Med. 1992;326(17):1108–14.

97. Roberts R, Sigwart U. New concepts in hypertrophic cardiomyopathies, part II. Circulation. 2001;104(18):2249–52.

98. Fananapazir L, Epstein ND. Genotype-phenotype correlations in hypertrophic cardiomyopathy. Insights provided by comparisons of kindreds with distinct and identical beta-myosin heavy chain gene mutations. Circulation. 1994;89(1):22–32.

99. Consevage MW, Salada GC, Baylen BG, Ladda RL, Rogan PK. A new missense mutation, Arg719Gln, in the beta-cardiac heavy chain myosin gene of patients with familial hypertrophic cardiomyopathy. Hum Mol Genet. 1994;3(6):1025–6.

100. Coviello DA, Maron BJ, Spirito P, Watkins H, Vosberg HP, Thierfelder L, et al. Clinical features of hypertrophic cardiomyopathy caused by mutation of a "hot spot" in the alpha-tropomyosin gene. J Am Coll Cardiol. 1997;29(3):635–40.

101. Havndrup O, Bundgaard H, Andersen PS, Larsen LA, Vuust J, Kjeldsen K, et al. The Val606Met mutation in the cardiac beta-myosin heavy chain gene in patients with familial hypertrophic cardiomyopathy is associated with a high risk of sudden death at young age. Am J Cardiol. 2001;87(11):1315–7.

102. Epstein ND, Cohn GM, Cyran F, Fananapazir L. Differences in clinical expression of hypertrophic cardiomyopathy associated with two distinct mutations in the beta-myosin heavy chain gene. A 908Leu----Val mutation and a 403Arg----Gln mutation. Circulation. 1992;86(2):345–52.

103. Van Driest SL, Ackerman MJ, Ommen SR, Shakur R, Will ML, Nishimura RA, et al. Prevalence and severity of "benign" mutations in the beta-myosin heavy chain, cardiac troponin T, and alpha-tropomyosin genes in hypertrophic cardiomyopathy. Circulation. 2002;106(24):3085–90.

104. Deinum J, van Gool JM, Kofflard MJ, Ten Cate FJ, Danser AH. Angiotensin II type 2 receptors and cardiac hypertrophy in women with hypertrophic cardiomyopathy. Hypertension. 2001;38(6): 1278–81.

105. Osterop AP, Kofflard MJ, Sandkuijl LA, Ten Cate FJ, Krams R, Schalekamp MA, et al. AT1 receptor A/C1166 polymorphism contributes to cardiac hypertrophy in subjects with hypertrophic cardiomyopathy. Hypertension. 1998;32(5):825–30.

106. Friedrich FW, Bausero P, Sun Y, Treszl A, Kramer E, Juhr D, et al. A new polymorphism in human calmodulin III gene promoter is a potential modifier gene for familial hypertrophic cardiomyopathy. Eur Heart J. 2009;30(13):1648–55.

107. Monserrat L, Gimeno-Blanes JR, Marin F, Hermida-Prieto M, Garcia-Honrubia A, Perez I, et al. Prevalence of Fabry disease in a cohort of 508 unrelated patients with hypertrophic cardiomyopathy. J Am Coll Cardiol. 50(25):2399–403.

108. Gollob MH, Green MS, Tang AS, Roberts R. PRKAG2 cardiac syndrome: familial ventricular preexcitation, conduction system disease, and cardiac hypertrophy. Curr Opin Cardiol. 2002; 17(3):229–34.

109. Rai TS, Ahmad S, Bahl A, Ahuja M, Ahluwalia TS, Singh B, et al. Genotype phenotype correlations of cardiac beta-myosin heavy chain mutations in Indian patients with hypertrophic and dilated cardiomyopathy. Mol Cell Biochem. 2009;321(1–2): 189–96.

110. Forissier JF, Richard P, Briault S, Ledeuil C, Dubourg O, Charbonnier B, et al. First description of germline mosaicism in familial hypertrophic cardiomyopathy. J Med Genet. 2000;37(2): 132–4.

111. Watkins H, Thierfelder L, Hwang DS, McKenna W, Seidman JG, Seidman CE. Sporadic hypertrophic cardiomyopathy due to de novo myosin mutations. J Clin Invest. 1992;90(5): 1666–71.

112. Watkins H, Anan R, Coviello DA, Spirito P, Seidman JG, Seidman CE. A de novo mutation in alpha-tropomyosin that causes hypertrophic cardiomyopathy. Circulation. 1995;91(9):2302–5.

113. Cuda G, Perrotti N, Perticone F, Mattioli PL. A previously undescribed de novo insertion-deletion mutation in the beta myosin heavy chain gene in a kindred with familial hypertrophic cardiomyopathy. Heart. 1996;76(5):451–2.

114. Alders M, Jongbloed R, Deelen W, van den Wijngaard A, Doevendans P, Ten Cate F, et al. The 2373insG mutation in the MYBPC3 gene is a founder mutation, which accounts for nearly one-fourth of the HCM cases in the Netherlands. Eur Heart J. 2003;24(20):1848–53.

115. Michels M, Solima OII, Kofflard MJ, Hoedemaekers YM, Dooijes D, Majoor-Krakauer D, et al. Diastolic abnormalities as the first feature of hypertrophic cardiomyopathy in Dutch myosin-binding protein C founder mutations. J Am Coll Cardiol Img. 2009;2: 58–64.

116. Moolman-Smook JC, De Lange WJ, Bruwer EC, Brink PA, Corfield VA. The origins of hypertrophic cardiomyopathy-causing mutations in two South African subpopulations: a unique profile of both independent and founder events. Am J Hum Genet. 1999;65(5):1308–20.

117. Jaaskelainen P, Miettinen R, Karkkainen P, Toivonen L, Laakso M, Kuusisto J. Genetics of hypertrophic cardiomyopathy in east-

ern Finland: few founder mutations with benign or intermediary phenotypes. Ann Med. 2004;36(1):23–32.
118. Dhandapany PS, Sadayappan S, Xue Y, Powell GT, Rani DS, Nallari P, et al. A common MYBPC3 (cardiac myosin binding protein C) variant associated with cardiomyopathies in South Asia. Nat Genet. 2009;41(2):187–91.
119. Zahka K, Kalidas K, Simpson MA, Cross H, Keller BB, Galambos C, et al. Homozygous mutation of MYBPC3 associated with severe infantile hypertrophic cardiomyopathy at high frequency among the Amish. Heart. 2008;94(10):1326–30.
120. Mogensen J, van Tintelen JP, Fokstuen S, Elliott P, van Langen IM, Meder B, et al. The current role of next-generation DNA sequencing in routine care of patients with hereditary cardiovascular conditions: a viewpoint paper of the European Society of Cardiology working group on myocardial and pericardial diseases and members of the European Society of Human Genetics. Eur Heart J. 2015;36(22):1367–70.
121. Garneau NL, Wilusz J, Wilusz CJ. The highways and byways of mRNA decay. Nat Rev Mol Cell Biol. 2007;8(2):113–26.
122. Mearini G, Schlossarek S, Willis MS, Carrier L. The ubiquitin-proteasome system in cardiac dysfunction. Biochim Biophys Acta. 2008;1782(12):749–63.
123. Chan PA, Duraisamy S, Miller PJ, Newell JA, McBride C, Bond JP, et al. Interpreting missense variants: comparing computational methods in human disease genes CDKN2A, MLH1, MSH2, MECP2, and tyrosinase (TYR). Human mutation. 2007;28(7): 683–93.
124. Goldgar DE, Easton DF, Byrnes GB, Spurdle AB, Iversen ES, Greenblatt MS. Genetic evidence and integration of various data sources for classifying uncertain variants into a single model. Hum Mutat. 2008;29(11):1265–72.
125. Ortlepp JR, Vosberg HP, Reith S, Ohme F, Mahon NG, Schroder D, et al. Genetic polymorphisms in the renin-angiotensin-aldosterone system associated with expression of left ventricular hypertrophy in hypertrophic cardiomyopathy: a study of five polymorphic genes in a family with a disease causing mutation in the myosin binding protein C gene. Heart. 2002;87(3):270–5.
126. Perkins MJ, Van Driest SL, Ellsworth EG, Will ML, Gersh BJ, Ommen SR, et al. Gene-specific modifying effects of pro-LVH polymorphisms involving the renin-angiotensin-aldosterone system among 389 unrelated patients with hypertrophic cardiomyopathy. Eur Heart J. 2005;26(22):2457–62.
127. Ingles J, McGaughran J, Scuffham PA, Atherton J, Semsarian C. A cost-effectiveness model of genetic testing for the evaluation of families with hypertrophic cardiomyopathy. Heart. 2012;98(8): 625–30.
128. Wordsworth S, Leal J, Blair E, Legood R, Thomson K, Seller A, et al. DNA testing for hypertrophic cardiomyopathy: a cost-effectiveness model. Eur Heart J. 2010;31(8):926–35.
129. Lubitz SA, Ellinor PT. Next-generation sequencing for the diagnosis of cardiac arrhythmia syndromes. Heart Rhythm. 2015;12(5): 1062–70.
130. Christiaans I, Birnie E, Bonsel GJ, Wilde AAM, van Langen IM. Uptake of genetic counselling and predictive DNA testing in hypertrophic cardiomyopathy. Eur J Hum Genet. 2008;16(10):1201–7.
131. van der Roest WP, Pennings JM, Bakker M, van den Berg MP, van Tintelen JP. Family letters are an effective way to inform relatives about inherited cardiac disease. Am J Med Genet A. 2009; 149a(3):357–63.
132. Christiaans I, Birnie E, Bonsel GJ, Mannens MM, Michels M, Majoor-Krakauer D, et al. Manifest disease, risk factors for sudden cardiac death, and cardiac events in a large nationwide cohort of predictively tested hypertrophic cardiomyopathy mutation carriers: determining the best cardiological screening strategy. Eur Heart J. 2011;32(9):1161–70.

5 扩张型心肌病

JA Jansweijer，R. Hershberger，KY Van Spaendonck
汪道武　陈鹏　李宗哲　译

摘　要

扩张型心肌病（DCM）是一种以左心室收缩功能不全和左心室扩张为特征的疾病。对特发性扩张型心肌病（idiopathic dilated cardiomyopathy，iDCM）遗传基础的认识已取得显著进展。目前发现有超过 30 个基因的罕见变异会影响多种重要心肌蛋白，最终引起 DCM；其中一部分基因也与其他类型的心肌病、肌营养不良或综合征性疾病相关。本章提供了关于 DCM 基因筛查和心脏筛查的推荐。

引言

在导致 DCM 的病因中，多种是临床可检测的原因，但这里指的是已排除常见临床可检测原因的不明原因 DCM。DCM 发病时可无症状，也可伴有心力衰竭、心律失常、附壁血栓栓塞或心脏性猝死（SCD）。即使经过治疗，DCM 的死亡率也很高，且是心脏移植最常见的适应证。

1972 年首次对心肌病进行明确分类[1]，1980 年世界卫生组织（World Health Organization，WHO）重申[2]，将 DCM 定义为原因不明的、以左心室收缩功能不全和左心室扩张为特征的心肌病。美国心脏协会（AHA）遵循 1995 年更新的 WHO 定义[3]，将 DCM 定义为以心室腔扩大、收缩功能不全且左心室室壁厚度正常为特征的心肌病[4]。欧洲心脏病学会（ESC）进一步缩小 DCM 的定义范围，定义为在无异常负荷（如高血压、心脏瓣膜疾病或导致整体收缩功能异常的冠状动脉疾病）的情况下伴有左心室扩张和左心室收缩功能不全的心肌病[5]。

随后，ESC 的一份立场声明提出了对 DCM 定义的修订，其中 DCM 被视为具有左心室扩张、左心室功能受损、传导系统疾病和心律失常的一系列临床表现。这项声明中引入了一类新的遗传性非扩张型心肌病（hereditary nondilated cardiomyopathy，HNDC）作为该疾病谱的一部分，其表现为无法用异常负荷状态或冠状动脉疾病解释的双心室整体收缩功能不全，但不伴有左心室扩张[6]。这项声明也提出了 DCM 的临床前期阶段这一定义，表现为孤立性心室扩张，这种现象被视为患者亲属出现 DCM 的早期征象[7]。

目前尚不清楚 DCM 的患病率。1975—1984 年进行的一项基于人群的研究发现，年龄和性别校正后的年发病率为 6/100 000，患病率为 1/2700[8]。但这个数字无疑显著低估了 DCM 的发病率。近期的一篇综述采用多种方法推断 DCM 的患病率可能是目前已知的 10 倍以上，即 1/250[9]。

DCM 可分为 iDCM、继发于其他原因的 DCM 和综合征性 DCM（同时具有心脏表现和心脏外表现）。家族性 DCM（familial DCM，fDCM）是指排除所有临床可检测的常见原因后，该家族中有 2 例或 2 例以上近亲患有 DCM[9-10]。欧洲指南也将 DCM 患者一级亲属中 35 岁以前发生的不明原因猝死列为诊断 fDCM 的标准[10]。非遗传性 DCM 可继发于多种原因，包括缺血性因素、结构性因素、内分泌因素及环境因素。由于缺血性因素被排除在特发性 DCM 定义之外，所以评估 DCM 患者时应排除冠状动脉疾病，特别是 40 岁以上的男性和 45 岁以上的女性，甚至是存在高危冠状动脉病危险因素的年轻人，包括有明显的早发性心肌梗死家族史、高胆固醇血症或有吸烟史。

DCM 也可出现在神经肌肉病或有心脏外症状的综合征性疾病中，包括代谢病、线粒体病和染色体病。这一类型的 DCM 也具有遗传性，但与局限于心脏症状的 DCM 相比，其致病基因、疾病进展和流行病学均不相同。与成年期发病的 DCM 相比，儿童期发病的 DCM 的病因更加多样化，更常伴有其他心脏外症状。

本章将首先介绍 DCM 的临床方面，随后将重点转向遗传性 DCM 的临床和分子特征以及家族筛查。

临床表现

许多 DCM 患者于 30 ～ 40 岁发病[11]，表现为心力衰竭（80% ～ 85%）、心律失常（15%）和血栓栓塞（1% ～ 2%）。同时，猝死患者尸检后也能确诊 DCM。儿童期发病的 DCM 较成年期发病罕见，但病因更多样化，鉴别诊断也更广泛。

在进行现代化治疗之前，报道的 DCM 的两年死亡率为 66%[12]。虽然近期无系统性评估 DCM 死亡率的研究，但鉴于心力衰竭的死亡率与进行现代治疗前的 DCM 死亡率相当，似乎可以用普通心力衰竭的数据做类比。这些数据表明，虽然随着时间的推移，DCM 的治疗已取得了重大进展，但其 5 年死亡率仍然高达 50%[13-16]。

DCM 的病因

DCM 的病因广泛且复杂，涉及遗传和非遗传因素，总结如表 5.1 所示。临床上无法明确病因的 DCM 被称为 iDCM。遗传因素是此类 DCM 最常见的病因，推荐进行家族筛查以确定是否为 fDCM。

在大多数情况下，遗传性 DCM 的遗传模式为常染色体显性遗传，特点为年龄依赖性外显率及表现度差异。已发现 50 余个基因的罕见变异与 DCM 有关。尽管相关基因很多[17]，且基因检测技术的进步使得诊断时能在患者中检测更多基因，但仍然仅能在约 40% 的病例中找到可能致病的遗传缺陷[18-20]。除 fDCM 外，散发 iDCM 也可由遗传因素导致[21-23]，但尚不清楚这类 DCM 是否大多有遗传基础，其潜在的遗传机制也尚不明确[9]。一部分散发病例实际上可能是 fDCM，但由于其外显率低（年龄相关）、家庭成员少或亲属检测不完全而未能被诊断。一项 DCM 队列研究表明，多达 1/3 的患者存在多个疾病相关的罕见变异，这表明寡基因遗传机制可能在其中起作用[24]。

DCM 作为同时具有心脏和心脏外表现的疾病的一部分时，可由神经肌肉病、先天性代谢障碍和畸形引起。这类 DCM 在儿童期发病的患者中更常见。不同类型儿童期发病的 DCM 间发病年龄和预后[25]存在差异，潜在的致病基因和遗传模式也有所不同。表 5.1 列出了一些最相关的儿童期发病的 DCM 及其致病基因。该类 DCM 中有 2/3 仍难以明确病因[25]，而使用外显子组测序等新技术很可能会降低此数字，虽然近期尚无针对儿童期 DCM 的研究来证实此推测。本章的其余部分将重点讨论成年期发病的 DCM。

围产期心肌病（peripartum cardiomyopathy，PPCM）是指在妊娠期或分娩后数月内出现的无临床可检测病因的 DCM[26]。关于 PPCM 的病因仍有相当多争论，但一部分 PPCM 已被发现有遗传因素[27-29]。尽管如此，目前仍无法全面了解所有 PPCM 患者的病因。

心肌炎是心肌的一种炎症性疾病，可由感染或自身免疫异常导致，很多病例的病因尚不明确。心肌炎在大多数情况下可自愈，但在某些情况下会进展为 DCM。据推测，心肌炎可引发遗传性 DCM，与某些可导致 DCM 的有心脏毒性的化疗药物相似[30-31]。

临床诊断

ESC 的心肌和心包疾病工作小组已阐明了根据临床症状诊断 DCM 的临床方法[32]。诊断过程中的每一步都能收集可帮助明确鉴别诊断 DCM 病因的信息。

除临床表现外，病史和体格检查对诊断也十分重要。收集个人史和病史时，应注意询问已知能引起 DCM 的药物原因，并评估环境风险因素，如使用癌症化疗药物、酗酒或其他药物滥用。应记录患者的家族史，重点关注有心肌病、心力衰竭、SCD、

表 5.1　DCM 的分类

主要分类	子分类 / 病因及举例
非遗传性 DCM	缺血性 　冠状动脉疾病（伴或不伴梗死） 结构性心脏病 　心脏瓣膜疾病、先天性心脏病、压力或容量超负荷 毒物 　化疗（蒽环类、烷化剂、曲妥珠单抗）、乙醇 感染 　病毒（如 HIV）、其他感染性病因（如莱姆病） 自身免疫 　系统性红斑狼疮、非感染性心肌炎 浸润性 　淀粉样变性、结节病 内分泌 　糖尿病、甲状腺功能减低和亢进、库欣病 / 原发性慢性肾上腺皮质功能减退症（Addison 病） 代谢性 　维生素 B_1 或肉碱缺乏症、低钙血症、低磷血症 其他 　心动过速、川崎病
遗传性 DCM	家族性 DCM、（散发）特发性 DCM、PPCM
DCM 作为有非心脏症状疾病的一部分	神经肌肉病 　进行性假肥大性肌营养不良 / 贝克肌营养不良（*DMD*） 　肌强直性营养不良（*DMPK*） 　肢带型肌营养不良（*LMNA*、*SGCD*、*SGCB*） 　Laing 肌病（*MYH7*） 　肌原纤维肌病（*DES*） 综合征性 / 代谢性 　肉碱缺乏（*SLC22A5*） 　糖基化障碍（*DOLK* 或 *PGMJ*） 　Alstrom 综合征（*ALMS1*） 　Barth 综合征（*TAZ*） 线粒体 　母系遗传的糖尿病和耳聋（MIDD） 　Kearns-Sayre 综合征 染色体病 　1p36 缺失综合征

心脏移植、心脏起搏器或除颤器植入、早发性卒中及骨骼肌病的家庭成员。若为家族性疾病，家族史可帮助确定 DCM 的遗传模式，并可能帮助识别该家族中 DCM 的特征性病因。患者的体格检查应不仅针对心脏症状，也要注意心脏外症状，尤其是骨骼肌无力的情况。在儿童中，体格检查应重点关注与儿童期发病的 DCM 相关的典型畸形或综合征体征。由于家族史对于检出家族性 DCM 来说并不敏感，因此推荐一级亲属进行临床筛查以便对无症状的 DCM 进行早期诊断。

由于标准心电图可能表现出提示结构性异常或电活动异常的特征，因此所有心血管评估均应进行心电图检查。特定心电图表现在某些遗传性 DCM 中更为常见，如 *LMNA*[33] 或 *DES*[34] 引起的 DCM 中的房室传导系统疾病。

应进行常规实验室检查来评估疾病的严重程度，并确定其他引起或加重左心室功能不全和心律失常的因素。具体来说，缺血性疾病或心肌炎[35] 能够检测到心肌酶［肌酸激酶（creatine kinase，CK）、肌酸激酶同工酶（creatine kinase myocardial band，

CK-MB）、肌钙蛋白（troponin）］升高，也可检测到内分泌功能障碍（甲状腺激素水平升高或降低）、传染病或代谢功能障碍，以及营养缺陷。为排除缺血性疾病，需进行冠状动脉造影（coronary angiogram，CAG）。

另一个重要步骤是心脏影像学检查，可全面评估左心室扩张及收缩功能不全的程度。超声心动图是应用最广泛的成像方法，易于评估心脏功能和大小。此外，超声心动图还可表明引起左心室功能不全的病因（如瓣膜功能障碍）、提示缺血性疾病的区域性室壁运动异常、心肌炎或应激性心肌病，或提示淀粉样变性和结节病等浸润性疾病的室间隔增厚。其他发现也能帮助鉴别诊断，如左心室致密化不全（LVNC）。

从早期的 M 型超声心动图研究[36]到近期的美国共识文件[37]，大部分权威机构均认为，超声心动图左心室射血分数（LVEF）的正常下限值为 50%。近期基于更大型人群的研究表明，成人 LVEF 的正常下限值是 52%[38-39]。然而，ESC 将 DCM 定义为 LVEF < 45%，这一标准在现代成像精度的情况下可能过于严格，因为 LVEF 为 45% ～ 50% 的人也被视为异常。对左心室大小的评估更具挑战性，最初使用 M 型（一维）超声对婴儿、儿童及成人进行检测的标准是基于一个从 93 例年轻人和 136 例老年人的超声数据推导出的方程[40]。后来更新为从一个更大规模队列研究中得到的标准，该研究基于身高和性别的方法，对 1099 例无已知心血管病的成人进行分析[41]。随着二维超声心动图的兴起，M 型衍生的二维引导测量逐渐得到提倡。近期的美国 / 欧洲共识声明采用基于性别的方法和体表面积（BSA）来估计左心室的大小[38]。

与超声心动图相比，CMR 成像可更准确地评估心脏功能和形态。CMR 也可用于组织成分分析，这有助于诊断缺血性心脏病（晚期钆增强）和心肌炎（晚期钆增强、T1 和 T2 加权像）[42-43]、淀粉样变性和结节病，并可用于检测可能累及左心室的致心律失常型右心室心肌病（ARVC）中常见的纤维脂肪替代。

特别是当家族史提示存在遗传病时，诊断过程中应辅以基因检测。对 fDCM 家系中亲属的 DCM 评估应使用比先证者更宽松的诊断标准。

临床治疗

DCM 的临床管理旨在缓解症状并降低死亡率，且应遵循 ESC 和 ACCF/AHA 指南[44-45]。简言之，DCM 的治疗包括血管紧张素转化酶抑制剂（angiotensin converting enzyme inhibitor，ACEI）或血管紧张素受体拮抗剂（angiotensin receptor blocker，ARB）及 β 受体阻滞剂预防或治疗心力衰竭，以降低发病率和死亡率，醛固酮受体拮抗剂可用于 NYHA 心功能分级 Ⅱ ～ Ⅳ 级且 LVEF ≤ 35% 的心力衰竭患者以降低其发病率和死亡率，而利尿剂可用于缓解心力衰竭症状。某些患者可考虑进一步的药物治疗。任何原因引起的 DCM 均应进行治疗，如缺血性疾病和引起负荷异常的疾病（包括高血压和心脏瓣膜疾病）。已最大限度使用各类药物治疗的患者可考虑器械治疗，从而减轻症状（心脏再同步化治疗）或进行 SCD 的一级预防以降低死亡率。

根据遗传病的病因，治疗也可能偏离指南推荐。例如，某些基因中的突变比其他基因中的突变更易引起心律失常。特别是携带 *LMNA* 突变时，多种危险因素的存在均可指导早期植入除颤器治疗[46]。

分子诊断

在 fDCM 中，可通过基因检测寻找遗传病因。在明显散发的 iDCM 病例中，也可考虑进行基因检测，因为这些患者也可能携带致病变异[21-22]。在过去的 20 多年中，对 DCM 先证者进行的基因检测是逐一对每个基因进行检测，从最常见的相关基因开始，并通过临床表现中的线索导向可能致病的基因。Sanger 测序法用于检出大多数变异类型，对于特定变异类型（如部分外显子缺失），可使用多重连接依赖性探针扩增（multiplex ligation-dependent probe amplification，MLPA）技术。近年来，下一代测序（NGS）已被普遍接受，加之成本的不断下降，使得基因组合检测、全外显子测序（WES），甚至全基因组测序（WGS）成为可能。由于能导致 DCM 的突变基因数目超过 50 个，NGS 的应用可显著加快 DCM 患者的基因检测流程。此外，DCM 最常见的遗传病因[20-21, 24]是 *TTN* 中的截短突变，而 *TTN* 是一个非常庞大的基因，必须通过 NGS 使其临床检测成为可能。虽然NGS基因组合检测可快速获得结果，但仍然比对逐个基因进行Sanger测序所需的时间长。靶向基因的NGS不但可替代Sanger测序，似乎也足够敏感，从而可以代替MLPA[47-48]。在一些罕见的情况下，报警征象提示特定的遗传亚型（如*LMNA*引起的DCM），此时通过Sanger测序检测特定基因可更快诊断。若存在神经肌肉病的征象，检测与神经肌肉受累相关的特定基因会提高基因检测的诊断效率[22]。由于儿童期发病的DCM的病因更常涉及综合征性/代谢性和神经肌肉病，涉及成年期发病的DCM基因组合检测中未包括的基因，因此这些患者的分子诊断方法包括的范围应比成年期发病的DCM更广。对儿童期发病的DCM进行的基因检测也可包括对患者及其父母进行WES或WGS以确定致病突变。虽然有关儿童期发病的DCM基因检测的文献很少，但这种方法可提供比基因组合检测更多的基因信息，并能够检出新发突变和新的致病基因[49]，且可能意外检出其他潜在疾病。

然而，NGS基因组合测序（甚至是WES/WGS）在能够检测更多基因的同时，也带来一些担忧。当检测46个基因时，检出的VUS百分比增加至60%[50]。因此，基因数据的解读成为一种挑战，主要原因是除少数奠基者突变外，大部分致病变异是患者及其家族所特有的。理想状态下，疾病和变异的共分离可证明变异的致病性。此外，对变异或受影响基因的体外功能学数据进行分析可为变异致病的可能性提供信息。多种软件工具可通过评估氨基酸改变、剪接效应和进化变异的影响，对变异进行分类。然而，对这些基于软件预测的方法应谨慎解读，因为其仅具有预测价值，用于诊断时应结合其他数据。

虽然目前已有功能强大的大型参考数据库（如ExAC数据库[51]），但仍缺乏明确定义的DCM队列的大规模共享数据。特别是变异的共分离信息。此外，几乎没有可用的标准化和完整的临床表型信息。变异分类尚未被系统地应用于商业检测实验室或科学研究小组。此外，随着时间的推移，收集到的特定变异相关信息越来越多，变异的分类也可能改变，因此变异数据库也需要定期更新。理想情况下，这需要持续的管理和全球范围内的合作。基于美国的临床遗传资源库（ClinGen）及其ClinVar数据库（http://www.ncbi.nlm.nih.gov/clinvar/）提出要收集和校对这些数据，且已开始了此项工作[52]。

分子遗传学

目前，已有超过50个基因被报道与DCM相关，但并非所有基因都有证据表明可导致DCM[17]。DCM中最常见的突变基因是*TTN*和*LMNA*，但每个地区的数据都有差异，其原因包括奠基者突变的发生频率不同等[20-22, 24]。相关基因大多编码肌节、Z盘或细胞骨架蛋白，但与肥厚型心肌病（HCM）和ARVC相比，也有编码心肌细胞的结构蛋白、功能蛋白和通路蛋白的基因（表5.2、表5.3和图5.1）。多种突变及其影响的基因通过不同的病理生理学作用导致不同的DCM临床表型，目前尚不清楚所有基因的发病机制。有些临床表型重叠的综合征可同时表现为DCM和其他类型的心肌病。这从基因的角度是可以理解的，因为许多DCM基因都与1种或多种其他类型的心肌病相关（如*MYH7*可导致DCM和LVNC[53-54]，*DSP*和*PLN*均可导致DCM和ARVC[55-57]）。

fDCM通常呈常染色体显性遗传，但也有隐性遗传[58]、X连锁遗传[59]和线粒体遗传[60]模式的报道。错义突变最常见，但也有框内插入和缺失、移码突变、剪接突变和无义突变。

家族性突变的外显率通常不完全，且大多数情况下其发病与年龄相关，这意味着突变携带者进展为DCM的概率随年龄的增加而增加。即使在同一家族内携带同一突变的患者，其临床表型的严重程度和临床特征均有差异。例如，一位亲属可能进展为结构性心肌病，而另一位可进展为传导系统疾病或心律失常。目前尚不清楚造成疾病不完全外显率和表现度差异的原因。有人提出多因素模型假说，即通过1个或多个常见或罕见变异和（或）环境因素共同修饰家族性突变的表达来解释这种临床表型的差异[24]。该模型意味着需要有1个或多个因素共同作用最终达到阈值才能导致疾病的发生。环境因素包括一般的DCM危险因素、性别、血压、运动强度、药物和其他毒性暴露因素，可能还有其他特定的生理或内分泌因素，如妊娠或产后。

TTN

*TTN*基因编码肌节蛋白中的肌连蛋白，其是人类最大的蛋白质，*TTN*截短突变是fDCM最常见的病因，

表 5.2 与成年期发病的 iDCM 相关或可能相关的基因

基因	蛋白质	典型特征	遗传模式
肌节			
ACTC1 [67-68]	α_1- 肌动蛋白	LVNC	AD
ACTN2 [69-72]	α - 辅肌动蛋白 2	临床表型多样，包括 LVNC、心室颤动和 SCD	AD
MYH7 [53-54, 73-74]	β 肌球蛋白重链	早发，LVNC	AD
MYPN [75-76]	肌钯蛋白	LVH	AD
TNNC1 [77]	慢肌钙蛋白 C	未知	未知
TNNT2 [53, 77-80]	肌钙蛋白 T	可能引起 LVNC 和 LVH	AD
TPM1 [81-82]	原肌球蛋白 1	LVNC	AD
TTN [19, 21, 61-62, 83]	肌连蛋白	未知	AD
细胞骨架			
DES [34, 84-87]	结蛋白	肌病或肌无力、传导系统疾病和心律失常、SCD	未知
DMD [59, 88-90]	抗肌萎缩蛋白	肌病	XL
LDB3 [91-94]	LIM 域结合蛋白 3	LVNC	AD
核膜			
LMNA [46, 64, 95]	核纤层蛋白 A/C	传导系统疾病、心律失常、骨骼肌无力、SCD	AD
离子通道			
SCN5A [96-101]	钠离子通道	传导系统疾病、心律失常	AD
线粒体			
TAZ [102-103]	Tafazzin	主要引起近端骨骼肌病、发育迟缓、LVH、LVNC、室性心律失常	XL
剪接体			
RBM20 [65-66]	RNA 结合基序蛋白 20	心律失常、SCD	AD
肌质网			
PLN [104-105]	受磷蛋白	早发且死亡率高、心律失常、心电图低电压	AD
桥粒			
DSP [55-56, 106-107]	桥粒斑蛋白	掌跖角化、羊毛状发、牙齿发育不全、ARVC	AD/AR
其他			
BAG3 [108-109]	BCL2 相关 anthanogene3	未知	AD
EYA4 [110]	Eyes absent 4	感觉神经性耳聋	AD
PSEN1 [111]	早老蛋白 1	阿尔茨海默病	AD

AD，常染色体显性遗传；AR，常染色体隐性遗传；ARVC，致心律失常型右心室心肌病；LVH，左心室肥大；LVNC，左心室致密化不全；XL，X 连锁遗传

然而并不确定所有的 *TTN* 截短变异都能导致 DCM。2002 年首次报道 *TTN* 突变与 DCM 有关[61-62]，而过去几年中 NGS 的出现使得大规模检测突变成为可能。第一项研究显示，在 25% 的 fDCM 患者中检测到 *TTN* 截短变异[21]。但复杂的是，此研究发现健康对照中也能检测到 *TTN* 截短变异。由于 *TTN* 有多个转录本，其中只有 2 个在心脏中特异性表达，因此并非所有截短变异都致病。对心脏相关亚型的变异进行筛选后，仍有高达 22% 的 fDCM 患者携带截短变异[19-20]，但健康对照中的数量显著降低[19, 63]。然而，目前尚不确定是否所有心脏特异性转录本上的 *TTN* 截短变异都致病。每名个体会平

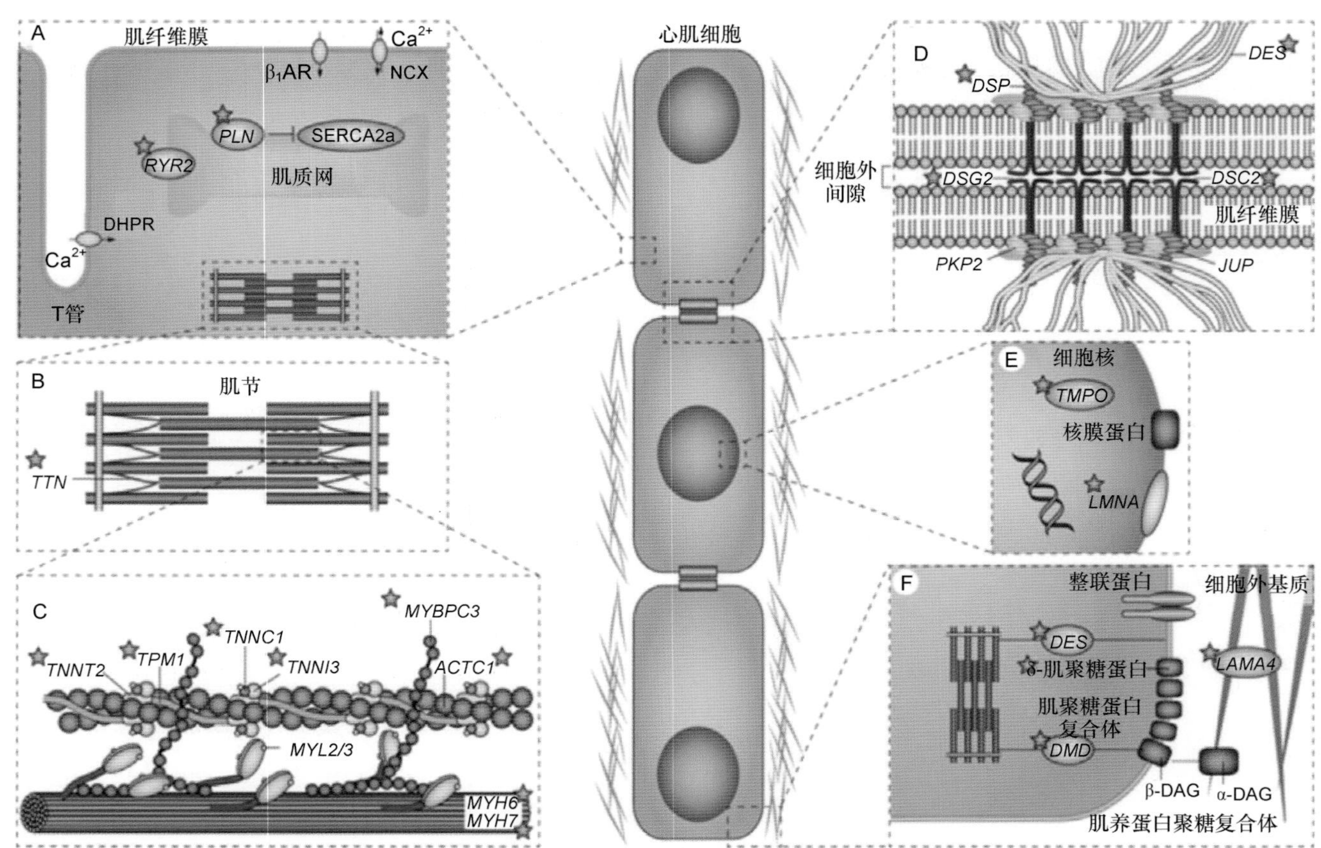

图 5.1 与遗传性 DCM 相关的基因编码多种不同的蛋白质。一些编码的蛋白质在其细胞和分子位置进行了标记，其中 DCM 相关编码区突变所在的蛋白质由红色星号标记。**A.** 心肌细胞膜（肌纤维膜）、横管（T 管）和肌质网。编码调节细胞内钙的重要蛋白质——雷诺丁受体和受磷蛋白基因（*RYR2*、*PLN*）中的突变可引起 DCM。**B-C.** 肌节是心肌细胞产生力的结构，由心肌肌动蛋白（*ACTC1*）、肌球蛋白结合蛋白 C（*MYBPC3*）、肌球蛋白重链（*MYH6*、*MYH7*）、肌球蛋白轻链（*MYL2*、*MYL3*）、原肌球蛋白（*TPM1*），以及心肌肌钙蛋白 C、肌钙蛋白 I 和肌钙蛋白 T（*TNNC1*、*TNNI3* 和 *TNNT2*）、肌连蛋白（*TTN*）组成。**D.** 桥粒连接可在肌肉收缩时辅助力的传输。桥粒蛋白变异与 DCM 相关，包括结蛋白（*DES*）、桥粒胶蛋白 2（*DSC2*）、桥粒黏蛋白 2（*DSG2*）和桥粒斑蛋白（*DSP*）。**E.** 心肌细胞细胞核。*LMNA* 中的突变与 DCM 相关，*LMNA* 编码与内核膜相关蛋白质结构的核纤层蛋白 A 和 C，*TMPO* 突变也与 DCM 相关。**F.** 心肌细胞膜和细胞外基质蛋白。编码一种细胞外基质蛋白的 *LAMA4* 的突变也曾在 DCM 患者中被检出。由 *DES* 和 *DMD* 编码的蛋白质通过细胞骨架的肌丝蛋白 ACTG1 连接到肌节和内核膜。$β_1$AR，$β_1$ 肾上腺素受体；DAG，抗肌萎缩蛋白相关糖蛋白；DHPR，二氢吡啶受体（电压门控 L 型钙离子通道）；NCX，钠 / 钙交换体；SERCA2a，肌质网 / 内质网 Ca^{2+} ATP 酶 2a（Adapted from Hershberger 2013 with permission）

均携带 23 个 *TTN* 错义变异，而错义变异在各种疾病中的作用尚未得到系统评估。

LMNA

编码一种核膜蛋白的 *LMNA* 基因变异能够导致严重的 DCM，其表现多为电生理异常，而非结构异常。1999 年首次报道 *LMNA* 变异可导致 fDCM[64]，该研究提出了其与传导系统疾病和心律失常的相关性。长期随访显示，*LMNA* 突变患者的外显率较高，这些突变的患者高发伴有心力衰竭和恶性心律失常的恶性疾病[33]。因此，在这种情况下，即使尚未满足通常的指南标准（如 LVEF < 35%）也可考虑植入埋藏式心脏复律除颤器（ICD）[44-45]，并更需要考虑危险因素的影响。这些危险因素包括非持续性心动过速、首次临床检查 EF < 45%、男性和非错义突变[46]。

其他基因

如表 5.2 和表 5.3 所示，某些基因与特定临床特征相关。这些临床特征可能会指导对基因检测方法的选择，但 NGS 技术的出现降低了二者的相关性。值得注意的是，一些基因比其他基因更易引起

表 5.3 与成年期发病的 iDCM 相关性不确定的基因

基因	蛋白质	典型特征	遗传模式
肌节			
TNNI3 [112]	肌钙蛋白 I	未知	AD
NEXN [113]	Nexilin	未知	未知
细胞骨架			
VCL [114]	次黏着斑蛋白	未知	未知
FKTN [115]	Fukutin	早发，肌无力	AR
核信使			
LAMA4 [116]	层粘连蛋白 α_4	未知	AD
TMPO [117-118]	胸腺生成素	未知	未知
桥粒			
DSG2 [119]	桥粒黏蛋白	未知	未知
其他			
GATAD1 [120]	GATA 锌指结构域蛋白 1	未知	AR
PSEN2 [111]	早老蛋白 2	不完全外显率且比 *PSEN1* 引起的疾病轻微，阿尔茨海默病	AD

AD，常染色体显性遗传；AR，常染色体隐性遗传

心律失常或传导系统疾病，如 *LMNA* 和 *RBM20* 基因突变更易引起恶性表型[65-66]。

家族筛查

fDCM 和患病亲属

对 iDCM 患者应询问至少三代的详细家族史，收集这些证据对于确定该病是否为家族性疾病至关重要。此外，患者的一级亲属应进行临床心脏筛查，包括心脏影像学检查以评估心室的大小和功能。满足以下任意 1 条即可诊断为 fDCM：①一个家系中有 2 例或 2 例以上患有 DCM；② DCM 患者有 35 岁前出现不明原因猝死的一级亲属[10]。

欧洲的文献中，将 fDCM 家族中的亲属诊断为 DCM 的标准比先证者更宽松。通常情况下，LVEF ＜ 45% 和左心室舒张末期内径（left ventricular end diastolic diameter，LVEDD）＞预测值的 117%[40] 是诊断 DCM 的主要标准，次要标准包括发生心律失常、传导系统疾病、猝死和更宽松的 LVEF 和 LVEDD 标准。一名亲属若同时满足 2 个主要标准，或满足左心室扩张＞ 117% 和 1 个次要标准，或满足 3 个次要标准时，可被诊断为 DCM。若患者亲属存在另一个明确可导致 DCM 临床表现的病因，则不认为该亲属是 fDCM 患者[10]。在美国文献中，患者亲属的 DCM 诊断标准与先证者相同（LVEF ＜ 50% 伴有左心室扩张）[121]。

考虑到致病变异可导致多种临床表型和年龄依赖性的疾病外显率，这些诊断标准可能依然过于严格，采用更宽松的标准进行 fDCM 家族中的变异致病性分类和患者的心脏评估可能获益更多。因此，在 2016 年提出的 DCM 和 HNDC 定义中[6]，主要和次要标准均更为宽松。然而，目前仍然缺乏大规模、前瞻性、基于家系的 DCM 研究和全面的基因筛查来验证这些临床标准。因此，对临床医生提供的个体表型、系谱及遗传信息进行缜密、全面、严格的整合仍然是对疑似遗传性 DCM 的患者进行检测、评估和护理的主要依据。

亲属筛查

症状前评估 DCM 可帮助早期诊断[122-123] 和干预，这可能会降低发病率和死亡率。所有 DCM 先证者的一级亲属均应进行心脏评估。即使家族史为阴性，患者的一级亲属在进行心脏筛查后通常会发现 fDCM。评估应至少包括病史、体格检查、心电图和超声心动图。一般情况下，在成年期发病的 fDCM 家族中，一级亲属应在 10 ～ 12 岁开始进行心脏评估并每隔几年复查 1 次[124-125]。对个体和家族特异性疾病特征的评估结果可能会影响该家族中的个体开始进行评估的年龄和频率。筛查步骤见图 5.2。

大多数先证者的基因检测应通过 NGS 完成，这样可检测许多可能涉及的基因。通常情况下，实验室将提供包含几十个甚至更多基因的心肌病基因组合检测。当检测大量基因时，通常可检出多个位于不同 DCM 基因上的罕见变异。变异（突变）可分为致病、可能致病、VUS、可能良性或良性。

若在先证者中检出致病或可能致病的变异，则检测患病亲属证明变异在所有 DCM 患者中都存在共分离可证实所检测的变异是致病等位基因。随后，可对健康亲属进行突变检测，以决定他们后续

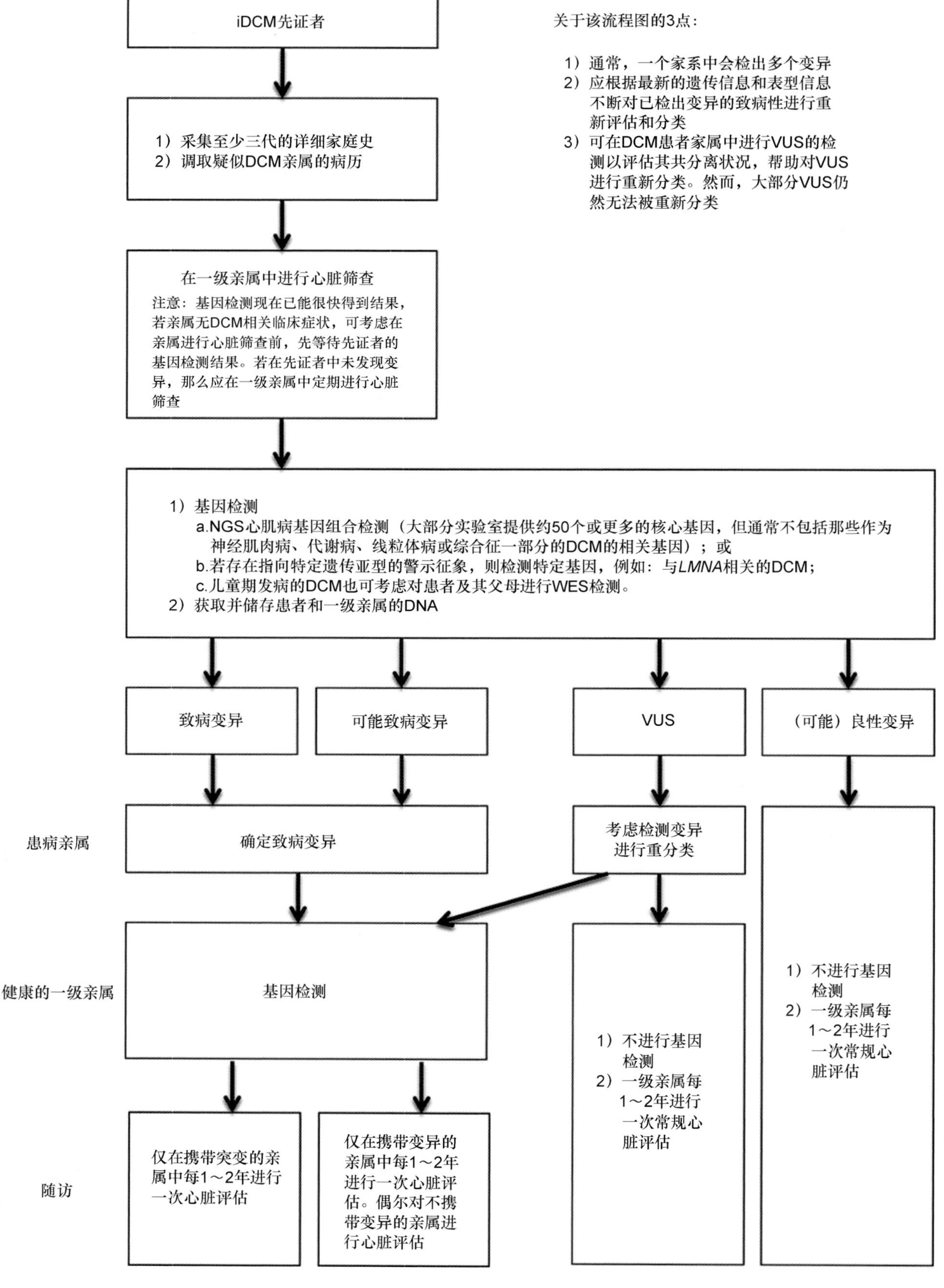

图 5.2 家族筛查的步骤 / 决策流程图

是否需要接受定期的心脏评估。突变阳性亲属应每 1 ～ 2 年接受 1 次心脏评估。若变异仍然仅为可能致病，则不仅携带变异的亲属需定期进行心脏评估，还需偶尔对不携带变异的亲属进行心脏评估，以确定该变异并非是疾病的致病性变异。

若在先证者中检出 VUS，可检测患病亲属来验证变异是否与 DCM 共分离，然而大多数家系规模太小而不足以提供足够的信息来重新分类 VUS。若 VUS 与 DCM 分离，则该变异应被重新分类为（可能）致病变异，应进行进一步的基因检测和临床随访。若 VUS 仍保持目前分类，则只对一级亲属进行定期心脏评估，而非基因检测。

若检出可能良性或良性变异，则无须进一步的基因检测，仅针对一级亲属进行定期心脏评估即可。由于家族性疾病中仅有 40% 的病例能够找到突变，所以检出良性或可能良性变异并不能排除遗传原因致病的可能。

有时，符合 iDCM 诊断标准的亲属不携带家族性突变。在 19 个携带 *LMNA* 变异的家系中，有 6 个家系中至少有 1 例或多例家族成员不携带家族性 *LMNA* 变异，被称为不完全共分离家系[95]。在两个家系中，未携带 *LMNA* 变异的成员已被证明携带其他基因的致病变异[126-127]。这些发现提出了一个问题，即来自多个基因的变异与 DCM 相关的频率有多高。未携带家族性变异但表现出 fDCM 表型的个体被称为拟表型，如由于其他非遗传因素而表现出相似表型。然而，另一种解释是寡基因模型，即在单个个体或家系中可能存在超过 1 个罕见变异起作用。这不仅说明了对一个家族中的所有患病亲属进行检测及对变异携带者进行心脏评估的重要性，也说明对不确定致病变异的非携带者进行检测和心脏评估同样重要。

遗传咨询联合基因检测至关重要。由于大多数临床医生在基因检测和家系评估的临床实践中会遇到伦理、医学和社会心理学问题，建议遗传评估应由心血管科医生、临床遗传学家和（或）遗传咨询师密切合作进行。尽管基因检测可鉴别高危亲属从而进行早期诊断和治疗，但应告知患者和亲属大多数情况下可能找到的不是致病突变，而是无法为家族提供参考信息的 VUS。超过 1/2 的 fDCM 家族属于后一种情况，即无法得到任何可干预的遗传信息。对于这些家族来说，检测并不能减小遗传风险的不确定性。而无症状个体进行的持续性临床筛查有时会放大这种不确定性，可能引起不适和不必要的担忧，所以有时遗传咨询的内容应涵盖这种不确定性。此外，若检测到致病突变但携带致病突变的亲属尚未发病，可能会使其对预后及发病时间的不确定性产生过度焦虑，由于 DCM 的外显率不完全，所以他们可能不会发病或发病时间可能延迟数十年。这种不确定性也可能影响个体工作、获得抵押贷款和人寿保险的资格，也会影响其重要的人生决定，如是否生育及选择何种职业。

总结

要点总结

- DCM 是一种由遗传因素和环境因素共同导致的复杂疾病，死亡率高。
- 遗传因素引起的 DCM 很常见。所有 iDCM 先证者均应进行家族史收集，且一级亲属均应进行心脏筛查。
- 若在 DCM 先证者中检出（可能）致病变异，则患病亲属及健康的一级亲属均应检测该变异。
- NGS 技术的出现使得 DCM 先证者能够接受更全面的检测，但代价是产生更多 VUS，因此更加需要对变异进行仔细解读。

参考文献

1. Goodwin JF, Oakley CM. The cardiomyopathies. Br Heart J. 1972;34:545–52.
2. Report of the WHO/ISFC task force on the definition and classification of cardiomyopathies. Br Heart J. 1980;44:672–3.
3. Richardson P, McKenna W, Bristow M, Maisch B, Mautner B, O'Connell J, Olsen E, Thiene G, Goodwin J, Gyarfas I, Martin I, Nordet P. Report of the 1995 World Health Organization/International Society and Federation of Cardiology Task Force on the Definition and Classification of cardiomyopathies. Circulation. 1996;93:841–2.
4. Maron BJ, Towbin JA, Thiene G, Antzelevitch C, Corrado D, Arnett D, Moss AJ, Seidman CE, Young JB. Contemporary definitions and classification of the cardiomyopathies: An American Heart Association Scientific Statement from the Council on Clinical Cardiology, Heart Failure and Transplantation Committee; Quality of Care and Outcomes Research and Functio. Circulation. 2006;113:1807–16.
5. Elliott P, Andersson B, Arbustini E, Bilinska Z, Cecchi F, Charron P, Dubourg O, Kuhl U, Maisch B, McKenna WJ, Monserrat L,

Pankuweit S, Rapezzi C, Seferovic P, Tavazzi L, Keren A. Classification of the cardiomyopathies: A position statement from the european society of cardiology working group on myocardial and pericardial diseases. Eur Heart J. 2008;29:270–6.
6. Pinto YM, Elliott PM, Arbustini E, Adler Y, Anastasakis A, Böhm M, Duboc D, Gimeno J, de Groote P, Imazio M, Heymans S, Klingel K, Komajda M, Limongelli G, Linhart A, Mogensen J, Moon J, Pieper PG, Seferovic PM, Schueler S, Zamorano JL, Caforio ALP, Charron P. Proposal for a revised definition of dilated cardiomyopathy, hypokinetic non-dilated cardiomyopathy, and its implications for clinical practice: a position statement of the ESC working group on myocardial and pericardial diseases. Eur Heart J. 2016;ehv727.
7. Michels VV, Moll PP, Miller FA, Jamil Tajik A, Chu JS, Driscoll DJ, Burnett JC, Rodeheffer RJ, Chesebro JH, Tazelaar HD. The frequency of familial dilated cardiomyopathy in a series of patients with idiopathic dilated cardiomyopathy. N Engl J Med. 1992;326:77–82.
8. Codd MB, Sugrue DD, Gersh BJ, Melton LJ. Epidemiology of idiopathic dilated and hypertrophic cardiomyopathy. A population-based study in Olmsted County, Minnesota, 1975–1984. Circulation. 1989;80:564–72.
9. Hershberger RE, Hedges DJ, Morales A. Dilated cardiomyopathy: the complexity of a diverse genetic architecture. Nat Rev Cardiol. 2013;10:531–47.
10. Mestroni L, Maisch B. Guidelines for the study of familial dilated cardiomyopathies. Eur Heart J. 1999;20:93–102.
11. Elliott P, Charron P, Blanes JRG, Tavazzi L, Tendera M, Konté M, Laroche C, Maggioni AP. European cardiomyopathy pilot registry: EURObservational research programme of the European society of cardiology. Eur Heart J. 2015;37:164–73.
12. Fuster V, Gersh BJ, Giuliani ER, Tajik AJ, Brandenburg RO, Frye RL. The natural history of idiopathic dilated cardiomyopathy. Am J Cardiol. 1981;47:525–31.
13. Levy D, Kenchaiah S, Glarson M, Benjamin EJ, Kupka MJ, Ho KKL, Murabito JM, Vasan RS. Long-term trends in the incidence of and survival with heart failure. N Engl J Med. 2002;347:1397–402.
14. Roger VL, Weston SA, Redfield MM, Hellermann-Homan JP, Killian J, Yawn BP, Jacobsen SJ. Trends in heart failure incidence and survival in a community-based population. JAMA. 2004; 292:344–50.
15. Jhund PS, MacIntyre K, Simpson CR, Lewsey JD, Stewart S, Redpath A, Chalmers JWT, Capewell S, McMurray JJV. Long-term trends in first hospitalization for heart failure and subsequent survival between 1986 and 2003. A population study of 5.1 million people. Circulation. 2009;119:515–23.
16. Stewart S, Ekman I, Ekman T, Oden A, Rosengren A. Population impact of heart failure and the most common forms of cancer: A study of 1 162 309 hospital cases in Sweden (1988 to 2004). Circ Cardiovasc Qual Outcomes. 2010;3:573–80.
17. Posafalvi A, Herkert JC, Sinke RJ, van den Berg MP, Mogensen J, Jongbloed JDH, van Tintelen JP. Clinical utility gene card for: dilated cardiomyopathy (CMD). Eur J Hum Genet. 2013;21:1–5.
18. Lakdawala NK, Funke BH, Baxter S, Cirino AL, Roberts AE, Judge DP, Johnson N, Mendelsohn NJ, Morel C, Care M, Chung WK, Jones C, Psychogios A, Duffy E, Rehm HL, White E, Seidman JG, Seidman CE, Ho CY. Genetic testing for dilated cardiomyopathy in clinical practice. J Card Fail. 2012;18:296–303.
19. Roberts AM, Ware JS, Herman DS, Schafer S, Baksi J, Bick AG, Buchan RJ, Walsh R, John S, Wilkinson S, Mazzarotto F, Felkin LE, Gong S, MacArthur JA, Cunningham F, Flannick J, Gabriel SB, Altshuler DM, Macdonald PS, Heinig M, Keogh AM, Hayward CS, Banner NR, Pennell DJ, O'Regan DP, San TR, de Marvao A, Dawes TJ, Gulati A, Birks EJ, Yacoub MH, Radke M, Gotthardt M, Wilson JG, O'Donnell CJ, Prasad SK, Barton PJ, Fatkin D, Hubner N, Seidman JG, Seidman CE, Cook SA. Integrated allelic, transcriptional, and phenomic dissection of the cardiac effects of titin truncations in health and disease. Sci Transl Med. 2015;7:270ra6.
20. Akinrinade O, Ollila L, Vattulainen S, Tallila J, Gentile M, Salmenperä P, Koillinen H, Kaartinen M, Nieminen MS, Myllykangas S, Alastalo T-PT-P, Koskenvuo JW, Heliö T. Genetics and genotype-phenotype correlations in Finnish patients with dilated cardiomyopathy. Eur Heart J. 2015;36:2327–37.
21. Herman DS, Lam L, Taylor MRGG, Wang L, Teekakirikul P, Christodoulou D, Conner L, DePalma SR, McDonough B, Sparks E, Teodorescu DL, Cirino AL, Banner NR, Pennell DJ, Graw S, Merlo M, Di Lenarda A, Sinagra G, Bos JM, Ackerman MJ, Mitchell RN, Murry CE, Lakdawala NK, Ho CY, Barton PJRR, Cook SA, Mestroni L, Seidman JGG, Seidman CE. Truncations of titin causing dilated cardiomyopathy. N Engl J Med. 2012;366:619–28.
22. Van Spaendonck-Zwarts KY, van Rijsingen IAW, van den Berg MP, Lekanne Deprez RH, Post JG, van Mil AM, Asselbergs FW, Christiaans I, van Langen IM, Wilde AAM, de Boer RA, Jongbloed JDH, Pinto YM, van Tintelen JP. Genetic analysis in 418 index patients with idiopathic dilated cardiomyopathy: overview of 10 years' experience. Eur J Heart Fail. 2013;15:628–36.
23. Hershberger RE, Norton N, Morales A, Li D, Siegfried JD, Gonzalez-Quintana J. Coding sequence rare variants identified in MYBPC3, MYH6, TPM1, TNNC1, and TNNI3 from 312 patients with familial or idiopathic dilated cardiomyopathy. Circ Cardiovasc Genet. 2010;3:155–61.
24. Haas J, Frese KS, Peil B, Kloos W, Keller A, Nietsch R, Feng Z, Müller S, Kayvanpour E, Vogel B, Sedaghat-Hamedani F, Lim W-K, Zhao X, Fradkin D, Köhler D, Fischer S, Franke J, Marquart S, Barb I, Li DT, Amr A, Ehlermann P, Mereles D, Weis T, Hassel S, Kremer A, King V, Wirsz E, Isnard R, Komajda M, Serio A, Grasso M, Syrris P, Wicks E, Plagnol V, Lopes L, Gadgaard T, Eiskjær H, Jørgensen M, Garcia-Giustiniani D, Ortiz-Genga M, Crespo-Leiro MG, Deprez RHLD, Christiaans I, van Rijsingen IA, Wilde AA, Waldenstrom A, Bolognesi M, Bellazzi R, Mörner S, Bermejo JL, Monserrat L, Villard E, Mogensen J, Pinto YM, Charron P, Elliott P, Arbustini E, Katus HA, Meder B. Atlas of the clinical genetics of human dilated cardiomyopathy. Eur Heart J. 2014. Eur Heart J. 2015 May 7;36(18):1123–35a.
25. Towbin JA, Lowe AM, Colan SD, Sleeper LA, Orav EJ, Clunie S, Messere J, Cox GF, Lurie PR, Hsu D, Canter C, Wilkinson JD, Lipshultz SE. Incidence, causes, and outcomes of dilated cardiomyopathy in children. JAMA. 2006;296:1867–76.
26. Sliwa K, Hilfiker-Kleiner D, Petrie MC, Mebazaa A, Pieske B, Buchmann E, Regitz-Zagrosek V, Schaufelberger M, Tavazzi L, Van Veldhuisen DJ, Watkins H, Shah AJ, Seferovic PM, Elkayam U, Pankuweit S, Papp Z, Mouquet F, McMurray JJV. Current state of knowledge on aetiology, diagnosis, management, and therapy of peripartum cardiomyopathy: a position statement from the Heart Failure Association of the European Society of Cardiology Working Group on peripartum cardiomyopathy. Eur J Heart Fail. 2010;12:767–78.
27. Van Spaendonck-Zwarts KY, Van Tintelen JP, Van Veldhuisen DJ, Van Der Werf R, Jongbloed JDH, Paulus WJ, Dooijes D, Van Den Berg MP. Peripartum cardiomyopathy as a part of familial dilated cardiomyopathy. Circulation. 2010;121:2169–75.
28. Van Spaendonck-Zwarts KY, Posafalvi A, van den Berg MP, Hilfiker-Kleiner D, Bollen IAE, Sliwa K, Alders M, Almomani R, van Langen IM, van der Meer P, Sinke RJ, van der Velden J, Van Veldhuisen DJ, van Tintelen JP, Jongbloed JDH. Titin gene mutations are common in families with both peripartum cardiomyopathy and dilated cardiomyopathy. Eur Heart J. 2014;35:2165–73.
29. Ware JS, Li J, Mazaika E, Yasso CM, DeSouza T, Cappola TP, Tsai EJ, Hilfiker-Kleiner D, Kamiya CA, Mazzarotto F, Cook SA, Halder I, Prasad SK, Pisarcik J, Hanley-Yanez K, Alharethi R, Damp J, Hsich E, Elkayam U, Sheppard R, Kealey A, Alexis J, Ramani G, Safirstein J, Boehmer J, Pauly DF, Wittstein IS, Thohan V, Zucker MJ, Liu P, Gorcsan J, McNamara DM, Seidman CE, Seidman JG, Arany Z. Shared genetic predisposition in peripartum and dilated cardiomyopathies. N Engl J Med. 2016;374:233–41.
30. Van Den Berg MP, Van Spaendonck-Zwarts KY, Van Veldhuisen

DJ, Gietema JA, Postma A, Van Tintelen JP. Familial dilated cardiomyopathy: another risk factor for anthracycline-induced cardiotoxicity? Eur J Heart Fail. 2010;12:1297–9.
31. Wasielewski M, van Spaendonck-Zwarts KY, Westerink N-DL, Jongbloed JDH, Postma A, Gietema JA, van Tintelen JP, van den Berg MP. Potential genetic predisposition for anthracycline-associated cardiomyopathy in families with dilated cardiomyopathy. Open Hear. 2014;1:e000116.
32. Rapezzi C, Arbustini E, Caforio ALP, Charron P, Gimeno-Blanes J, Heliö T, Linhart A, Mogensen J, Pinto Y, Ristic A, Seggewiss H, Sinagra G, Tavazzi L, Elliott PM. Diagnostic work-up in cardiomyopathies: bridging the gap between clinical phenotypes and final diagnosis. A position statement from the ESC Working Group on Myocardial and Pericardial Diseases. Eur Heart J. 2013;34:1448–58.
33. Pasotti M, Klersy C, Pilotto A, Marziliano N, Rapezzi C, Serio A, Mannarino S, Gambarin F, Favalli V, Grasso M, Agozzino M, Campana C, Gavazzi A, Febo O, Marini M, Landolina M, Mortara A, Piccolo G, Viganò M, Tavazzi L, Arbustini E. Long-term outcome and risk stratification in dilated cardiolaminopathies. J Am Coll Cardiol. 2008;52:1250–60.
34. Van Spaendonck-Zwarts KY, Van Hessem L, Jongbloed JDH, De Walle HEK, Capetanaki Y, Van der Kooi AJ, Van Langen IM, Van den Berg MP, Van Tintelen JP. Desmin-related myopathy. Clin Genet. 2011;80:354–66.
35. Lauer B, Niederau C, Kühl U, Schannwell M, Pauschinger M, Strauer BE, Schultheiss HP. Cardiac troponin T in patients with clinically suspected myocarditis. J Am Coll Cardiol. 1997;30:1354–9.
36. Pfisterer ME, Battler A, Zaret BL. Range of normal values for left and right ventricular ejection fraction at rest and during exercise assessed by radionuclide angiocardiography. Eur Heart J. 1985;6:647–55.
37. Radford MJ. ACC/AHA key data elements and definitions for measuring the clinical management and outcomes of patients with chronic heart failure: a report of the American College of Cardiology/American Heart Association Task Force on Clinical Data Standards. Circulation. 2005;112:1888–916.
38. Lang RM, Badano LP, Mor-Avi V, Afilalo J, Armstrong A, Ernande L, Flachskampf FA, Foster E, Goldstein SA, Kuznetsova T, Lancellotti P, Muraru D, Picard MH, Rietzschel ER, Rudski L, Spencer KT, Tsang W, Voigt JU. Recommendations for cardiac chamber quantification by echocardiography in adults: an update from the American society of echocardiography and the European association of cardiovascular imaging. Eur Heart J Cardiovasc Imaging. 2015;16:233–71.
39. Poppe KK, Doughty RN, Gardin JM, Hobbs FDR, McMurray JJV, Nagueh SF, Senior R, Thomas L, Whalley GA, Aune E, Brown A, Badano LP, Cameron V, Chadha DS, Chahal N, Chien KL, Daimon M, Dalen H, Detrano R, Akif Duzenli M, Ezekowitz JA, De Simone G, Di Pasquale P, Fukuda S, Gill PS, Grossman E, Hobbs FDR, Kim HK, Kuznetsova T, Leung NKW, Linhart A, McDonagh TA, McGrady M, McMurray JJV, Mill JG, Mogelvang R, Muiesan ML, Ng ACT, Ojji D, Otterstad JE, Petrovic DJ, Poppe KK, Prendergast B, Rietzschel E, Schirmer H, Schvartzman P, Senior R, Simova I, Sliwa K, Stewart S, Squire IB, Takeuchi M, Thomas L, Whalley GA, Altman DG, Perera R, Poppe KK, Triggs CM, Au Yeung H, Beans Picón GA, Poppe KK, Whalley GA, Anderson T, Dyck J, Ezekowitz JA, Chirinos JA, De Buyzere ML, Gillebert TC, Rietzschel E, Segers P, Van Daele CM, Doughty RN, Poppe KK, Walsh HA, Whalley GA, Izzo R, De Luca N, Trimarco B, De Simone G, Chadha DS, Goel K, Misra A, Chen PC, Chien KL, Lin HJ, Su TC, Detrano R, Cameron V, Richards AM, Troughton R, Mogelvang R, Skov Jensen J, Di Pasquale P, Paterna S, Akif Duzenli M, Hobbs FDR, Davies MK, Davis RC, et al. Ethnic-specific normative reference values for echocardiographic la and LV size, LV mass, and systolic function: The EchoNoRMAL study. JACC Cardiovasc Imaging. 2015;8:656–65.
40. Henry WL, Gardin JM, Ware JH. Echocardiographic measurements in normal subjects from infancy to old age. Circulation. 1980;62:1054–61.
41. Vasan RS, Larson MG, Levy D, Evans JC, Benjamin EJ. Distribution and categorization of echocardiographic measurements in relation to reference limits : the Framingham Heart Study: formulation of a height- and sex-specific classification and its prospective validation. Circulation. 1997;96:1863–73.
42. Friedrich MG, Sechtem U, Schulz-Menger J, Holmvang G, Alakija P, Cooper LT, White JA, Abdel-Aty H, Gutberlet M, Prasad S, Aletras A, Laissy JP, Paterson I, Filipchuk NG, Kumar A, Pauschinger M, Liu P. Cardiovascular magnetic resonance in myocarditis: a JACC white paper. J Am Coll Cardiol. 2009; 53:1475–87.
43. Ferreira VM, Piechnik SK, Dall'Armellina E, Karamitsos TD, Francis JM, Ntusi N, Holloway C, Choudhury RP, Kardos A, Robson MD, Friedrich MG, Neubauer S. T(1) mapping for the diagnosis of acute myocarditis using CMR: comparison to T2-weighted and late gadolinium enhanced imaging. JACC Cardiovasc Imaging. 2013;6:1048–58.
44. Yancy CW, Jessup M, Bozkurt B, Butler J, Casey DE, Drazner MH, Fonarow GC, Geraci SA, Horwich T, Januzzi JL, Johnson MR, Kasper EK, Levy WC, Masoudi FA, McBride PE, McMurray JJV, Mitchell JE, Peterson PN, Riegel B, Sam F, Stevenson LW, Tang WHW, Tsai EJ, Wilkoff BL. 2013 ACCF/AHA guideline for the management of heart failure: a report of the American College of Cardiology Foundation/American Heart Association Task Force on Practice Guidelines. J Am Coll Cardiol. 2013;62:e147–239.
45. McMurray JJV, Adamopoulos S, Anker SD, Auricchio A, Böhm M, Dickstein K, Falk V, Filippatos G, Fonseca C, Gomez-Sanchez MA, Jaarsma T, Køber L, Lip GYH, Maggioni A Pietro, Parkhomenko A, Pieske BM, Popescu BA, Rønnevik PK, Rutten FH, Schwitter J, Seferovic P, Stepinska J, Trindade PT, Voors AA, Zannad F, Zeiher A. ESC Guidelines for the diagnosis and treatment of acute and chronic heart failure 2012: The Task Force for the Diagnosis and Treatment of Acute and Chronic Heart Failure 2012 of the European Society of Cardiology. Developed in collaboration with the Heart. Eur Heart J. 2012;33:1787–847.
46. van Rijsingen IAW, Arbustini E, Elliott PM, Mogensen J, Hermans-van Ast JF, van der Kooi AJ, van Tintelen JP, van den Berg MP, Pilotto A, Pasotti M, Jenkins S, Rowland C, Aslam U, Wilde AAM, Perrot A, Pankuweit S, Zwinderman AH, Charron P, Pinto YM. Risk factors for malignant ventricular arrhythmias in lamin a/c mutation carriers a European cohort study. J Am Coll Cardiol. 2012;59:493–500.
47. Wei X, Dai Y, Yu P, Qu N, Lan Z, Hong X, Sun Y, Yang G, Xie S, Shi Q, Zhou H, Zhu Q, Chu Y, Yao F, Wang JJ, He J, Yang YY, Liang Y, Yang YY, Qi M, Yang L, Wang W, Wu H, Duan J, Shen C, Wang JJ, Cui L, Yi X. Targeted next-generation sequencing as a comprehensive test for patients with and female carriers of DMD/BMD: a multi-population diagnostic study. Eur J Hum Genet. 2014;22:110–8.
48. Ceyhan-Birsoy O, Pugh TJ, Bowser MJ, Hynes E, Frisella AL, Mahanta LM, Lebo MS, Amr SS, Funke BH. Next generation sequencing-based copy number analysis reveals low prevalence of deletions and duplications in 46 genes associated with genetic cardiomyopathies. Mol Genet Genomic Med. 2016;4:143–51.
49. Almomani R, Verhagen JMA, Herkert JC, Brosens E, van Spaendonck-Zwarts KY, Asimaki A, van der Zwaag PA, Frohn-Mulder IME, Bertoli-Avella AM, Boven LG, van Slegtenhorst MA, van der Smagt JJ, van IJcken WFJ, Timmer B, van Stuijvenberg M, Verdijk RM, Saffitz JE, du Plessis FA, Michels M, Hofstra RMW, Sinke RJ, van Tintelen JP, Wessels MW, Jongbloed JDH, van de Laar IMBH. Biallelic truncating mutations in ALPK3 cause severe pediatric cardiomyopathy. J Am Coll Cardiol. 2016;67:515–25.
50. Pugh TJ, Kelly MA, Gowrisankar S, Hynes E, Seidman MA, Baxter SM, Bowser M, Harrison B, Aaron D, Mahanta LM, Lakdawala NK, McDermott G, White ET, Rehm HL, Lebo M, Funke BH. The landscape of genetic variation in dilated cardiomyopathy as surveyed by clinical DNA sequencing. Genet Med.

2014;16:601–8.
51. Exome Aggregation Consortium (ExAC) [Internet]. Available from: http://exac.broadinstitute.org
52. Rehm HL, Berg JS, Brooks LD, Bustamante CD, Evans JP, Landrum MJ, Ledbetter DH, Maglott DR, Martin CL, Nussbaum RL, Plon SE, Ramos EM, Sherry ST, Watson MS. ClinGen – the Clinical Genome Resource. N Engl J Med. 2015;372:2235–42.
53. Kamisago M, Sharma SD, DePalma SR, Solomon S, Sharma P, McDonough B, Smoot L, Mullen MP, Woolf PK, Wigle ED, Seidman JG, Seidman CE. Mutations in sarcomere protein genes as a cause of dilated cardiomyopathy. N Engl J Med. 2000;343:1688–96.
54. Klaassen S, Probst S, Oechslin E, Gerull B, Krings G, Schuler P, Greutmann M, Hürlimann D, Yegitbasi M, Pons L, Gramlich M, Drenckhahn JD, Heuser A, Berger F, Jenni R, Thierfelder L. Mutations in sarcomere protein genes in left ventricular noncompaction. Circulation. 2008;117:2893–901.
55. Rampazzo A, Nava A, Malacrida S, Beffagna G, Bauce B, Rossi V, Zimbello R, Simionati B, Basso C, Thiene G, Towbin JA, Danieli GA. Mutation in human desmoplakin domain binding to plakoglobin causes a dominant form of arrhythmogenic right ventricular cardiomyopathy. Am J Hum Genet. 2002;71:1200–6.
56. Yang Z, Bowles NE, Scherer SE, Taylor MD, Kearney DL, Ge S, Nadvoretskiy VV, DeFreitas G, Carabello B, Brandon LI, Godsel LM, Green KJ, Saffitz JE, Li H, Danieli GA, Calkins H, Marcus F, Towbin JA. Desmosomal dysfunction due to mutations in desmoplakin causes arrhythmogenic right ventricular dysplasia/cardiomyopathy. Circ Res. 2006;99:646–55.
57. Van Rijsingen IAW, Van Der Zwaag PA, Groeneweg JA, Nannenberg EA, Jongbloed JDH, Zwinderman AH, Pinto YM, Lekanne Dit Deprez RH, Post JG, Tan HL, De Boer RA, Hauer RNW, Christiaans I, Van Den Berg MP, Van Tintelen JP, Wilde AAM. Outcome in phospholamban R14del carriers results of a large multicentre cohort study. Circ Cardiovasc Genet. 2014;7:455–65.
58. Murphy RT, Mogensen J, Shaw A, Kubo T, Hughes S, McKenna WJ. Novel mutation in cardiac troponin I in recessive idiopathic dilated cardiomyopathy. Lancet. 2004;363:371–2.
59. Towbin JA, Hejtmancik JF, Brink P, Gelb B, Zhu XM, Chamberlain JS, McCabe ER, Swift M. X-linked dilated cardiomyopathy. Molecular genetic evidence of linkage to the Duchenne muscular dystrophy (dystrophin) gene at the Xp21 locus. Circulation. 1993;87:1854–65.
60. Zaragoza MV, Brandon MC, Diegoli M, Arbustini E, Wallace DC. Mitochondrial cardiomyopathies: how to identify candidate pathogenic mutations by mitochondrial DNA sequencing, MITOMASTER and phylogeny. Eur J Hum Genet. 2011;19:200–7.
61. Gerull B, Gramlich M, Atherton J, McNabb M, Trombitás K, Sasse-Klaassen S, Seidman JG, Seidman C, Granzier H, Labeit S, Frenneaux M, Thierfelder L. Mutations of TTN, encoding the giant muscle filament titin, cause familial dilated cardiomyopathy. Nat Genet. 2002;30:201–4.
62. Itoh-Satoh M, Hayashi T, Nishi H, Koga Y, Arimura T, Koyanagi T, Takahashi M, Hohda S, Ueda K, Nouchi T, Hiroe M, Marumo F, Imaizumi T, Yasunami M, Kimura A. Titin mutations as the molecular basis for dilated cardiomyopathy. Biochem Biophys Res Commun. 2002;291:385–93.
63. Akinrinade O, Koskenvuo JW, Alastalo T-P. Prevalence of titin truncating variants in general population. PLoS One. 2015; 10:e0145284.
64. Fatkin D, MacRae C, Sasaki T. Missense mutations in the rod domain of the lamin A/C gene as causes of dilated cardiomyopathy and conduction-system disease. N Engl J Med. 1999;341:1715–24.
65. Brauch KKM, Karst MML, Herron KJ, de Andrade M, Pellikka PA, Rodeheffer RJ, Michels VV, Olson TM. Mutations in ribonucleic acid binding protein gene cause familial dilated cardiomyopathy. J Am Coll Cardiol. 2009;54:930–41.
66. Li D, Morales A, Gonzalez-Quintana J, Norton N, Siegfried JD, Hofmeyer M, Hershberger RE. Identification of novel mutations in RBM20 in patients with dilated cardiomyopathy. Clin Transl Sci. 2010;3:90–7.
67. Olson TM, Michels VV, Thibodeau SN, Tai YS, Keating MT. Actin mutations in dilated cardiomyopathy, a heritable form of heart failure. Science. 1998;280:750–2.
68. Monserrat L, Hermida-Prieto M, Fernandez X, Rodríguez I, Dumont C, Cazón L, Cuesta MG, Gonzalez-Juanatey C, Peteiro J, Álvarez N, Penas-Lado M, Castro-Beiras A. Mutation in the alpha-cardiac actin gene associated with apical hypertrophic cardiomyopathy, left ventricular non-compaction, and septal defects. Eur Heart J. 2007;28:1953–61.
69. Mohapatra B, Jimenez S, Lin JH, Bowles KR, Coveler KJ, Marx JG, Chrisco MA, Murphy RT, Lurie PR, Schwartz RJ, Elliott PM, Vatta M, McKenna W, Towbin JA, Bowles NE. Mutations in the muscle LIM protein and alpha-actinin-2 genes in dilated cardiomyopathy and endocardial fibroelastosis. Mol Genet Metab. 2003;80:207–15.
70. Chiu C, Bagnall RD, Ingles J, Yeates L, Kennerson M, Donald JA, Jormakka M, Lind JM, Semsarian C. Mutations in alpha-actinin-2 cause hypertrophic cardiomyopathy. A genome-wide analysis. J Am Coll Cardiol. 2010;55:1127–35.
71. Bagnall RD, Molloy LK, Kalman JM, Semsarian C. Exome sequencing identifies a mutation in the ACTN2 gene in a family with idiopathic ventricular fibrillation, left ventricular noncompaction, and sudden death. BMC Med Genet. 2014;15:99.
72. Girolami F, Iascone M, Tomberli B, Bardi S, Benelli M, Marseglia G, Pescucci C, Pezzoli L, Sana ME, Basso C, Marziliano N, Merlini PA, Fornaro A, Cecchi F, Torricelli F, Olivotto I. Novel alpha-actinin 2 variant associated with familial hypertrophic cardiomyopathy and juvenile atrial arrhythmias: a massively parallel sequencing study. Circ Cardiovasc Genet. 2014;7:741–50.
73. Postma AV, Van Engelen K, Van De Meerakker J, Rahman T, Probst S, Baars MJH, Bauer U, Pickardt T, Sperling SR, Berger F, Moorman AFM, Mulder BJM, Thierfelder L, Keavney B, Goodship J, Klaassen S. Mutations in the sarcomere gene MYH7 in Ebstein anomaly. Circ Cardiovasc Genet. 2011;4:43–50.
74. Villard E, Duboscq-Bidot L, Charron P, Benaiche A, Conraads V, Sylvius N, Komajda M. Mutation screening in dilated cardiomyopathy: prominent role of the beta myosin heavy chain gene. Eur Heart J. 2005;26:794–803.
75. Duboscq-Bidot L, Xu P, Charron P, Neyroud N, Dilanian G, Millaire A, Bors V, Komajda M, Villard E. Mutations in the Z-band protein myopalladin gene and idiopathic dilated cardiomyopathy. Cardiovasc Res. 2008;77:118–25.
76. Purevjav E, Arimura T, Augustin S, Huby AC, Takagi K, Nunoda S, Kearney DL, Taylor MD, Terasaki F, Bos JM, Ommen SR, Shibata H, Takahashi M, Itoh-satoh M, Mckenna WJ, Murphy RT, Labeit S, Yamanaka Y, Machida N, Park JE, Alexander PMA, Weintraub RG, Kitaura Y, Ackerman MJ, Kimura A, Towbin JA. Molecular basis for clinical heterogeneity in inherited cardiomyopathies due to myopalladin mutations. Hum Mol Genet. 2012;21:2039–53.
77. Mogensen J, Murphy RT, Shaw T, Bahl A, Redwood C, Watkins H, Burke M, Elliott PM, McKenna WJ. Severe disease expression of cardiac troponin C and T mutations in patients with idiopathic dilated cardiomyopathy. J Am Coll Cardiol. 2004;44:2033–40.
78. Menon SC, Michels VV, Pellikka PA, Ballew JD, Karst ML, Herron KJ, Nelson SM, Rodeheffer RJ, Olson TM. Cardiac troponin T mutation in familial cardiomyopathy with variable remodeling and restrictive physiology. Clin Genet. 2008;74:445–54.
79. Luedde M, Ehlermann P, Weichenhan D, Will R, Zeller R, Rupp S, Müller A, Steen H, Ivandic BT, Ulmer HE, Kern M, Katus HA, Frey N. Severe familial left ventricular non-compaction cardiomyopathy due to a novel troponin T (TNNT2) mutation. Cardiovasc Res. 2010;86:452–60.
80. Møller DV, Andersen PS, Hedley P, Ersbøll MK, Bundgaard H, Moolman-Smook J, Christiansen M, Køber L. The role of sarco-

mere gene mutations in patients with idiopathic dilated cardiomyopathy. Eur J Hum Genet. 2009;17:1241–9.
81. Olson TM, Kishimoto NY, Whitby FG, Michels VV. Mutations that alter the surface charge of alpha-tropomyosin are associated with dilated cardiomyopathy. J Mol Cell Cardiol. 2001;33:723–32.
82. Probst S, Oechslin E, Schuler P, Greutmann M, Boyé P, Knirsch W, Berger F, Thierfelder L, Jenni R, Klaassen S. Sarcomere gene mutations in isolated left ventricular noncompaction cardiomyopathy do not predict clinical phenotype. Circ Cardiovasc Genet. 2011;4:367–74.
83. Hinson JT, Chopra A, Nafissi N, Polacheck WJ, Benson CC, Swist S, Gorham J, Yang L, Schafer S, Sheng CC, Haghighi A, Homsy J, Hubner N, Church G, Cook SA, Linke WA, Chen CS, Seidman JG, Seidman CE. Titin mutations in iPS cells define sarcomere insufficiency as a cause of dilated cardiomyopathy. Science. 2015;349:982–6.
84. Li D, Tapscoft T, Gonzalez O, Burch PE, Quiñones MA, Zoghbi WA, Hill R, Bachinski LL, Mann DL, Roberts R. Desmin mutation responsible for idiopathic dilated cardiomyopathy. Circulation. 1999;100:461–4.
85. Otten E, Asimaki A, Maass A, Van Langen IM, Van Der Wal A, De Jonge N, Van Den Berg MP, Saffitz JE, Wilde AAM, Jongbloed JDH, Van Tintelen JP. Desmin mutations as a cause of right ventricular heart failure affect the intercalated disks. Heart Rhythm. 2010;7:1058–64.
86. Brodehl A, Dieding M, Klauke B, Dec E, Madaan S, Huang T, Gargus J, Fatima A, Šaric T, Cakar H, Walhorn V, Tönsing K, Skrzipczyk T, Cebulla R, Gerdes D, Schulz U, Gummert J, Svendsen JH, Olesen MS, Anselmetti D, Christensen AH, Kimonis V, Milting H. The novel desmin mutant p.A120D impairs filament formation, prevents intercalated disk localization, and causes sudden cardiac death. Circ Cardiovasc Genet. 2013;6:615–23.
87. Tesson F, Sylvius N, Pilotto A, Dubosq-Bidot L, Peuchmaurd M, Bouchier C, Benaiche A, Mangin L, Charron P, Gavazzi A, Tavazzi L, Arbustini E, Komajda M. Epidemiology of desmin and cardiac actin gene mutations in a european population of dilated cardiomyopathy. Eur Heart J. 2000;21:1872–6.
88. Berko BA, Swift M. X-linked dilated cardiomyopathy. N Engl J Med. 1987;316:1186–91.
89. Ortiz-Lopez R, Li H, Su J, Goytia V, Towbin JA. Evidence for a dystrophin missense mutation as a cause of X-linked dilated cardiomyopathy. Circulation. 1997;95:2434–40.
90. Muntoni F, Cau M, Ganau A, Congiu R, Arvedi G, Mateddu A, Marrosu MG, Cianchetti C, Realdi G, Cao A. Brief report: deletion of the dystrophin muscle-promoter region associated with X-linked dilated cardiomyopathy. N Engl J Med. 1993;329:921–5.
91. Arimura T, Hayashi T, Terada H, Lee SY, Zhou Q, Takahashi M, Ueda K, Nouchi T, Hohda S, Shibutani M, Hirose M, Chen J, Park JE, Yasunami M, Hayashi H, Kimura A. A Cypher/ZASP mutation associated with dilated cardiomyopathy alters the binding affinity to protein kinase C. J Biol Chem. 2004;279:6746–52.
92. Vatta M, Mohapatra B, Jimenez S, Sanchez X, Faulkner G, Perles Z, Sinagra G, Lin JH, Vu TM, Zhou Q, Bowles KR, Di Lenarda A, Schimmenti L, Fox M, Chrisco MA, Murphy RT, McKenna W, Elliott P, Bowles NE, Chen J, Valle G, Towbin JA. Mutations in Cypher/ZASP in patients with dilated cardiomyopathy and left ventricular non-compaction. J Am Coll Cardiol. 2003;42:2014–27.
93. Theis JL, Martijn Bos J, Bartleson VB, Will ML, Binder J, Vatta M, Towbin JA, Gersh BJ, Ommen SR, Ackerman MJ. Echocardiographic-determined septal morphology in Z-disc hypertrophic cardiomyopathy. Biochem Biophys Res Commun. 2006;351:896–902.
94. Xing Y, Ichida F, Matsuoka T, Isobe T, Ikemoto Y, Higaki T, Tsuji T, Haneda N, Kuwabara A, Chen R, Futatani T, Tsubata S, Watanabe S, Watanabe K, Hirono K, Uese K, Miyawaki T, Bowles KR, Bowles NE, Towbin JA. Genetic analysis in patients with left ventricular noncompaction and evidence for genetic heterogeneity. Mol Genet Metab. 2006;88:71–7.
95. Parks S, Kushner J, Nauman D. Lamin A/C mutation analysis in a cohort of 324 unrelated patients with idiopathic or familial dilated cardiomyopathy. Am Heart J. 2008;156:161–9.
96. Olson TM, Michels VV, Ballew JD, Reyna SP, Karst ML, Herron KJ, Horton SC, Rodeheffer RJ, Anderson JL. Sodium channel mutations and susceptibility to heart failure and atrial fibrillation. JAMA. 2005;293:447–54.
97. Cheng J, Morales A, Siegfried JD, Li D, Norton N, Song J, Gonzalez-Quintana J, Makielski JC, Hershberger RE. SCN5A rare variants in familial dilated cardiomyopathy decrease peak sodium current depending on the common polymorphism H558R and common splice variant Q1077del. Clin Transl Sci. 2010;3:287–94.
98. Laurent G, Saal S, Amarouch MY, Béziau DM, Marsman RFJ, Faivre L, Barc J, Dina C, Bertaux G, Barthez O, Thauvin-Robinet C, Charron P, Fressart V, Maltret A, Villain E, Baron E, Mérot J, Turpault R, Coudière Y, Charpentier F, Schott JJ, Loussouarn G, Wilde AAM, Wolf JE, Baró I, Kyndt F, Probst V. Multifocal ectopic Purkinje-related premature contractions: a new SCN5A-related cardiac channelopathy. J Am Coll Cardiol. 2012;60:144–56.
99. Mann SA, Castro ML, Ohanian M, Guo G, Zodgekar P, Sheu A, Stockhammer K, Thompson T, Playford D, Subbiah R, Kuchar D, Aggarwal A, Vandenberg JI, Fatkin D. R222Q SCN5A mutation is associated with reversible ventricular ectopy and dilated cardiomyopathy. J Am Coll Cardiol. 2012;60:1566–73.
100. Nair K, Pekhletski R, Harris L, Care M, Morel C, Farid T, Backx PH, Szabo E, Nanthakumar K. Escape capture bigeminy: phenotypic marker of cardiac sodium channel voltage sensor mutation R222Q. Heart Rhythm. 2012;9:1681–8.
101. McNair WP, Ku L, Taylor MRG, Fain PR, Dao D, Wolfel E, Mestroni L. SCN5A mutation associated with dilated cardiomyopathy, conduction disorder, and arrhythmia. Circulation. 2004;110:2163–7.
102. Bione S, D'Adamo P, Maestrini E, Gadeon AK, Bolhuis PAA, Toniolo D, Gedeon AK. A novel X-linked gene, G4.5 is responsible for Barth syndrome. Nat Genet. 1996;12:385–9.
103. D'Adamo P, Fassone L, Gedeon A, Janssen EA, Bione S, Bolhuis PA, Barth PG, Wilson M, Haan E, Orstavik KH, Patton MA, Green AJ, Zammarchi E, Donati MA, Toniolo D. The X-linked gene G4.5 is responsible for different infantile dilated cardiomyopathies. Am J Hum Genet. 1997;61:862–7.
104. Schmitt JP, Kamisago M, Asahi M, Li GH, Ahmad F, Mende U, Kranias EG, MacLennan DH, Seidman JG, Seidman CE. Dilated cardiomyopathy and heart failure caused by a mutation in phospholamban. Science. 2003;299:1410–3.
105. DeWitt MM, MacLeod HM, Soliven B, McNally EM. Phospholamban R14 deletion results in late-onset, mild, hereditary dilated cardiomyopathy. J Am Coll Cardiol. 2006;48:1396–8.
106. Norgett EE, Hatsell SJ, Carvajal-Huerta L, Cabezas JC, Common J, Purkis PE, Whittock N, Leigh IM, Stevens HP, Kelsell DP. Recessive mutation in desmoplakin disrupts desmoplakin-intermediate filament interactions and causes dilated cardiomyopathy, woolly hair and keratoderma. Hum Mol Genet. 2000;9:2761–6.
107. Chalabreysse L, Senni F, Bruyère P, Aime B, Ollagnier C, Bozio A, Bouvagnet P. A new hypo/oligodontia syndrome: Carvajal/Naxos syndrome secondary to desmoplakin-dominant mutations. J Dent Res. 2011;90:58–64.
108. Arimura T, Ishikawa T, Nunoda S, Kawai S, Kimura A. Dilated cardiomyopathy-associated BAG3 mutations impair Z-disc assembly and enhance sensitivity to apoptosis in cardiomyocytes. Hum Mutat. 2011;32:1481–91.
109. Norton N, Li D, Rieder MJ, Siegfried JD, Rampersaud E, Züchner S, Mangos S, Gonzalez-Quintana J, Wang L, McGee S, Reiser J, Martin E, Nickerson DA, RE H. Genome-wide studies of copy number variation and exome sequencing identify rare variants in BAG3 as a cause of dilated cardiomyopathy. Am J Hum Genet.

2011;88:273–82.
110. Schönberger J, Wang L, Shin JT, Kim SD, Depreux FFS, Zhu H, Zon L, Pizard A, Kim JB, Macrae CA, Mungall AJ, Seidman JG, Seidman CE. Mutation in the transcriptional coactivator EYA4 causes dilated cardiomyopathy and sensorineural hearing loss. Nat Genet. 2005;37:418–22.
111. Li D, Parks SB, Kushner JD, Nauman D, Burgess D, Ludwigsen S, Partain J, Nixon RR, Allen CN, Irwin RP, Jakobs PM, Litt M, Hershberger RE. Mutations of presenilin genes in dilated cardiomyopathy and heart failure. Am J Hum Genet. 2006; 79:1030–9.
112. Carballo S, Robinson P, Otway R, Fatkin D, Jongbloed JDH, De Jonge N, Blair E, Van Tintelen JP, Redwood C, Watkins H. Identification and functional characterization of cardiac troponin I as a novel disease gene in autosomal dominant dilated cardiomyopathy. Circ Res. 2009;105:375–82.
113. Hassel D, Dahme T, Erdmann J, Meder B, Huge A, Stoll M, Just S, Hess A, Ehlermann P, Weichenhan D, Grimmler M, Liptau H, Hetzer R, Regitz-Zagrosek V, Fischer C, Nürnberg P, Schunkert H, Katus H, Rottbauer W. Nexilin mutations destabilize cardiac Z-disks and lead to dilated cardiomyopathy. Nat Med. 2009;15:1281–8.
114. Olson TM, Illenberger S, Kishimoto NY, Huttelmaier S, Keating MT, Jockusch BM. Metavinculin mutations alter actin interaction in dilated cardiomyopathy. Circulation. 2002;105:431–7.
115. Murakami T, Hayashi YK, Noguchi S, Ogawa M, Nonaka I, Tanabe Y, Ogino M, Takada F, Eriguchi M, Kotooka N, Campbell KP, Osawa M, Nishino I. Fukutin gene mutations cause dilated cardiomyopathy with minimal muscle weakness. Ann Neurol. 2006;60:597–602.
116. Knöll R, Postel R, Wang J, Krätzner R, Hennecke G, Vacaru AM, Vakeel P, Schubert C, Murthy K, Rana BK, Kube D, Knöll G, Schäfer K, Hayashi T, Holm T, Kimura A, Schork N, Toliat MR, Nürnberg P, Schultheiss HP, Schaper W, Schaper J, Bos E, Den Hertog J, Van Eeden FJM, Peters PJ, Hasenfuss G, Chien KR, Bakkers J. Laminin-α4 and integrin-linked kinase mutations cause human cardiomyopathy via simultaneous defects in cardiomyocytes and endothelial cells. Circulation. 2007;116: 515–25.
117. Taylor MRG, Slavov D, Gajewski A, Vlcek S, Ku L, Fain PR, Carniel E, Di Lenarda A, Sinagra G, Boucek MM, Cavanaugh J, Graw SL, Ruegg P, Feiger J, Zhu X, Ferguson DA, Bristow MR, Gotzmann J, Foisner R, Mestroni L. Thymopoietin (lamina-associated polypeptide 2) gene mutation associated with dilated cardiomyopathy. Hum Mutat. 2005;26:566–74.
118. Gotic I, Leschnik M, Kolm U, Markovic M, Haubner BJ, Biadasiewicz K, Metzler B, Stewart CL, Foisner R. Lamina-associated polypeptide 2alpha loss impairs heart function and stress response in mice. Circ Res. 2010;106:346–53.
119. Posch MG, Posch MJ, Geier C, Erdmann B, Mueller W, Richter A, Ruppert V, Pankuweit S, Maisch B, Perrot A, Buttgereit J, Dietz R, Haverkamp W, Ozcelik C. A missense variant in desmoglein-2 predisposes to dilated cardiomyopathy. Mol Genet Metab. 2008;95:74–80.
120. Theis JL, Sharpe KM, Matsumoto ME, Chai HS, Nair AA, Theis JD, De Andrade M, Wieben ED, Michels VV, Olson TM. Homozygosity mapping and exome sequencing reveal GATAD1 mutation in autosomal recessive dilated cardiomyopathy. Circ Cardiovasc Genet. 2011;4:585–94.
121. Burkett EL, Hershberger RE. Clinical and genetic issues in familial dilated cardiomyopathy. J Am Coll Cardiol. 2005;45:969–81.
122. Baig MK, Goldman JH, Caforio ALP, Coonar AS, Keeling PJ, McKenna WJ. Familial dilated cardiomyopathy: cardiac abnormalities are common in asymptomatic relative and may represent early disease. J Am Coll Cardiol. 1998;31:195–201.
123. Mahon NG, Murphy RT, MacRae CA, Caforio ALP, Elliott PM, McKenna WJ. Echocardiographic evaluation in asymptomatic relatives of patients with dilated cardiomyopathy reveals preclinical disease. Ann Intern Med. 2005;143.
124. Charron P, Arad M, Arbustini E, Basso C, Bilinska Z, Elliott P, Helio T, Keren A, McKenna WJ, Monserrat L, Pankuweit S, Perrot A, Rapezzi C, Ristic A, Seggewiss H, van Langen I, Tavazzi L. Genetic counselling and testing in cardiomyopathies: a position statement of the European Society of Cardiology Working Group on Myocardial and Pericardial Diseases. Eur Heart J. 2010;31:2715–26.
125. Hershberger RE, Lindenfeld J, Mestroni L, Seidman CE, Taylor MRG, Towbin JA. Genetic evaluation of cardiomyopathy-a Heart Failure Society of America practice guideline. J Card Fail. 2009;15:83–97.
126. Liu GS, Morales A, Vafiadaki E, Lam CK, Cai WF, Haghighi K, Adly G, Hershberger RE, Kranias EG. A novel human R25C-phospholamban mutation is associated with super-inhibition of calcium cycling and ventricular arrhythmia. Cardiovasc Res. 2015;107:164–74.
127. Huang W, Liang J, Yuan C-C, Kazmierczak K, Zhou Z, Morales A, McBride KL, Fitzgerald-Butt SM, Hershberger RE, Szczesna-Cordary D. Novel familial dilated cardiomyopathy mutation in MYL2 affects the structure and function of myosin regulatory light chain. FEBS J. 2015;282:2379–93.

6 致心律失常型心肌病

Moniek G.P.J. Cox，Ardan M. Saguner，Anneline S. te Riele，J. Peter van Tintelen，Firat Duru，Corinna Brunckhorst，Richard N.W. Hauer

姚焰　译

摘　要

致心律失常型心肌病（arrhythmogenic cardiomyopathy，ACM）是一种以心室纤维脂肪替代为特征的渐进性心脏肌肉病。患者的典型表现是在 10 ～ 40 岁时出现运动诱导的心动过速发作，偶可发生青年时期猝死。

ACM 中的一大亚类是致心律失常型右心室心肌病（ARVC），主要为右心室受累。然而，左心室也常受累，也可出现主要累及左心室的情况。其致病基因通常编码细胞结构连接蛋白（JUP、PKP2、DSG2、DSC2、DSP），这可解释闰盘重构。致心律失常型右心室发育不良 / 心肌病（arrythmogenic right ventricular cardiomyopathy dysplasia/cardiomyopathy，ARVD/C）呈常染色体显性遗传，表现度有差异。2011 年工作组所制定的标准是目前诊断的主要依据，该标准基于家族史、除极和复极异常、伴有左束支传导阻滞（left bundle branch block，LBBB）的室性心律失常、右心室功能和结构的改变及心内膜心肌活检中的纤维脂肪替代。二维超声心动图、血管造影和磁共振是使心脏结构功能异常可视化的影像学工具。主要的鉴别诊断包括特发性右心室流出道（right ventricular outflow tract, RVOT）心动过速、心肌炎和结节病。姑息治疗包括抗心律失常药、导管消融和植入 ICD。发病年龄小、先证者状态、左心室显著受累、室性心动过速（ventricular tachycardia，VT）、晕厥和既往心脏停搏是其不良预后的主要危险因素。

引言

ACM 是一种进行性心脏肌肉病，组织学特征为心室的纤维脂肪替代，临床特征为早期发生室性心律失常和晚期常出现心室结构功能异常。相反，扩张型心肌病（DCM）患者的心律失常发生于心室结构功能改变之后，在疾病终末期更常见。

ACM 的一大亚类是 ARVD/C，主要为右心室受累[1-3]。然而，左心室也常受累，也可出现主要累及左心室的情况[4]。尽管许多作者仍然使用 ARVD、ARVC、ARVD/C 和 ARVC/D（尤其是用于指代主要累及右心室的经典亚型），但最近的研究发现以 ACM 命名更合适。

患者通常在 10 ～ 40 岁出现右心室来源的心律失常。然而，ACM 也是青春期猝死（主要是运动员）的原因[5]。尸检研究显示，即便在青少年中也会有大部分心肌被大量的纤维脂肪所替代的现象（图 6.1）[3]。

1982 年出现了第一批 ARVD/C 患者的报道，当时被描述为“右心室心肌部分或全部缺失并被脂肪和纤维组织替代”的疾病[1]。那时，该病被认

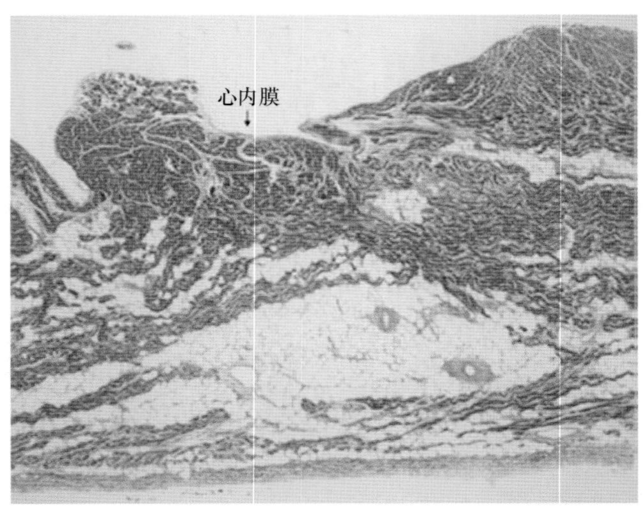

图 6.1 1 例运动时猝死的 13 岁女孩的右心室组织学检查。AZAN 染色（放大倍数 400×）的心肌细胞（红色）、胶原（蓝色）和脂肪细胞（白色）。图中可见 ACM 的典型表现，纤维束一直延伸到心内膜。心肌细胞束嵌入纤维束间，特别是在心内膜下层。这些相互连接的心肌细胞束导致延迟激动，产生折返环，这是 ACM 室性心律失常的典型电生理基质

为是一种右心室发育缺陷，因此被归类为“发育不良”。在过去 30 年中，对该病发展的认识加深及其相关致病基因突变的发现，使得目前 ACM 被定义为一种遗传性“心肌病”[3, 6]。

分子遗传学时代的到来为了解 ACM 提供了新的视角，即 ACM 是一种细胞黏附蛋白缺陷引起的桥粒蛋白病。Naxos 病是一种常染色体隐性遗传的 ACM，在其患者中鉴定出编码桥粒蛋白斑珠蛋白的基因（*JUP*）的第一个致病突变[7]。该发现将研究指向其他桥粒蛋白基因。常染色体显性遗传的 ACM 突变的证据非常有限，截至 2004 年只发现了 3 个基因上的 6 个位点[8-16]。桥粒斑蛋白基因（*DSP*）是第一个被发现与常染色体显性遗传型 ACM 相关的桥粒蛋白基因[16]。随后在编码桥粒组成部分的 plakophilin-2（*PKP2*）、桥粒黏蛋白 2（*DSG2*）和桥粒胶蛋白 2（*DSC2*）的基因中发现了致病突变[17-19]。近期研究显示，桥粒功能的改变与运输异常有关，也与其他闰盘蛋白的再分配有关，继而主要引起心电改变和破坏心肌结构，二者均可导致激动延迟从而引起致命的室性心律失常[20-21]。

在罕见病例中，常染色体显性遗传型 ACM 与其他看似和细胞黏附结构无关的基因相关，包括编码心脏雷诺丁受体（*RyR2*）、转化生长因子 β_3（*TGF-*β_3）及跨膜蛋白 43（*TMEM43*）的基因[14-15, 22]。受磷蛋白基因（*PLN*）的一种特异性非桥粒奠基者突变似乎与一种特定双心室型 ACM 相关[23]。此外，ACM 患者中还检出了结蛋白（*DES*）、核纤层蛋白 A/C（*LMNA*）、肌连蛋白（*TTN*）和结合 plakophilin 的 αT- 连环素（*CTNNA3*）编码基因上的突变[24-27]。

目前，约 60% 的 ACM 患者可检出致病突变，主要位于桥粒基因。根据美国约翰霍普金斯医院、荷兰和瑞士的大样本注册研究，*PKP2* 基因突变最常见[28]。

ACM 在普通人群中的估计患病率为 1∶5000 ～ 1∶2000[29]。但其确切患病率仍然未知，且可能更高，因为许多患者存在漏诊或误诊的现象。

在意大利北部，该病似乎在青年和青少年中尤为常见，约占全部 SCD 病例的 11%，占运动员 SCD 的 22%[30-31]。在 35 岁以下发生 SCD 的个体中，高达 20% 的病例通过尸检评估检出了 ACM 的特征[31]。近 1/2 的 SCD 病例生前无任何相关症状。相比之下，ACM 只能解释 4% 的北美年轻竞技运动员 SCD[32]。在荷兰、加拿大纽芬兰和南非等地都鉴定出奠基者突变，这可部分解释不同地区的患病率差异[33-35]。

分子和遗传学背景

桥粒和其他闰盘结构

闰盘中的细胞黏附连接保证了心肌细胞功能和结构的完整性。闰盘位于心肌细胞的纵向末端，包含 3 种不同的细胞间连接：桥粒、黏附连接和缝隙连接。桥粒对细胞–细胞的黏附十分重要，主要存在于感受机械应力的组织、心脏和表皮中。它们在细胞–细胞黏附处连接细胞骨架元素与细胞膜。桥粒可保护闰盘的其他结构免受机械应力，同时参与组成闰盘结构。桥粒包含属于 3 个不同家族的多种蛋白：

1. 跨膜钙黏着蛋白（transmembranous cadherin）家族：桥粒黏蛋白和桥粒胶蛋白。

2. 犰狳重复蛋白连接（linker armadillo repeat protein）家族：斑珠蛋白和 plakophilin。

3. Plakin 家族：桥粒斑蛋白和网蛋白。

图 6.2 显示了心脏桥粒中各种蛋白质结构。

桥粒内，钙黏着蛋白与犰狳蛋白相连，两者又与 plakin 相互作用。plakin 将桥粒锚定于中间丝，

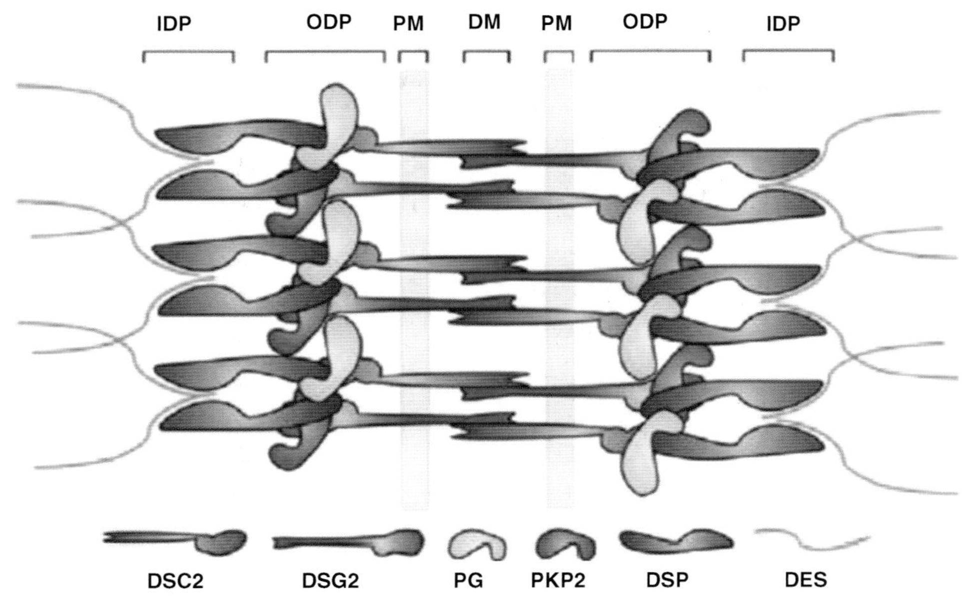

图 6.2　心脏桥粒的分子结构示意图。跨质膜（PM）蛋白桥粒糖蛋白 2（*DSC2*）和桥粒芯糖蛋白 2（*DSG2*）在致密中线（*DM*）的细胞外空间相互作用。在胞质侧，它们与外致密斑（*ODP*）上的斑珠蛋白（*PG*）和 plakophilin-2（*PKP2*）相互作用。*PKP2* 和 *PG* 也与桥粒斑蛋白相互作用。在内致密斑中，*DSP* 的 C- 末端锚定在中间丝结蛋白（*DES*）上（Reprint with permission from Van Tintelen et al. Curr Opin Cardiol 2007[36]）

主要是结蛋白。因此，它们形成一个提供机械支撑的三维支架。

黏附连接作为桥梁连接相邻细胞肌节内的肌动蛋白丝。这些连接和桥粒一起参与力传导，这些机械连接作为“焊接点”产生细胞膜结构域，免受相邻细胞收缩引起的剪切应力。此外，它们有利于缝隙连接的组装和维持，确保细胞间电偶联。

每个心肌细胞由脂质双分子层分隔，具有高度的电绝缘性。形成机械收缩所需脉冲的电流可通过缝隙连接从一个细胞传导到另一个细胞。缝隙连接通过使细胞间的离子转移来提供电偶联。缝隙连接的数目、大小和分布均影响心肌中的脉冲传播。因此，缝隙连接的功能或结构的改变可导致细胞间传播障碍及心律失常的发生[37]。

除桥粒、黏附连接和缝隙连接外，闰盘还包含离子通道。特别是电压门控钠离子通道亚基 $Na_v1.5$，对于心肌动作电位的快速传递至关重要。

近期研究证明，闰盘不同组成部分间存在紧密的相互作用，连接力学现象和电现象，被称为心脏连接组（connexome）[20，38-39]。在 ACM 小鼠模型中，桥粒基因突变与 $Na_v1.5$ 功能损伤所致的峰值钠电流降低及心肌纤维脂肪浸润前的心室颤动诱发相关[40]。此外，在 *PKP2* 基因突变小鼠中，闰盘异常、钠电流密度降低和传导减慢均发生在心肌病理性结构改变前[38]。

桥粒功能障碍和 ACM 病理生理学

虽然闰盘不同部位的功能似乎是明确的，但桥粒基因突变的具体致病机制还有待阐明。目前已提出了多种基于桥粒不同功能的假说。

首先，桥粒蛋白中的遗传缺陷被认为可导致机械功能损伤，引起心肌细胞从闰盘脱离，特别是在机械应力条件下（如竞技体育运动时）。这种有缺陷的机械连接可导致心肌细胞的机械解偶联和电解偶联，进一步导致细胞死亡和纤维脂肪替代。瑞士的一项研究表明，与 DCM 患者和健康对照组相比，ACM 患者心肌组织中促凋亡分子和促脂肪生成分子的表达显著上调，且独立于潜在的基因突变[41]。连接嵌在纤维脂肪组织中存活的心肌束导致传导通路的延长和负荷失配（图 6.1），而这些肌束的关键点上可兴奋心肌组织数量的瞬时显著增加及小肌束转变为大规模可兴奋区域是负荷失配的原因。这导致明显的激动延迟，是折返从而形成 VT 的关键机制。既往的有创性电生理研究通过不同的标测技术证实 ACM 患者中的持续性 VT 是由异常心肌区域中的折返环所致[42]。在这种结构模型中，环境因素（如运动及病毒感染引起的炎症）可加重黏附连接的损伤，加速疾病进展。与左心室相比，右心室壁更薄且对运动的生理反应迟缓，因此更易受累。

其次，研究显示，桥粒组分的改变会导致细胞间黏附连接受损，可能影响其他闰盘蛋白的数量和分布，包括形成心室肌缝隙连接的主要蛋白质——间隙连接蛋白 43[20, 43-44]。蛋白印迹法和免疫荧光共聚焦技术证实 *DSP* 和 *JUP* 编码的蛋白发生上述改变，但其他桥粒组分（如 *PKP2*、*DSG2* 和 *DSC2* 编码的蛋白）可能有类似改变。有趣的是，使用相同的染色技术发现携带 *LMNA*、*DES* 和 *PLN* 突变的 ACM 患者的桥粒组分也有异常[23-25, 45]。缝隙连接数目和功能的改变将减弱细胞间的电偶联，这可能导致心室内激动延迟并为折返提供基础。

第三个假说涉及经典的 Wnt/β-catenin 信号通路。斑珠蛋白定位于细胞质膜和细胞核。据证明，桥粒斑蛋白的破坏会使细胞质膜中的斑珠蛋白转运到细胞核，并抑制经典的 Wnt/β-catenin 信号传导。Wnt 信号传导可通过防止中胚层前体分化为脂肪细胞来抑制脂肪生成[46]。因此，通过斑珠蛋白核定位抑制 Wnt 信号通路可促进 ACM 患者心肌中的脂肪组织分化[47]。

最后，由于通道蛋白向闰盘细胞膜的转运减少，$Na_v1.5$ 的再分布似乎与 *PKP2* 减少相关[38]。

上述病理生理机制并非相互排斥，也可同时发生。

遗传学背景

ACM 具有两种遗传模式。最常见的或经典型 ACM（即 ARVD/C）呈常染色体显性遗传。罕见的 Naxos 病和 Carvajal 综合征通常呈常染色体隐性遗传，尽管这些心脏皮肤综合征中也可呈常染色体显性遗传[48]。表 6.1 总结了 ACM 涉及的不同基因及相关临床表型。

表 6.1 ACM 疾病谱的突变基因（Modified from Van Tintelen et al. Curr Opin Cardiol 2007[36]）

	基因	疾病类型	遗传模式
桥粒	*PKP2*	经典型 ARVD/C	常染色体显性遗传
	DSG2	经典型 ARVD/C	常染色体显性遗传
	DSC2	经典型 ARVD/C	常染色体显性遗传
	JUP	Naxos 病	常染色体隐性遗传
		ARVD/C	常染色体显性遗传
	DSP	Carvajal 综合征	常染色体隐性遗传
		经典型 ARVD/C	常染色体显性遗传
	CTNNA3	LDAC	常染色体显性遗传
		ARVD/C	常染色体显性遗传
非桥粒	*RyR2*	CPVT	常染色体显性遗传
		ARVD/C	常染色体显性遗传
	TGFβ	经典型 ARVD/C	常染色体显性遗传
	TMEM43	ARVD/C	常染色体显性遗传
	PLN	ARVD/C 和 LDAC	常染色体显性遗传
	LMNA	ARVD/C 和 LDAC	常染色体显性遗传
	DES	ARVD/C 和 LDAC	常染色体显性遗传
	TTN	ARVD/C 和 LDAC	常染色体显性遗传

ARVD/C，致心律失常型右心室发育不良 / 心肌病；CPVT，儿茶酚胺敏感性多形性室性心动过速；LDAC，左心室型致心律失常型心肌病

常染色体隐性遗传的 ACM

Naxos 病患者中发现了 *JUP* 基因中两个碱基对的纯合缺失[7]。所有纯合突变的患者在婴儿期都有弥漫性掌跖角化和羊毛状发；儿童期通常无心脏症状但可能有心电图异常和非持续性室性心律失常[49]。在一个阿拉伯家族中，桥粒斑蛋白基因突变可导致常染色体隐性遗传型 ACM，同时伴有羊毛状发和类天疱疮样皮肤病（pemphigus-like skin disorder）[50]。另一种常染色体隐性遗传病 Carvajal 综合征与桥粒斑蛋白基因突变相关，表现为羊毛状发、表皮松解的掌跖角化和心肌病[51]。Carvajal 综合征的心肌病易累及左心室，但对 1 例已故儿童进行后续评估发现其双心室均有典型的 ACM 改变[44]。此阿拉伯家族中的心脏表型似乎是经典型 ARVD/C。

常染色体显性遗传的 ACM

总体而言，*PKP2* 基因突变在经典型 ARVD/C

中最常见。图 6.3 显示了一个 *PKP2* 突变家族的家系图谱，表现为不完全外显率和表现度差异的常染色体显性遗传。ACM 的不完全外显率和年龄依赖性外显率以及临床多样性有翔实记录。来自不同国家的 5 项研究分析了 56 ～ 149 例 ACM 患者，在满足诊断工作组标准（task force criteria，TFC）的 ARVD/C 散发先证者中，*PKP2* 突变的检出率为 11% ～ 51%[17，52-55]。在美国和荷兰近期的一项大型联合研究中，入选了 1001 例 ARVD/C 先证者和家族成员，在 439 例先证者中，63% 检出致病的桥粒突变和非桥粒突变。检出单个 *PKP2* 突变的人数占 46%[28]。此外，4% 的患者携带多个突变，其中大部分携带 *PKP2* 突变。在该大型队列中，共有 94 个不同的桥粒突变（*PKP2* 有 59 个）。因此，美国和荷兰的 ACM 患者中约有 1/2 携带 *PKP2* 突变。

其他桥粒基因上的致病突变在美国和荷兰研究中不常见：*DSG2* 为 4%、*DSC2* 为 1%，*JUP* 为 0.5%，*DSP* 为 3%[28]。尽管 *PKP2* 突变在其他国家的 ACM 队列中也很常见，但编码桥粒蛋白的不同基因比例却存在显著差异[35，56]。在一项纳入 134 例桥粒基因突变携带者的意大利研究中，*DSP* 突变最常见（39%）[57]。

编码跨膜桥粒蛋白的 *DSG2* 和 *DSC2* 突变与经典型 ACM 相关[58]。*JUP* 主要与常染色体隐性遗传的 Naxos 病相关，但也有罕见的常染色体显性遗传模式的报道。

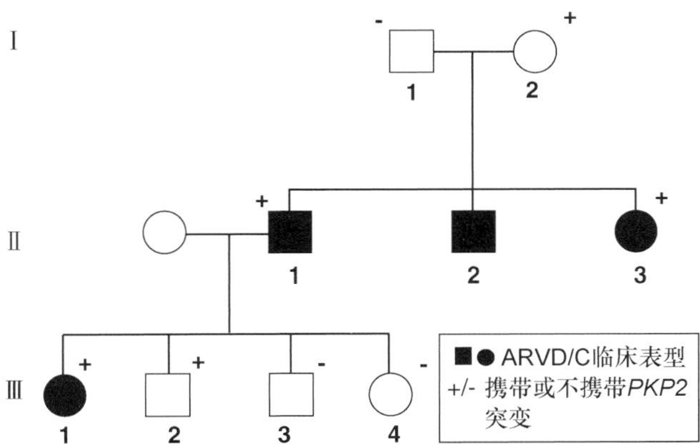

图 6.3　ARVD/C 家族的家系图谱和编码 plakophilin-2 的基因（*PKP2*）突变。该图显示外显率和临床表现的多样性。72 岁祖母（Ⅰ-2）和 20 岁孙子（Ⅲ-2）虽然携带突变，但均无任何疾病症状。先证者（Ⅱ-1）35 岁时行心肺复苏，其兄弟（Ⅱ-2）18 岁时猝死。先证者姐妹（Ⅱ-3）及先证者女儿（Ⅲ-1）由于家族史阳性和右心室结构异常而被诊断为 ACM。先证者姐妹（Ⅱ-3）有结构异常和心电图异常，但无心律失常

细胞内桥粒成分的编码基因 *DSP* 上的突变可导致“经典型 ARVD/C”，其临床表现为 VT 和猝死，并随疾病进展而累及左心室[16，59-60]。然而，只有 *DSP* 突变与主要累及左心室的 ACM 及常染色体隐性遗传病相关。近期的研究显示，*DSP* 突变携带者更易发生 SCD、左心室功能不全和心力衰竭[61]。

其他非桥粒基因

在一个意大利 ARVD/C 家族中描述了编码心脏雷诺丁受体（RyR2）的基因突变，该受体负责调控肌质网中的钙释放[14]。受累患者存在运动诱发的多形性 VT[62]。*RyR2* 突变主要与不合并 ACM 的家族性儿茶酚胺敏感性多形性室性心动过速（CPVT）相关[62]。RyR2 介导心脏收缩所必需的钙离子从肌质网中释放。FK506 结合蛋白（FKBP12.6）能够稳定 RyR2，防止异常激活。*RyR2* 突变干扰了其与 FKBP12.6 的相互作用，在模拟运动的条件下增加了通道活性[63]。虽然普遍认为 *RyR2* 突变导致的 CPVT 不伴有结构异常，但 ARVD/C 中突变的作用被认为与不合并 ACM 的家族性 CPVT 不同[64-66]。值得注意的是，在近期的一项瑞士研究中，1 例 ARVD/C 确诊患者携带 *RyR2* 和 *DSG2* 的复合杂合突变[67]。

转化生长因子 β3（TGFβ3）调控细胞外基质成分的产生，调节桥粒蛋白编码基因的表达，该基因位于 14 号染色体。早期测序研究未在 *TGFβ3* 外显子区域中发现任何致病突变。因此继续筛查了启动子区和非转录区，并在一个大的 ACM 家族中发现所有临床受累的患者均携带一个 *TGFβ3* 基因突变[15]。预测该突变使抑制 TGFβ3 调节的短肽中产生 1 个氨基酸替换。这些发现提示，导致 TGFβ3 过表达的调节突变可能是导致这些家系发生 ACM 的原因。TGFβ 家族的细胞因子刺激细胞外基质成分的产生。因此，TGFβ 活性增加可能导致心肌纤维化。然而，对其他两个 ACM 家族进行遗传分析未能鉴别出 *TGFβ3* 基因任何区域中的突变。近期在 1 例中国 ARVD/C 患者中找到一个 *TGFβ3* 1 号外显子上的突变[56]。

在加拿大纽芬兰的一个遗传隔离人群中发现，15 个不相关的 ACM 家系均携带 *TMEM43* 基因的 1 个错义突变（p.S358L），该突变导致完全外显的、受性别影响（男性风险增加）的高危型 ARVD/C[22]。

TMEM43 基因包含脂肪生成转录因子 PPAR γ 的应答元件。*TMEM43* 基因突变被认为可导致 PPAR γ 调节的脂肪生成通路失调，这可解释 ACM 患者的心肌纤维脂肪替代。有趣的是，Milting 等近期证实此突变源于欧洲，可增加细胞核的硬度，由于具有恶性临床表型，研究者建议所有 ACM 患者都应筛查该突变[68]。

近期，在被诊断为 DCM 或 ARVD/C 的一系列荷兰患者中发现了受磷蛋白基因（*PLN*）的奠基者突变 c.40_42delAGA（p. Arg14del）[23，69-70]。此特异性 *PLN* 突变在 439 例美国-荷兰联合 ACM 队列中的检出率为 5%，除所有 *PKP2* 基因突变外，该突变最为常见[28]。但是，几乎所有的荷兰 *PLN* 突变携带者都因奠基者效应而携带该突变，*PLN* 突变是荷兰 ACM 患者中最常见的非桥粒基因突变。与大多数桥粒突变相比，尽管纤维脂肪改变的组织学相似，但 *PLN* 基因突变相关的 ACM 更常呈现累及左心室和以左心室病变为主的形式[69]，且明显疾病症状的出现通常晚于桥粒基因突变携带者。然而，*PLN* 经常与严重的左心室功能不全和心力衰竭相关。更易累及左心室这一特征与 *DSP* 突变携带者类似，且明显支持使用 ACM 这一术语。*PLN* 突变导致 ACM 及其特殊临床表型异常的病理生理机制尚不清楚。胞内和胞外钙离子水平与桥粒的组装和分解有关[71]。有假设认为 *PLN* 可介导细胞内钙离子水平的升高，从而导致桥粒的分解[23]。与此假设一致的是，近期有研究发现与 DCM 患者和健康对照人群相比，ACM 患者心肌组织中受磷蛋白的表达升高，且与遗传突变无关[41]。核纤层是支持内核膜的蛋白质网，而核纤层 A 和 C 是它的一部分，其编码基因 *LMNA* 的突变被认为主要与左心室型 ACM 相关，尽管在满足工作组标准的 ACM 患者中也发现了 *LMNA* 突变[25，72]。患者及其亲属也表现出心脏核纤层蛋白病的临床特征，包括传导系统疾病和心房颤动。

结蛋白是一种通过桥粒斑蛋白连接到心脏桥粒的大分子蛋白。在 ACM 确诊患者中已检出 *DES* 突变，其中包括瑞典的一个多代大家系[24，73-74]，在这些患者中也观察到 ACM 的典型组织学特征。一些患者还有典型的结蛋白病相关临床特征，如神经肌肉病或心脏传导系统疾病。有趣的是，携带 *DES* 突变的不同家系都存在右心室受累[45，75]。

肌连蛋白是另一种在功能上与桥粒相关的蛋白，因为肌连蛋白丝与闰盘的过渡连接处（transitional junction）相连。ACM 患者中也存在 *TTN* 突变[26]。由于正常对照人群中也可检出导致蛋白截短的罕见 *TTN* 变异，因此其致病性存在疑问。迄今为止在 ACM 中发现的 *TTN* 突变均为错义突变，这比导致蛋白截短的突变更难解读。然而，在一个有 6 例患者的多代大家族中有 1 例患者的 *TTN* 错义突变与表型存在共分离[26]。

有研究报道了 α T 联蛋白编码基因（*CTNNA3*）的突变[27]。该蛋白是由桥粒蛋白和黏附连接蛋白组成的混合型连接结构的一部分。在纳入的 76 例桥粒基因突变阴性的患者中，2 例检出了 *CTNNA3* 突变[27]。

NGS 技术显示肌节基因突变 / 变异与 ACM 的疑似或临界诊断相关，其疾病谱包括 DCM 或 ACM 拟表型[67]。

遗传和预后

ACM 呈不完全外显率且临床表现度差异很大。例如，家族筛查发现存在 70 多岁但仍无任何疾病征象的致病突变携带者（图 6.3）。

虽然从遗传学的角度上看，男性和女性受影响的概率相同，但男性比女性更易被诊断为 ACM。然而，至少表现出一些疾病征象的女性和男性一样多，但女性往往无法满足诊断标准。在一项纳入 577 例 ACM 相关基因突变携带者的荷兰-美国联合研究中，与女性相比，男性更易发生持续性心律失常和猝死[61]。虽然女性是高危亲属中诊断 ACM 的危险因素，但男性 ACM 患者比女性更易发生 VT 或心室颤动（ventricular fibrillation，VF）[76]。该病临床表型的严重程度差异可能是由于男性运动更频繁和剧烈[77]。此外，激素可能也在其中起作用。

有研究在 4% ～ 16% 的 ACM 人群中检出多个致病突变，而这也证明了遗传背景对预后的影响[57，61]。在不同的研究中，无论是双基因突变、纯合突变或复合杂合突变，携带多个突变均与恶性心律失常和更差的血流动力学结果相关[57，61]。然而，在美国-荷兰的联合研究中，提前截短、剪接位点或错义突变对患者预后无明显影响。携带 *DSP*、*PLN* 和 *TMEM43* 基因突变的患者预后更差。

当解读这些数据时，应谨记研究人群中存在流行病学差异，且应用了不同方法来评估错义变异的致病性，因此可解释这些遗传数据的差异性。

临床表现

ACM 患者通常在 10 ～ 40 岁出现源于右心室的心律失常。然而，少部分患者以猝死（通常发生在年轻时）为首发症状[61，78-79]。基于临床病理学和患者的随访研究，经典型 ACM（主要累及右心室）的病程可分为 4 个阶段（表 6.2）。

1. 早期 ACM 常被称为“隐匿期”，因为此时通常无临床表现，但也可能出现轻微的室性心律失常如室性期前收缩（premature ventricular complexes，PVC）和细微的结构改变。尽管患者多无症状，但他们仍有猝死的风险，尤其是在剧烈运动时。

2. 显性期（overt phase），患者会出现心悸、晕厥和 LBBB 型室性心律失常，从孤立性 PVC 到持续性单形性 VT 和 VF。

3. 第三期以右心室衰竭为特征，这是由于心肌的渐进性丧失及伴发的严重扩张和收缩功能不全，而左心室功能保留。

4. 由于累及左心室而导致双心室衰竭，此期的表现与 DCM 类似，可能需要心脏移植。

在最初描述的经典型 ARVD/C 中，主要为右心室受累，通常在疾病进展后期明显累及左心室。目前已通过家族的临床遗传特征鉴定出该病的另外两种亚型，一种为左心室型，表现为疾病早期主要累及左心室（*DSP*、*LMNA* 和 *PLN* 突变携带者），另一种为双心室型，表现为双心室受累程度一致（*DSP*、*LMNA* 和 *PLN* 突变携带者）。基于不同突变和非突变携带者的人类心肌样本的免疫组化分析证明，在桥粒水平上，两个心室都受疾病影响[80]。右心室和左心室中斑珠蛋白的免疫反应信号水平均显著降低，且独立于基因型。此现象进一步支持 ACM 是双心室疾病的概念。但是，组织学和功能学的明显改变通常始于右心室，原因尚不清楚。目前最公认的解释是右心室壁薄，当机械连接功能受损时更不能承受容量（超）负荷[81]。

表 6.2　疾病严重程度的不同阶段

阶段	特点
1. 隐匿期	无症状患者可能只有轻度室性心律失常或细微结构改变，但有猝死风险
2. 显性期	LBBB 型 VT 或多种形态 PVC 引起症状，右心室结构异常更明显
3. 右心室衰竭期	左心室功能相对保留
4. 双心室受累期	左心室明显受累

LBBB，左束支传导阻滞；PVC，室性期前收缩；VT，室性心动过速

临床诊断

ACM 的诊断非常具有挑战性，只能在排除所有导致 VT 发作和右心室 / 左心室结构异常的其他疾病后才能诊断（参见鉴别诊断）。尽管 VF 和猝死可能是 ACM 患者的首发症状，但有症状患者通常表现为伴有 LBBB 的持续性单形性 VT，因此源于右心室。患者在 11 岁前很少出现疾病表现[79]。VT 发作通常由肾上腺素刺激引起，主要开始于运动期间或运动后的早期恢复阶段，尤其是在竞技体育中[77，82]。ACM 是随时间进展的疾病，根据患者病程不同而存在表现差异[83]。

ACM 诊断的金标准是通过活检、手术或尸检判定存在以右心室心肌为主的纤维（伴或不伴脂肪浸润）替代。最初认为结构异常的多发部位是所谓的发育不良三角区，由 RVOT、心尖部和三尖瓣下区域组成[1]。然而，这些观察结果主要基于疾病晚期患者。近期证据表明，疾病始于三尖瓣下区域的心外膜层或左心室后外侧壁，右心室心尖部只在疾病晚期受累[84]。可通过心内膜活检进行组织学检查来判定，但活检具有很大局限性。影像学技术或电压标测可指导受累部位的组织取样（通常取薄的右心室游离壁），虽然可直接取样，但有心脏穿孔的风险。室间隔取样相对安全，但在疾病晚期前室间隔在组织学上很少受累。此外，由于病变的局灶性，即使在潜在受累区域取样，组织学可能仍然正常。由于疾病早期的心内膜下层通常不受累，而心内膜活检具有非透壁性，因此可能会妨碍组织学诊断。这点特别重要，因为 ACM 病变始于心外膜下层和心肌中间层。然而，对比度增强 MRI 指导的室间隔心内膜活检可能有助于诊断一种常需与 ACM 鉴别诊断的疾病——心脏结节病。

1994 年工作组基于共识制定了一套适用于临床的 ACM 诊断标准[85]，并在 2010 年进行了修订[86]，它有助于 ACM 的临床诊断。最新的 2010 年国际特别工作组标准包括整体或局部右心室功能不全和结

构改变、组织特征、复极异常、去极化异常、心律失常和家族史/遗传学这6组不同的临床标准，通过保留1994年工作组标准的特异性来增加其敏感性。在每组标准中，根据其对疾病的特异性程度再细分为主要诊断标准和次要诊断标准。每个主要标准计2分，每个次要标准计1分。诊断ACM须满足总评分为4分，即2个主要标准、1个主要标准和2个次要标准、4个次要标准即可满足诊断。即使每组中满足多个标准，诊断时也只能用1个标准来计分。表6.3列出了2010年工作组标准，它是对疑似ACM的个体进行分类的基本标准。此外，对其普遍接受有助于临床研究的明确解读和结果的比较。应谨记，这些工作组标准在主要累及右心室的经典型ACM中具有高度实用性，但在左心室型ACM中的应用受限，因为缺少针对左心室的影像学和VT形态诊断标准。

建议所有疑似ACM的患者均应进行特定评估，包括详细的病史和家族史、体格检查、12导联心电图、信号平均心电图（signal-averaged ECG，SAECG；若有条件）、24 h动态心电图、运动测试和至少1种影像学评估方法（包括定量室壁运动分析的MRI或经胸二维超声心动图）。MRI对于ACM的诊断特别重要，由于MRI结合晚期钆增强能使组织改变可视化，且能同时评估心脏形态和功

表6.3 工作组诊断标准

2010年ACM诊断的工作组标准	
1. 整体或局部功能障碍和结构改变	**主要标准：** 二维超声心动图： 局部右心室无运动、运动障碍或室壁瘤，并伴有以下表现之一（舒张末期）： －PLAX RVOT ≥ 32 mm［体表面积校正后（PLAX/BSA）≥ 19 mm/m^2］ －PSAX ≥ 36 mm（PLAX/BSA ≥ 21 mm/m^2） －面积变化分数≤ 33% MRI： 局部右心室无运动或运动障碍或右心室收缩不同步，并伴有以下表现之一： －RVEDV/BSA ≥ 110 ml/m^2（男性）或≥ 100 ml/m^2（女性） －右心室射血分数≤ 40% 右心室造影： 局部右心室无运动、运动障碍或室壁瘤
	次要标准： 二维超声心动图： 局部右心室无运动或运动障碍，并伴有以下表现之一（舒张末期）： －PLAX RVOT ≥ 29 mm至< 32 mm（PLAX/BSA ≥ 16 mm/m^{2}至< 19 mm/m^2） －PSAX ≥ 32 mm至< 36 mm（PLAX/BSA ≥ 18 mm/m^{2}至< 21 mm/m^2） －面积变化分数> 33%至≤ 40% MRI： 局部右心室无运动或运动障碍或右心室收缩不同步，并伴有以下表现之一： －RVEDV/BSA ≥ 100 ml/m^{2}至< 110 ml/m^2（男性）或≥ 90 ml/m^{2}至< 100 ml/m^2（女性） －右心室射血分数> 40%至≤ 45%
2. 室壁组织学特征	**主要标准：** 至少1份心内膜活检样本形态学定量分析显示残余心肌细胞< 60%（或估计< 50%），伴有右心室游离壁心肌细胞被纤维组织替代，伴有或不伴有脂肪组织替代
	次要标准： 至少1份心内膜活检样本形态学定量分析显示残余心肌细胞60%～75%（或估计为50%～65%），伴有右心室游离壁心肌细胞被纤维组织替代，伴有或不伴有脂肪组织替代
3. 复极异常	**主要标准：** 右胸导联（V_1～V_3）T波倒置或患者年龄> 14岁
	次要标准： V_1和V_2导联T波倒置（患者年龄> 14岁）或V_4～V_6导联T波倒置 V_1～V_4导联T波倒置（患者年龄> 14岁，伴有完全性右束支传导阻滞）

（续表）

2010 年 ACM 诊断的工作组标准	
4. 除极 / 传导异常	主要标准： 右胸导联（$V_1 \sim V_3$）epsilon 波（QRS 波末端至 T 波之间的重复低振幅信号）
	次要标准： 标准心电图无 QRS 波时限≥ 110 ms 的情况下，SAECG 的 3 个参数中≥ 1 个参数显示出晚电位 QRS 滤过波时限≥ 114 ms QRS 波末端< 40 μV 的时限（低振幅信号时限）≥ 38 ms QRS 波末端 40 ms 的均方根电压≤ 20 μV QRS 波末端激动时间≥ 55 ms [在无完全性 RBBB 的情况下，测量 V_1、V_2 或 V_3 导联 S 波最低点至所有除极波末端（包括 R′波）]
5. 心律失常	主要标准： 非持续性或持续性 LBBB 型 VT，伴有电轴向上（QRS 波在Ⅱ、Ⅲ和 aVF 导联负向或不确定，aVL 导联正向）
	次要标准： 持续性或非持续性 RVOT 型 VT，LBBB 伴有电轴向下（QRS 波在Ⅱ、Ⅲ和 aVF 导联正向，aVL 导联负向）或电轴不明确 24 h 室性期前收缩≥ 500 次（动态心电图）
6. 家族史	主要标准： 一级亲属满足现行的工作组标准，确诊为 ACM 一级亲属经尸检或手术行病理学检查确诊为 ACM 评估鉴定出患者携带与 ACM 相关或可能相关的致病突变
	次要标准： 一级亲属有 ACM 病史，但无法证实该家族成员是否满足现行的工作组标准 一级亲属疑似因 ACM 而在 35 岁前发生过早猝死 二级亲属经病理学检查证实或满足现行的工作组标准而诊断为 ACM

MRI，磁共振成像；PLAX，胸骨旁长轴；PSAX，胸骨旁短轴；BSA，体表面积；RVEDV，右心室舒张末期容积；SAECG，信号平均心电图；ACM，致心律失常型心肌病

能，因此对于评估 ACM 非常重要。此外，对于工作组标准低估了的左心室型 ACM，对组织改变的影像学检查特别重要。有创性检查也可用于诊断，如心内膜心肌活检、右心室造影和电生理检查。

心电图标准

心电图改变需要在窦性心律下和停用抗心律失常药后判定是否符合诊断标准。大部分 ACM 患者可检测到心电图改变，但窦性心律下的正常心电图很少能检测到持续性室性心律失常[87-88]。

去极化异常

如前文所述，右心室激动延迟是 ACM 的标志，其表现为诊断标准中的 epsilon 波或 $V_1 \sim V_3$ 导联终末激动时间（terminal activation duration，TAD）延长，以及 SAECG 中的晚电位。

epsilon 波被定义为 $V_1 \sim V_3$ 导联中至少有 1 个导联有与 QRS 波明显区分的低振幅电位（图 6.4）[89]。然而，仅在极少数患者中能观察到这种高度特异性的主要诊断标准[90-91]。此外，由于 QRS 波末端的定义和滤波的设定无统一标准，因此 epsilon 波的记录往往具有争议[92]。需要注意的是，一旦发现 epsilon 波，通常伴有其他心电图异常改变，因此不依赖 epsilon 波本身进行诊断。TAD 被定义为 $V_1 \sim V_3$ 导联中 S 波的最低点至所有除极波末端的时间，因此囊括了所有类型的右心室激动延迟，包括 epsilon 波。TAD ≥ 55 ms 即被认定为延长（图 6.5）[93]。由于 TAD 延长对 ACM 并不特异，因此是次要标准。epsilon 波仅发生于严重的激动延迟时，因此通常与疾病晚期相关，而 TAD 延长可发生于激动延迟的任何程度，甚至是疾病的早期阶段，如

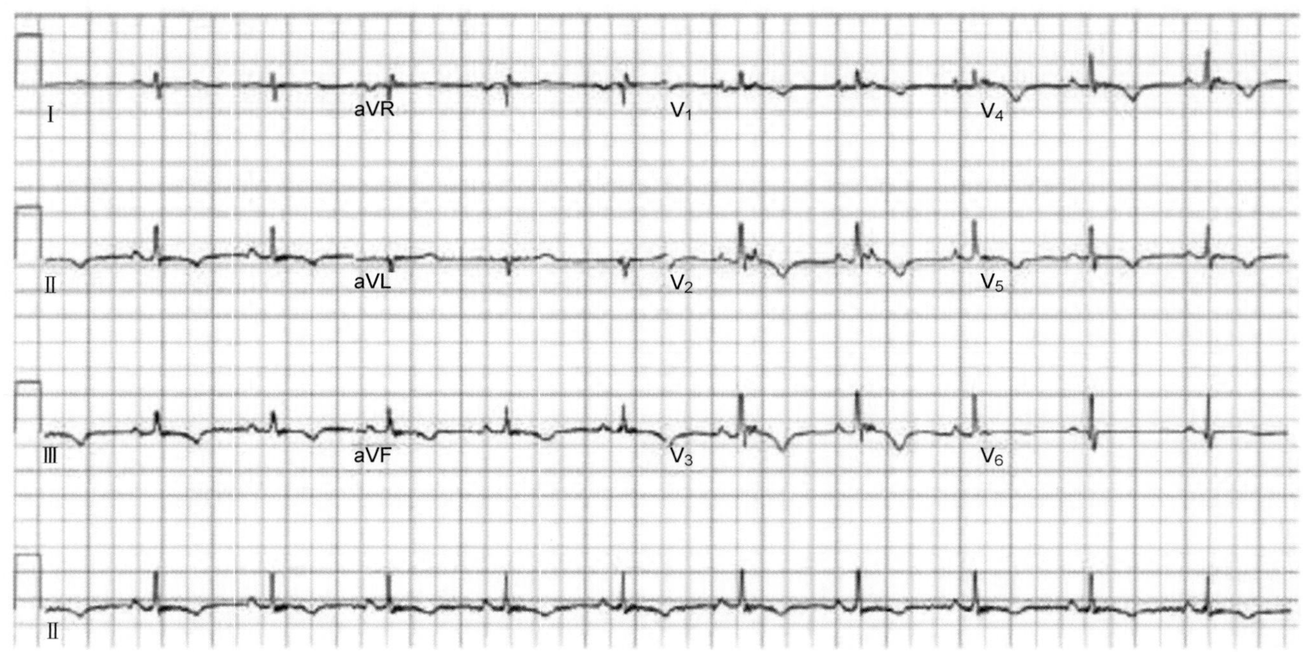

图 6.4　epsilon 波表现为 V_1 ～ V_3 导联的 QRS 波至 T 波间的晚正向波，V_1 ～ V_5 导联的 T 波倒置。此外，终末激动时间（TAD）明显延长

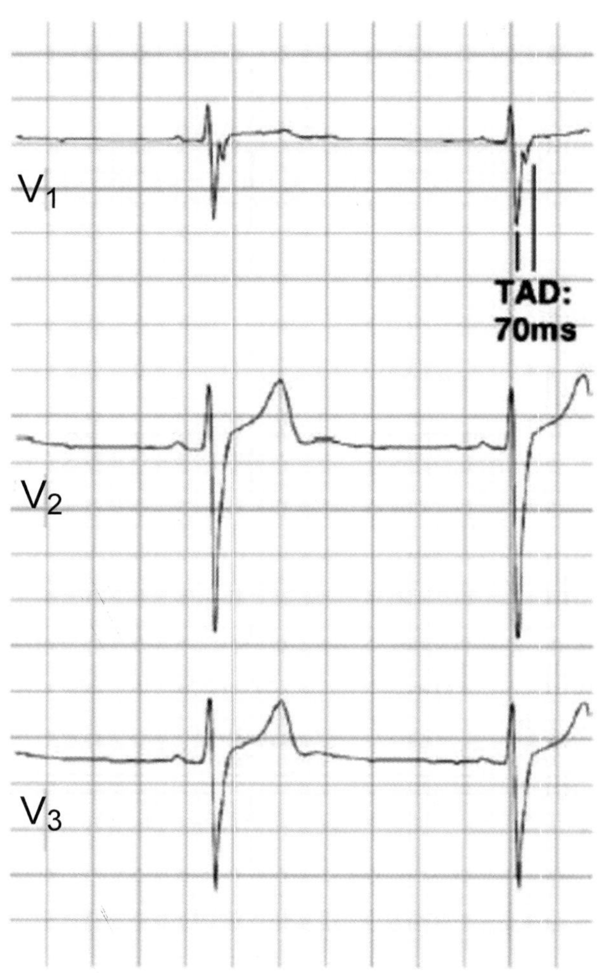

图 6.5　终末激动时间（TAD）延长（S 波的最低点至除极波末端的时间≥ 55 ms）

携带先证者致病突变的症状较少的家族成员中[28]。由于这两条标准均从 V_1 ～ V_3 导联获得，所以当延迟主要出现在 RVOT 时才能记录到。因此，在 ACM 早期仅累及三尖瓣下或左心室时并无这些诊断标准。标准肢体导联 QRS 波低电压（＜ 0.5 mV）（不是工作组标准之一）提示疾病晚期或 *PLN* 突变[94]。

SAECG 上检测到的体表晚电位对应电生理检查中标测时检出的激动延迟或晚电位，常见于有 VT 的患者中。然而，心肌梗死后或其他结构性心脏病的患者也能观察到这些晚电位。由于缺乏特异性，因此被认为是次要诊断标准。去极化异常的所有诊断标准均与疾病的严重程度相关。例如，晚电位与右心室纤维化程度、右心室收缩功能不全及影像学上的显著形态学异常呈正相关[94-98]。

复极异常

在无右束支传导阻滞（right bundle branch block，RBBB）的情况下，V_1 ～ V_3 或其他导联的负向 T 波是复极异常的主要心电图标准（图 6.4），也是最常见的诊断标准。在最初 Marcus 等的系列报道中，超过 85% 的患者被检出此种心电图改变[1]。随后的研究报道了不同比例的右胸导联 T 波倒置，从 19% 至 94% 不等[85, 88, 90]。家族成员中的检出率常较低，但在散发先证者中比例较高。儿童或青少年心电图中的 T 波倒置可能是正常表现，因此≤ 14 岁人群出现 T 波倒置并不认为致病。V_1 ～ V_2 导联出现负向 T 波的特异性较差，只作为 ACM 的次要诊断标准。

尽管评估的一系列 ACM 患者中均存在负向 T 波，但 1% ～ 3% 的 19 ～ 45 岁健康人群中也可观察到右胸导联 T 波倒置，且右心室超负荷患者也可出现，如严重肺栓塞和心内左向右分流的患者，同时也是颅内出血患者肾上腺素对脑损伤反应的征象。

RBBB 患者中 V_1 ～ V_3 导联负向 T 波较常见，然而完全性 RBBB 患者在 V_4 或以上导联中出现 T 波倒置并非生理性，因此可作为 ACM 的次要诊断标准[99]。为便于对累及左心室的 ACM 患者进行诊断，V_4 ～ V_6 导联的负向 T 波也可作为一项次要诊断标准。

心律失常

室性心律失常（从 PVC 到持续性 VT 和 VF）均可导致心脏停搏[93, 99]。因为通常起源于右心室，室性心律失常的 QRS 波通常表现为 LBBB 形态。此外，QRS 波电轴提示 VT 起源，即电轴向上源于右心室下壁，通常是三尖瓣下区域，电轴向下源于 RVOT（图 6.6）。由于源于 RVOT 的 VT 通常为特发性和良性，因此仅作为 ACM 的次要诊断标准。相反，电轴向上的 LBBB 型 VT 是 ACM 特异的，因此是一项主要诊断标准。大范围右心室累及的患者可能表现为多种 VT 形态[93]。

VF 是瞬时猝死发生的机制，尤其是在既往无症状的 ACM 年轻患者和运动员中。在这类患者中，VF 可由快速性单形性 VT 的恶化引起，也可发生于由急性细胞坏死和反应性炎症导致的疾病急性进展期[3]。近期的研究发现，ACM 患者出现 SCD 的中位年龄为 23 岁，而单形性 VT 发生的中位年龄为 36 岁，提示不同的致心律失常机制[61]。

整体和（或）局部功能障碍和结构改变

右心室大小和功能可通过多种影像学方式来评估，包括超声心动图、MRI 和（或）造影，也可使用 CT。但是，由于缺少 CT 用于 ACM 评估的临床研究，因此 2010 年修改版工作组标准未将其纳入。根据 2010 年工作组标准，需要通过影像学方法寻找局部室壁运动异常（无运动、运动障碍或室壁瘤）来定义诊断 ACM 所需的主要和次要标准（图 6.7），同时还需结合超声心动图和 MRI 的功能参数（右心室功能和扩张）。可分析组织改变的晚期钆增

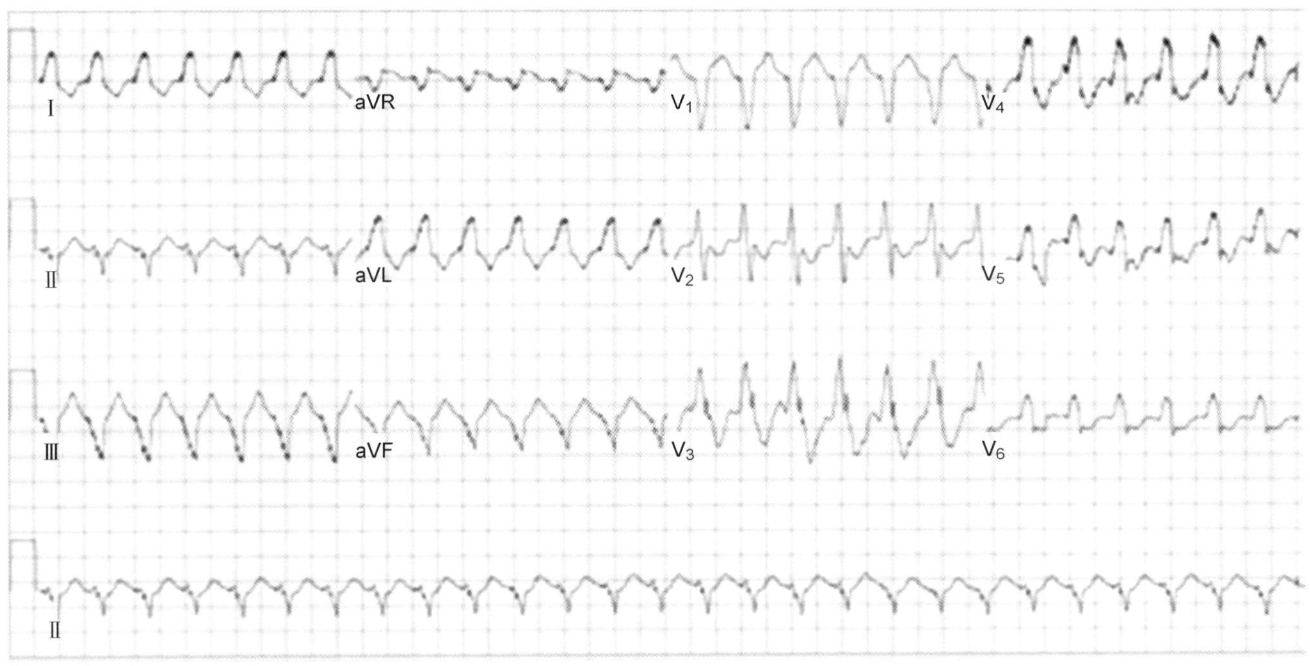

图 6.6　ARVD/C 患者的心电图（25 mm/s），该患者携带 1 个 plakophilin-2 编码基因（*PKP2*）突变。其 VT 为 LBBB 型，QRS 波电轴向上，因此源于右心室下壁

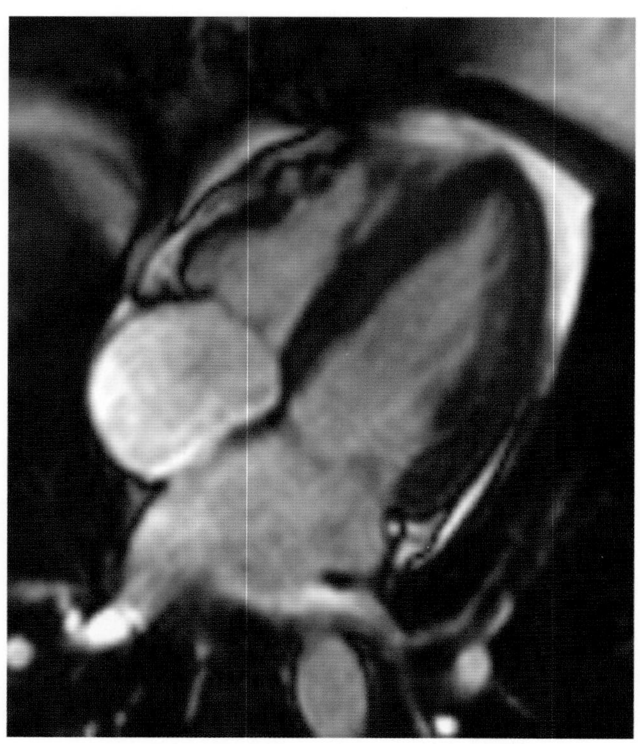

图 6.7　ARVD/C 患者收缩末期的 MRI 图像。右心室游离壁明显可见运动障碍性膨出

强成像并未被纳入 2010 年工作组标准[86]。至少两个垂直投影的右心室造影一直以来被认为是观察局部右心室结构异常的金标准，特异性高达 90%，可避免为满足主要标准而设定额外的功能参数[100]。需要注意的是，只有运动不能、运动障碍（收缩期向外膨出）和室壁瘤（收缩期和舒张期均向外膨出）才能被诊断为室壁运动异常。运动功能减退一词由于定义不一致已不再使用[101]。

超声心动图是一种无创的、广泛用于评估疑似 ACM 患者并筛查其家族成员的一线成像技术。右心室复杂的几何结构和较难定义的心尖部运动使超声心动图识别较为复杂，因此需要深厚的专业知识才能准确评估。这可能使细微结构改变的疾病过度诊断或诊断不足[102]。随着三维超声、形变成像和组织多普勒等新超声技术的涌现，超声的敏感性和特异性均有所升高，但这些新技术均未被纳入 2010 年工作组标准中。

心脏 MRI 可用于评估 ACM，由于它是多平面的，故可进行形态学和功能学评估，并且具有独特的心肌可视化功能来显示其组织构成。心脏 MRI 是测量右心室容量和功能的金标准，但其价格昂贵，未被广泛应用且需要专业知识来避免 ACM 的误诊和过度诊断[103]。此外，植入 ICD 的患者通常不能行 MRI。心脏 MRI 似乎是 ACM 过度诊断的最常见原因，因此当只有 MRI 显示结构异常而无其他证据时，医生不太愿意将其诊断为 ACM[104-105]。同时需要注意的是，心外膜和心肌中层存在脂肪（无纤维化）通常是非特异性发现，有时被称为脂肪心（cor adiposum），而不应被诊断为 ACM。

组织特征

ACM 诊断的金标准是出现纤维替代伴或不伴脂肪浸润。用于组织学检查的心肌组织通常可通过心内膜活检、尸检或移植心脏获得。然而，由于前文所述的原因，无方向性的心内膜活检很少用于诊断。由于纤维脂肪替代被认为可强有力地支持其他临床检查的发现，因此作为主要诊断标准被纳入 2010 年工作组标准中。“心肌脂肪替代”这一相当模糊的术语也被量化。若心内膜活检行组织形态学定量分析发现残余心肌细胞＜ 60% 或估计残余细胞＜ 50%，且在至少 1 份样本中发现右心室游离壁纤维替代伴或不伴脂肪组织替代，根据 2010 年工作组标准可作为主要诊断标准。若残余细胞较多但仍＜ 75%（定量）或＜ 65%（估计），即满足次要诊断标准。

家族史

在发现该病的致病突变前，人们就认识到 ACM 经常发生在家族成员中[1]。家族成员中有一人确诊 ACM 会增加其他家族成员的患病风险。因此，当有一级亲属满足 2010 年工作组标准，或通过尸检或手术取样做病理检查诊断为 ACM，或鉴定出致病突变，均可作为主要诊断标准。若一级亲属曾被诊断为 ACM，但不确定其是否满足 2010 年工作组标准，则作为次要诊断标准。如果家族成员中有 35 岁前发生 SCD，但不能证实是由 ACM 导致，则作为次要诊断标准[86]。

非典型性 ACM 亚型

Naxos 病

所有携带常染色体隐性遗传性纯合 *JUP* 突变的 Naxos 病患者在婴儿期都有弥漫性掌跖角化和羊毛状发，儿童时期通常无心脏症状，但可能有心电图异常和非持续性 VT[20, 49]。心脏症状在青少年中 100% 外显，表现为心律失常症状、心电图异常、右心室结构改变和累及左心室。在 26 例随访 10 年的患者中，62% 的患者有右心室结构性异常的进展，27% 的患者因左心室受累而发生心力衰竭。几乎 1/2 的患者出现心律失常的症状，每年由心脏原因导致的死亡率和 SCD 发生率分别为 3% 和 2.3%，高于常染色体显性遗传型 ACM。少数杂合子有轻微的心电图和结构改变，但临床上无明显疾病症状。

Carvajal 综合征

Carvajal 综合征与 *DSP* 基因突变相关，也呈常染色体隐性遗传，表现为羊毛状发、表皮松解的掌跖角化和心肌病[51]。Carvajal 综合征的心肌病表现最初被认为是一种左心室扩张型心肌病。许多 Carvajal 综合征患者在青少年时就患有心力衰竭，导致早期发病。然而，进一步研究发现其主要特征是心室肥大、心室扩张和分散型局灶性室壁瘤。特别是在右心室中出现局灶性室壁变薄和瘤样扩张。

左心室型 ACM（LDAC）

如前所述，在经典型 ACM 中，组织学改变主要累及右心室，在疾病晚期累及左心室[91, 104-105, 107]。相比之下，LDAC（又称致心律失常型左心室心肌病）患者的纤维脂肪改变主要累及左心室[4, 69]。临床上这类疾病亚型以（下）侧壁 T 波倒置和左心室起源的心律失常为特征[4]。

患者可表现为心律失常或胸痛，发病年龄从青春期到 80 岁以上。心脏 MRI 显示，约 1/3 的患者表现为 LVEF ＜ 50%。此外，增强 MRI 显示左心室后侧壁心外膜下 / 心肌中层有延迟强化。与经典型 ACM 相似，一些 LDAC 患者有桥粒基因突变，通常为 *DSP* 突变或非桥粒的 *PLN*、*LMNA*、*DES* 基因突变。

鉴别诊断

尽管诊断症状明显的 ACM 患者并不困难，但疾病早期和一小部分晚期患者的临床表型可能与其他疾病类似。特别是鉴别源于 RVOT 的特发性 VT 具有挑战性。然而，特发性 RVOT VT 是一种良性非家族性疾病，心电图表现为无除极或复极异常，无右心室结构改变。此外，VT 形态为单形性（LBBB 型伴有 QRS 波电轴向下），电生理检查中通常不能被程序性刺激的期前收缩所诱发，因为其机制为自发活动或触发活动[108-109]。因此，特发性 RVOT VT 可通过规律性短阵快速起搏或异丙肾上腺素输注诱发。鉴别特发性 RVOT VT 和 ACM 很重要，原因如下：第一，ACM 有已知的遗传学病因，而特发性 RVOT VT 没有。因此，鉴别诊断影响对家族成员的筛查。第二，特发性 RVOT VT 的预后通常很好，SCD 极为罕见。第三，不同于 ACM，导管消融通常是特发性 RVOT VT 的有效治疗方法。

另一种与 ACM 表现类似的疾病是心脏结节病。结节病是一种原因不明的炎症性疾病，特征是在受累组织中存在非干酪性肉芽肿，主要累及肺，但心脏、皮肤、眼、网状内皮系统、肾和中枢神经系统也会受到影响。该病在不同地区的患病率存在差异（日本高发），且可能呈家族性，并发生于特定种族亚群中[110]。约 5% 的结节病患者会出现心脏受累的临床症状，其临床表现取决于肉芽肿性炎症的部位和程度，包括传导异常、室性心律失常、瓣膜功能障碍和充血性心力衰竭。心肌肉芽肿或心脏瘢痕区主要出现在患者的左心室和室间隔，但有时也可主要累及右心室。因此，与右心室异常相关的 VT 可导致误诊，特别是无结节病的系统性证据时。结节病患者可出现与 ACM 相似的临床表现，包括心律失常和 SCD[111]。近期一项研究评估了区分 ACM 和结节病的参数。研究结果显示，当存在症状发作的年龄较大、心血管并发症、非家族性疾病、PR 间期延长、高度房室传导阻滞、严重左心室功能不全、室间隔心肌延迟增强和纵隔淋巴结肿大时，均应怀疑心脏结节病[112]。心脏结节病仅能在心内膜活检发现肉芽肿时才能明确诊断[113]。为加强与 ACM 的鉴别，可通过晚期钆增强 MRI 检出室间隔异常，这是结节病的典型表现，但在 ACM 中很少见。结节病的活动灶可通过正电子发射断层扫描

（positron emission tomograph，PET）进行观察[114]。对于明确诊断的心脏结节病患者推荐糖皮质激素治疗。治疗的目的是控制炎症和纤维化，以维持心脏的结构和功能。

此外，诊断 ACM 前也需要排除其他类型的心肌炎。心肌炎可能是由接触病毒或其他病原体所致，也可能是中毒或免疫反应。心脏 MRI（特别是 T2 加权像）有助于识别组织水肿，组织水肿常见于心肌炎而非 ACM。然而，一般来说，需要行心内膜活检来鉴别 ACM 和心肌炎。一些研究显示，ACM 和病毒性心肌炎可同时存在，使得鉴别诊断极难进行[115]。

特别是在疾病晚期，当 LVEF 降至 50% 以下时，ACM 与 DCM 表现类似。DCM 患者通常表现为心力衰竭或血栓栓塞性疾病，包括卒中。由于持续性 VT 或猝死作为 DCM 的首发症状并不常见，故有这些症状的患者应首先怀疑为 ACM。由于奠基者突变 *PLN* c.40_42delAGA（p. Arg14del）与心力衰竭相关，疾病表现通常被诊断为 DCM。然而，此突变的临床表现可能以室性心律失常为首发症状，数年后才出现血流动力学恶化[69]。

分子遗传学分析

需要认识到的是，目前 ACM 的诊断仅基于 2010 年工作组标准[86]。致病突变表现为不完全外显率和临床表现度差异。一些遗传受累的患者可能无任何征象或症状，而几乎 1/2 临床诊断的患者未鉴定出突变。然而，先证者的 DNA 分析可能发现 *DSP*、*PLN*、*TMEM43* 的致病突变或多个致病突变，与更常见的单个 *PKP2* 突变携带者相比，其猝死和（或）心力衰竭的风险更高。DNA 分析对于确定家族成员是否易患疾病至关重要。某些类型的 ACM 具有很高的疾病外显率和 SCD 风险（如 *TMEM43* 纽芬兰突变的携带者），若检出此突变可不考虑是否满足工作组标准而直接诊断。

ACM 基因检测的策略如下：首先检测临床诊断为 ACM 的先证者。推荐使用包含本章所述基因的 NGS 技术，并进行特定分析来识别缺失，因为高达 2% 的患者因缺失致病[55，116]。由于基因检测不仅涉及一种心脏病和一个突变，所以强烈建议由训练有素的遗传咨询师或临床遗传学家进行遗传咨询。遗传咨询时也包括社会心理学方面，应讨论生育选择和家族成员筛查问题，包括如何接触到其他家庭成员。此外，应事先告知患者基因结果的不确定性及找到 VUS 的情况。

检出致病突变并不能诊断 ACM。相反，若确诊为 ACM 的患者中未检出突变，其临床诊断依然成立，因为不是所有导致 ACM 的突变和表观遗传学因素都已知。若在先证者中检出突变，患者的父母、兄弟姐妹和子女（一级亲属）均应针对此突变进行特异性筛查。随后，也应对二级亲属进行筛查。这种顺序检测通常被称为级联筛查。当发现无症状亲属携带致病突变时，需定期进行心脏病相关检查，如至少每年 1 次，或根据患者的年龄、临床症状和运动情况制订检查频率。

表 6.1 列出了与 ACM 相关的基因。尽管每个国家基因检测的检出率存在差异，但检出的突变中大部分仍然是 *PKP2*。目前，推荐对所有 ACM 患者进行至少包括 *PKP2*、*DSG2*、*DSC2*、*DSP* 和 *JUP* 基因的 DNA 分析，也包括对（大片段）缺失的评估[55，116]。推荐使用包含上述所有 ACM 相关基因的基因组合检测。仅通过地理区域选择候选基因是不够的，因为一些最初被认为是区域性奠基者突变的 ACM 相关非桥粒基因突变已在其他国家甚至其他大洲人群中被检出，如 *PLN* p.Arg14del（荷兰、德国、西班牙、希腊、美国和加拿大）、*TMEM43* p.S358L（加拿大纽芬兰、丹麦和德国）[68]和 *DES* p.S13F（荷兰、新加坡和美国）[23，117-120]。

近年来，NGS 技术鉴定出了更多 ACM 相关基因[67]。基因组合检测成本的快速下降有助于同时分析大量基因。这对 DNA 变异的检出率影响巨大，也许能阐明此前意料之外的致病突变。然而，由于许多变异为良性且非致病性，数据解读变得更为困难[121]。因此，这需要由心脏病学家、临床遗传学家 / 遗传咨询师、分子生物学家和病理学家组成团队并共同努力[122]。

预后和治疗

ACM 的预后通常优于持续性 VT 和左心室结构性心脏病患者。然而，ACM 是一种渐进性疾病，最终会导致右心室和左心室衰竭及 SCD。ACM 先证者治疗后的年死亡率估计为 1.4%，通过家族筛查检出的家族成员死亡率较低[28, 76]。临床和病理研究的回顾性分析鉴定出一些猝死的危险因素，如既往 SCD、持续性 VT、24 h 动态心电图或运动试验显示非持续性 VT、24 h 内 ≥ 1000 次室性期前收缩、男性、先证者状态、不明原因晕厥、诊断时较年轻、右心室和（或）左心室严重扩张 / 功能不全、ACM 相关基因的复合杂合子或双杂合子、*DSP* 和 *PLN* 突变、T 波倒置程度、QRS 波低电压、碎裂 QRS 波、可被有创程序性心室刺激诱发，以及电解剖瘢痕数量，这些危险因素被总结在 Corrado 等发表的国际专家共识中[61, 123-126]。除对症治疗外，SCD 的预防是 ACM 最重要的治疗目标。Bhonsale 等报道在无症状患者中，当存在 ≥ 2 个危险因素（如是否可诱发 VT/VF、先证者状态、非持续性 VT、24 h 室性期前收缩 ≥ 1000 次等）时，提示适当 ICD 干预的风险递增[127]。但是，该研究未能证明挽救生命的电击除颤与治疗快速性 VT 或 VF 显著相关。

有证据显示，无症状患者和携带突变的健康人不需要任何预防性治疗。即使患者尚无症状也可考虑使用 β 受体阻滞剂，尽管目前尚无数据支持其对预后有良好效果[124-125]。这些无症状患者应定期行心脏检查，包括 12 导联心电图、24 h 动态心电图监测、超声心动图和运动试验以便早期识别疾病发作。近期的一项研究显示，ACM 患者的兄弟姐妹符合 ACM 诊断标准的可能性最大，而且在亲属心律失常风险分层方面，不受家族史影响的工作组标准优于传统的工作组标准[76]。对于所有被诊断为 ACM 的患者和致病突变携带者，无论采取什么额外的治疗措施都必须给出特定生活方式的建议。已有研究表明，参加体育运动使 ACM 患者发生 SCD 的风险增加 5 倍[128]。此外，过度的机械应力（如竞技体育运动期间）可能会加重潜在的心肌异常并加速疾病进展[77]。因此，ACM 患者和致病突变携带者无论是否有症状均建议避免参加竞技体育和耐力运动（如马拉松）。

ACM 患者的治疗方式包括限制运动、β 受体阻滞剂、治疗心力衰竭的药物［如血管紧张素转化酶抑制剂（ACEI）］、抗心律失常药、导管消融和 ICD 植入。VT 患者接受药物治疗后的预后较好，因此药物治疗是首选。这不仅涉及持续性 VT 患者，也涉及非持续性 VT 或 24 h 动态心电图监测到室性期前收缩 > 500 次的患者及其家族成员。由于室性心律失常和心脏停搏在体育锻炼期间或之后频繁发生，或可能由儿茶酚胺引发，因此推荐使用 β 受体阻滞剂。关于其他抗心律失常药，研究表明索他洛尔对 ACM 患者特别有效。其他 β 受体阻滞剂、胺碘酮和氟卡尼也有一定效果[129]。导管消融是药物治疗无效且 VT 频繁复发或 ICD 频繁放电患者的一种替代治疗。然而，几乎所有研究均显示仅心内膜消融的效果一般，这与操作的技术难度、病灶位于心外膜和疾病进展相关。近年来，在经验丰富的中心采用心内外膜联合消融的方法显著提高了成功率，2 年内无 VT/VF 的生存率高达 80%[124-125, 130-132]。尽管如此，导管消融仍被认为是姑息治疗，不能根治疾病。由于疾病进展，一段时间后会出现不同形态的新发 VT[133]。有趣的是，近期的证据显示，双侧交感神经切除术可能是控制心律失常发生的有效治疗方法，甚至在使用所有其他治疗方法后（包括重复导管消融）[134]。尽管抗心律失常药和导管消融能够显著降低 VT 负荷，但尚无前瞻性研究证明这些治疗方式也能有效预防 SCD。

ICD 植入适用于中危（年风险率 1% ～ 10%）到高危（年风险率 > 10%）的 SCD 患者。因此，在对 SCD 幸存或持续性 VT 的 ACM 患者进行二级预防和对存在上述 SCD 危险因素的患者进行一级预防时，植入 ICD 是必要的。

若心力衰竭进展至终末期或经最佳药物治疗或消融治疗后仍复发顽固性室性心律失常时，应考虑对年轻的患者人群行心脏移植，其 1 年和 5 年的移植术后生存率分别为 94% 和 88%[135]。

总结

ACM 通常是一种遗传病，以心肌组织的纤维脂肪替代为特征。临床上和组织学上主要累及右心室，但也可延伸至左心室，特别是在疾病晚期。此外，也存在双心室型和左心室型 ACM。在分子水平上，双心室在疾病的所有时期均可能受累。患者典型的临床表现为 10 ～ 40 岁出现运动诱导的、源于右心室的 VT。然而，ACM 也是年轻人和运动员中发生 SCD 的主要原因，其患病率估计为 1∶5000 ～ 1∶2000。致病基因编码机械性细胞连接的蛋白质（如斑珠蛋白、plakophilin-2、桥粒黏蛋白 2、桥粒胶蛋白 2 和桥粒斑蛋白），是导致闰盘重构的原因。经典型 ACM 呈常染色体显性遗传，但呈不完全外显率且表现度差异。罕见的隐性遗传变异常与掌跖角化和羊毛状发相关。临床诊断根据工作组标准，其基于家族史 / 遗传、去极化和复极异常、室性心律失常、左心室功能和结构的改变，以及心内膜活检发现的纤维脂肪替代。二维超声心动图、造影和心脏 MRI 是检测右心室结构 / 功能异常的成像工具。主要的鉴别诊断是特发性 RVOT VT、心肌炎和结节病。目前仅有姑息治疗，包括限制运动、β 受体阻滞剂、其他抗心律失常药、治疗心力衰竭的药物、导管消融、ICD 和心脏移植。既往 SCD 幸存、持续性 VT、心律失常所致晕厥和严重右心室 / 左心室功能不全是 ICD 植入术后不良预后的主要危险因素。

要点总结

- ACM 是一种双心室疾病，主要累及右心室（经典型 ARVD/C），左心室也可受累。
- 排除其他诊断后，满足 2010 年国际专家共识修订的工作组标准（TFC）中的 2 条主要标准，或 1 条主要标准和 2 条次要标准，或 4 条次要标准即可确诊 ACM。
- 由于 2010 年的工作组标准更加关注右心室参数，因此左心室型 ACM 更难满足诊断标准。对于该亚组患者，心脏 MRI 显示左心室壁钆延迟增强可增加至诊断证据中。
- 公认与 ACM 表型相关的特定致病突变可作为 2010 年工作组标准的主要分子遗传学诊断标准。目前，主要包括部分桥粒基因（*PKP2*、*DSP*、*DSG2*、*DSC2* 和 *JUP*）及非桥粒基因（*TMEM43* 和 *PLN*）相关的特异性变异。不能排除其他变异的致病性或表型修饰效应，但其致病证据仍不足以确诊 ACM。
- SCD 通常发生在青少年和年轻人中，也可作为 ACM 的首发表现。
- 最常见的突变位于 *PKP2* 基因。然而，*DSP*、*PLN*、*TMEM43* 及多个突变的预后更差［SCD 和（或）心力衰竭］。
- 将 ACM 患者及其家属纳入国家和国际数据库对于提高基因型-表型的相关性以改善遗传咨询至关重要。

参考文献

1. Marcus FI, Fontaine GH, Guiraudon G, et al. Right ventricular dysplasia: a report of 24 adult cases. Circulation. 1982;65(2):384–98.
2. Corrado D, Basso C, Thiene G, et al. Spectrum of clinicopathologic manifestations of arrhythmogenic right ventricular cardiomyopathy/dysplasia: a multicenter study. J Am Coll Cardiol. 1997;30:1512–20.
3. Basso C, Thiene G, Corrado D, et al. Arrhythmogenic right ventricular cardiomyopathy: dysplasia, dystrophy, or myocarditis? Circulation. 1996;94:983–91.
4. Sen-Chowdhry S, Syrris P, Prasad SK, et al. Left-dominant arrhythmogenic cardiomyopathy: an underrecognized clinical entity. J Am Coll Cardiol. 2008;52:2175–87.
5. Thiene G, Nava A, Corrado D, Rossi L, Pennelli N. Right ventricular cardiomyopathy and sudden death in young people. N Engl J Med. 1988;318(3):129–33.
6. Richardson P, McKenna W, Bristow M, et al. Report of the 1995 World Health Organization/International Society and Federation of Cardiology Task Force on the Definition and Classification of cardiomyopathies. Circulation. 1996;93(5):841–2.
7. McKoy G, Protonotarios N, Crosby A, et al. Identification of a deletion in plakoglobin in arrhythmogenic right ventricular cardiomyopathy with palmoplantar keratoderma and woolly hair (Naxos disease). Lancet. 2000;355:2119–24.
8. Rampazzo A, Nava A, Miorin M, et al. ARVD4, a new locus for arrhythmogenic right ventricular cardiomyopathy, maps to chromosome 2 long arm. Genomics. 1997;45:259–63.
9. Ahmad F, Li D, Karibe A, et al. Localization of a gene responsible for arrhythmogenic right ventricular dysplasia to chromosome 3p23. Circulation. 1998;98:2791–5.
10. Li D, Ahmad F, Gardner MJ, et al. The locus of a novel gene responsible for arrhythmogenic right-ventricular dysplasia characterized by early onset and high penetrance maps to chromosome 10p12–p14. Am J Hum Genet. 2000;66:148–56.
11. Melberg A, Oldfors A, Blomstrom-Lundqvist C, et al. Autosomal dominant myofibrillar myopathy with arrhythmogenic right ventricular cardiomyopathy linked to chromosome 10q. Ann Neurol. 1999;46:684–92.
12. Rampazzo A, Nava A, Danieli GA, et al. The gene for arrhythmogenic right ventricular cardiomyopathy maps to chromosome 14q23–q24. Hum Mol Genet. 1994;3:959–62.
13. Severini GM, Krajinovic M, Pinamonti B, et al. A new locus for arrhythmogenic right ventricular dysplasia on the long arm of chromosome 14. Genomics. 1996;31:193–200.
14. Tiso N, Stephan DA, Nava A, et al. Identification of mutations in the cardiac ryanodine receptor gene in families affected with arrhythmogenic right ventricular cardiomyopathy type 2 (ARVD2). Hum Mol Genet. 2001;10(3):189–94.
15. Beffagna G, Occhi G, Nava A, et al. Regulatory mutations in transforming growth factor-beta3 gene cause arrhythmogenic right ventricular cardiomyopathy type 1. Cardiovasc Res. 2005;65:366–73.
16. Rampazzo A, Nava A, Malacrida S, et al. Mutation in human desmoplakin domain binding to plakoglobin causes a dominant form of arrhythmogenic right ventricular cardiomyopathy. Am J Hum Genet. 2002;71:1200–6.
17. Gerull B, Heuser A, Wichter T, et al. Mutations in the desmosomal protein plakophilin-2 are common in arrhythmogenic right ventricular cardiomyopathy. Nat Genet. 2004;36:1162–4.
18. Pilichou K, Nava A, Basso C, et al. Mutations in desmoglein-2 gene are associated to arrhythmogenic right ventricular cardiomyopathy. Circulation. 2006;113:1171–9.
19. Syrris P, Ward D, Evans A, et al. Arrhythmogenic right ventricular dysplasia/cardiomyopathy associated with mutations in the desmosomal gene desmocollin-2. Am J Hum Genet. 2006;79:978.
20. Kaplan SR, Gard JJ, Protonotarios N, et al. Remodeling of myocyte gap junctions in arrhythmogenic right ventricular cardiomy-

opathy due to a deletion in plakoglobin (Naxos disease). Heart Rhythm. 2004;1(1):3–11.
21. Sato PY, Musa H. Coombs W, et al. Loss of plakophilin-2 expression leads to decreased sodium current and slower conduction velocity in cultured cardiac myocytes. Circ Res. 2009;105: 523–6.
22. Merner ND, Hodgkinson KA, Haywood AF, et al. Arrhythmogenic right ventricular cardiomyopathy type 5 is a fully penetrant, lethal arrhythmic disorder caused by a missense mutation in the TMEM43 gene. Am J Hum Genet. 2008;82:809–21.
23. van der Zwaag PA, van Rijsingen IA, Asimaki A, et al. Phospholamban R14del mutation in patients diagnosed with dilated cardiomyopathy or arrhythmogenic right ventricular cardiomyopathy: evidence supporting the concept of arrhythmogenic cardiomyopathy. Eur J Heart Fail. 2012;14:1199–207.
24. van Tintelen JP, van Gelder IC, Asimaki A, et al. Severe cardiac phenotype with right ventricular predominance in a large cohort of patients with a single missense mutation in the DES gene. Heart Rhythm. 2009;6:1574–83.
25. Quarta G, Syrris P, Ashworth M, et al. Mutations in the Lamin A/C gene mimic arrhythmogenic right ventricular cardiomyopathy. Eur Heart J. 2012;33:1128–36.
26. Taylor M, Graw S, Sinagra G, et al. Genetic variation in titin in arrhythmogenic right ventricular cardiomyopathy-overlap syndromes. Circulation. 2011;124:876–85.
27. van Hengel J, Calore M, Bauce B, et al. Mutations in the area composita protein αT-catenin are associated with arrhythmogenic right ventricular cardiomyopathy. Eur Heart J. 2013;34: 201–10.
28. Groeneweg JA, Bhonsale A, James CA, et al. Clinical presentation, long-term follow-up, and outcomes of 1001 arrhythmogenic right ventricular dysplasia/cardiomyopathy patients and family members. Circ Cardiovasc Genet. 2015;8:437–67.
29. Gemayel C, Pelliccia A, Thompson PD. Arrhythmogenic right ventricular cardiomyopathy. J Am Coll Cardiol. 2001;38:1773–81.
30. Corrado D, Pelliccia A, Bjørnstad HH, et al. Cardiovascular preparticipation screening of young competitive athletes for prevention of sudden death: proposal for a common European protocol. Consensus Statement of the Study Group of Sport Cardiology of the Working Group of Cardiac Rehabilitation and Exercise Physiology and the Working Group of Myocardial and Pericardial Diseases of the European Society of Cardiology. Eur Heart J. 2005;26:516–24.
31. Basso C, Corrado D, Thiene G. Cardiovascular causes of sudden death in young individuals including athletes. Cardiol Rev. 1999;7:127–35.
32. Maron BJ, Thompson PD, Ackerman MJ, et al. Recommendations and considerations related to preparticipation screening for cardiovascular abnormalities in competitive athletes: 2007 update: a scientific statement from the American Heart Association Council on Nutrition, Physical Activity, and Metabolism: endorsed by the American College of Cardiology Foundation. Circulation. 2007;115: 1643–455.
33. van der Zwaag PA, Cox MG, van der Werf C, et al. Recurrent and founder mutations in the Netherlands: Plakophilin-2 p.Arg79X mutation causing arrhythmogenic right ventricular cardiomyopathy/dysplasia. Neth Hear J. 2010;18:583–91.
34. Hodgkinson KA, Connors SP, Merner N, et al. The natural history of a genetic subtype of arrhythmogenic right ventricular cardiomyopathy caused by a p.S358L mutation in TMEM43. Clin Genet. 2013;83:321–31.
35. Watkins DA, Hendricks N, Shaboodien G, et al. Clinical features, survival experience, and profile of plakophylin-2 gene mutations in participants of the arrhythmogenic right ventricular cardiomyopathy registry of South Africa. Heart Rhythm. 2009;6(11 Suppl): S10–7.
36. van Tintelen JP, Hofstra RM, Wiesfeld AC, et al. Molecular genetics of arrhythmogenic cardiomyopathy: emerging horizon? Curr Opin Cardiol. 2007;22:185–92.
37. Bernstein SA, Morley GE. Gap junctions and propagation of the cardiac action potential. Adv Cardiol. 2006;42:71–85.
38. Cerrone M, Noorman M, Lin X, et al. Sodium current deficit and arrhythmogenesis in a murine model of plakophilin-2 haploinsufficiency. Cardiovasc Res. 2012;95:460–8.
39. Agullo-Pascual E, Cerrone M, Delmar M, et al. Arrhythmogenic cardiomyopathy and Brugada syndrome: diseases of the connexome. FEBS Lett. 2014;588:1322–30.
40. Rizzo S, Lodder EM, Verkerk AO, et al. Intercalated disc abnormalities, reduced Na(+) current density, and conduction slowing in desmoglein-2 mutant mice prior to cardiomyopathic changes. Cardiovasc Res. 2012;95:409–18.
41. Akdis D, Medeiros-Domingo A, Gaertner-Rommel A, et al. Myocardial expression profiles of candidate molecules in patients with arrhythmogenic right ventricular cardiomyopathy/dysplasia compared to those with dilated cardiomyopathy and healthy controls. Heart Rhythm. 2016;13:731–41.
42. Ellison KE, Friedman PL, Ganz LI, Stevenson WG. Entrainment mapping and radiofrequency catheter ablation of ventricular tachycardia in right ventricular dysplasia. J Am Coll Cardiol. 1998;32:724–8.
43. Saffitz JE. Dependence of electrical coupling on mechanical coupling in cardiac myocytes: insights gained from cardiomyopathies caused by defects in cell-cell connections. Ann N Y Acad Sci. 2005;1047:336–44.
44. Kaplan SR, Gard JJ, Carvajal-Huerta L, Ruiz-Cabezas JC, Thiene G, Saffitz JE. Structural and molecular pathology of the heart in Carvajal syndrome. Cardiovasc Pathol. 2004;13(1):26–32.
45. Otten E, Asimaki A, Maass A, et al. Desmin mutations as a cause of right ventricular heart failure affect the intercalated disks. Heart Rhythm. 2010;7:1058–64.
46. Ross SE, Hemati N, Longof KA, et al. Inhibition of adipogenesis by Wnt signaling. Science. 2000;289:950–3.
47. Garcia-Gras E, Lombardi R, Giocondo MJ, et al. Suppression of canonical Wnt/beta-catenin signaling by nuclear plakoglobin recapitulates phenotype of arrhythmogenic right ventricular cardiomyopathy. J Clin Invest. 2006;116:2012–21.
48. Keller DI, Stepowski D, Balmer C, et al. De novo heterozygous desmoplakin mutations leading to Naxos-Carvajal disease. Swiss Med Wkly. 2012;142:w13670.
49. Protonotarios N, Tsatsopoulou A, Anastasakis A, et al. Genotype-phenotype assessment in autosomal recessive arrhythmogenic right ventricular cardiomyopathy (Naxos disease) caused by a deletion in plakoglobin. J Am Coll Cardiol. 2001;38(5): 1477–84.
50. Alcalai R, Metzger S, Rosenheck S, Meiner V, Chajek-Shaul T. A recessive mutation in desmoplakin causes arrhythmogenic right ventricular dysplasia, skin disorder, and woolly hair. J Am Coll Cardiol. 2003;42:319.
51. Norgett EE, Hatsell SJ, Carvajal-Huerta L, et al. Recessive mutation in desmoplakin disrupts desmoplakin-intermediate filament interactions and causes dilated cardiomyopathy, woolly hair and keratoderma. Hum Mol Genet. 2000;9:2761–6.
52. Syrris P, Ward D, Asimaki A, et al. Clinical expression of plakophilin-2 mutations in familial arrhythmogenic right ventricular cardiomyopathy. Circulation. 2006;113:356–64.
53. Dalal D, Molin LH, Piccini J, et al. Clinical features of arrhythmogenic right ventricular dysplasia/cardiomyopathy associated with mutations in plakophilin-2. Circulation. 2006;113: 1641–9.
54. van Tintelen JP, Entius MM, Bhuiyan ZA, et al. Plakophilin-2 mutations are the major determinant of familial arrhythmogenic right ventricular dysplasia/cardiomyopathy. Circulation. 2006; 113:1650–8.
55. Cox MG, van der Zwaag PA, van der Werf C, et al. Arrhythmogenic right ventricular dysplasia/cardiomyopathy: pathogenic desmosome mutations in index-patients predict outcome of family screening: Dutch ARVD/C genotype-phenotype follow-up study. Circulation. 2011;123:2690–700.
56. Bao J, Wang J, Yao Y, et al. Correlation of ventricular arrhythmias with genotype in arrhythmogenic right ventricular cardiomyopathy. Circ Cardiovasc Genet. 2013;6:552–6.
57. Rigato I, Bauce B, Rampazzo A, et al. Compound and digenic

heterozygosity predicts lifetime arrhythmic outcome and sudden cardiac death in desmosomal gene-related. Circ Cardiovasc Genet. 2013;6:533–42.
58. Syrris P, Ward D, Asimaki A, et al. Desmoglein-2 mutations in arrhythmogenic right ventricular cardiomyopathy: a genotype-phenotype characterization of familial disease. Eur Heart J. 2007;28:581–8.
59. Bauce B, Basso C, Rampazzo A, et al. Clinical profile of four families with arrhythmogenic right ventricular cardiomyopathy caused by dominant desmoplakin mutations. Eur Heart J. 2005; 26:1666–75.
60. Sen-Chowdhry S, Syrris P, McKenna WJ. Desmoplakin disease in arrhythmogenic right ventricular cardiomyopathy: early genotype-phenotype studies. Eur Heart J. 2005;26:1582–4.
61. Bhonsale A, Groeneweg JA, James CA, et al. Impact of genotype on clinical course in arrhythmogenic right ventricular dysplasia/ cardiomyopathy-associated mutation carriers. Eur Heart J. 2015; 36:847–55.
62. Rampazzo A, Beffagna G, Nava A, et al. Arrhythmogenic right ventricular cardiomyopathy type 1 (ARVD1): confirmation of locus assignment and mutation screening of four candidate genes. Eur J Hum Genet. 2003;11:69–76.
63. Wehrens XH, Lehnart SE, Huang F, et al. FKBP12.6 deficiency and defective calcium release channel (ryanodine receptor) function linked to exercise-induced sudden cardiac death. Cell. 2003;113:829–40.
64. Bauce B, Nava A, Rampazzo A, et al. Familial effort polymorphic ventricular arrhythmias in arrhythmogenic right ventricular cardiomyopathy map to chromosome 1q42–43. Am J Cardiol. 2000;85:573–9.
65. Priori SG, Napolitano C, Memmi M, et al. Clinical and molecular characterization of patients with catecholaminergic polymorphic ventricular tachycardia. Circulation. 2002;106:69–74.
66. Tiso N, Salamon M, Bagattin A, Danieli GA, et al. The binding of the RyR2 calcium channel to its gating protein FKBP12.6 is oppositely affected by ARVD2 and VTSIP mutations. Biochem Biophys Res Commun. 2002;299:59–8.
67. Medeiros-Domingo et al. Arrhythmogenic right ventricular cardiomyopathy: implications of next-generation sequencing in appropriate diagnosis. Europace. 2016; In Press.
68. Milting H, Klauke B, Christensen AH, et al. The TMEM43 Newfoundland mutation p.S358L causing ARVC-5 was imported from Europe and increases the stiffness of the cell nucleus. Eur Heart J. 2015;36:872–81.
69. Groeneweg JA, van der Zwaag PA, Jongbloed JD, et al. Left-dominant arrhythmogenic cardiomyopathy in a large family: associated desmosomal or nondesmosomal phenotype? Heart Rhythm. 2013;10:548–59.
70. Groeneweg JA, van der Zwaag PA, Olde Nordkamp LR, et al. Arrhythmogenic right ventricular dysplasia/cardiomyopathy according to revised 2010 task force criteria with inclusion of non-desmosomal phospholamban mutation carriers. Am J Cardiol. 2013;112:1197–206.
71. Yin T, Green KJ. Regulation of desmosome assembly and adhesion. Semin Cell Dev Biol. 2004;16:665–77.
72. Forleo LMNA, Forleo C, Carmosino M, Resta N, et al. Clinical and functional characterization of a novel mutation in lamin a/c gene in a multigenerational family with arrhythmogenic cardiac laminopathy. PLoS One. 2015;10:e0121723.
73. Klauke B, Kossmann S, Gaertner A, et al. De novo desmin-mutation N116S is associated with arrhythmogenic right ventricular cardiomyopathy. Hum Mol Genet. 2010;19:4595–607.
74. Hedberg C, Melberg A, Kuhl A, et al. Autosomal dominant myofibrillar myopathy with arrhythmogenic right ventricular cardiomyopathy 7 is caused by a DES mutation. Eur J Hum Genet. 2012;20:984–5.
75. van Spaendonck-Zwarts KY, van Hessem L, Jongbloed JD, et al. Desmin-related myopathy. Clin Genet. 2011;80:354–66.
76. Te Riele AS, James CA, Groeneweg JA, et al. Appproach to family screening in arrhythmogenic right ventricular dysplasia/cardiomyopathy. Eur Heart J. 2016;37:755–62.
77. James CA, Bhonsale A, Tichnell C, et al. Exercise increases age-related penetrance and arrhythmic risk in arrhythmogenic right ventricular dysplasia/cardiomyopathy-associated desmosomal mutation carriers. J Am Coll Cardiol. 2013;62:1290–7.
78. Quarta G, Muir A, Pantazis A, et al. Familial evaluation in arrhythmogenic right ventricular cardiomyopathy: impact of genetics and revised task force criteria. Circulation. 2011;123:2701–9.
79. Te Riele AS, James CA, Sawant AC, et al. Arrhythmogenic right ventricular dysplasia/cardiomyopathy in the pediatric population: clinical characterization and comparison with adult-onset disease. J Am Coll Cardiol EP. 2015;1:551–60.
80. Asimaki A, Tandri H, Huang H, et al. A new diagnostic test for arrhythmogenic right ventricular cardiomyopathy. N Engl J Med. 2009;360:1075–64.
81. Reddy S, Bernstein D. Molecular mechanisms of right ventricular failure. Circulation. 2015;132:1734–42.
82. Ruwald AC, Marcus F, Estes 3rd NA, et al. Association of competitive and recreational sport participation with cardiac events in patients with arrhythmogenic right ventricular cardiomyopathy: results from the North American multidisciplinary study of arrhythmogenic right ventricular cardiomyopathy. Eur Heart J. 2015;36: 1735–43.
83. Saguner AM, Ganahl S, Kraus A, et al. Electrocardiographic features of disease progression in arrhythmogenic right ventricular cardiomyopathy/dysplasia. BMC Cardiovasc Disord. 2015;15:4.
84. Te Riele A, James CA, Philips B, et al. Mutation-positive arrhythmogenic right ventricular dysplasia/cardiomyopathy: the triangle of dysplasia displaced. J Cardiovasc Electrophysiol. 2013;24: 1311–20.
85. McKenna WJ, Thiene G, Nava A, et al. Diagnosis of arrhythmogenic right ventricular dysplasia/cardiomyopathy. Task Force of the Working Group Myocardial and Pericardial Disease of the European Society of Cardiology and of the Scientific Council on Cardiomyopathies of the International Society and Federation of Cardiology. Br Heart J. 1994;71:215–8.
86. Marcus FI, McKenna WJ, Sherrill D, et al. Diagnosis of arrhythmogenic right ventricular cardiomyopathy/dysplasia: proposed modification of the task force criteria. Eur Heart J. 2010;31:806–14.
87. Te Riele AS, James CA, Bhonsale A, et al. Malignant arrhythmogenic right ventricular dysplasia/cardiomyopathy with a normal 12-lead electrocardiogram: a rare but underrecognized clinical entity. Heart Rhythm. 2013;10:1484–91.
88. Basso C, Corrado D, Thiene G. Cardiovascular causes of sudden death in young individuals including athletes. Cardiol Rev. 1999;7:127–35.
89. Fontaine G, Umemura J, Di Donna P, Tsezana R, Cannat JJ, Frank R. Duration of QRS complexes in arrhythmogenic right ventricular dysplasia. A new non-invasive diagnostic marker. Ann Cardiol Angeiol (Paris). 1993;42:399–405.
90. Peters S, Trümmel M. Diagnosis of arrhythmogenic right ventricular dysplasia-cardiomyopathy: value of standard ECG revisited. Ann Noninvasive Electrocardiol. 2003;8:238–45.
91. Pinamonti B, Sinagra G, Salvi A, et al. Left ventricular involvement in right ventricular dysplasia. Am Heart J. 1992;123:711–24.
92. Platonov PG, Calkins H, Hauer RN, et al. High interobserver variability in the assessment of epsilon waves: implications for diagnosis of arrhythmogenic right ventricular cardiomyopathy/ dysplasia. Heart Rhythm. 2016;13:208–16.
93. Cox MG, Nelen MR, Wilde AA, et al. Activation delay and VT parameters in arrhythmogenic right ventricular dysplasia/cardiomyopathy: toward improvement of diagnostic ECG criteria. J Cardiovasc Electrophysiol. 2008;19:775–81.
94. Saguner AM, Ganahl S, Baldinger SH, et al. Usefulness of electrocardiographic parameters for risk prediction in arrhythmogenic right ventricular dysplasia. Am J Cardiol. 2014;113:1728–34.
95. Nasir K, Rutberg J, Tandri H, Berger R, Tomaselli G, Calkins H. Utility of SAECG in arrhythmogenic right ventricle dysplasia. Ann Noninvasive Electrocardiol. 2003;8:112–20.
96. Oselladore L, Nava A, Buja G, et al. Signal-averaged electrocardiography in familial form of arrhythmogenic right ventricular car-

diomyopathy. Am J Cardiol. 1995;75:1038–41.
97. Turrini P, Angelini A, Thiene G, et al. Late potentials and ventricular arrhythmias in arrhythmogenic right ventricular cardiomyopathy. Am J Cardiol. 1999;83:1214–9.
98. Tannawuttiwat, Te Riele AS, Philips B, et al. Electroanatomic correlates of depolarization abnormalities in arrhythmogenic right ventricular dysplasia/cardiomyopathy. J Cardiovasc Electrophysiol. 2016;27:443–52.
99. Jain R, Dalal D, Daly A, et al. Electrocardiographic features of arrhythmogenic right ventricular dysplasia. Circulation. 2009;120: 477–87.
100. Zareba W, Piotrowicz K, Turrini P. Electrocardiographic manifestations. In: Marcus FI, Nava A, Thiene G, editors. Arrhythmogenic right ventricular dysplasia/cardiomyopathy, recent advances. Milano: Springer; 2007. p. 121–8.
101. White JB, Razmi R, Nath H, et al. Relative utility of magnetic resonance imaging and right ventricular angiography to diagnose arrhythmogenic right ventricular cardiomyopathy. J Interv Card Electrophysiol. 2004;10:19–26.
102. Teske AJ, Cox MG, Te Riele AS, et al. Early detection of regional functional abnormalities in asymptomatic arrhythmogenic right ventricular dysplasia/cardiomyopathy mutation carriers. J Am Soc Echocardiogr. 2012;25:997–1006.
103. Borgquits R, Haugaa KH, Gilljam T, et al. The diagnostic performance of imaging methods in ARVC using the 2010 task force criteria. Eur Heart J Cardiovasc Imaging. 2014;15:1219–25.
104. Bluemke DA, Krupinski EA, Ovitt T, et al. MR. Imaging of arrhythmogenic right ventricular cardiomyopathy: morphologic findings and interobserver reliability. Cardiology. 2003;99: 153–62.
105. Tandri H, Calkins H, Nasir K, et al. Magnetic resonance imaging findings in patients meeting task force criteria for arrhythmogenic right ventricular dysplasia. J Cardiovasc Electrophysiol. 2003;14: 476–82.
106. Basso C, Ronco F, Marcus F, et al. Quantitative assessment of endocardial biopsy in arrhythmogenic cardiomyopathy/dysplasia: an in vitro validation of diagnostic criteria. Eur Heart J. 2008; 29:2760–71.
107. Nava A, Bauce B, Basso C, et al. Clinical profile and long-term follow-up of 37 families with arrhythmogenic right ventricular cardiomyopathy. J Am Coll Cardiol. 2000;36:2226–33.
108. Lerman BB, Stein KM, Markowitz SM. Idiopathic right ventricular outflow tract tachycardia: a clinical approach. PACE. 1996;19:2120–37.
109. Markowitz SM, Litvak BL, de Arellano EA R, et al. Adenosine-sensitive ventricular tachycardia, right ventricular abnormalities delineated by magnetic resonance imaging. Circulation. 1997;96: 1192–200.
110. Thomas KW, Hunninghake GW. Sarcoidosis. JAMA. 2003;289: 3300–3.
111. Chapelon C, Piette JC, Uzzan B, et al. The advantages of histological samples in sarcoidosis. Retrospective multicenter analysis of 618 biopsies performed on 416 patients. Rev Med Interne. 1987;8:181–5.
112. Philips B, Madhavan S, James CA, et al. Arrhythmogenic right ventricular dysplasia/cardiomyopathy and cardiac sarcoidosis distinguishing features when the diagnosis is unclear. Circ Arrhythm Electrophysiol. 2014;7:230–6.
113. Ladyjanskaja GA, Basso C, Hobbelink MG, et al. Sarcoid myocarditis with ventricular tachycardia mimicking ARVD/C. J Cardiovasc Electrophysiol. 2010;21:94–8.
114. Blankstein R, Osborne M, Naya M, et al. Cardiac positron emission tomography enhances prognostic assessment of patients with suspected cardiac sarcoidosis. J Am Coll Cardiol. 2014;63:329–36.
115. Tanawuttiwat T, Sager SJ, Hare JM, Myerburg RJ, et al. Myocarditis and ARVC/D: variants or mimics? Heart Rhythm. 2013;10:1544–8.
116. Roberts JD, Herkert JC, Rutberg J, et al. Detection of genomic deletions of PKP2 in arrhythmogenic right ventricular cardiomyopathy. Clin Genet. 2013;83:452–6.
117. van der Zwaag PA, van Rijsingen IA, de Ruiter, R, et al. Recurrent and founder mutations in the Netherlands-Phospholamban p. Arg14del mutation causes arrhythmogenic cardiomyopathy. Neth Heart J. 201;21:286-293.
118. López-Ayala JM, Boven L, van den Wijngaard A, et al. Phospholamban p.arg14del mutation in a Spanish family with arrhythmogenic cardiomyopathy: evidence for a European founder mutation. Rev Esp Cardiol (Engl Ed). 2015;68:346–9.
119. Van Spaendonck-Zwarts KY, van der Kooi AJ, van den Berg MP, et al. Recurrent and founder mutations in the Netherlands: the cardiac phenotype of DES founder mutations p.S13F and p. N342D. Neth Hear J. 2012;20:219–28.
120. McCormick EM, Kenyon L, Falk MJ. Desmin common mutation is associated with multi-systemic disease manifestations and depletion of mitochondria and mitochondrial DNA. Front Genet. 2015;6:199.
121. Kapplinger JD, Landstrom AP, Salisbury BA, et al. Distinguishing ARVC/D-associated mutations from from background genetic noise. J Am Coll Cardiol. 2011;57:2317–27.
122. Van der Zwaag PA, Jongbloed JD, van Tintelen JP. Genetic diagnosis through whole-exome sequencing. N Engl J Med. 2014; 370:1067.
123. Corrado D, Leoni L, Link MS, et al. Implantable cardioverter-defibrillator therapy for prevention of sudden death in patients with arrhythmogenic right ventricular cardiomyopathy/dysplasia. Circulation. 2003;108:3084–91.
124. Corrado D, Wichter T, Link MS, et al. Treatment of arrhythmogenic cardiomyopathy/dysplasia: an international task force consensus statement. Circulation. 2015;132:441–53.
125. Corrado D, Wichter T, Link MS, et al. Treatment of arrhythmogenic cardiomyopathy/dysplasia: an international task force consensus statement. Eur Heart J. 2015;36:3227–37.
126. Saguner AM, Medeiros-Domingo A, Schwyzer MA, et al. Usefulness of inducible ventricular tachycardia to predict long-term adverse outcomes in arrhythmogenic right ventricular cardiomyopathy. Am J Cardiol. 2013;113:1728–34.
127. Bhonsale A, James CA, Tichnell C, et al. Incidence and predictors of implantable cardioverter-defibrillator therapy in patients with arrhythmogenic right ventricular dysplasia/cardiomyopathy undergoing implantable cardioverter-defibrillator implantation for primary prevention. J Am Coll Cardiol. 2011;58: 1485–96.
128. Corrado D, Basso C, Rizzoli G, Schiavon M, Thiene G. Does sports activity enhance the risk of sudden death in adolescents and young adults? J Am Coll Cardiol. 2003;42:1959–63.
129. Wichter T, Paul TM, Eckardt L, et al. Arrhythmogenic right ventricular cardiomyopathy. Antiarrhythmic drugs, catheter ablation, or ICD? Herz. 2005;30:91–101.
130. Garcia FC, Bazan V, Zado ES, et al. Epicardial substrate and outcome of epicardial ablation of ventricular tachycardia in arrhythmogenic right ventricular cardiomyopathy/dysplasia. Circulation. 2009;120:366–75.
131. Philips B, te Riele AS, Sawant A, et al. Outcomes and ventricular recurrence characteristics after epicardial ablation of ventricular tachycardia in arrhythmogenic right ventricular dysplasia/cardiomyopathy. Heart Rhythm. 2015;12(4):716–25.
132. Santangeli P, Zado ES, Supple GE, et al. Long-term outcome with catheter ablation for ventricular tachycardia in patients with arrhythmogenic right ventricular cardiomyopathy. Circ Arrhythm Electrophysiol. 2015;8:1413–21.
133. Dalal D, Jain R, Tandri H, et al. Long-term efficacy of catheter ablation of ventricular tachycardia in patients with arrhythmogenic right ventricular dysplasia/cardiomyopathy. J Am Coll Cardiol. 2007;50:432–40.
134. Te Riele AS, Ajijola OA, Shivkumar K, et al. Role of bilateral sympathectomy in the treatment of refractory ventricular arrhythmias in arrhythmogenic right ventricular dysplasia/ cardiomyopathy. Circ Arrhythm Electrophysiol. 2016;9: e003713.
135. Tedford RJ, James C, Judge DP, et al. Cardiac transplantation in arrhythmogenic right ventricular dysplasia/cardiomyopathy. J Am Coll Cardiol. 2012;59:289–90.

7 左心室致密化不全

Yvonne M. Hoedemaekers，Sabine Klaassen
宋江平　译

摘　要

左心室致密化不全（LVNC）是一种研究时间相对较短的具有遗传异质性的心肌病。临床表现和预后可从无症状或缓慢进展到严重致残且快速进展性心力衰竭。首发症状包括心力衰竭（可能致命）、心律失常和（或）血栓栓塞三联征。LVNC 可能发生于所有年龄段，甚至是产前。儿童期 LVNC 的临床特征通常更严重，且常与先天性心脏病相关。成人 LVNC 绝大多数为孤立性。目前应用最广泛的是 Jenni 等提出的超声心动图诊断标准。慢性心力衰竭和 ICD 植入的一般心脏指南同样适用于 LVNC 人群。分子检测可检出约 40% 的孤立性 LVNC 患者的遗传（主要是肌节）缺陷，其中 *MYH7* 是最常见的致病基因。非孤立性 LVNC 由一系列罕见的遗传缺陷引起。迄今为止，约 1/2 的家族孤立性 LVNC 的遗传缺陷仍然未知。LVNC 的基因缺陷中包括大量肌节和其他心肌病及骨骼肌病的相关基因，说明 LVNC 可能是由多种病理生理学机制引起。LVNC、肥厚型心肌病（HCM）和扩张型心肌病（DCM）共有的遗传缺陷和家族聚集性表明 LVNC 可能是广谱心肌病的一部分。LVNC 的遗传病因学要求患者及其亲属接受基因检测和遗传咨询，包括对亲属进行（预测性）分子分析和（或）对高危亲属进行心脏评估（适用时），即使在尚无症状时。

引言

LVNC 是一种相对较新的临床病理学分类，由 Feldt 等在 1969 年首次进行描述[1]。LVNC 的主要特征是显著的小梁网和与左心室腔相通的小梁间隐窝，形态学上与心脏发育早期类似，因此被认为是由正常胚胎发生时心肌发育停滞引起[2-3]。首发症状包括充血性心力衰竭、血栓栓塞事件和心律失常（可能致命，包括 SCD）。LVNC 可能是广谱心肌病的一部分，包括形态正常的左心室节段和主要累及心尖部的异常左心室节段。LVNC 的心脏病学特征从无症状的成年型到严重的先天型不等[4-6]。根据主要的心肌受累和遗传病因，LVNC 被美国心脏协会（AHA）归为一种原发性遗传性心肌病[7]。欧洲心脏病学会（ESC）将 LVNC 列为未分类，因为关于 LVNC 是一种单独的心肌病或是可单独也可伴随其他形式心肌病（如 HCM、DCM 或先天性心脏病）的非特异性形态学特征，目前尚无共识[8]。表型的重叠提出了一个问题：LVNC 是一种单独的心肌病还是其他潜在疾病的形态学表达[9]。成人 LVNC 大多为孤立性，非孤立性 LVNC 在儿童期更常见，可能伴有先天性心脏病，或可能是畸形或染色体综合征的一部分[6]。在成人和儿童中均可观察到 LVNC 合并神经肌肉病。

绝大部分 LVNC（孤立性和非孤立性）为遗传性，且 LVNC 似乎具有遗传异质性。孤立性 LVNC 中有相当一部分儿童和成人患者携带与 HCM、

DCM 和限制型心肌病（RCM）相关的相同肌节基因突变[10]。未检出遗传缺陷并不能排除 LVNC 由遗传病因导致。在约 1/2 的家族性 LVNC 中，遗传缺陷仍然未知[10]。LVNC 与 DCM、HCM 共享肌节基因突变，且 LVNC 患者的家族中存在 DCM 和 HCM 患者，均可说明至少某些形式的 LVNC 是广谱心肌病的一部分。

文献报道中对此类心肌病的命名不统一，如 LVNC、致密化不全型心肌病（NCCM）、左心室心肌致密化不全（noncompaction of the left ventricular myocardium，NCLVM）、左心室过度小梁化（left ventricular hypertrabeculation，LVHT）、海绵状心肌病（spongiform cardiomyopathy）、胚胎样心肌（embryonic myocardium）、蜂窝状心肌（honeycombed myocardium）、持续性心肌窦状隙（persisting myocardial sinusoids）、心肌发育不全（myocardial dysgenesis）、心室发育不良（ventricular dysplasia）或海绵状心肌（spongy myocardium）。

定义

LVNC 的定义为左心室心尖部的腔表面、侧壁及室间隔（较罕见）出现粗大肌小梁，且伴随延伸入心室壁的深陷隐窝（不与冠状动脉循环相通）。LVNC 与心力衰竭、心律失常和（或）血栓栓塞事件临床三联征相关[11-12]。

流行病学

对 LVNC 患病率的估计源于采用超声心动图进行患者筛查的大型回顾性研究。目前尚未进行 LVNC 相关的人群研究。1997 年，Ritter 等在 37 555 例接受超声心动图检查的患者中鉴定出 17 例 LVNC 患者（0.045%）[13]。2006 年，Aras 等报道了 42 000 余例患者中 LVNC 的患病率为 0.14%。2008 年，Sandhu 在 4929 例进行超声心动图检查的患者中鉴定出 13 例明确或疑似 LVNC 的患者（0.26%）[14-15]。在 LVEF ≤ 45% 的患者中，LVNC 的患病率更高（3.7%）[14]。根据所采用的不同诊断标准，近期报道中的 LVNC 患病率甚至更高（Belanger 标准为 15.8%；Kohli 标准为 23.6%），这表明 LVNC 可能比先前认为的更加普遍[12, 16]。相当大比例的 LVNC 患者无临床症状，使得其在心脏病患者的研究中易被忽视，这也意味着 LVNC 的真实患病率可能更高[10, 12]。在一项针对儿童心肌病的大型研究中，LVNC 是仅次于 DCM 和 HCM 的最常见的儿童心肌病，在儿童心肌病中的患病率估计为 9%[17]。

临床表现

心力衰竭是 LVNC 最常见的临床表现之一，其次是室上性心律失常和室性心律失常（包括 SCD），以及血栓栓塞事件。然而，与其他心肌病一样，LVNC 的临床症状也存在很大差异（即使在同一家系中），从完全无症状到需要心脏移植的严重心力衰竭。发病年龄差异也很大，范围从产前和新生儿到 94 岁[5, 18-19]。不同于在出生后和成人中观察到的典型左心室形态学改变，产前诊断的影像学检查更常检测到双心室肥大 / 肌小梁粗大[20]。30 ～ 50 岁是成人孤立性 LVNC 诊断的中位年龄，该年龄段患者也是临床成人心脏病中相对年轻的患者人群。许多患者诊断时仍然无症状，可能是由于心脏杂音或偶然通过术前心脏评估或保险 / 工作医疗评估，或因亲属被诊断为 LVNC 后参与心脏病家族筛查而被发现。有症状的患者可能出现呼吸困难、疲劳、（非典型）胸痛和（或）晕厥（晕厥前状态）。LVNC 也可能表现为围产期心肌病[4, 21]。文献回顾显示，其男女性比例几乎为 2：1[22]。这种性别差异不能完全用 X 连锁形式的 LVNC 来解释。

LVNC 患者可能出现不同程度的心律失常和传导系统障碍（表 7.1）[23]。这些心律失常均非 LVNC 的特征性或特异性表现。血栓栓塞事件可能包括卒中（脑血管事件或短暂性缺血发作）、外周栓塞和肠系膜血栓形成。

临床诊断

LVNC 的诊断仍然是个挑战，主要依赖于二维经胸超声心动图和（或）心脏 MRI（表 7.2）。心脏成像技术的改进可提高对 LVNC 的识别度和诊断率。图 7.1 显示 2 例 LVNC 患者的超声心动图和心脏 MRI 图像，可见 LVNC 标志性的异常节段性肌小梁。

在心脏病患者和正常对照中观察到的致密化不

表 7.1　与 LVNC 相关的心律失常和传导系统障碍

与 LVNC 相关的心律失常 / 传导系统障碍	参考文献
心房颤动	[24-26]
房室结折返性心动过速	[27]
室性期前收缩二联律	[28]
完全性房室传导阻滞	[1，29-31]
完全性左束支传导阻滞	[28，32]
早期复极化	[33]
巨大 P 波和局灶性房性心动过速	[34]
LQT2	[35]
狭窄的 QRS 波	[36-38]
持续性心房静止	[39]
病态窦房结综合征	[40-41]
窦性心动过缓	[41-44]
室上性快速性心律失常	[6，25，28，45-46]
心室颤动	[29，36，47]
室性心动过速	[6，32，36，42，48]
Wolff-Parkinson-White 综合征	[2，6，25，28，42]

表 7.2　LVNC 的超声心动图诊断标准

Ⅰ. Chin 等[2]
关注位于胸骨旁短轴和心尖部切面上的左心室心尖部肌小梁，以及舒张末期的左心室游离壁厚度
LVNC 的定义为 X/Y ≤ 0.5，其中
X＝从心外膜表面到小梁隐窝最深处的距离
Y＝从心外膜表面到小梁突起最高处的距离
Ⅱ. Jenni 等[11]
1. 左心室心肌壁过度增厚，形成两层结构，包括致密化心外膜层（C）及由粗大的小梁和深陷的小梁间隐窝构成的非致密化心内膜层（NC）
2. 胸骨旁短轴切面测量的最大收缩末期 NC/C ＞ 2
3. 彩色多普勒可见深陷的小梁间隐窝有灌注
4. 无共存的心脏异常
Ⅲ. Stollberger 等[24]
1. 心尖部至乳头肌任一切面出现 3 条以上从左心室壁突出的小梁
2. 彩色多普勒成像显示小梁间隙内有源于心室腔的血流灌注

全特征仍说明对诊断标准进行定义的必要性，这对于准确区分正常的生理性小梁化和 LVNC 非常重要[16]。

1990 年，Chin 等根据对 8 例 LVNC 患者的观察提出了 LVNC 的第一个诊断标准[2]。此诊断标准通过从心外膜表面到小梁隐窝最深处的距离（X）与从心外膜表面到小梁突起最高处（Y）的比值来定义 LVNC，其中 X/Y ≤ 0.5。

10 多年后，Jenni 等提出了新的孤立性 LVNC 诊断标准，包括 4 个超声心动图特征：①左心室心肌壁过度增厚；呈现两层结构，包括致密化心外膜层（C）及由粗大的小梁和深陷的小梁间隐窝构成的非致密化心内膜层（NC）；②在胸骨旁短轴切面测量的最大收缩末期 NC/C ＞ 2；③彩色多普勒发现深陷的小梁间隐窝有血流灌注；④无其他心脏异常[11]。

2002 年，Stollberger 等提出了 LVNC 的另外一个诊断标准，心尖部至乳头肌任一切面出现 3 条以上从左心室壁突出的小梁，且需彩色多普勒成像显示小梁间隙内有源于心室腔的血流灌注。

近期，Petersen 等引入 LVNC 的 MRI 标准表明，舒张末期非致密层心肌 / 致密层心肌（NC/C）＞ 2.3 可灵敏地区分人群中左心室致密化不全的正常改变、其他心血管疾病中的致密化不全及 LVNC；致密化不全发生的部位似乎主要在心尖部和心室侧壁，基底部和室间隔较少[49]。通过 MRI 测量左心室肌小梁的质量，Jacquier 等发现肌小梁占左心室总质量 20% 以上对 LVNC 的诊断具有较高特异性[50]。

Belanger 等根据 NC/C 的比值及非致密化层的面积提出的分类系统将 LVNC 的非致密化程度分为四类（无、轻度、中度和重度）[12]。这种新的分类方案采用以下标准：①无先天性心脏病、HCM 或浸润性心肌病和冠状动脉疾病。②心尖部任意切面中均可见肌小梁粗大（不要求 NC/C ＞ 2）。③心尖部非致密化区域集中。④血液可流过非致密化区域。

Jenni 超声诊断标准在日常临床实践中最方便，且已在研究中得到广泛的应用。然而，针对 LVNC 的诊断标准达成普遍共识仍需要进一步努力。有研究在 199 例心力衰竭患者中比较了 3 种 LVNC 标准（Chin 标准、Jenni 标准和 Stollberger 标准）的诊断差异性；79% 符合 Chin 标准，64% 符合 Jenni 标准，53% 符合 Stollberger 标准。只有 30% 的患者同时满足 3 个诊断标准。此外，8.3% 的正常对照符合一项或多项标准，其中黑人的患病率更高，且目前的诊断标准易导致过度诊断[16，51]。

目前，关于这些诊断标准是否足够敏感以诊断轻度致密化不全患者并鉴别出可受益于严密临床随访的患者尚存争议。例如，在 LVNC 家系研究中，很大一部分（大多无症状）亲属表现出轻中度的

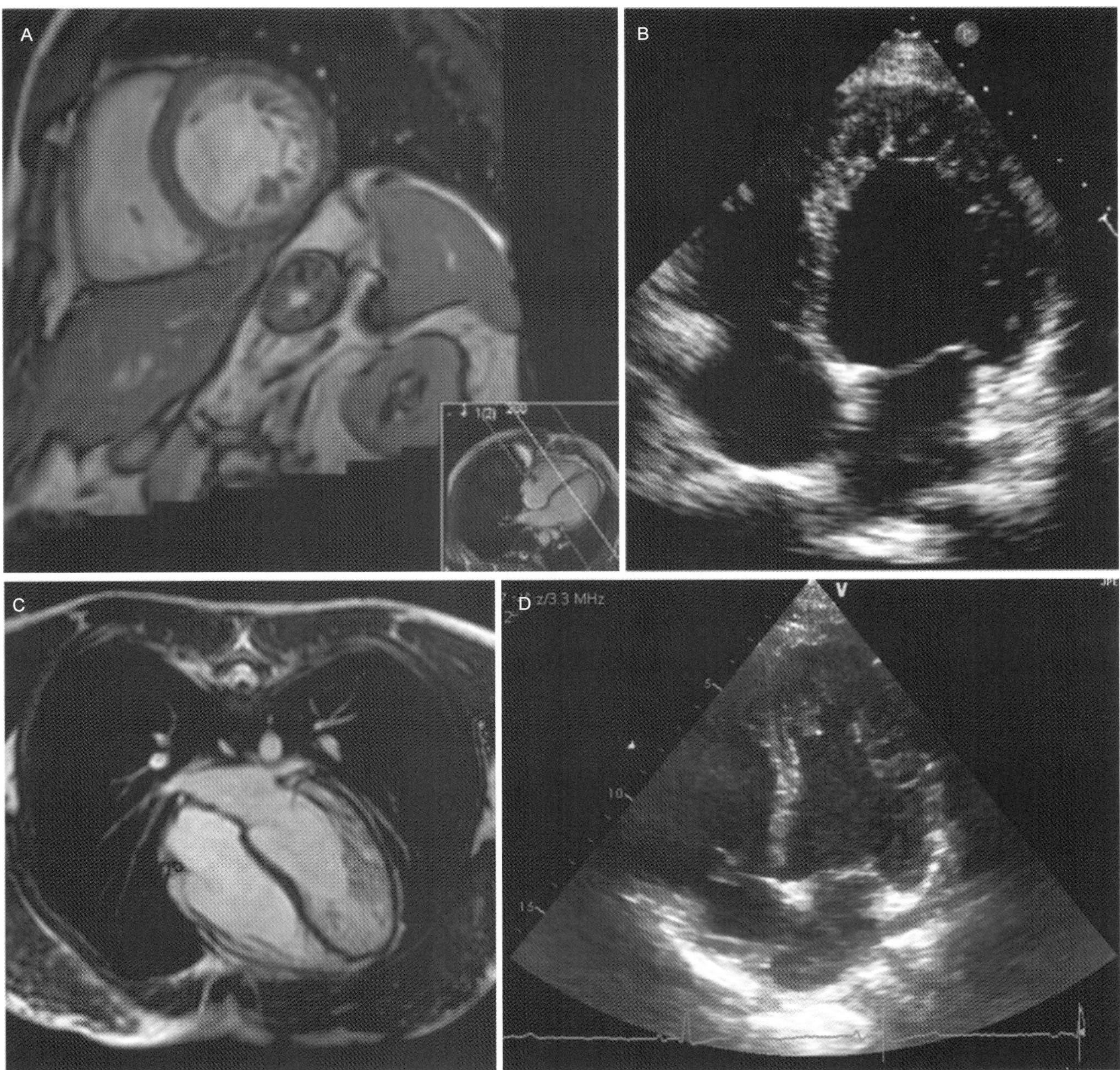

图 7.1　**A-B**. 43 岁患者的心脏 MRI 和超声心动图，显示有突出的小梁间隐窝的双层心肌。**C-D**. 1 例 15 岁 LVNC 患者的心脏 MRI 和超声心动图，四腔心切面

LVNC 特征[10]。需要对轻度的 LVNC 家族成员进行纵向研究，以确定目前的诊断标准对于诊断家族性 LVNC 的家族成员是否适合；或需要采取类似于家族性 HCM 亲属的诊断方法，对家族成员采用简化的诊断标准。

病理

大体病理

心肌的非致密化心内膜层包括大量突出的肌小梁和延伸到致密层的深陷的小梁隐窝。主要累及心尖部、左心室下壁和侧壁的中段[52-53]。在一项关于 LVNC 的病理解剖学研究中，Burke 等描述了 14 例儿童 LVNC 病例的形态学和显微镜检查结果。大体病理表现从交错的肌小梁到相对光滑的心内膜表面，隐窝通过狭窄开口与心室腔相通。共鉴别出 3 种类型的隐窝：①广泛交错的小梁；②类似于多个乳头肌的粗大小梁；③交错的较小肌束或有凹陷褶皱的相对光滑的心内膜表面，主要通过显微镜确定（图 7.2）。在这项研究中，孤立性和非孤立性

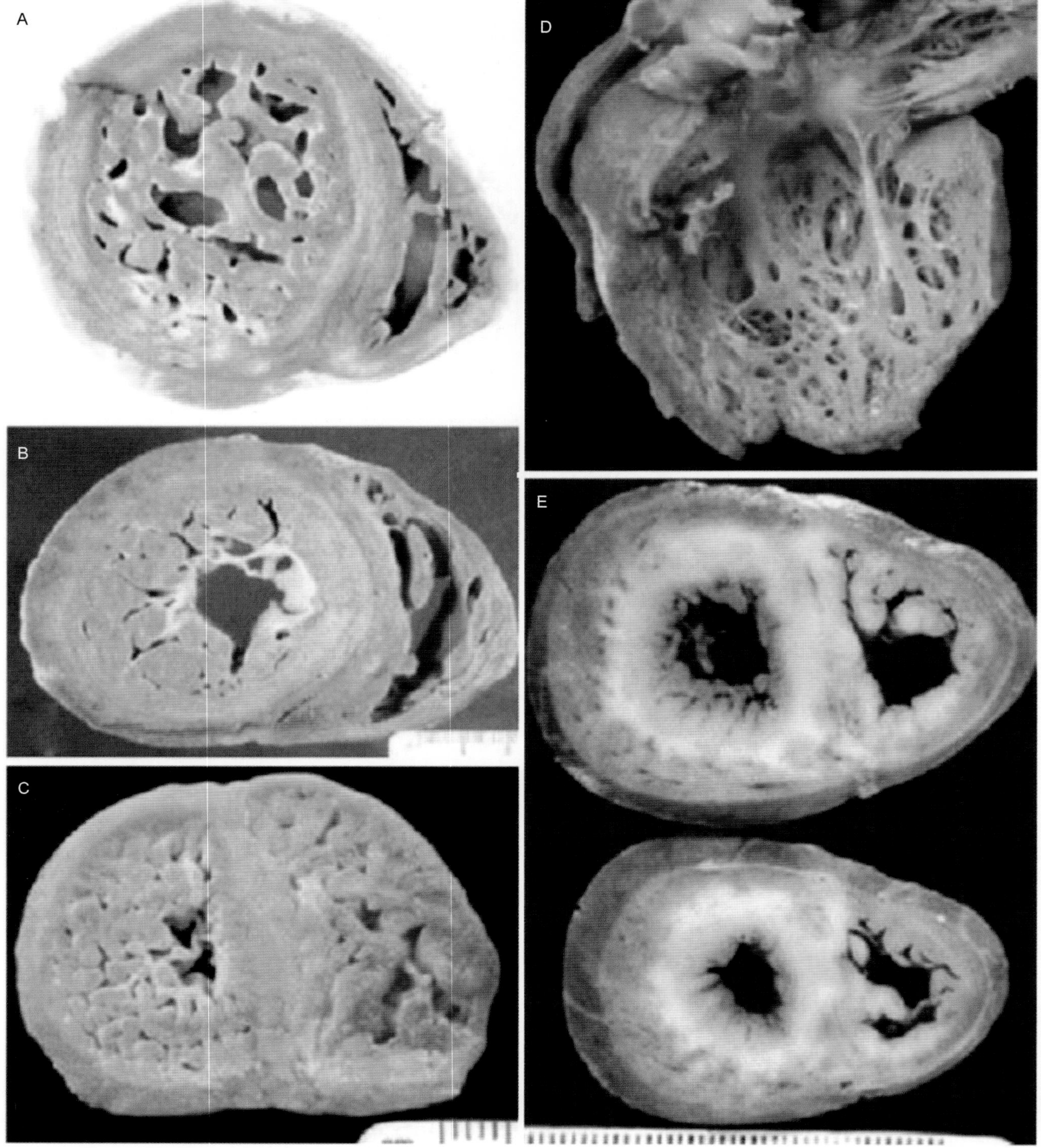

图 7.2　LVNC 的大体病理学与各种类型。**A.** 广泛交错的小梁。**B.** 类似多个乳头肌的粗大小梁。**C.** 类似海绵的交错的较小肌束。**D.** 肌小梁正面观。**E.** 大体切片的细微 LVNC 改变，需要组织学确认（Reproduced from Burke et al.[52] with permission）

LVNC 间无任何形态学差异[52]。

Jenni 等描述了 7 例成人 LVNC 患者的病理学特征；非致密心肌的病理解剖定位与超声心动图的检查结果相对应。其中 2 例患者表现出右心室心尖部受累[11]。

对已发表的 LVNC 病理学文献进行回顾，Stollberger 等总结出区分成人和儿童 LVNC 的 3 种特殊形态特征：①左心室的广泛海绵状转变；②突出、粗大的肌小梁和深陷的隐窝，表面覆盖有心内膜组织且不与冠状动脉相通；③发育不良的变薄心肌伴随过度小梁化[22]。与第二种和第三种形态相比，第一种形态通常伴随其他心脏畸形。

1987 年，对所有年龄段的 474 个正常心脏进行尸检的研究发现，在多达 68% 的心脏中可观察到突出的小梁，尽管仅有 3.4% 的心脏中有超过 3 个小梁[54]。

显微病理

Burke 等描述了 LVNC 浅表非致密层中心肌结构的两种模式：①交错的肌束形成鹿角样不规则分支的心内膜隐窝；②多个小乳头肌，导致表面不规则（图 7.3）。在大多数患者中，这两种模式均会出现。所有患者（14 例）均出现伴有明显弹性蛋白沉积的心内膜纤维化，10 例出现符合微小的缺血梗死的心内膜下纤维替代；6 例有右心室受累[52]。

另一项研究中的组织病理学检查显示，心室心内膜也覆盖在与左心室腔相连的隐窝中，并在增厚的心内膜和突出的肌小梁中发现缺血性病变。间质纤维化的程度不等（从不存在到非常严重），但在任何情况下均未发现纤维分布紊乱。一些患者还存在慢性炎症和心肌内血管异常的征象[11]。

Freedom 等提出 LVNC 病理诊断的两个标准：①左心室乳头肌发育不良；②组织学证实内陷性心内膜隐窝向心外膜表面渗透超过 50%。覆盖隐窝的内皮延伸靠近致密层表面。隐窝不与冠状动脉循环连通[55]。

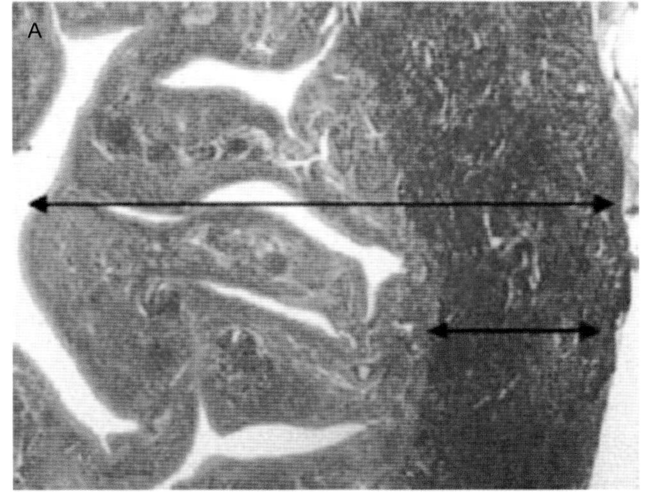

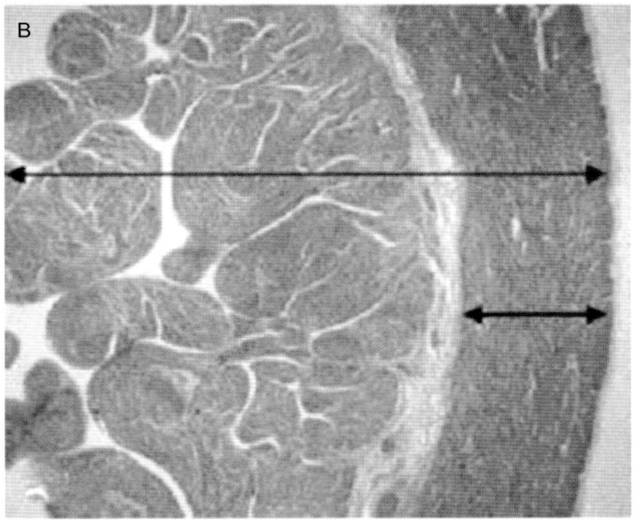

图 7.3　LVNC 的组织学特征。非致密心肌与致密心肌的比值大于 2。**A.** 相对平滑的心内膜表面（左），伴有广泛交错的小梁。**B.** 小梁的息肉样改变；突出的纤维带将非致密心肌与致密心肌分开（Reproduced from Burke et al.[52] with permission）

鉴别诊断

LVNC 的确切诊断依赖于左心室心肌的形态学特征，可通过影像学方法确认，如超声心动图、MRI、CT 或左心室血管造影。生理性小梁化程度的差异可能使 LVNC 与正常生理性左心室小梁化的鉴别更加复杂。特别是在二尖瓣乳头肌基底部周围的区域，可能存在更多小梁。然而，在正常心脏中，不会出现如 LVNC 一样的小梁过度节段性粗大（由于过度小梁化），而且这些生理性小梁化的厚度不会超过致密层的厚度。此外，LVNC 的致密化不全区域大于生理性小梁化[12]。

继发性（获得性）LVNC 可能是由高血压、慢性容量或压力超负荷、缺血性心脏病或极限体育活动（如运动员）导致的 LVNC 样异常。这些被称为假性 LVNC 或 LVNC 样病变。高血压可引发左心室肥大（LVH），使得高血压与 LVNC 的鉴别诊断具有挑战性。过度小梁化是否在特定种族群体中更为普遍[16]，需要进一步研究以确认。

此外，由于突出的小梁或心肌异常增厚，DCM、HCM 和缺血性心肌病也可能被误认为是 LVNC，反之亦然。非孤立性 LVNC 的鉴别诊断应考虑神经肌肉病、综合征和染色体异常（表 7.3 至表 7.5），特别是当 LVNC 发生在先天性畸形、生长迟缓或骨骼肌无力患者中时。

表 7.3　新确定的 LVNC 先证者的诊断性检查建议（Modified from the ACCF/AHA guidelines for the diagnosis and management of heart failure in adults[56]）

病史	胸痛；心悸；摄入酒精、可卡因和药物；化疗；辐射；先天缺陷
家族史	心肌病；传导系统疾病、心律失常、SCD 或不明原因猝死；神经肌肉病
心电图	传导系统疾病；心律失常；病态窦房结综合征；QT 间期延长；Q 波；肥大（见表 7.1）
超声心动图	先天性心脏病；Jenni 标准；LVEF
实验室检查	全血细胞计数；血清电解质；血尿素氮、血肌酐、空腹血糖、血脂、肝功能检查、甲状腺功能、C 反应蛋白、铁离子状态、肌酸激酶、去甲肾上腺素、皮质醇、生长激素
病毒检查	抗体：柯萨奇病毒；流行性感冒病毒；腺病毒；艾柯病毒；巨细胞病毒；人类免疫缺陷病毒
MRI	心肌梗死；浸润性疾病；心肌炎；DCM 或 HCM、晚期钆增强、NC/C 比值
冠状动脉造影 / 心肌灌注显像	冠状动脉疾病
线粒体检查	当存在线粒体病征象时（如肌病、耳聋、糖尿病、脑病、卒中样发作、眼肌麻痹、视网膜病变）
神经系统检查	当出现神经肌肉病的征象或神经肌肉病家族史阳性时
遗传咨询	所有情况都应进行
基因检测	优先进行核心基因组合检测；否则至少检测 *ACTC1*、*MYBPC3*、*MYH7*、*TNNI3*、*TNNT2* 和 *TPM1*（图 7.5）

诊断性检查、治疗、随访和预后

诊断性检查

LVNC 患者的诊断性检查应侧重于确定潜在的遗传因素或其他病因（表 7.3）。

治疗和随访

目前关于心力衰竭、心律失常、心脏再同步化治疗和 ICD 植入用于一级和二级预防的指南同样适用于 LVNC 患者[56-58]。β 受体阻滞剂和 ACEI 是左心室功能不全和（或）心律失常治疗的基石。与 HCM 类似，由于目前尚无 LVNC 疾病管理相关的随机试验或研究，因此缺乏基于证据的明确临床指南，建议使用基于病例报告、小型队列研究和临床注册登记研究[59]的专家共识。鉴于频繁的血栓栓塞事件，一个重要的问题是预防性抗凝药的使用。早期的病例报告和病例研究强调了 LVNC 患者血栓栓塞的高风险，并建议常规抗凝治疗。然而，对相关的 22 篇文献进行回顾时发现，LVNC 患者中的血栓栓塞事件较罕见[60]。Fazio 等得到相同结论[61]。因此，建议仅在射血分数小于 40%、阵发性或持续性心房颤动和（或）既往有血栓栓塞事件的患者中进行抗凝治疗。

目前已有多例 LVNC 患者成功进行心脏再同步化治疗的报道，导致左心室逆向重塑和左心室功能增强[20, 36, 62-64]。

部分有严重心力衰竭的 LVNC 患者已进行了心脏移植[23, 65-67]。有报道称对 1 例患者成功进行了左心室修复手术[68]。

是否对 LVNC 患者进行心脏方面的随访取决于个体症状和心脏异常情况。对于保留左心室功能的无症状患者，建议每年或每两年进行 1 次包括心电图和超声心动图的心脏随访。如有必要，可增加 24 h 动态心电图监测和运动试验。当射血分数低于 50% 时，特别是当 LVNC 伴有高血压或心律失常时，应使用 β 受体阻滞剂和 ACEI。

风险分层和 ICD 植入的指征

猝死风险最高的患者是既往发生过心脏停搏（幸存）、VF 和持续性 VF 患者。猝死家族史、不明原因晕厥（特别是运动时）、运动试验期间血压反应异常、静息心电图频发室性期前收缩和（或）动态心电图监测显示非持续性 VT 及左心室功能显著受损被视为危险因素。纵向研究的结果和对潜在疾病机制的理解有助于更深入了解危险因素并进行更合适的风险分层。

目前仍需要制定 LVNC 患者预防性 ICD 治疗的共识和指南。常规 ICD 植入适应证包括一级和二级预防。对于二级预防，即对既往幸存于持续性 VT 或 VF 引起的心脏性猝死或昏厥的患者，目前的 ICD 指南建议 ICD 植入。在 67 例患者的鹿特丹 LVNC 队列中，根据目前的 ICD 指南，42% 的患者

表 7.4　与 LVNC 相关的基因

基因	染色体位置	蛋白质	其他相关疾病	参考文献
ACTC1	15q14	α - 心肌肌动蛋白	HCM、DCM	［10，64，73］
			先天性肌病伴纤维类型不均	
ACTN2	1q43	α - 辅肌动蛋白	HCM 和 DCM	［74］
CASQ2	1p13.3-p11	肌集钙蛋白	儿茶酚胺敏感性多形性室性心动过速	［10］
			HCM	
DSP	6p24.3	桥粒斑蛋白	ACM、DCM、大疱性表皮松解症、掌跖角化病、皮肤脆性（羊毛状发综合征）	［65］
DTNA	18q12.1-q12.2	α -dystrobrevin		［75-76］
HCN4	15q24.1	超极化激活的环核苷酸门控钾离子通道 4	Brugada 综合征、病态窦房结综合征	［41，44］
KCNH2	7q35-q36	钾离子电压门控通道亚家族 H 成员 2	LQT2	［35］
			SQTS	
LDB3[a]	10q22.2-q23.3	LIM 结构域结合蛋白	DCM	［10，76-78］
			迟发性远端肌病	
			肌原纤维肌病	
LMNA	1q21.2	核纤层蛋白 A/C	DCM	［10，79-80］
			Emery-Dreifuss 肌营养不良症	
			脂肪代谢障碍	
			限制性皮肤病	
			Werner 综合征	
			Hutchinson-Gilford 早老症	
			肢带型肌营养不良 1B 型	
			腓骨肌萎缩 2B1 型	
MIB1	18q11.2	Mindbomb 果蝇同源物 1	LVNC	［66］
MYBPC3	11p11.2	心肌肌球蛋白结合蛋白 C	HCM、DCM	［10，63］
MYH7	14q12	β 肌球蛋白重链	HCM、DCM 和 RCM	［10，63-64，81-82］
			肌球蛋白贮积性肌病	
			远端肌病	
			肩腓肌病	
NKX2.5	5q35.1	NK2 同源异形框 5	左心发育不全综合征；室间隔缺损；房间隔缺损；法洛四联症；先天性甲状腺功能减退	［83］
PLN	6q22.1	受磷蛋白	HCM、DCM	［10］
PRDM16	1p36	含有 PR 结构域的蛋白质 16	DCM 1p36 缺失综合征	［84］
SCN5A	3p21	钠通道 5 型 α 亚基	LQT3	［85］
			Brugada 综合征	
			病态窦房结综合征	
			家族性心脏传导阻滞	
			阵发性 VF	
			心脏传导系统缺陷	
			DCM	

（续表）

基因	染色体位置	蛋白质	其他相关疾病	参考文献
TAZ[b]	Xq28	Taffazin	Barth 综合征	［10，75-77，86-93］
			DCM	
TNNI3	19p13.4	心肌肌钙蛋白 I	HCM、DCM 和 RCM	［10］
TNNT2	1q32	心肌肌钙蛋白 T	HCM、DCM 和 RCM	［10，63-64］
TPM1	15q22.1	A-原肌球蛋白	HCM、DCM	［10，63］

除 *TAZ* 相关疾病外，均为常染色体显性遗传

DCM，扩张型心肌病；HCM，肥厚型心肌病；LVNC，左心室致密化不全；RCM，限制型心肌病；SQTS，短 QT 综合征；VF，心室颤动

[a] Cypher/ZASP

[b] G4.5

具有 ICD 植入指征（$n=28$，21 例一级预防和 7 例二级预防）。经过长期随访，ICD 的恰当治疗仅发生在二级预防患者中（$n=3$）。在 33% 的一级预防患者和 29% 的二级预防患者中发生 ICD 的不恰当治疗[69]。在另一项研究中，对 12 例接受 ICD 植入的患者进行随访，结果显示，42% 的一级和二级预防患者得到 ICD 恰当治疗。其中，一级预防中 25% 为 ICD 恰当治疗，而二级预防中为 50%[45]。这也强调了进一步研究 LVNC 患者中 SCD 适当风险分层的必要性。

预后

最初，文献报道的 LVNC 预后不良。然而，应用新兴的影像学技术可在无症状个体中诊断 LVNC，这意味着最初的观察结果可能受患者选择偏倚的影响，即入组的均为病情最严重的患者。在儿童中，年龄不是临床结局的预测因子[70]。纽约心脏病学会（New York Heart Association，NYHA）心功能分级Ⅲ级及以上和心血管并发症的存在似乎是强预测因子[71]。目前已明确的是，LVNC 的预后与其他心肌病一样均具有异质性。即使是在儿童早期出现症状的患者中，既可观察到心脏功能的逐渐改善，也可能恶化为需要心脏移植的严重心力衰竭。类似地，在一些成年患者中可发生心脏功能的快速恶化，而其他患者可能直到老年也仍保持病情的稳定。导致 SCD 和心力衰竭的恶性心律失常是儿童及成人预后不良的主要指标[72]。在不久的将来，建立适当的风险分层将是一个重要问题，以便识别高危患者并帮助其预防 SCD。

病因学和分子遗传学

随着越来越多不同基因的遗传缺陷被发现（说明 LVNC 具有遗传异质性），LVNC 的病因正在迅速被阐明。目前，约 40% 的 LVNC 患者鉴定出遗传缺陷[10，63]。除主要在儿童中诊断出的罕见 LVNC 综合征外，大多数遗传缺陷均呈常染色体显性遗传（表 7.4）。然而，未发现遗传缺陷并不能排除遗传病因。通过进行系统性心肌病家系研究，结果显示在约 1/2 的家族性 LVNC 中未发现遗传缺陷，这表明需要进一步研究来寻找 LVNC 的其他遗传原因[10]。

有证据表明，某些类型的 LVNC 是广谱心肌病（包括 HCM、DCM 和 RCM）的一部分。在这些类型的心肌病中发现了相同肌节基因中的遗传缺陷，有时甚至是相同突变。家族中同时存在 LVNC、HCM 和 DCM 也支持这些不同类型心肌病具有相同遗传易感性的观点[10]。家族中心肌病的表型变异性（包括发病年龄和临床特征严重性的差异）可通过其他修饰因子、遗传变异或缺陷，以及可能依赖于尚未鉴定的外源性或系统性因素来解释。

LVNC 的分子缺陷

孤立性 LVNC 与 20 种不同基因的突变相关（表 7.4）。其中肌节基因缺陷约占所有孤立性 LVNC 患者的 30%，是最常见的遗传原因[10，63]。

不同的肌节编码基因［如粗肌丝（*MYH7*）、中间丝（*MYBPC3*）和细肌丝（*TNNT2*、*TNNI3*、*TPM1*、*ACTC*）］的 40 余种突变被相继报道。特别是 *MYH7*，作为最常见的 LVNC 相关基因，可解释高达 21% 的

孤立性 LVNC 患者[10, 63]。目前与 LVNC 相关的 *MYH7* 突变主要聚集于其 N- 末端头部区域的 ATP 酶活性位点。这是 MYH7 在进化上高度保守的区域。由于 ATP 酶的活性位点是正常肌力产生所必需的，因此肌力产生受损可能是 LVNC 的病因。该区域的突变与伴或不伴 Ebstein 畸形的 LVNC 有关[64, 81]。其他 *MYH7* 突变（30%）位于 MYH7 蛋白的 C- 末端杆区，在粗肌丝的核心形成中发挥重要的调节作用。该区域的基因突变常与骨骼肌病相关，而相对较少出现心肌病相关的基因突变。

随着靶向心肌病基因组合检测（NGS 技术）的发展，会发现更多与 LVNC 相关的基因，但这些数据尚未发表。当对每位患者分析的基因数增加时，复杂的基因型将会更为常见。

在 25% 的儿童和 10% 的成人 LVNC 患者中发现了多个突变或复合杂合 / 双杂合突变[10]。7% 的 HCM 患者中存在复杂基因型[94]。既往研究发现，两个杂合的肌节截短突变与严重的先天性 HCM 相关，其中大部分呈常染色体隐性遗传模式[95-98]。孤立性 LVNC 的非肌节遗传突变包括编码肌集钙蛋白（*CASQ2*）、受磷蛋白（*PLN*）、taffazin（*TAZ*）、α-dystrobrevin（*DTNA*）、核纤层蛋白 A/C（*LMNA*）和 LIM 结构域结合蛋白 3（*LDB3*）、钾离子电压门控通道（*KCNH2*）和钠离子通道 5 型（*SCN5A*）的基因。然而，这些基因突变仅是单个家系的罕见病因。

约 1/2 的家族性 LVNC 未发现突变可能是由临床表型匹配错误、有其他尚未发现的基因参与、突变位于未分析的基因序列，以及所用的检测方法不够敏感等原因导致。

发病机制

与 LVNC 相关的不同基因的突变可通过不同机制影响心肌细胞，其改变可直接导致 LVNC 或引起常见的细胞紊乱导致 LVNC。细胞生长和细胞分化的信号通路被认为与 LVNC 的发病机制相关[83, 99-101]。

肌节基因突变可能通过损伤肌力产生来造成影响[通过显性负效应（其中突变蛋白质作为“毒性多肽”起作用）或通过导致蛋白质减少的单倍剂量不足机制]；突变的细胞骨架蛋白可能导致力传递不良；心肌能量缺乏可能是 ATP 调节基因突变的结果；可用钙离子或肌原纤维对钙离子敏感性的改变导致的钙稳态异常也是可能的机制[102]。LVNC 临床特征的进展可能是对上述某个机制功能障碍的补偿性反应。

导致不同类型心肌病的（肌节）基因突变与其表型的表现度差异的关系尚不明确。突变的位置可部分解释表型的多样性。另一种理论是“剂量效应”；上述 LVNC 发病机制的有害程度可决定进展为何种表型。此外，可能存在导致不同心肌病的独立通路。在不同表型中发现的相同突变，也表明可能存在其他因素（环境或分子）的作用。

孤立性 LVNC

LVNC 发病机制的第一个假设源于观察到的 LVNC 形态与心脏发育的胚胎阶段类似。因此推测 LVNC 可能是心肌纤维致密化过程停滞的结果[103]。图 7.4 显示了 LVNC 与胚胎第 8 ～ 10 周的生理性胚胎非致密化之间惊人的相似性。然而，导致致密化过程停滞的可能机制仍不清楚。心外膜来源的细胞被认为在心肌结构和致密化过程中起重要作用[104-105]。在小鼠中敲除参与心肌生成的相关基因，如过氧化物酶体增殖物激活受体结合蛋白（*PBP*）、jumonji（*JMJ*）、FK506 结合蛋白（*FKBP12*）、转录因子特异性蛋白（*Sp3*）、同源异形框因子 *NKX2.5*、骨形态发生蛋白 10（*BMP10*）的突变可导致先天性 LVNC[106-111]。然而，除 *NKX2.5* 基因外，在 LVNC 患者中尚无上述其他基因突变的报道。

到目前为止，对于影响 LVNC 或其他家族性心肌病的发病年龄和症状严重程度不同的因素研究较少。

与 HCM 和 DCM 类似，先天性 LVNC 较为罕见，绝大多数 LVNC 患者在成年期被诊断。当然，LVNC 成人患者中检测到的病变可能在其出生时就存在，但在出现症状并应用高分辨率心脏成像技术检测前未被注意到。然而，在 LVNC 患者中检出肌节基因缺陷可能意味着其他情况，因为目前已知的肌节基因突变会引起迟发性 HCM 和 DCM，因此肌节突变也可能会导致迟发性 LVNC。

对致病突变的无症状携带者进行纵向心脏随访研究对于了解其后续是否会进展为致密化不全十分有必要。目前肌节基因缺陷导致心肌病的发病机制尚未完全清楚。成人发病的肌节相关心肌病的病理性心肌改变也可能是由肌节基因突变导致心肌细胞功能受损而引起的代偿性反应[102, 112]。

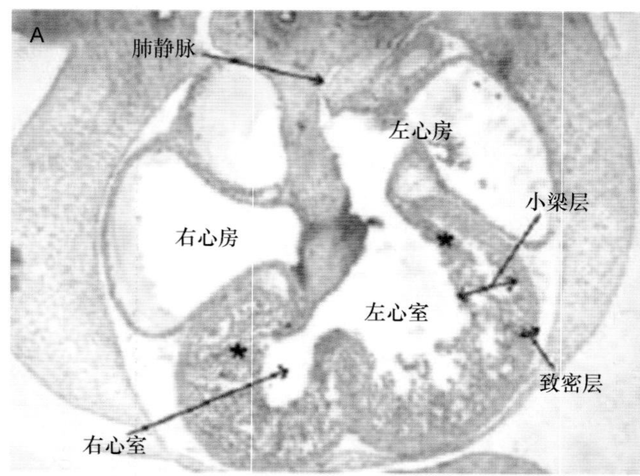

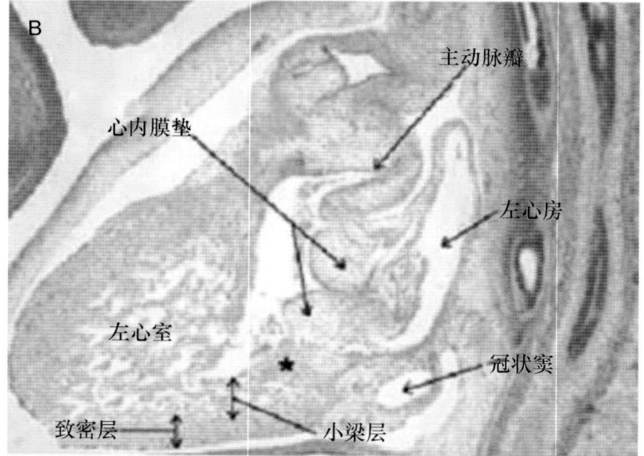

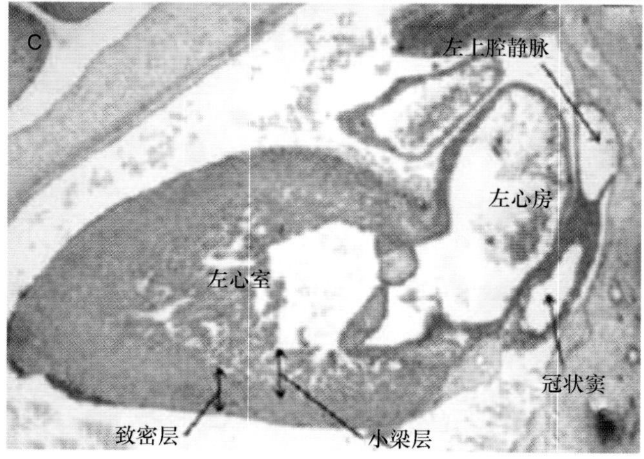

图 7.4 在卡内基分期（Carnegie stages）16 期（**A**）、18 期（**B**）和室间孔闭合后（**C**）的人类胚胎。在发育过程中，与致密层相比，广泛的小梁层形成心室壁厚度的大部分。随着发育进展，小梁层逐渐致密化并形成房室瓣（*）的乳头肌（Reproduced from Freedom et al.[55] with permission）

非孤立性 LVNC

已在许多神经肌肉病、代谢性疾病和线粒体病、先天性畸形和染色体综合征患者中观察到 LVNC 的疾病表型。

这些疾病可能存在与 LVNC 相同的发病机制。LVNC 也可能继发于其他心脏畸形或其他畸形，反之亦然。另一种可能是多种疾病偶然同时发生。例如，先天性心脏病相对常见（出生患病率为 0.8%），因此可能偶尔与 LVNC 同时发生而无共同病因。

先天性心脏病

先天性心脏病和致密化不全同时发生主要见于儿童。Tsai 等发现，在 46 例 LVNC 患儿中有 78% 患有先天性心脏病[6]。但是，先天性心脏病和 LVNC 也可在成人中同时发生[113]。与致密化不全相关的大量结构性心脏畸形见表 7.5，室间隔缺损、动脉导管未闭和 Ebstein 畸形是 LVNC 中最常见的先天性心脏病。

在家族性心肌病（HCM、DCM 和 LVNC）中，有越来越多与肌节基因突变相关的先天性心脏病（隔膜缺损、Ebstein 畸形、动脉导管未闭、法洛四联症、主动脉缩窄和主动脉瘤）的报道，提示这些特异性肌节缺陷可能与心脏形态发生相关[10, 73, 81, 139-142]。但是，由于即使在有多个心肌病患者的家族中先天性心脏病的患者也很少超过 1 例，因此肌节缺陷与心脏缺陷的相关性仍需进一步探讨。

神经肌肉病

与 HCM 和 DCM 类似，LVNC 也与神经肌肉病相关。Stollberger 和 Finsterer 在进行性假肥大性肌营养不良（Duchenne muscular dystrophy，DMD）和贝克肌营养不良（Becker muscular dystrophy，BMD）及肌强直性营养不良中发现了 LVNC 样形态学特征[143-145]。DMD 和 BMD 中突变的基因是肌营养不良蛋白复合物（一种肌膜相关蛋白复合物）的一部分，这种复合物将细胞骨架连接到周围的细胞外基质，且在细胞信号传导中发挥作用。抗肌萎缩蛋白基因在骨骼肌和心肌细胞中表达。既往发现的神经肌肉病的其他相关基因［如成人发病的肌原纤维肌病（*LDB3* 或 *Cypher/ZASP*）、肢带型肌营养不良（*LMNA*）、肩腓肌病（*MYH7*）、肌球蛋白沉积性远端肌病（*MYH7*）和 Barth 综合征（*TAZ*）］被发现也与孤立性 LVNC 相关（表 7.4）。ZASP、核纤层蛋白 A/C、β-肌球蛋白重链和 taffazin 均在心脏和骨骼肌组织中表达。ZASP 具有细胞骨架组装功能。ZASP 突变可导致 DCM 和骨骼肌病。核

表 7.5　与 LVNC 相关的先天性心脏病

LVNC 中的先天性心脏病	LVNC 研究中 CHD 的比例 [a]	病例报告	参考文献
右 / 左锁骨下动脉异常起源	1/12（8%）	1	[28，114]
主动脉瓣缺失		1	[115]
肺静脉异位引流	2/26（8%）		[28，52]
主动脉缩窄	6/204（3%）		[6，10，25，28，116]
主动脉-左心室隧道		1	[117]
主动脉瓣狭窄	2/46（4%）	2	[6，55，118]
主肺动脉窗	1/21（5%）		[25]
房间隔缺损	22/135（16%）	3	[6，10，25，43，81，119]
房室憩室		1	[120]
主动脉瓣二瓣化	3/64（5%）	3	[6，25，121-122]
肺动脉瓣二瓣化	1/14（7%）		[52]
心脏动脉瘤		4	[31，123-125]
冠状动脉口狭窄	1/14（7%）		[52]
三房心	1/46（2%）		[6]
右位心	2/58（3%）	1	[1，6，28]
右旋型大动脉错位	1/12（8%）		[28]
右旋心		1	[126]
左心室双入口	1/46（2%）		[6]
双孔二尖瓣		4	[127-129]
右心室双出口	1/54（2%）		[116]
Ebstein 畸形	11/130（8%）	14	[6，10，43，82，130-135]
法洛四联症	1/71（1%）	1	[10，114]
左心发育不良综合征	3/54（6%）		[116]
右心室发育不良	3/58（5%）		[6，28]
左心耳异构	4/66（6%）	8	[28，55，116，136]
左侧上腔静脉	1/46（2%）		[6]
二尖瓣闭锁		1	[115]
二尖瓣裂隙	2/54（4%）	1	[31，116]
二尖瓣发育不良	2/14（14%）		[52]
二尖瓣脱垂	1/46（2%）		[6]
动脉导管未闭	16/182（9%）	1	[6，10，43，116]
永存左上腔静脉	1/14（7%）	1	[52，125]
肺动脉闭锁	6/125（5%）	1	[10，43，116]
肺动脉瓣膜发育不良	2/14（14%）		[52]
肺动脉狭窄	4/97（4%）	1	[10，28，43，52]
单心室	1/12（8%）	1	[28，137]
主动脉瓣下隔膜	2/55（4%）		[116]
大动脉转位	1/46（2%）	1	[6，138]
三尖瓣闭锁	2/54（4%）		[116]
三尖瓣发育不良	1/14（7%）		[52]
室间隔缺损	23/218（11%）	3	[1，6，10，25，28，52，116，118，125]

[a] 多项 LVNC 研究中合并先天性心脏病（CHD）的 LVNC 患者的总人数

纤层蛋白 A/C 位于核膜，在维持细胞核结构中发挥重要作用。已有 3 例 LVNC 患者携带 *LMNA* 突变[10，79-80]，其中 1 例患者同时有家族性肢带型肌营养不良和 DCM[10]。目前已发现 200 余个 *LMNA* 突变，可导致 20 余种不同的疾病表型，包括孤立性 DCM、LGMD、Emery-Dreifuss 型肌营养不良、Hutchinson-Gilford 早老症、局部脂肪营养不良和周围神经病。但对于大多数临床表型来说，并无明确的基因型－表型相关性，临床表型间存在重叠，且不同临床表型可与相同突变相关。高达 25% 携带 *LMNA* 突变的患者无心脏相关症状[146]。

综合征

LVNC 可作为综合征的一部分，与其他先天性畸形同时发生。当患者存在其他先天性缺陷或畸形特征时，可考虑与表 7.6 中列出的综合征或表 7.7 中的染色体缺陷进行鉴别诊断。

表 7.6 与 LVNC/ 过度小梁化相关的综合征

综合征	基因	遗传模式	特征	参考文献
Barth 综合征 /3- 甲基戊二酸尿症	*TAZ*	XR	身材矮小症；DCM；骨骼肌病；间歇性乳酸血症；粒细胞减少症；反复感染	[75-77，86-93，147]
鳃－耳－肾综合征 I/ Melnick Fraser 综合征	*EYA1*	AD	面部狭长；听力损失（感觉性 / 传导性 / 混合性）；耳前凹陷；小耳畸形；杯形耳；泪道狭窄；腭裂；悬雍垂裂；鳃裂瘘 / 囊肿；肾发育不良 / 不全；多囊肾；膀胱－输尿管反流	[148]
先天性肾上腺发育不全	*NR0B1*	XR	发育不良；促性腺激素功能低下型性腺功能减退症；隐睾症；色素沉着；原发性肾上腺皮质功能衰竭；肾上腺皮质功能不全；糖皮质激素不足；失盐；青春期延迟	[149]
挛缩性蜘蛛样指 /Beals 综合征	*FBN2*	AD	马方综合征样体征；小颌畸形；前额凸出；皱耳；晶状体异位；高腭穹；间隔缺损；二叶主动脉瓣；二尖瓣脱垂；动脉导管未闭；主动脉根部扩张；鸡胸；脊柱侧凸；髋 / 膝 / 肘部挛缩；蜘蛛样指；手指尺骨偏离；马蹄内翻足；小腿肌肉发育不良；运动发育延迟	[150]
德朗热综合征（Cornelia de Lange）综合征 I	*NIPBL*	AD	身材矮小症；小头畸形；人中长；小颌畸形；低位耳；感觉神经性听力损失；连眉；近视；长卷睫毛；上睑下垂；鼻孔前倾；塌鼻；唇 / 腭裂；薄上唇；牙间隙宽；先天性心脏病；幽门狭窄；男性生殖器发育不全；结构性肾异常；海豹肢畸形；少指；第 2、第 3 趾并趾；单侧通关手；大理石样皮肤；多毛症；后发际线低；精神发育迟滞；语言发育延迟；自残	[25]
Leopard 综合征	*PTPN11* *RAF1*	AD	身材矮小症；三角脸；低位耳；感觉神经性听力损失；眼距过宽；上睑下垂；内眦赘皮；宽扁鼻；腭裂；短颈；肺动脉狭窄；HCM；主动脉瓣下狭窄；完全性心脏传导阻滞；束支传导阻滞；翼状肩；尿道下裂；卵巢缺失 / 发育不全；单侧肾缺如；隐性脊柱裂；黑痣（主要位于颈部和躯干）；咖啡斑	[151]
Melnick Needles 骨发育异常	*FLNA*	XD	身材矮小症；小颌畸形；大耳畸形；眼距过宽；眼球突出；腭裂；牙齿错位；长颈；二尖瓣 / 三尖瓣脱垂；LVNC；肺动脉高压；漏斗胸；脐膨出；肾积水；高椎骨；肱 / 桡 / 尺 / 胫骨弯曲；手指远侧指骨短；扁平足；毛发粗硬；运动发育延迟；声音嘶哑	[152]
指甲髌骨综合征	*LMX1B*	AD	身材矮小症；感觉神经性听力损失；上睑下垂；白内障；唇 / 腭裂；胸骨畸形；第一肋骨发育不全；肾小球肾炎；肾衰竭；脊柱侧凸；肘部畸形；髌骨发育不全或缺失；先天性指侧弯；马蹄内翻足；指甲纵裂；指甲生长缓慢；匙状甲；甲缺如；胸小肌 / 二头肌 / 三头肌 / 四头肌发育不良	[153]

（续表）

综合征	基因	遗传模式	特征	参考文献
Noonan 综合征	*PTPN11*[a]	AD	身材矮小症；三角脸；低位耳；眼距过宽；睑裂下斜；内眦赘皮；近视；小颌畸形；高腭穹；后发际线低；蹼颈；间隔缺损；肺动脉狭窄；动脉导管未闭；上部鸡胸 / 下部漏斗胸；隐睾症；先天性指侧弯；羊毛状发；精神发育迟滞（轻度）；出血倾向；恶性神经鞘瘤	［154］
	KRAS			
	SOS1			
	RAF1			
Roifman 综合征		XR	短躯干性侏儒症；人中长；斜视；睑裂狭小下斜；长睫毛；视网膜营养不良；狭长朝天鼻；LVNC；肝脾大；脊椎骨骺发育不良；湿疹；指甲凸起；肌张力低下；精神发育迟滞（轻度）；促性腺激功能低下型性腺功能减退症；反复感染；抗体缺乏	［155］
综合征性小眼畸形 / MIDAS 综合征（小眼畸形、皮肤发育不全、硬化性角膜）	*HCCS*	XD	身材矮小症；小头畸形；听力损失；小眼畸形；硬化性角膜；白内障；虹膜缺损；视网膜病变；间隔缺损；心脏传导系统缺陷；心肌病；主动脉骑跨；肛门前移；尿道下裂；线状皮肤缺陷；胼胝体发育不全；脑积水；精神发育迟滞；癫痫	［156-157］

AD，常染色体显性遗传；XD，X 连锁显性遗传；XR，X 连锁隐性遗传

[a] 最常见的基因

表 7.7 与 LVNC 相关的染色体缺陷

染色体缺陷	特征	参考文献
缺失		
1p36	小头畸形；感觉神经性听力损失；眼窝凹陷；塌鼻；唇 / 腭裂；心肌病；间隔缺损；动脉导管未闭；主动脉根部扩张；喂养困难；胃－食管反流；第 5 指短小弯曲；精神发育迟滞（重度）；癫痫；肌张力低下	［84，158-162］
1q43-q43	小头畸形；睑裂上斜；内眦赘皮；宽鼻梁；小颌畸形；低位耳；弓形上唇；牙间隙宽；短蹼颈；先天性心脏病；精神发育迟滞（重度）；言语障碍；癫痫；胼胝体发育不全	［163］
5q35.1q35.3	面部多毛症；连眉；睑裂下斜；房间隔缺损和动脉导管未闭；LVNC 伴病态窦房结综合征和二度心脏传导阻滞；喂养困难；胃－食管反流；关节活动过度	［164］
7p14.3p14.1	室间隔缺损；房间隔缺损；主动脉瓣发育不良；精神发育迟滞；骶瘘；生长迟缓；小头畸形；面部畸形	［162］
18p 亚端粒缺失	食管闭锁；耳发育不良；身材矮小症；耳聋；精神发育迟滞；面部畸形	［162］
22q11.2	腭－心－面综合征：身材矮小症；小头畸形；颌后缩；睑裂狭小；方鼻根；管状鼻；腭裂；腭咽闭合不全；先天性心脏病（85%）：室间隔缺损；法洛四联症；腹股沟疝 / 脐疝；手和手指纤细；学习障碍；精神发育迟滞；精神分裂症；双相障碍	［149，162］
染色体数量异常		
4q- 三体 /1q- 单体	老年样外表；睑裂狭小；眼距过宽；内眦赘皮；宽鼻梁；低位耳；人中长；下唇凹陷；肛门前移；摇椅足；精神发育迟滞；肌张力低下；胼胝体发育不全	［165］
13- 三体	小头畸形；眼距过窄；唇 / 腭裂；眼组织缺损；低位耳；间隔缺损；动脉导管未闭；多指；手指重叠；精神发育迟滞（重度）；肌张力低下；癫痫	［166］
21- 三体	身材矮小症；短头畸形；面部扁平；传导性听力损失；内眦赘皮；眼上斜；虹膜灰白色斑；吐舌；先天性心脏病；十二指肠闭锁；先天性巨结肠（Hirschsprung 病）；关节松弛；单侧通关手；颈部皮肤过多；精神发育迟滞；甲状腺功能减退；白血病	［10，116］
22- 三体嵌合	小头畸形；眼距过宽；耳前凹陷 / 赘；低位耳；小颌畸形；长人中；间隔缺损；双主动脉弓；先天性指侧弯；指甲发育不全；偏侧萎缩；精神发育迟滞	［167］

（续表）

染色体缺陷	特征	参考文献
45，X0（包括嵌合）	Turner 综合征：身材矮小症；短蹼颈；低发际线；宽鼻梁；低位耳；先天性心脏病：主动脉缩窄；二叶主动脉瓣；主动脉扩张；四肢淋巴水肿；肾异常：单侧马蹄肾；肾血管异常；青春期延迟；闭经；不孕；甲状腺功能减退	［162，168-169］
易位		
罗伯逊易位 t13；14	室间隔缺损；精神发育迟滞；线性皮肤瘢痕病变；发育迟缓；并趾（第 2、第 3 趾）；面部畸形	［162］
基因转座		
6p24.3-21.1	LVNC；心动过缓；肺动脉瓣狭窄；房间隔缺损；左支气管异构；下腔静脉离断并奇静脉异常连接；多脾；肠旋转不良	［43］
11p15	LVNC；轻度肺动脉狭窄；轻度二尖瓣脱垂；房间隔缺损	［170］

线粒体

线粒体病通常导致多器官疾病，包括中枢神经系统和外周神经系统、眼、心脏、肾和内分泌器官。LVNC 是线粒体病中可观察到的心脏特征之一。心脏表型可能是线粒体病患者的首发或唯一特征。一项对 113 例线粒体病儿童患者的研究发现，13% 的患儿有 LVNC[171]。Pignatelli 等的研究结果显示，经过骨骼肌活检的 36 例 LVNC 患儿中，5 例存在线粒体缺陷的形态学和生化证据，包括线粒体呼吸链复合物Ⅰ～Ⅲ的部分缺陷[149]。已在 LVNC 合并线粒体病的患者中检出 mtDNA 和核 DNA 突变[172-173]。

心脏遗传学

分子筛查和心脏病家族筛查

据估计，18%～71% 的成人孤立性 LVNC 患者为家族性 LVNC，且大多呈常染色体显性遗传，说明对孤立性 LVNC 患者亲属进行遗传咨询和筛查具有重要意义[2，10，15，149，174-177]。由于大量家系研究表明大部分患病亲属无症状，因此无论其既往病史如何，应对所有成年亲属进行心脏评估。显然，鉴于家族中无症状患者的比例较高，家族史询问本身不足以鉴定家族性 LVNC[10]。在已检出致病突变的家系中，可向亲属提供预测性 DNA 分析。在未发现致病性突变的家系中，仍首选家族心脏筛查来鉴别可能受益于早期治疗、有心肌病发病风险的亲属。在检出变异（第 3 级或第 4 级）的家系中，建议如图 7.5 所示进行 DNA 分析和心脏筛查。

除 LVNC 外，其他心肌病（如 HCM 和 DCM）也可能同时发生于家系中，因此心脏筛查应旨在识别所有类型的心肌病。对亲属的心脏筛查可能发现不符合 LVNC 诊断标准的轻微异常，这可能难以区别于正常的生理性小梁化。假设这些轻微异常最终可能发展为 LVNC。需要对这些有轻度 LVNC 特征的患者进行纵向研究，以调查这些致密化不全类型的自然病程。

基因型-表型相关性

迄今为止的 LVNC 分子研究表明，几乎无相同突变再发的情况。因此，难以建立基因型-表型的关联。此外，家族内个体临床表型的差异使得基于检出突变的预测更加复杂。个体中存在多个（截短）肌节突变似乎可导致儿童期发病的更严重临床表型[10，97]。成人患者鉴定出的多个突变中也包括非肌节基因。携带多个突变的成人患者似乎比携带单个突变的成人患者具有更多的临床症状[10]。

如图 7.5 中的流程图所示，建议 LVNC 患者进行分子和心脏评估。首选靶向心肌病基因组合检测进行广泛的遗传筛查，可以在超过 40% 的孤立性 LVNC 患者中鉴定出分子缺陷，其中 1/2 的患者携带 *MYH7* 突变[10]。

若无可用的靶向基因组合检测，由于 *MYH7* 突变是成人和儿童 LVNC 最常见的病因，因此首选 *MYH7* 基因测序。当未检出 *MYH7* 突变时，可考虑对 LVNC 其他致病性较弱的基因进行进一步的分子

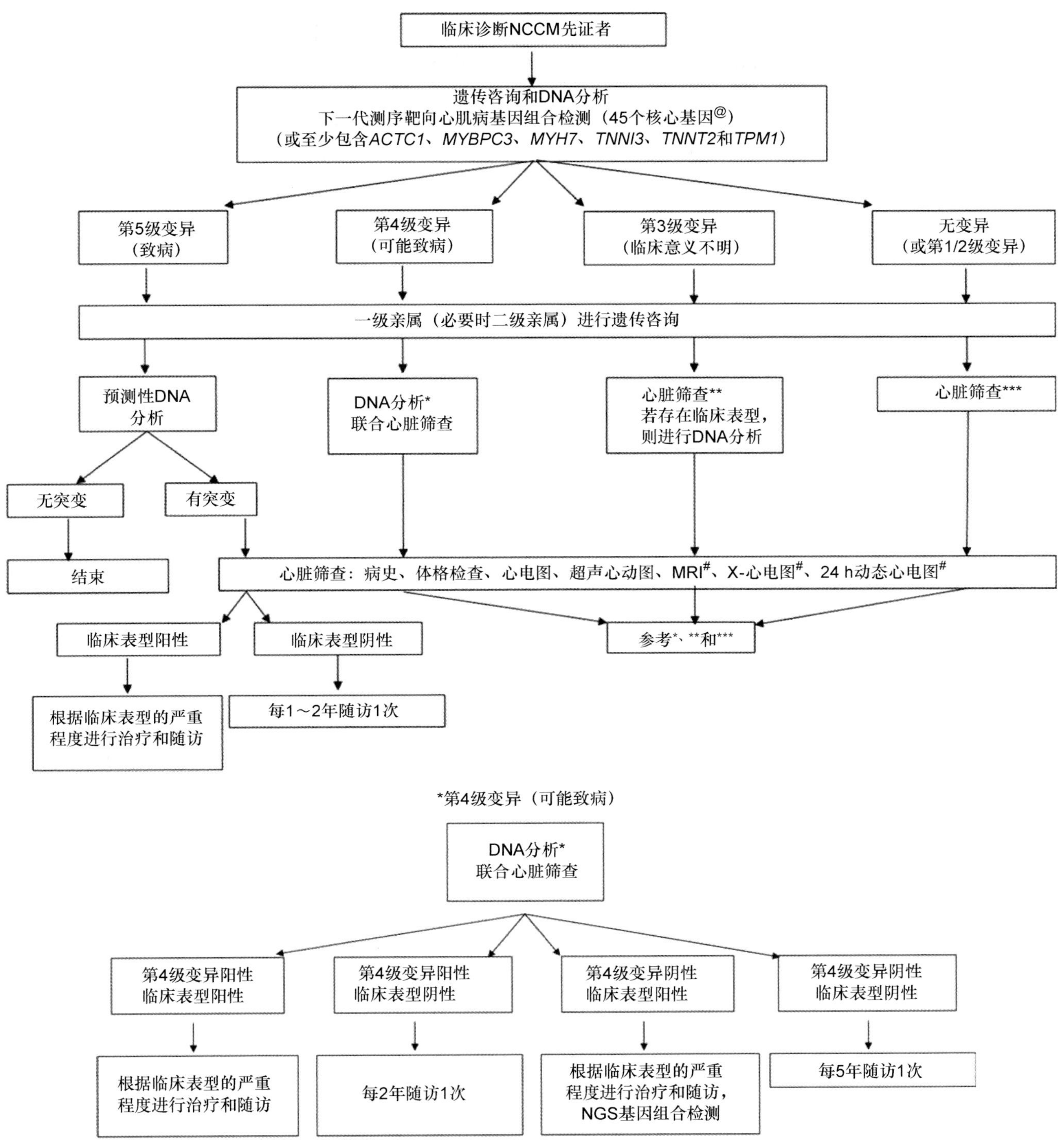

图 7.5 LVNC 的家族筛查流程图，包括 * 可能致病变异（第 4 级），** 临床意义未明变异（第 3 级）和 *** 无变异或第 1 级或第 2 级变异；# 若有临床指征；@ 核心基因组合检测：*ACTC1*，*ACTN2*，*ANKRD1*，*BAG3*，*CALR3*，*CAV3*，*CRYAB*，*CSRP3*，*CTNNA3*，*DES*，*DSC2*，*DSG2*，*DSP*，*EMD*，*FHL1*，*GLA*，*JPH2*，*JUP*，*LAMA4*，*LAMP2*，*LMNA*，*LDB3*，*MIB1*，*MYBPC3*，*MYH6*，*MYH7*，*MYL2*，*MYL3*，*MYOZ2*，*MYPN*，*NEXN*，*PKP2*，*PLN*，*PRDM16*，*PRKAG2*，*RBM20*，*SCN5A*，*TAZ*，*TCAP*，*TMEM43*，*TNNC1*，*TNNI3*，*TNNT2*、*TPM1*，*TTN*，*TTR*，*VCL*

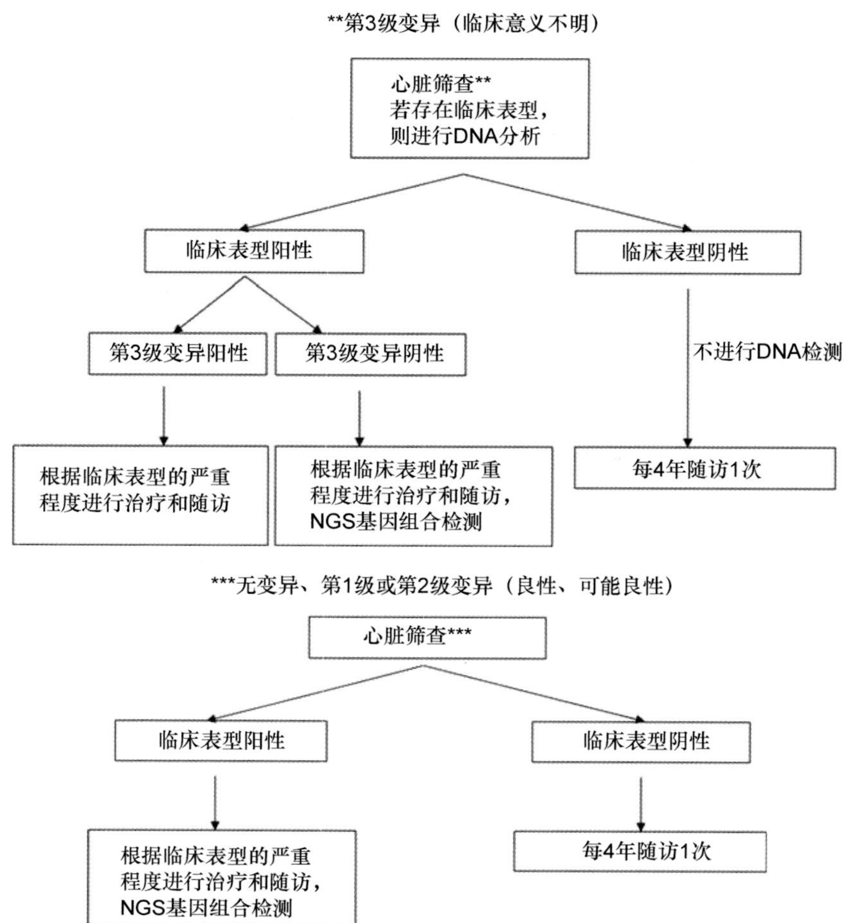

图 7.5　续

分析。由于儿童 LVNC 患者中肌节突变的比例很高，因此也需要在此类患者中进行肌节基因分析。当成人或儿童 LVNC 患者的临床表现严重时，鉴于 LVNC 中多突变的发生频率很高，建议同时筛查其他分子缺陷。

总结

LVNC 是一种遗传性异质性心肌病。临床表现和预后差异性大：从无症状或进展缓慢到严重致残、快速进展性心力衰竭。首发症状包括心力衰竭（可能致命）、心律失常和（或）血栓栓塞三联征。大多数成人 LVNC 为孤立性。

LVNC 的首发临床表现可发生于任意年龄段，甚至是产前。儿童期的临床症状通常更严重，LVNC 常伴有先天性心脏病。Jenni 等提出的超声心动图诊断标准目前应用最广泛。慢性心力衰竭和 ICD 植入的一般心脏指南适合且适用于 LVNC 人群。

在多达 40% 的孤立性 LVNC 患者中，分子检测能检出主要位于肌节基因的遗传缺陷。*MYH7* 基因是最常见的致病基因。非孤立性 LVNC 由一系列不同的（罕见）遗传缺陷引起。迄今为止，仍有约 1/2 的家族孤立性 LVNC 的遗传缺陷未知。大量肌节基因、其他心肌病相关基因及主要与骨骼肌病相关的基因的遗传缺陷表明，LVNC 可能由多种病理生理学机制引起。

LVNC、HCM 和 DCM 具有共同的遗传缺陷及同一家族内的聚集性均说明 LVNC 可能是广谱心肌病的一部分。

LVNC 的遗传学病因要求患者及其亲属接受基因检测和遗传咨询。这可能包括对亲属的（预测性）分子分析（如果适用）和（或）对高危亲属进行心脏评估，即使他们尚无症状。

要点总结

- LVNC 的（临床）诊断较为困难，大部分患者具有遗传倾向。
- 肌节基因缺陷（特别是 *MYH7*）是遗传性孤立性 LVNC 的最常见病因。
- 治疗包括标准的心力衰竭护理和预防心律失常。
- 即使在同一家系中，临床预后的差异性也很大。
- 高危亲属可能无症状，需要对一级亲属进行积极的筛查和随访。

参考文献

1. Feldt RH, Rahimtoola SH, Davis GD, Swan HJ, Titus JL. Anomalous ventricular myocardial patterns in a child with complex congenital heart disease. Am J Cardiol. 1969;23(5):732–4.
2. Chin TK, Perloff JK, Williams RG, Jue K, Mohrmann R. Isolated noncompaction of left ventricular myocardium. A study of eight cases. Circulation. 1990;82(2):507–13.
3. Oechslin EN, Attenhofer Jost CH, Rojas JR, Kaufmann PA, Jenni R. Long-term follow-up of 34 adults with isolated left ventricular noncompaction: a distinct cardiomyopathy with poor prognosis. J Am Coll Cardiol. 2000;36(2):493–500.
4. Hoedemaekers YM, Caliskan K, Majoor-Krakauer D, van de Laar I, Michels M, Witsenburg M, et al. Cardiac {beta}-myosin heavy chain defects in two families with non-compaction cardiomyopathy: linking non-compaction to hypertrophic, restrictive, and dilated cardiomyopathies. Eur Heart J. 2007;28(22):2732–7.
5. Moura C, Hillion Y, Daikha-Dahmane F, Eydoux P, Fallet C, Oury JF, et al. Isolated non-compaction of the myocardium diagnosed in the fetus: two sporadic and two familial cases. Cardiol Young. 2002;12(3):278–83.
6. Tsai SF, Ebenroth ES, Hurwitz RA, Cordes TM, Schamberger MS, Batra AS. Is left ventricular noncompaction in children truly an isolated lesion? Pediat Cardiol. 2009.
7. Maron BJ, Towbin JA, Thiene G, Antzelevitch C, Corrado D, Arnett D, et al. Contemporary definitions and classification of the cardiomyopathies: an American Heart Association Scientific Statement from the Council on Clinical Cardiology, Heart Failure and Transplantation Committee; Quality of Care and Outcomes Research and Functional Genomics and Translational Biology Interdisciplinary Working Groups; and Council on Epidemiology and Prevention. Circulation. 2006;113(14):1807–16.
8. Elliott P, Andersson B, Arbustini E, Bilinska Z, Cecchi F, Charron P, et al. Classification of the cardiomyopathies: a position statement from the European Society Of Cardiology Working Group on Myocardial and Pericardial Diseases. Eur Heart J. 2008;29(2):270–6.
9. Oechslin E, Jenni R. Left ventricular non-compaction revisited: a distinct phenotype with genetic heterogeneity? Eur Heart J. 2011;32(12):1446–56. Epub 2011/02/03.
10. Hoedemaekers YM, Caliskan K, Michels M, Frohn-Mulder I, van der Smagt JJ, Phefferkorn JE, et al. The importance of genetic counseling, DNA diagnostics, and cardiologic family screening in left ventricular noncompaction cardiomyopathy. Circ Cardiovasc Genet. 2010;3(3):232–9. Epub 2010/06/10.
11. Jenni R, Oechslin E, Schneider J, Attenhofer Jost C, Kaufmann PA. Echocardiographic and pathoanatomical characteristics of isolated left ventricular non-compaction: a step towards classification as a distinct cardiomyopathy. Heart. 2001;86(6):666–71.
12. Belanger AR, Miller MA, Donthireddi UR, Najovits AJ, Goldman ME. New classification scheme of left ventricular noncompaction and correlation with ventricular performance. Am J Cardiol. 2008;102(1):92–6.
13. Ritter M, Oechslin E, Sutsch G, Attenhofer C, Schneider J, Jenni R. Isolated noncompaction of the myocardium in adults. Mayo Clin Proc. 1997;72(1):26–31.
14. Sandhu R, Finkelhor RS, Gunawardena DR, Bahler RC. Prevalence and characteristics of left ventricular noncompaction in a community hospital cohort of patients with systolic dysfunction. Echocardiography (Mount Kisco, NY). 2008;25(1):8–12.
15. Aras D, Tufekcioglu O, Ergun K, Ozeke O, Yildiz A, Topaloglu S, et al. Clinical features of isolated ventricular noncompaction in adults long-term clinical course, echocardiographic properties, and predictors of left ventricular failure. J Card Fail. 2006;12(9):726–33.
16. Kohli SK, Pantazis AA, Shah JS, Adeyemi B, Jackson G, McKenna WJ, et al. Diagnosis of left-ventricular non-compaction in patients with left-ventricular systolic dysfunction: time for a reappraisal of diagnostic criteria? Eur Heart J. 2008;29(1):89–95.
17. Nugent AW, Daubeney PE, Chondros P, Carlin JB, Cheung M, Wilkinson LC, et al. The epidemiology of childhood cardiomyopathy in Australia. N Engl J Med. 2003;348(17):1639–46.
18. Ozkutlu S, Bostan O, Karagoz T, Deren O, Tekinalp G. Prenatal diagnosis of isolated non-compaction of the ventricular myocardium: study of six cases. Pediatr Int. 2007;49(2):172–6.
19. Sato Y, Matsumoto N, Matsuo S, Yoda S, Iida K, Kunimasa T, et al. Isolated noncompaction of the ventricular myocardium in a 94-year-old patient: depiction at echocardiography and magnetic resonance imaging. Int J Cardiol. 2007;119(1):e32–4.
20. Hoedemaekers YM, Cohen-Overbeek TE, Frohn-Mulder IM, Dooijes D, Majoor-Krakauer DF. Prenatal ultrasound diagnosis of MYH7 non-compaction cardiomyopathy. Ultrasound Obstet Gynecol. 2013;41(3):336–9. Epub 2012/08/04.
21. Bahl A, Swamy A, Sharma Y, Kumar N. Isolated noncompaction of left ventricle presenting as peripartum cardiomyopathy. Int J Cardiol. 2006;109(3):422–3.
22. Stollberger C, Finsterer J. Left ventricular hypertrabeculation/noncompaction. J Am Soc Echocardiogr. 2004;17(1):91–100.
23. Steffel J, Duru F. Rhythm disorders in isolated left ventricular noncompaction. Ann Med. 2012;44(2):101–8. Epub 2011/06/07.
24. Stollberger C, Finsterer J, Blazek G. Left ventricular hypertrabeculation/noncompaction and association with additional cardiac abnormalities and neuromuscular disorders. Am J Cardiol. 2002;90(8):899–902.
25. Fazio G, Pipitone S, Iacona MA, Marchi S, Mongiovi M, Zito R, et al. The noncompaction of the left ventricular myocardium: our paediatric experience. J Cardiovasc Med (Hagerstown, MD). 2007;8(11):904–8.
26. Sajeev CG, Francis J, Shanker V, Vasudev B, Abdul Khader S, Venugopal K. Young male with isolated noncompaction of the ventricular myocardium presenting with atrial fibrillation and complete heart block. Int J Cardiol. 2006;107(1):142–3.
27. Enriquez SG, Entem FR, Cobo M, Olalla JJ. Uncommon etiology of syncope in a patient with isolated ventricular noncompaction. Pacing Clin Electrophysiol. 2007;30(4):577–9.
28. Ozkutlu S, Ayabakan C, Celiker A, Elshershari H. Noncompaction of ventricular myocardium: a study of twelve patients. J Am Soc Echocardiogr. 2002;15(12):1523–8.
29. Celiker A, Kafali G, Dogan R. Cardioverter defibrillator implantation in a child with isolated noncompaction of the ventricular myocardium and ventricular fibrillation. Pacing Clin Electrophysiol. 2004;27(1):104–8.
30. Taniguchi M, Hioka T, Maekawa K, Takagagi K, Shoji K, Yoshida K. Adult case of isolated ventricular noncompaction discovered by complete atrioventricular block. Circ J. 2004;68(9):873–5.
31. Dagdeviren B, Eren M, Oguz E. Noncompaction of ventricular

myocardium, complete atrioventricular block and minor congenital heart abnormalities: case report of an unusual coexistence. Acta Cardiol. 2002;57(3):221–4.
32. Okubo K, Sato Y, Matsumoto N, Kunimasa T, Kasama S, Sano Y, et al. Cardiac resynchronization and cardioverter defibrillation therapy in a patient with isolated noncompaction of the ventricular myocardium. Int J Cardiol. 2009;136(3):e66–8.
33. Caliskan K, Ujvari B, Bauernfeind T, Theuns DA, Van Domburg RT, Akca F, et al. The prevalence of early repolarization in patients with noncompaction cardiomyopathy presenting with malignant ventricular arrhythmias. J Cardiovasc Electrophysiol. 2012;23(9):938–44. Epub 2012/05/17.
34. Zhou Y, Zhang P, Zhou Q, Guo J, Xu Y, Li X. Giant P waves and focal atrial tachycardia in a patient with ventricular noncompaction. Int J Cardiol. 2008;123(2):210–2.
35. Ogawa K, Nakamura Y, Terano K, Ando T, Hishitani T, Hoshino K. Isolated non-compaction of the ventricular myocardium associated with Long QT Syndrome. Circ J. 2009.
36. Oginosawa Y, Nogami A, Soejima K, Aonuma K, Kubota S, Sato T, et al. Effect of cardiac resynchronization therapy in isolated ventricular noncompaction in adults: follow-up of four cases. J Cardiovasc Electrophysiol. 2008;19(9):935–8.
37. Saito K, Ibuki K, Yoshimura N, Hirono K, Watanabe S, Watanabe K, et al. Successful cardiac resynchronization therapy in a 3-year-old girl with isolated left ventricular non-compaction and narrow QRS complex. Circ J. 2009.
38. Kubota S, Nogami A, Sugiyasu A, Kasuya K. Cardiac resynchronization therapy in a patient with isolated noncompaction of the left ventricle and a narrow QRS complex. Heart Rhythm. 2006; 3(5):619–20.
39. El Menyar AA, Gendi SM. Persistent atrial standstill in noncompaction cardiomyopathy. Pediatr Cardiol. 2006;27(3):364–6. Epub 2006/03/28.
40. Ozkutlu S, Onderoglu L, Karagoz T, Celiker A, Sahiner UM. Isolated noncompaction of left ventricular myocardium with fetal sustained bradycardia due to sick sinus syndrome. Turk J Pediatr. 2006;48(4):383–6.
41. Schweizer PA, Schroter J, Greiner S, Haas J, Yampolsky P, Mereles D, et al. The symptom complex of familial sinus node dysfunction and myocardial noncompaction is associated with mutations in the HCN4 channel. J Am Coll Cardiol. 2014;64(8): 757–67. Epub 2014/08/26.
42. Celiker A, Ozkutlu S, Dilber E, Karagoz T. Rhythm abnormalities in children with isolated ventricular noncompaction. Pacing Clin Electrophysiol. 2005;28(11):1198–202.
43. Wessels MW, De Graaf BM, Cohen-Overbeek TE, Spitaels SE, de Groot-de Laat LE, Ten Cate FJ, et al. A new syndrome with noncompaction cardiomyopathy, bradycardia, pulmonary stenosis, atrial septal defect and heterotaxy with suggestive linkage to chromosome 6p. Hum genet. 2008;122(6):595–603.
44. Milano A, Vermeer AM, Lodder EM, Barc J, Verkerk AO, Postma AV, et al. HCN4 mutations in multiple families with bradycardia and left ventricular noncompaction cardiomyopathy. J Am Coll Cardiol. 2014;64(8):745–56. Epub 2014/08/26.
45. Kobza R, Jenni R, Erne P, Oechslin E, Duru F. Implantable cardioverter-defibrillators in patients with left ventricular noncompaction. Pacing Clin Electrophysiol. 2008;31(4):461–7.
46. Fazio G, Corrado G, Pizzuto C, Zachara E, Rapezzi C, Sulafa AK, et al. Supraventricular arrhythmias in noncompaction of left ventricle: is this a frequent complication? Int J Cardiol. 2008;127(2):255–6.
47. Sato Y, Matsumoto N, Takahashi H, Imai S, Yoda S, Kasamaki Y, et al. Cardioverter defibrillator implantation in an adult with isolated noncompaction of the ventricular myocardium. Int J Cardiol. 2006;110(3):417–9.
48. Sato Y, Matsumoto N, Matsuo S, Imai S, Yoda S, Tani S, et al. Subendomyocardial perfusion abnormality and necrosis detected by magnetic resonance imaging in a patient with isolated noncompaction of the ventricular myocardium associated with ventricular tachycardia. Cardiovasc Revasc Med. 2009;10(1):66–8.
49. Petersen SE, Selvanayagam JB, Wiesmann F, Robson MD, Francis JM, Anderson RH, et al. Left ventricular non-compaction: insights from cardiovascular magnetic resonance imaging. J Am Coll Cardiol. 2005;46(1):101–5.
50. Jacquier A, Thuny F, Jop B, Giorgi R, Cohen F, Gaubert JY, et al. Measurement of trabeculated left ventricular mass using cardiac magnetic resonance imaging in the diagnosis of left ventricular noncompaction. Eur Heart J. 2010;31(9):1098–4. Epub 2010/01/22.
51. Niemann M, Stork S, Weidemann F. Left ventricular noncompaction cardiomyopathy: an overdiagnosed disease. Circulation. 2012;126(16):e240–3. Epub 2012/10/17.
52. Burke A, Mont E, Kutys R, Virmani R. Left ventricular noncompaction: a pathological study of 14 cases. Hum Pathol. 2005;36(4): 403–11.
53. Hughes SE, McKenna WJ. New insights into the pathology of inherited cardiomyopathy. Heart. 2005;91(2):257–64.
54. Boyd MT, Seward JB, Tajik AJ, Edwards WD. Frequency and location of prominent left ventricular trabeculations at autopsy in 474 normal human hearts: implications for evaluation of mural thrombi by two-dimensional echocardiography. J Am Coll Cardiol. 1987;9(2):323–6.
55. Freedom RM, Yoo SJ, Perrin D, Taylor G, Petersen S, Anderson RH. The morphological spectrum of ventricular noncompaction. Cardiol Young. 2005;15(4):345–64.
56. Hunt SA. ACC/AHA 2005 guideline update for the diagnosis and management of chronic heart failure in the adult: a report of the American College of Cardiology/American Heart Association Task Force on Practice Guidelines (Writing Committee to Update the 2001 Guidelines for the Evaluation and Management of Heart Failure). J Am Coll Cardiol. 2005;46(6):e1–82.
57. Hunt SA, Baker DW, Chin MH, Cinquegrani MP, Feldman AM, Francis GS, et al. ACC/AHA Guidelines for the Evaluation and Management of Chronic Heart Failure in the Adult: Executive Summary A Report of the American College of Cardiology/ American Heart Association Task Force on Practice Guidelines (Committee to Revise the 1995 Guidelines for the Evaluation and Management of Heart Failure): Developed in Collaboration With the International Society for Heart and Lung Transplantation; Endorsed by the Heart Failure Society of America. Circulation. 2001;104(24):2996–3007.
58. Nieminen MS, Bohm M, Cowie MR, Drexler H, Filippatos GS, Jondeau G, et al. Executive summary of the guidelines on the diagnosis and treatment of acute heart failure: the Task Force on Acute Heart Failure of the European Society of Cardiology. Eur Heart J. 2005;26(4):384–416.
59. Maron BJ, McKenna WJ, Danielson GK, Kappenberger LJ, Kuhn HJ, Seidman CE, et al. American College of Cardiology/ European Society of Cardiology clinical expert consensus document on hypertrophic cardiomyopathy. A report of the American College of Cardiology Foundation Task Force on Clinical Expert Consensus Documents and the European Society of Cardiology Committee for Practice Guidelines. J Am Coll Cardiol. 2003; 42(9):1687–713.
60. Stollberger C, Finsterer J. Thrombi in left ventricular hypertrabeculation/noncompaction--review of the literature. Acta Cardiol. 2004;59(3):341–4.
61. Fazio G, Corrado G, Zachara E, Rapezzi C, Sulafa AK, Sutera L, et al. Anticoagulant drugs in noncompaction: a mandatory therapy? J Cardiovasc Med (Hagerstown, MD). 2008;9(11):1095–7.
62. Battaglia A. Del 1p36 syndrome: a newly emerging clinical entity. Brain Dev. 2005;27(5):358–61. Epub 2005/07/19.
63. Probst S, Oechslin E, Schuler P, Greutmann M, Boye P, Knirsch W, et al. Sarcomere gene mutations in isolated left ventricular noncompaction cardiomyopathy do not predict clinical phenotype. Circ Cardiovasc Genet. 2011;4(4):367–74. Epub 2011/05/10.
64. Klaassen S, Probst S, Oechslin E, Gerull B, Krings G, Schuler P, et al. Mutations in sarcomere protein genes in left ventricular noncompaction. Circulation. 2008;117(22):2893–901.
65. Williams T, Machann W, Kuhler L, Hamm H, Muller-Hocker J, Zimmer M, et al. Novel desmoplakin mutation: juvenile biventricular cardiomyopathy with left ventricular non-compaction and acantholytic palmoplantar keratoderma. Clin Res Cardiol. 2011; 100(12):1087–93. Epub 2011/07/27.

66. Luxan G, Casanova JC, Martinez-Poveda B, Prados B, D'Amato G, MacGrogan D, et al. Mutations in the NOTCH pathway regulator MIB1 cause left ventricular noncompaction cardiomyopathy. Nat Med. 2013;19(2):193–201. Epub 2013/01/15.
67. Kovacevic-Preradovic T, Jenni R, Oechslin EN, Noll G, Seifert B, Attenhofer Jost CH. Isolated left ventricular noncompaction as a cause for heart failure and heart transplantation: a single center experience. Cardiology. 2009;112(2):158–64.
68. Shimamoto T, Marui A, Yamanaka K, Shikata N, Tambara K, Ikeda T, et al. Left ventricular restoration surgery for isolated left ventricular noncompaction: report of the first successful case. J Thorac Cardiovasc Surg. 2007;134(1):246–7.
69. Caliskan KTD, Hoedemaekers YM, Ten Cate FJ, Jordaens L, Szili TT. Implantable cardioverter-defibrillators for primary and secondary prevention in patients with noncompaction cardiomyopathy. J Am Coll Card. 2009;53(10, supplement 1):):A136.
70. Zuckerman WA, Richmond ME, Singh RK, Carroll SJ, Starc TJ, Addonizio LJ. Left-ventricular noncompaction in a pediatric population: predictors of survival. Pediatr Cardiol. 2011;32(4):406–12. Epub 2010/12/29.
71. Greutmann M, Mah ML, Silversides CK, Klaassen S, Attenhofer Jost CH, Jenni R, et al. Predictors of adverse outcome in adolescents and adults with isolated left ventricular noncompaction. Am J Cardiol. 2012;109(2):276–81. Epub 2011/11/01.
72. Brescia ST, Rossano JW, Pignatelli R, Jefferies JL, Price JF, Decker JA, et al. Mortality and sudden death in pediatric left ventricular noncompaction in a tertiary referral center. Circulation. 2013;127(22):2202–8. Epub 2013/05/02.
73. Monserrat L, Hermida-Prieto M, Fernandez X, Rodriguez I, Dumont C, Cazon L, et al. Mutation in the alpha-cardiac actin gene associated with apical hypertrophic cardiomyopathy, left ventricular non-compaction, and septal defects. Eur Heart J. 2007;28(16):1953–61.
74. Bagnall RD, Molloy LK, Kalman JM, Semsarian C. Exome sequencing identifies a mutation in the ACTN2 gene in a family with idiopathic ventricular fibrillation, left ventricular noncompaction, and sudden death. BMC Med Genet. 2014;15:99. Epub 2014/09/17.
75. Ichida F, Tsubata S, Bowles KR, Haneda N, Uese K, Miyawaki T, et al. Novel gene mutations in patients with left ventricular noncompaction or Barth syndrome. Circulation. 2001;103(9):1256–63.
76. Xing Y, Ichida F, Matsuoka T, Isobe T, Ikemoto Y, Higaki T, et al. Genetic analysis in patients with left ventricular noncompaction and evidence for genetic heterogeneity. Mol Genet Metab. 2006;88(1):71–7.
77. Marziliano N, Mannarino S, Nespoli L, Diegoli M, Pasotti M, Malattia C, et al. Barth syndrome associated with compound hemizygosity and heterozygosity of the TAZ and LDB3 genes. Am J Med Genet. 2007;143(9):907–15.
78. Vatta M, Mohapatra B, Jimenez S, Sanchez X, Faulkner G, Perles Z, et al. Mutations in Cypher/ZASP in patients with dilated cardiomyopathy and left ventricular non-compaction. J Am Coll Cardiol. 2003;42(11):2014–27.
79. Hermida-Prieto MML, Castro-Beiras A, et al. Familial dilated cardiomyopathy and isolated left ventricular noncompaction associated with Lamin A/C gene mutations. Am J Cardiol. 2004;94:50–4.
80. Rankin J, Auer-Grumbach M, Bagg W, Colclough K, Nguyen TD, Fenton-May J, et al. Extreme phenotypic diversity and nonpenetrance in families with the LMNA gene mutation R644C. Am J Med Genet. 2008;146A(12):1530–42.
81. Budde BS, Binner P, Waldmuller S, Hohne W, Blankenfeldt W, Hassfeld S, et al. Noncompaction of the ventricular myocardium is associated with a de novo mutation in the beta-myosin heavy chain gene. PLoS One. 2007;2(12):e1362.
82. Postma AV, van Engelen K, van de Meerakker J, Rahman T, Probst S, Baars MJ, et al. Mutations in the sarcomere gene MYH7 in Ebstein anomaly. Circ Cardiovasc Genet. 2011;4(1):43–50. Epub 2010/12/04.
83. Zhang W, Chen H, Qu X, Chang CP, Shou W. Molecular mechanism of ventricular trabeculation/compaction and the pathogenesis of the left ventricular noncompaction cardiomyopathy (LVNC). Am J Med Genet C: Semin Med Genet. 2013;163C(3):144–56. Epub 2013/07/12.
84. Arndt AK, Schafer S, Drenckhahn JD, Sabeh MK, Plovie ER, Caliebe A, et al. Fine mapping of the 1p36 deletion syndrome identifies mutation of PRDM16 as a cause of cardiomyopathy. Am J Hum Genet. 2013;93(1):67–77. Epub 2013/06/19.
85. Shan L, Makita N, Xing Y, Watanabe S, Futatani T, Ye F, et al. SCN5A variants in Japanese patients with left ventricular noncompaction and arrhythmia. Mol Genet Metab. 2008;93(4): 468–74.
86. Bione S, D'Adamo P, Maestrini E, Gedeon AK, Bolhuis PA, Toniolo D. A novel X-linked gene, G4.5. is responsible for Barth syndrome. Nat Genet. 1996;12(4):385–9.
87. Bleyl SB, Mumford BR, Brown-Harrison MC, Pagotto LT, Carey JC, Pysher TJ, et al. Xq28-linked noncompaction of the left ventricular myocardium: prenatal diagnosis and pathologic analysis of affected individuals. Am J Med Genet. 1997;72(3):257–65.
88. Bleyl SB, Mumford BR, Thompson V, Carey JC, Pysher TJ, Chin TK, et al. Neonatal, lethal noncompaction of the left ventricular myocardium is allelic with Barth syndrome. Am J Hum Genet. 1997;61(4):868–72.
89. Brady AN, Shehata BM, Fernhoff PM. X-linked fetal cardiomyopathy caused by a novel mutation in the TAZ gene. Prenat Diagn. 2006;26(5):462–5.
90. Chen R, Tsuji T, Ichida F, Bowles KR, Yu X, Watanabe S, et al. Mutation analysis of the G4.5 gene in patients with isolated left ventricular noncompaction. Mol Genet Metab. 2002;77(4): 319–25.
91. Cortez-Dias N, Varela MG, Sargento L, Brito D, Almeida A, Cerqueira R, et al. Left ventricular non-compaction: a new mutation predisposing to reverse remodeling? Rev Port Cardiol. 2009;28(2):185–94.
92. Kenton AB, Sanchez X, Coveler KJ, Makar KA, Jimenez S, Ichida F, et al. Isolated left ventricular noncompaction is rarely caused by mutations in G4.5, alpha-dystrobrevin and FK Binding Protein-12. Mol Genet Metab. 2004;82(2):162–6.
93. Yen TY, Hwu WL, Chien YH, Wu MH, Lin MT, Tsao LY, et al. Acute metabolic decompensation and sudden death in Barth syndrome: report of a family and a literature review. Eur J Pediatr. 2008;167(8):941–4.
94. Morita H, Rehm HL, Menesses A, McDonough B, Roberts AE, Kucherlapati R, et al. Shared genetic causes of cardiac hypertrophy in children and adults. N Engl J Med. 2008;358(18):1899–908.
95. Lekanne Deprez RH, Muurling-Vlietman JJ, Hruda J, Baars MJ, Wijnaendts LC, Stolte-Dijkstra I, et al. Two cases of severe neonatal hypertrophic cardiomyopathy caused by compound heterozygous mutations in the MYBPC3 gene. J Med Genet. 2006.
96. Van Driest SL, Vasile VC, Ommen SR, Will ML, Tajik AJ, Gersh BJ, et al. Myosin binding protein C mutations and compound heterozygosity in hypertrophic cardiomyopathy. J Am Coll Cardiol. 2004;44(9):1903–10.
97. Wessels MW, Herkert JC, Frohn-Mulder IM, Dalinghaus M, van den Wijngaard A, de Krijger RR, et al. Compound heterozygous or homozygous truncating MYBPC3 mutations cause lethal cardiomyopathy with features of noncompaction and septal defects. Eur J Hum Genet. 2015;23(7):922–8. Epub 2014/10/23.
98. Zahka K, Kalidas K, Simpson MA, Cross H, Keller BB, Galambos C, et al. Homozygous mutation of MYBPC3 associated with severe infantile hypertrophic cardiomyopathy at high frequency among the Amish. Heart. 2008;94(10):1326–30.
99. Chen H, Zhang W, Li D, Cordes TM, Mark Payne R, Shou W. Analysis of ventricular hypertrabeculation and noncompaction using genetically engineered mouse models. Pediatr Cardiol. 2009;30(5):626–34. Epub 2009/04/28.
100. Yang J, Bucker S, Jungblut B, Bottger T, Cinnamon Y, Tchorz J, et al. Inhibition of Notch2 by Numb/Numblike controls myocardial compaction in the heart. Cardiovasc Res. 2012;96(2):276–85. Epub 2012/08/07.

101. Chen H, Zhang W, Sun X, Yoshimoto M, Chen Z, Zhu W, et al. Fkbp1a controls ventricular myocardium trabeculation and compaction by regulating endocardial Notch1 activity. Development. 2013;140(9):1946–57. Epub 2013/04/11.
102. Fatkin D, Graham RM. Molecular mechanisms of inherited cardiomyopathies. Physiol Rev. 2002;82(4):945–80.
103. Sedmera D, Pexieder T, Vuillemin M, Thompson RP, Anderson RH. Developmental patterning of the myocardium. Anat Rec. 2000;258(4):319–37.
104. Lie-Venema H. The role of epicardium-derived cells (EPDCs) in the development of non-compaction cardiomyopathy. Florence International Course on Advances in Cardiomyopathies – 5th meeting of the European Myocardial and Pericardial Disease WG of the ESC; 22/24 May 2008; Florence Italy 2008.
105. Lie-Venema H, van den Akker NM, Bax NA, Winter EM, Maas S, Kekarainen T, et al. Origin, fate, and function of epicardium-derived cells (EPDCs) in normal and abnormal cardiac development. TheScientificWorldJOURNAL. 2007;7:1777–98.
106. Breckenridge RA, Anderson RH, Elliott PM. Isolated left ventricular non-compaction: the case for abnormal myocardial development. Cardiol Young. 2007;17(2):124–9.
107. Crawford SE, Qi C, Misra P, Stellmach V, Rao MS, Engel JD, et al. Defects of the heart, eye, and megakaryocytes in peroxisome proliferator activator receptor-binding protein (PBP) null embryos implicate GATA family of transcription factors. J Biol Chem. 2002;277(5):3585–92.
108. Lee Y, Song AJ, Baker R, Micales B, Conway SJ, Lyons GE. Jumonji, a nuclear protein that is necessary for normal heart development. Circ Res. 2000;86(9):932–8.
109. Shou W, Aghdasi B, Armstrong DL, Guo Q, Bao S, Charng MJ, et al. Cardiac defects and altered ryanodine receptor function in mice lacking FKBP12. Nature. 1998;391(6666):489–92.
110. van Loo PF, Mahtab EA, Wisse LJ, Hou J, Grosveld F, Suske G, et al. Transcription factor Sp3 knockout mice display serious cardiac malformations. Mol Cell Biol. 2007;27(24): 8571–82.
111. Tian T, Liu Y, Gao L, Wang J, Sun K, Zou Y, et al. Isolated left ventricular noncompaction: clinical profile and prognosis in 106 adult patients. Heart Vessel. 2014;29(5):645–52. Epub 2013/10/03.
112. Lombardi R, Betocchi S. Aetiology and pathogenesis of hypertrophic cardiomyopathy. Acta Paediatr Suppl. 2002;91(439):10–4.
113. Stahli BE, Gebhard C, Biaggi P, Klaassen S, Valsangiacomo Buechel E, Attenhofer Jost CH, et al. Left ventricular noncompaction: prevalence in congenital heart disease. Int J Cardiol. 2013;167(6):2477–81. Epub 2012/06/19.
114. Tunaoglu FS, Kula S, Olgunturk R, Ozturk G. Noncompaction with arcus aorta anomalies. Turk J Pediatr. 2003;45(4):363–6.
115. Niwa K, Ikeda F, Miyamoto H, Nakajima H, Ando M. Absent aortic valve with normally related great arteries. Heart Vessel. 1987;3(2):104–7.
116. Ali SK. Unique features of non-compaction of the ventricular myocardium in Arab and African patients. Cardiovasc J Afr. 2008;19(5):241–5.
117. Vijayalakshmi IB, Chitra N, Prabhu Deva AN. Use of an Amplatzer duct occluder for closing an aortico-left ventricular tunnel in a case of noncompaction of the left ventricle. Pediatr Cardiol. 2004;25(1):77–9.
118. Tatu-Chitoiu A, Bradisteanu S. A rare case of biventricular noncompaction associated with ventricular septal defect and descendent aortic stenosis in an young man. Eur J Echocardiogr. 2006.
119. Song ZZ. A combination of right ventricular hypertrabeculation/noncompaction and atrial septal defect. Int J Cardiol. 2009.
120. Salazar Gonzalez JJ, Rite Montanes S, Asso Abadia A, Pueo Crespo E, Salazar Gonzalez E, Placer Peralta LJ. [Isolated noncompaction of the ventricular myocardium] Miocardio ventricular no compacto aislado. Anales espanoles de pediatria. 2002;57(6): 570-573.
121. Cavusoglu Y, Ata N, Timuralp B, Gorenek B, Goktekin O, Kudaiberdieva G, et al. Noncompaction of the ventricular myocardium: report of two cases with bicuspid aortic valve demonstrating poor prognosis and with prominent right ventricular involvement. Echocardiography (Mount Kisco NY). 2003;20(4):379–83.
122. Cavusoglu Y, Aslan R, Birdane A, Ozbabalik D, Ata N. Noncompaction of the ventricular myocardium with bicuspid aortic valve. Anadolu Kardiyol Derg. 2007;7(1):88–90.
123. Sato Y, Matsumoto N, Yoda S, Inoue F, Kunimoto S, Fukamizu S, et al. Left ventricular aneurysm associated with isolated noncompaction of the ventricular myocardium. Heart Vessel. 2006;21(3): 192–4.
124. Cavusoglu Y, Tunerir B, Birdane A, Timuralp B, Ata N, Gorenek B, et al. Transesophageal echocardiographic diagnosis of ventricular noncompaction associated with an atrial septal aneurysm in a patient with dilated cardiomyopathy of unknown etiology. Can J Cardiol. 2005;21(8):705–7.
125. Unlu M, Ozeke O, Kara M, Yesillik S. Ruptured sinus of Valsalva aneurysm associated with noncompaction of the ventricular myocardium. Eur J Echocardiogr. 2008;9(2):311–3.
126. Friedman MA, Wiseman S, Haramati L, Gordon GM, Spevack DM. Noncompaction of the left ventricle in a patient with dextroversion. Eur J Echocardiogr. 2007;8(1):70–3.
127. Gorgulu S, Celik S, Eksik A, Tezel T. Double-orifice mitral valve associated with nonisolated left ventricular noncompaction--a case report. Angiology. 2004;55(6):707–10.
128. Sugiyama H, Hoshiai M, Toda T, Nakazawa S. Double-orifice mitral valve associated with noncompaction of left ventricular myocardium. Pediatr Cardiol. 2006;27(6):746–9.
129. Wang XX, Song ZZ. A combination of left ventricular noncompaction and double orifice mitral valve. Cardiovasc Ultrasound. 2009;7:11.
130. Betrian Blasco P, Gallardo Agromayor E. Ebstein's anomaly and left ventricular noncompaction association. Int J Cardiol. 2007; 119(2):264–5.
131. Ilercil A, Barack J, Malone MA, Barold SS, Herweg B. Association of noncompaction of left ventricular myocardium with Ebstein's anomaly. Echocardiography (Mount Kisco, NY). 2006;23(5):432–3.
132. Sinkovec M, Kozelj M, Podnar T. Familial biventricular myocardial noncompaction associated with Ebstein's malformation. Int J Cardiol. 2005;102(2):297–302.
133. Arslan S, Gurlertop HY, Gundogdu F, Senocak H. Left ventricular noncompaction and mid-caviter narrowing associated with Ebstein's anomaly: three-dimensional transthoracic echocardiographic image. Int J Cardiol. 2007;115(1):e52–5.
134. Attenhofer Jost CH, Connolly HM, Warnes CA, O'Leary P, Tajik AJ, Pellikka PA, et al. Noncompacted myocardium in Ebstein's anomaly: initial description in three patients. J Am Soc Echocardiogr. 2004;17(6):677–80.
135. Bagur RH, Lederlin M, Montaudon M, Latrabe V, Corneloup O, Iriart X, et al. Images in cardiovascular medicine. Ebstein anomaly associated with left ventricular noncompaction. Circulation. 2008;118(16):e662–4.
136. Friedberg MK, Ursell PC, Silverman NH. Isomerism of the left atrial appendage associated with ventricular noncompaction. Am J Cardiol. 2005;96(7):985–90.
137. Vanpraagh R, Ongley PA, Swan HJ. Anatomic types of single or common ventricle in man. Morphologic and geometric aspects of 60 necropsied cases. Am J Cardiol. 1964;13:367–86.
138. Dogan R, Dogan OF, Oc M, Duman U, Ozkutlu S, Celiker A. Noncompaction of ventricular myocardium in a patient with congenitally corrected transposition of the great arteries treated surgically: case report. Heart Surg Forum. 2005;8(2): E110–3.
139. Guo DC, Pannu H, Tran-Fadulu V, Papke CL, Yu RK, Avidan N, et al. Mutations in smooth muscle alpha-actin (ACTA2) lead to thoracic aortic aneurysms and dissections. Nat Genet. 2007;39(12): 1488–93.
140. Wessels MW, Willems PJ. Mutations in sarcomeric protein genes not only lead to cardiomyopathy but also to congenital cardiovascular malformations. Clin Genet. 2008;74(1):16–9.
141. Xin B, Puffenberger E, Tumbush J, Bockoven JR, Wang H. Homozygosity for a novel splice site mutation in the cardiac

myosin-binding protein C gene causes severe neonatal hypertrophic cardiomyopathy. Am J Med Genet. 2007;143A(22):2662–7.
142. Zhu L, Vranckx R, Khau Van Kien P, Lalande A, Boisset N, Mathieu F, et al. Mutations in myosin heavy chain 11 cause a syndrome associating thoracic aortic aneurysm/aortic dissection and patent ductus arteriosus. Nat Genet. 2006;38(3):343–9.
143. Finsterer J, Stollberger C. Spontaneous left ventricular hypertrabeculation in dystrophin duplication based Becker's muscular dystrophy. Herz. 2001;26(7):477–81.
144. Finsterer J, Stollberger C, Feichtinger H. Noncompaction in Duchenne muscular dystrophy: frustrated attempt to create a compensatory left ventricle? Cardiology. 2006;105(4):223–5.
145. Finsterer J, Stollberger C, Wegmann R, Jarius C, Janssen B. Left ventricular hypertrabeculation in myotonic dystrophy type 1. Herz. 2001;26(4):287–90.
146. Malhotra R, Mason PK. Lamin A/C deficiency as a cause of familial dilated cardiomyopathy. Curr Opin Cardiol. 2009;24(3): 203–8.
147. D'Adamo P, Fassone L, Gedeon A, Janssen EA, Bione S, Bolhuis PA, et al. The X-linked gene G4.5 is responsible for different infantile dilated cardiomyopathies. Am J Hum Genet. 1997;61(4):862–7.
148. Stollberger C, Finsterer J. Noncompaction in Melnick Fraser syndrome. Pacing Clin Electrophysiol. 2007;30(8):1047 .author reply 8
149. Pignatelli RH, McMahon CJ, Dreyer WJ, Denfield SW, Price J, Belmont JW, et al. Clinical characterization of left ventricular noncompaction in children: a relatively common form of cardiomyopathy. Circulation. 2003;108(21):2672–8.
150. Matsumoto T, Watanabe A, Migita M, Gocho Y, Hayakawa J, Ogawa S, et al. Transient cardiomyopathy in a patient with congenital contractural arachnodactyly (Beals syndrome). J Nippon Med Sch = Nihon Ika Daigaku zasshi 2006;73(5):285-288.
151. Limongelli G, Pacileo G, Marino B, Digilio MC, Sarkozy A, Elliott P, et al. Prevalence and clinical significance of cardiovascular abnormalities in patients with the LEOPARD syndrome. Am J Cardiol. 2007;100(4):736–41.
152. Wong JA, Bofinger MK. Noncompaction of the ventricular myocardium in Melnick-Needles syndrome. Am J Med Genet. 1997; 71(1):72–5.
153. Finsterer J, Stollberger C, Kopsa W. Noncompaction on cardiac MRI in a patient with nail-patella syndrome and mitochondriopathy. Cardiology. 2003;100(1):48–9.
154. Amann G, Sherman FS. Myocardial dysgenesis with persistent sinusoids in a neonate with Noonan's phenotype. Pediatr Pathol. 1992;12(1):83–92.
155. Mandel K, Grunebaum E, Benson L. Noncompaction of the myocardium associated with Roifman syndrome. Cardiol Young. 2001;11(2):240–3.
156. Happle R, Daniels O, Koopman RJ. MIDAS syndrome (microphthalmia, dermal aplasia, and sclerocornea): an X-linked phenotype distinct from Goltz syndrome. Am J Med Genet. 1993;47(5): 710–3.
157. Kherbaoui-Redouani L, Eschard C, Bednarek N, Morville P. [Cutaneous aplasia, non compaction of the left ventricle and severe cardiac arrhythmia: a new case of MLS syndrome (microphtalmia with linear skin defects)]. Arch Pediatr. 2003;10(3):224-226. Aplasie cutanee congenitale, defaut de compaction du ventricule gauche et troubles du rythme cardiaque graves : un nouveau cas de syndrome MLS (microphtalmia with linear skin defects).
158. Battaglia A, Hoyme HE, Dallapiccola B, Zackai E, Hudgins L, McDonald-McGinn D, et al. Further delineation of deletion 1p36 syndrome in 60 patients: a recognizable phenotype and common cause of developmental delay and mental retardation. Pediatrics. 2008;121(2):404–10.
159. Cremer K, Ludecke HJ, Ruhr F, Wieczorek D. Left-ventricular non-compaction (LVNC): a clinical feature more often observed in terminal deletion 1p36 than previously expected. Eur J Med Genet. 2008;51(6):685–8.
160. Saito S, Kawamura R, Kosho T, Shimizu T, Aoyama K, Koike K, et al. Bilateral perisylvian polymicrogyria, periventricular nodular heterotopia, and left ventricular noncompaction in a girl with 10.5–11.1 Mb terminal deletion of 1p36. Am J Med Genet. 2008;146A(22):2891–7.
161. Thienpont B, Mertens L, Buyse G, Vermeesch JR, Devriendt K. Left-ventricular non-compaction in a patient with monosomy 1p36. Eur J Med Genet. 2007;50(3):233–6.
162. Digilio MC, Bernardini L, Gagliardi MG, Versacci P, Baban A, Capolino R, et al. Syndromic non-compaction of the left ventricle: associated chromosomal anomalies. Clin Genet. 2013;84(4):362–7. Epub 2012/12/06.
163. Kanemoto N, Horigome H, Nakayama J, Ichida F, Xing Y, Buonadonna AL, et al. Interstitial 1q43-q43 deletion with left ventricular noncompaction myocardium. Eur J Med Genet. 2006; 49(3):247–53.
164. Pauli RM, Scheib-Wixted S, Cripe L, Izumo S, Sekhon GS. Ventricular noncompaction and distal chromosome 5q deletion. Am J Med Genet. 1999;85(4):419–23.
165. De Rosa G, Pardeo M, Bria S, Caresta E, Vasta I, Zampino G, et al. Isolated myocardial non-compaction in an infant with distal 4q trisomy and distal 1q monosomy. Eur J Pediatr. 2005;164(4): 255–6.
166. McMahon CJ, Chang AC, Pignatelli RH, Miller-Hance WC, Eble BK, Towbin JA, et al. Left ventricular noncompaction cardiomyopathy in association with trisomy 13. Pediatr Cardiol. 2005;26(4):477–9.
167. Wang JC, Dang L, Mondal TK, Khan A. Prenatally diagnosed mosaic trisomy 22 in a fetus with left ventricular non-compaction cardiomyopathy. Am J Med Genet. 2007;143A(22):2744–6.
168. Altenberger H, Stollberger C, Finsterer J. Isolated left ventricular hypertrabeculation/noncompaction in a Turner mosaic with male phenotype. Acta Cardiol. 2009;64(1):99–103.
169. van Heerde M, Hruda J, Hazekamp MG. Severe pulmonary hypertension secondary to a parachute-like mitral valve, with the left superior caval vein draining into the coronary sinus, in a girl with Turner's syndrome. Cardiol Young. 2003;13(4): 364–6.
170. Sasse-Klaassen S, Probst S, Gerull B, Oechslin E, Nurnberg P, Heuser A, et al. Novel gene locus for autosomal dominant left ventricular noncompaction maps to chromosome 11p15. Circulation. 2004;109(22):2720–3.
171. Scaglia F, Towbin JA, Craigen WJ, Belmont JW, Smith EO, Neish SR, et al. Clinical spectrum, morbidity, and mortality in 113 pediatric patients with mitochondrial disease. Pediatrics. 2004;114(4): 925–31.
172. Finsterer J, Bittner R, Bodingbauer M, Eichberger H, Stollberger C, Blazek G. Complex mitochondriopathy associated with 4 mtDNA transitions. Eur Neurol. 2000;44(1):37–41.
173. Finsterer J, Stollberger C, Schubert B. Acquired left ventricular hypertrabeculation/noncompaction in mitochondriopathy. Cardiology. 2004;102(4):228–30.
174. Espinola-Zavaleta N, Soto ME, Castellanos LM, Jativa-Chavez S, Keirns C. Non-compacted cardiomyopathy: clinical-echocardiographic study. Cardiovasc Ultrasound. 2006;4:35.
175. Ichida F, Hamamichi Y, Miyawaki T, Ono Y, Kamiya T, Akagi T, et al. Clinical features of isolated noncompaction of the ventricular myocardium: long-term clinical course, hemodynamic properties, and genetic background. J Am Coll Cardiol. 1999;34(1): 233–40.
176. Lofiego C, Biagini E, Pasquale F, Ferlito M, Rocchi G, Perugini E, et al. Wide spectrum of presentation and variable outcomes of isolated left ventricular non-compaction. Heart. 2007;93(1): 65–71.
177. Murphy RT, Thaman R, Blanes JG, Ward D, Sevdalis E, Papra E, et al. Natural history and familial characteristics of isolated left ventricular non-compaction. Eur Heart J. 2005;26(2): 187–92.

8 限制型心肌病

J. H. Kirkels，N. de Jonge
马懿 译

摘 要

限制型心肌病（RCM）是一种以心室壁僵硬程度增加为特征的罕见病，且舒张期充盈障碍可引发心力衰竭。在疾病早期，收缩功能可能正常，但随着疾病的进展，收缩功能通常也会降低。RCM 与其他类型心肌病存在重叠，如肥厚型心肌病（HCM）、扩张型心肌病（DCM）和左心室致密化不全（LVNC）。实际上，在一个以常染色显性遗传的方式共分离的心肌病家系中，同一肌节基因突变可导致某些家族成员发生原发性 RCM，而其他成员发生 HCM[1]。

引言

根据 AHA 的心肌病分类[2]，RCM 被定义为与舒张期容积正常或减少（单心室或双心室）、收缩功能正常或接近正常以及室壁厚度正常或轻微增加相关的心室生理功能受限。多项研究表明，RCM 是一组表现为一系列心脏表型的异质性疾病[3]。

RCM 的分类基于其潜在的病理生理过程：非浸润性、浸润性、贮积症和心内膜心肌病（表 8.1）。约 50% 的患者由某种特定临床疾病引起，在西方国家大多为淀粉样变性，其余则表现为“特发性”或“原发性”的病理过程。RCM 可能也与先天性和获得性神经肌肉病相关[4]。HCM 与 RCM 有时可能难以区分，因为晚期 HCM 的心室可能开始扩张，室壁厚度可能看似正常甚至减小。相反，心脏浸润性疾病或贮积症时室壁增厚可能与 HCM 类似。临床上也必须将 RCM 与缩窄性心包炎区分开，后者也以伴有收缩功能（接近）正常的异常心室充盈为特征。

所有 RCM 亚组中均存在遗传因素的影响，可表现为常染色体显性和隐性的遗传模式。因此，家族史和一级亲属调查可能非常重要。

分子背景

一些遗传性和获得性疾病均可引起 RCM，但很多病例仍为特发性。虽然曾有过家族性 RCM 的报道，但仍不确定是否存在明确的遗传因素。

RCM 可由心肌纤维化、肥厚或多种物质（如淀粉样蛋白）的浸润或贮积（如糖原）引起。HCM 或 RCM 这两个术语并不特指某种疾病，而是一种单纯用于描述与广谱遗传综合征或系统性疾病相关的心肌疾病。

心肌收缩依赖于细胞内的钙离子浓度并受肌钙蛋白复合物的调节。体外实验表明，与引起 HCM 的 *TNNI3* 突变相比，引起 RCM 的 *TNNI3* 突变可显著提高钙离子的敏感性，导致更严重的舒张功能不全，从而可能解释人类 RCM 的临床表型[5]。

根据潜在的致病原因，不同类型 RCM 的分子背景差异很大。

临床方面

心室无法充盈使心输出量受限及充盈压升高，

表 8.1　RCM 的分类

			遗传性	原发性心脏表现	常见的主要受累部位或表现
心肌	非浸润性	特发性 RCM	+	+	不适用
		硬皮病	±	−	皮肤、关节、雷诺现象、胃肠道、肺
		弹性假黄色瘤	+		皮肤、血管壁（胃肠道）
		糖尿病性心肌病		−	
	浸润性	淀粉样变性	±（AL）/ +（AA）	+	AL：骨髓、肾
					AA：周围神经病变
		结节病		±	肺
		戈谢病	+	−	脾、肝、骨髓、骨
		Hurler 综合征	+	−	骨、肝、脾、脑
	贮积症	血色素沉着病	+		肝、皮肤色素沉着、糖尿病、关节病、男性阳痿
		法布里病	+	+	神经病变、皮肤、肾、卒中
		糖原贮积症	+	（+）/ −	低血糖、肌无力、易疲劳
心内膜心肌病		心内膜心肌纤维化	?	+	不适用
		嗜酸细胞增多综合征	?	+	系统性血栓栓塞、神经病变、胃肠道炎症、肺、骨髓
		类癌性心脏病		−	潮红、腹泻、支气管痉挛
		转移癌		−	不适用
		辐射		（+）[a]	不适用
		蒽环类药物毒性		（+）[a]	不适用
		药物引起的纤维性心内膜炎（5- 羟色胺、二甲麦角新碱、麦角胺、汞剂、白消安）		+	不适用

[a] 恶性肿瘤治疗后的原发性心脏表现

导致运动不耐受和呼吸困难。在大部分患者中，静脉压升高可能导致水肿、腹水和肝大。心悸很常见，且伴有相对较高的心房颤动发生率，而心房颤动引起的舒张期充盈时间缩短及心室率升高也可能加速临床表现的恶化。体格检查时可能出现第三心音和第四心音。

诊断

在典型病例中，超声心动图、心脏 CT 或 MRI 均可见心室容积正常或减小的正常心室或向心性心室肥大。与 HCM 不同的是，肉眼可见的肥厚或心室容积减小并不显著。患者的心房通常扩大，有时会超过心室容积。收缩功能可能正常或轻微降低；舒张功能降低，且伴有二尖瓣口多普勒超声心动图上的 E 峰升高，减速时间缩短（< 150 ms）及 E/A > 2（图 8.1）。特别是在浸润性心肌病中，心电图可能表现为低电压及非特异性 ST 段改变或 T 波异常（图 8.2）。心导管检查可表现为心输出量降低，左、右心室舒张末压早期快速下降，中晚期升高，呈“下斜–平台（dip-plateau）”样，表示在舒张期的前 1/3 ～ 1/2 时充盈突然中止。这种表现可能与缩窄性心包炎类似；但缩窄性心包炎患者通常有可在 CT 或 MRI 上观察到的心包膜增厚。此外，缩窄性心包炎在多普勒检查中二尖瓣口前向血流的心室间依赖性和呼吸变化更为显著；复杂病例中，与呼吸活动相关的容量负荷试验及同时记录左、右心室压力均可能有助于诊断。组织多普勒成像平均

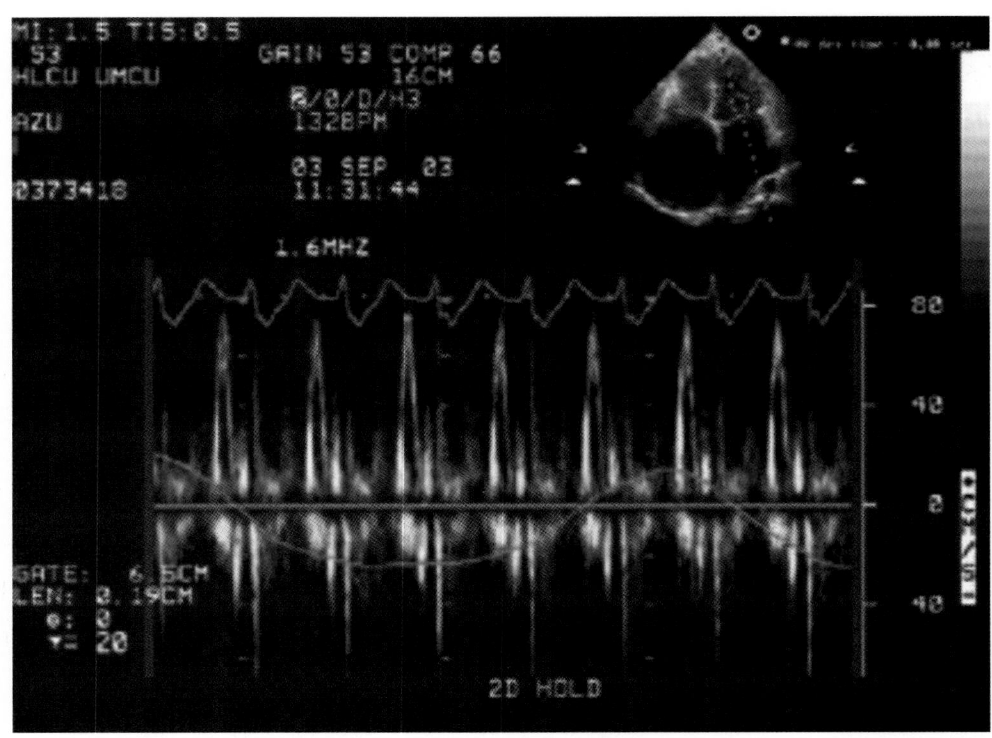

图 8.1　RCM 的二维超声心动图和二尖瓣口多普勒信号。上半部分为二维超声心动图（心尖四腔面观），显示正常大小的心室（顶部）和下面的巨大心房。主控制屏上显示与心电图相对应的二尖瓣口多普勒记录，表现为减速时间缩短（绿线）的 E 峰以及几乎不存在的 A 峰（高 E/A 比值）

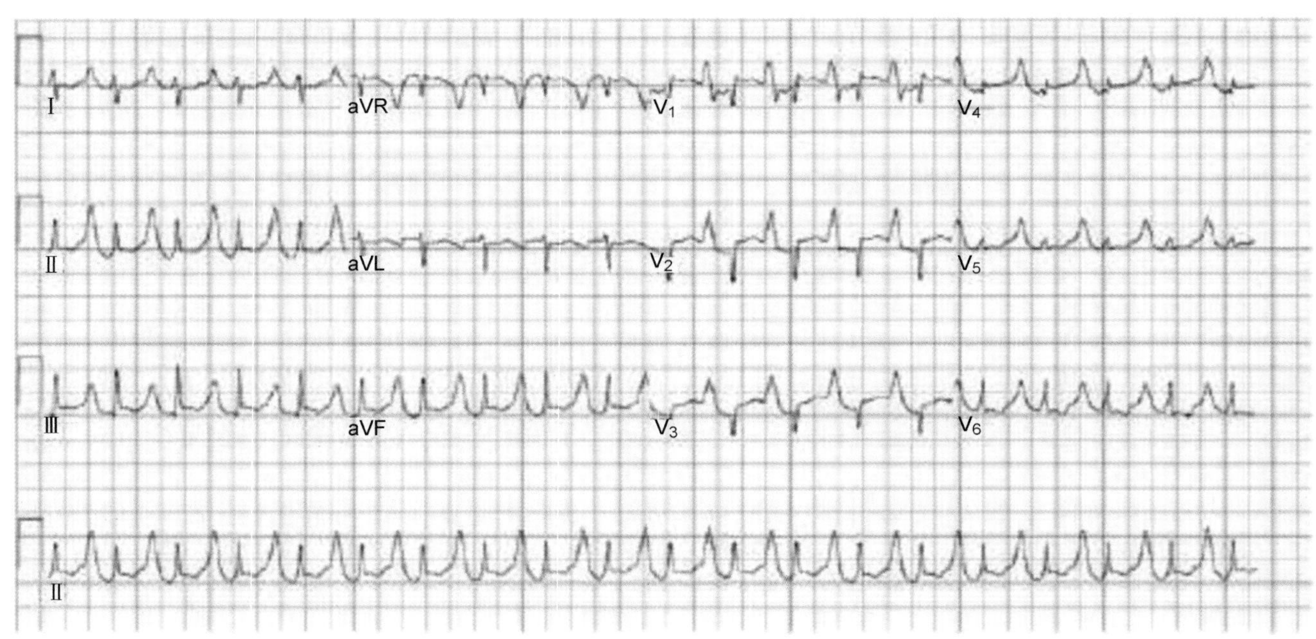

图 8.2　RCM 患者的心电图。1 例 16 岁的 RCM 女孩出现低电压异常的 QRS 波，及前面的巨大 P 波

瓣环运动速度（四个壁的平均值）临界值＞ 5 cm/s 可用来排除 RCM，从而准确地区分这两种情况[6]。意外的是，RCM 和缩窄性心包炎患者的 BNP 值出现大量重叠。

诊断的主要标准是心内膜活检发现纤维化或潜在的特异性浸润或贮积。

临床方法和鉴别诊断

由于 RCM 常发生在系统性疾病中，因此很多病例的主要潜在疾病是已知的，如戈谢病（Gaucher disease，GD），其非心脏临床表现通常在心脏受累前出现。此时的临床问题可能不是做出正确诊断，而是证明或排除心脏受累。这可能会影响病情检查。例如，若已知患者有血色素沉着病，则最好首先进行心脏 MRI 来确定心脏铁离子过载的情况；而对于疑似淀粉样变性的患者，则最好首先进行心内膜活检。

临床病史的获取和临床检查应针对可提示潜在疾病的症状[4]。在病情变得棘手前，可能有必要进行眼、耳、皮肤、胃肠道、血液、神经和肾的检查以帮助确定可治疗的 RCM 病因。

对于特发性 RCM 患者，在临床上排除其他导致限制性的病因（如高血压），并用心内膜活检排除特异性浸润或贮积症可能是必要的。此外，收集包括其他心肌病临床表现在内的详尽家族史，并进行遗传评估可能也有帮助[7]。

治疗

由于心肌损伤呈进展性且不可逆，因此许多 RCM 患者的治疗效果都不尽如人意，但血色素沉着病和法布里病可能例外（见下文）。对于淀粉样变性患者，积极抗癌治疗和（或）骨髓移植可能会延缓疾病进展，但并不能去除已存在的淀粉样沉积。总的来说，除利尿剂治疗肺循环或体循环淤血外，尚无治疗舒张性心力衰竭的特异性药物。一方面由于体液过载而引起肺淤血，另一方面由于充盈压过低而导致前向衰竭，这两者间的平衡非常微妙。利用 β 受体阻滞剂控制心率以保证足够的充盈时间非常重要；但是，当限制性不断进展时，心室充盈可能不会再随舒张期延长而得到改善。在疾病晚期，较快的心率甚至可能是补偿每搏量的唯一方法。长期充盈压升高和心房扩张使 RCM 患者常发生心房颤动，需要口服抗凝药来预防卒中或栓塞，且在无法保持节律时保证适当的心率控制。与窦性心律的二尖瓣狭窄患者相同，目前对窦性心律的 RCM 患者预防性使用抗凝药尚未达成共识。唯一的例外是心内膜心肌纤维化（endomyocardial fibrosis，EMF）和嗜酸细胞增多综合征，一般认为这两种情况下会发生伴有心尖部充盈的腔内血栓形成和纤维化。

心脏移植可能是特定患者的治疗方法之一，但由于很多潜在疾病本身的恶性程度高且累及多个器官，因此常成为心脏移植的禁忌证。特发性 RCM 患者心脏移植后的生存率可能较高。

预后

RCM 的预后在很大程度上取决于潜在疾病。一项纳入 94 例特发性 RCM 患者的研究发现，其 68 个月后的死亡率为 50%[8]。死亡原因分别为心力衰竭（47%）、猝死（17%）、癌症（13%）、感染（13%）和心律失常（11%）。

特发性和家族性 RCM

特发性 RCM 的特征为心肌细胞肥大和间质纤维化，伴有舒张期容积减少的心室限制性血流动力学，其室壁厚度和收缩功能正常或接近正常。由定义可知，不存在可解释这种心脏受累的已知潜在疾病或相关疾病。儿童期 RCM 非常罕见，占小儿心肌病的 2% ～ 5%[3]。约 30% 的 RCM 患儿有心肌病家族史，且预后差（2 年死亡率＞ 50%）[3]。这项纳入 12 例患儿的研究发现，1/3 的患者携带 1 个编码肌节蛋白的基因突变；其余 2/3 的患者推测是由与 DCM 相关的编码细胞骨架或核膜蛋白的基因突变引起。其他患者可能与主要累及心脏的未知先天性代谢缺陷或贮积症相关[3]。

家族性 RCM 是一种外显率不全的常染色体显性遗传性心肌病[9]，通常在不存在已知的可引起 HCM 的特殊遗传情况下可以考虑该病。然而，也有人认为 RCM 实际上是心脏肌钙蛋白 I 突变引起的临床表现的一部分[3]。导致完全性心脏传导阻滞的束支传导阻滞通常在患者 30 ～ 40 岁时出现[10]。存活至 50 岁的患者可能会发展为进行性肌病[3, 11]，虽然也有家族中存在多例无骨骼肌病患者的报道[10]。Mogensen 等[1] 报道了一个表现为特发性 RCM 或

HCM 的大家族。针对选定的肌节收缩蛋白基因的连锁分析鉴定出心脏肌钙蛋白 I（*TNNI3*）是可能的致病基因。在 9 例无亲缘关系的 RCM 患者中有 6 例发现了一些其他突变。研究者认为，限制性临床表型是遗传性肌节收缩蛋白疾病谱中的一部分。特定 *TNNI3* 突变造成肌动蛋白结合的亲和性、肌钙蛋白 C 的亲和性及在舒张期抑制细肌丝能力的改变，均可能引起肌动蛋白-肌钙蛋白-原肌球蛋白复合物内相互作用的改变，从而导致严重的舒张功能不全和 RCM，或心肌肥厚[12]。肌丝对细胞质内钙离子的超敏反应是 RCM 和 HCM 致病突变所共有的特点，且在 RCM 中更为显著[13]。

成人心肌细胞的基因工程[14]被用于鉴定突变型心脏肌钙蛋白 I（cTnI）所产生的影响。携带 p.R193H 突变的 cTnI 基因型与不完全舒张及急性重塑相关，而这些特点又与 RCM 的心脏僵硬直接相关，且与钙离子浓度或敏感性无关。心脏中表达 R193H cTnI 的转基因小鼠在 12 个月内表现出从舒张功能受损到舒张功能不全的逐渐改变，最终形成一种与人类 RCM 类似的临床表型[15]。用儿茶素（catechin）处理 RCM 小鼠（由 R193H 突变型 cTnI 引起）可导致肌原纤维脱敏并恢复舒张功能[16]。这些结果证明，cTnI 的 COOH- 末端区域在 RCM 的发展过程中起关键作用。另一方面，Cubero 等[10]展示了一个无骨骼肌病症状的常染色体显性遗传性 RCM 家系，且无任何肌钙蛋白 I 突变。

家族性 RCM 也可能以常染色体隐性或 X 连锁的方式遗传，*MYH7*、*TNNT2*、*ACTC1*、*MYPN* 和 *TTN* 基因的突变也被认为是导致 RCM 的罕见原因[13, 17]。近期的报道发现，家族性 RCM 可能与 *FLNC* 突变相关；细丝蛋白是肌动蛋白交联蛋白，除骨骼肌病外，细丝蛋白肌病主要影响心脏[17]。更复杂的是，近期的一项研究[15]报道了一个独特的呈常染色体显性遗传的心脏病家系，患者可表现为 RCM、HCM 和 DCM，而心脏肌钙蛋白 T（*TNNT2*）突变在此家系中与疾病表型存在共分离。9 例患病家族成员均携带导致 p.I79N 错义突变，而 6 例未受累亲属均不携带。分离分析排除了 8 个其他肌节蛋白基因的主要致病可能，但不能排除这些变异或其他基因的变异对心脏临床表型有潜在的修饰效应[18]。

RCM 作为已知或疑似遗传性特定临床症状的一部分（特定受试者）

非浸润性限制型心肌病

硬皮病 / 系统性硬化病

除系统性高血压或肺动脉高压引起的心脏并发症外，原发性心脏受累也可发生在系统性硬化病（systemic sclerosis，SSc）中。小血管复发性痉挛所产生的斑片状心肌纤维化也可导致 RCM 的临床表现。有长期雷诺现象病史的患者也能观察到广泛纤维化[19]。家族聚集和种族影响也已得到证实。编码细胞外基质蛋白和细胞信号传导分子基因的多态性提示非 MHC 区域参与 SSc 的发病机制[20]。一些基因的多态性与 SSc 的易感性和严重性相关。所有 TGFβ 基因第 10 号和 25 号密码子处存在多态性的患者均表现为遗传易感性的高 TGFβ 蛋白生成量[21]。目前的数据表明，SSc 是一种多基因复杂疾病。

弹性假黄色瘤

弹性假黄色瘤（pseudoxanthoma elasticum，PXE）是一种与皮肤、血管壁和眼 Bruch 膜的矿化和片段化弹力纤维聚集相关的遗传病。它可能导致外周血管和冠状动脉闭塞性疾病及胃肠道出血。目前尚无确定性治疗方法。近期的研究表明，PXE 几乎均为常染色体隐性遗传。估计其患病率为 1/（25 000 ～ 100 000）。近期发现位于染色体 16p13.1 上的 *ABCC6* 基因与该病相关。*ABCC6* 突变可引起跨膜转运的减少或缺失，最终导致细胞外物质的聚集。推测该机制可导致弹力纤维的钙化。

一项纳入 19 例 PXE 患者的研究发现，其心脏收缩功能均正常，其中 7 例患者的舒张功能相关参数出现异常[22]。这些异常可能用早期累及冠状动脉和（或）心脏弹力组织超微结构缺陷而直接导致的无症状心肌缺血来解释。

糖尿病性心肌病

糖尿病性心肌病的定义为糖尿病患者在无缺血性心脏病、高血压或其他心脏病变时发生的心脏结构或功能的改变。

结构性改变包括可导致舒张功能异常的心肌肥厚、纤维化和脂肪颗粒沉积。这种临床表型在肥胖的 2 型糖尿病患者中更普遍[23]。晚期糖基化终末产物（advanced glycation end product，AGE）被认为在糖尿病性心肌病的病理生理过程中很重要。葡萄糖对蛋白质的不可逆修饰导致 AGE 的形成，AGE 是一类有交联特性的具有生物和化学活性的异质性化合物家族。糖尿病患者较高的环境葡萄糖浓度放大了这种蛋白质修饰过程[24]。

糖尿病的遗传背景不在此章节讨论。然而，有一些针对糖尿病和心脏损伤之间遗传关联的有趣研究。已知糖尿病患者中的氧化应激升高，而氧中毒可能会改变心脏祖细胞（cardiac progenitor cell，CPC）的功能，从而引起 CPC 生长缺陷和肌细胞形成缺陷，从而更易导致过早的心肌衰老与心力衰竭。p66shc 基因缺失的小鼠模型[25]可阻止上述不良影响，说明糖尿病、活性氧类及心力衰竭的发展之间可能存在遗传关联。

浸润性限制型心肌病

心脏淀粉样变性

淀粉样变性是一组以不溶性纤维蛋白质的细胞外沉积伴正常组织结构和功能破坏为特征的疾病[26]。淀粉样变性所导致的心肌室壁的僵硬和增厚易通过超声心动图得到证实，常表现为颗粒样闪光点。无心电图高电压可进一步加强对淀粉样变性的怀疑。心脏临床表现包括舒张和收缩功能不全、心律失常和传导紊乱、直立性低血压、冠状动脉功能不全、瓣膜功能障碍和心包积液。

心内膜活检可用于诊断心脏淀粉样变性，也可鉴别淀粉样蛋白的类型[27]。

目前已知约有 30 种不同蛋白质可在体内形成淀粉样纤维，其中有 11 种已确定与心脏相关[26]。命名是基于这些蛋白质本身[28]。但在临床实践中，淀粉样变性常被分为原发性、继发性、遗传性和年龄相关性。

原发性淀粉样变性或系统性轻链型（AL 型）淀粉样变性是由单克隆浆细胞（多发性骨髓瘤）分泌的单克隆免疫球蛋白轻链沉积所致，主要沉积于心脏、肾和神经。充血性心力衰竭和传导紊乱是常见的心血管并发症，常导致患者过早死亡。

虽然多发性骨髓瘤并不被认为是一种遗传病，但据报道约有 130 个家族中存在 2 例或更多的多发性骨髓瘤、意义未明的单克隆丙球蛋白病（monoclonal gammopathy of undetermined significance，MGUS）或巨球蛋白血症（Waldenström's macroglobulinemia）患者[29]。

继发性或系统性 AA 型淀粉样变性与慢性病相关，主要累及肾、肝和脾，极罕见情况下会累及心脏。主要的临床表现为蛋白尿和肾衰竭。

遗传性系统性淀粉样变性主要由甲状腺素转运蛋白（transthyretin，TTR）的遗传变异引起的淀粉样纤维沉积导致，TTR 是一种主要由肝合成的转运蛋白。目前已发现 100 多个突变，其中最常见的是 Val122I 变异，见于 3% ～ 4% 非洲裔美国人[30-31]。Val122I 可降低 TTR 四聚体的稳定性，使错误折叠的单体沉积于心脏，从而导致患者通常在 60 岁以后发生心肌病。常见的遗传方式为不同外显率的常染色体显性遗传[32-33]。其临床综合征包括心肌病、肾病和神经病变。常见的临床症状为周围上行性神经病变；心脏受累常是最终的死亡原因。另一方面，Quarta 等的大型社区研究表明，Val122I TTR 携带者的整体预后与非携带者无显著差异[31]。携带者发生心力衰竭的风险升高，提示与 Val122I TTR 变异相关的淀粉样变性可能比此前认为的更偏良性。

老年系统性淀粉样变性是由正常的非突变型 TTR 产生的淀粉样纤维沉积所致，尤其是在心脏中。它与年龄相关，且多见于男性，60 岁以下的患者较为罕见。其临床表现为充血性心力衰竭，多合并腕管综合征[30]。虽然老年患者中的心肌肥厚更为严重，但其疾病进展比 AL 型淀粉样变性慢得多。尸检研究表明，在 25% 的 80 岁以上个体的心脏中可发现此类型淀粉样变性[33]。

结节病

心肌结节病通常与系统性疾病的其他表现同时出现，但主要的心脏症状一定会发生。结节病肉芽肿的心脏浸润可能会导致心脏僵硬程度增加，具有明显的 RCM 特征。此外，也可能观察到收缩功能不全、传导系统异常和心律失常。主要根据经验进行糖皮质激素治疗。

基于种族间不同疾病模式和家族性病例报道的

不断增加，该病很可能存在遗传易感性[34]。研究发现，结节病与人类白细胞抗原（human leukocyte antigen，HLA）和嗜乳脂蛋白样 2（butyrophilin-like 2，BTNL2）基因的功能多态性的遗传相关性最强[35]。

戈谢病（GD）

虽然 GD 是最常见的溶酶体贮积症，但很少累及心脏（仅亚型 3 累及心脏，发病率为 1/200 000）。GD 由葡糖脑苷脂酶缺乏引起，导致细胞溶酶体内的糖脂异常聚集。GD 是少数可用重组酶的酶替代疗法（enzyme replacement therapy，ERT）治疗的遗传性代谢性疾病之一；早期鉴别诊断对改善最终的临床结局至关重要。

GD 是一种常染色体隐性遗传病。葡糖脑苷脂酶的编码基因位于染色体 1q21，目前已发现 180 多个突变。然而，3 个突变的等位基因 p.N370S、p.L444P 和 84GG 可解释大部分病例。这些等位基因的发生频率存在种族差异。p.N370S 只存在于德系犹太人和非犹太欧洲人中，而 p.L444P 常见于瑞典北部人群。外周血白细胞中葡糖脑苷脂酶的活性降低可用于确诊 GD。突变分析也可用于确诊，这是一种进行患者分类和携带者诊断的有效方法。

Hurler 综合征（Hurler disease）

黏多糖贮积症（mucopolysaccharidoses，MPS）是因糖胺聚糖（glycosaminoglycan，GAG）逐步分解过程中所必需的酶缺乏而引起的溶酶体贮积症，GAG 既往被称为黏多糖。GAG 部分降解的片段在溶酶体中聚积，导致细胞功能障碍和临床表现异常。这种情况很罕见，所有类型的 MPS 在活产儿中的发生率约为 1/20 000。Hurler 综合征是一种严重的 MPS Ⅰ型疾病，其特征为骨骼肌异常、肝脾大和严重智力障碍等多种临床表现异常。新生儿中的发病率约为 1/100 000。

心脏异常在患者出生后 5 年内逐渐明显，包括心肌病、心内膜弹力纤维增生症和瓣膜反流，单个症状或多个症状混合均可能导致心力衰竭。血管内的 GAG 贮积会引起冠状动脉的不规则和弥漫性狭窄以及主动脉的不规则病变。冠状动脉疾病常在尸检时才被发现；因此，对于有心脏问题的患者应考虑到这点。

MPS Ⅱ型（Hunter 综合征）由艾杜糖 -2- 硫酸酯酶（Iduronate 2-sulfatase，IDS）缺陷导致，IDS 可引起硫酸乙酰肝素和硫酸皮肤素的贮积。MPS Ⅱ型是由位于染色体 Xq28 上编码 IDS 的基因突变引起。虽然该病为 X 连锁遗传，但女性发病的报道极为罕见。

贮积症

血色素沉着病

铁过载性心肌病通常由多次输血或血红蛋白病引起，最常见 B 型地中海贫血。若患者在糖尿病、肝硬化和皮肤色素沉着增加的情况下出现心肌病，也可能由家族性血色素沉着病引起。家族性血色素沉着病是一种常染色体隐性遗传病，由编码负责调节肠和肝中离子吸收的跨膜蛋白的基因 *HFE* 的突变导致。*HFE* 基因与染色体 6p 上的 *HLA-A* 基因座紧密连锁。最常见的突变是在北欧 85% ～ 90% 的血色素沉着病患者中鉴定出的 Cys282Tyr（p.C282Y）突变[36]。第二常见的 *HFE* 突变（p.H63D）与临床上的铁离子过载并不相关，但当其与 p.C282Y 构成复合杂合突变时就可能发生铁离子过载。

心脏受累可同时引起收缩和舒张功能不全，常伴有心律失常。心脏功能障碍由游离铁离子的直接毒性及心肌细胞浸润（尤其是肌质网）引起的不良反应造成。心室所受的影响比心房更大，且常累及传导系统。心肌细胞的缺失伴有替代性纤维化。宏观上讲，心脏可能会表现为扩张或伴有室壁肥厚的非扩张。

随着心脏中铁离子贮积的增加，心脏 MRI 可观察到 T2* 信号降低。

静脉切开术和铁离子螯合剂（如去铁胺）可能会减少心脏及其他部位的铁离子贮积并改善其临床症状。

法布里病

法布里病是一种由溶酶体 α- 半乳糖苷酶 A（GLA）缺乏引起的 X 连锁溶酶体贮积症，可导致鞘糖脂在组织（如心脏）中的聚积。随后出现的心室肥大虽与 HCM 类似，但常被归类为 RCM。法布里病是仅次于 GD 的第二大溶酶体贮积症。*GLA* 基因位于 X 染色体长臂（Xq22.1 区域），目前已鉴定出数百个 *GLA* 突变。

法布里病在高加索男性中的发病率估计为 1∶117 000～1∶17 000。其临床表现通常在 10 岁左右显现，且常以神经病变（手掌和脚底烧灼样疼痛）和皮肤病变（血管角质瘤）为首发症状。随着年龄增长，心脏病、肾病及卒中都变得更为重要。心脏受累可能导致（系统性）心室肥大、传导系统缺陷、冠状动脉疾病、瓣膜功能不全和主动脉根部扩张[37]。总体上，心脏受累会伴随法布里病的其他体征出现，虽然这些体征可能被忽略。有时，该病仅累及心脏。因此，建议出现无法解释的左心室肥大（LVH）的患者进行法布里病筛查。组织多普勒检查可为心脏受累提供临床症状前的诊断，甚至也适用于尚未出现 LVH 的患者。根据超声心动图中局部细胞外糖脂沉积引起的心内膜和心内膜下增厚及心肌层强回声，可将法布里病与其他形式的 LVH 区分开。与之对应的是弱回声层，提示轻度受累的中层心肌。男性血浆 α-半乳糖苷酶 A 的水平降低或心内膜活检时在电镜下观察到心脏细胞肌浆中存在同心圆排列的板层小体可给予确诊。女性可通过分析 *GLA* 基因进行诊断。

虽然一般认为法布里病是 X 连锁隐性遗传病，但更准确的说法是 X 连锁半显性遗传病。杂合子女性中发生 LVH 的比例高达 64%；也可能出现终末期肾病和卒中，其对寿命的整体负面影响可能长达 15 年。

虽然价格非常昂贵，但酶替代疗法是可行的。重组半乳糖苷酶-β 可部分清除心脏和肾中的微血管内皮沉积。通过治疗可降低 LVH 症状并增强心肌功能。

糖原贮积症

糖原代谢紊乱最常累及糖原含量最丰富的肝和骨骼肌。迄今为止，已鉴定出 12 种糖原贮积症（glycogen storage disease，GSD）亚型。特定酶的生理重要性决定了其疾病的临床表型。总体上，低血糖症、肝大、骨骼肌无力和易疲劳是最主要的临床特点。GSD Ⅱ型（庞贝病）和Ⅱ a 型（Danon 病）可能累及心脏。经典的婴儿型以心肌病和严重的全身性肌张力低下为主要特征[38]，舌可增大，也可出现肝大，且通常由心力衰竭引起。庞贝病是具有显著等位基因异质性的常染色体隐性遗传病，主要由位于染色体 17q25.2-q25 上编码溶酶体 α-1,4-葡糖苷酶的基因（*GAA*）突变所致，已发现 200 余个突变[39]。

限制型心肌病的心内膜心肌病因

心内膜心肌纤维化

心内膜心肌纤维化（EMF）是以左心室、右心室或双心室的纤维化增厚和闭塞为特征，且倾向于选择性累及心尖部和流入道而不影响流出道。纤维化过程不影响瓣叶、心房或大血管，目前尚不清楚是否累及心脏以外的器官。该病在部分赤道附近国家的特定地区存在独特分布[40]。在莫桑比克的一项纳入 214 个家族的流行病学研究中，99 个家族中不存在 EMF，63 个家族中仅有 1 例 EMF，而有超过 1 例 EMF 患者的家族有 52 个[41]。家族性发病可能是由遗传因素或遗传易感性导致，但尚未经证实。该病可能依赖于环境因素，如土壤中钍和铈的含量丰富，但缺乏镁。也有报道认为该病与丝虫病及链球菌感染后免疫应答的改变相关，这些个体在寄生虫感染后的免疫状态发生了改变。

嗜酸细胞增多综合征

嗜酸细胞增多综合征（HES）是一组以不明原因的持续性嗜酸性粒细胞增多引发终末器官损伤为特征的异质性疾病。

急性坏死期会发生心内膜损伤，伴有嗜酸性粒细胞和淋巴细胞的心肌浸润、嗜酸性粒细胞脱颗粒及心肌坏死。此阶段可能未出现临床症状，超声心动图也无异常。但是，血清肌钙蛋白水平可能升高，对比增强 MRI 可能检测到心肌炎症。第二个阶段，沿受损心内膜可形成血栓，并可能导致系统性栓塞。第三个阶段，进行性瘢痕形成可导致心内膜心肌纤维化，最终形成 RCM。

除心脏方面的临床表型和血栓栓塞（大脑）并发症外，还可能发生脑病和周围神经病变。

骨髓增生性 HES 实际上是慢性嗜酸性粒细胞白血病，具有独特的遗传标志物 FIP1L1-PDGFRA，对治疗有影响[42]。Loeffler 心内膜炎、嗜酸性粒细胞增多性心内膜心肌病或纤维增生性心内膜炎似乎是主要累及心脏的嗜酸粒细胞增多综合征的一个亚类。

有报道称标记的嗜酸性粒细胞以常染色体显性遗传的方式传递。在一个家族中，该基因被定位于染色体 5q31-33[43]。

MRI 可能有助于诊断管腔闭塞的 RCM 患者，可将灌注增强的心肌与血管化差、强化减弱的血栓或嗜酸性粒细胞浸润区分开[44]。

总结

RCM 是一种罕见疾病，通常表现为疲劳、运动不耐受或呼吸困难。在很多患者中，RCM 作为一种多器官疾病或恶性肿瘤的一部分出现，其中心脏受累可能发生在早期或晚期。因此，根据临床怀疑或其他非心脏症状和发现，有必要在确诊前进行相应检查。特发性 RCM 的诊断只能通过排除。特发性 RCM 有时表现为家族性或遗传性，与心脏肌钙蛋白 I 基因的突变相关。其临床症状和遗传背景可能与患有 HCM 或 DCM 的家族成员间存在重叠。预后通常较差，治疗方法少：可使用利尿剂和（或）β 受体阻滞剂进行系统性治疗，偶尔也可对潜在疾病进行特异性治疗。

参考文献

1. Mogensen J, Kubo T, Duque M, Uribe W, Shaw A, Murphy R, Gimeno JR, Elliott P, McKenna WJ. Idiopathic restrictive cardiomyopathy is part of the clinical expression of cardiac troponin I mutations. J Clin Invest. 2003;111:209–16.
2. Maron BJ, Towbin JA, Thiene G, Antzelevitch C, Corrado D, Arnett D, Moss AJ, Seidman CE, Young JB. Contemporary definitions and classification of the cardiomyopathies: an American Heart Association Scientific Statement from the Council on Clinical Cardiology, Heart Failure and Transplantation Committee; Quality of Care and Outcomes Research and Functional Genomics and Translational Biology Interdisciplinary Working Groups; and Council on Epidemiology and Prevention. Circulation. 2006;113:1807–16.
3. Kaski JP, Syrris P, Burch M, Tomé-Esteban MT, Fenton M, Christiansen M, Andersen PS, Sebire N, Ashworth M, Deanfield JE, McKenna WJ, Elliott PM. Idiopathic restrictive cardiomyopathy in children is caused by mutations in cardiac sarcomere protein genes. Heart. 2008;94:1478–84.
4. Stöllberger C, Finsterer J. Extracardiac medical and neuromuscular implications in restrictive cardiomyopathy. Clin Cardiol. 2007;30:375–80.
5. Gomes AV, Liang J, Potter JD. Mutations in human cardiac troponin I that are associated with restrictive cardiomyopathy affect basal ATPase activity and the calcium sensitivity of force development. J Biol Chem. 2005;280:30909–15.
6. Sengupta PP, Krishnamoorthy VK, Abhayaratna WP, Korinek J, Belohlavek M, Sundt 3rd TM, Chandrasekaran K, Seward JB, Tajik AJ, Khandheria BK. Comparison of usefulness of tissue Doppler imaging versus brain natriuretic peptide for differentiation of constrictive pericardial disease from restrictive cardiomyopathy. Am J Cardiol. 2008;102:357–62.
7. Hershberger RE, Lindenfeld J, Mestroni L, Seidman CE, Taylor MR, Towbin JA. Genetic evaluation of cardiomyopathy – a Heart Failure Society of America practice guideline. J Card Fail. 2009;15:83–97.
8. Ammash NM, Seward JB, Bailey KR, Edwards WD, Tajik AJ. Clinical profile and outcome of idiopatic restrictive cardiomyopathy. Circulation. 2000;101:2490–6.
9. Katritsis D, Wilmshurst PT, Wendon JA, Davies MJ, Webb-Peploe MM. Primary restrictive cardiomyopathy: clinical and pathologic characteristics. J Am Coll Cardiol. 1991;18:1230–5.
10. Cubero GI, Larraya GL, Reguero JR. Familial restrictive cardiomyopathy with atrioventricular block without skeletal myopathy. Exp Clin Cardiol. 2007;12:54–5.
11. Fitzpatrick AP, Shapiro LM, Rickards AF, Poole-Wilson PA. Familial restrictive cardiomyopathy wieth atrioventricular block and skeletal myopathy. Br Heart J. 1990;63:114–8.
12. Kostareva A, Gudkova A, Sjöberg G, Mörner S, Semernin E, Krutikov A, Shlyakhto E, Sejersen T. Deletion in TNNI3 gene is associated with restrictive cardiomyopathy. Int J Cardiol. 2009;131:410–2.
13. Nonaka M, Morimoto S. Experimental models of inherited cardiomyopathy and its therapeutics. World J Cardiol. 2014;6:1245–51.
14. Davis J, Wen H, Edwards T, Metzger JM. Thin filament disinhibition by restrictive cardiomyopathy mutant R193H troponin I induces Ca2+-independent mechanical tone and acute myocyte remodeling. Circ Res. 2007;100(10):1494–502.
15. Du J, Liu J, Feng HZ, Hossain MM, Gobara N, Zhang C, Li Y, Jean-Charles PY, Jin JP, Huang XP. Impaired relaxation is the main manifestation in transgenic mice expressing a restrictive cardiomyopathy mutation, R193H, in cardiac TnI. Am J Physiol Heart Circ Physiol. 2008;294:H2604–13.
16. Zhang L, Nan C, Chen Y, Tian J, Jean-Charles PY, Getfield C, Wang X, Huang X. Calcium desensitizer catechin reverses diastolic dysfunction in mice with restrictive cardiomyopathy. Arch Biochem Biophys. 2015;573:69–76.
17. Brodehl A, Ferrier RA, Hamilton SJ, Greenway SC, Brundler MA, Yu W, Gibson WT, McKinnon ML, McGillivray B, Alvarez N, Giuffre M, Schwartzentruber J, Gerull B, FORGE Canada Consortium. Mutations in FLNC are associated with familial cestrictive cardiomyopathy. Hum Mutat. 2016;37:269–79.
18. Menon SC, Michels VV, Pellikka PA, Ballew JD, Karst ML, Herron KJ, Nelson SM, Rodeheffer RJ, Olson TM. Cardiac troponin T mutation in familial cardiomyopathy with variable remodeling and restrictive physiology. Clin Genet. 2008;74:445–54.
19. Tzelepis GE, Kelekis NL, Plastiras SC, Mitseas P, Economopoulos N, Kampolis C, Gialafos EJ, Moyssakis I, Moutsopoulos HM. Pattern and distribution of myocardial fibrosis in systemic sclerosis: a delayed enhanced magnetic resonance imaging study. Arthritis Rheum. 2007;56:3827–36.
20. Johnson RW, Tew MB, Arnett FC. The genetics of systemic sclerosis. Curr Rheumatol Rep. 2002;4:99–107.
21. Crilly A, Hamilton J, Clark CJ, Jardine A, Madhok R. Analysis of transforming growth factor beta1 gene polymorphisms in patients with systemic sclerosis. Ann Rheum Dis. 2002;61:678–81.
22. Nguyen LD, Terbah M, Daudon P, Martin L. Left ventricular systolic and diastolic function by echocardiogram in pseudoxanthoma elasticum. Am J Cardiol. 2006;97:1535–7.
23. Seferović PM, Paulus WJ. Clinical diabetic cardiomyopathy: a two-faced disease with restrictive and dilated phenotypes. Eur Heart J. 2015;36:1718–27.
24. Brownlee M (1994 Jun) Lilly Lecture 1993. Glycation and diabetic complications. Diabetes 43(6):836–841
25. Rota M, LeCapitaine N, Hosoda T, Boni A, De Angelis A, Padin-Iruegas ME, Esposito G, Vitale S, Urbanek K, Casarsa C, Giorgio M, Lüscher TF, Pelicci PG, Anversa P, Leri A, Kajstura J. Diabetes promotes cardiac stem cell aging and heart failure, which are prevented by deletion of the p66shc gene. Circ Res. 2006;99:42–52.
26. Maleszewski JJ. Cardiac amyloidosis: pathology, nomenclature, and typing. Cardiovasc Pathol. 2015;24:343–50.
27. Kholova I, Niessen HWM. Amyloid in the cardiovascular system: a review. J Clin Pathol. 2005;58:125–33.

28. Selvanayagam JB, Hawkins PN, Paul B, Myerson G, Neubauer S. Evaluation and management of cardiac amyloidosis. J Am Coll Cardiol. 2007;50:2101–10.
29. Ogmundsdóttir HM, Einarsdóttir HK, Steingrímsdóttir H, Haraldsdóttir V. Familial predisposition to monoclonal gammopathy of unknown significance, Waldenström's macroglobulinemia, and multiple myeloma. Clin Lymphoma Myeloma. 2009;9: 27–9.
30. Rapezzi C, Merlini G, Quarta CC, Riva L, Longhi S, Leone O, et al. Systemic cardiac amyloidosis. Disease profiles and clinical courses of the 3 main types. Circulation. 2009;120:1203–12.
31. Quarta CC, Buxbaum JN, Shah AM, Falk RH, Claggett B, Kitzman DW, Mosley TH, Butler KR, Boerwinkle E, Solomon SD. The amyloidogenic V122I transthyretin variant in elderly black Americans. N Engl J Med. 2015;372:21–9.
32. Hesse A, Altland K, Linke RP, Almeida MR, Saraiva MJ, Steinmetz A, Maisch B. Cardiac amyloidosis: a review and report of a new transthyretin (prealbumin) variant. Br Heart J. 1993;70:111–5.
33. Ruberg FL, Judge DP, Maurer MS. Familial amyloid cardiomyopathy due to TTR mutations: an underground cause of restrictive cardiomyopathy. Letter to the editor.J Card Fail. 2009;15:464.
34. Grunewald J. Genetics of sarcoidosis. Curr Opin Pulm Med. 2008;14:434–9.
35. Spagnolo P, Sato H, Grutters JC, Renzoni EA, Marshall SE, Ruven HJ, Wells AU, Tzouvelekis A, van Moorsel CH, van den Bosch JM, du Bois RM, Welsh KI. Analysis of BTNL2 genetic polymorphisms in British and Dutch patients with sarcoidosis. Tissue Antigens. 2007;70:219–27.
36. Pietrangelo A. Hereditary hemochromatosis – a new look at an old disease. N Engl J Med. 2004;350:2383–97.
37. Mehta A, Ricci R, Widmer U, Dehout F, Garcia de Lorenzo A, Kampmann C, Linhart A, Sunder-Plassmann G, Ries M, Beck M. Fabry disease defined: baseline clinical manifestations of 366 patients in the Fabry Outcome Survey. Eur J Clin Investig. 2004;34:236–42.
38. Howell RR, Byrne B, Darras BT, Kishnani P, Nicolino M, van der Ploeg A. Diagnostic challenges for Pompe disease: an under-recognized cause of floppy baby syndrome. Genitourin Med. 2006;8:289–96.
39. Kroos M, Pomponio RJ, van Vliet L, Palmer RE, Phipps M, Van der Helm R, Halley D, Reuser A. Update of the Pompe disease mutation database with 107 sequence variants and a format for severity rating. Hum Mutat. 2008;29:E13–26.
40. Sivasankaran S. Restrictive cardiomyopathy in India: the story of a vanishing mystery. Heart. 2009;95:9–14.
41. Mocumbi AO, Ferreira MB, Sidi D, Yacoub MH. A population study of endomyocardial fibrosis in a rural area of Mozambique. N Engl J Med. 2008;359:43–9.
42. Gleich GJ, Leiferman KM. Hypereosinophilic syndromes: current concepts and treatments. Br J Haematol. 2009;145:271–85.
43. Rioux JD, Stone VA, Daly MJ, Cargill M, Green T, Nguyen H, Nutman T, Zimmerman PA, Tucker MA, Hudson T, Goldstein AM, Lander E, Lin AY. Familial eosinophilia maps to the cytokine gene cluster on human chromosomal region 5q31-q33. Am J Hum Genet. 1998;63:1086–94.
44. Kleinfeldt T, Ince H, Nienaber CA. Hypereosinophilic syndrome: a rare case of Loeffler's endocarditis documented in cardiac MRI. Int J Cardiol. 2009;15.

9 线粒体心肌病

N. de Jonge，J. H. Kirkels
马懿　译

摘　要

线粒体疾病是能够影响几乎所有器官系统（如心脏、脑和骨骼肌）的一组异质性罕见病。大部分线粒体疾病是由核 DNA 中的突变引起，但约 15% 的线粒体疾病是由线粒体 DNA 中的突变引起，这使得遗传咨询更加困难。同时出现心肌病、耳聋、糖尿病、脑病和肌病提示线粒体疾病。

心肌病也可能是线粒体疾病的首发且唯一症状。例如，伴有肥厚型心肌病的 MELAS 综合征和伴有进行性传导系统障碍的 Kearns-Sayre 综合征。

引言

线粒体是氧化磷酸化（oxidative phosphorylation，OXPHOS）过程发生的场所，因此是细胞中的主要产能单位。OXPHOS 系统包含 5 种位于线粒体内膜上的酶复合物，其中复合物Ⅰ～Ⅳ产生线粒体呼吸链。该呼吸链产生的能量可通过复合物Ⅴ将二磷酸腺苷（ADP）变为三磷酸腺苷（ATP）。

心脏是一种能量依赖性器官，线粒体占心肌细胞体积的 20% ～ 40%（图 9.1）。线粒体的能量生成由核基因（99%）和线粒体基因（线粒体 DNA）

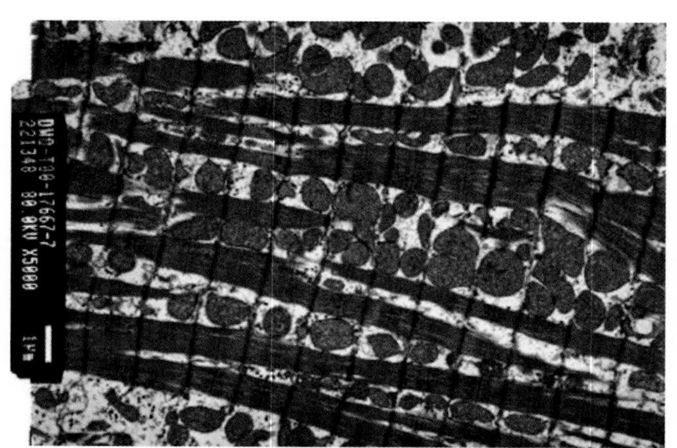

图 9.1　收缩肌丝间充满大量线粒体的心肌细胞

（1%）共同控制[1]。这些基因的突变可能会破坏 OXPHOS，并对极度依赖于能量产生的器官（如心脏、脑和骨骼肌）产生严重影响。由于肌病是常见的主要表现之一，线粒体疾病患者倾向于到神经科医生和儿科医生处就诊。然而，人们逐渐意识到线粒体疾病在心脏科中的重要性，因为心肌病可能是线粒体疾病的首发且唯一的临床表现。

线粒体 DNA（mtDNA）是一个 16.5 Kb 的环形双链 DNA，编码 13 个呼吸链亚基的多肽、28 个核糖体 RNA 和 22 个转运 RNA（tRNA）。所有线粒体基因产物均参与线粒体的能量产生，但如前所述，很多其他的呼吸链组分和线粒体调节蛋白均由核基因编码。因此，虽然线粒体疾病可由 mtDNA 中的突变导致，但更多情况下是由核 DNA 中的突变引起。

因此，在线粒体疾病中可观察到不同的遗传模式，mtDNA 仅限于母系遗传，而核 DNA 则遵循孟德尔遗传定律。mtDNA 的母系遗传是由于哺乳动物的卵子包含约 100 000 个线粒体和 mtDNA，而精子只含约 100 个 mtDNA[2]。

与核 DNA 相比，哺乳动物的 mtDNA 具有很高的突变率。每个细胞含有成百上千个线粒体，而每个线粒体含有很多 mtDNA 拷贝。因此，mtDNA 中的突变存在异质性，即一个细胞中存在两种或多种不同基因组（有或无突变），而由于线粒体增殖并在细胞分裂的过程中随机分布于子细胞中，两者间的比例可能会随时间而改变。也因为该过程，突变型 mtDNA 的比例在不同器官系统间，甚至在某种特定组织中存在显著差异，从而导致不同的临床表型及复杂多样的疾病严重程度和临床症状。心脏、中枢神经系统和骨骼肌对于能量代谢缺陷尤其敏感，因此常受累于线粒体疾病。

线粒体疾病中的表型-基因型相关性复杂：有相同临床综合征的患者不总携带相同的 mtDNA 突变。相反，同一突变可与多种不同的临床综合征相关[3]。

mtDNA 中的很多突变都可导致心肌病，大多为肥厚型心肌病（HCM），但扩张型心肌病（DCM）和左心室致密化不全（LVNC）也可能发生[4]。其他综述总结了心肌病患者中的已知突变列表，其中部分列于表 9.1[5]。

除 mtDNA 突变外，许多编码线粒体蛋白的核基因突变也可能导致心肌病。例如，共济蛋白（线粒体转运蛋白）的基因突变可导致 Friedreich 共济失调（这是一种以进行性共济失调、构音障碍和肥厚型心肌病为特征的常染色体隐性遗传神经退行性疾病），以及编码蛋白 tafazzin 的基因突变可导致 Barth 综合征（一种以扩张型心肌病、骨骼肌病、周期性中性粒细胞减少和生长迟缓为特征的 X 连锁新生儿疾病）。更多与心肌病相关的线粒体疾病详见其他文献[1]。表 9.2 中列出了线粒体疾病中最常见的心脏表现。

很多线粒体疾病在患者 1 岁前就会显现出来。目前报道的线粒体疾病中，心肌病的发生率为 17% ～ 40%，而在儿童和年轻人中线粒体心肌病的发病率估计至少为 1/50 000[4, 6]。与不累及心脏的线粒体疾病患儿相比，线粒体心肌病患儿发病更早、更严重，且死亡率更高[7]。一项研究表明，71% 的线粒体心肌病患者死亡或进行心脏移植，而仅有 26% 无心肌病的线粒体疾病患者具有同样的结局[6]。线粒体疾病患者发生主要恶性心血管事件的危险因素包括心室内传导阻滞、左束支传导阻滞（LBBB）、右束支传导阻滞（RBBB）、左前分支阻滞（left anterior fascicular block，LAFB）、糖尿病、室性期前收缩（> 15 次 / 小时）和左心室肥大[8]。

如前所述，线粒体疾病中的心脏受累通常是 OXPHOS 紊乱的多系统临床表现的一部分。需注

表 9.1　与心脏病相关的特异性线粒体 DNA（mtDNA）点突变（Adapted from Marin-Garcia[5]）

基因	位点	心脏表型
tRNA 突变		
Leu	3243 A- > G	DCM
Leu	3260 A- > G	成年期发病的心动过速
Leu	3303 C- > T	致死性婴儿期心肌病
Leu	3254 C- > G	HCM
Leu	12997 T- > C	DCM
Ile	4300 A- > G	成年期发病的 HCM
Ile	4317 A- > G	致死性婴儿期心肌病
Ile	4320 C- > T	致死性婴儿期心肌病
Ile	4269 A- > G	成年期发病，18 岁出现心力衰竭
Ile	4295 A- > G	HCM
Ile	4284 G- > A	心肌病
Lys	8363 G- > A	HCM
Lys	8334 A- > G	HCM
Lys	8269 A- > G	HCM
Lys	8348 A- > G	HCM
Gly	9997 T- > C	室性心律失常、HCM
Cys	5814 A- > G	HCM
Ala	5587 T- > C	DCM
Arg	10415 T- > C	DCM
Arg	10424 T- > C	致死性 DCM
rRNA 突变		
12 s	1555 A- > G	心肌病
16 s	3093 C- > G	心肌病
结构性基因突变		
Cytb	14927 A- > G	HCM
Cytb	15236 A- > G	DCM
Cytb	15508 C- > G	DCM
Cytb	15509 A- > C	致死性出生后心肌病
Cytb	15498 G- > A	组织细胞样心肌病
CO Ⅰ	6860 A- > C	DCM
CO Ⅱ	7923 A- > G	DCM
CO Ⅲ	9216 A- > G	DCM
ND5	14069 C- > T	DCM
ATPase6	8993 T- > G	Leigh 综合征 /HCM

DCM，扩张型心肌病；HCM，肥厚型心肌病

表 9.2　线粒体疾病的心脏表现

肥厚型（非梗阻性）心肌病		
扩张型心肌病		
左心室致密化不全		
左心室肥大		
预激综合征		
长 QT 综合征		
室性心动过速		
左前分支阻滞		
右束支传导阻滞		
完全性房室传导阻滞		
二尖瓣脱垂		

意，看似是孤立性心脏病却可能是线粒体疾病的临床症状。一项研究表明，这种情况存在于约 10% 的患者中[9]。此外，也有报道在 4 例表现为孤立性 HCM 的患者中发现新的 mtDNA 突变（m.8528T > C），进一步强调 OXPHOS 缺陷可能是孤立性心肌病的潜在诱因[7]。

本章将会详细介绍两种综合征：线粒体肌病、脑病、乳酸酸中毒和卒中样发作（mitochondrial myopathy，encephalopathy，lactic acidosis，and stroke-like episodes，MELAS）及 Kearns-Sayre 综合征。

MELAS 综合征

这是一种表现为线粒体肌病、脑病、乳酸酸中毒和复发性卒中样发作的多系统临床综合征[10]。MELAS 综合征最常见的致病基因突变是编码线粒体 tRNA(Leu) 的第 3243 位碱基处腺嘌呤到鸟嘌呤的转换（m.3243A > G）[11]。至少还有 29 个特异性点突变与 MELAS 综合征相关[12]。这些突变可引起 OXPHOS 损伤，从而导致线粒体无法产生足够的 ATP 来满足细胞的能量需求。这使细胞转向产生乳酸，导致全身性乳酸酸中毒。

由于疾病的严重程度和临床表现复杂多样且确诊困难，因此难以评估 MELAS 综合征的发病率。估计与神经肌肉病［如进行性假肥大性肌营养不良（DMD）］的发病率（18/100 000）类似[12]。

MELAS 综合征的临床特点复杂多样，但绝大部分患者可通过 40 岁前卒中样发作、以癫痫和（或）痴呆为特征的脑病及乳酸酸中毒进行诊断。尽管部分患者可能很晚发病，但大部分患者的发病年龄为 2 ～ 20 岁[10]。其他 MELAS 综合征相关的临床症状包括听力丧失、偏头痛、外周神经病、抑郁症、学习障碍、生长障碍、糖尿病、胃肠道症状、肾受累和肌病。

据报道，MELAS 综合征中心脏受累占 18% ～ 100%[13-15]。虽然也有心脏扩张的报道，但非梗阻性向心性肥大是最常见的病理表现，也可认为是 HCM 的最初临床表现。LVH 似乎与左心室扩张呈正相关，但与收缩功能呈负相关[16]。心肌病实际上可能是 MELAS 综合征患儿的最初临床表现。据报道，17% 的 MELAS 综合征患者存在 Wolff-Parkinson-White（WPW）综合征[13, 17]。

临床怀疑为线粒体疾病主要是根据不同系统器官相关的临床症状组合。另一方面，心肌病可能是线粒体疾病的唯一临床表现，特别是在幼儿中。

绝大部分患者的实验室检查会表现为乳酸酸中毒。典型的 MELAS 综合征患者的头颅 MRI 会表现为枕叶和顶叶的非对称性病变，与缺血的表现类似，但不局限于某个特定的血管区。

心电图可能出现提示心肌病的特异性异常，如 LVH、胸前导联 T 波倒置、电轴左偏和 QTc 间期延长[6]。超声心动图检查是证明线粒体疾病心脏受累的必要措施。除 LVH 外，可见舒张和收缩功能不全。

大部分患者的肌肉活检表现为红纤维破碎：通过 Gomori 三色染色或琥珀酸半醛脱氢酶染色可见肌纤维膜下的线粒体物质沉积[12, 14]。

心脏的超微结构分析可见异常且明显增大的线粒体。

不同的取样组织间存在显著异质性，使 mtDNA 突变的分子诊断变得复杂。肌肉细胞中可检测到的突变不一定能在常规被用于 DNA 分析的白细胞中检出。因此，尿沉渣细胞和口腔黏膜可被作为更好的 DNA 分析样品[18]。

目前尚无针对线粒体心肌病的特异性治疗，虽然有人认为使用 1- 精氨酸和辅酶 Q10 并补充维生素可能有益[12]。在其他类型的心肌病中，可采用常规的心力衰竭治疗，包括利尿剂、ACEI 和 β 受体阻滞剂。对于难治性心力衰竭，尽管有最佳药物治疗方法，但在特定患者中可考虑进行心脏移植[19]。这就需要对心脏外器官的受累情况进行广泛评估，特别是关于复发性卒中、痴呆和肌肉萎缩等潜在禁忌证的评估。

此外，心脏移植和其他手术通常伴有围术期风险的显著升高，特别是卒中、昏迷、癫痫、呼吸衰竭和心律失常[20]。围术期管理包括大量输液、静脉给予葡萄糖和严格控制体温和 pH 值。由于患者体内的乳酸过量，应避免使用林格液。麻醉剂可能会增加这些患者对活性氧类（reactive oxygen species，ROS）和凋亡的易感性，从而导致神经中毒。一般来说，既往有 MELAS 综合征患者对麻醉剂敏感性增加的报道，这需要在手术过程中对剂量进行调整并仔细管理，包括最适氧合[20]。

总之，考虑到心肌受累的高发生率，所有 MELAS 综合征患者均应进行常规心脏检查以对心脏受累的治疗和预后结局进行评估。此外，早发的 HCM 患者也应考虑线粒体疾病，尤其当患者存在身材矮小、癫痫、轻偏瘫、偏盲或皮质盲时。MELAS 综合征为母系遗传，但其基因型-表型的相关性复杂，这也阻碍了遗传咨询在该综合征中的作用。

Kearns-Sayre 综合征（KSS）

该线粒体疾病的临床特征为进行性眼外肌麻痹导致的上睑下垂和视网膜色素变性。KSS 的其他临床表现包括身材矮小、小脑症状、听力丧失、精神发育迟缓、前庭系统功能障碍、青春期延迟和脑脊髓液中蛋白质含量升高。典型的发病年龄是 20 岁前。该病的进展可伴有近端肌病[21]。

心脏病理改变包括希氏束下阻滞（infra-His block）引起的传导系统障碍，从而导致完全性房室传导阻滞（AVB）、RBBB 或 LAFB[22-23]。这些传导系统缺陷可能进展迅速，并导致急性心脏性死亡。曾有患者在 10 个月内从心电图正常转变为完全性 AVB 的报道[24]。部分 KSS 患者可能会表现为完全性心脏传导阻滞[25]。因此，早期植入起搏器似乎可改善患者的生存率，但目前尚未对预防性植入的筛选标准进行明确定义。与神经肌肉病（如 KSS）相关的三度和二度房室传导阻滞晚期患者（无论是否有临床症状）均可作为植入永久起搏器的Ⅰ类适应证[26]。由于完全性 AVB 的进展迅速，若 KSS 患者存在 1 处分支阻滞，即建议进行起搏器的预防性植入[27]。建议心电图正常的患者，至少每年进行 1 次心电图随访。

虽然传导系统缺陷是构成 KSS 的主要心脏问题，但少数患者也有心肌病的报道[28]。由于进行早期起搏器植入治疗可延长患者寿命，故 KSS 患者中心肌病的发生率可能会增加[27]。

与母系遗传且由 mtDNA 中单个点突变引起的 MELAS 综合征相反，KSS 的遗传分析通常表现为 mtDNA 的大片段缺失，且大部分患者为散发病例[23, 29]。该综合征患者的早期死亡常与 AVB 引起的心脏性猝死相关，而及时的起搏器植入可预防猝死。

总结

线粒体疾病是一组会影响几乎所有系统器官、可在婴儿期和成年早期至中年期发病的异质性疾病。大部分线粒体疾病由核 DNA 突变引起，目前已鉴定出一些突变。约 15% 是由 mtDNA 突变引起。其他综述对突变进行了总结，并定期在 MitoMap（www.mitomap.org/MITOMAP）上更新相关的基因列表[1]。

当患者表现为进行性多系统受累，但无法明确归入任何一类已知疾病时，应将线粒体疾病纳入鉴别诊断。同时出现心肌病、耳聋、糖尿病、脑病和肌病提示为线粒体疾病[21]。也有人提出了线粒体疾病的诊断流程[1, 30]。

心肌病可能是 MELAS 综合征患者的主要临床表现，也是该综合征致死的原因之一，因此对于心脏科医生来说非常重要。同样，进行性传导系统障碍对于 KSS 患者至关重要，因为患者可能需要进行起搏器植入来预防猝死。

除了这些已明确的疾病，还存在很多其他疾病，而其临床表型常相互重叠，使得疾病的鉴别诊断更为复杂。

鉴于上述因素，线粒体疾病的遗传咨询存在困难。携带 mtDNA 突变的男性患者将疾病传递给后代的可能性微乎其微。女性携带者的风险则依赖于其异质性水平，但仍然难以在日常的临床工作中提供建议。

众所周知，线粒体疾病的诊断非常困难且依赖于排除诊断，考虑到其潜在的治疗管理，不仅与心脏病相关且更多地涉及常规操作（如手术中减少麻醉），其诊断非常重要。

要点总结

- 线粒体疾病较为罕见，核 DNA 和线粒体 DNA 的突变均可致病，使其遗传咨询更为困难。
- 心肌病、耳聋、糖尿病、脑病和肌病同时出现提示线粒体疾病。
- 心肌病可能是首发且唯一的临床表现。
- 伴有 HCM 的 MELAS 综合征和伴有进行性传导系统障碍的 Kearns-Sayre 综合征是两种线粒体疾病。

参考文献

1. Brunel-Guitton C, Levtova A, Sasarman F. Mitochondrial diseases and cardiomyopathies. Can J Cardiol. 2015;31:1360–76.
2. Wallace DC. Mitochondrial defects in cardiomyopathy and neuromuscular disease. Am Heart J. 2000;139:S70–85.
3. Ashizawa T. What is Kearns-Sayre syndrome after all? Arch Neurol. 2001;58:1053–4.
4. Scaglia F, Towbin JA, Craigen WJ, et al. Clinical spectrum, morbidity, and mortality in 113 pediatric patients with mitochondrial disease. Pediatrics. 2004;114:925–31.
5. Garcia J-M, Goldenthal MJ. Understanding the impact of mitochondrial defects in cardiovascular disease: a review. J Card Fail. 2002;8:347–61.
6. Holmgren D, Wahlander H, Eriksson BO, Oldfors A, Holme E, Tulinius M. Cardiomyopathy in children with mitochondrial disease. Eur Heart J. 2003;24:280–8.
7. Ware SM, El-Hassan N, Kahler SG, et al. Infantile cardiomyopathy caused by a mutation in the overlapping region of mitochondrial ATPase 6 and 8 genes. J Med Genet. 2009;46:308–14.
8. Wahbi K, Bougouin W, Béhin A, et al. Long-term cardiac prognosis and risk stratification in 260 adults presenting with mitochondrial diseases. Eur Heart J. 2015;36:2886–93.
9. Yaplito-Lee J, Weintraub R, Jamsen K, et al. Cardiac manifestations in oxidative phosphorylation disorders of childhood. J Pediatr. 2007;150:407–11.
10. Pavlakis SG, Phillips PC, DiMauro S, De Vivo DC, Rowland LP. Mitochondrial myopathy, encephalopathy, lactic acidosis, and strokelike episodes: a distinctive clinical syndrome. Ann Neurol. 1984;16:481–8.
11. Goto Y, Nonaka I, Horai S. A mutation in the tRNA (Leu) (UUR) gene associated with the MELAS subgroup of mitochondrial encephalomyopathies. Nature. 1990;348:651–3.
12. Sproule D, Kaufman P. Mitochondrial encephalopathy, lactic acidosis and strokelike episodes. Basic concepts, clinical phenotype, and therapeutic management of MELAS syndrome. Ann N Y Acad Sci. 2008;1142:133–58.
13. Hirano M, Pavlakis SG. Mitochondrial myopathy, encephalopathy, lactic acidosis, and strokelike episodes (MELAS) current concepts. J Child Neurol. 1994;9:4–13.
14. Vydt TCG, de Coo RFM, Soliman OII, ten Cate FJ, van Geuns RJM, et al. Cardiac involvement in adults with m.3242A>G MELAS gene mutation. Am J Cardiol. 2007;99:264–9.
15. Wortmann SB, Rodenburg RJ, Backx AP, Schmitt E, Smeitink JAM, Morava E. Early cardiac involvement in children carrying the A3243G mtDNA mutation. Acta Paediatr. 2007;96:450–1.
16. Okajima Y, Tanabe Y, Takayanagi M, Aotsuka H. A follow up study of myocardial involvement in patients with mitochondrial encephalomyopathy, lactic acidosis and stroke-like episodes (MELAS). Heart. 1998;80:292–5.
17. Sproule DM, Kaufmann P, Engelstad K, et al. Wolff-Parkinson-White syndrome in patients with MELAS. Arch Neurol. 2007;64:1625–7.
18. Shanske S, Pancrudo J, Kaufmann P, et al. Varying loads of mitochondrial DNA A3243G mutation in different tissues: implications for diagnosis. Am J Med Genet. 2004;130A:134–7.
19. Bhati RS, Sheridan BC, Mill MR, Selzman CH. Heart transplantation for progressive cardiomyopathy as a manifestation of MELAS syndrome. J Heart Lung Transplant. 2005;24:2286–9.
20. Muravchick S. Clinical implications of mitochondrial disease. Adv Drug Deliv Rev. 2008;60:1553–60.
21. Finsterer J. Mitochondriopathies. Eur J Neurol. 2004;11:163–86.
22. Roberts NK, Perloff JK, Kark RAP. Cardiac conduction in the Kearns-Sayre Syndrome (a neuromuscular disorder associated with progressive external ophthalmoplegia and pigmentary retinopathy). Am J Cardiol. 1979;44:1396–400.
23. Anan R, Nakagawa M, Miyata M, Higuchi I, Nakao S, et al. Cardiac involvement in mitochondrial diseases. A study on 17 patients with documented mitochondrial DNA defects. Circulation. 1995;91: 955–61.
24. Welzing L, von Kleist-Retzow JC, Kribs A, et al. Rapid development of life-threatening complete atrioventricular block in Kearns-Sayre syndrome. Eur J Pediatr. 2009;168:757–9.
25. Chawla S, Coku J, Forbes T, Kannan S. Kearns-Sayre syndrome presenting as complete heart block. Pediatr Cardiol. 2008;29: 659–62.
26. Epstein AE, DiMarco JP, Ellenbogen KA, et al. ACC/AHA/HRS 2008 guidelines for device based therapy of cardiac rhythm abnormalities. J Am Coll Cardiol. 2008;51:e1–e62.
27. Charles R, Holt S, Kay JM, et al. Myocardial ultrastucture and the development of atrioventricular block in Kearns-Sayre syndrome. Circulation. 1981;63:214–9.
28. Channer KS, Channer JL, Campbell MJ, Russel RJ. Cardiomyopaty in the Kearns-Sayre syndrome. Br Heart J. 1988;59:486–90.
29. Limongelli G, Tome-Esteban M, Dejthevaporn C, et al. Prevalence and natural history of heart disease in adults with primary mitochondrial respiratory chain disease. Eur J Heart Fail. 2010;12: 114–21.
30. Bates MGD, Bourke JP, Giordano C, et al. Cardiac involvement in mitochondrial DNA disease: clinical spectrum, diagnosis and management. Eur Heart J. 2012;33:3023–33.

第三部分

遗传性心律失常综合征

10 长 QT 综合征

Yanushi D. Wijeyeratne，Elijah R. Behr
汪道武　李宗哲　陈鹏　译

摘　要

先天性长 QT 综合征（long QT syndrome，LQTS）是一种易发生致死性室性心律失常和猝死的遗传性心律失常综合征。该病是由心脏动作电位复极相时程延长所致，可表现为体表心电图上心率校正的 QT 间期（QTc 间期）延长。本章将结合近期临床进展回顾 LQTS 的临床表现、诊断、管理原则及分子遗传学，并重点介绍 LQTS 最常见的 3 种类型——LQT1、LQT2 和 LQT3。

引言

LQTS 最早被描述为伴随神经性耳聋的呈常染色体隐性遗传的 Jervell-Lange-Nielsen 综合征和呈常染色体显性遗传的 Romano-Ward 综合征[1-3]。

直到 20 世纪 90 年代，通过连锁分析定位及随后在编码心脏离子通道的特定基因上检测到致病突变，LQTS 的分子机制才开始得以阐明[4-8]。

基于一项纳入近 45 000 例意大利新生儿的心电图和靶向基因检测的大型研究，估计在高加索人群中 LQTS 的患病率为 1：2500 ～ 1：2000[9]。然而，普通人群临床诊断的患病率可能小于 1：2000。这是由于该病的外显率不全导致大部分致病突变携带者几乎终身无明显症状，因而免于检测和诊断。另一方面，该病的首发症状可能是致死性心律失常，仅能通过尸检确诊。实际上，LQTS 是尸检阴性猝死中最常见的致死原因之一，也被称为心律失常性猝死综合征（sudden arrhythmic death syndrome，SADS），可解释高达 20% 的病例[10-12]。LQTS 病例在全球范围内均有报道，但在黑人中报道较少[13]。

病理生理学

LQTS 最常见的致病原因是编码慢整流电流（I_{Ks}）和快整流电流（I_{KR}）的心脏钾通道基因发生功能失去突变，从而导致外向钾电流减少及动作电位时程（action potential duration，APD）延长。离子通道功能障碍继发于两种不同的生物物理学机制。第一种是离子通道无法正常组装而无法运输到细胞膜上，从而导致单倍剂量不足。另一种是缺陷的离子通道可成功运输到细胞膜上，导致显性负效应（钾通道 α 亚基通常形成四聚体，突变的通道蛋白拮抗野生型蛋白）。影响心脏钠通道及与其相互作用的蛋白质的功能获得突变可通过增加晚期内向钠电流（late I_{Na}）延长 APD 平台期，功能获得突变偶尔也会以类似机制影响钙通道（I_{CaL}）。图 10.1 描绘了不同遗传性心律失常综合征中涉及的心脏离子通道及其他相关蛋白质，且不仅限于 LQTS[14]。

分子遗传学

随着过去 20 年间分子遗传学的不断发展，已找到 15 个 LQTS 相关致病基因，并揭示了一些潜

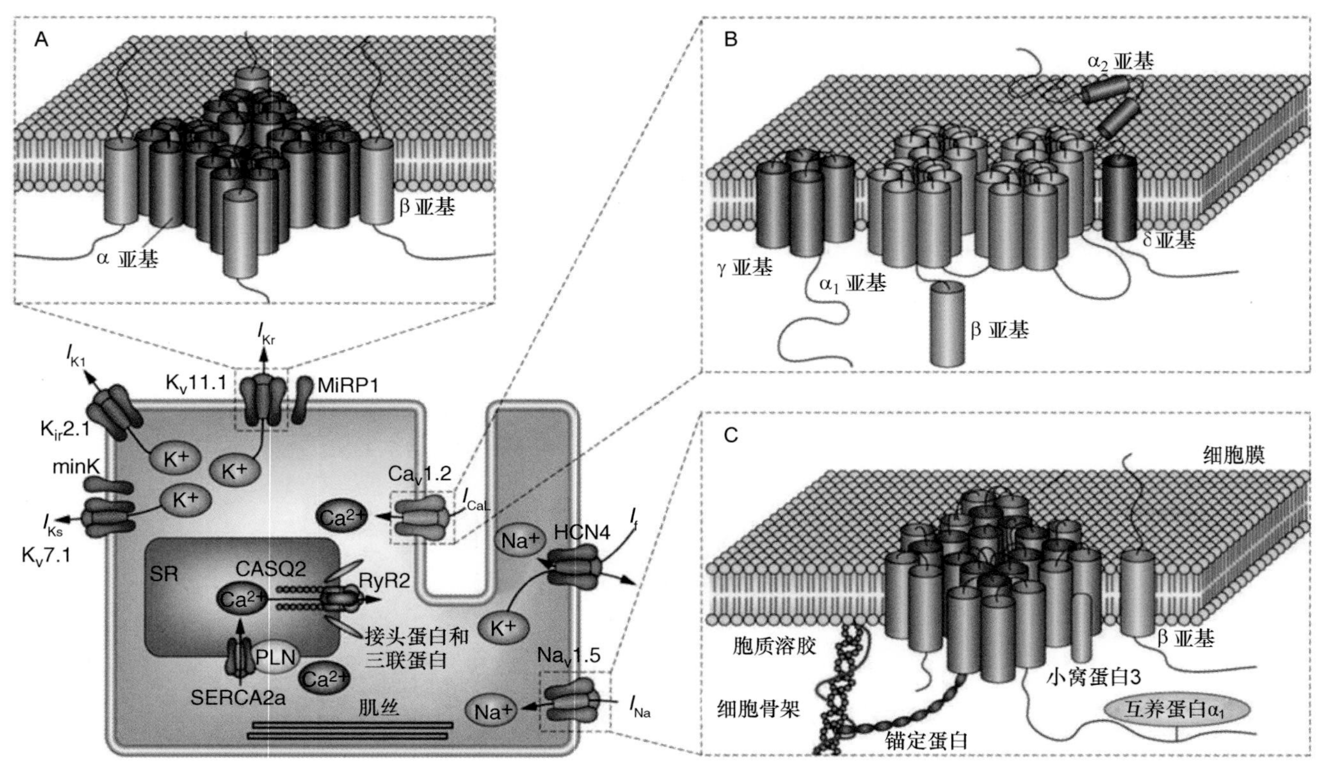

图 10.1 导致不同离子通道病及其相关蛋白质功能异常的编码基因突变。钾离子通道（I_{Kr}）（**A**）、钙离子通道（I_{CaL}）（**B**）、钠离子通道（I_{Na}）（**C**）的结构及亚基示意图。CASQ2，集钙蛋白 2；PLN，心脏受磷蛋白；RyR2，雷诺丁受体 2；SERCA2a，肌质网 / 内质网钙 ATP 酶 2a；SR，肌质网。（Reproduced with permission from Wilde and Behr [14]）。

在的分子机制。80% ～ 85% 临床确诊的 LQTS 患者可找到明确的致病突变，但仍有 15% ～ 20% 的确诊患者无法明确遗传学病因（尽管已进行标准化临床基因检测，但仍未找到致病突变）。

LQT1、LQT2 和 LQT3 分别由 *KCNQ1*、*KCNH2*、*SCN5A* 基因的致病突变所致，可解释 90% 以上已找到遗传学病因的患者。此外，β 亚基、细胞膜骨架蛋白或与心脏离子通道相互作用的蛋白编码基因也被认为与一些罕见类型的 LQTS 相关，但仅见于少数家系或散发病例中[14-15]。

超过 70% 的 LQTS 患者由错义突变致病，其余的致病突变类型还包括移码突变（10%）、剪接位点突变、非移码插入缺失突变[16-17]。绝大多数已报道的致病突变位于外显子（基因的编码区）上，但也有影响基因表达的非编码区域致病突变和基因组中大片段重排致病的报道[18]。

表 10.1 总结了 LQTS 的已知致病基因。

LQTS 中的心律失常机制

多形性室性心动过速（VT）或尖端扭转型室性心动过速（torsades de Pointes，TdP）是与 LQTS 相关的典型室性心律失常。TdP 可自限性导致晕厥，但也可快速恶化为心室颤动（VF）和心脏停搏。

TdP 通常由室性期前收缩诱发。心室肌复极化的空间离散度增加使单向传导受阻。这会导致形成折返，引发心律失常。这种由室性期前收缩引起的折返可呈间歇依赖性，也可无须先前的间歇来诱发[20-21]。

间歇依赖性 TdP 通常发生于 LQT2，亦可见于 LQT3[21]。它始于细胞复极化延长，即“早期后除极”（early afterdepolarizations，EAD）[22-23]。当初始的缓慢心率加快或“短-长-短”顺序前有 R-R 间期时可诱发 EAD[21，24]。动作电位平台期延长及钠-钙交换电流增强使 L 型钙电流在复极完成前被再激活，因此产生 EAD[22]。相反，早期动物模型实验提示 LQT1 中的 TdP 可被“延迟后除极”（delayed afterdepolarization，DAD）诱发，DAD 继发于心率较快时的细胞内钙超载，是慢激活延迟整流钾电流（I_{Ks}）受阻的结果。犬类心肌标本的相关实验数据也显示，I_{Ks} 受阻时，β 受体的激活强化了 APD 的跨壁离散度[20]。近期，另一种动物模型的实验数据提示，LQT1 中的 TdP 可由右心室壁的

表 10.1　LQTS 的相关基因

LQTS 亚型	基因	基因座	频率（%）	受累蛋白	生理功能	主要受累电流	功能性影响
LQT1	*KCNQ1*	11p15.5-p15.4	40 ～ 55	Kv7.1	α 亚基	I_{Ks}	功能失去
LQT2	*KCNH2*	7q36.1	30 ～ 45	Kv11.1	α 亚基	I_{Kr}	功能失去
LQT3	*SCN5A*	3p22.2	5 ～ 10	Nav1.5	α 亚基	I_{Na}	功能获得
LQT4	*ANK2*	4q25-q26	＜ 1	ANK2	支架蛋白	I_{Na} 及其他	功能失去
LQT5	*KCNE1*	21q22.12	＜ 1	MinK	β 亚基	I_{Ks}	功能失去
LQT6	*KCNE2*	21q22.11	＜ 1	MIRP1	β 亚基	I_{Kr}	功能失去
LQT7	*KCNJ2*	17q24.3	＜ 1	Kir2.1	α 亚基	I_{K1}	功能失去
LQT8	*CACNA1C*	12p13.33	＜ 1	CaV1.2	α 亚基	I_{Ca}	功能获得
LQT9[a]	*CAV3*	3p25.3	＜ 1	小窝蛋白 3	支架蛋白	I_{Na}	功能获得?
LQT10	*SCN4B*	11q23.3	＜ 1	Nav β 4	β 亚基	I_{Na}	功能失去
LQT11	*AKAP9*	7q21.2	＜ 1	Yotiao	ChIP	I_{Ks}	功能失去
LQT12	*SNTA1*	20q11.21	＜ 1	互养蛋白 α_1	ChIP	I_{Na}	功能失去
LQT13	*KCNJ5*	11q24.3	＜ 1	Kir3.4	跨膜结构域	I_{KACh}	功能失去
LQT14	*CALM1*	14q32.11	＜ 1	钙调蛋白	Ca^{2+}结合蛋白	——	功能失去
LQT15	*CALM2*	2p21	＜ 1	钙调蛋白	Ca^{2+}结合蛋白	——	功能失去

[a] 有争议的数据[19]

局灶性刺激引发，这可能是由 EAD 或 DAD 诱发，并由复杂的双心室兴奋动力学维持[25]。

与普通人群相比，房性心律失常（特别是心房颤动）常见于年轻的 LQTS 患者。心房颤动的发病机制可能是心房复极和不应性异常[26-28]。

临床表现

LQTS 的主要临床表现包括偶然发现或家族筛查时发现的心律失常事件和独特的心电图特征。有症状个体可能表现出晕厥（无前兆或神经系统相关症状的原因不明的意识丧失）、记录到的 VT/VF 和（或）心脏停搏。评估时应仔细鉴别心源性晕厥和其他与 LQTS 诊断可能无关的病因所致的晕厥，这也是诊断和鉴别诊断的难点所在。

基因型-表型关联

LQTS 的典型临床表型根据基因型的不同而有所差异。

LQT1 患者在进行体力活动（尤其是游泳和潜水）或情绪激动时，发生室性心律失常的风险较高。正常情况下，I_{Ks} 电流是由肾上腺素能应激而激活，从而在快速心率时缩短心室复极周期。LQT1 患者 I_{Ks} 电流减弱导致对肾上腺素的刺激产生异常反应，使快速心率时动作电位缩短不足。这表现为运动中及运动后恢复早期出现的进行性 QTc 间期延长[21,24]。患者游泳及潜水时风险的增加可能与“潜水反射”时的自主神经功能改变相关[29]。

LQT2 患者的心律失常事件通常与声音刺激相关，尤其是突然的巨响，如闹铃。I_{Ks} 电流受 α 受体和 β 受体刺激的调控，因此在突发刺激及声音刺激时发生心律失常的概率会增加[30]。

LQT3 患者动作电位平台期的晚期内向钠电流增强导致复极化延长，缓慢心率时尤为显著。因此，LQT3 患者在睡眠时发生心律失常的风险最高，而运动时的校正 QTc 间期反而会缩短。推测可能是由于 LQT3 患者存在持续性晚期内向钠电流（I_{Na}），快速心率时 Na^+在心肌细胞中蓄积使得 Na^+梯度降低而导致。这种梯度的降低对动作电位平台期的影响最为显著，导致 APD 在快速心率时缩短[31]。此外，正常的 I_{Ks} 电流会保护 LQT2 和 LQT3 患者在体育活动时免于发生室性心律失常[32-33]。有些 LQT3 突变可能也会导致由于伴发电流密度和（或）峰电流减少而造成的与 Brugada 综合征或进行性心脏传导系统缺陷重叠的临床表型[34-35]。表 10.2 总结了 LQT1 ～ 3 的一些独特临床表现。

外显率不全在 LQTS 中很常见，隐匿性突变携带者既无临床症状，也无 LQTS 的心电图表现[13]。这种基因型-表型不匹配可能是由年龄或性别相关的外显率、遗传修饰因子或环境因素导致。有研究提出，自主神经功能的差异可能会导致相同突变携带者间呈现不同的临床表型[36]。

自然病史

LQTS 患者首次心血管事件的发生似乎与其年龄、性别、QT 间期延长的程度相关。特别是男性儿童患者和女性成人患者的风险更大。早期数据提示，基因型也可进行风险预测。例如，早期注册研究的数据表明，即使接受了治疗，LQT3 患者仍有较高的致死事件发生率，尤其是在首次发作的情况下[37]。男性 LQT1 患者比女性患者更早发生心血管事件，且 LQT1 患者通常在年轻时就会发生心血管事件，多数患者在 20 岁前发生第一次心血管事件（晕厥、心脏停搏复苏或猝死）[33]。然而，其他数据提示，在 40 岁前发生首次心血管事件的患者中，LQT2 和 LQT3（42% ～ 45%）比 LQT1（30%）多[38]。近期的 LQT 注册研究数据提示，尽管基因型可影响个体心血管事件的发生率，但在全因心律失常死亡率中发挥的作用较以上主要因素小。一个例外是女性 LQT2 致病突变携带者比其他基因型的风险更高[39-40]。

据估计，未经治疗的有症状的 LQTS 患者 10 年全因死亡率约为 50%[41]。

表 10.2　LQT1、LQT2 和 LQT3 的典型临床表现

	LQT1	LQT2	LQT3
心血管事件发生的典型环境	体力活动 / 游泳	突然响亮的噪声	睡眠
童年期发生心血管事件	++	+	罕见
40 岁前发生心血管事件	+++	++	++
典型 T 波形态	宽基底，T 波延长	振幅小、宽、有切迹和（或）双峰	较长的等电位线伴晚出现的 T 波
运动时 QTc 间期缩短	减弱	正常	增强
β 受体阻滞剂的疗效	+++	++	++

诊断

图 10.2 总结了近期美国心律学会（Heart Rhythm Society，HRS）/ 欧洲心律协会（European Heart Rhythm Association，EHRA）/ 亚太心律学会（Asia Pacific Heart Rhythm Society，APHRS）对于 LQTS 诊断的共识建议。欧洲心脏病学会（ESC）2015 年发布的指南推荐更宽松的临床诊断标准（LQTS 风险评分＞ 3 分；不同心电图中 QTc 间期≥ 480 ms 或不同心电图中 QTc 间期≥ 460 ms 伴原因不明的晕厥）[42]。这些推荐的证据等级为 Ⅰ c ～ Ⅱ a。两个指南均认为，存在一个明确的 LQTS 致病突变足以诊断该病（表 10.3）。

鉴别诊断

当诊断 LQTS 时，必须通过经胸超声心动图排除结构性心脏病，必要时需行心脏 MRI。一些遗传性和获得性心肌病本身就可导致 QTc 间期延长[45-47]。

其他需要考虑的疾病包括血管迷走性晕厥、儿茶酚胺敏感性多形性室性心动过速（CPVT）及癫

LQTS 诊断的专家共识建议

1. 可诊断 LQTS：
   a）LQTS 风险评分≥ 3.5（表 10.3）且无 QT 间期延长的继发原因，和（或）
   b）存在 1 个 LQTS 基因中的明确致病突变，或
   c）不同 12 导联心电图中用心率经 Bazett 公式校正后的 QTc 间期≥ 500 ms 且无 QT 间期延长的继发原因
2. 可考虑诊断 LQTS：不同 12 导联心电图中 QTc 间期为 480 ～ 499 ms，患者无致病突变且无引起 QT 间期延长的继发原因，但有原因不明的晕厥。

图 10.2　目前 HRS/EHRS/APHRS 专家共识建议的 LQTS 诊断标准（Reproduced with permission from Priori et al.[13]）

表 10.3　Schwartz LQTS 风险评分[43]

			得分
心电图表现[a]			
A	QTc 间期[b]	≥ 480 ms	3
		460 ～ 479 ms	2
		450 ～ 459 ms（男性）	1
B	运动负荷试验后恢复第 4 分钟 QTc 间期[b] ≥ 480 ms		1
C	尖端扭转型室性心动过速[c]		2
D	T 波交替		1
E	3 个导联中有 T 波切迹		1
F	心率在该年龄段偏低[d]		0.5
病史			
A	晕厥	运动	2
		无运动	1
B	先天性耳聋		0.5
家族史			
A	有家族成员确诊为 LQTS[e]		1
B	直系亲属 30 岁前出现原因不明的心脏性猝死[e]		0.5

≤ 1 分：LQTS 可能性低；1.5 ～ 3 分：LQTS 可能性中等；≥ 3.5 分：LQTS 可能性高

[a] 无已知可影响这些心电图特征的药物或疾病

[b] 使用 Bazett 公式计算 QTc 间期，$QTc = QT/\sqrt{RR}$

[c] 相互排斥

[d] 静息心率低于该年龄段的第二个百分位数

[e] 同一个家族成员不能同时计入 A 和 B

Reproduced with permission from Schwartz and Ackerman[44]

痫，尤其是当有症状患者表现为临界 QTc 间期时。特别是当患者运动时室性期前收缩增加但 QTc 间期处于正常或临界值时，应怀疑 CPVT。

晕厥合并抽搐时易被误诊为癫痫，同样，缺少癫痫的继发表现也会被误诊为心源性晕厥。因此，当无法准确判断时，寻求神经病学专家的意见可能有帮助。其他晕厥发作的鉴别诊断还包括血管迷走性晕厥，其发生前可能有体位改变或与其他生理情况相关，如排尿、情绪激动、脱水或环境因素（如应激或炎热）。采集包括旁系家族史在内的临床症状和发病的详细情境、体格检查（如姿势改变前后的血压）、必要时进行倾斜试验，都有助于判断该事件是否可被认为是心血管事件，即患者是否有 LQTS 症状。

应仔细询问病史以排除 QTc 间期延长药物导致的获得性 LQTS，或继发于并发症、代谢病或进食障碍相关的电解质紊乱。可使 QTc 间期延长的药品种类繁多，包括心血管用药和非心血管用药。在约 10% 的药物诱导的 TdP 病例中，可发现先天性 LQTS[48-49]。导致 QTc 间期延长的电解质紊乱包括低钾血症、低镁血症和低钙血症。其他需注意的情况包括可导致 QTc 间期延长的体温过低和甲状腺功能减退。

多系统疾病

一些多系统疾病被描述为 LQTS。Jervell 和 Lange-Nielson 综合征患者伴有先天性耳聋可能由常染色体隐性遗传的 *KCNQ1* 或 *KCNE1* 突变导致。患病个体既可能是纯合子（两个等位基因出现相同突变），也可能是复合杂合子（两个等位基因上的不同突变），且通常呈现更严重的临床表型[50-52]。*KCNJ2* 基因突变（LQT7）会导致 Andersen-Tawil 综合征，该病合并神经系统及骨骼肌系统异常，同时 QT 间期延长伴有显著 U 波。该病主要的心外表现包括轻微面部异常和低钾周期性瘫痪[53-54]。*CACNA1C* 基因突变（LQT8）会导致 Timothy 综合征，该病除心脏复极延长外，也会导致多系统缺陷，包括发育延迟、自闭症、先天性心脏病、皮肤并指 / 趾及特殊面容[55]。Timothy 综合征十分罕见，全球报道的病例不足 20 例，且患者多于儿童期夭折。

LQTS 的心电图特征

心率 -QTc 间期延长是 LQTS 的特征，但 QTc 间期差异大，QTc 间期延长的患者可间歇性地处于正常范围内。其他心电图特征包括：T 波形态异常、T 波交替及窦房结功能障碍的证据。

QT 间期

QT 间期定义为 QRS 波的起始至 T 波结束的时程。T 波终点的经典定义为Ⅱ导联或 V_5/V_6 导联上 T 波末段最陡峭处的切线与基线相交的点[56]。然而，这个办法很容易高估或低估切线的坡度。另一个替代方法是采用 T 波的视觉终点。但当存在特定 T 波形态或有 U 波融合到 T 波的后半段时，两种方法均难以确定 T 波终点。一般而言，若 U 波较 T 波的振幅小，则期不太可能是T波的一部分，不应测量。但若两个波的振幅相当，且呈双向或切迹样，则测量时应包含U波[57]。唯一例外是Andersen-Tawil综合征，其QT/U波需常规测量[58]。

测得的QT间期根据心率校正为QTc间期。QTc间期的计算最常使用Bazett公式［QT间期/√（R-R间期）］，有时也会使用Fredericia公式［QT间期/∛（R-R间期）］、Framingham公式或Hodges公式[59]。理想状态下，QT间期及RR间期应最少测量3个不同心搏，取平均值进行计算，以减少窦性心律不齐所导致的误差。心房颤动时由于心搏节律紊乱可使QTc间期的时间校正更为复杂。自动测量的QTc间期可作为参考，但重要的是，QT间期应由具备专业知识的临床医师手工测量。Bazett公式在心率较慢时会低估QTc间期，而在心率较快时会导致QT间期校正不足从而高估QTc间期。

此外，室间传导延迟和束支传导阻滞可能导致高估QTc间期。左束支传导阻滞（LBBB）时建议计算“校正的QTc”来校正QRS波时限延长，但此结论仅基于一项纳入60例窦性心律伴窄QRS波患者的小型电生理研究，研究通过右心室心尖部和右心室流出道的心室起搏来模拟LBBB[60]。重要的是，医师在计算QTc间期时应考虑到这些因素[61-65]。

家系中的未患病个体和LQTS患者及普通人群间的QTc间期存在大量重叠。由于外显率差异，许多遗传学证实的LQTS患者的QTc间期可能在正常范围内：30%～40%基因型阳性的LQT1患者、约20%的LQT2患者及10%的LQT3患者的基线心电图无明显QTc间期延长[38]。因此，在绝大多数患者中，体表心电图中的QTc间期本身不足以诊断LQTS。一个例外是，当QTc间期＜400 ms时，其阴性预测值接近100%，而当QTc间期＞480 ms时，其阳性预测值较高。在初级医疗保健中，若15岁以下儿童的QTc间期＞460 ms、成年男性的QTc间期＞450 ms或成年女性的QTc间期＞470 ms，则应考虑LQTS，患者应接受进一步评估[66]。

T波形态

除QTc间期延长外，LQTS患者的T波形态也会发生改变，有些特征性形态学改变与某些特定基因的突变相关。LQT1（*KCNQ1*）的特征为T波基底宽、常高尖；LQT2（*KCNH2*）的T波振幅低，偶尔有切迹；LQT3（*SCN5A*）的T波晚发，振幅和持续时间正常，伴有长等电位ST段[67]。然而，这些特征性形态并非总会出现，甚至可能出现重叠[68]。LQT1、LQT2及LQT3的心电图示例见图10.3。

T波交替

T波交替是指T波和ST段的形态学逐搏变化，继发于复极化的局部异质性。肉眼可见的T波交替可作为LQTS的诊断标准之一，是心电活动高度不稳定的标志。T波交替可见于静息时，但更常见于情绪激动或强体力活动时[69]。T波交替与致死性室性心律失常和心血管事件的高风险密切相关，因为它能在TdP前出现[70]。在24 h连续12导联心电图中计算出的微伏级T波交替广泛存在于LQTS患者中，因此可作为心律失常风险评估的标志物[71]。

窦房结功能障碍

在LQT3患者中可观察到提示窦房结功能障碍的长时间窦性停搏或不适当的窦性心动过缓[34，72]。LQT3患者中窦房结功能障碍的外显率不全可表现为严重的窦性心律失常、婴儿或儿童患者较同龄的心率缓慢、不适当的窦性心动过缓。

临床评估

标准的临床评估包括：完善的临床病史、心电图、超声心动图及12导联动态心电图（Holter），理想状况下应由具备专业知识的心脏病专家完成。建议进行QT间期延长的激发试验，如卧位改为站立位、运动试验、注射肾上腺素时测量QT间期，但这些试验的临床有效性尚未被完全验证[13]。运动后的恢复期似乎可提供最好的额外诊断价值，从而被纳入LQTS的风险评分[43-44，73-74]。因此，运动试验应作为临床评估的标准步骤之一。

LQTS相关诊疗经验少的医师可能会对LQTS进行过度诊断。在一项研究中，诊断为LQTS的患者被送至第三方机构进行二次诊断，其诊断的一致性低于1/3[57]。推荐由有电生理及遗传性心脏病专业知识的心脏病专家和临床遗传学家、遗传咨询师共同对患者进行综合评估。这种多学科协作将为疑似LQTS的患者及其家庭进行精准诊断和整体治疗提供最佳方案。

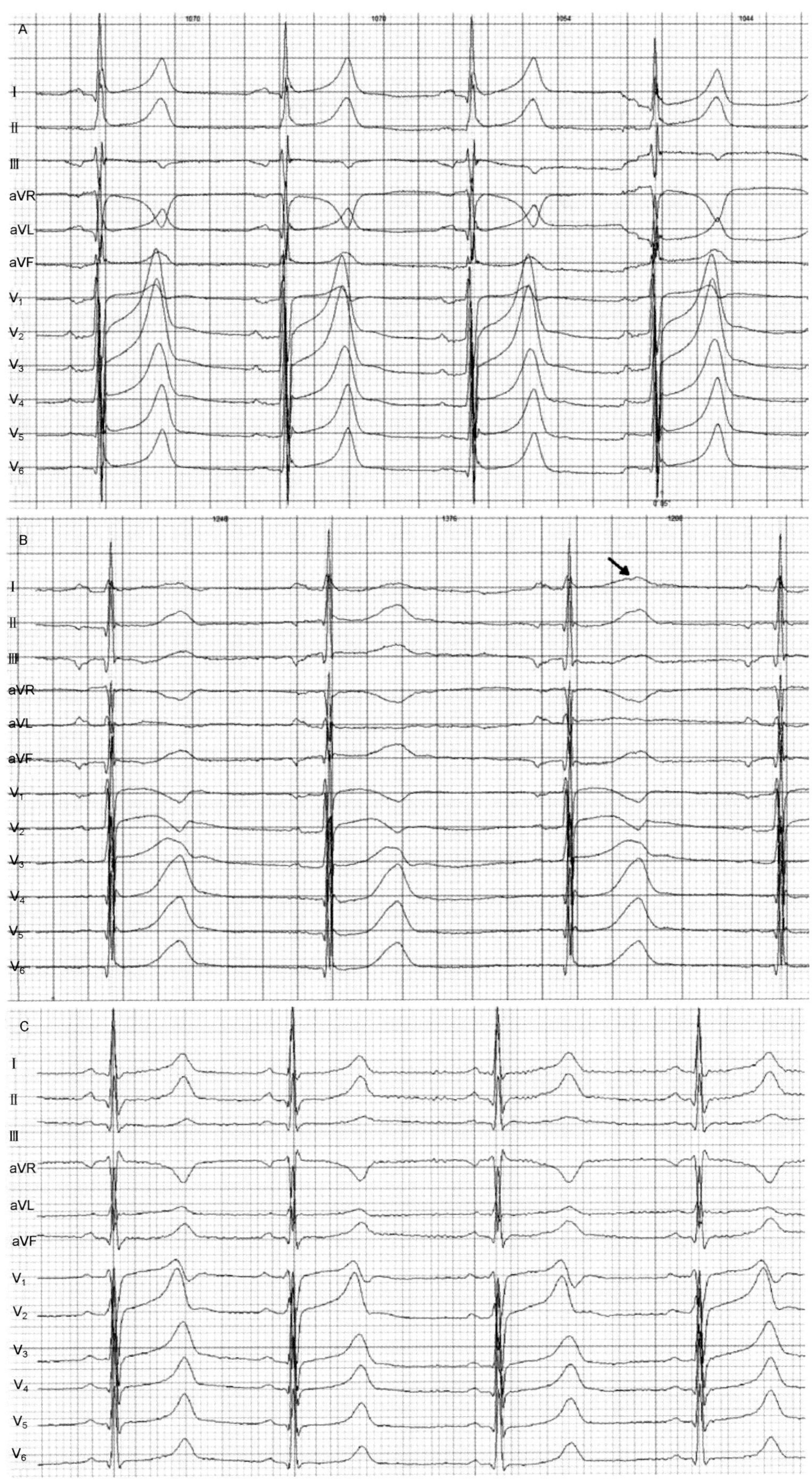

图 10.3　典型的 LQTS 心电图。**A**. LQT1。**B**. LQT2（箭头指向 T 波切迹）。**C**. LQT3

临床病史采集和体格检查

必须采集相关症状的完整病史，重点在于通过探寻任何年龄段每次原因不明的晕倒或意识丧失的细节，以鉴别每次晕厥发作的病因。个人史或家族史中原因不明的交通事故或溺水事件应怀疑与晕厥有关。此外，应记录所有癫痫或婴幼儿猝死的家族史。若家族中存在猝死事件，须尽力完成以下几项：①明确死亡时的具体情况；②获得死前的心电图；③尸检报告；④明确是否进行了专门的心脏尸检以证实死于心律失常性猝死综合征[75]。应进行体格检查以寻找相关特征。

心电图

基线 12 导联心电图必须进行仔细评估，12 导联心电图应在每次随访时重复检查以便动态评估。

心脏影像学

心脏结构异常需采用经胸超声心动图进行排除，若有任何疑虑，均应进行心脏 MRI。

动态心电图（Holter）

监测 24 h 或 48 h 动态心电图或 12 导联动态心电图可提供 24 h 或 48 h 内 QT 间期的信息。然而，目前动态心电图正常范围内最大 QTc 间期的数据尚不足，而仅有动态心电图记录到的 QTc 间期也不足以诊断 LQTS。动态心电图监测中支持诊断的特征包括 T 波形态和心电不稳定的特征，如提示高风险的 T 波交替[76-77]。动态心电图记录表明，LQT1 患者在白天有更频繁的 QTc 间期延长，而这种变化在 LQTS2 患者中则较少出现[78]。在 LQT3 患者中，QTc 间期延长在夜间更显著[79]。

卧位 / 立位心电图

LQTS 患者在由卧位转为站位导致心率突然加快时易表现出 QTc 间期的缩短不足，从而导致 QTc 间期延长，并可持续到心率恢复至基线水平之后。这种检测便于通过不同体位的持续心电图记录来完成，先测量仰卧位时的 QTc 间期，然后突然站起，并继续记录 5 min。然而，此检测的正常值范围尚未取得广泛认同，其诊断价值也尚不明确[80-82]。

运动心电图

运动试验适用于在运动过程中及运动后恢复早期检测运动诱导的 QT 间期延长，特别是对存在运动诱发的 QTc 间期延长的 LQT1 患者。这种 QTc 间期延长在运动后的恢复早期最为显著，而恢复后第 4 分钟测量的 QTc 间期可用于在患者的无症状亲属中诊断 LQTS[43，73-74]。

LQT1 也与运动试验的心脏变时性反应降低相关。在 LQT2 中，运动时 QT 间期缩短处于正常范围，且心脏变时性反应正常。相反，在 LQT3 中，运动导致的 QT 间期缩短增强[31]。运动诱导的室性期前收缩在 LQTS 中并不常见，一旦发生则应怀疑 CPVT，尤其是存在运动诱导的二联律时[83]。

肾上腺素激发试验

激发试验有利于揭示隐匿性 LQT1 中的 QTc 间期延长[84]。LQT2 的特征性 T 波形态（T 波切迹）也可见于肾上腺素激发试验，从而发现隐匿性 LQT2[85]。目前有两种广泛使用的激发试验方案[86-87]。诱导出 TdP 或 VF 的情况较罕见。然而，在临床实践中能否常规使用肾上腺素激发试验尚有争议，因为非携带者也可出现 QTc 间期延长，根据经验，家族筛查以外的假阳性普遍存在[88]。

风险分层

LQTS 管理的一个关键方面是预防猝死。虽然精准的风险分层具有挑战性，但目前已有一些有利于风险分层的临床和遗传学指标。

年龄和性别

在 LQT1 患者中，男性与 15 岁前出现心血管事件的高风险独立相关，但 15 岁后可观察到危险因素的逆转，女性的风险更高。同样，在≥ 16 岁的 LQT2 患者中，女性心血管事件的风险大于男性[89-90]。

幼年无症状的 LQT1 男性患者后续出现症状的风险较小，而女性患者（尤其是 LQT2 患者）即使在 40 岁后，首次发生心血管事件的风险仍很高。40 ～ 60 岁的女性 LQTS 相关猝死的风险仍高于未患病女性，但此年龄段男性的 LQTS 相关风险较低。

导致性别差异的具体机制尚不明确，但可能与环境或性激素有关[13, 39, 91-92]。近期的研究结果提示，雌二醇在 I_{Kr} 的转运中起关键作用[93]。

生理状态

尽管数据有限，但妊娠似乎会影响 LQTS 患者发生心血管事件的风险。心律失常的风险在妊娠期间有所降低，可能是由激素改变导致。然而，LQT2 患者产后发生心律失常的风险可增加 10% ～ 20%，产后前 9 个月最为显著，约 1/10 的女性 LQT2 先证者会在产后出现首次心血管事件。除激素外，睡眠剥夺、情绪应激和噪声（婴儿的啼哭）等环境因素也可能增加风险[94-96]。产后进行密切随访和坚持药物治疗很重要，尤其是当 QTc 间期较妊娠期间有所延长或 QTc 间期＞ 500 ms 时。

家族史

早期研究数据表明，先证者临床表现的严重程度不影响一级亲属的患病风险[97]。多例心脏停搏的家族史可提示高患病风险；然而，1 例兄弟姐妹发生猝死并不能预测心脏停搏的风险[98]。根据这些数据，1 例一级亲属发生猝死并不能成为患病家族成员植入 ICD 的适应证，除非还有其他危险因素[13]。

症状

国际 LQTS 注册的研究数据提示，晕厥史是风险的强预测因子，其重要性与年龄相关。7 岁前发生心脏停搏或晕厥的儿童，即使接受适当的药物治疗，反复发生心血管事件的风险仍然较高。此外，1 岁前发生过心血管事件的婴儿再发致死性心律失常的风险极高[99]。相比于无症状的青少年，过去 24 个月中发生过 1 次晕厥事件的青少年再发晕厥的风险增加 12 倍。若过去 24 个月中发生过 2 次及以上晕厥事件，则再发风险增加 18 倍；若晕厥事件发生的时间较久远，则再发风险增加 3 倍。在成人中，若 18 岁以前发生过晕厥事件且后续未再发生晕厥，则风险不增加；18 岁后发生晕厥，则再发风险增加 5 倍[39, 89]。无论处于哪个年龄段，只要患者反复发作心血管事件，即使进行了预防性生活方式调整和适当的药物治疗，再发风险仍升高[13]。

QTc 间期

不同时间的心电图中测量的 QTc 间期常存在显著差异。尽管还需要进一步验证，但仍然建议在每次随访监测心电图时记录最大 QTc 间期，这可提供比基线测量更多的预后信息[100]。尽管如此，静息 QTc 间期延长越多，心律失常的风险就越大。QTc 间期＞ 500 ms 的患者发生心血管事件的风险增加 3.3 倍；若 QTc 间期＞ 550 ms，风险则增加 6.3 倍[39]。在青少年中，QTc 间期＞ 530 ms 与风险显著增加相关（校正的风险比为 2.3）[89]。无症状且 QTc 间期正常的隐匿性突变携带者发生心律失常事件的风险相对较低，但仍高于非携带者[13, 101]。

基因型

特定类型的 LQTS［如 Jervell 和 LangeNielson 综合征（纯合型或复合杂合型 LQT1 和 LQT5）和 Timothy 综合征（LQT8）］早年发生恶性室性心律失常的风险高，预后差。其他复合突变或多个突变的携带者的风险似乎也会增加[51, 102-103]。早期证据提示，LQT2 和 LQT3 比 LQT1 的猝死风险更高[38]。然而，随后的更大规模研究提示，除 LQT2 女性具有较高风险外，基因型对预后的作用不大[39-40]。

此后的研究专注于特定突变的生物物理学影响。LQT1 中位于钾通道 Kv7.1 孔区域的突变与不良心血管事件发生相关。相反，位于 C- 末端区域的突变则与更轻微的临床表型相关[17]。此外，错义突变和显性负效应突变也与风险的增加相关。具有显性负效应的 *KCNQ1*A341V 突变导致的临床表型尤为严重[13, 104]。LQT2 中成孔区的突变与更严重的临床表型相关[105]。此外，越来越多的证据显示，额外的基因变异可修饰已知致病突变导致的临床表型[106-109]。已知可在普通人群中调节 QT 间期的常见变异与更长的 QT 间期和临床表现的严重程度相关[110-111]。这些新的遗传风险分层因素尚未被应用到临床实践中，仍需要在更大规模人群中进行纵向研究来进一步验证。

管理

由于患病率低且外显率差异大，仅有少量针对 LQTS 患者管理的随机对照试验。目前的指南主要基于大型注册研究数据和第三方检测机构的经验。

制订适当的管理决策取决于风险评估。相较于被认为风险较低的患者，终身致死性心律失常事件风险高的患者应接受更积极的治疗。图 10.4 总结了目前关于 LQTS 管理的共识指南。

生活方式

应建议患者改变生活方式来降低风险。LQT2 患者应尽可能减少致心律失常的诱因，如通过拿走卧室里的手机和闹钟来避免突然的巨响[33]。及时诊断、预防和治疗与电解质紊乱和低钾血症相关的情况（如腹泻）可降低心律失常发生的风险。患者教育及与参与护理的其他专业医务人员的良好沟通（首诊医生及其他专业人员）至关重要。

应避免使用的药物

患者及所有参与护理的医务人员应了解 LQTS 患者需避免使用的药物，包括抗心律失常药，如胺碘酮、丙吡胺和索他洛尔；抗菌药，如红霉素和环丙沙星；精神类药物。可导致 QTc 间期延长的完整药物列表见 crediblemeds.org[49]。

竞技类运动

2005 年及 2008 年的贝塞斯达会议指南和 ESC 专家共识建议首先明确提出 LQTS 运动员在运动中发生 SCD 的风险。贝塞斯达指南推荐无论 QTc 间期及潜在基因型如何，经历过 LQTS 相关心血管事件的 LQTS 患者均应限制所有竞技类运动。此外，建议基线 QTc 间期延长的无症状 LQTS 患者限制低强度运动。若为 LQT3 的突变携带者，则允许进行更高强度的运动。无症状的隐匿性 LQTS 患者（如基因型阳性 / 临床表型阴性）允许参与竞技类运动，一个例外是隐匿性 *KCNQ1* 突变携带者（LQT1）不能参加竞技性游泳。植入 ICD 和永久起搏器的患者建议避免接触性运动，以防止植入设备的损坏[113]。

ESC 指南对运动的限制更严格，建议所有经综合评估确诊为 LQTS 的患者避免所有竞技类运动，无论是否发生过心律失常事件。2005 ESC 指南推荐的提示需要进一步评估的 QTc 间期临界值也更低[114-115]。

2012 年，一项单中心回顾性研究纳入了 350 余例未遵从指南建议而继续参加竞技类运动的运动员，并证明运动中 LQTS 诱发的心血管事件发生

LQTS 管理的专家共识建议

Ⅰ类推荐

1. 所有确诊为 LQTS 的患者均推荐以下生活方式的改进：
   a）避免服用使 QT 间期延长的药物（www.crediblemeds.org/new-drug-list/）
   b）识别并迅速纠正可能因腹泻、呕吐、代谢性疾病、减肥或进食障碍导致的膳食失衡所引起的脱水 / 电解质紊乱（低钾血症、低镁血症、低钙血症）
   c）避免并迅速治疗体温过高，包括运动员训练相关的热衰竭
   d）避免基因型特异性的心律失常诱发因素［高强度游泳（尤其是 LQT1 患者）及 LQT2 患者暴露于巨响中］
2. 推荐所有临床诊断为 LQTS 的患者使用 β 受体阻滞剂
3. 推荐心脏停搏幸存的 LQTS 确诊患者使用 β 受体阻滞剂并植入 ICD
4. 推荐以下确诊为 LQTS 的高危患者行左心交感神经切除术（LCSD）：
   a）存在 ICD 植入禁忌证或拒绝 ICD 治疗，和（或）
   b）β 受体阻滞剂无法有效预防晕厥 / 心律失常，以及不耐受、不接受或存在禁忌证
5. 所有希望从事竞技类运动的 LQTS 患者应接受临床专家的风险评估

Ⅱ a 类推荐

6. QT 间期正常的致病性 LQTS 突变携带者应考虑使用 β 受体阻滞剂
7. 使用足量 β 受体阻滞剂仍反复发生晕厥和（或）VT 的 LQTS 确诊患者应考虑在 β 受体阻滞剂治疗的基础上植入 ICD
8. LCSD 对于使用 β 受体阻滞剂 / 植入 ICD 后经历重大事件的 LQTS 确诊患者可能有效

Ⅱ b 类推荐

9. 对于 QTc 间期＞ 500 ms 且可在快速口服药物试验中使用 1 种钠通道阻滞剂使 QTc 间期缩短＞ 40 ms 的 LQT3 患者，钠通道阻滞剂作为附加治疗可能有效
10. 对于 *KCNH2* 或 *SCN5A* 致病突变的无症状携带者，可考虑在 β 受体阻滞剂治疗的基础上植入 ICD

图 10.4 目前关于 LQTS 管理的专家共识指南总结（Adapted from Priori et al. 2013 and Priori et al. 2015[13, 42, 112]）

概率低。此项研究的平均随访时间为 5 年（650 例运动员），而每例运动员每年的总事件发生率仅为 0.003（每 331 例运动员每年仅发生 1 次事件）。除回顾性分析外，此研究的局限性还包括随访时间较短，以及尚不能确定结果的普遍性[116-117]。

AHA/ACC 指南根据近期的研究数据发布了与 2013 年 HRS/EHRA/APHRS 指南一致的建议。两者均推荐所有希望继续从事竞技类运动但被疑诊为 LQTS 的运动员必须转诊至有管理 LQTS 患者专业知识的电生理专家或临床心脏病专家进行综合评估。然而，AHA/ACC 指南进一步放宽了对疑诊或确诊为 LQTS 患者的管理方法的限制。最初，建议这些运动员应彻底放弃所有竞技类运动，除非具备以下情况：①经相关专家进行了全面的发病风险综合评估。②患者及其家属接受过适当的关于降低发病风险的遗传咨询和教育。③患者至少接受 3 个月的治疗且未出现症状[112]。

与早期指南不同，目前建议无症状的隐匿性 LQTS 患者（如基因型阳性 / 临床表型阴性）接受综合性心脏评估后，只要遵从适当的预防性措施，即可参加竞技类运动（图 10.1）。参与竞技类运动前，需要准备就绪的设施包括：①在运动场地配置自动体外除颤器。②与患者学校 / 俱乐部 / 队伍的领导共同制订应急预案[112]。若具备如上所述的适当预防性措施，QTc 间期延长处于临界值的无症状且无其他高危因素的患者也可在全面的专家评估后参加竞技类运动[13]。这明显与目前的欧洲指南相矛盾，仍需要全球共识。

药物治疗

目前推荐所有 LQTS 患者使用 β 受体阻滞剂，除非有禁忌证。携带致病突变的隐匿性 LQTS 患者应使用 β 受体阻滞剂治疗，尽管有效性证据有限。β 受体阻滞剂对于 LQT1 患者的效果最好，若患者依从性好，则可为其提供足够的保护以避免心律失常的风险[118-119]。β 受体阻滞剂通过降低细胞内钙超载，从而减少致心律失常的折返基质起作用。

首选长效非选择性药物（如纳多洛尔或缓释型普萘洛尔），因其可简化用药方案（每日 1～2 次），并可避免血药浓度的大幅波动。β 受体阻滞剂（如比索洛尔或美托洛尔）可潜在增加窦房结复极时间，延长窦性心律时程，因此可作为次选药物，尤其是对于有窦房结功能障碍的 LQT3 患者[120]。推荐患者根据年龄和体重持续服用最大耐受剂量。由于治疗时 β 受体上调，须避免突然停用 β 受体阻滞剂。原则上，在妊娠期和产后也应持续使用 β 受体阻滞剂[13]。虽然使用该药可能导致胎儿宫内生长受限、新生儿低血糖和心动过缓，但决定妊娠期孕妇是否持续治疗时必须考虑其发生心律失常的风险。与患者详细讨论是必需的，但总体经验是可以放心治疗，尤其是在能密切监控胎儿和新生儿出现 β 受体阻滞剂相关副作用的情况下。

钠通道阻滞剂美西律可减弱 LQT3 患者的晚期 I_{Na}，从而有效缩短部分 LQT3 突变患者的 QTc 间期和降低心律失常风险[121-123]。晚期 I_{Na} 阻滞剂雷诺嗪在 LQT3 患者中也显示有效，但目前治疗作用尚不明确[124-125]。

诱导多能干细胞分化的心肌细胞可作为患者特异性疾病模型，有助于表型特异性精准治疗和新药的研发[126-127]。

器械治疗

ICD 植入适用于存在 SCD 高风险的患者。然而，作为一种侵入性治疗方法，尤其是对于年轻患者，ICD 植入的终身并发症风险不可忽视。必须仔细权衡获益和风险，对患者提供完善的咨询，考虑总体风险和患者的偏好。TdP 常可自发终止，但意识清醒的患者体内的 ICD 放电可能会因肾上腺素激增而诱发进一步的心律失常，从而导致“电风暴”（24 h 内反复发生 VT/VF）。因此，ICD 的程控应通过延长治疗前的时间和避免不恰当放电来最小化对清醒患者的电击。否则可能对患者造成毁灭性的心理创伤[13，128-129]。

ICD 植入可作为所有经历过心脏停搏复苏后的 LQTS 患者的二级预防措施。极高危的患者［如携带两个或更多 LQTS 突变（复合杂合子）或纯合子（包括 Jervell 和 Lange-Nielson 综合征）］应考虑在年幼时预防性植入 ICD。同样，强烈建议使用适当 β 受体阻滞剂治疗时仍发生心源性晕厥的 LQTS 患者植入 ICD，但对于无症状患者应慎重考虑 ICD 植入[13]。

ICD 系统中增加心房导联可提供许多潜在益处。对于 LQT2 患者，TdP 发生前存在一个间歇，具有合适间歇预防性算法的起搏器能阻止 TdP 的发生，使其对 ICD 治疗的需要降至最低。双腔装置可为有窦房结功能障碍的 LQT3 患者提供心房起搏。

若LQTS患者需要安装起搏器，植入具有合适起搏模式的ICD可能是最佳选择，以防止日后需要设备升级时进行额外的手术。这还需要同时权衡潜在除颤器电极导线故障的较高风险。ICD植入后，仍需要继续使用β受体阻滞剂[13, 129]。

手术选择

左心交感神经切除术（left cardiac sympathetic denervation，LCSD）是移除前4个胸神经节，对LQTS患者有显著的抗心律失常作用[130]。这种治疗效果的机制尚未完全阐明。有些患者可能会出现LCSD术后的反常性QTc间期延长，这种影响通常是短暂的，且与心律失常的风险无关[131-132]。这项手术可通过开胸术完成，但越来越多已转为电视辅助的微创手术。

对于β受体阻滞剂不耐受或β受体阻滞剂难治性症状的患者，LCSD可有效降低心律失常的风险。该治疗也可用于高危婴幼儿或儿童，因其希望尽可能长期避免ICD植入。这项手术治疗最常见的并发症是Horner综合征。

随访

随访的频率应取决于初始风险评估和患者的年龄。高危患者需要密切随访，而低危患者的随访频率可相对降低，如隔年1次。发育期和青春期的儿童（尤其是女孩）应更密切地随访，因为风险评估有年龄依赖性，且β受体阻滞剂的剂量也需要随体重增加而上调。基因检测异常和家族史可能提示需要对亲属进行检查。

分子诊断

由具有评估LQTS专业能力的心脏病专家对患者进行临床评估并进行遗传咨询是基因检测的必要前提条件。基因检测对于患者及其家族的意义和不进行检测的选择必须缜密商榷。其他应在遗传咨询中涉及的问题包括对生活方式、工作前景和医疗保险的影响。检测中发现未分类或临床意义不明变异及造成心理负担的可能性也需要提前讨论。患者应了解基因检测结果阴性并不能排除诊断。

基因检测可以对先证者中鉴定出的单个已知致病变异进行级联筛查，也可以对先证者进行靶向基因组合检测。随着NGS技术的进步，这种筛查既包括仅针对最熟知的几个LQTS致病基因（*LQT1*～3、*LQT5*～6）的小型基因组合检测，也包括覆盖所有已知LQTS相关基因的综合基因组合检测（见下文）。NGS技术实现了短时间内提供更全面信息的基因检测，也因此发现了许多家族“特有的”变异，这意味着它们未在其他地方被发现，从而使其诊断价值受限。这些变异在其致病性被确定前被标记为“未分类变异”或“临床意义未明的变异（VUS）”。在不同种族中也鉴定出一些种族特异性“奠基者”突变，其中1例祖先发生突变，并将其成功传递给聚集在特定地理区域内的后代[35, 110, 133]。

全基因组测序（WGS）变得越来越快速、廉价和可行，由于其分析的范围更广，最终可能取代其他NGS方法，如全外显子组测序（WES）。然而，进行基因检测的范围应只有在与患者进行充分讨论和恰当遗传咨询后才能决定。需要考虑的另一点是可检测一些经适当选择的非LQTS基因。这样甚至可对某些特定案例进行正确诊断。例如，在一项研究中，对LQTS基因检测阴性的患者进行RYR2突变检测，发现5%的患者呈突变阳性并随后确诊为CPVT[134]。

未分类的变异

遗传筛查已成为家系筛查中的重要工具，因此确定变异致病性至关重要。VUS的检出导致无法明确诊断，并对患者及其家族成员产生潜在的精神压力和经济负担。许多研究提示，已报道的遗传变异的致病性仅基于小型对照样本数据，缺乏必要的基因型-临床表型共分离信息[135-136]。然而，一项2012年的外显子变异研究显示，既往报道的LQTS相关变异在人群外显子组研究数据中的人群频率比预估的高得多，这提示我们在解读个体或家系中突变的致病性时应更加谨慎[137]。在随后的一项丹麦人群研究中，33个既往报道的LQTS遗传变异也可在普通人群中检出（243/7000）。该研究中在8例或更多个体中检出的10个变异与QTc间期延长、晕厥史和死亡率均无关。有趣的是，研究者发现这些报道过的变异中近1/2都有支持其致病性的功能研究。此研究中发现的33个存疑变异仅占既往报道过的 LQTS 相关变异的< 2.5%。然而，这些研究提出了一个重要问题，即既往认为导致 LQTS 的一些变异是否致病[135]。

由 *CAV3* 基因突变导致的 LQT9 分类也受到质疑。导致 LQTS 的 *CAV3* 突变很罕见，CAV3 p.T78M（2006 年鉴定出的导致 LQT9 的变异之一）在一项随后的研究中被发现与 QTc 间期延长或 T 波形态异常均不相关[19，138]。偶然的是，该变异也是上述丹麦人群研究中鉴定出的最常见变异[135]。

因此，由于基因检测的潜在不确定性，这项检查应由专业的机构提供，并由遗传性心脏病相关专业的心脏病专家、遗传咨询师、有心脏病专业知识的临床遗传学家组成的团队合作完成。未分类变异无法帮助诊断。变异的进一步分析必须通过检测更多有或无临床表型的家族成员来建立关联分析。若条件允许，体外研究有助于了解特定变异的功能重要性，并补充基础知识。

遗传修饰因子

由单核苷酸多态性（SNP）标记的基因座（无论定位于 LQTS 相关基因还是其他基因）已被证实在普通人群中与 QTc 间期相关[139-142]。它们被认为是某些家系中外显率差异和不完全外显率的影响因素。例如，1 号染色体上 *NOS1AP* 基因的变异被发现与携带 *KCNQ1* 奠基者突变的南美洲人群猝死风险升高相关[110]。近期发现 *NOS1AP* SNP 与 LQT2 患者的 QTc 间期密切相关，同时也有影响这些患者心血管事件发生风险的趋势。此外，*KCNQ1* 常见的变异也与 LQTS 的风险相关[143]。但到目前为止，这些风险标志物尚未被纳入常规临床指南中。

家系筛查

遗传筛查

在先证者中鉴定出致病突变使得对其他家族成员进行级联遗传筛查成为可能，首先应从一级亲属开始。级联遗传筛查能在单次检测中鉴定出受累家族成员，包括非常年幼的儿童。因此，易于鉴别出无症状突变携带者，并及时开始预防措施。未受累的家族成员可无需进一步随访。然而，这必须建立在先证者中已找到明确致病变异的基础上。

临床筛查

在先证者明确诊断为 LQTS 后，需立即安排对其家族成员进行临床筛查。若已在先证者中鉴定出致病突变，则理想状态下这种临床筛查应与家系遗传筛查同时进行。评估应由经验丰富的遗传性心脏病专家亲自进行或至少与其讨论后完成。应对患者的一级亲属进行系统评估，并重点评估有症状的亲属和肯定携带者。应重点采集每名亲属的详细病史，并进行体格检查。静息 12 导联心电图和运动心电图是基本的筛查项目。此后，可考虑行经胸超声心动图来确定受检者心脏结构正常[144]。若超声心动图怀疑有结构异常，可考虑进行心脏 MRI。若在完成以上检查项目后，无家族成员疑诊 LQTS（包括基因检测阴性），则可安全地不再进一步随访。然而，若临床筛查为阴性，但由于先证者中未能找到明确致病突变而无法进行级联遗传筛查时，周期性再评估年龄相关的外显率十分重要，特别是儿童。

多学科团队对于患者及其家属的整体管理至关重要，应包括具备 LQTS 诊疗专业知识的心脏病学专家、儿科心脏病学专家、临床遗传学家、遗传咨询师以及提供适当心理学支持的专业人员。

总结

先天性 LQTS 是首个被描述的心律失常综合征，随着遗传检测技术的发展，人们对它的认识也逐步深入。其诊断和治疗仍具挑战性，当诊断存疑时，推荐进行专家评估。尽管如此，相关指南对其诊断、风险分层和猝死预防进行了越来越详尽的定义，遗传信息也在其中发挥越来越重要的作用。专业医师对患者实施的正常生活活动（包括运动）的限制也逐渐宽松。虽然 ICD 治疗仍是患者管理的关键成分，但 β 受体阻滞剂、LCSD 和非传统药物均可减少 ICD 的使用。未来可能出现突变特异性和遗传修饰因子指导的风险分层评估。诱导多能干细胞分化的心肌细胞作为患者特异性疾病模型增加了表型特异性精准治疗和新药研发的可能。在所有心血管遗传病中，LQTS 患者的个体化医疗时代最为触手可及。

要点总结

- LQT1、LQT2 和 LQT3 分别由 *KCNQ1*、*KCNH2* 和 *SCN5A* 的突变导致，可解释超过 90% 的明确诊断的遗传性 LQTS。
- LQTS 的诊断具有挑战性。当诊断存疑时，推荐进行专家评估。
- LQTS 患者管理的重点包括精准的风险评估、预防心血管事件和及时筛查高危家族成员。

参考文献

1. Jervell A, Lange-Nielsen F. Congenital deaf-mutism, functional heart disease with prolongation of the Q-T interval and sudden death. Am Heart J. 1957;54(1):59–68.
2. Romano C, Gemme G, Pongiglione R. Rare cardiac arrhythmias of the pediatric age. II. Syncopal attacks due to paroxysmal ventricular fibrillation (presentation of 1st case in Italian Pediatric literature). Clin Pediatr (Bologna). 1963;45:656–83.
3. Ward OC. A new familial cardiac syndrome in children. J Ir Med Assoc. 1964;54:103–6.
4. Keating M, Atkinson D, Dunn C, Timothy K, Vincent GM, Leppert M. Linkage of a cardiac arrhythmia, the long QT syndrome, and the Harvey ras-1 gene. Science. 1991;252(5006):704–6.
5. Jiang C, Atkinson D, Towbin JA, et al. Two long QT syndrome loci map to chromosomes 3 and 7 with evidence for further heterogeneity. Nat Genet. 1994;8(2):141–7. doi:10.1038/ng1094-141.
6. Curran ME, Splawski I, Timothy KW, Vincent GM, Green ED, Keating MT. A molecular basis for cardiac arrhythmia: HERG mutations cause long QT syndrome. Cell. 1995;80(5): 795–803.
7. Wang Q, Shen J, Splawski I, et al. SCN5A mutations associated with an inherited cardiac arrhythmia, long QT syndrome. Cell. 1995;80(5):805–11.
8. Wang Q, Curran ME, Splawski I, et al. Positional cloning of a novel potassium channel gene: KVLQT1 mutations cause cardiac arrhythmias. Nat Genet. 1996;12(1):17–23. doi:10.1038/ng0196-17.
9. Schwartz PJ, Stramba-Badiale M, Crotti L, et al. Prevalence of the congenital long-QT syndrome. Circulation. 2009;120(18):1761–7. doi:10.1161/CIRCULATIONAHA.109.863209.
10. Tester DJ, Ackerman MJ. Postmortem long QT syndrome genetic testing for sudden unexplained death in the young. J Am Coll Cardiol. 2007;49(2):240–6. doi:10.1016/j.jacc.2006.10.010.
11. Behr ER, Dalageorgou C, Christiansen M, et al. Sudden arrhythmic death syndrome: familial evaluation identifies inheritable heart disease in the majority of families. Eur Heart J. 2008; 29(13):1670–80. doi:10.1093/eurheartj/ehn219.
12. Papadakis M, Raju H, Behr ER, et al. Sudden cardiac death with autopsy findings of uncertain significance: potential for erroneous interpretation. Circ Arrhythm Electrophysiol. 2013;6(3):588–96. doi:10.1161/CIRCEP.113.000111.
13. Priori SG, Wilde AA, Horie M, et al. HRS/EHRA/APHRS expert consensus statement on the diagnosis and management of patients with inherited primary arrhythmia syndromes: document endorsed by HRS, EHRA, and APHRS in May 2013 and by ACCF, AHA, PACES, and AEPC in June 2013. Heart Rhythm. 2013;10(12): 1932–63. doi:10.1016/j.hrthm.2013.05.014.
14. Wilde AAM, Behr ER. Genetic testing for inherited cardiac disease. Nat Rev Cardiol. 2013;10(10):571–83. doi:10.1038/nrcardio.2013.108.
15. Ackerman MJ, Priori SG, Willems S, et al. HRS/EHRA expert consensus statement on the state of genetic testing for the channelopathies and cardiomyopathies this document was developed as a partnership between the Heart Rhythm Society (HRS) and the European Heart Rhythm Association (EHRA). Heart Rhythm. 2011;8(8):1308–39. doi:10.1016/j.hrthm.2011.05.020.
16. Splawski I, Shen J, Timothy KW, et al. Spectrum of mutations in long-QT syndrome genes. KVLQT1, HERG, SCN5A, KCNE1, and KCNE2. Circulation. 2000;102(10):1178–85.
17. Moss AJ, Shimizu W, Wilde AAM, et al. Clinical aspects of type-1 long-QT syndrome by location, coding type, and biophysical function of mutations involving the KCNQ1 gene. Circulation. 2007;115(19):2481–9. doi:10.1161/CIRCULATIONAHA.106.665406.
18. Tester DJ, Benton AJ, Train L, Deal B, Baudhuin LM, Ackerman MJ. Prevalence and spectrum of large deletions or duplications in the major long QT syndrome-susceptibility genes and implications for long QT syndrome genetic testing. Am J Cardiol. 2010;106(8):1124–8. doi:10.1016/j.amjcard.2010.06.022.
19. Hedley PL, Kanters JK, Dembic M, et al. The role of CAV3 in long-QT syndrome: clinical and functional assessment of a caveolin-3/Kv11.1 double heterozygote versus caveolin-3 single heterozygote. Circ Cardiovasc Genet. 2013;6(5):452–61. doi:10.1161/CIRCGENETICS.113.000137.
20. Burashnikov A, Antzelevitch C. Block of I(Ks) does not induce early afterdepolarization activity but promotes beta-adrenergic agonist-induced delayed afterdepolarization activity. J Cardiovasc Electrophysiol. 2000;11(4):458–65.
21. Tan HL, Bardai A, Shimizu W, et al. Genotype-specific onset of arrhythmias in congenital long-QT syndrome: possible therapy implications. Circulation. 2006;114(20):2096–103. doi:10.1161/CIRCULATIONAHA.106.642694.
22. Viswanathan PC, Rudy Y. Pause induced early afterdepolarizations in the long QT syndrome: a simulation study. Cardiovasc Res. 1999;42(2):530–42.
23. Antzelevitch C. M cells in the human heart. Circ Res. 2010;106(5):815–7. doi:10.1161/CIRCRESAHA.109.216226.
24. Burashnikov A, Antzelevitch C. Acceleration-induced action potential prolongation and early afterdepolarizations. J Cardiovasc Electrophysiol. 1998;9(9):934–48.
25. Kim TY, Kunitomo Y, Pfeiffer Z, et al. Complex excitation dynamics underlie polymorphic ventricular tachycardia in a transgenic rabbit model of long QT syndrome type 1. Heart Rhythm. 2015;12(1):220–8. doi:10.1016/j.hrthm.2014.10.003.
26. Johnson JN, Tester DJ, Perry J, Salisbury BA, Reed CR, Ackerman MJ. Prevalence of early-onset atrial fibrillation in congenital long QT syndrome. Heart Rhythm. 2008;5(5):704–9. doi:10.1016/j.hrthm.2008.02.007.
27. Zellerhoff S, Pistulli R, Mönnig G, et al. Atrial Arrhythmias in long-QT syndrome under daily life conditions: a nested case control study. J Cardiovasc Electrophysiol. 2009;20(4):401–7. doi:10.1111/j.1540-8167.2008.01339.x.
28. Mandyam MC, Soliman EZ, Alonso A, et al. The QT interval and risk of incident atrial fibrillation. Heart Rhythm. 2013;10(10): 1562–8. doi:10.1016/j.hrthm.2013.07.023.
29. Batra AS, Silka MJ. Mechanism of sudden cardiac arrest while swimming in a child with the prolonged QT syndrome. J Pediatr. 2002;141(2):283–4. doi:10.1067/mpd.2002.126924.
30. Thomas D, Kiehn J, Katus HA, Karle CA. Adrenergic regulation of the rapid component of the cardiac delayed rectifier potassium current, I(Kr), and the underlying hERG ion channel. Basic Res Cardiol. 2004;99(4):279–87. doi:10.1007/s00395-004-0474-7.
31. Schwartz PJ, Priori SG, Locati EH, et al. Long QT syndrome patients with mutations of the SCN5A and HERG genes have differential responses to Na+ channel blockade and to increases in heart rate. Implications for gene-specific therapy. Circulation. 1995;92(12):3381–6.
32. Priori SG, Barhanin J, Hauer RN, et al. Genetic and molecular basis of cardiac arrhythmias; impact on clinical management. Study group on molecular basis of arrhythmias of the working group on arrhythmias of the european society of cardiology. Eur

Heart J. 1999;20(3):174–95.
33. Schwartz PJ, Priori SG, Spazzolini C, et al. Genotype-phenotype correlation in the long-QT syndrome: gene-specific triggers for life-threatening arrhythmias. Circulation. 2001;103(1):89–95.
34. Makita N, Behr E, Shimizu W, et al. The E1784K mutation in SCN5A is associated with mixed clinical phenotype of type 3 long QT syndrome. J Clin Invest. 2008;118(6):2219–29. doi:10.1172/JCI34057.
35. Postema PG, Van den Berg M, Van Tintelen JP, et al. Founder mutations in the Netherlands: SCN5a 1795insD, the first described arrhythmia overlap syndrome and one of the largest and best characterised families worldwide. Neth Heart J. 2009;17(11):422–8.
36. Porta A, Girardengo G, Bari V, et al. Autonomic control of heart rate and QT interval variability influences arrhythmic risk in long QT syndrome type 1. J Am Coll Cardiol. 2015;65(4):367–74. doi:10.1016/j.jacc.2014.11.015.
37. Zareba W, Moss AJ, Schwartz PJ, et al. Influence of genotype on the clinical course of the long-QT syndrome. International long-QT syndrome registry research group. N Engl J Med. 1998;339(14):960–5. doi:10.1056/NEJM199810013391404.
38. Priori SG, Schwartz PJ, Napolitano C, et al. Risk stratification in the long-QT syndrome. N Engl J Med. 2003;348(19):1866–74. doi:10.1056/NEJMoa022147.
39. Sauer AJ, Moss AJ, McNitt S, et al. Long QT syndrome in adults. J Am Coll Cardiol. 2007;49(3):329–37. doi:10.1016/j.jacc.2006.08.057.
40. Migdalovich D, Moss AJ, Lopes CM, et al. Mutation and gender-specific risk in type 2 long QT syndrome: implications for risk stratification for life-threatening cardiac events in patients with long QT syndrome. Heart Rhythm. 2011;8(10):1537–43. doi:10.1016/j.hrthm.2011.03.049.
41. Chiang CE, Roden DM. The long QT syndromes: genetic basis and clinical implications. J Am Coll Cardiol. 2000;36(1):1–12.
42. Priori SG, Blomström-Lundqvist C, Mazzanti A, et al. 2015 ESC guidelines for the management of patients with ventricular arrhythmias and the prevention of sudden cardiac death: the task force for the management of patients with ventricular arrhythmias and the prevention of sudden cardiac death of the Europe. Eur Heart J. 2015;36(41):2793–867. doi:10.1093/eurheartj/ehv316.
43. Schwartz PJ, Crotti L. QTc behavior during exercise and genetic testing for the long-QT syndrome. Circulation. 2011;124(20):2181–4. doi:10.1161/CIRCULATIONAHA.111.062182.
44. Schwartz PJ, Ackerman MJ. The long QT syndrome: a transatlantic clinical approach to diagnosis and therapy. Eur Heart J. 2013;34(40):3109–16. doi:10.1093/eurheartj/eht089.
45. Johnson JN, Grifoni C, Bos JM, et al. Prevalence and clinical correlates of QT prolongation in patients with hypertrophic cardiomyopathy. Eur Heart J. 2011;32(9):1114–20. doi:10.1093/eurheartj/ehr021.
46. Madias C, Fitzgibbons TP, Alsheikh-Ali AA, et al. Acquired long QT syndrome from stress cardiomyopathy is associated with ventricular arrhythmias and torsades de pointes. Heart Rhythm. 2011;8(4):555–61. doi:10.1016/j.hrthm.2010.12.012.
47. Gray B, Ingles J, Medi C, Semsarian C. Prolongation of the QTc interval predicts appropriate implantable cardioverter-defibrillator therapies in hypertrophic cardiomyopathy. JACC Heart Fail. 2013;1(2):149–55. doi:10.1016/j.jchf.2013.01.004.
48. Behr ER, Roden D. Drug-induced arrhythmia: pharmacogenomic prescribing? Eur Heart J. 2013;34(2):89–95. doi:10.1093/eurheartj/ehs351.
49. Arizona Center for Education and Research on Therapeutics (AZCERT). 2016. crediblemeds.org
50. Neyroud N, Tesson F, Denjoy I, et al. A novel mutation in the potassium channel gene KVLQT1 causes the Jervell and Lange-Nielsen cardioauditory syndrome. Nat Genet. 1997;15(2):186–9. doi:10.1038/ng0297-186.
51. Westenskow P, Splawski I, Timothy KW, Keating MT, Sanguinetti MC. Compound mutations: a common cause of severe long-QT syndrome. Circulation. 2004;109(15):1834–41. doi:10.1161/01.CIR.0000125524.34234.13.
52. Goldenberg I, Moss AJ, Zareba W, et al. Clinical course and risk stratification of patients affected with the Jervell and Lange-Nielsen syndrome. J Cardiovasc Electrophysiol. 2006;17(11):1161–8. doi:10.1111/j.1540-8167.2006.00587.x.
53. Tawil R, Ptacek LJ, Pavlakis SG, et al. Andersen's syndrome: potassium-sensitive periodic paralysis, ventricular ectopy, and dysmorphic features. Ann Neurol. 1994;35(3):326–30. doi:10.1002/ana.410350313.
54. Sansone V, Griggs RC, Meola G, et al. Andersen's syndrome: a distinct periodic paralysis. Ann Neurol. 1997;42(3):305–12. doi:10.1002/ana.410420306.
55. Splawski I, Timothy KW, Sharpe LM, et al. Ca(V)1.2 calcium channel dysfunction causes a multisystem disorder including arrhythmia and autism. Cell. 2004;119(1):19–31. doi:10.1016/j.cell.2004.09.011.
56. Lepeschkin E, Surawicz B. The measurement of the Q-T interval of the electrocardiogram. Circulation. 1952;6(3):378–88.
57. Taggart NW, Haglund CM, Tester DJ, Ackerman MJ. Diagnostic miscues in congenital long-QT syndrome. Circulation. 2007;115(20):2613–20. doi:10.1161/CIRCULATIONAHA.106.661082.
58. Kukla P, Biernacka EK, Baranchuk A, Jastrzebski M, Jagodzinska M. Electrocardiogram in Andersen-Tawil syndrome. New electrocardiographic criteria for diagnosis of type-1 Andersen-Tawil syndrome. Curr Cardiol Rev. 2014;10(3):222–8.
59. Luo S, Michler K, Johnston P, Macfarlane PW. A comparison of commonly used QT correction formulae: the effect of heart rate on the QTc of normal ECGs. J Electrocardiol. 2004;37(Suppl):81–90.
60. Bogossian H, Frommeyer G, Ninios I, et al. New formula for evaluation of the QT interval in patients with left bundle branch block. Heart Rhythm. 2014;11(12):2273–7. doi:10.1016/j.hrthm.2014.08.026.
61. Viskin S, Rosovski U, Sands AJ, et al. Inaccurate electrocardiographic interpretation of long QT: the majority of physicians cannot recognize a long QT when they see one. Heart Rhythm. 2005;2(6):569–74. doi:10.1016/j.hrthm.2005.02.011.
62. Postema PG, De Jong JSSG, Van der Bilt IAC, Wilde AAM. Accurate electrocardiographic assessment of the QT interval: teach the tangent. Heart Rhythm. 2008;5(7):1015–8. doi:10.1016/j.hrthm.2008.03.037.
63. Hibino S, Ueda N, Horiba M, et al. Detection of QT prolongation through approximation of the T wave on Gaussian mixture modeling. Circ J. 2013;77(11):2728–35.
64. Chiladakis J, Kalogeropoulos A, Koutsogiannis N, et al. Optimal QT/JT interval assessment in patients with complete bundle branch block. Ann Noninvasive Electrocardiol. 2012;17(3):268–76. doi:10.1111/j.1542-474X.2012.00528.x.
65. Cobos MA. Assessment of QT and JT intervals in bundle branch block: a new formula. Circulation. 2013;128:A176.
66. Goldenberg I, Moss AJ, Zareba W. QT interval: how to measure it and what is "normal". J Cardiovasc Electrophysiol. 2006;17(3):333–6. doi:10.1111/j.1540-8167.2006.00408.x.
67. Moss AJ, Zareba W, Benhorin J, et al. ECG T-wave patterns in genetically distinct forms of the hereditary long QT syndrome. Circulation. 1995;92(10):2929–34.
68. Zhang L, Timothy KW, Vincent GM, et al. Spectrum of ST-T-wave patterns and repolarization parameters in congenital long-QT syndrome: ECG findings identify genotypes. Circulation. 2000;102(23):2849–55.
69. Kop WJ, Krantz DS, Nearing BD, et al. Effects of acute mental stress and exercise on T-wave alternans in patients with implantable cardioverter defibrillators and controls. Circulation. 2004;109(15):1864–9.doi:10.1161/01.CIR.0000124726.72615.60.
70. Zareba W, Moss AJ, le Cessie S, Hall WJ. T wave alternans in idiopathic long QT syndrome. J Am Coll Cardiol. 1994;23(7):1541–6.
71. Takasugi N, Goto H, Takasugi M, et al. Prevalence of microvolt T-wave alternans in patients with long QT syndrome and its association with Torsade de Pointes. Circ Arrhythm Electrophysiol. 2016;9(2):e003206. doi:10.1161/CIRCEP.115.003206.
72. Veldkamp MW, Wilders R, Baartscheer A, Zegers JG, Bezzina CR, Wilde AAM. Contribution of sodium channel mutations to bradycardia and sinus node dysfunction in LQT3 families. Circ Res. 2003;92(9):976–83. doi:10.1161/01.RES.0000069689.09869.A8.
73. Horner JM, Horner MM, Ackerman MJ. The diagnostic utility of

recovery phase QTc during treadmill exercise stress testing in the evaluation of long QT syndrome. Heart Rhythm. 2011;8(11):1698–704. doi:10.1016/j.hrthm.2011.05.018.

74. Sy RW, van der Werf C, Chattha IS, et al. Derivation and validation of a simple exercise-based algorithm for prediction of genetic testing in relatives of LQTS probands. Circulation. 2011;124(20):2187–94. doi:10.1161/CIRCULATIONAHA.111.028258.

75. de Noronha SV, Behr ER, Papadakis M, et al. The importance of specialist cardiac histopathological examination in the investigation of young sudden cardiac deaths. Europace. 2014;16(6):899–907. doi:10.1093/europace/eut329.

76. Lupoglazoff JM, Denjoy I, Berthet M, et al. Notched T waves on Holter recordings enhance detection of patients with LQt2 (HERG) mutations. Circulation. 2001;103(8):1095–101.

77. Seethala S, Singh P, Shusterman V, Ribe M, Haugaa KH, Němec J. QT adaptation and intrinsic QT variability in congenital long QT syndrome. J Am Heart Assoc. 2015;4(12). doi:10.1161/JAHA.115.002395.

78. Page A, Aktas MK, Soyata T, Zareba W, Couderc J-P. "QT clock" to improve detection of QT prolongation in long QT syndrome patients. Heart Rhythm. 2016;13(1):190–8. doi:10.1016/j.hrthm.2015.08.037.

79. van den Berg MP, Haaksma J, Veeger NJGM, Wilde AAM. Diurnal variation of ventricular repolarization in a large family with LQT3-Brugada syndrome characterized by nocturnal sudden death. Heart Rhythm. 2006;3(3):290–5. doi:10.1016/j.hrthm.2005.11.023.

80. Viskin S, Postema PG, Bhuiyan ZA, et al. The response of the QT interval to the brief tachycardia provoked by standing: a bedside test for diagnosing long QT syndrome. J Am Coll Cardiol. 2010;55(18):1955–61. doi:10.1016/j.jacc.2009.12.015.

81. Aziz PF, Wieand TS, Ganley J, et al. Genotype- and mutation site-specific QT adaptation during exercise, recovery, and postural changes in children with long-QT syndrome. Circ Arrhythm Electrophysiol. 2011;4(6):867–73. doi:10.1161/CIRCEP.111.963330.

82. Adler A, van der Werf C, Postema PG, et al. The phenomenon of "QT stunning": the abnormal QT prolongation provoked by standing persists even as the heart rate returns to normal in patients with long QT syndrome. Heart Rhythm. 2012;9(6):901–8. doi:10.1016/j.hrthm.2012.01.026.

83. Horner JM, Ackerman MJ. Ventricular ectopy during treadmill exercise stress testing in the evaluation of long QT syndrome. Heart Rhythm. 2008;5(12):1690–4. doi:10.1016/j.hrthm.2008.08.038.

84. Vyas H, Hejlik J, Ackerman MJ. Epinephrine QT stress testing in the evaluation of congenital long-QT syndrome: diagnostic accuracy of the paradoxical QT response. Circulation. 2006;113(11):1385–92. doi:10.1161/CIRCULATIONAHA.105.600445.

85. Khositseth A, Hejlik J, Shen W-K, Ackerman MJ. Epinephrine-induced T-wave notching in congenital long QT syndrome. Heart Rhythm. 2005;2(2):141–6. doi:10.1016/j.hrthm.2004.11.008.

86. Ackerman MJ, Khositseth A, Tester DJ, Hejlik JB, Shen W-K, Porter CJ. Epinephrine-induced QT interval prolongation: a gene-specific paradoxical response in congenital long QT syndrome. Mayo Clin Proc. 2002;77(5):413–21. doi:10.4065/77.5.413.

87. Shimizu W, Noda T, Takaki H, et al. Epinephrine unmasks latent mutation carriers with LQT1 form of congenital long-QT syndrome. J Am Coll Cardiol. 2003;41(4):633–42.

88. Krahn AD, Healey JS, Chauhan VS, et al. Epinephrine infusion in the evaluation of unexplained cardiac arrest and familial sudden death: from the cardiac arrest survivors with preserved ejection fraction registry. Circ Arrhythm Electrophysiol. 2012;5(5):933–40. doi:10.1161/CIRCEP.112.973230.

89. Hobbs JB, Peterson DR, Moss AJ, et al. Risk of aborted cardiac arrest or sudden cardiac death during adolescence in the long-QT syndrome. JAMA. 2006;296(10):1249–54. doi:10.1001/jama.296.10.1249.

90. Goldenberg I, Moss AJ, Peterson DR, et al. Risk factors for aborted cardiac arrest and sudden cardiac death in children with the congenital long-QT syndrome. Circulation. 2008;117(17):2184–91. doi:10.1161/CIRCULATIONAHA.107.701243.

91. Locati EH, Zareba W, Moss AJ, et al. Age- and sex-related differences in clinical manifestations in patients with congenital long-QT syndrome: findings from the International LQTS Registry. Circulation. 1998;97(22):2237–44.

92. Goldenberg I, Moss AJ, Bradley J, et al. Long-QT syndrome after age 40. Circulation. 2008;117(17):2192–201. doi:10.1161/CIRCULATIONAHA.107.729368.

93. Anneken L, Baumann S, Vigneault P, et al. Estradiol regulates human QT-interval: acceleration of cardiac repolarization by enhanced KCNH2 membrane trafficking. Eur Heart J. 2016;37(7):640–50. doi:10.1093/eurheartj/ehv371.

94. Khositseth A, Tester DJ, Will ML, Bell CM, Ackerman MJ. Identification of a common genetic substrate underlying postpartum cardiac events in congenital long QT syndrome. Heart Rhythm. 2004;1(1):60–4. doi:10.1016/j.hrthm.2004.01.006.

95. Seth R, Moss AJ, McNitt S, et al. Long QT syndrome and pregnancy. J Am Coll Cardiol. 2007;49(10):1092–8. doi:10.1016/j.jacc.2006.09.054.

96. Meregalli PG, Westendorp ICD, Tan HL, Elsman P, Kok WEM, Wilde AAM. Pregnancy and the risk of torsades de pointes in congenital long-QT syndrome. Neth Heart J. 2008;16(12):422–5.

97. Kimbrough J, Moss AJ, Zareba W, et al. Clinical implications for affected parents and siblings of probands with long-QT syndrome. Circulation. 2001;104(5):557–62.

98. Kaufman ES, McNitt S, Moss AJ, et al. Risk of death in the long QT syndrome when a sibling has died. Heart Rhythm. 2008;5(6):831–6. doi:10.1016/j.hrthm.2008.02.029.

99. Spazzolini C, Mullally J, Moss AJ, et al. Clinical implications for patients with long QT syndrome who experience a cardiac event during infancy. J Am Coll Cardiol. 2009;54(9):832–7. doi:10.1016/j.jacc.2009.05.029.

100. Goldenberg I, Mathew J, Moss AJ, et al. Corrected QT variability in serial electrocardiograms in long QT syndrome: the importance of the maximum corrected QT for risk stratification. J Am Coll Cardiol. 2006;48(5):1047–52. doi:10.1016/j.jacc.2006.06.033.

101. Goldenberg I, Horr S, Moss AJ, et al. Risk for life-threatening cardiac events in patients with genotype-confirmed long-QT syndrome and normal-range corrected QT intervals. J Am Coll Cardiol. 2011;57(1):51–9. doi:10.1016/j.jacc.2010.07.038.

102. Itoh H, Shimizu W, Hayashi K, et al. Long QT syndrome with compound mutations is associated with a more severe phenotype: a Japanese multicenter study. Heart Rhythm. 2010;7(10):1411–8. doi:10.1016/j.hrthm.2010.06.013.

103. Mullally J, Goldenberg I, Moss AJ, et al. Risk of life-threatening cardiac events among patients with long QT syndrome and multiple mutations. Heart Rhythm. 2013;10(3):378–82. doi:10.1016/j.hrthm.2012.11.006.

104. Crotti L, Spazzolini C, Schwartz PJ, et al. The common long-QT syndrome mutation KCNQ1/A341V causes unusually severe clinical manifestations in patients with different ethnic backgrounds: toward a mutation-specific risk stratification. Circulation. 2007;116(21):2366–75. doi:10.1161/CIRCULATIONAHA.107.726950.

105. Moss AJ, Zareba W, Kaufman ES, et al. Increased risk of arrhythmic events in long-QT syndrome with mutations in the pore region of the human ether-a-go-go-related gene potassium channel. Circulation. 2002;105(7):794–9.

106. Crotti L, Lundquist AL, Insolia R, et al. KCNH2-K897T is a genetic modifier of latent congenital long-QT syndrome. Circulation. 2005;112(9):1251–8.doi:10.1161/CIRCULATIONAHA.105.549071.

107. Duchatelet S, Crotti L, Peat RA, et al. Identification of a KCNQ1 polymorphism acting as a protective modifier against arrhythmic risk in long-QT syndrome. Circ Cardiovasc Genet. 2013;6(4):354–61. doi:10.1161/CIRCGENETICS.113.000023.

108. de Villiers CP, van der Merwe L, Crotti L, et al. AKAP9 is a genetic modifier of congenital long-QT syndrome type 1. Circ Cardiovasc Genet. 2014;7(5):599–606. doi:10.1161/CIRCGENETICS.113.000580.

109. Earle N, Yeo Han D, Pilbrow A, et al. Single nucleotide polymorphisms in arrhythmia genes modify the risk of cardiac events and sudden death in long QT syndrome. Heart Rhythm. 2014;11(1):76–82. doi:10.1016/j.hrthm.2013.10.005.

110. Crotti L, Monti MC, Insolia R, et al. NOS1AP is a genetic modifier of the long-QT syndrome. Circulation. 2009;120(17):1657–63. doi:10.1161/CIRCULATIONAHA.109.879643.

111. Tomás M, Napolitano C, De Giuli L, et al. Polymorphisms in the NOS1AP gene modulate QT interval duration and risk of arrhythmias in the long QT syndrome. J Am Coll Cardiol.

2010;55(24):2745–52. doi:10.1016/j.jacc.2009.12.065.
112. Ackerman MJ, Zipes DP, Kovacs RJ, Maron BJ. Eligibility and disqualification recommendations for competitive athletes with cardiovascular abnormalities: task force 10: the cardiac channelopathies: a scientific statement from the American Heart Association and American College of Cardiology. J Am Coll Cardiol. 2015;66(21):2424–8. doi:10.1016/j.jacc.2015.09.042.
113. Maron BJ, Zipes DP. Introduction: eligibility recommendations for competitive athletes with cardiovascular abnormalities-general considerations. J Am Coll Cardiol. 2005;45(8):1318–21. doi:10.1016/j.jacc.2005.02.006.
114. Pelliccia A, Fagard R, Bjørnstad HH, et al. Recommendations for competitive sports participation in athletes with cardiovascular disease: a consensus document from the study group of sports cardiology of the working group of cardiac rehabilitation and exercise physiology and the working group of My. Eur Heart J. 2005;26(14):1422–45. doi:10.1093/eurheartj/ehi325.
115. Pelliccia A, Zipes DP, Maron BJ. Bethesda conference #36 and the European Society of Cardiology consensus recommendations revisited a comparison of U.S. and European criteria for eligibility and disqualification of competitive athletes with cardiovascular abnormalities. J Am Coll Cardiol. 2008;52(24):1990–6. doi:10.1016/j.jacc.2008.08.055.
116. Johnson JN, Ackerman MJ. Competitive sports participation in athletes with congenital long QT syndrome. JAMA. 2012;308(8):764–5. doi:10.1001/jama.2012.9334.
117. Johnson JN, Ackerman MJ. Return to play? Athletes with congenital long QT syndrome. Br J Sports Med. 2013;47(1):28–33. doi:10.1136/bjsports-2012-091751.
118. Vincent GM, Schwartz PJ, Denjoy I, et al. High efficacy of beta-blockers in long-QT syndrome type 1: contribution of noncompliance and QT-prolonging drugs to the occurrence of beta-blocker treatment "failures". Circulation. 2009;119(2):215–21. doi:10.1161/CIRCULATIONAHA.108.772533.
119. Goldenberg I, Bradley J, Moss A, et al. Beta-blocker efficacy in high-risk patients with the congenital long-QT syndrome types 1 and 2: implications for patient management. J Cardiovasc Electrophysiol. 2010;21(8):893–901. doi:10.1111/j.1540-8167.2010.01737.x.
120. Wilde AAM, Ackerman MJ. Beta-blockers in the treatment of congenital long QT syndrome: is one beta-blocker superior to another? J Am Coll Cardiol. 2014;64(13):1359–61. doi:10.1016/j.jacc.2014.06.1192.
121. Ruan Y, Liu N, Napolitano C, Priori SG. Therapeutic strategies for long-QT syndrome: does the molecular substrate matter? Circ Arrhythm Electrophysiol. 2008;1(4):290–7. doi:10.1161/CIRCEP.108.795617.
122. Funasako M, Aiba T, Ishibashi K, et al. Pronounced shortening of QT interval with mexiletine infusion test in patients with type 3 congenital long QT syndrome. Circ J. 2016;80(2):340–5. doi:10.1253/circj.CJ-15-0984.
123. Mazzanti A, Maragna R, Faragli A, et al. Gene-specific therapy with mexiletine reduces arrhythmic events in patients with long QT syndrome type 3.˙ J Am Coll Cardiol. 2016;67(9):1053–8. doi:10.1016/j.jacc.2015.12.033.
124. Moss AJ, Zareba W, Schwarz KQ, Rosero S, McNitt S, Robinson JL. Ranolazine shortens repolarization in patients with sustained inward sodium current due to type-3 long-QT syndrome. J Cardiovasc Electrophysiol. 2008;19(12):1289–93. doi:10.1111/j.1540-8167.2008.01246.x.
125. Huang H, Priori SG, Napolitano C, O'Leary ME, Chahine M. Y1767C, a novel SCN5A mutation, induces a persistent Na+ current and potentiates ranolazine inhibition of Nav1.5 channels. Am J Physiol Heart Circ Physiol. 2011;300(1):H288–99. doi:10.1152/ajpheart.00539.2010.
126. Egashira T, Yuasa S, Suzuki T, et al. Disease characterization using LQTS-specific induced pluripotent stem cells. Cardiovasc Res. 2012;95(4):419–29. doi:10.1093/cvr/cvs206.
127. Wang Y, Liang P, Lan F, et al. Genome editing of isogenic human induced pluripotent stem cells recapitulates long QT phenotype for drug testing. J Am Coll Cardiol. 2014;64(5):451–9. doi:10.1016/j.jacc.2014.04.057.
128. Schwartz PJ, Spazzolini C, Priori SG, et al. Who are the long-QT syndrome patients who receive an implantable cardioverter-defibrillator and what happens to them?: data from the European Long-QT Syndrome Implantable Cardioverter-Defibrillator (LQTS ICD) Registry. Circulation. 2010;122(13):1272–82. doi:10.1161/CIRCULATIONAHA.110.950147.
129. Kusumoto FM, Calkins H, Boehmer J, et al. HRS/ACC/AHA expert consensus statement on the use of implantable cardioverter-defibrillator therapy in patients who are not included or not well represented in clinical trials. J Am Coll Cardiol. 2014;64(11):1143–77. doi:10.1016/j.jacc.2014.04.008.
130. Schwartz PJ, Priori SG, Cerrone M, et al. Left cardiac sympathetic denervation in the management of high-risk patients affected by the long-QT syndrome. Circulation. 2004;109(15):1826–33. doi:10.1161/01.CIR.0000125523.14403.1E.
131. Desimone CV, Bos JM, Bos KM, et al. Effects on repolarization using dynamic QT interval monitoring in long-QT patients following left cardiac sympathetic denervation. J Cardiovasc Electrophysiol. 2015;26(4):434–9. doi:10.1111/jce.12609.
132. Schneider AE, Bos JM, Ackerman MJ. Effect of left cardiac sympathetic denervation on the electromechanical window in patients with either type 1 or type 2 long QT syndrome: A pilot study. Congenit Heart Dis. 2016. doi:10.1111/chd.12332.
133. Takahashi K, Shimizu W, Miyake A, Nabeshima T, Nakayashiro M, Ganaha H. High prevalence of the SCN5A E1784K mutation in school children with long QT syndrome living on the Okinawa islands. Circ J. 2014;78(8):1974–9.
134. Tester DJ, Kopplin LJ, Will ML, Ackerman MJ. Spectrum and prevalence of cardiac ryanodine receptor (RyR2) mutations in a cohort of unrelated patients referred explicitly for long QT syndrome genetic testing. Heart Rhythm. 2005;2(10):1099–105. doi:10.1016/j.hrthm.2005.07.012.
135. Ghouse J, Have CT, Weeke P, et al. Rare genetic variants previously associated with congenital forms of long QT syndrome have little or no effect on the QT interval. Eur Heart J. 2015;36(37):2523–9. doi:10.1093/eurheartj/ehv297.
136. Mogensen J, van Tintelen JP, Fokstuen S, et al. The current role of next-generation DNA sequencing in routine care of patients with hereditary cardiovascular conditions: a viewpoint paper of the European Society of Cardiology working group on myocardial and pericardial diseases and members of the Europ. Eur Heart J. 2015;36(22):1367–70. doi:10.1093/eurheartj/ehv122.
137. Refsgaard L, Holst AG, Sadjadieh G, Haunsø S, Nielsen JB, Olesen MS. High prevalence of genetic variants previously associated with LQT syndrome in new exome data. Eur J Hum Genet. 2012;20(8):905–8. doi:10.1038/ejhg.2012.23.
138. Vatta M, Ackerman MJ, Ye B, et al. Mutant caveolin-3 induces persistent late sodium current and is associated with long-QT syndrome. Circulation. 2006;114(20):2104–12. doi:10.1161/CIRCULATIONAHA.106.635268.
139. Nolte IM, Wallace C, Newhouse SJ, et al. Common genetic variation near the phospholamban gene is associated with cardiac repolarisation: meta-analysis of three genome-wide association studies. PLoS One. 2009;4(7):e6138. doi:10.1371/journal.pone.0006138.
140. Arking DE, Pfeufer A, Post W, et al. A common genetic variant in the NOS1 regulator NOS1AP modulates cardiac repolarization. Nat Genet. 2006;38(6):644–51. doi:10.1038/ng1790.
141. Pfeufer A, Sanna S, Arking DE, et al. Common variants at ten loci modulate the QT interval duration in the QTSCD Study. Nat Genet. 2009;41(4):407–14. doi:10.1038/ng.362.
142. Newton-Cheh C, Eijgelsheim M, Rice KM, et al. Common variants at ten loci influence QT interval duration in the QTGEN Study. Nat Genet. 2009;41(4):399–406. doi:10.1038/ng.364.
143. Kolder ICRM, Tanck MWT, Postema PG, et al. Analysis for genetic modifiers of disease severity in patients with long-QT syndrome type 2. Circ Cardiovasc Genet. 2015;8(3):447–56. doi:10.1161/CIRCGENETICS.114.000785.
144. Mellor G, Behr ER. Sudden unexplained death – treating the family. Arrhythmia Electrophysiol Rev. 2014;3(3):156–60. doi:10.15420/aer.2014.3.3.156.

11 Brugada 综合征

Oscar Campuzano，Georgia Sarquella-Brugada，Ramon Brugada，Josep Brugada
周琼琼　熊琴梅　洪葵　译

摘　要

1992 年，美国心脏病学会杂志（*Journal of the American College of Cardiology*）发表了一篇名为“Right bundle branch block，persistent ST segment elevation and sudden cardiac death：A distinct clinical and electrocardiographic syndrome”的文章[1]，其中描述了 8 例有共同临床表型的个体：均表现为心脏结构正常但右胸导联 ST 段抬高（图 11.1），因记录到的心室颤动（VF）导致心脏性猝死（SCD）最终复苏成功。这就是现在所熟知的 Brugada 综合征（Brugada syndrome，BrS）。在过去的 20 年中，很多基础及临床研究的重大进展为 BrS 提供了有价值的信息，但仍有一些亟待解决的问题需要进一步研究。本章将从临床、遗传及分子机制这 3 个方面对 BrS 进行阐述。

引言

BrS 的患病率约为 5/10 000，由于存在许多隐匿性 BrS 患者，BrS 的患病率可能被低估，同时由于显著的种族差异和地理差异，应谨慎解读该数值[2]。例如，日本人群Ⅰ型心电图的发生率约为 12/10 000[3]，而有限的数据显示北美和欧洲人群的患病率更低[4-5]。事实上，该综合征在某些东南亚地区被认为是地方性疾病，一直被定义为不明原因猝死综合征（sudden unexplained death syndrome，SUDS），也被称为 *bangungot*（菲律宾）、*pokkuri*（日本）或 *lai tai*（泰国），这些疾病的临床表型、基因型和功能检测都与 BrS 一致[6]。

临床表现及诊断标准

在最初描述 BrS 后的几年中，关于 BrS 典型的心电图特征和特异性诊断标准仍有模糊之处。BrS 的特征为右胸导联出现短暂或持续性典型心电图改变。美国心律学会和欧洲心律协会于 2005 年发布的第二份 BrS 共识报告[2]提出了目前关于诊断标准的推荐。所有患者的心电图均有特征性右胸导联 ST 段抬高，并可分为 3 种类型（图 11.1）：Ⅰ型是唯一有 BrS 诊断意义的，包括至少 1 个右胸导联（V_1～V_3）中呈现“穹窿形”ST 段抬高≥ 2 mm，随后紧跟 T 波倒置。Ⅱ型和Ⅲ型均呈“马鞍形”，但Ⅱ型 ST 段抬高≥ 2 mm，Ⅲ型 ST 段抬高＜ 2 mm。这两型可提示但不能诊断 BrS。若无结构性心脏病、有猝死家族史或Ⅰ型 Brugada 波、携带已知可导致 BrS 的遗传缺陷或出现晕厥或猝死后幸存等临床表现的患者出现特征性心电图，应诊断为 BrS。

当临床随访获得大量基线心电图时，可发现仅有约 25% 的记录存在可诊断的心电图改变。几乎所有呈Ⅰ型 Brugada 波的患者在随访中均呈现正常心电图。由于自发性穹窿形（Ⅰ型）Brugada 波的存在是无症状患者后续发生心律失常事件的预测

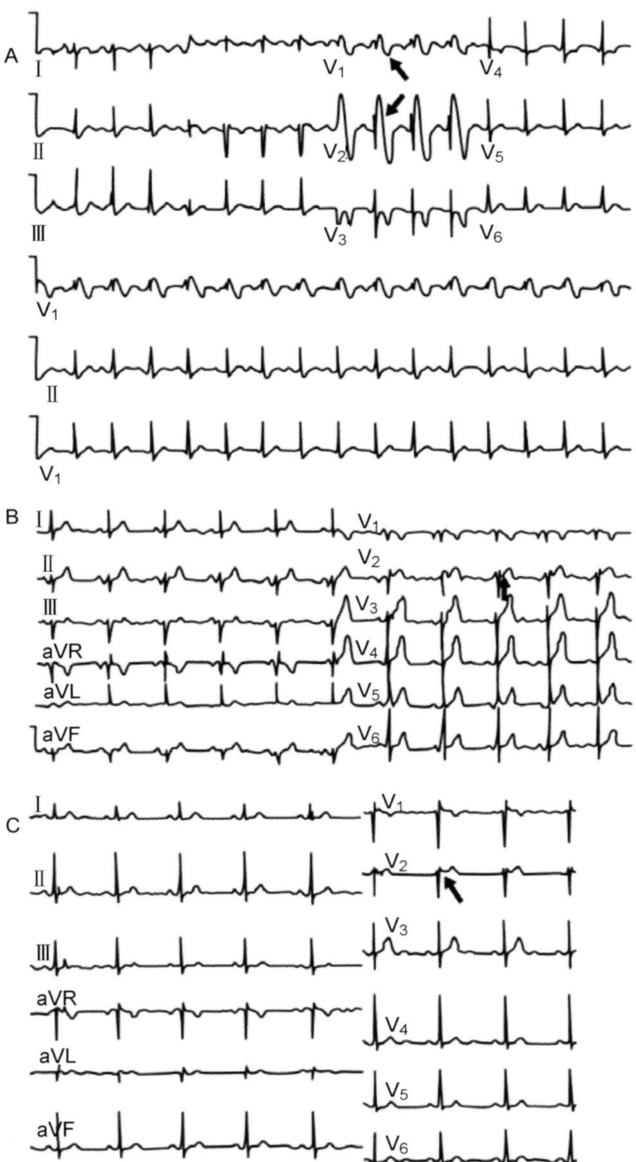

图 11.1　Brugada 心电图特征。**A.** 可诊断的下斜形（穹窿形）Brugada 波（Ⅰ型），患者为 1 例有晕厥和 BrS 阳性家族史的 9 岁女孩。可见心电图表现为 V_1 和 V_2 导联呈右束支阻滞图形（箭头）伴典型的 ST 段抬高。**B.** 1 例有 BrS 阳性家族史但无症状的 58 岁男性的基线心电图。Ⅱ型马鞍形 Brugada 波。基因检测发现 1 个 *SCN5A* 基因的致病变异。可见心电图呈马鞍形 Brugada 波，V_2 导联高初始上升后伴 ST 段抬高＞ 2 mm。**C.** Ⅲ型马鞍形 Brugada 波的基线心电图，患者为 1 例根据 IC 类抗心律失常药物试验阳性诊断为 BrS 的无症状 61 岁男性

因子，因此该心电图特征具有重要的临床意义。IC 类抗心律失常药激发试验是一种可辅助诊断隐匿性 BrS 的有力工具。静脉注射阿义马林、氟卡尼或普鲁卡因胺能够诱发可诊断 BrS 的穹窿形 Brugada 波。基于这些比较研究的结果和临床经验，1 mg/kg 阿义马林是诱发 BrS 最敏感的药物。也有学者提出可将饱餐试验作为诊断 BrS 的一项检查[7]。ST 段改变似乎是由迷走神经张力增加引起。肾上腺素刺激可降低 ST 段抬高，而迷走神经刺激可使其增加。在诊断 BrS 前先排除可引起 ST 段抬高的其他因素很重要（表 11.1）。

BrS 属于离子通道病，即参与动作电位的心脏通道功能异常引起的原发性电传导障碍，这种电传导改变可能引发心律失常。其特征是无潜在的结构性心脏病。事实上，4% ～ 12% 的猝死患者及 20% 心脏结构正常的猝死患者被诊断为 BrS[8]。然而，近年来的研究认为 BrS 患者可能存在心脏结构改变[9-11]。近期研究发现，携带 *PKP2* 致病变异的 BrS 患者存在形态学改变[12-13]。*PKP2* 是致心律失常性心肌病（ACM）最主要的致病基因，ACM 是一种以纤维-脂肪替代心肌细胞为特征的桥粒病，它可导致年轻

表 11.1　获得性 BrS：心电图 V_1 ～ V_2 导联 ST 段抬高的鉴别诊断

药物	抗心律失常药	ⅠC 类钠通道阻滞剂（如氟卡尼、吡西卡尼、普罗帕酮）
		ⅠA 类钠通道阻滞剂（如普鲁卡因胺、丙吡胺、西苯唑啉）
		维拉帕米（L 型钙通道阻滞剂）
		β 受体阻滞剂（抑制 I_{CaL}）
	抗心绞痛药	硝酸酯
		钙通道阻滞剂（如尼福地平、地尔硫䓬）
	抗精神病药	三环类抗抑郁药（如阿米替林、地昔帕明、氯米帕明、去甲替林）
		四环类抗抑郁药（如马普替林）
		吩噻嗪类（如奋乃静、氰美马嗪）
		选择性 5- 羟色胺再摄取抑制剂（如氟西汀）
		可卡因中毒
	抗过敏药	H_1 抗组胺药。第一代（茶苯海明）
RVOT 急性缺血		
电解质紊乱		高钾血症
		高钙血症
体温过高和体温过低		
胰岛素水平升高		
RVOT 的机械性压迫		

RVOT，右心室流出道

男性发生SCD（主要在运动中）。因此，Nademanee等对6例患有BrS的家庭成员的法医样本进行了遗传学和免疫组织化学分析[14]，发现心外膜胶原和纤维化增多，而间隙连接蛋白Connexin 43表达减少，特别是在右心室流出道区域。此外，对伴有心肌纤维化的BrS临床表型仍然存在争议，期待可在将来的研究中得到解决。

治疗

埋藏式心脏复律除颤器（ICD）

迄今为止，ICD是唯一被证实可预防BrS患者发生SCD的有效治疗策略（图11.2）。ICD作为主要预防措施的精确指征是无症状患者电生理检查（electrophysiological study，EPS）中出现自发性Ⅰ型心电图和诱导性室性心律失常。Conte等的研究也支持此观点，研究显示随访近85个月中ICD可治疗17%的潜在致死性心律失常患者。恰当放电与SCD幸存显著相关[15]。值得注意的是，ICD治疗仍存在一些缺陷，特别是在以下患者中尤为明显：年轻人、面临与设备长期共存和多次设备更换问题的患者及期望长寿的患者（尤其是在设备植入后）。一些研究指出ICD治疗中恰当放电率较低（8%～15%，中位随访时间45个月），而并发症发生率较高，这主要是由不恰当放电造成（20%～36%，中位随访时间21～47个月）[16-18]。

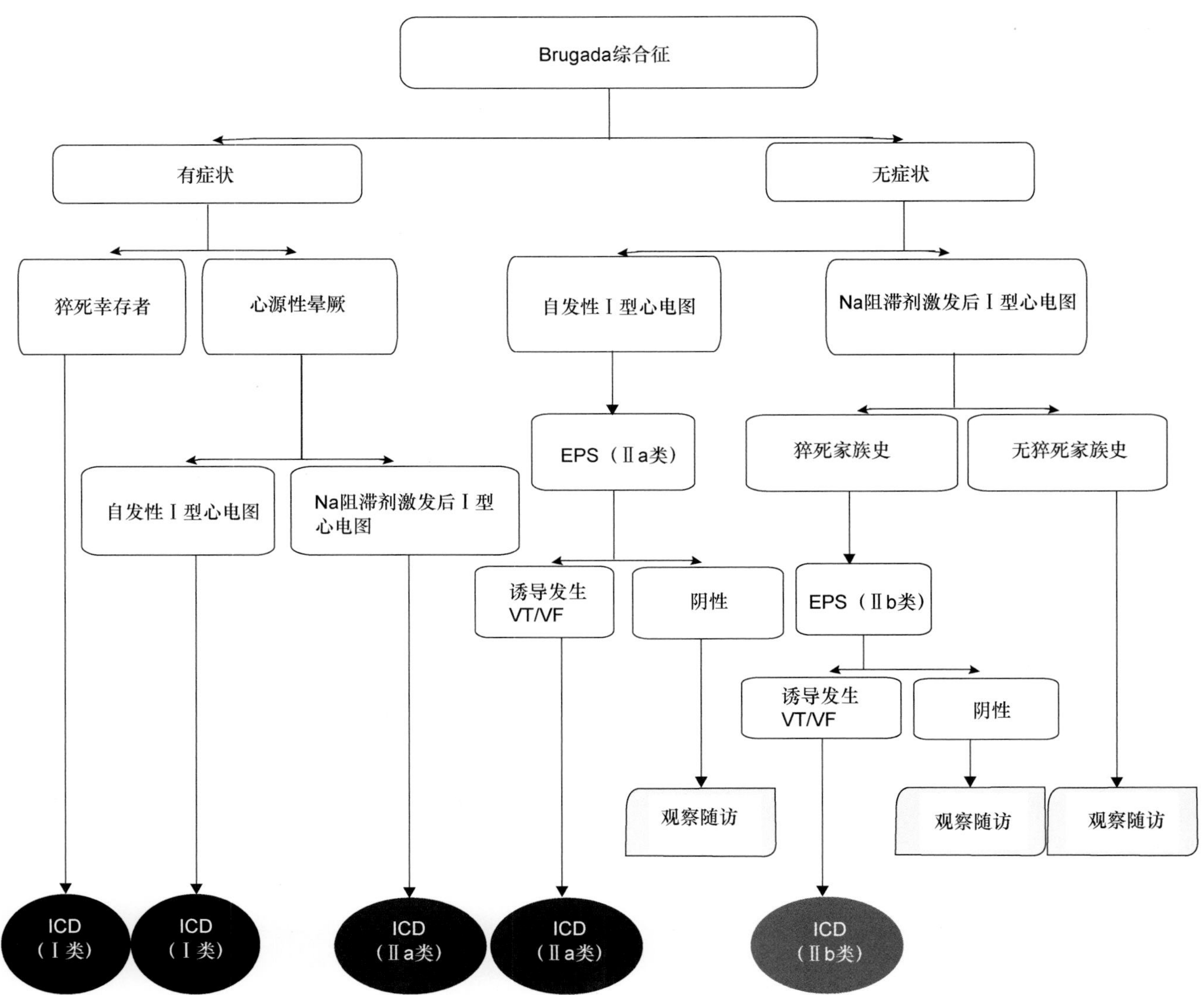

图11.2　Brugada综合征患者的ICD适应证。推荐类别Ⅰ类指有明确证据支持操作或治疗有用或有效；推荐类别Ⅱ类指有用或有效的证据尚有矛盾；推荐类别Ⅱa类指有关证据倾向于有用或有效；推荐类别Ⅱb类指有关证据尚不能被充分证明有用或有效

近期一项研究显示，T 波过度感知是携带 ICD 的 BrS 患者发生不恰当放电的一个可能原因。绝大多数情况下，问题都能通过重新程控解决，但在一些患者中，这些并发症需要侵入性治疗措施。重要的是，使用集成双极感知系统的患者的并发症发生率比使用专用双极感知系统的患者低，因此对于 BrS 患者应常规使用前者[19]。

药物治疗

为了纠正 BrS 患者心肌动作电位中异常的离子流，抑制瞬时外向电流或增加钠离子、钙离子电流的药物已用于治疗 BrS：

- 异丙肾上腺素（可增加 I_{CaL}）已被证实治疗 BrS 电风暴有效[20]。
- 奎尼丁，一种 Ⅰ A 类抗心律失常药，可阻断 I_{to} 及 I_{kr}，临床上可预防 VF 和抑制自发性室性心律失常，目前主要用于下列情况：①已植入 ICD，并且有多次放电；②有 ICD 植入禁忌证；③伴有需要治疗的室上性心律失常。也有研究表明，奎尼丁对儿童 BrS 也有效，可用于植入 ICD 前的过渡治疗或替代治疗[21]。

导管射频消融

自证明室性期前收缩可触发 VF 后，室性期前收缩的导管射频消融（radiofrequency catheter ablation，RFCA）便成为治疗 BrS 的方法之一。一些散发案例显示植入 ICD 的高风险 BrS 患者经过射频消融治疗后短期内未发生 VF、晕厥或 SCD[22-23]。Nademanee 首次描述了消融右心室流出道可防止高风险人群发生 VF[24]。2014 年发表了 1 例 BrS 患者行右心室流出道心外膜致心律失常基质的射频消融治疗[25]。2015 年 Forkmann 等也报道 1 例 BrS 患者行心外膜室性心动过速（VT）消融治疗，且程序性心室刺激（programmed ventricular stimulation，PVS）未诱发 VT。随访 9 个月时，设备显示无任何 VT 再发作[26]。近期发表的一项针对 BrS 患者心外膜消融的有趣研究显示，对在氟卡尼作用下定位的致心律失常基质进行消融可消除患者的 BrS 症状[27]。氟卡尼试验揭示了导致 BrS 波及 VT/VF 发生的是主要位于右心室游离壁和右心室流出道的心外膜区域，范围和分布有所差异。通过心外膜 RFCA 或冷冻疗法消除异常致心律失常放电区域能够终止 BrS 波及 VF 的发生，且无并发症。尽管尚需要更长随访时间及更大规模的研究来进一步支持，但这些结果仍具有病理生理学和临床意义，因为它们为开发治疗 BrS 症状的方法提供了新信息。

分子机制

跨膜离子流产生动作电位。在心室肌细胞中，一种快速内向钠电流 I_{Na} 使细胞膜去极化，形成动作电位的 0 期，随后激活其他离子电流。瞬时外向钾电流 I_{to} 的激活覆盖启动复极化期的晚期内向 I_{Na}，随后激活 L 型钙电流，快激活及慢激活延迟整流钾电流 I_{Kr} 和 I_{Ks}，以及内向整流钾电流 I_{K1}，最终恢复膜静息负电位（图 11.3 和图 11.4）。

BrS 是参与心脏动作电位形成的离子通道发生电信号障碍引起的一种离子通道病。基础实验及临床研究数据为 BrS 的心电图形态和致心律失常提供了细胞电生理和分子生物学依据[28]。目前有两种假说可解释右胸前导联 ST 段抬高：① I_{Na} 与 I_{to} 间的失衡优先影响右心室心肌，从而产生复极化跨壁离散和心律失常基质。研究发现，神经嵴细胞异常迁移至右心室可能导致成年期易发生心律失常[29]。这种现象的细胞基础被认为是钠通道功能失去突变而差异性地改变心外膜与心内膜细胞动作电位形态的结果。右心室心外膜细胞中的快速瞬时外向 K^+ 电流 I_{to} 最强，细胞膜去极化可快速激活该 K^+ 电流。在动作电位平台期的早期，它与 Na^+ 内流的去极化效果相反且超过后者，从而产生一个明显的动作电位切迹，且整合去极化 Ca^{2+} 电流，形成“尖峰-圆顶”的形态。因此，Na^+ 电流减小使心外膜细胞的净跨膜电流外向移动，最终导致早期复极化，并显著缩短动作电位。相反，心内膜细胞的 I_{to} 更弱，因此 Na^+ 电流减小将不会显著影响心内膜动作电位形态和时限。综上，细胞膜电压的跨膜同质性最终导致 ST 段抬高[30]；②右心室流出道的传导减慢，导致右胸前导联 ST 段抬高[31]。

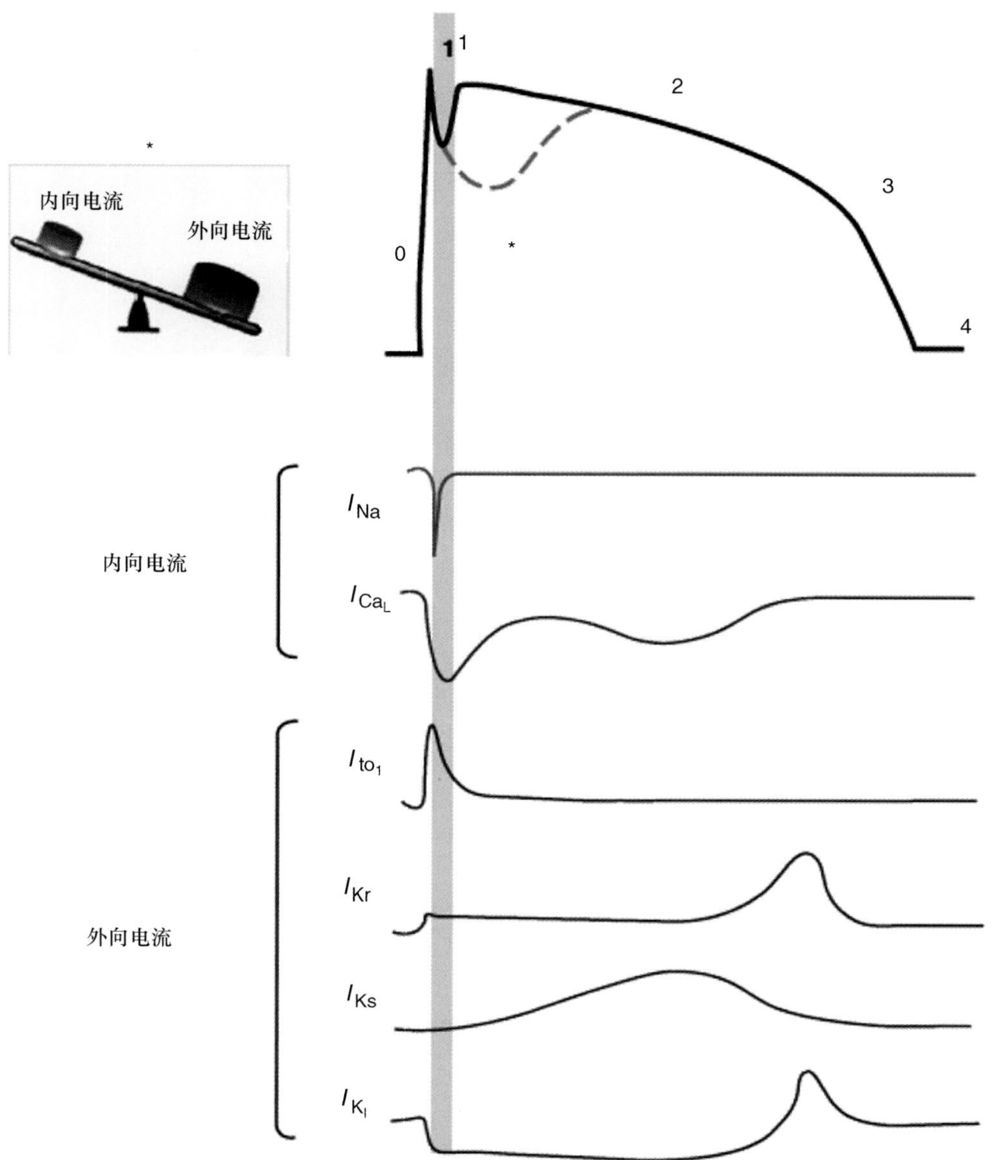

图 11.3　心室肌细胞动作电位和主要的离子电流。阴影区域为 1 期，主要取决于 I_{Na}、I_{Ca} 和 I_{to} 之间的平衡。当带正电的内向电流相对于带正电的外向电流（*）受损时，细胞可实现更大限度的复极化，动作电位的正常圆顶消失，导致 1 期结束时形成一个特定的切迹（虚线）。这被认为是 BrS 的潜在机制。I_{Ca}，内向钙电流；I_{Na}，内向钠电流；I_{to}，瞬时外向钾电流

遗传学机制

BrS 是一种常染色体显性遗传的家族性疾病。迄今为止，已发现 22 个基因近 300 个致病变异（表 11.2）。最早被证实与 BrS 相关的是编码心脏钠通道 α 亚基的 *SCN5A*[32]。*SCN5A* 负责心脏动作电位的 0 期。在 BrS 中发现的 *SCN5A* 致病变异可导致钠通道的功能丧失。在 20%～25% 的 BrS 患者中发现了 *SCN5A* 致病变异，归为Ⅰ型 BrS[33]。近期，在 1 例 BrS 合并传导系统疾病的患者中发现 *SCN5A* 基因存在广泛缺失[34]。尽管 BrS 的遗传学研究进展迅速，但仍然只有 30%～35% 临床诊断为 BrS 的患者能找到明确的遗传因素，其中大部分（25%～30%）是由 *SCN5A* 致病变异引起[33]。因此，目前的指南仅推荐进行 *SCN5A* 基因检测。但下一代测序（NGS）技术可经济有效地对多个基因进行检测。因此，我们认为应采用 NGS 技术对 BrS 家庭进行综合遗传分析。NGS 技术临床转化前面临的主要问题是数据量的庞大及其解读的复杂性。家系筛查不仅有助于阐明 NGS 技术鉴定出的罕见变异的致病作用，还可以识别携带潜在遗传变异的亲

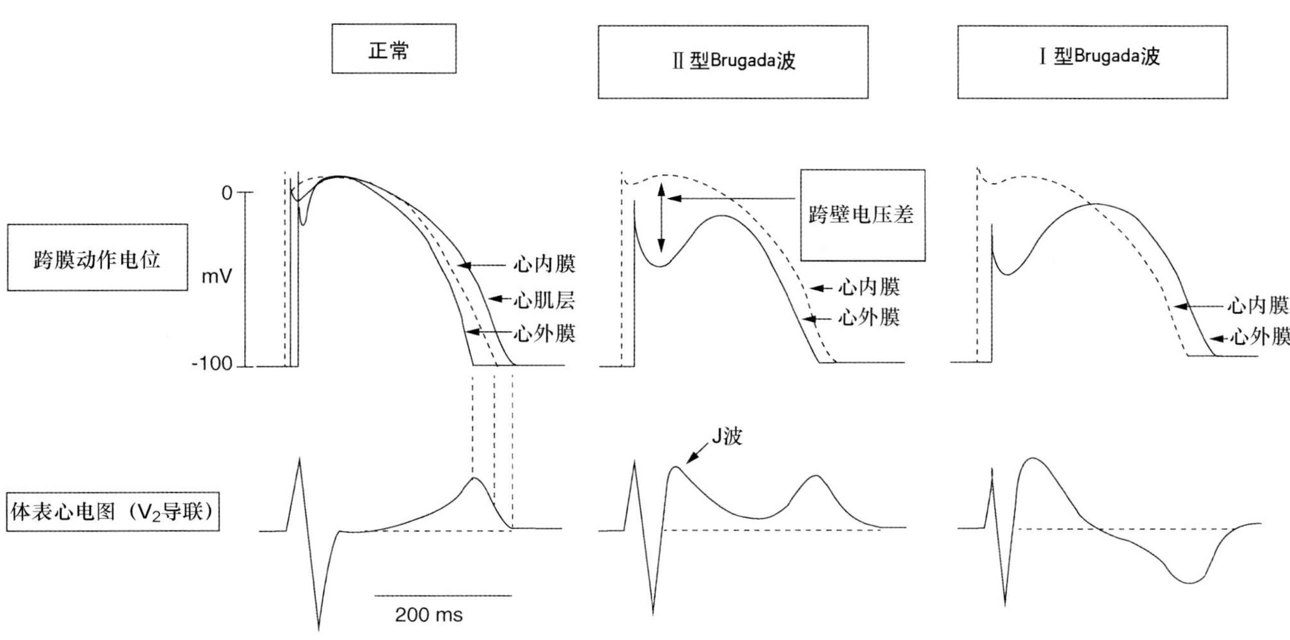

图 11.4　Brugada 综合征 ST 段抬高的潜在机制。心外膜（而非心内膜）上的明显切迹引起跨壁电压差和 J 点抬高（马鞍形 Brugada 波）。切迹的进一步加重可能伴有心外膜动作电位的延长，并长于心内膜动作电位，进而导致除 ST 段抬高外还出现负性 T 波（穹窿形 Brugada 波）

表 11.2　BrS 的分类

遗传	位点	基因	蛋白质	百分比（%）
（钠） 常染色体显性遗传	3p21-p24	*SCN5A*	Nav1.5	25 ～ 30
	3p22.3	*GPD1-L*	3- 磷酸甘油脱氢酶 -1	＜ 1
	19q13.1	*SCN1B*	Nav β 1	＜ 1
	11q24.1	*SCN3B*	Nav β 3	＜ 1
	11q23.3	*SCN2B*	Nav β 2	＜ 1
	3p22.2	*SCN10A*	Nav1.8	＜ 1
	6q21	*HEY2*	Hes 相关家族 BHLH 转录因子 YRPW 基序 2	＜ 1
	17p13.1	*RANGRF*	RAN-G 释放因子（MOG1）	＜ 1
	3p14.3	*SLMAP*	肌膜相关蛋白	＜ 1
	3q28	*FGF12*	成纤维细胞生长因子 12	＜ 1
	12p11.21	*PKP2*	Plakofilin-2	＜ 1
（钾） 常染色体显性遗传 X 染色体	12p12.1	*ABCC9*	三磷酸腺苷（ATP）结合盒亚家族 C 成员 9	＜ 1
	11q13-q14	*KCNE3*	电压门控式钾通道亚家族 E 成员 3（MiRP2）	＜ 1
	12p12.1	*KCNJ8*	Kv6.1 Kir6.1	＜ 1
	15q24.1	*HCN4*	超极化环核苷酸门控 4	＜ 1
	1p13.2	*KCND3*	Kv4.3 Kir4.3	＜ 1
	7p12.1	*SEMA3A*	Semaphorin Ⅲ	＜ 1
	Xq22.3	*KCNE5*	电压门控钾通道亚家族 E 成员 5	＜ 1
（钙） 常染色体显性遗传	2p13.3	*CACNA1C*	Cav1.2	＜ 1
	10p12.33	*CACNB2B*	电压依赖性 β -2	＜ 1
	7q21-q22	*CACNA2D1*	电压依赖性 α_2/δ_1	＜ 1
	19q13.33	*TRPM4*	瞬时受体电位 M4	＜ 1

属，这些亲属虽然无症状，但仍存在 SCD 风险。

拷贝数变异（CNV）是目前发现的唯一可导致 BrS 的重排。近期 Selga 等发表的一项西班牙 BrS 队列研究对 BrS 易感基因和 CNV 进行了综合遗传学评估，发现致病性变异的平均检出率高于其他欧洲 BrS 队列（分别为 32.7% 和 20% ～ 25%），30 ～ 50 岁年龄段患者的变异检出率更高[35]。此外，*SCN1B*（钠通道 β_1 亚基）[36]、*SCN2B*（钠通道 β_2 亚基）和 *SCN3B*（钠通道 β_3 亚基）[37] 的致病变异改变了通道功能（增强或减弱 I_{Na}）[36-38]。*SCN10A* 基因（神经元钠通道 Nav1.8）已被证明可调节 *SCN5A* 的表达和心脏电功能[39]。Bezzina 等的研究发现，转录因子 *HEY2* 也与 BrS 相关[40]。据报道，*GPD1-L* 也与 BrS 相关。*GPD1-L* 致病变异可降低膜表面表达及内向钠电流[41]。Kattygnarath 等的研究表明，RANGRF 能损害 Nav1.5 向膜的转运，导致 *INa* 减弱和 BrS 的临床表现[42]。2012 年，Ishikawa 等报道了肌膜相关蛋白（sarcolemmal membrane-associated protein，SLMAP）基因的致病变异，这是一种在 T 小管和肌质网中发现的功能未知的基因。SLMAP 通过调节 Nav1.5 通道的细胞内转运引起 BrS[43]。2013 年，*FGF12* 基因中的一个致病变异因导致 *INa* 减弱而被认为是与 BrS 相关的易感基因[44-46]。plakophilin-2（*PKP2*）基因的致病变异被报道与 BrS 相关[12-13]。在 BrS 患者中已经鉴定出 PKP2 的表达缺失与 I_{Na} 减弱的相关性。除钠通道外，多种钾通道也与 BrS 相关。第一个被发现的是 *KCNE3*，它编码 MiRP2 蛋白（调控钾通道 I_{to} 的 β 亚基），并调节心脏中的部分钾电流[47]。与 BrS 相关的另一个基因是 *KCNJ8*，其也与早期复极综合征（early repolarization syndrome，ERS）相关[48]。基于心脏 $K_{(ATP)}$ Kir6.1 通道的功能获得突变，*KCNJ8* 被认为是 J 波综合征的易感基因[49]。2011 年，Giudicessi 等首次提供了分子和功能学证据，支持新的 *KCND3*（Kir4.3 蛋白）功能获得性致病变异参与 BrS 的发病机制和表型表达，而在 *KCND3* 基因表达最高的右心室中也存在 I_{to} 电流梯度增强[50]。2014 年，Boczek 等发现 *SEMA3A* 基因中的突变破坏了 SEMA3A 抑制 Kv4.3 电流的能力，导致 Kv4.3 电流显著增加。Semaphorin 3A（*SEMA3A*）编码的 Semaphorin 是一种化学排斥因子，可破坏神经系统和心脏系统中的神经模式。该研究首次证明 SEMA3A 是一种天然存在的蛋白质，可选择性抑制 Kv4.3，*SEMA3A* 可能是 BrS 的易感基因，通过功能获得性机制起作用[51]。*KCNE5* 基因位于 X 染色体，编码钾通道的辅助 β 亚基，2011 年发现 *KCNE5* 的新变异似乎可导致 I_{to} 功能获得性改变[52]。磺酰脲类受体亚基 2A（SUR2A）的作用与此相似，SUR2A 由 ATP 结合盒亚家族 C 成员 9（*ABCC9*）基因编码[53]。*ABCC9* 功能获得性致病变异导致 ATP 敏感性钾通道（K-ATP）改变，当与 *SCN5A* 功能失去性致病变异并存时，可能是 BrS 患者发生严重心律失常表型的原因。BrS 也与编码 HCN4 通道蛋白（或 I_f 通道，超极化激活的环核苷酸门控钾通道）的 *HCN4* 相关[4]。*HCN4* 基因的致病变异也易导致遗传性病态窦房结综合征（sick sinus syndrome，SSS）和与心动过缓相关的长 QT 综合征（LQTS）[54]。钙通道也与 BrS 有关。*CACNA1C* 和 *CACNB2B* 基因的致病变异均可导致 L 型钙通道缺陷，引起通道功能缺失[55]。2010 年报道了 *CACNA2D1* 基因与 BrS 相关。电压依赖性钙通道的 α_2/δ 亚基调节钙通道的电流密度和活化 / 失活动力学[56]。此外，研究还报道了瞬时受体电位 melastatin 蛋白 4 基因（*TRPM4*）的致病变异，这是一种钙激活的非选择性阳离子通道，是一大类瞬时受体电位基因的成员[57]。该基因与传导阻滞相关，致病变异可导致多种后果。因此，TRPM4 通道功能的减弱或增强可能降低钠通道工作效率并导致 BrS。

遗传调控因子

近期研究报道了一些影响 BrS 临床表型的遗传和环境调控因子。众所周知，环境因素可能在 BrS 患者易发生心律失常的过程中起作用。该病的外显率不全及表现度差异使得人们怀疑有其他遗传因素在最终临床表型中起作用。SNP 成为最早被研究的用于定义这种差异性的因素之一。*SCN5A* 多态性变异 p.H558R 可见于 20% 的人群中，该多态性已被证明可部分恢复由其他共同导致 BrS 的 *SCN5A* 致病突变所引起的钠电流损害[58]。因此，该常见变异是 *SCN5A* 突变携带者中 BrS 的遗传调控因子，携带该变异的 BrS 患者临床表型较轻[59]。*SCN5A* 启动子区的基因变异也可能导致 BrS。基于日本人群的研究发现了一种由 *SCN5A* 基因启动子内 6 个多态性位点构成的单倍型，其功能与钠电流减少相关[60]。如前所述，*SCN10A* 基因（神经性钠通道 $Na_v1.8$）也可调控 *SCN5A* 的表达及心脏的电传导功能[39]。在该研究中，转录因子 HEY2 也被证实与 BrS 相关[40]。其他研究也发现，双突变可导致更严重的 BrS 临床表型[61-62]。但这些遗传调控因子的变异在 BrS 风险分层中的作用尚不明确。近期的研究数据建议将致病变异的类型作为 BrS 风险分层的工具。该研究发现，携带截短蛋白的 BrS 患者及其亲属具有更为严重的临床表型和传导系统障碍。尽管以上证据支持某些致病变异似乎可导致预后不良，但仍不足以满足在临床上使用这些证据做出临床决策的条件[63]。Stocchi 等报道了一项关于 mtDNA 突变与 BrS 之间潜在关联的研究。研究结果表明，可排除特定 mtDNA 变异导致 BrS。然而，研究者发现 BrS 患者 mtDNA 中的替换率很高，表明这可能是 BrS 临床表型修饰因子的重要辅助因子[64]。

BrS 及其重叠综合征

多项家系研究显示，家庭成员可表现出多种不同的临床表型。这些所谓的“重叠综合征”给医生诊断和风险分层带来巨大挑战，包括 ERS[65]。ERS 和 BrS 在细胞、离子和心电图方面均存在相似性（出现 J 波），代表了“J 波综合征”表型谱的一部分，尽管 ERS 和 BrS 重叠的程度仍未确定[66-68]。Maeda 等研究了 BrS 和 ERS 患者发生 VF 的季节、周期和昼夜节律分布。ERS 患者 VF 发作主要在冬季，而 BrS 患者 VF 发作在春季最频繁。ERS 患者中，每个月 VF 事件的频率与月平均外部气温呈负相关。此外，ERS 患者在周末发生 VF 的频率更高，而 BrS 患者在工作日发生 VF 的频率更高。ERS 和 BrS 患者出现 VF 事件的高峰均在夜间[69]。其他相关疾病是 Lev-Lenègre 综合征［又称进行性心脏传导疾病（progressive cardiac conduction disease，PCCD）］。BrS 家族中 PCCD 并不少见，因为它们均由钠电流减少引起，而且被描述为相同遗传临床表型的不同表现[70-71]。另一种综合征是与窦房结功能障碍相关的 SSS，其病程表现为间歇性和不可预测性，与潜在心脏病的严重程度相关[72-74]。心房颤动（AF）是 BrS 患者最常见的房性心律失常[75]，15%～20% 的 BrS 患者会出现室上性心律失常[76]。一些研究报道了心房至希氏束传导间期和希氏束至心室传导间期延长，且主要发生于携带 *SCN5A* 致病变异的患者[77]，这与继发于钠通道活性功能丧失引起的传导系统兴奋性降低一致[78]。另一种遗传性致心律失常性疾病是 LQTS，以 QT 间期延长和易发室性快速性心律失常为特征[79-80]。也有研究发现携带 *SCN5A* 致病变异的家系中存在 3 型 LQTS 和 BrS 临床表型的重叠[81]。然而，目前仍未明确 3 型 LQTS 患者中出现 BrS 临床表型仅取决于突变通道的生物物理特性还是共遗传的基因变异、性别、种族或其他环境因素[82]。有趣的是，BrS 和癫痫的病因被证明也可能存在部分重叠。有研究显示，*SCN5A* 致病变异可能导致癫痫的反复发作，支持遗传性心脑离子通道病（cardiocerebral channelopathy）这一新兴概念[83-84]。目前，除了两例 *SCN4A* 相关病例报告中描述的非特异性心脏心律失常外[85-86]，并未发现在肌肉和心脏的钠离子通道病间存在重叠的临床表型。在近期的一项研究中，Bissay 等报道了大量 BrS 合并钠通道肌强直的患者，提示 *SCN4A* 变异可能是影响某些 BrS 患者中出现 I 型心电图和恶性心律失常症状的潜在病理生理学机制[87]。

猝死风险

确诊 BrS 的下一步即进行风险分层，主要目标为准确鉴别和治疗 SCD 高危人群。迄今为止，已明确鉴定出一些 BrS 患者的公认的高危标志物，但无症状 BrS 患者的风险分层问题仍存在争议[88]。从最初发现的首个病例到近期发表的病例队列，SCD 的年发生率不断下降，这可能是因为刚被发现后的最初几年对新疾病存在固有的转诊偏倚，其中严重的疾病类型最容易被诊断[89]。

Sieira 等的研究表明，无症状 BrS 患者的心律失常事件并非罕见（年发生率为 0.5%）。在此队列中，诱发室性心律失常、自发性 I 型心电图和存在窦房结功能障碍被视为可能的危险因素，并用于推动长期管理[90]。近期一项 meta 分析显示，具有自发性诊断性心电图特征或程序性心室刺激（PVS）诱发性室性心律失常的无症状受试者的猝死风险增加[91]。多个临床变量已被证实可提示 BrS 患者预后不良。几乎所有分析均发现，确诊前出现症状（如晕厥）、自发性 I 型基线心电图和男性均与随访时心脏事件的发生相关[92-93]。人们普遍认同既往发生过心脏停搏可作为未来事件的高危征象（17%～62%的患者在随访的48～84个月内新发心律失常事件）。同样，发生过晕厥的患者未来发生不良事件的风险也较高（随访24～39个月内事件发生率为6%～19%）。因此，目前一致认为这类患者应植入ICD，无论其是否存在其他危险因素。在迄今为止发表的最大规模BrS患者队列的多变量分析及绝大多数其他人研究中均发现，自发性Ⅰ型心电图被确定为室性心律失常的独立预测因子[94][风险比（hazard ratio，HR）= 1.8；95% CI为1.03～3.33；$P = 0.04$]。

在所有研究中，男性发生更多心律失常的趋势较明显，甚至在一项meta分析中被认为是不良预后的独立预测因子[95]。除室性心动过速和VF外，BrS也可能合并非室性心律失常[96]。因此，出现在10%～53% BrS患者中的自发性AF具有预后意义，其与晕厥发作（60.0% *vs.* 22.2%，$P < 0.03$）和记录到的VF（40.0% *vs.* 14.3%，$P < 0.05$）发生率升高相关[97]。既往无症状的BrS患者发生致死性或接近致死性心律失常的风险在不同研究间存在差异：Brugada等报道随访（33±39）个月的复发率为8%[98]，Priori等随访（34±39）个月的数据显示复发率为6%[99]，Eckardt[100]和Giustetto[101]等分别随访（40±50）个月和（30±21）个月的数据显示复发率均为1%，Probst等随访31个月的数据显示复发率为1.5%[94]。

尽管大规模注册研究一致认为既往有猝死或晕厥史的BrS患者EPS诱发性最高[98]，但对于能否将EPS用于预测无症状BrS患者的预后，研究者们尚未达成共识。Brugada等[98]的研究结果显示，EPS期间的诱发性可作为心脏事件的独立预测因子，而Giustto等[101]则强调了其阴性预测值[在（30±21）个月的随访中，EPS阴性患者均未发生心律失常事件，而15%的EPS阳性患者发生心律失常事件]，其他注册研究未能证明此现象[94]。迄今为止的最大规模BrS队列研究发现，当进行单变量分析时，持续性室性心律失常的诱导性与首次发生心律失常事件的时间较短显著相关，但当进行多变量分析时，诱导性则不能预测心律失常事件[94]，近期的一项前瞻性研究也证实了此结果。2015年发表的一项单中心研究纳入了96例具有多种临床表现且使用PVS方案诱发VF的BrS患者，研究发现Ⅰ类抗心律失常药（主要是奎尼丁）在EPS中具有很好的保护作用，且接受药物治疗的患者临床预后良好[102]。此外，Sieira等纳入403例BrS患者的研究显示，心脏PVS是BrS患者预后的预测因子，当应用于无症状个体时可能具有指导进一步管理的特定价值。检测的总体准确性使其成为一种可确定非诱发性无症状个体的合适筛选工具[103]。

目前进行的大型研究均未证明猝死家族史或*SCN5A*致病变异是高危征象[95]。Meregalli等纳入147例携带*SCN5A*致病变异的BrS患者的研究显示，携带截短突变（由提前终止密码子引起）和I_{Na}减少＞90%的错义突变患者比I_{Na}（非功能性Na^+通道）减少≤90%的错义突变患者晕厥发生率高。但是，该研究不能证明携带I_{Na}致病变异的患者发生严重心律失常事件（SCD或VF）的风险更高。此外，前两组患者的基础心电图呈PR间期延长，Ⅰ类抗心律失常药激发试验后PR间期和QRS波时限延长更为显著。这是首项提出将遗传学用于BrS风险分层的研究。近期研究发现，位于*SCN5A*的常见多态性可能调控致病变异产生的影响，抵消其有害结果，从而导致更轻微的BrS临床表型，提示多态性可能成为风险分层中的有用工具。此外，这些多态性也可能成为将来治疗干预的潜在靶点。

综上，从风险分层研究数据中可以明确以下几点（图11.5）：①有症状患者的风险高于无症状患者；②猝死幸存者的风险高于晕厥患者，男性患者风险高于女性患者，有基线Ⅰ型心电图的患者风险高于Ⅰ类抗心律失常药诱发的Ⅰ型心电图患者，无症状患者也可能发生猝死。后者是基于绝大多数有症状的BrS患者可能数十年无症状这一事实。因此，目前最大的挑战是发现这些后续会出现症状的少数无症状患者。

BrS患者心律失常风险的非侵入性标志物

为解决BrS患者风险分层的复杂问题，以下几种非侵入性检查方法被认为是BrS患者发生心律失常事件的危险征象：① Holter监测中记录的夜间5 min平均NN间期标准差（standard deviation of the 5-minutes averaged NN intervals，SDANN）降低；② V_1导联S波宽≥80 ms，V_2导联ST段抬高≥0.18 mV；③ ST段自发性改变，V_2导联QTc间期＞460 ms，T波峰-T波末端（T peak-T end，

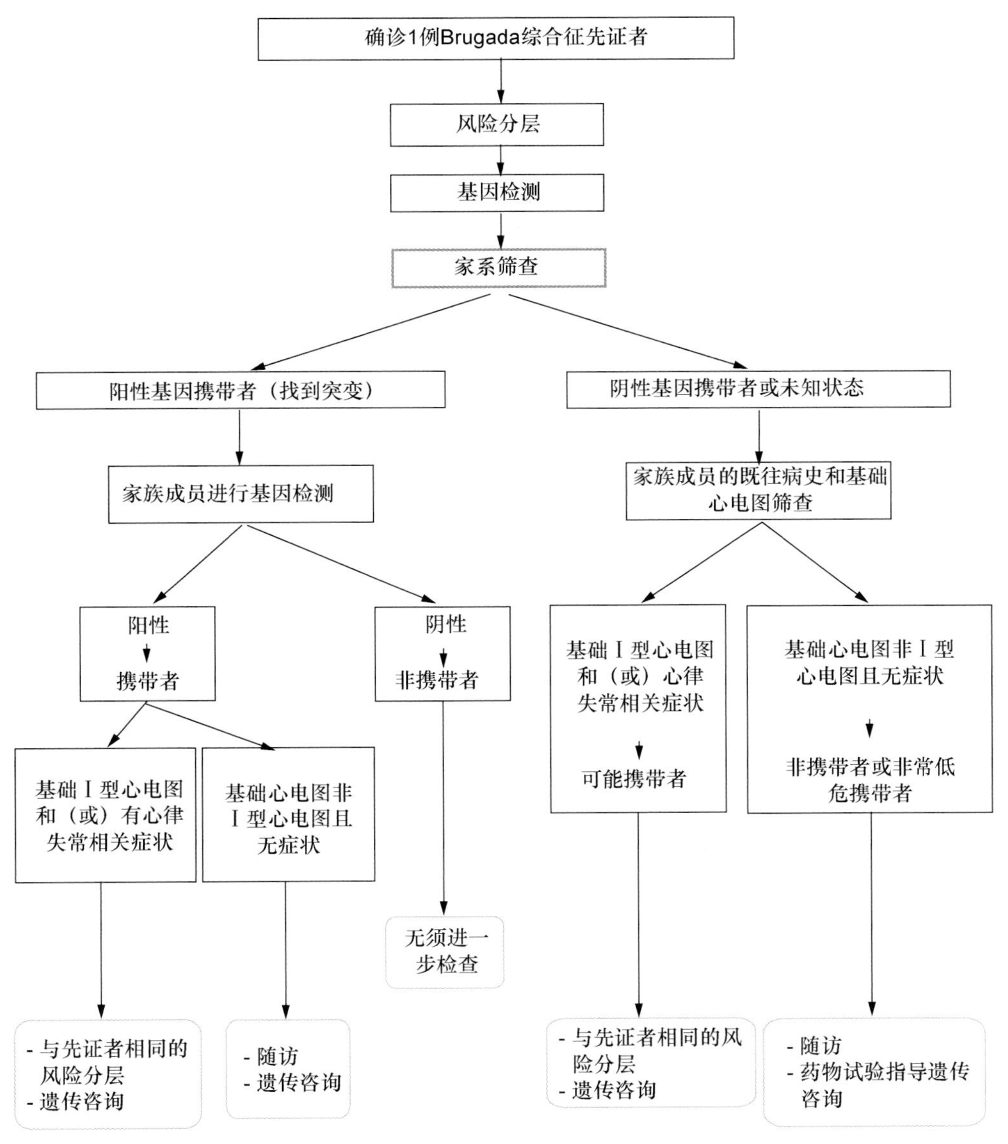

图 11.5 确诊 1 例 BrS 先证者后建议进行的家系筛查流程

Tp-e）间期延长且 Tp-e 离散度大；④“aVR 征”（aVR 导联中 R 波≥ 0.3 mV 或 R/q ≥ 0.75）；⑤胸前导联 QRS 波时限延长（V_2 导联 r-J 间期≥ 90 ms 且 V_6 导联 QRS 波时限≥ 90 ms；V_2 导联 QRS 波时限≥ 120 ms）；⑥心室间机械性不同步也与 BrS 中致死性或接近致死性心律失常的高风险相关。多个研究组已广泛研究通过信号平均心电图（SAECG）评估晚电位（late potential，LP）作为高危标志物的有效性。近期一项前瞻性研究结果表明，阳性 LP 是 BrS 患者高风险的独立指标，HR 为 10.9（95% CI 1.1 ～ 104.3，P = 0.038），敏感性为 95.7%，特异性为 65%，阳性预测值为 75.9%，阴性预测值为 92.9%，预测准确度为 81.4%。在将 LP 作为风险标志物前，还需要更多的前瞻性研究，纳入更多患者并进行更长时间的随访，以评估不同非侵入性风险标志物在 BrS 中的价值。

总之，风险分层是目前最具争议的问题。目前的研究分为两类：一类是在整个随访期间几乎无任何事件发生，这种情况下任何研究因素都会显得没有价值；另一类则是在随访期间出现合理数量的事件，并已研究了不同因素，其中一些显示出对风险分层的价值。目前重要的不是讨论哪个因素对患者的风险分层更有效，而是为什么不同研究间存在如此明显且无法解释的差异。显然，我们必须基于近期发表和更新的研究，就如何建立 BrS 的诊断标准达成国际共识。

环境调控因子

必须要强调的是，BrS 患者的心电图特征常随时间推移而发生改变，因此可在 3 种 BrS 波间转换，甚至可能暂时正常[104]。基于此，似乎应强制（疑似）BrS 患者重复进行心电图记录。值得注意的是，某些因素可导致心电图出现类似 Brugada 波的异常（表 11.1）。

重要的是，一些不同于 BrS 的疾病应在鉴别诊断时谨慎排除，而其他因素在有遗传易感性时可能诱发 ST 段升高（如发热）。

调控因子在心电图的动态特性中发挥主要作用，也可能是遗传易感患者 ST 段抬高的原因。交感-迷走神经平衡、内分泌、代谢因子以及药物可通过对跨膜离子流的特异性调控进而影响心电图形态，这也能解释在某些条件下室性心律失常的发生。实际上，心动过缓和迷走神经张力可能通过减少钙电流而导致 ST 段抬高和心律失常的发生[105]。这也解释了为什么刺激迷走神经时 ST 段抬高更显著[106]，以及 BrS 患者夜间多发恶性心律失常和猝死[107]。

目前已确定了性激素的作用。已发表的数据表明，性激素可能在 BrS 的临床表型中起作用[108]。例如，研究发现阉割术后男性不再出现典型心电图[109]，而男性 BrS 患者中睾酮水平比对照组高[110]。因此，研究者对于性别差异提出两个主要假说，这两种假说间可能相互关联：离子流的性别相关内在差异和性激素的影响。由于两种性别儿童的睾酮水平均较低，观察结果显示 BrS 男孩和女孩未表现出与性激素假说一致的表型差异[111]。温度可能也是部分 BrS 患者的重要调控因子。有研究显示，一些 *SCN5A* 致病变异导致的钠通道过早失活会在更高的温度下加重，表明发热状态可能会暴露某些 BrS 患者，或暂时增加心律失常的风险[112]。发热似乎是儿童患者中尤为重要的一个触发因素[111]。因此，温度控制对于 BrS 患者至关重要。

BrS 与妊娠

虽然目前已有许多研究证明 BrS 的临床表型存在性别差异，但差异产生的具体机制尚不明确[113]。妊娠期间自主神经和血流动力学会发生改变，围产期血中雌激素和孕酮水平也会降低。Rodríguez-Mañero 等针对 BrS 妊娠女性的大规模研究发现[114]，处于妊娠期和围产期的 BrS 患者预后较好。只有少数患者出现晕厥，而妊娠期晕厥似乎与产后或围产期的不良预后无关。尽管如此，对于 BrS 妊娠女性的管理也应非常严格，并与心脏病专家和麻醉医师开展多学科协作[115]。考虑到有利于母亲和胎儿的疾病转归，在妊娠期、产后和围产期应开展进一步临床评估和随访。

儿童 BrS

SCD 约占儿童患者猝死的 20%，而遗传性心律失常越来越多地被认为是导致死亡的原因。不同研究中儿童 BrS 的患病率存在差异，日本患者中的患病率高达 0.0098%[116]。尽管近年 BrS 的研究已取得巨大进展，但关于儿童 BrS 的研究甚少。在首次关于 BrS 的报道中，8 例患者中有 3 例为儿童[1]。此后，也有多个散发的儿童病例报道[117-118]。2007 年，Probst 等的儿童 BrS 研究中纳入了来自 13 个欧洲研究所的 30 例 16 岁以下的 BrS 患者[111]。儿童 BrS 患者的心电图特征（包括瞬时性）与成人类似。此外，目前尚无标准化数据来优化儿童右胸前导联的位置，且身体生长过程中胸部的形状亦可导致混淆。基于以上特征，具有典型 Brugada 心电图波形的晕厥儿童患者应警惕 BrS 的可能。与成人一样，儿童患者也可能出现从无症状（主要通过常规心电图筛查或家系筛查发现）到猝死的临床表现谱。与成人不同的是，儿童 BrS 的发生率无性别差异，这可能与青春期儿童的睾酮水平低有关[111]。多项病例报告均证明了发热作为儿童室性心律失常诱发因素的重要性，而非儿童具有特殊易感性。有趣的是，由于发热可诱发 Brugada 波，因此推荐在发热期间进行 12 导联心电图检查。此外，由于热性惊厥在儿童中相对常见，尚不确定是否应将心电图纳入热性惊厥发生时的常规诊断性检查[111]。

关于药物激发试验，钠通道阻滞剂试验（阿义马林 1 mg/kg 或氟卡尼 2 mg/kg，注射 10 min）[119]应仅限于基线心电图正常、症状典型且有阳性家族史的儿童。与成人一样，自发性 I 型心电图特征足以诊断 BrS，此时进行药物激发试验会有危险。阿义马林激发试验存在年龄依赖性反应，可能具有相关的临床意义[120]。在近期的一项研究中，Conte 等发现儿童期药物激发试验阴性的亲属在其青春期后再次进行阿义马林药物试验时，有 23% 的个体会出现 BrS 波。大多数情况下，心电图表型在儿童期并未出现，但此后可能会因激素、自主神经系统或遗传因素的影响而呈现出来[121]。然而，对于初始药物激发试验阴性的患者是否应在青春期后再次进行阿义马林激发试验仍存在争议，应行进一步研究。因此，是否应对心电图正常的无症状儿童 BrS 患者进行药物激发试验以及何时开始试验尚存在争议。此外，考虑到使用不同药物进行激发试验时的假阴性率高达 30%，是否应在几年后进行第二次激发试验也存在争议。

目前，关于是否应在 BrS 成人患者中进行 EPS 仍存在争议，而关于 BrS 患儿是否应接受程控额外刺激技术以检测恶性心律失常的诱发性则更加值得讨论[98]。必要时，可采用与成人相同的试验方案。如上所述，BrS 可与其他疾病发生重叠，如 LQT3、Lev-Lenègre 综合征等。缓慢性心律失常可能是这类患者死亡的原因之一，因此在某些情况下强烈建议植入心脏起搏器[111]。通过对具有恶性心律失常发作风险的 BrS 患儿进行短期随访，发现氢化奎尼丁是 ICD 植入的一种良好替代方案，但仍有待进一步研究证实[111]。表现为猝死幸存和晕厥且伴有自发性 Ⅰ 型 Brugada 波的患者发生恶性心律失常的风险较高，因此无论年龄，均应考虑植入 ICD。已有研究者制订出幼儿患者必要时植入 ICD 的特定方案。关于家系筛查，所有 BrS 患者的一级亲属均应进行临床检查、病史采集和 12 导联心电图（基线和上肋间导联记录）检查。

应为先证者提供基因检测，当鉴定出致病变异时，应对所有相关的亲属进行该变异的检测（无论其年龄多大），以便遵循关于控制发热和避免使用列表药物（www.brugadadrugs.org）的建议。无症状或有潜在心脏症状的致病变异携带者每年应进行心电图筛查。基因检测也存在局限性，只有 30% 的家族能找到明确的遗传因素。如果先证者基因检测结果为阴性，则不建议对家族中心电图正常的无症状儿童进行阿义马林药物试验。研究表明这些个体处于低风险状态。在使用高通量工具的个体化医疗时代，NGS 技术是鉴别疾病病因的最为经济有效的方法。使用 NGS 技术所面临的主要问题是其产生了大量数据，而研究者将这些信息转化为临床实践的经验不足[122-123]。家系中的基因型－表型关联是正确解读变异致病性的关键因素之一。这使得每个家系均应单独研究，分析每例亲属的变异，并将临床信息与遗传信息关联起来。工作组中所有成员基于个人经验达成共识时，才能形成最终决定。

老年 BrS

BrS 患者出现症状的平均年龄为 30 ～ 40 岁，多为男性。老年 BrS 患者的临床病程及预后仍未知。Conte 等关于老年人群中 BrS 的系统性分析结果表明，与年轻患者相比，老年 BrS 患者预后良好，属于低风险组。因此，其室性心律失常和 SCD 家族史的发生率均较低。然而，两个主要议题仍然存在争议：采用药物诱发试验和器械指导管理。因此，尽管 Conte 等在上述研究中报告“86% 的老年患者接受阿义马林试验后诊断为 BrS”，但发现 Ⅰ 型心电图的价值及其安全性仍未经过系统评估[124]。关于 ICD 的使用，共识会议指出，对于有晕厥史的老年 BrS 患者，若预期寿命大于 6 个月，则应接受 ICD 植入[8]。Kamakura 等对植入 ICD 的高危 BrS 患者进行长期随访，结果显示 70 岁以上患者中 VF 的发生率较低。鉴于相对晚发的室上性心动过速以及电极导线故障会增加不恰当放电的风险，因此 70 岁前未发生过 VF 的 BrS 老年患者可考虑不植入 ICD 或替换 ICD[125]。但是，当遇到这两个争议问题时，应根据具体情况来进行临床决策。

总结

BrS 是一种家族性心脏病，可导致室性心律失常和 SCD。其特征为典型的心电图形态，在无结构性心脏病的情况下发生室性心律失常和猝死的风险较高。特征性心电图波为穹窿形或 Ⅰ 型 Brugada 波，由右胸前导联持续性 ST 段抬高及随后的负性 T 波组成，需与其他导致 ST 段抬高的情况相鉴别。迄今为止，已发现 19 个基因与该病相关，其中 *SCN5A* 是最常见的致病基因。然而，临床上仅有 30% ～ 40% 的确诊患者明确由已知基因变异所致，尚需进一步遗传学研究。疾病表现度差异和不完全外显率阻碍了临床诊断、风险分层和疾病管理，其机制研究仍有待阐明。尽管有多种正在使用的药物治疗方法，但 ICD 是目前唯一被证明对高危患者有效的治疗方法。亟须一项结合临床前、临床和综合性遗传学的大型队列研究来完善当前的指南，以帮助 BrS 诊断、SCD 风险分层及预防家族成员猝死。

要点总结

- BrS 是一种罕见的遗传性离子通道病，由于离子流改变而导致“右束支传导阻滞、ST 段抬高和猝死综合征”，具有外显率不全和表现度差异的特点。
- BrS 的诊断标准为心电图出现 I 型 Brugada 波并具有以下任意 1 种临床特征：记录到的 VF、多形性室性心动过速（polymorphic ventricular tachycardia，PVT）、程序性电刺激诱导的 PVT、45 岁以下 SCD 家族史、家族成员出现 I 型 Brugada 波、不明原因晕厥或夜间濒死呼吸、无心脏结构性改变。
- 阿义马林可更好地暴露 I 型 Brugada 波。
- 当前面临的主要挑战是早期发现可能出现症状甚至 SCD（有时是 BrS 的首发症状）的高危无症状患者。
- 当患者（特别是儿童患者）发热时，应常规进行心电图检查来帮助诊断 BrS。
- 植入 ICD 是预防 BrS 患者发生 SCD 的最有效措施。

参考文献

1. Brugada P, Brugada J. Right bundle branch block, persistent ST segment elevation and sudden cardiac death: a distinct clinical and electrocardiographic syndrome. A multicenter report. J Am Coll Cardiol. 1992;20(6):1391–6.
2. Antzelevitch C, Brugada P, Borggrefe M, Brugada J, Brugada R, Corrado D, et al. Brugada syndrome: report of the second consensus conference. Heart Rhythm. 2005;2(4):429–40.
3. Miyasaka Y, Tsuji H, Yamada K, Tokunaga S, Saito D, Imuro Y, et al. Prevalence and mortality of the Brugada-type electrocardiogram in one city in Japan. J Am Coll Cardiol. 2001;38(3):771–4.
4. Hermida JS, Lemoine JL, Aoun FB, Jarry G, Rey JL, Quiret JC. Prevalence of the brugada syndrome in an apparently healthy population. Am J Cardiol. 2000;86(1):91–4.
5. Donohue D, Tehrani F, Jamehdor R, Lam C, Movahed MR. The prevalence of Brugada ECG in adult patients in a large university hospital in the western United States. Am Heart Hosp J. 2008; 6(1):48–50.
6. Vatta M, Dumaine R, Varghese G, Richard TA, Shimizu W, Aihara N, et al. Genetic and biophysical basis of sudden unexplained nocturnal death syndrome (SUNDS), a disease allelic to Brugada syndrome. Hum Mol Genet. 2002;11(3):337–45.
7. Ikeda T, Abe A, Yusu S, Nakamura K, Ishiguro H, Mera H, et al. The full stomach test as a novel diagnostic technique for identifying patients at risk of Brugada syndrome. J Cardiovasc Electrophysiol. 2006;17(6):602–7.
8. Antzelevitch C, Brugada P, Borggrefe M, Brugada J, Brugada R, Corrado D, et al. Brugada syndrome: report of the second consensus conference: endorsed by the Heart Rhythm Society and the European Heart Rhythm Association. Circulation. 2005;111(5):659–70.
9. Frustaci A, Priori SG, Pieroni M, Chimenti C, Napolitano C, Rivolta I, et al. Cardiac histological substrate in patients with clinical phenotype of Brugada syndrome. Circulation. 2005;112(24):3680–7.
10. Frustaci A, Russo MA, Chimenti C. Structural myocardial abnormalities in asymptomatic family members with Brugada syndrome and SCN5A gene mutation. Eur Heart J. 2009;30(14):1763.
11. Frigo G, Rampazzo A, Bauce B, Pilichou K, Beffagna G, Danieli GA, et al. Homozygous SCN5A mutation in Brugada syndrome with monomorphic ventricular tachycardia and structural heart abnormalities. Europace. 2007;9(6):391–7 Epub 2007/04/20.
12. Cerrone M, Delmar M. Desmosomes and the sodium channel complex: implications for arrhythmogenic cardiomyopathy and Brugada syndrome. Trends Cardiovasc Med. 2014;24(5):184–90 Epub 2014/03/25.
13. Cerrone M, Lin X, Zhang M, Agullo-Pascual E, Pfenniger A, Chkourko Gusky H, et al. Missense mutations in plakophilin-2 cause sodium current deficit and associate with a Brugada syndrome phenotype. Circulation. 2014;129(10):1092–103 Epub 2013/12/20.
14. Nademanee A. Fibrosis, connexin-43, and conduction abnormalities in the Brugada syndrome. J Am Coll Cardiol. 2015;66: 1976–86.
15. Conte G, Sieira J, Ciconte G, de Asmundis C, Chierchia GB, Baltogiannis G, et al. Implantable cardioverter-defibrillator therapy in Brugada syndrome: a 20-year single-center experience. J Am Coll Cardiol. 2015;65(9):879–88 Epub 2015/03/07.
16. Sarkozy A, Boussy T, Kourgiannides G, Chierchia GB, Richter S, De Potter T, et al. Long-term follow-up of primary prophylactic implantable cardioverter-defibrillator therapy in Brugada syndrome. Eur Heart J. 2007;28(3):334–44.
17. Rosso R, Glick A, Glikson M, Wagshal A, Swissa M, Rosenhek S, et al. Outcome after implantation of cardioverter defibrillator [corrected] in patients with Brugada syndrome: a multicenter Israeli study (ISRABRU). Isr Med Assoc J. 2008;10(6):435–9.
18. Zipes DP, Camm AJ, Borggrefe M, Buxton AE, Chaitman B, Fromer M, et al. [Guidelines for management of patients with ventricular arrhythmias and the prevention of sudden cardiac death. Executive summary]. Rev Esp Cardiol. 2006;59(12):1328 .Guias de Practica Clinica del ACC/AHA/ESC 2006 sobre el manejo de pacientes con arritmias ventriculares y la prevencion de la muerte cardiaca subita. Version resumida
19. Rodriguez-Manero M, de Asmundis C, Sacher F, Arbelo E, Probst V, Castro-Hevia J, et al. T-wave oversensing in patients with Brugada syndrome: true bipolar versus integrated bipolar implantable cardioverter defibrillator leads: multicenter retrospective study. Circ Arrhythm Electrophysiol. 2015;8(4):792–8 Epub 2015/06/05.
20. Maury P, Hocini M, Haissaguerre M. Electrical storms in Brugada syndrome: review of pharmacologic and ablative therapeutic options. Indian Pacing Electrophysiol J. 2005;5(1):25–34.
21. Schweizer PA, Becker R, Katus HA, Thomas D. Successful acute and long-term management of electrical storm in Brugada syndrome using orciprenaline and quinine/quinidine. Clin Res Cardiol. 2010;99(7):467–70.
22. Nakagawa E, Takagi M, Tatsumi H, Yoshiyama M. Successful radiofrequency catheter ablation for electrical storm of ventricular fibrillation in a patient with Brugada syndrome. Circ J. 2008;72(6): 1025–9.

23. Morita H, Zipes DP, Morita ST, Lopshire JC, Wu J. Epicardial ablation eliminates ventricular arrhythmias in an experimental model of Brugada syndrome. Heart Rhythm. 2009;6(5): 665–71.
24. Nademanee K, Veerakul G, Chandanamattha P, Chaothawee L, Ariyachaipanich A, Jirasirirojanakorn K, et al. Prevention of ventricular fibrillation episodes in brugada syndrome by catheter ablation over the anterior right ventricular outflow tract epicardium. Circulation. 2011;123(12):1270–9.
25. Szeplaki G, Ozcan EE, Osztheimer I, Tahin T, Merkely B, Geller L. Ablation of the epicardial substrate in the right ventricular outflow tract in a patient with brugada syndrome refusing implantable cardioverter defibrillator therapy. Can J Cardiol. 2014;30(10):1249 e9–e11 Epub 2014/09/30.
26. Forkmann M, Tomala J, Huo Y, Mayer J, Christoph M, Wunderlich C, et al. Epicardial Ventricular Tachycardia Ablation in a Patient With Brugada ECG Pattern and Mutation of PKP2 and DSP Genes. Circ Arrhythm Electrophysiol. 2015;8(2):505–7 Epub 2015/04/23.
27. Brugada J, Pappone C, Berruezo A, Vicedomini G, Manguso F, Ciconte G, et al. Brugada syndrome phenotype elimination by epicardial substrate ablation. Circ Arrhythm Electrophysiol. 2015. Epub 2015/08/21.
28. Morita H, Zipes DP, Wu J. Brugada syndrome: insights of ST elevation, arrhythmogenicity, and risk stratification from experimental observations. Heart Rhythm. 2009;6(11 Suppl):S34–43.
29. Elizari MV, Levi R, Acunzo RS, Chiale PA, Civetta MM, Ferreiro M, et al. Abnormal expression of cardiac neural crest cells in heart development: a different hypothesis for the etiopathogenesis of Brugada syndrome. Heart Rhythm. 2007;4(3):359–65.
30. Antzelevitch C. Brugada syndrome. Pacing Clin Electrophysiol. 2006;29(10):1130–59.
31. Meregalli PG, Wilde AA, Tan HL. Pathophysiological mechanisms of Brugada syndrome: depolarization disorder, repolarization disorder, or more? Cardiovasc Res. 2005;67(3):367–78.
32. Chen Q, Kirsch GE, Zhang D, Brugada R, Brugada J, Brugada P, et al. Genetic basis and molecular mechanism for idiopathic ventricular fibrillation. Nature. 1998;392(6673):293–6.
33. Kapplinger JD, Tester DJ, Alders M, Benito B, Berthet M, Brugada J, et al. An international compendium of mutations in the SCN5A-encoded cardiac sodium channel in patients referred for Brugada syndrome genetic testing. Heart Rhythm. 2010;7(1):33–46.
34. Eastaugh LJ, James PA, Phelan DG, Davis AM. Brugada syndrome caused by a large deletion in SCN5A only detected by multiplex ligation-dependent probe amplification. J Cardiovasc Electrophysiol. 2011;22(9):1073–6 Epub 2011/02/04.
35. Selga E, Campuzano O, Pinsach-Abuin ML, Perez-Serra A, Mademont-Soler I, Riuro H, et al. Comprehensive Genetic Characterization of a Spanish Brugada Syndrome Cohort. PloS one. 2015;10(7):e0132888 .Epub 2015/07/15
36. Watanabe H, Koopmann TT, Le Scouarnec S, Yang T, Ingram CR, Schott JJ, et al. Sodium channel beta1 subunit mutations associated with Brugada syndrome and cardiac conduction disease in humans. J Clin Invest. 2008;118(6):2260–8.
37. Hu D, Barajas-Martinez H, Burashnikov E, Springer M, Wu Y, Varro A, et al. A mutation in the beta 3 subunit of the cardiac sodium channel associated with Brugada ECG phenotype. Circ Cardiovasc Genet. 2009;2(3):270–8.
38. Riuro H, Beltran-Alvarez P, Tarradas A, Selga E, Campuzano O, Verges M, et al. A missense mutation in the sodium channel beta2 subunit reveals SCN2B as a new candidate gene for Brugada syndrome. Hum Mutat. 2013;34(7):961–6 Epub 2013/04/06.
39. Hu D, Barajas-Martinez H, Pfeiffer R, Dezi F, Pfeiffer J, Buch T, et al. Mutations in SCN10A are responsible for a large fraction of cases of Brugada syndrome. J Am Coll Cardiol. 2014;64(1):66–79 Epub 2014/07/07.
40. Bezzina CR, Barc J, Mizusawa Y, Remme CA, Gourraud JB, Simonet F, et al. Common variants at SCN5A-SCN10A and HEY2 are associated with Brugada syndrome, a rare disease with high risk of sudden cardiac death. Nat Genet. 2013;45(9):1044–9 Epub 2013/07/23.
41. London B, Michalec M, Mehdi H, Zhu X, Kerchner L, Sanyal S, et al. Mutation in glycerol-3-phosphate dehydrogenase 1 like gene (GPD1-L) decreases cardiac Na + current and causes inherited arrhythmias. Circulation. 2007;116(20):2260–8.
42. Kattygnarath D, Maugenre S, Neyroud N, Balse E, Ichai C, Denjoy I, et al. MOG1: a new susceptibility gene for Brugada syndrome. Circ Cardiovasc Genet. 2011;4(3):261–8.
43. Ishikawa T, Sato A, Marcou CA, Tester DJ, Ackerman MJ, Crotti L, et al. A novel disease gene for Brugada syndrome: sarcolemmal membrane-associated protein gene mutations impair intracellular trafficking of hNav1.5. Circ Arrhythm Electrophysiol. 2012;5(6):1098–107 Epub 2012/10/16.
44. Hennessey JA, Marcou CA, Wang C, Wei EQ, Tester DJ, Torchio M, et al. FGF12 is a candidate Brugada syndrome locus. Heart Rhythm. 2013;10(12):1886–94 Epub 2013/10/08.
45. Hennessey JA, Wei EQ, Pitt GS. Fibroblast growth factor homologous factors modulate cardiac calcium channels. Circ Res. 2013;113(4):381–8 Epub 2013/06/28.
46. Wang C, Hennessey JA, Kirkton RD, Graham V, Puranam RS, Rosenberg PB, et al. Fibroblast growth factor homologous factor 13 regulates Na + channels and conduction velocity in murine hearts. Circ Res. 2011;109(7):775–82 Epub 2011/08/06.
47. Delpon E, Cordeiro JM, Nunez L, Thomsen PE, Guerchicoff A, Pollevick GD, et al. Functional effects of KCNE3 mutation and its role in the development of Brugada syndrome. Circ Arrhythm Electrophysiol. 2008;1(3):209–18.
48. Haissaguerre M, Chatel S, Sacher F, Weerasooriya R, Probst V, Loussouarn G, et al. Ventricular fibrillation with prominent early repolarization associated with a rare variant of KCNJ8/KATP channel. J Cardiovasc Electrophysiol. 2009;20(1):93–8.
49. Medeiros-Domingo A, Tan BH, Crotti L, Tester DJ, Eckhardt L, Cuoretti A, et al. Gain-of-function mutation S422 L in the KCNJ8-encoded cardiac K(ATP) channel Kir6.1 as a pathogenic substrate for J-wave syndromes. Heart Rhythm. 2010;7(10):1466–71.
50. Giudicessi JR, Ye D, Tester DJ, Crotti L, Mugione A, Nesterenko VV, et al. Transient outward current (I(to)) gain-of-function mutations in the KCND3-encoded Kv4.3 potassium channel and Brugada syndrome. Heart Rhythm. 2011;8(7):1024–32.
51. Boczek NJ, Ye D, Johnson EK, Wang W, Crotti L, Tester DJ, et al. Characterization of SEMA3A-encoded semaphorin as a naturally occurring Kv4.3 protein inhibitor and its contribution to Brugada syndrome. Circ Res. 2014;115(4):460–9 Epub 2014/06/26.
52. Ohno S, Zankov DP, Ding WG, Itoh H, Makiyama T, Doi T, et al KCNE5 (KCNE1L) variants are novel modulator of Brugada syndrome and idiopathic ventricular fibrillation. Circ Arrhythm Electrophysiol. 2011.
53. Hu D, Barajas-Martinez H, Terzic A, Park S, Pfeiffer R, Burashnikov E, et al. ABCC9 is a novel Brugada and early repolarization syndrome susceptibility gene. Int J Cardiol. 2014;171(3):431–42 Epub 2014/01/21.
54. Ueda K, Hirano Y, Higashiuesato Y, Aizawa Y, Hayashi T, Inagaki N, et al. Role of HCN4 channel in preventing ventricular arrhythmia. J Hum Genet. 2009;54(2):115–21.
55. Antzelevitch C, Pollevick GD, Cordeiro JM, Casis O, Sanguinetti MC, Aizawa Y, et al. Loss-of-function mutations in the cardiac calcium channel underlie a new clinical entity characterized by ST-segment elevation, short QT intervals, and sudden cardiac death. Circulation. 2007;115(4):442–9.
56. Burashnikov E, Pfeiffer R, Barajas-Martinez H, Delpon E, Hu D, Desai M, et al. Mutations in the cardiac L-type calcium channel associated with inherited J-wave syndromes and sudden cardiac death. Heart Rhythm. 2010;7(12):1872–82.
57. Stallmeyer B, Zumhagen S, Denjoy I, Duthoit G, Hebert JL, Ferrer X, et al. Mutational spectrum in the Ca(2+)--activated cation channel gene TRPM4 in patients with cardiac conductance disturbances. Hum Mutat. 2012;33(1):109–17 Epub 2011/09/03.
58. Poelzing S, Forleo C, Samodell M, Dudash L, Sorrentino S, Anaclerio M, et al. SCN5A polymorphism restores trafficking of a Brugada syndrome mutation on a separate gene. Circulation. 2006;114(5):368–76.
59. Lizotte E, Junttila MJ, Dube MP, Hong K, Benito B, Dez M, et al.

Genetic modulation of brugada syndrome by a common polymorphism. J Cardiovasc Electrophysiol. 2009;20(10):1137–41.
60. Bezzina CR, Shimizu W, Yang P, Koopmann TT, Tanck MW, Miyamoto Y, et al. Common sodium channel promoter haplotype in asian subjects underlies variability in cardiac conduction. Circulation. 2006;113(3):338–44.
61. Makita N, Mochizuki N, Tsutsui H. Absence of a trafficking defect in R1232W/T1620 M, a double SCN5A mutant responsible for Brugada syndrome. Circ J. 2008;72(6):1018–9.
62. Cordeiro JM, Barajas-Martinez H, Hong K, Burashnikov E, Pfeiffer R, Orsino AM, et al. Compound heterozygous mutations P336L and I1660V in the human cardiac sodium channel associated with the Brugada syndrome. Circulation. 2006;114(19):2026–33.
63. Meregalli PG, Tan HL, Probst V, Koopmann TT, Tanck MW, Bhuiyan ZA, et al. Type of SCN5A mutation determines clinical severity and degree of conduction slowing in loss-of-function sodium channelopathies. Heart Rhythm. 2009;6(3):341–8.
64. Stocchi L, Polidori E, Potenza L, Rocchi MB, Calcabrini C, Busacca P, et al. Mutational analysis of mitochondrial DNA in Brugada syndrome. Cardiovasc Pathol. 2015; Epub 2015/11/10. Cardiovasc Pathol. 2016 Jan–Feb;25(1):47–54. doi: 10.1016/j.carpath.2015.10.001. Epub 2015 Oct 22.
65. Miyazaki S, Shah AJ, Haissaguerre M. Early repolarization syndrome – a new electrical disorder associated with sudden cardiac death. Circ J. 2010;74(10):2039–44.
66. Antzelevitch C, Yan GX. J wave syndromes. Heart Rhythm. 2010;7(4):549–58.
67. McIntyre WF, Perez-Riera AR, Femenia F, Baranchuk A. Coexisting early repolarization pattern and Brugada syndrome: recognition of potentially overlapping entities. J Electrocardiol. 2011;45(3):195–8.
68. Antzelevitch C, Yan GX. J-wave syndromes. from cell to bedside. J Electrocardiol. 2011;44(6):656–61.
69. Maeda S, Takahashi Y, Nogami A, Yamauchi Y, Osaka Y, Shirai Y, et al. Seasonal, weekly, and circadian distribution of ventricular fibrillation in patients with J-wave syndrome from the J-PREVENT registry. J Arrhythm. 2015;31(5):268–73 Epub 2015/11/10.
70. Schott JJ, Alshinawi C, Kyndt F, Probst V, Hoorntje TM, Hulsbeek M, et al. Cardiac conduction defects associate with mutations in SCN5A. Nat Genet. 1999;23(1):20–1.
71. Wang DW, Viswanathan PC, Balser JR, George Jr AL, Benson DW. Clinical, genetic, and biophysical characterization of SCN5A mutations associated with atrioventricular conduction block. Circulation. 2002;105(3):341–6.
72. Brignole M. Sick sinus syndrome. Clin Geriatr Med. 2002;18(2):211–27.
73. Benson DW, Wang DW, Dyment M, Knilans TK, Fish FA, Strieper MJ, et al. Congenital sick sinus syndrome caused by recessive mutations in the cardiac sodium channel gene (SCN5A). J Clin Invest. 2003;112(7):1019–28.
74. Smits JP, Koopmann TT, Wilders R, Veldkamp MW, Opthof T, Bhuiyan ZA, et al. A mutation in the human cardiac sodium channel (E161K) contributes to sick sinus syndrome, conduction disease and Brugada syndrome in two families. J Mol Cell Cardiol. 2005;38(6):969–81.
75. Yamada T, Watanabe I, Okumura Y, Takagi Y, Okubo K, Hashimoto K, et al. Atrial electrophysiological abnormality in patients with Brugada syndrome assessed by P-wave signal-averaged ECG and programmed atrial stimulation. Circ J. 2006;70(12):1574–9.
76. Letsas KP, Sideris A, Efremidis M, Pappas LK, Gavrielatos G, Filippatos GS, et al. Prevalence of paroxysmal atrial fibrillation in Brugada syndrome: a case series and a review of the literature. J Cardiovasc Med (Hagerstown). 2007;8(10):803–6.
77. Smits JP, Eckardt L, Probst V, Bezzina CR, Schott JJ, Remme CA, et al. Genotype-phenotype relationship in Brugada syndrome: electrocardiographic features differentiate SCN5A-related patients from non-SCN5A-related patients. J Am Coll Cardiol. 2002;40(2):350–6.
78. Francis J, Antzelevitch C. Atrial fibrillation and Brugada syndrome. J Am Coll Cardiol. 2008;51(12):1149–53.
79. Kramer DB, Zimetbaum PJ. Long-QT syndrome. Cardiol Rev. 2011;19(5):217–25.
80. Bezzina C, Veldkamp MW, van Den Berg MP, Postma AV, Rook MB, Viersma JW, et al. A single Na(+) channel mutation causing both long-QT and Brugada syndromes. Circ Res. 1999;85(12):1206–13.
81. Grant AO, Carboni MP, Neplioueva V, Starmer CF, Memmi M, Napolitano C, et al. Long QT syndrome, Brugada syndrome, and conduction system disease are linked to a single sodium channel mutation. J Clin Invest. 2002;110(8):1201–9.
82. Makita N. Phenotypic overlap of cardiac sodium channelopathies: individual-specific or mutation-specific? Circ J. 2009;73(5): 810–7.
83. Parisi P, Oliva A, Coll Vidal M, Partemi S, Campuzano O, Iglesias A, et al. Coexistence of epilepsy and Brugada syndrome in a family with SCN5A mutation. Epilepsy Research. 2013;105(3):415–8 Epub 2013/03/30.
84. Camacho Velasquez JL, Rivero Sanz E, Velazquez Benito A, Mauri Llerda JA. Epilepsy and Brugada syndrome. Neurologia. 2015. Epub 2015/06/04. Epilepsia y sindrome de Brugada.
85. Pereon Y, Lande G, Demolombe S, Nguyen-The-Tich S, Sternberg D, Le Marec H, et al. Paramyotonia congenita with an SCN4A mutation affecting cardiac repolarization. Neurology. 2003;60(2): 340–2 Epub 2003/01/29.
86. Maffe S, Signorotti F, Perucca A, Bielli M, Hladnik U, Ragazzoni E, et al. Atypical arrhythmic complications in familial hypokalemic periodic paralysis. J Cardiovasc Med (Hagerstown). 2009;10(1):68–71 Epub 2009/08/27.
87. Bissay V, Van Malderen SC, Keymolen K, Lissens W, Peeters U, Daneels D, et al. SCN4A variants and Brugada syndrome: phenotypic and genotypic overlap between cardiac and skeletal muscle sodium channelopathies. Eur J Hum Genet. 2015; Epub 2015/06/04.
88. Adler A, Rosso R, Chorin E, Havakuk O, Antzelevitch C, Viskin S. Risk stratification in Brugada syndrome: clinical characteristics, electrocardiographic parameters, and auxiliary testing. Heart Rhythm. 2015; Epub 2015/09/06.
89. Kamakura S, Ohe T, Nakazawa K, Aizawa Y, Shimizu A, Horie M, et al. Long-term prognosis of probands with Brugada-pattern ST-elevation in leads V1-V3. Circ Arrhythm Electrophysiol. 2009;2(5):495–503.
90. Sieira J, Ciconte G, Conte G, Chierchia GB, de Asmundis C, Baltogiannis G, et al. Asymptomatic Brugada Syndrome: clinical characterization and long-term prognosis. Circ Arrhythm Electrophysiol. 2015;8(5):1144–50 Epub 2015/07/29.
91. Letsas KP, Liu T, Shao Q, Korantzopoulos P, Giannopoulos G, Vlachos K, et al. Meta-Analysis on Risk Stratification of Asymptomatic Individuals With the Brugada Phenotype. Am J Cardiol. 2015;116(1):98–103 Epub 2015/05/03.
92. Brugada J, Brugada R, Brugada P. Right bundle-branch block and ST-segment elevation in leads V1 through V3: a marker for sudden death in patients without demonstrable structural heart disease. Circulation. 1998;97(5):457–60.
93. Benito B, Sarkozy A, Mont L, Henkens S, Berruezo A, Tamborero D, et al. Gender differences in clinical manifestations of Brugada syndrome. J Am Coll Cardiol. 2008;52(19):1567–73.
94. Probst V, Veltmann C, Eckardt L, Meregalli PG, Gaita F, Tan HL, et al. Long-term prognosis of patients diagnosed with Brugada syndrome: Results from the FINGER Brugada Syndrome Registry. Circulation. 2010;121(5):635–43.
95. Gehi AK, Duong TD, Metz LD, Gomes JA, Mehta D. Risk stratification of individuals with the Brugada electrocardiogram: a meta-analysis. J Cardiovasc Electrophysiol. 2006;17(6):577–83.
96. Liu B, Guo C, Fang D, Guo J. Clinical observations of supraventricular arrhythmias in patients with brugada syndrome. Inter J Clin Exp. 2015;8(8):14520–6 Epub 2015/11/10.
97. Kusano KF, Taniyama M, Nakamura K, Miura D, Banba K, Nagase S, et al. Atrial fibrillation in patients with Brugada syndrome relationships of gene mutation, electrophysiology, and clinical backgrounds. J Am Coll Cardiol. 2008;51(12):1169–75.
98. Brugada J, Brugada R, Brugada P. Determinants of sudden cardiac death in individuals with the electrocardiographic pattern of Brugada syndrome and no previous cardiac arrest. Circulation. 2003;108(25):3092–6.

99. Priori SG, Napolitano C, Gasparini M, Pappone C, Della Bella P, Giordano U, et al. Natural history of Brugada syndrome: insights for risk stratification and management. Circulation. 2002;105(11): 1342–7.
100. Eckardt L, Probst V, Smits JP, Bahr ES, Wolpert C, Schimpf R, et al. Long-term prognosis of individuals with right precordial ST-segment-elevation Brugada syndrome. Circulation. 2005; 111(3):257–63.
101. Giustetto C, Drago S, Demarchi PG, Dalmasso P, Bianchi F, Masi AS, et al. Risk stratification of the patients with Brugada type electrocardiogram: a community-based prospective study. Europace. 2009;11(4):507–13.
102. Belhassen B, Rahkovich M, Michowitz Y, Glick A, Viskin S. Management of Brugada syndrome: A 33-year experience using electrophysiologically-guided therapy with class 1 a antiarrhythmic drugs. Circ Arrhythm Electrophysiol. 2015; Epub 2015/09/12.
103. Sieira J, Conte G, Ciconte G, de Asmundis C, Chierchia GB, Baltogiannis G, et al. Prognostic value of programmed electrical stimulation in Brugada syndrome: 20 years experience. Circ Arrhythm Electrophysiol. 2015;8(4):777–84 Epub 2015/04/24.
104. Veltmann C, Schimpf R, Echternach C, Eckardt L, Kuschyk J, Streitner F, et al. A prospective study on spontaneous fluctuations between diagnostic and non-diagnostic ECGs in Brugada syndrome: implications for correct phenotyping and risk stratification. Eur Heart J. 2006;27(21):2544–52.
105. Yan GX, Antzelevitch C. Cellular basis for the Brugada syndrome and other mechanisms of arrhythmogenesis associated with ST-segment elevation. Circulation. 1999;100(15):1660–6.
106. Tatsumi H, Takagi M, Nakagawa E, Yamashita H, Yoshiyama M. Risk stratification in patients with Brugada syndrome: analysis of daily fluctuations in 12-lead electrocardiogram (ECG) and signal-averaged electrocardiogram (SAECG). J Cardiovasc Electrophysiol. 2006;17(7):705–11.
107. Matsuo K, Kurita T, Inagaki M, Kakishita M, Aihara N, Shimizu W, et al. The circadian pattern of the development of ventricular fibrillation in patients with Brugada syndrome. Eur Heart J. 1999;20(6):465–70.
108. Benito B, Brugada R, Brugada J, Brugada P. Brugada syndrome. Prog Cardiovasc Dis. 2008;51(1):1–22.
109. Matsuo K, Akahoshi M, Seto S, Yano K. Disappearance of the Brugada-type electrocardiogram after surgical castration: a role for testosterone and an explanation for the male preponderance. Pacing Clin Electrophysiol. 2003;26(7 Pt 1):1551–3.
110. Shimizu W, Matsuo K, Kokubo Y, Satomi K, Kurita T, Noda T, et al. Sex hormone and gender difference--role of testosterone on male predominance in Brugada syndrome. J Cardiovasc Electrophysiol. 2007;18(4):415–21.
111. Probst V, Denjoy I, Meregalli PG, Amirault JC, Sacher F, Mansourati J, et al. Clinical aspects and prognosis of Brugada syndrome in children. Circulation. 2007;115(15):2042–8.
112. Dumaine R, Towbin JA, Brugada P, Vatta M, Nesterenko DV, Nesterenko VV, et al. Ionic mechanisms responsible for the electrocardiographic phenotype of the Brugada syndrome are temperature dependent. Circ Res. 1999;85(9):803–9.
113. Tadros R, Ton AT, Fiset C, Nattel S. Sex differences in cardiac electrophysiology and clinical arrhythmias: epidemiology, therapeutics, and mechanisms. Can J Cardiol. 2014;30(7):783–92 Epub 2014/06/28.
114. Rodriguez-Manero M, Casado-Arroyo R, Sarkozy A, Leysen E, Sieira JA, Namdar M, et al. The clinical significance of pregnancy in Brugada syndrome. Rev Esp Cardiol (Engl Ed). 2014;67(3): 176–80 Epub 2014/04/30.
115. Giambanco L, Incandela D, Maiorana A, Alio W, Alio L. Brugada syndrome and pregnancy: highlights on antenatal and prenatal management. Case Reports in Obstetrics and Gynecology. 2014;2014:531648 .Epub 2014/06/26
116. Yamakawa Y, Ishikawa T, Uchino K, Mochida Y, Ebina T, Sumita S, et al. Prevalence of right bundle-branch block and right precordial ST-segment elevation (Brugada-type electrocardiogram) in Japanese children. Circ J. 2004;68(4):275–9.
117. Probst V, Allouis M, Sacher F, Pattier S, Babuty D, Mabo P, et al. Progressive cardiac conduction defect is the prevailing phenotype in carriers of a Brugada syndrome SCN5A mutation. J Cardiovasc Electrophysiol. 2006;17(3):270–5.
118. Probst V, Evain S, Gournay V, Marie A, Schott JJ, Boisseau P, et al. Monomorphic ventricular tachycardia due to Brugada syndrome successfully treated by hydroquinidine therapy in a 3-year-old child. J Cardiovasc Electrophysiol. 2006;17(1):97–100.
119. Sorgente A, Sarkozy A, De Asmundis C, Chierchia GB, Capulzini L, Paparella G, et al. Ajmaline challenge in young individuals with suspected Brugada syndrome. Pacing Clin Electrophysiol. 2011;34(6): 736–41.
120. Conte G, Brugada P. The challenges of performing ajmaline challenge in children with suspected Brugada syndrome. Open Heart. 2014;1(1):e000031.Epub 2014/10/22
121. Conte G, de Asmundis C, Ciconte G, Julia J, Sieira J, Chierchia GB, et al. Follow-up from childhood to adulthood of individuals with family history of Brugada syndrome and normal electrocardiograms. Jama. 2014;312(19):2039–41 Epub 2014/11/17.
122. Allegue C, Coll M, Mates J, Campuzano O, Iglesias A, Sobrino B, et al. Genetic analysis of Arrhythmogenic diseases in the era of NGS: The complexity of clinical decision-making in Brugada syndrome. PloS one. 2015;10(7):e0133037 .Epub 2015/08/01
123. Di Resta C, Pietrelli A, Sala S, Della Bella P, De Bellis G, Ferrari M, et al. High-throughput genetic characterization of a cohort of Brugada syndrome patients. Hum Mol Genet. 2015;24(20):5828–35 Epub 2015/07/30.
124. Conte G, Dea C, Sieira J, Levinstein M, Chierchia GB, Dig G, et al. Clinical characteristics, management, and prognosis of elderly patients with Brugada syndrome. J Cardiovasc Electrophysiol. 2014;25(5):514–9 Epub 2014/01/10.
125. Kamakura T, Wada M, Nakajima I, Ishibashi K, Miyamoto K, Okamura H, et al. Evaluation of the necessity for cardioverter-defibrillator implantation in elderly patients with Brugada syndrome. Circ Arrhythm Electrophysiol. 2015;8(4):785–91 Epub 2015/06/13.

12 儿茶酚胺敏感性多形性室性心动过速

Krystien V. Lieve，Antoine Leenhardt，Christian van der Werf
赵倩倩　刘念　译

摘　要

儿茶酚胺敏感性多形性室性心动过速（CPVT）是一种罕见但严重的遗传性心律失常综合征，以运动或情绪激动诱发的多形性室性心动过速为特征。该病由参与细胞内钙循环的基因突变所致。β 受体阻滞剂和生活方式的调整是治疗的基石。

引言

儿茶酚胺敏感性多形性室性心动过速（CPVT）是一种以运动或情绪激动诱发的多形性室性心动过速为关键特征的遗传性心律失常综合征[1]。部分患者可观察到以相邻 QRS 波电轴呈 180°交替变化为特征的双向性 VT（图 12.1）。

CPVT 的准确患病率不明，估计约为 1/10 000。1960 年[2]和 1975 年[3]最早报道 CPVT 患者的临床特征。此后在 1978 年[4]和 1995 年[5]，法国的 Philippe Coumel 课题组报道了两个重要的病例系列，明确 CPVT 为一种遗传性心律失常综合征。2001 年发现了 CPVT 的致病基因，编码心肌雷诺丁受体（*RYR2*）[6]和心脏集钙蛋白（*CASQ2*）[7]的基因突变可分别导致常见的常染色体显性遗传和罕见的常染色体隐性遗传 CPVT。

临床表现

CPVT 患者的典型症状是年轻时出现运动或情绪激动诱发的晕厥、自止性心脏停搏或 SCD。症状出现的平均年龄为 10 ～ 12 岁[8-9]。晕厥事件可能与癫痫发作类似，易被误诊为癫痫，从而延误 CPVT 的诊断[9]。患者家族史通常包括有晕厥、自止性心脏停搏、SCD 或类似于“癫痫”的亲属。

然而，现在人们已经认识到 CPVT 患者在临床表现和自然病程方面存在巨大差异。例如，曾在婴儿猝死综合征患者中检出致病性 *RYR2* 突变，提示在某些病例中可能出现极端恶性的临床表型。另一方面，一些患者在 20 ～ 40 岁时才出现临床症状[11]。此外，在 CPVT 家系中，相同家族性突变携带者的临床表型也存在巨大差异，包括终身无症状的突变携带者[12]。

在一项研究中，研究者通过比较一个携带 *RYR2* p.R420W 奠基者突变的荷兰大家系中过去几代的死亡率和普通人群死亡率来研究 CPVT 的自然病程[13]。总体来说，该家族成员和普通人群的死亡率相似。然而，该家族中 20 ～ 30 岁家族成员的死亡率较普通人群高。尽管如此，以上数据可能只反映了该特定突变的自然病程，其他 CPVT 患者及家族的结果可能有所不同。

总体而言，基于对大量年轻 CPVT 患者（包括 10% ～ 33% 确诊 CPVT 前有自止性心脏停搏史和很多有 40 岁以下 SCD 家族史的患者[8-9]）的观

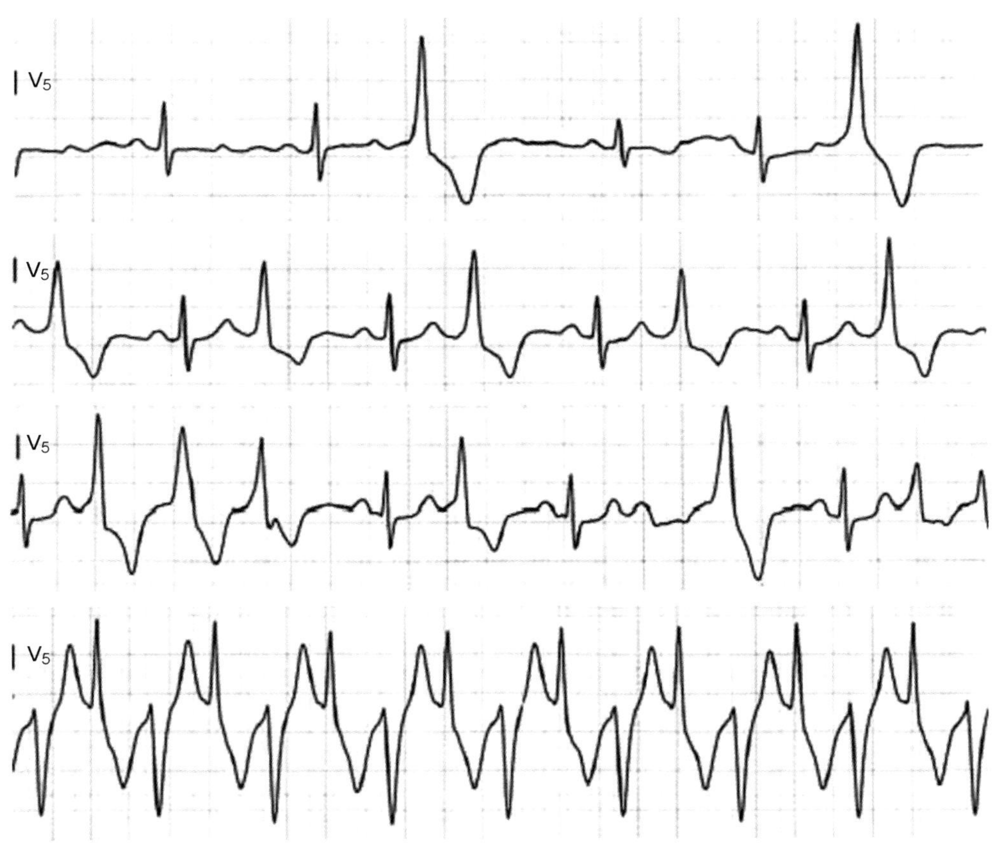

图 12.1　CPVT 的心电图表现（1 例 CPVT 患者在运动试验不同阶段的心电图）。第一组表现为孤立性室性期前收缩（PVC；又称室性早搏），并在第二组中变为二联律，第三组表现为 PVC 三联律和二联律，第四组表现为双向性 VT

察发现，未经治疗患者的不良事件发生率很高。然而，尚缺乏未经治疗患者的预后数据，因为几乎所有患者都会接受一定程度的治疗。

临床诊断

心脏病学评估

临床明确诊断为 CPVT 的条件是在无结构性心脏病且静息心电图无异常的情况下反复发作不能用其他原因解释的由运动或情绪激动诱发的多形性 VT 或双向性 VT[14-15]。对于 40 岁以上的患者，CPVT 的诊断需要排除冠状动脉疾病[14]。此外，携带 CPVT 相关 *RYR2* 或 *CASQ2* 致病突变的个体，无论是否伴有临床表征均可诊断为 CPVT[14-15]。

根据 HRS/EHRA/APHRS 专家共识建议，肾上腺素介导的多形性或双向性室性期前收缩（PVC；又称室性早搏）患者也可被诊断为 CPVT，但未对所需的最低室性心律失常负荷做详细说明[14]。对于不符合上述临床诊断标准的疑似 CPVT 患者，基因检测对其明确诊断至关重要。

CPVT 患者 12 导联静息心电图通常正常，包括正常的 QTc 间期。然而，也能观察到窦性心动过缓和明显的 U 波[12]。

激发试验（首选运动负荷试验）是诊断 CPVT 的金标准。通常情况下，在试验过程中会观察到随着运动负荷的增加，室性心律失常的负荷逐渐增加。首先，当心率达到 110 ～ 130 次 / 分时，患者会出现孤立性迟发联律 PVC 伴有以左束支偏下电轴或右束支传导阻滞偏上电轴为主的心电图形态[11, 16]。室性心律失常阈值心率和 PVC 形态通常会在同一患者中高度重复，除非患者有重大的治疗调整。随后，通常会出现二联律 PVC 和多形性连搏或非持续性 VT，包括双向性 VT。当运动负荷试验停止时，室性心律失常通常很快消失，恢复期记录到超过 1 min 的 PVC 较为罕见[16]。部分患者达到其最高心率时，室性心律失常反而被抑制[17]，但可能在此之前就会终止运动负荷试验，以防患者出现严重的室性心律失常。

其他用于诊断 CPVT 的激发试验包括肾上腺素静脉输注和动态心电图监测。肾上腺素静脉输注的起始剂量为 0.05 μg/（kg · min），之后每 4 ～ 5 min 调整 1 次剂量，直至最大剂量为 0.2 ～ 0.4 μg/（kg · min）。一项针对 36 例 CPVT 患者和 45 例健康亲属的研究比较了肾上腺素激发试验和运动负荷试验诊断 CPVT 的准确性，结果显示肾上腺素激发试验的敏感性低，这可能是因为肾上腺素激发试验时所达到的最高心率显著低于运动负荷试验[18]。25 例运动负荷试验阳性的患者中只有 7 例为肾上腺素激发试验阳性，肾上腺素试验的敏感性仅为 28%，但其特异性为 98%。

在特定患者中（如不能完成运动负荷试验的年幼或老年患者），可使用动态心电图监测，监测期间鼓励患者运动，但与其他激发试验相比，其诊断率较低。此外，曾有报道 16% ～ 26% 的 CPVT 患者通过动态心电图鉴定出室上性心律失常（包括间歇性异位心房节律和快速性心律失常）[11-12]。

疑似 CPVT 的患者均应行心脏成像检查，以排除结构性心脏病。根据定义，CPVT 患者应无结构性心脏病表现。然而，除经典 CPVT 表型外，*RYR2* 突变还与右心室心肌纤维脂肪替代（类似致心律失常性心肌病）[19]、（左心室）非致密性心肌病[20]及包括窦房结和房室结功能障碍、心房颤动、心房停顿、左心室功能不全和扩张在内的其他复杂表型相关[21]。

鉴别诊断

CPVT 的鉴别诊断通常包括先天性长 QT 综合征（LQTS）、Andersen-Tawil 综合征和隐匿性结构性心脏病。

对于具有非诊断性静息心电图的患者，运动负荷试验有助于鉴别 CPVT 和先天性 LQTS。试验恢复期出现 QTc 间期延长可能有助于发现静息状态下 QTc 间期正常或处于临界状态的先天性 LQTS 患者[22]。如果运动负荷试验诱发出孤立性 PVC 以外的室性异位节律，可考虑诊断 CPVT[23]。

Andersen-Tawil 综合征的特征为室性心律失常、周期性瘫痪及面部和四肢畸形的典型三联征。约 60% 的患者携带编码内向整流钾通道 Kir2.1 蛋白的 *KCNJ2* 基因突变。常见心脏表现包括轻度 QTc 间期延长、明显的 U 波和心律失常（包括双向性 VT 或多形性 VT）。当患者缺乏 Andersen-Tawil 综合征的典型三联征时，其临床表型可能与 CPVT 非常相似。例如，在 24 例 *KCNJ2* 突变携带者中，2 例（8%）表现为 CPVT 的临床表型[24]。由于 Andersen-Tawil 综合征的预后优于 CPVT，因此基因检测对于两者的鉴别尤为重要。

最初被认为可引起运动诱发的室性心律失常的隐匿性结构性心脏病包括致心律失常型心肌病或肥厚型心肌病、二尖瓣脱垂或缺血性心脏病。先进的心脏影像学检查和基因检测可能帮助明确诊断，虽然部分患者可能在随访期间才能明确其潜在病因。

临床治疗

风险分层

目前的指南建议所有 CPVT 患者使用 β 受体阻滞剂治疗，包括激发试验中未发生室性心律失常的基因突变携带者[14-15]。这是因为 CPVT 患者发生心律失常事件的临床和遗传危险因素尚不明确。一项大型 CPVT 病例研究发现，确诊 CPVT 时年龄小、既往有心脏停搏史与未来发生心律失常事件相关[8]。对于通过级联筛查发现的携带 *RYR2* 或 *CASQ2* 突变的无症状亲属，如果出现运动诱发的室性心律失常，可能会增加心律失常事件的发生风险[25]。一项病例研究表明，与携带 *RYR2* N- 末端突变的患者相比，携带 *RYR2* C- 末端通道形成结构域突变的患者发生非持续性 VT 的概率更高[12]，但这是否会导致心律失常发生风险升高尚不明确。总之，需要纳入更大规模患者人群和更长随访时间的研究以制定更为详细的风险分层模型。

生活方式

建议所有 CPVT 患者限制或避免竞技类体育运动、高强度活动以及暴露于应激环境中（推荐类别Ⅰ类）[14-15]。然而，近期建议指出，基因型阳性但表型阴性的运动员可以在适当的预防措施（包括准备个人自动体外除颤器并建立应急方案）下参与所有竞技类体育运动[26]。

重要的是，应充分教导患者认识到服药依从性的重要性。在临床实践中，很多服用 β 受体阻滞剂和（或）氟卡尼治疗的患者发生心律失常都可归因于未坚持服药。

β 受体阻滞剂

β 受体阻滞剂是 CPVT 的主要治疗方法。所有临床确诊为 CPVT 的患者均应首选 β 受体阻滞剂（推荐类别Ⅰ类），基因型阳性临床表型阴性的个体亦应考虑使用 β 受体阻滞剂（推荐类别Ⅱ a 类）[14-15]。

β 受体阻滞剂可显著降低心律失常事件的发生风险，其中纳多洛尔的治疗效果似乎优于其他 β 受体阻滞剂[8，27]。在治疗过程中，β 受体阻滞剂应逐渐调整至最高耐受剂量。对 11 例 CPVT 患者使用 β 受体阻滞剂疗效的 meta 分析结果显示，4 年和 8 年的总体心律失常事件发生率分别为 18.0%［95% CI 7.7 ～ 28.9］ 和 35.9%（95% CI 15.3 ～ 56.5），4 年和 8 年的致死性心律失常事件发生率分别为 7.2%（95% CI 3.1 ～ 11.3）和 14.3%（95% CI 6.1 ～ 22.5）[28]。

在近期一项针对 211 例 CPVT 患儿的大型研究中，25% 接受 β 受体阻滞剂治疗的患者发生心律失常事件[9]。然而，未达到治疗最佳剂量和服药依从性差可分别解释 40% 和 48% 的事件。在 98 例携带 *RYR2* 突变的亲属中，只有 2 例无症状亲属在中位随访 4.7 年（范围为 0.3 ～ 19 年）中发生运动诱导的晕厥事件，而未发生其他心律失常事件[12]。

因此，对于大多数 CPVT 患者，特别是通过级联筛查确定的仅有轻微临床表现的亲属，β 受体阻滞剂治疗似乎足以起到很好的保护作用。治疗过程中出现的副作用（约 1/4 的 CPVT 患者）可能会影响患者的用药依从性，应认真处理[12]。

氟卡尼

使用 β 受体阻滞剂治疗期间发生心律失常事件的患者，推荐加用氟卡尼［2 ～ 3 mg/（kg · d）］（推荐类别Ⅱ a 类）[8，27]。此外，ICD 植入的患者应考虑在使用 β 受体阻滞剂的基础上加用氟卡尼，以便降低 ICD 恰当放电的风险（推荐类别Ⅱ a 类）[15]。对于服用 β 受体阻滞剂但在运动负荷试验期间表现出连搏或非持续性 VT 的患者，也可加用氟卡尼。

在一项 CPVT 小鼠模型研究中，氟卡尼可能有直接阻滞 RYR2 的作用[29]，但此发现尚存争议[30]。在一项对 33 例临床症状严重的患者病例研究中，氟卡尼（1.5 ～ 4.5 mg/kg）在 76% 的患者中部分抑制或完全抑制了运动诱发的室性心律失常[31]。在中位随访 20 个月（范围为 12 ～ 40 个月）中，只有 1 例患者因未坚持服药而出现 ICD 恰当放电，其余患者均未发生心律失常事件。在 12 例基因型阴性的 CPVT 患者[32]和 10 例控制不佳的携带 *CASQ2* 突变的 CPVT 患者[9，33]中都观察到类似的氟卡尼疗效。然而，7 例心律失常事件的发生与未达治疗最佳剂量有关，6 例可能与患者未坚持服药相关。一个小型病例报道观察到单独使用氟卡尼有抑制室性心律失常的效果[34]，但目前其仅被推荐用于 β 受体阻滞剂不耐受的患者。

左心交感神经切除术

当药物不能控制室性心律失常时，可选择行左心交感神经切除术（LCSD），通常采用电视胸腔镜外科手术（推荐类别Ⅱ b 类）[8，27]。LCSD 切除左侧星状神经节下半部分和胸交感神经节 T2 ～ T4，从而在很大程度上阻止去甲肾上腺素在心脏内的释放。CPVT 患者行 LCSD 的大规模研究显示，63 例症状严重的 CPVT 患者中 2 年累积无事件生存率为 81%[35]。不完全 LCSD 的患者易发生严重的心律失常事件。LCSD 治疗后 CPVT 患者生活质量良好，尽管大部分患者都会出现轻微的副作用[36-37]。

埋藏式心脏复律除颤器（ICD）

对于接受最佳药物治疗后仍有心脏停搏、心律失常事件、多形性 VT 或双向性 VT 的 CPTV 患者，应行 ICD 植入治疗（推荐类别Ⅰ类）[14-15]。

两项早期病例报告指出，ICD 治疗在 CPVT 患者中可能引发心律失常，因为有患者出现恰当或不恰当的 ICD 放电，导致儿茶酚胺释放继而引发致死性室性心律失常电风暴[38-39]。近期的两项研究表明，旨在终止 VT 的 ICD 放电常不成功，但通常能终止 VF[40-41]。此外，另一项研究指出，ICD 治疗可在 36% 的患者中诱发更多恶性室性心律失常，其中 29% 出现电风暴和 8.5% 出现放电[40]。一项纳入 94 例 CPVT 患儿的研究中，分别有 46% 和 22% 的患儿发生了恰当和不恰当放电[9]；其中，电风暴的发生率为 18%，ICD 相关并发症的发生率为 23%。

在一项关于ICD治疗对年轻遗传性心脏病患者的危害的meta分析中，年不恰当放电率（7.6%）和其他ICD相关并发症的年发生率（21.2%）在CPVT患者中最高[42]。

因此，对于无心脏停搏史的CPVT患者，在采用β受体阻滞剂、氟卡尼和LCSD积极治疗策略无效时，才应考虑ICD植入治疗。若已植入ICD，也可考虑同时使用β受体阻滞剂、氟卡尼，必要时进行LCSD等治疗，以降低恰当和不恰当ICD放电的风险。ICD程控中一个心室颤动区的检测间隔为240次/分和（特殊情况下）较长的检测间隔至关重要。

分子诊断

基因检测在CPVT患者中具有重要的诊断价值。基因检测结果有助于对临床疑似CPVT的患者进行明确诊断。基于患者的临床病史、家族史，以及踏车运动试验、平板运动试验或儿茶酚胺激发试验期间表现出心电图表型而疑似CPVT的患者，目前指南推荐对其进行综合基因检测[43]。此外，对于肾上腺素能介导的特发性VF患者，也可考虑进行基因检测[43]，该建议是基于已有一些病例报道显示无CPVT临床表型的特发性VF患者被证实携带*RYR2*突变[44]。

分子遗传学

CPVT基因

*RYR2*突变呈常染色体显性遗传[6]，约60%的CPVT患者可检出*RYR2*突变[45-46]。RYR2调节肌质网中钙离子的释放，触发心肌收缩。目前已报道了170余个*RYR2*突变，多为错义突变[47]。约20%的*RYR2*突变为新发突变，一项研究中5.5%的CPVT患者可检出多个*RYR2*突变[45]。*RYR2*突变倾向于聚集在3个热点区域：N-末端结构域（密码子44～466；约16%的突变）、中心结构域（密码子2246～2534；约20%的突变）和C-末端通道形成结构域（密码子3778～4959；约50%的突变）。目前已发现多个*RYR2*奠基者突变，包括加那利群岛约180例家庭成员携带的p.G357S突变和荷兰的60余例家庭成员携带的p.R420W突变[12]。

然而，一项研究发现3%的对照人群也可检出罕见的*RYR2*错义突变[45]。另一项研究发现，既往报道的CPVT相关*RYR2*变异也可在6.7%的对照受试者中检出，检出率高达1/150，远高于预估的CPVT患病率[47]，所以检出的一部分*RYR2*变异很可能不是CPVT的主要病因或单基因病因。因此，将新的*RYR2*变异归为致病性变异时需极其谨慎，特别是当此变异位于3个热点区域以外时。

*CASQ2*突变可导致恶性隐性遗传型CPVT[7]，在CPVT患者中检出率小于5%。CASQ2蛋白位于肌质网内，在钙稳态调节中起重要作用。*CASQ2*突变常见于近亲婚配家庭，但在非近亲婚配家庭中也可检出复合杂合突变。

编码三联蛋白的*TRDN*基因突变已在常染色体隐性遗传性CPVT病例中被检出[49]。在第一项研究中，97例基因型阴性的CPVT先证者中有2例检出了3个*TRDN*突变（2%）[49]。随后，又在异丙肾上腺素输注试验中表现出明显室性心律失常的3例有血缘关系的患儿中检出2个*TRDN*杂合突变[50]。有研究在一个具有典型CPVT表型的大家族中检出了*CALM1*（编码钙调蛋白）基因的杂合错义突变，随后在63例*RYR2*突变阴性患者中检出另一个*CALM1*错义突变[51]。三联蛋白和钙调蛋白也是心脏钙释放复合物的组成部分。近亲婚配的阿拉伯家庭中有4例患儿呈现另一种常染色体隐性遗传性CPVT，定位于染色体7p14～p22上的一个25 Mb的区间[52]，其致病基因*TECRL*已被确定（未发表数据）。

CPVT拟表型

其他基因的突变可能导致患者出现肾上腺素能介导的室性心律失常，形成CPVT拟表型（表12.1）。

膜转接蛋白锚蛋白B编码基因（*ANK2*）的功能失去突变与4型先天性LQTS相关。然而，某些患者在无QTc间期延长的情况下仍会发生运动诱发的室性心律失常[53]。

一般情况下，*KCNJ2*突变与Andersen-Tawil综合征相关，但也能引起包括典型双向性VT在内的CPVT拟表型（见“鉴别诊断”）。

表 12.1　与 CPVT 及其拟表型相关的基因

基因	蛋白质	发病率
CPVT		
RYR2	心脏雷诺丁受体	60%
CASQ2	心肌集钙蛋白	< 5%
TRDN	三联蛋白	< 1%
CALM1	钙调蛋白	未知
TECRL	反式 -2,3- 烯酰辅酶 A 还原酶样	未知
CPVT 拟表型		
ANK2	锚蛋白 B	未知
KCNJ2	Kir 2.1	未知
SCN5A	Nav 1.5	未知

有研究报道了编码心脏钠通道 Nav1.5 的基因（*SCN5A*）的功能获得突变携带者出现多形性室性异位节律表型[54-55]，包括运动诱发的室性心律失常家系[54]。

家系筛查

CPVT 先证者中检出可能致病突变时，其所有一级亲属均应进行基因筛查（图 12.2）[43]。由于 CPVT 发病年龄较小且与婴儿猝死综合征相关，因此推荐在低年龄段甚至可在出生时进行基因检测[43]。通过级联筛查鉴定出的 *RYR2* 突变携带亲属中，约 50% 可发生运动诱发的室性心律失常[12]。不携带家族性 CPVT 致病突变的亲属则无须进一步心血管系统评估。

基因检测阴性的先证者的一级亲属应进行临床筛查，尤其是运动负荷试验（图 12.2）。即使初步临床筛查结果正常，也应对儿童及年轻的家系成员定期随访。

总结

- CPVT 是罕见但严重的遗传性心律失常综合征，其特征是运动或情绪激动诱发的多形性 VT。
- 任何具有肾上腺素能介导的室性心律失常或心脏症状（如晕厥或心脏停搏）或类似事件阳性家族史的患者均应考虑 CPVT 的诊断。
- CPVT 由参与细胞内钙循环的基因发生突变引起，大部分患者携带心脏雷诺丁受体编码基因（*RYR2*）突变。
- β 受体阻滞剂和生活方式调整是治疗的基础，对于病情严重的患者，可给予氟卡尼、LCSD 和 ICD 植入等相关治疗。

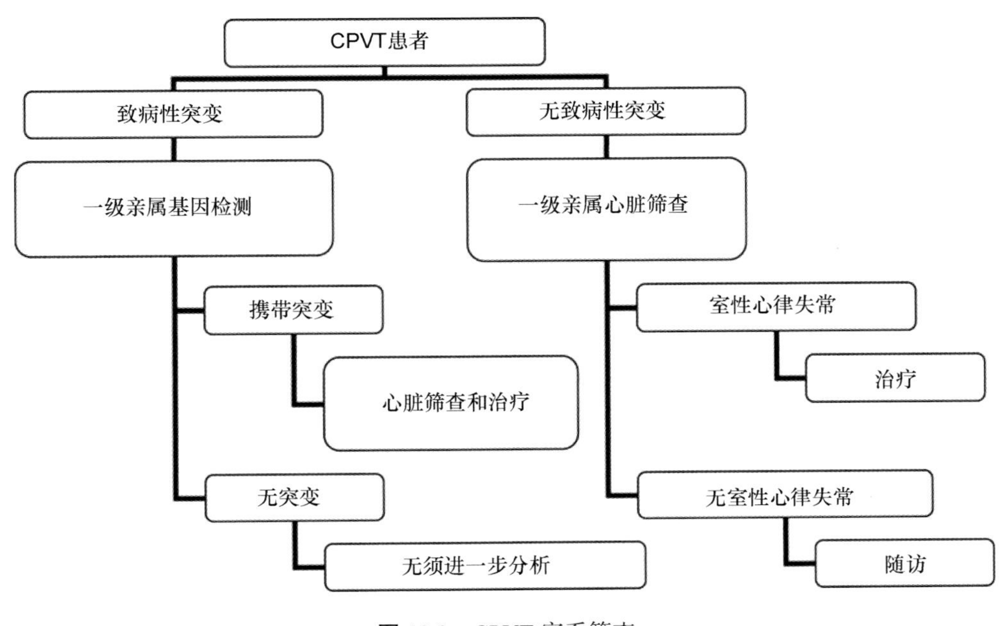

图 12.2　CPVT 家系筛查

参考文献

1. Leenhardt A, Denjoy I, Guicheney P. Catecholaminergic polymorphic ventricular tachycardia. Circ Arrhythm Electrophysiol. 2012;5(5):1044–52.
2. Berg K. Multifocal ventricular extrasystoles with Adams-Stokes syndrome in children. Am Heart J. 1960;60(6):965–70.
3. Reid DS, Tynan M, Braidwood L, Fitzgerald GR. Bidirectional tachycardia in a child. A study using His bundle electrography. Br Heart J. 1975;37(3):339–44.
4. Coumel P, Fidelle J, Lucet V, Attuel P, Bouvrain Y. Catecholamine-induced severe ventricular arrhythmias with Adam-Stokes in children: report of four cases. Br Heart J. 1978;40(supplement):28–37.
5. Leenhardt A, Lucet V, Denjoy I, Grau F, Ngoc DD, Coumel P. Catecholaminergic polymorphic ventricular tachycardia in children. A 7-year follow-up of 21 patients. Circulation. 1995;91(5):1512–9.
6. Priori SG, Napolitano C, Tiso N, Memmi M, Vignati G, Bloise R, et al. Mutations in the cardiac ryanodine receptor gene (hRyR2) underlie catecholaminergic polymorphic ventricular tachycardia. Circulation. 2001;103(2):196–200.
7. Lahat H, Pras E, Olender T, Avidan N, Ben-Asher E, Man O, et al. A missense mutation in a highly conserved region of CASQ2 is associated with autosomal recessive catecholamine-induced polymorphic ventricular tachycardia in Bedouin families from Israel. Am J Hum Genet. 2001;69(6):1378–84.
8. Hayashi M, Denjoy I, Extramiana F, Maltret A, Buisson NR, Lupoglazoff J-M, et al. Incidence and risk factors of arrhythmic events in catecholaminergic polymorphic ventricular tachycardia. Circulation. 2009;119(18):2426–34.
9. Roston TM, Vinocur JM, Maginot KR, Mohammed S, Salerno JC, Etheridge SP, et al. Catecholaminergic Polymorphic Ventricular Tachycardia in Children: An Analysis of Therapeutic Strategies and Outcomes from an International Multicenter Registry. Circ Arrhythm Electrophysiol. 2015;8(3):633–42.
10. Tester DJ, Medeiros-Domingo A, Will ML, Haglund CM, Ackerman MJ. Cardiac channel molecular autopsy: insights from 173 consecutive cases of autopsy-negative sudden unexplained death referred for postmortem genetic testing. Mayo Clin Proc. 2012;87(6):524–39.
11. Sy RW, Gollob MH, Klein GJ, Yee R, Skanes AC, Gula LJ, et al. Arrhythmia characterization and long-term outcomes in catecholaminergic polymorphic ventricular tachycardia. Heart Rhythm. 2011;8(6):864–71.
12. van der Werf C, Nederend I, Hofman N, van Geloven N, Ebink C, Frohn-Mulder IME, et al. Familial evaluation in catecholaminergic polymorphic ventricular tachycardia: disease penetrance and expression in cardiac ryanodine receptor mutation-carrying relatives. Circ Arrhythm Electrophysiol. 2012;5(4):748–56.
13. Nannenberg EA, Sijbrands EJG, Dijksman LM, Alders M, van Tintelen JP, Birnie M, et al. Mortality of inherited arrhythmia syndromes: insight into their natural history. Circ Cardiovasc Genet. 2012;5(2):183–9.
14. Priori SG, Wilde AA, Horie M, Cho Y, Behr ER, Berul C, et al. HRS/EHRA/APHRS expert consensus statement on the diagnosis and management of patients with inherited primary arrhythmia syndromes. Heart Rhythm. 2013;10(12):1932–63.
15. Authors/Task Force Members, Priori SG, Blomström-Lundqvist C, Mazzanti A, Blom N, Borggrefe M, et al. 2015 ESC Guidelines for the management of patients with ventricular arrhythmias and the prevention of sudden cardiac death: the task force for the management of patients with ventricular arrhythmias and the prevention of sudden cardiac death of the European society of cardiology (ESC) Endorsed by: Association for European Paediatric and Congenital Cardiology (AEPC). Eur Heart J. 2015;36(41):2793–867.
16. Blich M, Marai I, Suleiman M, Lorber A, Gepstein L, Boulous M, et al. Electrocardiographic comparison of ventricular premature complexes during exercise test in patients with CPVT and healthy subjects. Pacing Clin Electrophysiol. 2015;38(3):398–402.
17. Faggioni M, Hwang HS, van der Werf C, Nederend I, Kannankeril PJ, Wilde AAM, et al. Accelerated sinus rhythm prevents catecholaminergic polymorphic ventricular tachycardia in mice and in patients. Circ Res. 2013;112(4):689–97.
18. Marjamaa A, Hiippala A, Arrhenius B, Lahtinen AM, Kontula K, Toivonen L, et al. Intravenous epinephrine infusion test in diagnosis of catecholaminergic polymorphic ventricular tachycardia. J Cardiovasc Electrophysiol. 2012;23(2):194–9.
19. Tiso N, Stephan DA, Nava A, Bagattin A, Devaney JM, Stanchi F, et al. Identification of mutations in the cardiac ryanodine receptor gene in families affected with arrhythmogenic right ventricular cardiomyopathy type 2 (ARVD2). Hum Mol Genet. 2001;10(3):189–94.
20. Ohno S, Omura M, Kawamura M, Kimura H, Itoh H, Makiyama T, et al. Exon 3 deletion of RYR2 encoding cardiac ryanodine receptor is associated with left ventricular non-compaction. Europace. 2014;16(11):1646–54.
21. Bhuiyan ZA, van den Berg MP, van Tintelen JP, Bink-Boelkens MTE, Wiesfeld ACP, Alders M, et al. Expanding spectrum of human RYR2-related disease: new electrocardiographic, structural, and genetic features. Circulation. 2007;116(14):1569–76.
22. Sy RW, van der Werf C, Chattha IS, Chockalingam P, Adler A, Healey JS, et al. Derivation and validation of a simple exercise-based algorithm for prediction of genetic testing in relatives of LQTS probands. Circulation. 2011;124(20):2187–94.
23. Horner JM, Ackerman MJ. Ventricular ectopy during treadmill exercise stress testing in the evaluation of long QT syndrome. Heart Rhythm. 2008;5(12):1690–4.
24. Kimura H, Zhou J, Kawamura M, Itoh H, Mizusawa Y, Ding W-G, et al. Phenotype variability in patients carrying KCNJ2 mutations. Circ Cardiovasc Genet. 2012;5(3):344–53.
25. Hayashi M, Denjoy I, Hayashi M, Extramiana F, Maltret A, Roux-Buisson N, et al. The role of stress test for predicting genetic mutations and future cardiac events in asymptomatic relatives of catecholaminergic polymorphic ventricular tachycardia probands. Europace. 2012;14(9):1344–51.
26. Ackerman MJ, Zipes DP, Kovacs RJ, Maron BJ. Eligibility and Disqualification Recommendations for Competitive Athletes With Cardiovascular Abnormalities: Task Force 10: The Cardiac Channelopathies: A Scientific Statement From the American Heart Association and American College of Cardiology. J Am Coll Cardiol. 2015;66(21):2424–8.
27. Leren IS, Saberniak J, Majid E, Haland TF, Edvardsen T, Haugaa KH. Nadolol decreases the incidence and severity of ventricular arrhythmias during exercise stress testing compared with β1-selective β-blockers in patients with catecholaminergic polymorphic ventricular tachycardia. Heart Rhythm. 2015;13(2):433–40.
28. van der Werf C, Zwinderman AH, Wilde AAM. Therapeutic approach for patients with catecholaminergic polymorphic ventricular tachycardia: state of the art and future developments. Europace. 2012;14(2):175–83.
29. Watanabe H, Chopra N, Laver D, Hwang HS, Davies SS, Roach DE, et al. Flecainide prevents catecholaminergic polymorphic ventricular tachycardia in mice and humans. Nat Med. 2009;15(4):380–3.
30. Bannister ML, Thomas NL, Sikkel MB, Mukherjee S, Maxwell C, MacLeod KT, et al. The mechanism of flecainide action in CPVT does not involve a direct effect on RyR2. Circ Res. 2015;116(8):1324–35.
31. van der Werf C, Kannankeril PJ, Sacher F, Krahn AD, Viskin S, Leenhardt A, et al. Flecainide therapy reduces exercise-induced ventricular arrhythmias in patients with catecholaminergic polymorphic ventricular tachycardia. J Am Coll Cardiol. 2011;57(22):2244–54.
32. Watanabe H, van der Werf C, Roses-Noguer F, Adler A, Sumitomo N, Veltmann C, et al. Effects of flecainide on exercise-induced ventricular arrhythmias and recurrences in genotype-negative patients with catecholaminergic polymorphic ventricular tachycardia. Heart Rhythm. 2013;10(4):542–7.

33. Khoury A, Marai I, Suleiman M, Blich M, Lorber A, Gepstein L, et al. Flecainide therapy suppresses exercise-induced ventricular arrhythmias in patients with CASQ2-associated catecholaminergic polymorphic ventricular tachycardia. Heart Rhythm. 2013;10(11): 1671–5.
34. Padfield GJ, AlAhmari L, Lieve KVV, AlAhmari T, Roston TM, Wilde AA, et al. Flecainide monotherapy is an option for selected patients with catecholaminergic polymorphic ventricular tachycardia intolerant of β-blockade. Heart Rhythm. 2015;13(2):609–13.
35. De Ferrari GM, Dusi V, Spazzolini C, Bos JM, Abrams DJ, Berul CI, et al. Clinical Management of Catecholaminergic Polymorphic Ventricular Tachycardia: The Role of Left Cardiac Sympathetic Denervation. Circulation. 2015;131(25):2185–93.
36. Waddell-Smith KE, Ertresvaag KN, Li J, Chaudhuri K, Crawford JR, Hamill JK, et al. Physical and Psychological Consequences of Left Cardiac Sympathetic Denervation in Long-QT Syndrome and Catecholaminergic Polymorphic Ventricular Tachycardia. Circ Arrhythm Electrophysiol. 2015;8(5):1151–8.
37. Antiel RM, Bos JM, Joyce DD, Owen HJ, Roskos PL, Moir C, et al. Quality of life after videoscopic left cardiac sympathetic denervation in patients with potentially life-threatening cardiac channelopathies/cardiomyopathies. Heart Rhythm. 2015;13(1):62–9.
38. Pizzale S, Gollob MH, Gow R, Birnie DH. Sudden death in a young man with catecholaminergic polymorphic ventricular tachycardia and paroxysmal atrial fibrillation. J Cardiovasc Electrophysiol. 2008;19(12):1319–21.
39. Mohamed U, Gollob MH, Gow RM, Krahn AD. Sudden cardiac death despite an implantable cardioverter-defibrillator in a young female with catecholaminergic ventricular tachycardia. Heart Rhythm. 2006;3(12):1486–9.
40. Roses-Noguer F, Jarman JWE, Clague JR, Till J. Outcomes of defibrillator therapy in catecholaminergic polymorphic ventricular tachycardia. Heart Rhythm. 2014;11(1):58–66.
41. Miyake CY, Webster G, Czosek RJ, Kantoch MJ, Dubin AM, Avasarala K, et al. Efficacy of implantable cardioverter defibrillators in young patients with catecholaminergic polymorphic ventricular tachycardia: success depends on substrate. Circ Arrhythm Electrophysiol. 2013;6(3):579–87.
42. Olde Nordkamp LRA, Postema PG, Knops RE, van Dijk N, Limpens J, Wilde AAM, et al. Implantable cardioverter-defibrillator harm in young patients with inherited arrhythmia syndromes: A systematic review and meta-analysis of inappropriate shocks and complications. Heart Rhythm. 2015;13(2):442–54.
43. Ackerman MJ, Priori SG, Willems S, Berul C, Brugada R, Calkins H, et al. HRS/EHRA expert consensus statement on the state of genetic testing for the channelopathies and cardiomyopathies this document was developed as a partnership between the Heart Rhythm Society (HRS) and the European Heart Rhythm Association (EHRA). Heart Rhythm. 2011;8(8):1308–39.
44. Paech C, Gebauer RA, Karstedt J, Marschall C, Bollmann A, Husser D. Ryanodine receptor mutations presenting as idiopathic ventricular fibrillation: a report on two novel familial compound mutations, c.6224 T > C and c.13781 A > G, with the clinical presentation of idiopathic ventricular fibrillation. Pediatr Cardiol. 2014;35(8):1437–41.
45. Medeiros-Domingo A, Bhuiyan ZA, Tester DJ, Hofman N, Bikker H, van Tintelen JP, et al. The RYR2-encoded ryanodine receptor/calcium release channel in patients diagnosed previously with either catecholaminergic polymorphic ventricular tachycardia or genotype negative, exercise-induced long QT syndrome: a comprehensive open reading frame mutational analysis. J Am Coll Cardiol. 2009;54(22):2065–74.
46. Bai R, Napolitano C, Bloise R, Monteforte N, Priori SG. Yield of genetic screening in inherited cardiac channelopathies: how to prioritize access to genetic testing. Circ Arrhythm Electrophysiol. 2009;2(1):6–15.
47. Jabbari J, Jabbari R, Nielsen MW, Holst AG, Nielsen JB, Haunsø S, et al. New exome data question the pathogenicity of genetic variants previously associated with catecholaminergic polymorphic ventricular tachycardia. Circ Cardiovasc Genet. 2013;6(5): 481–9.
48. Wangüemert F, Bosch Calero C, Pérez C, Campuzano O, Beltran-Alvarez P, Scornik FS, et al. Clinical and molecular characterization of a cardiac ryanodine receptor founder mutation causing catecholaminergic polymorphic ventricular tachycardia. Heart Rhythm. 2015;12(7):1636–43.
49. Roux-Buisson N, Cacheux M, Fourest-Lieuvin A, Fauconnier J, Brocard J, Denjoy I, et al. Absence of triadin, a protein of the calcium release complex, is responsible for cardiac arrhythmia with sudden death in human. Hum Mol Genet. 2012;21(12):2759–67.
50. Rooryck C, Kyndt F, Bozon D, Roux-Buisson N, Sacher F, Probst V, et al. New Family With Catecholaminergic Polymorphic Ventricular Tachycardia Linked to the Triadin Gene. J Cardiovasc Electrophysiol. 2015;26(10):1146–50.
51. Nyegaard M, Overgaard MT, Søndergaard MT, Vranas M, Behr ER, Hildebrandt LL, et al. Mutations in calmodulin cause ventricular tachycardia and sudden cardiac death. Am J Hum Genet. 2012;91(4):703–12.
52. Bhuiyan ZA, Hamdan MA, Shamsi ETA, Postma AV, Mannens MMAM, Wilde AAM, et al. A novel early onset lethal form of catecholaminergic polymorphic ventricular tachycardia maps to chromosome 7p14–p22. J Cardiovasc Electrophysiol. 2007;18(10): 1060–6.
53. Mohler PJ, Splawski I, Napolitano C, Bottelli G, Sharpe L, Timothy K, et al. A cardiac arrhythmia syndrome caused by loss of ankyrin-B function. Proc Natl Acad Sci U S A. 2004;101(24):9137–42.
54. Swan H, Amarouch MY, Leinonen J, Marjamaa A, Kucera JP, Laitinen-Forsblom PJ, et al. Gain-of-function mutation of the SCN5A gene causes exercise-induced polymorphic ventricular arrhythmias. Circ Cardiovasc Genet. 2014;7(6):771–81.
55. Laurent G, Saal S, Amarouch MY, Béziau DM, Marsman RFJ, Faivre L, et al. Multifocal ectopic Purkinje-related premature contractions: a new SCN5A-related cardiac channelopathy. J Am Coll Cardiol. 2012;60(2):144–56.

13 短 QT 综合征

Christian Wolpert，Norman Rüb
汪道武　李宗哲　陈鹏　译

摘　要

2000 年，Gussak 等首次描述了特发性短 QT 间期与家族性心房颤动（AF）及另一例无关个体的猝死相关[1]。随后，Gaita 等于 2003 年报道了两个无关联的欧洲家系中的短 QT 间期和心脏性猝死（SCD）相关[2]。接下来的数年里，已在不同基因上鉴定出多种可导致 QT 间期缩短的突变。最早报道的突变可导致心脏钾通道 I_{Kr}、I_{Ks} 和 I_{K1} 功能获得或导致心脏 L 型钙通道（I_{Ca}）功能失去[3-10]。此外，近期报道了一些引起离子通道活性发生改变的新突变。

本章旨在全面介绍短 QT 综合征（short QT syndrome，SQTS），并对该病的临床、遗传、病理生理学、治疗结果和治疗方法的选择等方面进行知识更新。

临床表现

SQTS 患者的临床表现具有异质性。第一份较完备的数据由 Giustetto 等的 EUROSHORT 注册研究提供[10]。该研究纳入 29 例患者（21 例男性，8 例女性），其中 18 例在入组时有临床症状：9 例有心脏停搏史，6 例有晕厥史，7 例发生过心房扑动或 AF[10]。发病年龄范围较大，从出生后 4 个月到 62 岁不等。年龄最小的患者在出生后 4 个月即发生猝死。因此，SQTS 可能也是婴儿猝死综合征（SIDS）的一种新的潜在病因。

Mazzanti 等研究了数据库中的 47 例先证者，包括有心脏停搏（$n = 19$）、晕厥（$n = 9$）、猝死家族史（$n = 2$）或偶然发现的短 QTc 间期的患者[11]。其中，12 例先证者有年轻时猝死的家族史，4 例先证者的家族中有多位猝死患者（2.5±0.6）。无症状个体、猝死患者及发生过晕厥的患者的 QTc 间期无明显差异，其发生晕厥或猝死的年龄相似[（21±11）岁 *vs.*（25±13）岁]。值得注意的是，检出突变的个体的 QTc 间期显著缩短（300 ms *vs.* 335 ms）。突变阳性和突变阴性的先证者发生猝死的可能性无明显差异。

Villafane 等的研究纳入了 21 例短 QT 间期的儿科患者[12-13]，患者平均年龄为 15 岁。56% 的患者（其中 84% 是男性）发生过晕厥（$n = 4$）或猝死（$n = 6$）。16 例患者有猝死经历或猝死家族史。该组年轻患者中 AF 的发生率较高（4/21）。仅在 24% 的患者中鉴定出突变。在 21 例患者中，11 例进行了 ICD 植入，2 例为恰当放电，64% 为不恰当放电。研究者采用 Gollob 评分，并在超过 6 年的随访中观察到评分＜ 5 分的无症状个体始终未发生 VT/VF 或猝死和晕厥。在 5 个无关联的日本家系中，2 个家系有 AF，2 个家系有 VF，3 例患者猝死，1 例新生儿有严重的心动过缓。这组患者中的 QTc 间期为 280 ～ 340 ms，即长于 SQTS 1 型（SQT1）患者[14-15]。

VF 的诱发因素

目前关于 SQTS 患者出现症状及发生猝死的报道很少。在 Giustetto 等发表的首个系列报道中，3

例于睡眠中出现症状，3 例在静息时出现症状，3 例在体力劳动时出现症状，其余患者情况未知或在日常活动时出现症状。这意味着该病无共同的诱发因素，不同于儿茶酚胺敏感性多形性室性心动过速（CPVT）在运动时发病或长 QT 综合征（LQTS）在情绪激动或运动时发病[10]。

SQTS 的临床诊断及患病率

迄今为止，尚无 SQTS 的明确定义及诊断标准。然而，可以肯定地说，短 QT 间期并不等同于 SQTS。

什么是正常的 QT 间期?

在普通人群中，QTc 间期符合高斯正态分布[16-23]。正常的 QT 间期被认为是平均值加减两个标准差范围内的 QTc 间期。因此，普通人群中 95% 的 QTc 间期是"正常的"。QTc 间期小于第 2.5 个百分位数被定义为"短"。根据这种计算方法，男性 QTc 间期＜ 350 ms，女性 QTc 间期＜ 360 ms 被认为是短 QTc 间期。大规模人群研究分析了短 QT 间期的患病率。在一项主要针对意大利男性群体的研究中，QTc 间期＜ 360 ms 的患病率为 0.5%。Anttonen 等分析了 10 822 例受试者，发现 QTc 间期＜ 340 ms（短 QT 间期）的个体占 0.4%[16]。QTc 间期＜ 320 ms（极短 QT 间期）见于 0.1% 的个体。这些短 QTc 间期和极短 QTc 间期的个体均无心血管事件[8]。在纳入 12 149 例受试者的日本群体中，0.01% 受试者的 QTc 间期在第 2.5 个百分位数以下（男性 QTc 间期＜ 354 ms；女性 QTc 间期＜ 364 ms），仅有 3 例男性受试者的 QTc 间期＜ 300 ms[17]。另一项研究针对日本广岛县和长崎县自 1958 年以来的随访项目中进行每年 2 次健康体检的 19 153 例受试者，短 QT 间期（QTc 间期＜ 350 ms）的患病率为 0.01%[13]。Kobza 等在 41 767 例男性应征入伍者中发现 QTc 间期＜ 320 ms 的患病率同样低至 0.01%[19]。

近期的一项基于 170 万人的心电图研究发现，QTc 间期＜ 300 ms 的发生率为 2.7/100 000。在 8.3 年的随访中发现其死亡风险增加 2.6 倍[21]。

什么是 QT 间期过短及 SQTS 的 QT 间期有何特点?

基线心电图中的短 QT 间期是 SQTS 的诊断特征。男性 QTc 间期＜ 350 ms，女性＜ 360 ms 时应引起关注并进行进一步临床检查。当合并心房颤动、SCD 等症状，以及有 SQTS 或 SCD 家族史时，即可确诊 SQTS。

首位确诊为 SQTS 患者（SQT1）的心电图显示极短的 QT 间期，心率校正后的 QT 间期仍然很短（QTc 间期＜ 300 ms）（图 13.1 和图 13.2）。被诊断为 SQT2 ～ SQT5 的患者，其 QTc 间期可达 360 ms。SQT1 ～ SQT3 患者的心电图呈现对称和不对称的高尖 T 波，尤其在胸前导联中（图 13.2）。在 SQT3 中，T 波呈现相对平缓上升和陡然下降的形态。在大多数病例中，ST 段缺失，T 波起点直接连接 S 波。在 SQTS 中的另一项发现是 T 波峰 -T 波末端间期（Tp-e）延长。Anttonen 等比较了有症状的 SQTS 患者、短 QT 间期先证者及 QT 间期正常的对照组受试者的 J 点 -T 波峰间期[24]。相较于无症状的短 QT 间期先证者和 QT 间期正常的受试者，有症状的 SQTS 患者 J 点 -T 波峰间期显著缩短，校正后的 Tp-e/QTc 比值显著增大。SQT4 和 SQT5 患者的诊断基于心脏钙通道的突变，其 QT 间期缩短（为 330 ～ 360 ms），但相对长于 SQT1 ～ SQT3 的 QT 间期。这些患者还会自发出现或在静脉注射阿义马林后出现 ST 段抬高，从而被诊断为 Brugada 综合征[5]。

Villafane 等报道了 SQTS 儿科患者的数据，其 QTc 间期范围为 194 ～ 355 ms（平均为 312 ms）[12-13]。

根据心率校正 QT 间期

在最初报道的 SQT1 患者中的另一项重要发现是 QT 间期与心率的不适应。与正常对照相比，最早被发现的 *KCNH2* 突变携带者的 QT 间期缩短并不显著。奎尼丁能使其 QTc 间期 / 心率比例恢复至正常范围。这种心率和 QT 间期的不适应现象似乎是 SQTS 的另一个诊断标准[10, 25]。

Giustetto 等进一步在大规模的携带不同突变的 SQTS 患者中研究了运动试验在 SQTS 诊断中的价值，以便观察运动中的 QT 间期变化是否有助于区分 SQTS 患者和 QT 间期缩短的个体。他们

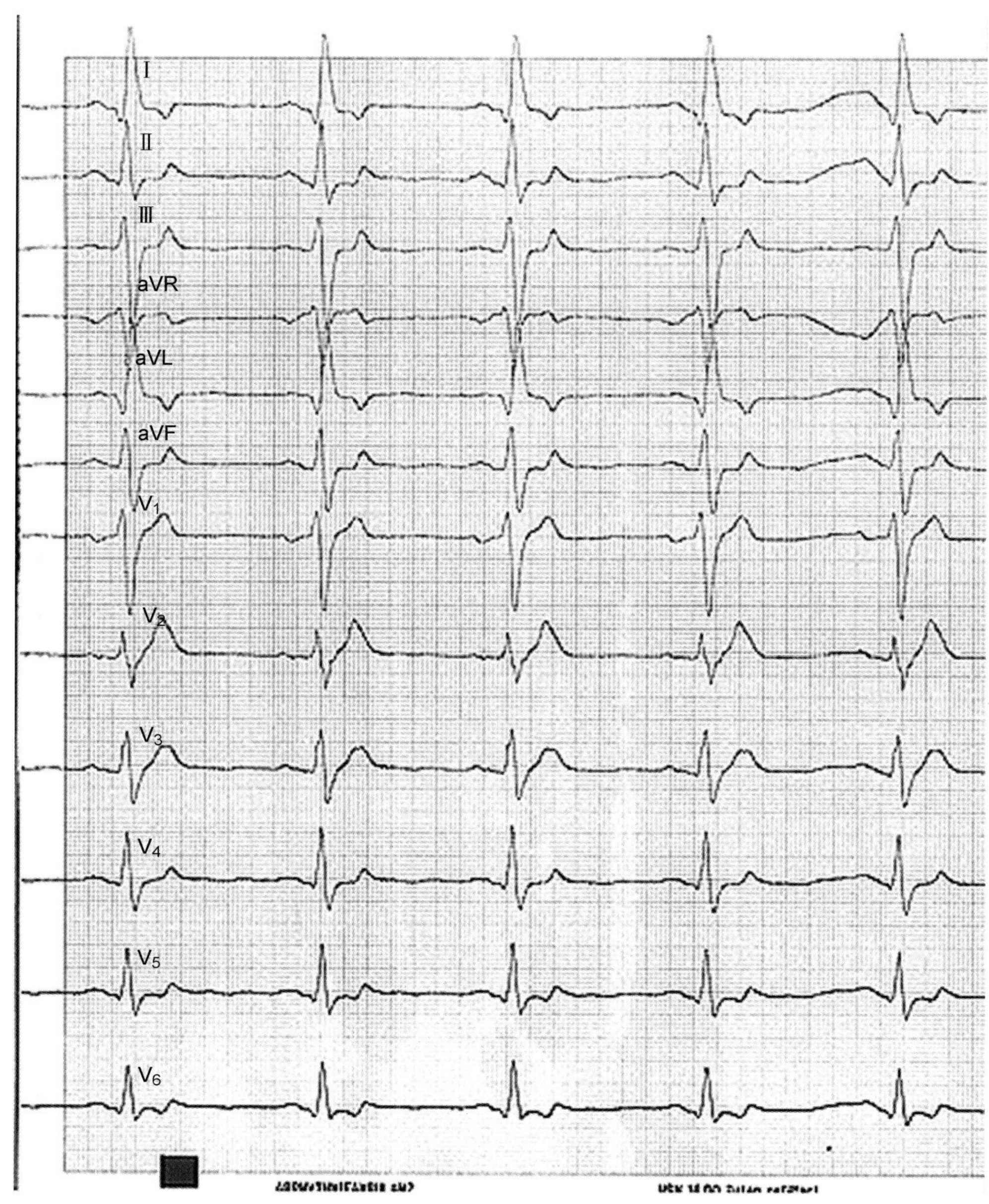

图 13.1　1 例 SQT1 患者的胸导联心电图

研究了 21 例 SQTS 患者，包括最早报道的患者及与其匹配的对照，两组间的静息心率及运动峰值心率无差异。静息时的基线 QT 间期为 276 ms *vs.* 364 ms，运动峰值时的 QT 间期为（228±27）ms *vs.*（245±26）ms，由静息到运动峰值时的 QT 间期平均变化为（48±14）ms *vs.*（120±20）ms。QT 间期 / 心率的斜率从未超过 0.9 ms/bpm，均值为 − 0.53 ms/bpm *vs.* − 1.29 ms/bpm。

其他发现：PQ 段压低

SQTS 中还有一些其他有意思的现象，如 PQ 段压低和超声心动图改变，但它们出现的原因尚未被完全阐明，因此不能作为 SQTS 的诊断或特征性标准。Tülümen 等首次描述了 PQ 段压低的现象[26]，在其报道的 64 例患者中，81% 的患者出现 P 波到 QRS 波之间的节段压低至等电点以下。研究者对比了 SQTS 患者及 117 例健康对照者后认为，心房复极时间的异质性缩短可能导致这种 PQ 节段压低。

超声心动图发现

两项研究调查了 SQTS 患者的超声心动图表现。第一项研究将体表心电图与 SQTS 的发生机制

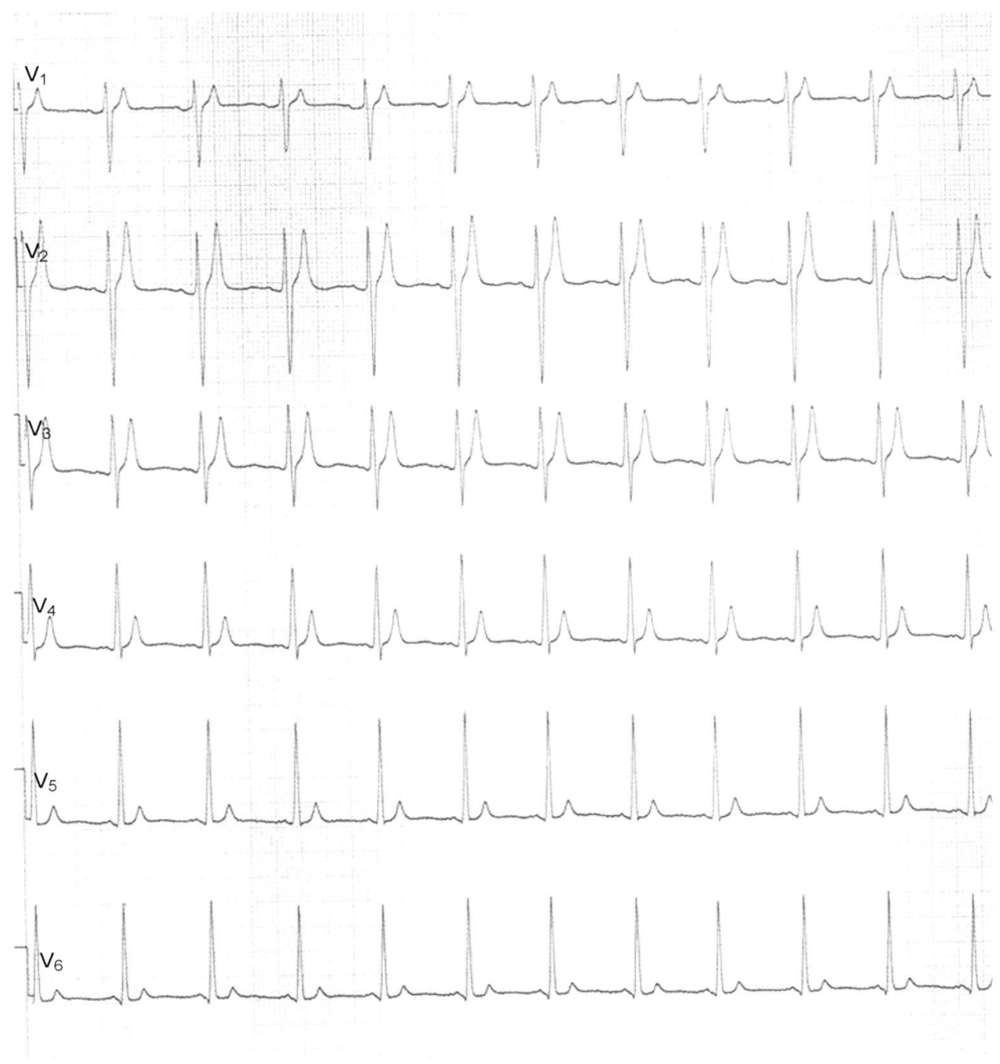

图 13.2　1 例携带 *KCNH2* 突变的 SQTS 1 型患者的心电图

关联起来，描述了一种舒张期特殊阶段和复极时程中的特定电机械分离[27]。

第二项研究分析了心肌工作指数（myocardial performance index）、机械弥散（mechanical dispersion）和整体纵向应变（global longitudinal strain）。发现 SQTS 患者中的心肌功能轻度降低，机械弥散增强[28]。

然而，这些仅是初步发现，仍有待大规模人群研究的进一步验证。

电生理检查

另一种可进一步诊断 SQTS 的工具是电生理检查。SQTS 中，心房及心室的有效不应期（effective refractory period，ERP）显著缩短，在 SQT1（*KCNH2*）中尤其明显[29]。当心房的 ERP ≤ 140 ms 且心室的 ERP ≤ 150 ms 时，应高度怀疑 SQTS。SQT1 患者在程序性心室刺激时极易被诱发出 VF（图 13.3）[16]。然而，目前的专家共识建议和欧洲心脏病学会（ESC）指南均不再推荐通过程序性心室刺激来诊断 SQTS 或进行风险分层。

评分及指南推荐

SQTS 患者的 QTc 间期从＜ 300 ms 到＜ 360 ms 不等。总的来说，12 导联心电图中的短 QT 间期本身并不能预测危及生命的快速性心律失常风险。但在发现罕见的短 QT 间期后，应立即开始对患者及其家族成员进行诊断性检查。当短 QT 间期与心房颤动、持续心悸、不明原因的晕厥、VF 和（或）早期 SCD 家族史阳性并存时，应怀疑 SQTS[30-31]。

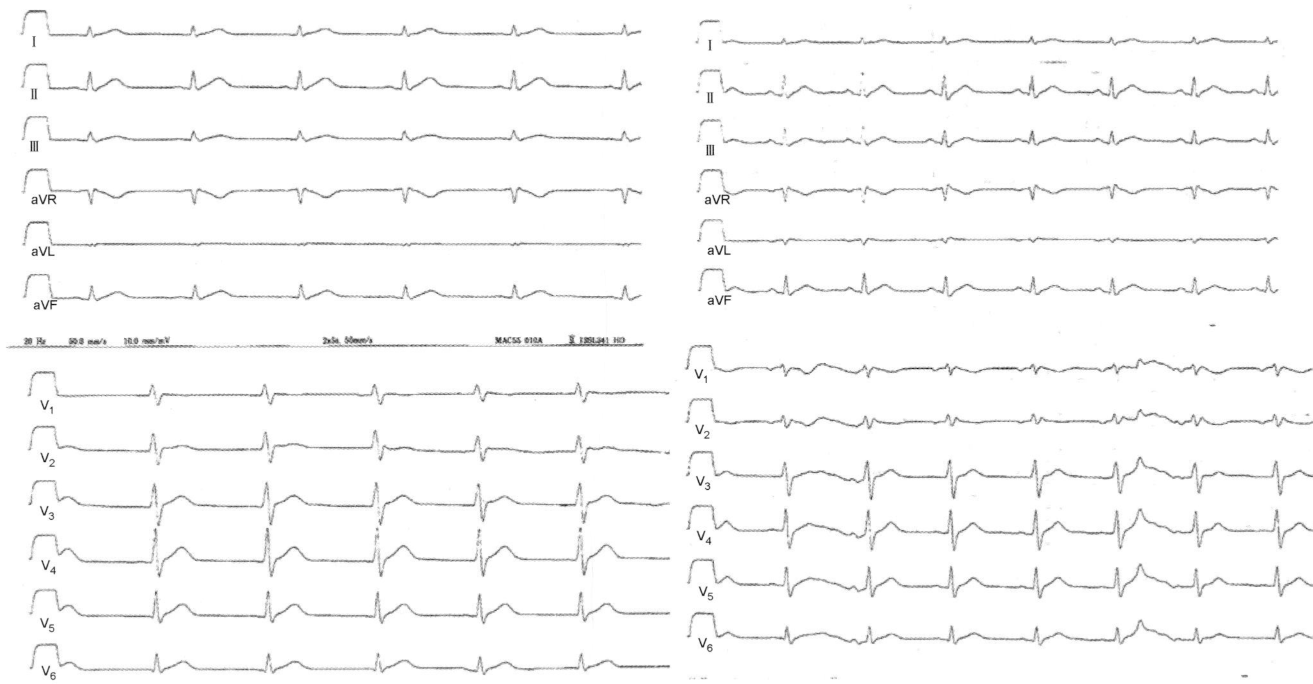

图 13.3 携带 L 型钙通道基因突变的患者在口服奎尼丁治疗时的心电图。在未服用奎尼丁时，患者频发心房扑动和心房颤动，并间歇性出现Ⅱ型 Brugada 波

Gollob 等提出了一个类似于长 QT 综合征（LQTS）Schwartz 评分的 SQTS 诊断性评分标准，得分≥ 4 分时，SQTS 的可能性大。此评分标准中，QTc 间期< 370 ms 计 1 分；QTc 间期< 350 ms 计 2 分；QTc 间期< 330 ms 计 3 分[31]。

在 2015 年 ESC 发布的关于室性心律失常患者的管理和心脏性猝死的预防指南中，QTc 间期< 340 ms 时诊断 SQTS 为推荐类别Ⅰ类。当 QTc 间期< 360 ms 且至少满足下列 1 种情况时，可考虑诊断 SQTS：①有明确的致病突变；②有 SQTS 家族史；③有< 40 岁发生猝死的家族史；④幸存于 VT/VF 的无器质性心脏病患者。指南不推荐（推荐类别Ⅲ类）通过电生理检查进行风险分层[30]。

鉴别诊断

遗传性 SQTS 应与获得性或继发性 QT 间期缩短相鉴别。因此，心电图记录到短 QT 间期时，应排除结构性心脏病和潜在情况［如高钾血症、高钙血症、高热、VF 发作结束后的当即、酸中毒和（或）洋地黄中毒等］。此外，还应排除结构性心脏病，尤其是扩张型心肌病（DCM）。

分子及遗传学基础

与先天性 LQTS 类似，SQTS 也是一种遗传异质性疾病。自本书第 1 版出版后，不断有新的基因突变被报道。这些突变位于不同染色体（如第 7、第 10、第 12、第 17 号染色体），且编码不同的心脏离子通道。根据首次报道的先后顺序，分别命名为 SQT1 ～ SQT6（表 13.1）。

首个被鉴定出的 SQTS 致病突变（SQT1）是可导致延迟整流钾电流（delayed rectifier potassium current，I_{Kr}）快速激活组分增加的功能获得突变[7]。在 HERG（*KCNH2*）上鉴定出两个引起相同氨基酸残基改变的不同错义突变。这两个位于 *KCNH2* 基因 1764 位核苷酸的突变可导致第 588 位的天冬酰胺被

表 13.1 SQTS 的亚型

SQT	基因	通道
SQT1	*KCNH2*	I_{Kr}
SQT2	*KCNQ2*	I_{Ks}
SQT3	*KCNJ2*	I_{K1}
SQT4	*CACNA1C*	I_{Ca}
SQT5	*CACNB2b*	I_{Ca}

替换成带正电荷的赖氨酸（p.N588K）。此残基位于离子通道外口处 HERG 蛋白的 S5-P 环。该 p.N588K 突变导致电压平台期的正常整流功能丧失，使得动作电位第 2 期和第 3 期的 I_{Kr} 显著增加，从而导致动作电位的时程及心房和心室的不应期缩短。随后，Bellocq 等报道了一例 70 岁出现心搏骤停的散发 SQTS 患者（QTc 间期为 302 ms），并在编码 I_{Ks} 的 *KCNQ1* 基因上鉴定出 1 个功能获得突变（p.V307L）（SQT2）。该突变使半数激活电位向负电压方向移动 20 mV，使激活动力学加速，并使突变的离子通道在更负电压处被激活。这导致 I_{Ks} 的功能增强和动作电位时程的缩短。在 1 例伴有心动过缓和 AF 的胎儿中鉴定出该基因上的另一个错义突变（p.V141M）[6]。心电图可见缩短的 QT 间期和心房颤动。

Priori 等在 2 例不伴有心搏骤停的亲属中鉴定出编码内向整流钾通道（I_{K1}）的 *KCNJ2* 基因的功能获得突变，该突变导致 QT 间期缩短和快速下降的不对称 T 波[4]。

随后，Antzelevitch 等在以心脏性猝死、AF、Ⅰ型 Brugada 波为特征的家系中鉴定出会导致 QT 间期缩短的心脏 L 型钙通道编码基因上的新突变（图 13.3）。这些患者呈混合表型[5]。功能分析表明，*CACNA1C*（p.A39V 和 p.G490R）和 *CACNB2b*（p.S481L）基因的功能失去错义突变编码心脏 L 型钙通道孔区 $Ca_v1.2\ \alpha_1$ 及 β2b 亚单位。心脏 L 型钙通道净电流的减少使得动作电位的平台期缩短，进而引起 QT 间期缩短。

目前已有大量新的病例和家系被报道携带 *KCNH2* 和 *KCNQ1* 基因突变。一个日本研究团队鉴定出可导致 COS-7 细胞模型中峰电流密度增加 2.5 倍的新 *KCNH2*-p.I560T 突变及 *KCNH2*-p.T618L 的突变[14]。该突变已被一个中国研究团队报道。日本学者还报道了 *KCNQ1*-p.V141M 的突变。Moreno 等报道了 1 例有猝死家族史的男性患者，其 QTc 间期为 356 ms，并鉴定出一个位于其编码蛋白 S5 节段的 *KCNQ1* 突变，可破坏该蛋白与 KCNE1 间的关联[9]。Suzuki 等报道了 1 例 QTc 间期为 260 ms 的无症状 10 岁男性患儿，在分子遗传筛查中鉴定出 *KCNH2*-p.N588K 突变，这与 2000 年及 2003 年在两个无关联家系中发现的突变相同[32]。

Deo 等发现了 *KCNJ2*-p.A896T 突变，其可导致 I_{K1} 外向电流显著增强，导致 QT 间期极度缩短并伴有 AF。Priori 等于 2004 年已在该基因上鉴定出了 1 个突变[33]。

法国研究团队报道了一个遗传性 L- 肉碱缺乏症的家系，其中所有受累成员均有 QTc 间期缩短的表现，而经过肉碱替代治疗后，其 QTc 间期均明显延长至正常范围。为了进一步确定肉碱在短 QTc 间期发展中的作用，研究者们利用小鼠模型证明肉碱缺乏会引起 QTc 间期缩短且易诱发 VF[34]。

病理生理学

在鉴定出潜在突变及其累及的心脏离子通道后，研究者们开始研究 SQTS 的细胞学基础和致心律失常机制。

首个实验是在左心室透壁楔形组织块和 Langendorff 心脏灌流系统中使用 $I_{K\text{-}ATP}$ 的激活剂吡那地尔，因为尚无可用的特异性 I_{Kr}、I_{Ks}、I_{K1} 激动剂[35-36]。在吡那地尔的作用下，QT 间期缩短，且透壁复极化离散度增强。动作电位时程在室壁的不同种类细胞间呈异质性缩短，从而为多形性室性心动过速（2 期折返）的发生提供机会。透壁复极化离散度也与诱发室性快速性心律失常相关。奎尼丁能够缩短单相动作电位的时程和复极化离散度[29]。

在临床上，通过监测或 ICD 的存储数据可记录许多 VF 或多形性室性心动过速的发生。初始室性期前收缩至其前 1 个正常心搏的联律间期极短，支持 SQTS 中致心律失常发生的假设。Mazzanti、Schimpf 及 Giustetto 等报道的联律间期范围为 190～320 ms，但多为 230～250 ms[11, 37-38]。

一些实验可在诱导多能干细胞分化的心肌细胞（induced pluripotent stem cell derived cardiomyocytes，hiPSC-CM）上进行电流建模，其中注入电脑模拟的电流可研究 KCNJ2 的功能丧失或功能增强。Meijer van Putten 等已很好地证明该项新技术可模拟特定突变的影响[39]。

分子遗传学、特殊基因型的治疗建议、随访及预后

SQTS 的药物治疗

在明确 SQTS 的遗传学背景和细胞学机制后，

研究者们开始进行有关药物治疗的临床和实验研究。然而，由于目前诊断为SQTS的患者人数太少，其药物治疗在临床应用和长期疗效方面的数据仍然十分有限。

大多数体外和在体实验针对SQT1患者。异质性表达研究显示，p.N588K突变增加了I_{Kr}密度并使其与阻滞剂（如d-索他洛尔）的亲和力降低了20倍[7]。因此，体外实验可证明d-索他洛尔在体内无法恢复QT间期。McPate等表明，特异性I_{Kr}阻滞剂E-4031的效果也会被HERG-p.N588K突变显著削弱，而奎尼丁受该突变的影响较小，丙吡胺所受的影响最小[40]。Cordeiro等观察到HERG通道失活的电压依赖性向正电压方向移动90 mV，很好地支持了以上发现。大多数I_{Kr}阻滞剂与处于失活状态的HERG通道相互作用。因此，HERG通道无法失活将导致特定I_{Kr}阻滞剂失效[41]。近期，McPate等证明除奎尼丁和丙吡胺外，p.N588K突变对普罗帕酮和胺碘酮的抑制作用也较小[41]。因此，这些药物可能作为SQT1药物治疗的替代选择。对于SQT3，Harchi等在体外实验中证实氯喹是针对SQT3 Kir2.1 p.D172N突变的有效抑制剂[7]。

在临床上，多种Ⅰ类及Ⅲ类抗心律失常药在携带HERG功能获得突变的患者（SQT1）中进行过试验。对于Ⅲ类抗心律失常药，d-索他洛尔和伊布利特均无法延长SQT1患者的QT间期。氟卡尼（一种钠通道阻滞剂）同时具有抑制I_{Kr}和瞬时外向钾电流（I_{to}）的作用，可导致心室的有效不应期延长。然而，短期使用氟卡尼只能轻微延长不应期及QT间期[42]。相反，Ⅰ类抗心律失常药奎尼丁能使SQT1患者的QT间期恢复至正常水平且延长心室有效不应期[29]。此外，奎尼丁除了可使QT间期的心率依赖性恢复至正常范围，还能使在基线电生理检查中被反复诱发VF的患者无法被诱发出室性快速性心律失常。丙吡胺在体外实验中被证明有效后，在一项针对SQT1患者的预试验中也显示有效。

既往最常使用的药物是奎尼丁。短QT间期注册研究的中期随访数据显示，无患者在奎尼丁治疗时出现VF或复发AF[10, 38]。Bjerregaard等的研究显示，接受普罗帕酮治疗的SQT1家系未复发AF，但未延长QT间期。目前仍无法确定奎尼丁、普罗帕酮和丙吡胺哪种才是ICD治疗以外预防SQTS患者SCD的替代选择。对于拒绝植入ICD或有ICD禁忌证的患者，药物可能是另一种选择。此外，对于已植入ICD且有多次放电的患者，可给予药物治疗。

目前尚不清楚Ⅰ类及Ⅲ类抗心律失常药是否可用于SQT2～SQT5患者。然而，在1例SQT4患者的治疗中，奎尼丁能够延长QT间期，并抑制阵发性AF。

由于SQTS的遗传学和电生理存在异质性，根据患者携带的突变类型以及受累离子通道的不同，治疗效果可能存在显著差异。尚有待开展更多的药物治疗研究来阐明药物治疗的潜在长期益处。

2015年ESC指南推荐拒绝植入ICD的患者、有ICD植入禁忌证或有家族史的无症状患者使用奎尼丁或索托洛尔（推荐类别Ⅱb类）。然而，有些药物组合已在部分患者中取得了一定疗效，但并未在指南中被提及，从某种程度上来讲，对于这类异质性大的患者，仍需要做到个体化治疗[30]。

ICD治疗

迄今为止，预防患者发生SCD的唯一可靠治疗是植入ICD。对于有症状的SQTS患者，植入ICD是首选的治疗方式，而对于儿童或新生儿患者，由于ICD植入存在技术困难且与高死亡率相关，抗心律失常药物治疗可能是辅助治疗或替代治疗。相较于其他类型的ICD植入患者，SQTS患者由于心脏内的T波振幅高大且紧随前面的R波，T波过度感知导致ICD不恰当放电的风险增加。这个问题可通过敏感系数的个体化ICD程控和选择特定设备来解决。此外，奎尼丁治疗可通过延长QT间期来避免T波过度感知[43]。当发现不恰当放电的报告发生率高（尤其是在儿科患者中）时，迫切需要仔细进行ICD程控，并谨慎选择设备和导线。

风险分层及ICD植入的指征

SQTS患者的风险分层基于QTc间期、是否有亲属在40岁前猝死的家族史以及临床症状。根据2015年ESC指南，发生过猝死或有自发性VT证据的患者推荐植入ICD。

遗憾的是，该指南并未提到有晕厥史和短QTc间期的患者，但依据临床经验，ICD植入可能会对这类患者（如家族史阳性）有帮助。

心脏病遗传学

由于 SQTS 的高度遗传异质性以及患者数量太少，无法建立全面的基因型–临床表型关联。目前临床确诊的 SQTS 患者进行基因检测的检出率仍然很低。这提示可能存在其他未知的遗传学缺陷。出于科学研究的考量，确诊 1 例 SQTS 患者后应尝试对其进行遗传学分析，同时根据其亲属的临床表型展开家系筛查。根据已发表的患者数据，Villafane 的研究中先证者的突变阳性比例为 5/21（儿童），在欧洲短 QT 间期注册研究中为 5/22，在 Mazzanti 报道的钾通道筛查研究中为 5/45，钙通道筛查研究中为 1/35。在最后一项研究中，家系共分离研究提示，3 例先证者中的突变为遗传性，2 例先证者中很可能是新发突变。当研究者将 QTc 间期定义为< 360 ms 时，外显率在包含多例突变携带者（先证者 $n = 3$，家族成员 $n = 4$）的家系中为 100%。在比较有完整基因检测结果的患者 QTc 间期数据时发现，与不携带突变的患者相比，突变携带者的 QTc 间期显著缩短。Giustetto 等发现，*HERG* 突变和非 *HERG* 突变携带者间的 QT 间期、QTc 间期和 JT 峰均存在统计学差异：*HERG* 突变携带者的 QTc 间期为（297±29）ms，非 *HERG* 突变携带者为（319±17）ms。有趣的是，在经氢化奎尼丁治疗后，*HERG* 突变携带者的 QT 间期延长比非 *HERG* 突变携带者更为显著［（105±14）ms *vs.*（49±9）ms］。

相较于 Brugada 综合征或 LQTS，SQTS 的基因检测检出率更低。这种情况在未来发现更多致病基因以及出现更先进的检测技术后可能会有所改变。

目前，推荐 SQTS 先证者进行已知致病基因和新基因的检测是可行的，如果证实先证者为突变携带者，则可对其高危家属进行检测。

总结

SQTS 是一种高发晕厥和 SCD 的原发性心脏电传导疾病。该病的诊断要点为基线心电图显示短 QT 间期。目前，全球范围内仅有约 150 例患者的病例报道。由于该病的遗传异质性和患者数量有限，尚未建立强有力的基因型–临床表型关联和明确的风险分层策略。

SQTS 患者应进行遗传咨询、分子遗传学分析和家系筛查。

要点总结

- SQTS 是一种非常罕见但可能极度恶性的疾病。
- 所有排除其他可能病因后 QT 间期< 350 ms 的个体均应考虑 SQTS。
- 心脏停搏复苏或不明原因的 SCD 必须考虑 SQTS。
- 年轻的 AF 患者应考虑 SQTS。

参考文献

1. Gussak I, Brugada P, Brugada J, Wright RS, Kopecky SL, Chaitman BR, et al. Idiopathic short QT interval: a new clinical syndrome? Cardiology. 2000;94:99–102.
2. Gaita F, Giustetto C, Bianchi F, Wolpert C, Schimpf R, Riccardi R, et al. Short QT syndrome: a familial cause of sudden death. Circulation. 2003;108:965–70.
3. Bellocq C, van Ginneken AC, Bezzina CR, Alders M, Escande D, Mannens MM, et al. Mutation in the KCNQ1 gene leading to the short QT-interval syndrome. Circulation. 2004;109:2394–7.
4. Priori SG, Pandit SV, Rivolta I, Berenfeld O, Ronchetti E, Dhamoon A, et al. A novel form of short QT syndrome (SQT3) is caused by a mutation in the KCNJ2 gene. Circ Res. 2005;96:800–7.
5. Antzelevitch C, Pollevick GD, Cordeiro JM, Casis O, Sanguinetti MC, Aizawa Y, et al. Loss-of-function mutations in the cardiac calcium channel underlie a new clinical entity characterized by ST-segment elevation, short QT intervals, and sudden cardiac death. Circulation. 2007;115:442–9.
6. Hong K, Piper DR, Diaz-Valdecantos A, Brugada J, Oliva A, Burashnikov E, et al. De novo KCNQ1 mutation responsible for atrial fibrillation and short QT syndrome in utero. Cardiovasc Res. 2005;68:433–40.
7. Brugada R, Hong K, Dumaine R, Cordeiro J, Gaita F, Borggrefe M, et al. Sudden death associated with short-QT syndrome linked to mutations in HERG. Circulation. 2004;109:30–5.
8. El Harchi A, Melgari D, Zhang YH, Zhang H, Hancox C. Action potential clamp and pharmacology of the variant 1 short QT syndrome T618I hERG K+ Channel. PLoS One. 2012;7:e52451.
9. Moreno C, Olivera A, de la Cruz A, Bartolucci C, Mun C, Salar E, et al. A new KCNQ1 mutation at the S5 segment that impairs its association with KCNE1 is responsible for short QT syndrome. Cardiovasc Res. 2015;107:613–23.
10. Giustetto C, Di Monte F, Wolpert C, Borggrefe M, Schimpf R, Sbragia P, et al. Short QT syndrome: clinical findings and diagnostic-therapeutic implications. Eur Heart J. 2006;27:2440–7.
11. Mazzanti A, Kanthan A, Monteforte N, Memmi M, Bloise R, Novelli V, et al. Novel insight into the natural history of short QT syndrome. J Am Coll Cardiol. 2014;63:1300–8.
12. Villafane J, Atalla J, Gollob M, Maury P, Wolpert C, Gebauer R, et al. Long-term follow-up of a pediatric cohort with short QT syndrome. J Am Coll Cardiol. 2013;61:1183–91.
13. Villafane J, Fischbach P, Gebauer R. Short QT syndrome manifesting with neonatal atrial fibrillation and bradycardia. Cardiology. 2014;128:236–40.
14. Harrell DT, Ashihara T, Ishikawa T, Tominaga I, Mazzanti A, Takahashi K, et al. Genotype-dependent differences in age of

manifestation and arrhythmia complications in short QT syndrome. Int J Cardiol. 2015;190:393–402.
15. Fukuyama M, Ohno S, Wang W, Kimura H, Makivama T, Itoh H, et al. L-Type calcium channel mutations in Japanese patients. With inherited arrhythmias. Circ J. 2013;77:1799–806.
16. Anttonen O, Junttila MJ, Rissanen H, Reunanen A, Viitasalo M, Huikuri HV. Prevalence and prognostic significance of short QT interval in a middle-aged Finnish population. Circulation. 2007;116:714–20.
17. Funada A, Hayashi K, Ino H, Fujino N, Uchiyama K, Sakata K, et al. Assessment of QT intervals and prevalence of short QT syndrome in Japan. Clin Cardiol. 2008;31:270–4.
18. Gallagher MM, Magliano G, Yap YG, Padula M, Morgia V, Postorino C, et al. Distribution and prognostic significance of QT intervals in the lowest half centile in 12,012 apparently healthy persons. Am J Cardiol. 2006;98:933–5.
19. Kobza R, Roos M, Niggli B, Abacherli R, Lupi GA, Frey F, et al. Prevalence of long and short QT in a young population of 41,767 predominantly male Swiss conscripts. Heart Rhythm. 2009;6:652–7.
20. Viskin S. The QT interval: too long, too short or just right. Heart Rhythm. 2009;6:711–5.
21. Iribarren C, Round AD, Peng J, Lu M, Klatzsky AL, Zaroff JG, et al. Short QT in a cohort of 1.7 million persons: prevalence, correlates, and prognosis. Ann Noninvasive Electrocardiol. 2014;19:490–500.
22. Portugal G, Olivera MM, Cunha P, Ferreira F, Lousinha A, Fiarresga A, et al. Short QTsyndrome presenting as syncope: how short is too short? Rev Port Cardiol. 2014;33:649.e1–6.
23. Postema PG, Wilde AMM. The measurement of the QT interval. Curr Cardiol Rev. 2014;10:287–94.
24. Anttonen O, Junttila MJ, Maury P, Schimpf R, Wolpert C, Borggrefe M, et al. Differences in twelve-lead electrocardiogram between symptomatic and asymptomatic subjects with short QT interval. Heart Rhythm. 2009;6:267–71.
25. Giustetto C, Scorocco C, Schimpf R, Maury P, Mazzanti A, Levetto M, et al. Usefulness of exercise test in the diagnosis of shortQT syndrome. Europace. 2015;17:628–34.
26. Tülümen E, Giustetto C, Wolpert C, Maury P, Anttonen O, Probst V, et al. PQ segment depression in patients with short QT syndrome: a novel marker for diagnosing short QT syndrome? Heart Rhythm. 2014;11:1024–30.
27. Schimpf Echo
28. Frea S, Giustetto C, Capriolo M, Scrocco C, Fornengo C, Benedetto S, et al. New echocardiographic insights in short QT syndrome: more than a channelopathy? Heart Rhythm. 2015;12:2096–105.
29. Wolpert C, Schimpf R, Giustetto C, Antzelevitch C, Cordeiro J, Dumaine R, et al. Further insights into the effect of quinidine in short QT syndrome caused by a mutation in HERG. J Cardiovasc Electrophysiol. 2005;16:54–8.
30. Priori SG, Blomström-Lundqvist C, Mazzanti A, Blom N, Borggrefe M, Camm J, et al. 2015 ESC guidelines for the management of patients with ventricular arrhythmias and the prevention of sudden cardiac death. Eur Heart J. 2015;36:2793–867.
31. Gollob MH, Redpath CJ, Roberts JD. The short QT syndrome. JACC. 2011;57:802–12.
32. Suzuki H, Hoshina S, Ozawa J, Sato A, Minamino T, Aizawas Y. Short QT syndrome in a boy diagnosed on screening for heart disease. Pediatr Int. 2014;56:774–6.
33. Deo M, Ruan Y, Pandit SV, Shah K, Berenfeld O, Blaufox A, Cerrone M, et al. KCNJ2 mutation in short QT syndrome 3 results in atrial fibrillation and ventricular proarrhythmia. Proc Natl Acad Sci U S A. 2013;110:4291–6.
34. Roussel J, Labarthe F, Thireau J, Ferro F, Farah C, Roy J, et al. Carnitine deficiency induces a short QT syndrome. Heart Rhythm. 2016;13:165–74.
35. Extramiana F, Antzelevitch C. Amplified transmural dispersion of repolarization as the basis for arrhythmogenesis in a canine ventricular-wedge model of short-QT syndrome. Circulation. 2004;110:3661–6.
36. Milberg P, Tegelkamp R, Osada N, Schimpf R, Wolpert C, Breithardt G, et al. Reduction of dispersion of repolarization and prolongation of postrepolarization refractoriness explain the antiarrhythmic effects of quinidine in a model of short QT syndrome. J Cardiovasc Electrophysiol. 2007;18:658–64.
37. Schimpf R, Bauersfeld U, Gaita F, Wolpert C. Short QT syndrome: successful prevention of sudden cardiac death in an adolescent by implantable cardioverter-defibrillator treatment for primary prophylaxis. Heart Rhythm. 2005;2:416–7.
38. Giustetto C, Schimpf R, Mazzanti A, Scorocco S, Maury P, Anttonen O, et al. Long-term follow-up of patients with short QT syndrome. J Am Coll Cardiol. 2011;58:587–95.
39. Meijer van Putten R, Mengarelli I, Guan K, Zegers JG, van Ginneken ACG, Verkerk AO. Ion channelopathies in human induced pluripotent stem cell derived cardiomyocytes: a dynamic clamp study with virtual IK1. Front Physiol. 2015;6:1–18.
40. McPate MJ, Zhang H, Adeniran I, Cordeiro JM, Witchel HJ, Hancox JC. Comparative effects of the short QT N588K mutation at 37 degrees C on hERG K+ channel current during ventricular, Purkinje fibre and atrial action potentials: an action potential clamp study. J Physiol Pharmacol. 2009;60:23–41.
41. Cordeiro JM, Brugada R, Wu YS, Hong K, Dumaine R. Modulation of I(Kr) inactivation by mutation N588K in KCNH2: a link to arrhythmogenesis in short QT syndrome. Cardiovasc Res. 2005;67:498–509.
42. Gaita F, Giustetto C, Bianchi F, Schimpf R, Haissaguerre M, Calo L, et al. Short QT syndrome: pharmacological treatment. J Am Coll Cardiol. 2004;43:1494–9.
43. Schimpf R, Wolpert C, Bianchi F, Giustetto C, Gaita F, Bauersfeld U, et al. Congenital short QT syndrome and implantable cardioverter defibrillator treatment: inherent risk for inappropriate shock delivery. J Cardiovasc Electrophysiol. 2003;14:1273–7.

14 特发性心室颤动

Masayasu Hiraoka，Tetsuo Sasano
陈文　浦介麟　译

摘　要

特发性心室颤动（idiopathic ventricular fibrillation，IVF）是一种罕见疾病，患者无主要结构性心脏病，但会发生 VF，且经常出现 SCD。目前 IVF 被定义为排除其他原发性心电疾病的 VF。IVF 可能并非某一种疾病，而是包括不同临床表现和发病机制的一组疾病。本章将 IVF 分为两组进行介绍：早期复极综合征（early repolarization syndrome，ERS）和排除 ERS 后的狭义 IVF。ERS 的特征是下壁或侧壁导联的 J 点抬高，伴有 QRS 波终末部切迹或顿挫。虽然早期复极在健康人群中并不罕见，但有些人会发生致死性室性快速性心律失常。室壁内复极不一致可能部分解释 ERS 的发病机制，但其他混淆因素也可导致室性快速性心律失常。除 ERS 之外的 IVF 非常罕见，可能包括几种不同类型的心电图表现和临床表现。IVF 的发病机制涉及多种电异常，包括希氏束-浦肯野系统传导异常、短偶联期前收缩和心室传导紊乱。

IVF

IVF 是一种罕见疾病，虽然文献中已有无心脏病理改变的患者发生 VF 的散发病例报道，但直到 20 世纪 80 年代后期至 20 世纪 90 年代初期的几篇文献中才出现使用术语 IVF 的病例集合研究[1-3]。现在被归为原发性电传导疾病的几种疾病也会在无主要心脏结构异常的情况下导致 VF。由于其独特的临床表现和特殊的发病机制，这些疾病通常被排除在 IVF 之外。

本章中，将 IVF 分为两组：① ERS；②无 ERS 的狭义 IVF。早期复极（early repolarization，ER）的心电图特征为 QRS 波和 ST 段连接点（J 点）抬高、QRS 波终末部切迹或顿挫。排除 ERS 的 IVF 在心电图上无 ER 表现，但会发生 VF 事件。两组 IVF 的临床表现均为无结构性心脏病和任何可引起致死性心律失常事件的已知疾病的个体突发 VF 和（或）猝死幸存。某些患者有心电图呈 ER 特征的亲属和（或）SCD 家族史。在排除结构性心脏病和任何可引起致死性心律失常事件的原因后，这些发生过 VF/SCD 幸存的患者可诊断 ERS。窦性心律时，心电图下壁和（或）侧壁导联显示 ER 特征。抗心律失常药对 SCD 的预防作用不足，植入 ICD 是预防 SCD 的唯一方法。动物实验认为 ERS 的机制可通过复极化理论来解释，但这一概念的临床和遗传学证据尚未得到完全阐明。其他 IVF 类型包括诊断标准和潜在机制大部分未知的几种不同临床表现。某些 IVF 类型具有家族遗传性，目前仅在极少数病例中鉴定出可能的遗传病因。

早期复极综合征（ERS）

概述

ERS 是一种 IVF，患者心电图有 ER 特征，且在无结构性心脏病和任何可引起致死性心律失常事件的原因的情况下突发 VF。除低温导致的“Osborn 波”（即 J 波）外，其他心电图 ER 特征一直被认为是良性心电图征象[4-5]。

1992 年，Brugada 兄弟报道了一种独特的 IVF，即现在的 Brugada 综合征（BrS），特点为无结构性心脏病的患者 $V_1 \sim V_3$ 导联的 J 点和 ST 段抬高（ER 特征），易发生 VF 和 SCD[6]。BrS 的引入使人们对 ER 产生强烈兴趣，因其可能触发致死性心律失常的发生或与之相关。实际上，针对排除了 BrS 的有 ER 特征的 IVF 的研究报道了单个或多个病例集合，提示 ER 致心律失常的可能性[7-11]。该假设受到犬楔形标本的 ER 模型实验结果的质疑，因为该模型可出现快速 PVT[12-13]。

随后，Haissaguerre 等的开创性研究为这一假说提供了临床支持。他们证明了 ER 特征在 IVF 患者中的高发生率[14]：在 206 例 IVF 患者和 412 例对照中，ER 特征在 IVF 患者中比在对照组中更为常见（分别为 31% 和 5%）。经过年龄、性别、种族和体育活动水平的校正后，ER 特征在 IVF 患者与对照组中的比值比（odds ratio，OR）为 10.9（95%CI 6.3 ～ 18.9）。IVF 患者的病例对照研究证实了类似的观察结果[15-16]。IVF 患者中存在 ER 特征的比例为 42% ～ 60%，显著高于对照组（3.3% ～ 13%，$P < 0.05$）。图 14.1 展示了有 ER 特征和无 ER 特征的 IVF 患者的代表性心电图。随后，Tikkanen 等研究了 ER 特征在普通人群中的预后意义[17]。下壁导联出现 ER 特征与中年人群心脏性死亡风险增加相关。

12 导联心电图中的术语“早期复极”（ER）已在心脏病学领域中被使用多年，但不同研究者间对其明确定义存在巨大差异。由于这种差异的存在，正常人群中 ER 的患病率为 2% ～ 31%[18]。1976 年，Kambara 和 Phillips[19] 提出以下 ER 定义：① QRS 波末端有切迹或顿挫；② ST 段抬高；③上斜型 ST 段后有高耸对称的 T 波。临床实践中，许多医生认为存在 J 点和 ST 段抬高与正向 T 波融合是一种良性的心电图征象。

因此，ER 的定义及其术语尚未达成普遍共识。Macfarlene 等提出一种 ER 的统一定义，以协助未来的研究[20]。根据其共识文章，若满足以下所有

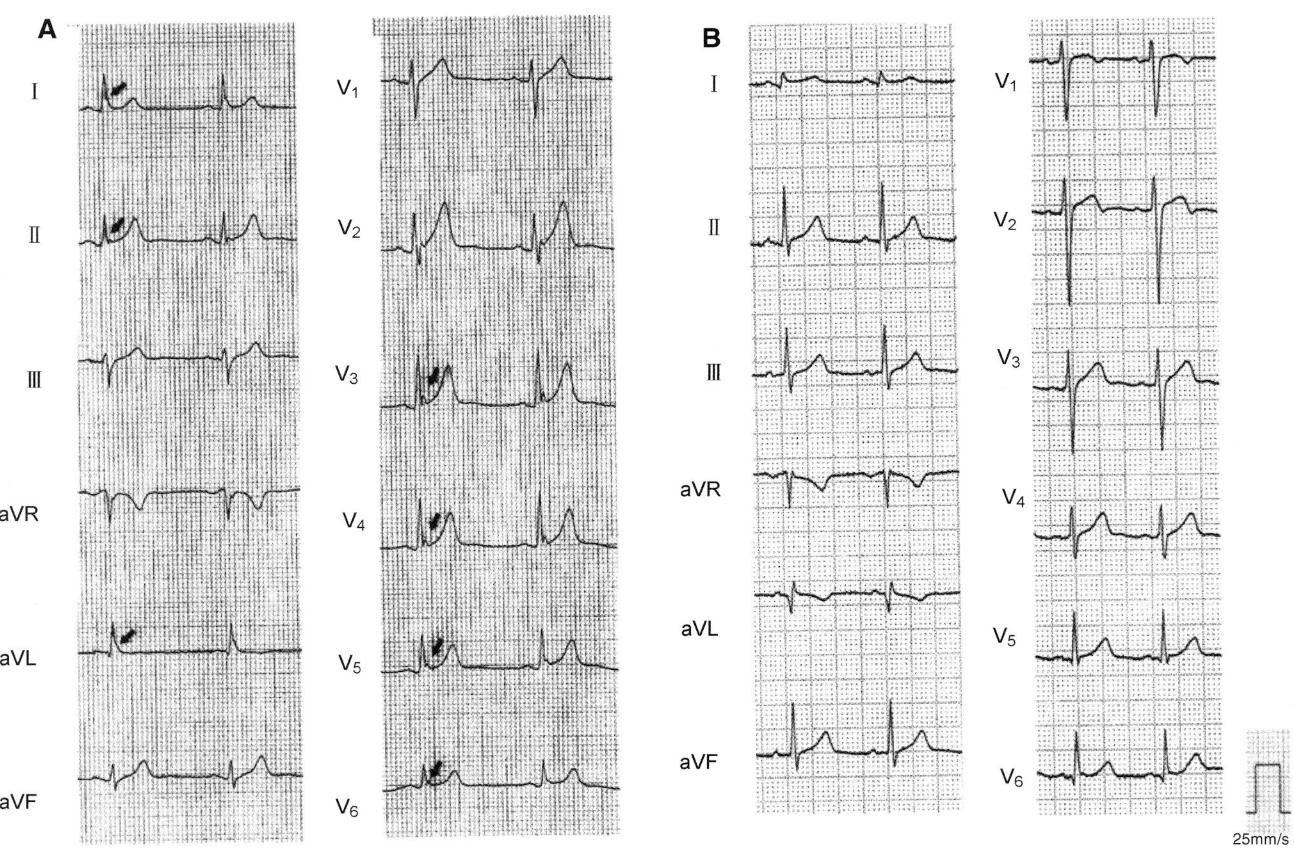

图 14.1　有 ER 特征（图 **A**）和无 ER 特征（图 **B**）的 IVF 患者的代表性心电图［A. 侧壁和下壁导联均记录到 ER 特征。B. 所有导联均未观察到 ER 特征（Reproduced by permission from Sekuguchi et al.[60]）］

标准，则可判定为 ER：

（1）显著 R 波的降支上存在 1 个 QRS 波末端切迹或顿挫。切迹应完全位于基线之上。顿挫的起始部必须位于基线之上（切迹和顿挫应出现在 QRS 波的最后 50% 区段）。

（2）在 12 导联心电图的两个或多个连续导联上，J 点的峰值≥ 0.1 mV，但不包括 V_1 ～ V_3 导联。

（3）QRS 波时限＜ 120 ms。

若 ST 段上斜且伴有直立 T 波，则该特征被描述为“伴有上斜型 ST 段的 ER”。

若 ST 段水平或下斜，则该特征被描述为“伴有水平型或下斜型 ST 段的 ER”。

ERS 的临床表现

ERS 是指心电图的下壁导联和（或）侧壁导联显示出 ER 特征的 IVF 患者。应将 ERS 与心电图中的 ER 特征区分开，因为大部分情况下 ER 特征本身是良性的心电图发现，认识到这点很重要。幸存于 VF 或 PVT 导致的心脏停搏，且窦性心律下 12 导联心电图显示 ER 特征的特定患者可临床诊断为 ERS。同时，必须绝对排除结构性心脏病和其他原发性心电疾病，包括长 QT 综合征（LQTS）、BrS、儿茶酚胺敏感性多形性室性心动过速（CPVT）和短 QT 综合征（SQTS）。

诊断最困难的是在患者的下壁导联和（或）侧壁导联上区分心电图良性 ER 和恶性 ER。据报道，普通人群中 ER 特征在下壁导联和（或）侧壁导联中的患病率为 3% ～ 24%[21-22]。患病率根据年龄、性别、种族和体育活动水平而存在显著差异，大多数为未发生 VF 事件的无症状个体。虽然 ER 特征在无症状个体中的临床意义尚不清楚，但研究者认为 ER 特征的存在使 VF 风险增加 3 倍。但是，由于 IVF 本身就是一种罕见疾病，所以其整体风险仍可忽略不计。Adler 等评估发现，年龄小于 45 岁的个体发生 IVF 的风险为 3/100 000。当存在 J 点抬高时，风险增加至 11/100 000[23]。一项 meta 分析估计，有 ER 特征的受试者的绝对差为每年每 100 000 例受试者中有 7 例因心律失常死亡[24]。虽然存在 ER 特征可增加 VF 的相对风险，但其绝对风险仍然很低。

临床诊断与鉴别诊断

由于会出现危及生命的室性心律失常、VF/PVT，ERS 患者通常伴有突发和意外的晕厥和（或）SCD 幸存史。排除其他可导致心律失常事件的原因后，心电图中存在 ER 特征的 VF 复苏患者可以确诊 ERS（图 14.2 和图 14.3）。美国心律学会（Heart Rhythm Society，HRS）/ 欧洲心律协会（European Heart Rhythm Association，EHRA）/ 亚太心律学会（Asia Pacific Heart Rhythm Society，APHRS）专家共识声明提供了 ERS 诊断建议[25]（表 14.1）。其诊断定义为“不明原因的 VF/PVT 复苏后的患者，标准 12 导联心电图上连续 2 个或 2 个以上的下壁和（或）侧壁导联出现 J 点抬高≥ 1 mm”。同时也对高度可疑病例和 ER 特征的定义进行了描述。

在以观察为基础的几个有限病例中也报告过其他临床表现。因此，目前就 ERS 的明确诊断标准和风险分层尚未达成普遍共识，但医生应遵循 HRS/EHRA/APHRS 专家共识建议进行诊断。

此外，以下发现可能有助于在临床实践中对疑似病例或非典型临床表现进行诊断：

ERS 多见于男性。VF 首次发作的平均年龄为 35 ～ 43 岁[14-16, 26-27]，且在睡眠期间比在体育活动期间更易发生 VF[14]。ERS 患者中 J 点抬高的幅度随缓慢心率和暂停而增加[27]（图 14.4）。VF 通常由短–长–短周期现象触发，短偶联期前收缩可引发心律失常事件[28]。J 点抬高的昼夜变化常与迷走张力相关[26]。迷走张力升高可增大 J 点抬高的幅度，异丙肾上腺素刺激交感神经可减小 J 点抬高的幅度[27]。钠通道阻滞剂会减弱 J 点的抬高[27, 29-31]。ER 幅度在 VF 发作前显著增加[11, 14, 16, 28]。这被认为是该病的特征性标志。12 导联心电图上 J 点抬高的广泛出现提示将在 30 min 内发生 VF 电风暴[16]。这种 J 点抬高可能在 VF 事件发生后的几周内完全消失[27]。恶性 ERS 病例中 J 点抬高的动态变化可能与健康个体中 ER 特征的稳定表现形成对比[17-18, 33]。J 点抬高的幅度可能具有一定预后意义。普通人群中的切迹型或顿挫型 J 点抬高≥ 0.2 mV 相对罕见，且似乎与风险增加相关[17]。J 点抬高后的水平型或下斜型 ST 段与普通人群的预后较差相关[32]。这种心电图特征也为鉴别 IVF 患者和匹配的对照人群提供信息，可能是区分恶性和良性 ER 特征的关键指征[33]。

信号平均心电图显示晚电位常为阳性且与 ERS 患者发生 VF 事件的时间一致，但在无 ER 的 IVF 病例或对照组中未发现这种相关性[26]。复极参数（T 波电交替和 QT 离散度）在有和无 ER 特征的

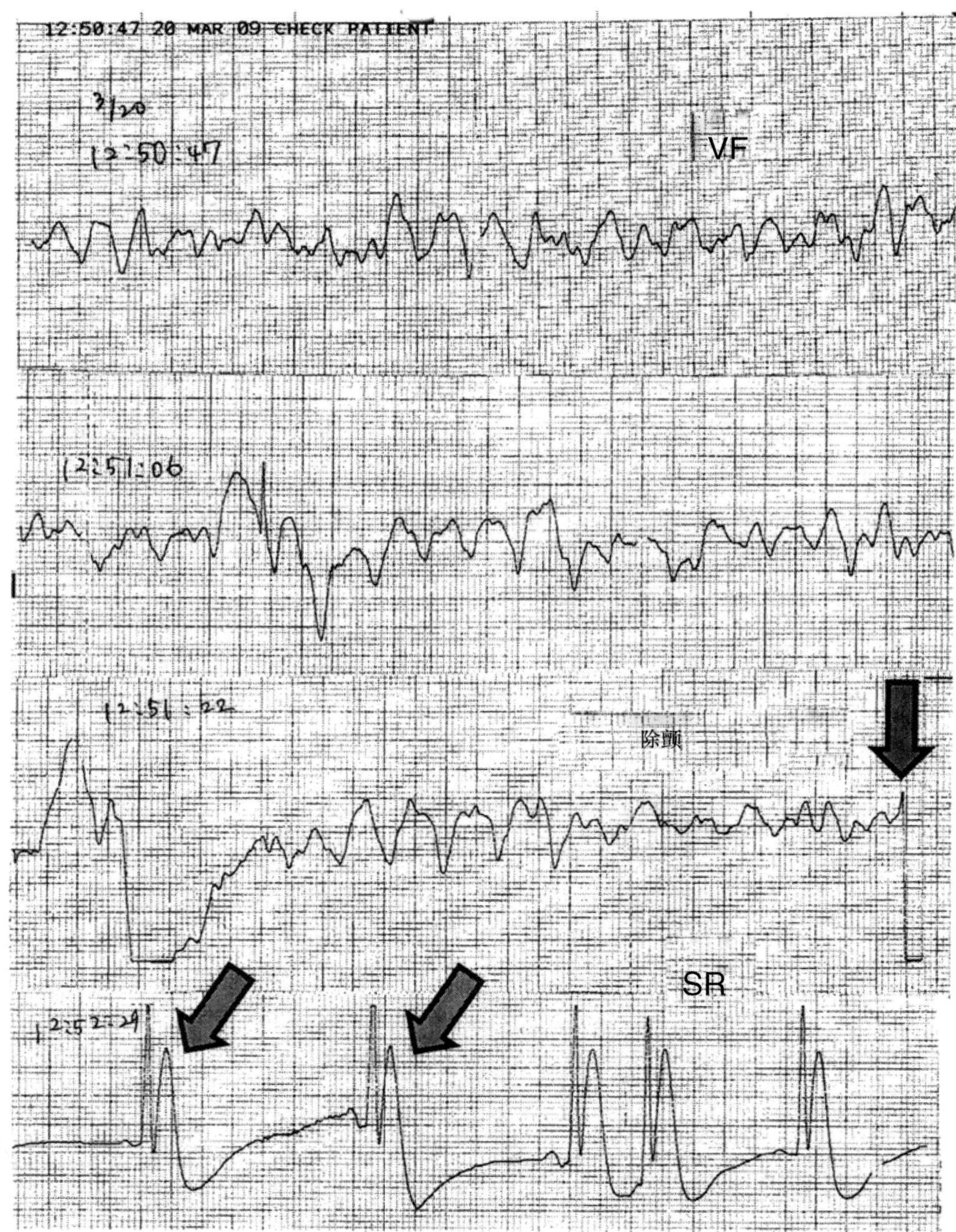

图 14.2　37 岁 SCD 幸存男性患者除颤后窦性心律下的 VF 和巨大 J 波［心电图由自动体外除颤器（automated external defibrillator，AED）记录］。AED 检测到 VF 并产生电击（第 3 行右侧），后恢复至有巨大 J 波的窦性心律（第 4 行）。通过多种心脏检查（包括超声心动图、冠状动脉造影和针对 BrS 的吡西卡尼诱发试验），该患者并未发现结构性心脏病

IVF 患者间无差异。电生理检查（EPS）不是评估 ERS 患者风险的有效方法。有 VF 病史的患者 VF 诱发率低（34%），与有或无 ER 特征的 IVF 患者相比无差异[14]。多中心研究确定了 EPS 在近期有 VF 病史的 ERS 患者风险分层中的作用，结果显示 EPS 阳性病例中 VF 的诱发率低（22%），VF 复发的预测率低（33%）[34]。因此，目前的程序性刺激方案无法提高对 ERS 患者的风险分层。

鉴别诊断是排除任何能发展成危及生命的室性心律失常和电解质紊乱的结构性心脏病，尤其是低钾血症。应根据每种疾病独特的临床表现和遗传筛查排除原发性心电疾病。

临床治疗

表 14.2 展示了 HRS/EHRA/APHRS 专家共识建议中针对 ERS 患者的治疗干预措施[25]。该表显示

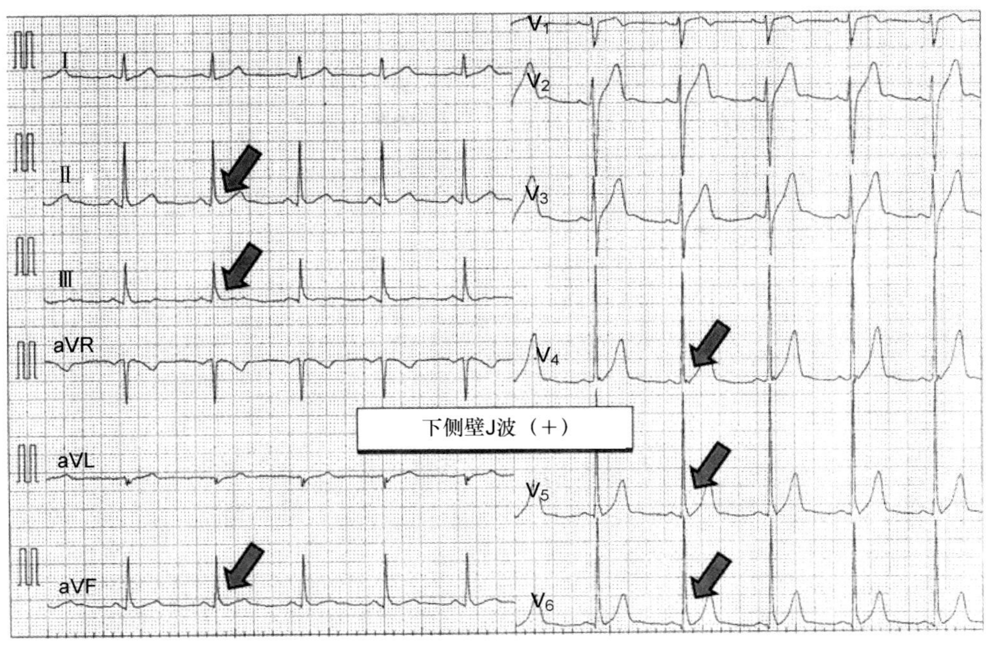

图 14.3　12 导联心电图的下侧壁导联 ER［心电图来自图 14.2 中的同一患者，在下壁导联（Ⅱ、Ⅲ、aVF）和侧壁导联（V_3～V_6）中观察到 ER（箭头）］

表 14.1　ER 的诊断

1	不明原因 VF/PVT 复苏后的患者，标准 12 导联心电图上连续 2 个或 2 个以上的下壁和（或）侧壁导联出现 J 点抬高≥ 1 mm，可诊断为 ERS
2	尸检无阳性发现的 SCD 患者，生前标准 12 导联心电图上连续 2 个或 2 个以上的下壁和（或）侧壁导联出现 J 点抬高≥ 1 mm，可诊断为 ERS
3	标准 12 导联心电图上连续 2 个或 2 个以上的下壁和（或）侧壁导联出现 J 点抬高≥ 1 mm，可诊断为 ER 特征

ER，早期复极；ERS，早期复极综合征；VF，心室颤动；SCD，心脏性猝死

Reproduced by permission from Priori et al.[25]

了医学治疗和 ICD 植入的适应证，同时强调对于只有 ER 特征心电图表现的无症状者不推荐植入 ICD。

ERS 患者植入 ICD 后发生电风暴相对常见。急性使用异丙肾上腺素可有效抑制 VF 和 VF 电风暴的复发。异丙肾上腺素的起始剂量通常为 1.0 μg/min，目标是使心率增加 20% 或绝对心率＞ 90 次 / 分，逐渐调整剂量至产生血流动力学反应并抑制复发性室性心律失常[25]。建议在慢性期给予奎尼丁联合 ICD 植入以长期抑制 VF 复发[16, 29]。小规模病例研究表明，西洛他唑联用苄普地尔可抑制 VF 复发并减小 ICD 植入患者的 J 波振幅[35]。

心电图 ER 特征在无症状个体中的临床意义尚不清楚。虽然 ER 特征与 VF 发生风险相关，但绝对风险在普通人群中仍可忽略不计[24, 36]。基于这些人群研究和临床观察，心电图 ER 特征的中年受试者［尤其是有高幅度 J 点抬高（≥ 0.2 mV）和水平型 / 下斜型 ST 段抬高者］，应注意降低长期风险，尤其是在发生急性冠脉事件的情况下[37]。

ER 特征与 ERS 的机制

Antzelevitch 等基于采用犬心室楔形标本的动物实验，提出了心电图上 J 波或 ER 特征产生的机制[12-13]，解释了 J 波的形成是由于在早期复极期心外膜和心内膜间的不同动作电位结构导致透壁电压梯度。心外膜细胞的动作电位在复极化早期表现为突出的切迹，而心内膜细胞缺乏这种切迹。由心外膜和心内膜动作电位间存在与不存在切迹所引起的电压梯度在心电图上表现为 J 波结构。膜电流分布导致动作电位结构间的差异：心外膜细胞富含 I_{to}，但心内膜细胞极少产生[38] I_{to}。增加或减少 I_{to} 可调整心电图上 J 波的表现。体温过低、缓慢心率、应用钙通道和钠通道阻滞剂或 I_{to} 激动剂（如 NS5806）可增加 I_{to} 或改变电流动力学，使心外膜动作电位切迹和 J 波增大。应用 I_{to} 阻滞剂（如 4- 氨基吡啶）、奎尼丁或早搏刺激来减少 I_{to} 可导致切迹和 J 波的

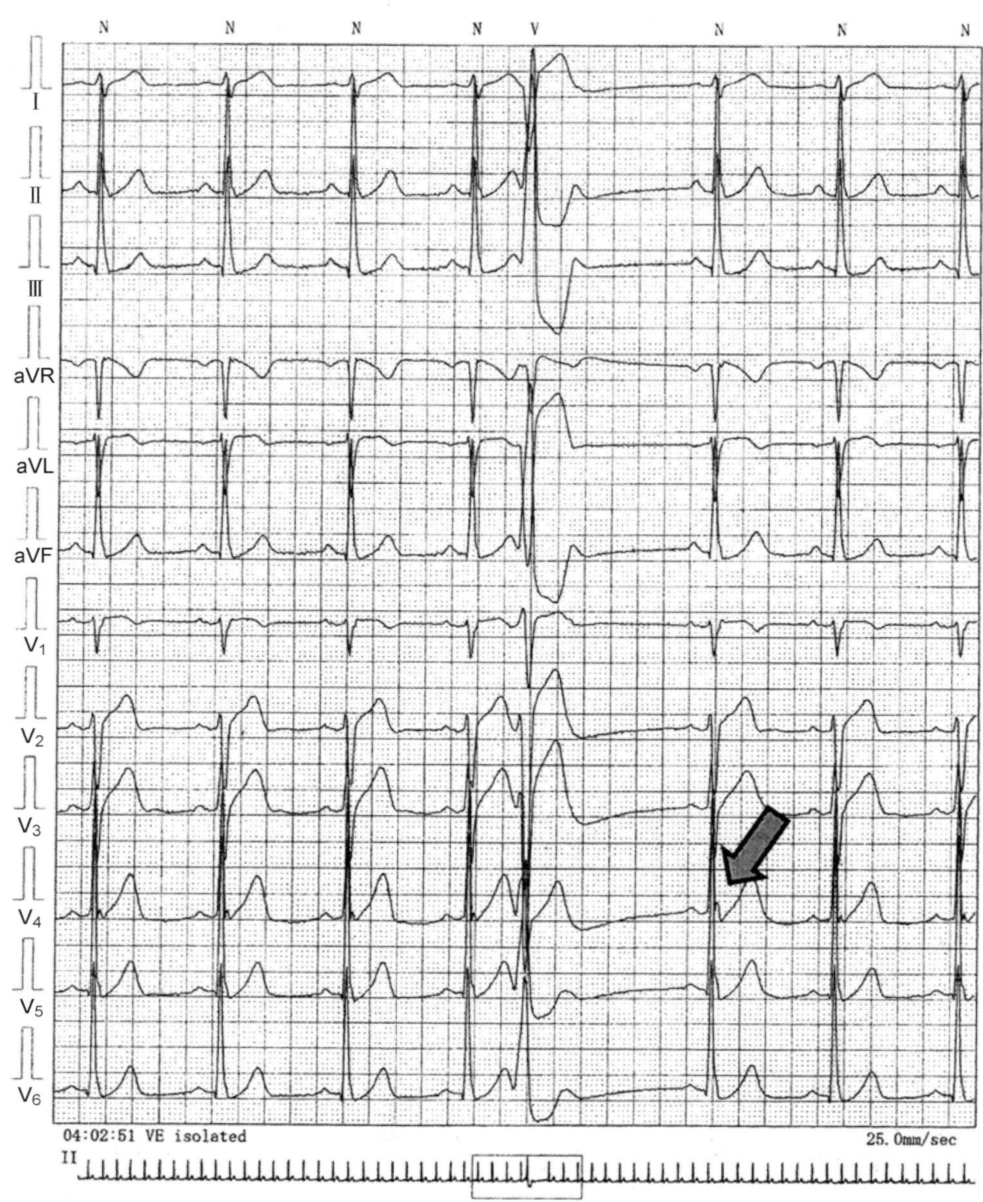

图 14.4　ER 的停搏依赖性增强［ER 在室性期前收缩长时间停搏后的搏动（箭头）中增强（与图 14.2 为同一患者）］

表 14.2　ER 的治疗措施

Ⅰ类	1. 既往有心脏停搏病史的确诊 ERS 患者推荐植入 ICD
Ⅱ a 类	2. 异丙肾上腺素输注对于抑制确诊 ERS 患者的电风暴可能有益
	3. 对于已经植入 ICD 的确诊 ERS 患者，奎尼丁作为二级预防措施抑制 VF 可能有益
Ⅱ b 类	4. 对于有晕厥史的 ERS 患者的有症状家族成员，若心电图上有至少 2 个下壁或侧壁导联 ST 段抬高＞ 1 mm，可考虑植入 ICD
	5. 对于有高危心电图表现（J 波振幅高、水平型或下斜型 ST 段抬高）且有明确青少年不明原因猝死家族史的无症状患者，无论有无致病基因突变，均可考虑植入 ICD
Ⅲ类	6. 只有 ER 心电图表现的无症状者不推荐植入 ICD

ICD，埋藏式心脏复律除颤器

Reproduced by permission from Priori et al.[25]

平行改变[12, 39]。随着由 I_{to} 介导的切迹的进一步增大，某些区域的心外膜动作电位明显缩短，而其他区域和心内膜的动作电位则无明显缩短，这导致产生“2 相折返”并引发 PVT/VF。

Antzelevitch 和 Yan[40]提出“J 波综合征”的概念。此概念基于几个观察结果，这些结果表明，与下侧壁导联中 ER 特征相关的心律失常（如 BrS）、体温过低和急性 ST 段抬高性心肌梗死在机制上与 I_{to} 介导的 J 波异常相关。尽管 ERS 和 BrS 在导联位置和异常 J 波幅度方面存在差异，但可认为它们代表了一系列临床表型表达谱，也就是作者提出的“J 波综合征”。他们将 J 波综合征分为 3 种类型：1 型，主要在侧壁导联中显示 ER 特征，普遍存在于健康男性运动员中，罕见于 VF 幸存者中；2 型，主要在下壁或下侧壁导联中显示 ER 特征，与更高风险水平相关；3 型，下壁、侧壁和右胸前导联中显示 ER 特征，与恶性心律失常的发生风险最高相关，且常与 VF 风暴相关。由于同时包括良性和恶性类型，此概念可能不被广泛接受。

复极化理论的概念可解释实验结果并支持一些临床观察。但仍有几个问题有待阐明。例如，连续的心肌细胞在各个细胞间表现出相当好的电偶联，因此不同动作电位结构间易于被平均化，且在心外膜和心内膜间或心外膜相邻细胞间不太可能存在巨大电压梯度[41]。在心室下壁或侧壁的局部区域内观察到的这种现象可能也需要其他必要因素，如心肌纤维化。此外，I_{to} 电流由表现为快速和慢速电流动力学的不同遗传亚基组成：快速成分由 *Kv4.2*（*KCND2*）和 *Kv4.3*（*KCND3*）构成，慢速成分由 *Kv1.5*（*KCNA4*）形成。其表达和组合在不同心脏区域和物种间存在差异[42]。目前尚不清楚人类心脏中 I_{to} 电流的候选基因（尤其是其在下侧壁的分布）是否与犬类心室相似。临床上，若 I_{to} 导致的复极异质性是 ERS 患者发生 VF 的机制，那么仍然难以解释为什么心律失常的死亡风险如此之低（每年每 10 万例受试者中有 7 例），而 ER 特征在普通人群中较为常见（3% ～ 24%）[21-24]。通过电生理学、遗传学和临床记录来证明复极化理论是 ERS 的机制仍有待进一步研究。

分子诊断和分子遗传学

据报道，家族性 ER 特征表现为不完全外显率的常染色体显性遗传。基于人群的研究也表明，普通人群中 ER 特征也具有一定程度的遗传性[43-44]。有 SCD 家族史且存在 ER 和 IVF 的患者被观察到 ER 的遗传[14, 45]，但恶性 ER 特征的家族性遗传尚未得明确证实。

1 例心电图显示 ER 特征的 IVF 且频发 VF 的 14 岁女孩被发现携带 1 个 *KCNJ8* 基因的突变，该基因编码 *Kir6.1*，即心脏 ATP 敏感性钾（K.ATP）通道的成孔亚基。在该女孩中鉴定出的突变 *Kir6.1* S422L（在 382 例健康对照中未检测出）将通道第 422 位高度保守的丝氨酸替换为亮氨酸[46]。随后，由于在散发 ERS 病例中也检出此位点，因此 *Kir6.1* S422L 被定义为罕见变异而非突变。电生理研究显示，在 COS 细胞中与 *SUR2A* 亚基共表达突变型 *Kir6.1* S422L 可增加 K.ATP 通道电流[47-48]。而这些散发病例中无 ERS 的家族遗传性记录。此外，在 1 例无明显心电图异常且无临床症状的德系犹太男孩中发现了 *Kir6.1* S422L 纯合突变，其携带杂合突变的父亲仅表现出轻微的 J 点抬高。该研究也证明，与欧洲、中东非犹太人和非德系犹太人（< 0.25%）相比，*Kir6.1* S422L 在无 ER 特征或 ERS 的德系犹太人中的频率更高（约 4%）[49]。这些结果表明，这种罕见变异可能不是唯一的致病机制，而需要额外的修饰因子才能出现 ERS 的临床表现。

ERS 患者也有 L 型钙通道基因突变，包括 *CACNA1C*、*CACNB2B* 和 *CACNA2D1*[50]，以及 *SCN5A* 的功能失去突变[51]，但其遗传性尚有待明确。由于普通人群中 ER 特征的高发性，ER 可能由多基因遗传导致，也受非遗传因素的影响。近期的一项基于 3 个欧洲独立人群的全基因组关联 meta 分析发现了 8 个与 ER 相关的基因座，其中编码 I_{to} 通道（*Kv4.3*）的 *KCND3* 基因 SNP 的相关性最强[52]。这些观察结果需要在其他人群中得到进一步确认。

家系筛查和亲属随访

目前尚不推荐对心电图有 ER 特征的无症状个体进行家系筛查，也没有可诊断 ERS 患者家族成员中隐匿性 ER 的激发试验。HRS/EHRA/APHRS 共识声明给予的治疗建议使用术语“强家族史（strong family history）”[25]。该术语尚无明确定义，但通常在不止 1 例家族成员受累、过早死亡及一级亲属受累的情况下使用。

总结

ERS是一种特殊的IVF类型，是一种非常罕见但恶性程度极高的疾病。在排除主要结构性心脏病或原发性心电疾病后，窦性心律期间下壁和（或）侧壁导联出现J点抬高的VF复苏后患者可诊断为ERS。应通过植入ICD预防VF和SCD的复发来进行治疗。急性期和VF风暴期间输注异丙肾上腺素可有效抑制VF事件。ICD植入患者使用奎尼丁预防复发性VF事件可能有益。ERS的发病机制和遗传背景尚未完全阐明。

要点总结

- ERS是一种非常罕见但恶性程度极高的疾病。
- 窦性心律期间，标准12导联心电图的下壁和（或）侧壁导联中显示ER特征的VF复苏后患者，若有很强的青少年意外猝死家族史，且无其他潜在诱因时，应考虑诊断ERS。
- 以下情况必须始终考虑ERS：
  - 不明原因的心脏停搏或SCD幸存史。
  - 窦性心律期间，标准12导联心电图上连续2个或2个以上的下壁和（或）侧壁导联出现J点抬高≥1 mm。
  - 青少年不明原因猝死的强家族史。
- 不推荐对心电图有ER特征的无症状个体进行家系筛查。

无ER特征的特发性心室颤动

心电图上无ER特征的IVF以无结构性心脏病和已知心电疾病的自发性VF为特征。只有排除结构性心脏病和原发性心电疾病的心脏停搏复苏后患者才能诊断IVF。虽然无ER特征的IVF相当罕见，但文献中偶有少量报道，但对其临床特征、遗传背景和诊断标准/风险分层尚无明确和统一的阐述。多种IVF的临床类型可能是由不同发病机制引起。

与希氏束-浦肯野传导紊乱相关的IVF

近期，多项报道认为，希氏束-浦肯野系统的传导紊乱与IVF的发生机制相关。在本章的后半部分，我们将重点介绍希氏束-浦肯野传导紊乱及其在IVF中的作用。

*Irx3*缺失的小鼠模型

Iroquois同源异形框（Irx）家族是一种iroquios同源异形框转录因子，包含1个在果蝇和脊椎动物中高度保守的DNA结合同源异形域和Iro基序。*IRX*基因家族有6个亚型（人类13号染色体上的*IRX* 1、*IRX* 2和*IRX* 4及16号染色体上的*IRX* 3、*IRX* 5和*IRX* 6）共形成两个簇[53]。在小鼠发育过程中，*Irx*家族基因在心脏中表达[54-56]。其中，据报道，*Irx3*选择性表达于心室心内膜下层，并在希氏束-浦肯野系统的产生过程中起关键作用。Zhang等的研究显示，小鼠*Irx3*基因缺失会导致通过希氏束-浦肯野网络的快速传导系统障碍[57]。浦肯野细胞表达连接蛋白40（connexin 40，Cx40）而非Cx43，Cx43主要表达于工作心室肌细胞中。Cx40的电传导作用强于Cx43，这解释了浦肯野网络传导速度更快的原因。*Irx3*缺失导致希氏束-浦肯野系统中Cx40表达下降。

利用*Irx3*敲除小鼠进行的研究发现，*Irx3*的缺失不仅引起心室传导紊乱，还可导致室性快速性心律失常[58]。基线情况下未发现室性快速性心律失常，但体育活动、交感神经兴奋或急性心肌梗死均可触发。使用光学标测的离体EPS显示，RVOT的基线传导延迟、异丙肾上腺素诱导的房室传导阻滞及随后发生的非持续性VT（图14.5）。研究结果表明，这些刺激增加了受损的希氏束-浦肯野系统与完整心肌间的传导差异。

*Irx3*突变相关的IVF

Koizumi等进一步在包括BrS、SQTS和ERS在内的130例IVF患者中进行*IRX3*的基因筛查，并在VF病例中发现两个新的点突变（R421P和P485T）[58]。为进行功能学分析，他们用小鼠的*Irx3*基因产生相同突变，并将野生型和突变型*Irx3*转染到HL-1小鼠心房细胞或新生小鼠心室肌细胞中。野生型*Irx3*的转染增加了*Cx40*和*SCN5A*的基因表达，但这两种突变型*Irx3*的转染使*Cx40*和*SCN5A*的表达显著降低。因此，这些突变可导致希氏束-浦肯野系统中的传导紊乱。

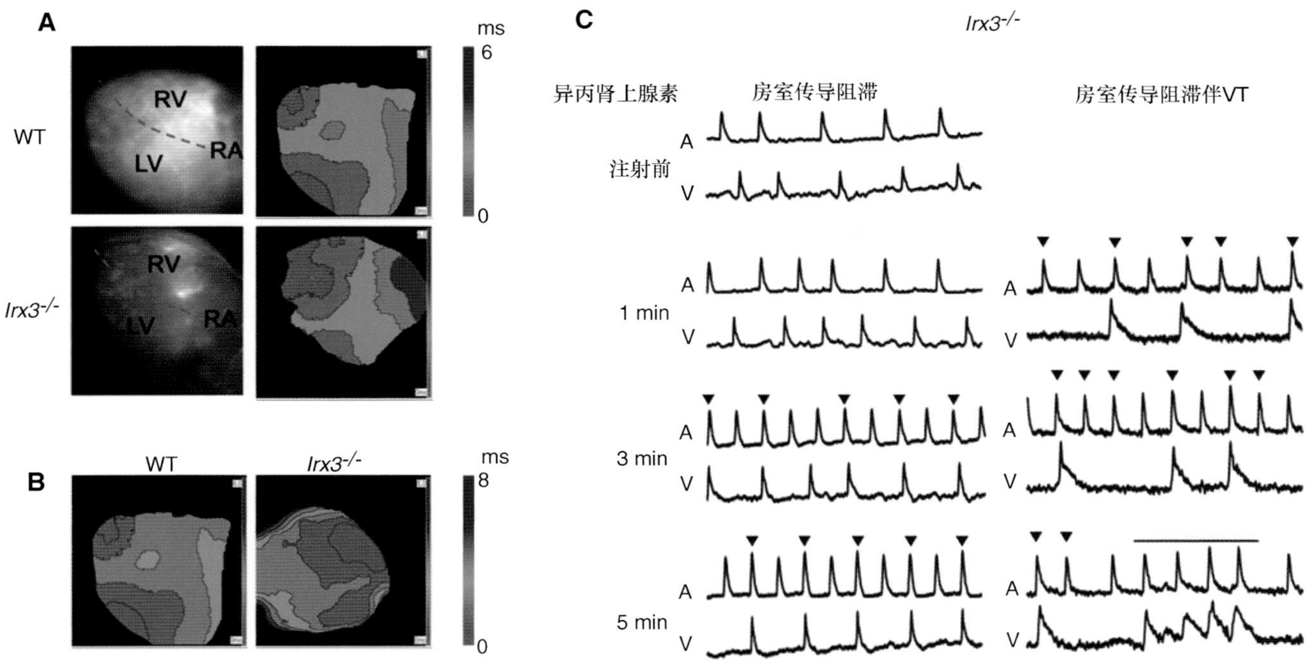

图 14.5　*Irx3*$^{-/-}$小鼠的离体光学心外膜标测和心律失常发生。**A.** 野生型（WT）和 *Irx3*$^{-/-}$小鼠在基线条件下的代表性光学心外膜标测。**B.** 应用异丙肾上腺素后 WT 和 *Irx3*$^{-/-}$小鼠的代表性光学心外膜标测。在 *Irx3*$^{-/-}$小鼠中，心外膜突破点（breakthrough）发生在右心室基底部并传播至心尖部；去极化的传播明显减慢。**C.** 房室传导阻滞和给予异丙肾上腺素后出现的伴有非持续性 VT 的房室传导阻滞。倒三角形表示不伴有心室动作电位的心房动作电位。实线表示非持续性 VT（Reproduced by permission from Koizumi et al.[58]）

这些案例的特征是患者在体育活动期间发生 VF。1 例携带 *Irx* R421P 突变的患者有 Brugada 型心电图，但其在滑冰时晕厥。另一例患者在通勤途中晕厥。这些发现表明，与 *Irx3* 突变相关的 IVF 具有不同于 BrS 的临床表现。

尽管 *Irx3* 敲除小鼠的生理学临床表型显而易见，但将 *Irx3* 突变和传导紊乱与 IVF 联系起来的明确分子机制尚未被完全阐明。由于 *Irx3* 不直接结合 *Cx40* 的启动子区，因此应该有其他未知分子参与调节 *Cx40* 的基因表达。此外，在 IVF 病例中发现的两个突变并不位于已知的功能性结构域（TALE- 同源异形框结构域和 Iro 结构域）。因此，这两种突变降低 *Cx40* 基因表达的机制仍有待研究。

其他与传导紊乱相关的 IVF

多项观察性研究结果指出，希氏束-浦肯野系统参与 IVF 的另一种可能性。一种临床表型与右束支传导阻滞（RBBB）相关。Aizawa 等研究了 87 例 IVF 确诊患者（排除 BrS 和 CPVT），其中 10 例（11.5%）患有完全性 RBBB，其发生率远高于年龄和性别匹配的对照组（1.37%）[59]。除 QRS 波时限外，患者与对照组的心电图参数无差异。

日本特发性心颤研究（Japanese Idiopathic Ventricular Fibrillation Study，J-IVFS）总结了 64 例不包括 BrS 的 IVF 病例[60]，其中 24 例有 ER 特征。其余 40 例患者中，9 例（14%）有异常电轴偏移和（或）RBBB，提示有传导紊乱（conduction disturbance，CD）。他们将 IVF 病例分为 ER（＋）组、ER（－）CD（－）组和 ER（－）CD（＋）组。ER（－）CD（＋）组中包括 5 例男性和 4 例女性，男性比例比 ER（＋）组低。ER（－）CD（＋）组的 PR 间期和 QRS 波时限也比 ER（－）CD（－）和 ER（＋）CD（－）组长。两项研究表明，约有 10% 的 IVF 患者表现出心室传导紊乱，但其余 IVF 病例未发现特异性心电图参数异常。在某些病例中，短偶联 PVC 可引发 VF。两种类型中 VF 的 EPS 诱发率均很低。这两项研究中，有或无 RBBB 的 IVF 均未发现有家族遗传性。迄今为止尚无可用的风险分层方法，预防 SCD 的药物治疗效果不佳。部分病例输注异丙肾上腺素可有效治疗 VF 风暴。

ICD 植入是预防 SCD 的唯一治疗方法。

Haissaguirre 等描述了来源于远端浦肯野纤维的短偶联 PVC 是 IVF 患者 VF 的主要触发因素[61]。PVC 具有不同形态并能标测到浦肯野系统的多个位置，包括右心室前区和左心室间隔下半部分的大部分区域。通过导管消融消除 PVC 起源，且 89% 的患者在（24±28）个月的随访期间未发生 VF 事件。

与携带 *IrxX3* 突变的 IVF 病例相反，两项研究均表明运动诱发的室性快速性心律失常的患病率低，这意味着与 *Irx3* 缺陷相比，RBBB 相关的 IVF 可能具有不同机制。

Tdp 的短偶联变异（short-coupled variant）

另一种可能与浦肯野系统相关的 IVF 类型是由短偶联 PVC 引发的 PVT。Leenhardt 等描述了一种年轻人特有的特发性室性快速性心律失常类型，并称之为“尖端扭转（TdP）的短偶联变异”[62]。这种心律失常的特征是在正常 QT 间期发生 TdP，这和常与先天性和获得性 LQTS 中的 QT 间期延长相关的 TdP 相反。短偶联间隔［（245±28）ms］的 PVC 可引发 TdP，其中 1/3 的患者有猝死家族史。约 70% 携带 TdP 短偶联变异的患者退化为 VF。次年又报道了具有类似特征的患者[63]，且术语“TdP 的短偶联变异”被公认为 PVT/VF 的一种特殊类型。这种形式的心律失常主要发生于女性。患者的首发临床表现常为晕厥，且这种心律失常无法通过 EPS 诱发。维拉帕米可部分抑制这种心律失常，但不能预防 SCD，ICD 植入是预防 SCD 的唯一方法。近期几项研究通过导管消融治疗 PVT/VF 患者源自浦肯野系统的触发性 PVC，在短期和长期随访期间发现消融术后无 VF 复发[61, 64-65]。

Tdp 短偶联变异的潜在分子机制尚未得以阐明。然而，近期的一项病例报告表明，雷诺丁受体 2 中的点突变（*RyR2* H29D）与 PVT 相关[66]。与 CPVT 相关的 *RyR2* 突变相反，该患者在静息时具有短偶联 PVC 和 PVT。*RyR2* H29D 突变使 *RyR2* 通道变成漏电通道。这可能解释了 TdP 短偶联变异的部分或主要机制。

与 DPP6 过表达相关的 IVF

针对荷兰家族性 IVF 的一个大型队列研究旨在阐明受累家族成员中无症状患者的发病机制和风险分层。Alders 等采用基因组范围内的单倍型共享分析在 3 个有多例个体猝死或年轻时有心脏停搏复苏病史的荷兰家系中寻找致病基因[67]。他们在染色体 7q36 上鉴定出一个在 3 个家族中保守存在的单倍型，而且 42 例独立的 IVF 患者中有 7 例也携带此单倍型。共有的染色体片段含有二肽基-氨肽酶样蛋白 6（dipeptidyl-aminopeptidase-like protein 6，DPP6）基因的一部分，该基因编码心脏中 I_{to} 的可能组分[68]。84 例风险单倍型携带者和 71 例非携带者的临床评估显示其心电图或结构参数未提示心脏病。IVF 的外显率很高；50% 的风险单倍型携带者在 58 岁前有 SCD 幸存史。研究结果还表明，携带者心肌中的 *DPP6* mRNA 水平比对照组高 20 倍。根据这些结果，研究者认为 *DPP6* 是 IVF 的一个致病基因，且 *DPP6* 基因表达增加可能是其发病机制。尽管已发现家族性 IVF 与染色体 7q36 上的风险单倍型存在关联，但鉴定存在 IVF 风险的无症状患者仍具挑战性，且尚未明确可指导治疗的临床参数[69-71]。

Xiao 等的进一步研究探讨了 *DPP6* 过表达与 IVF 发病机制的关联[72]。结果显示，*DPP6* 风险-单倍型携带者的基线心电图正常。室性心律失常表现为有时可引发 PVT 的短偶联 PVC。PVC 始终表现为左束支传导阻滞（LBBB）形态伴电轴上偏 / 左偏，提示较低的右心室起源。正常 QT 间期 PVC 的短偶联间隔以及相对窄的 QRS 波表明起源于浦肯野系统，Haissaguerre 等[59]在 25% 的 IVF 患者中观察到此情况[59]。在 1 例 ICD 植入术后因反复 VF 风暴而进行消融的患者中，右心室起搏标测产生的形态类似于 PVC。在右心室前下壁存在舒张前期浦肯野电位的位置进行射频消融。在 43 个月的随访期间，VF 或 PVC 的典型形态均未复发。

虽然浦肯野纤维和心室肌内的 I_{to} 密度类似，但两种组织中 I_{to} 的四乙基铵（tetraethylammonium，TEA）敏感性和失活后的缓慢恢复能力存在差异[73-74]。在正常人类心脏中，浦肯野纤维中 *DPP6* 和神经元钙传感性蛋白 1（neuronal calcium sensor-1，NCS-1）的表达量高，而心室肌中富含 2 型钾通道相互作用蛋白（K^+ channel interacting protein type 2，KChIP2），提示两种组织中 I_{to} 通道的 β 亚基组成不同。中国仓鼠卵巢细胞中 *Kv4.3* 的异源表达证明，与 *Kv4.3/*

NCS-1 相比，*DPP6* 和 *NCS-1* 的共表达（模拟浦肯野纤维 I_{to} 的组成）使 I_{to} 增强，且重现了浦肯野纤维 I_{to} 的动力学 / 药理学特征。过表达 *DPP6* 可增强天然浦肯野纤维 I_{to}，而敲低 *DPP6* 可抑制天然浦肯野纤维 I_{to}。心脏浦肯野纤维动作电位的数学模型表明，I_{to} 增强可大大加快浦肯野纤维动作电位的复极化。根据这些结果，研究者提出 *DPP6* 介导的浦肯野纤维早期复极可能是某些 IVF 类型的新分子机制。虽然其提出的机制与浦肯野纤维的 ER 相关，但仍需进一步阐明这是否代表仅限于传导系统的一小组 ERS，或可能与 IVF 临床表现相关的其他额外机制。

无 ER 特征的其他 IVF 类型的可能基因突变

一项对日本 IVF 患者进行遗传筛查的研究发现，在无典型 Brugada 心电图且表现为心率依赖性 RBBB 的有症状 IVF 患者中存在人类心脏钠通道 α 亚基基因（*SCN5A*）的突变[75]。通过异源表达系统研究新鉴定出的 *SCN5A* 错义突变 S1710L 的通道功能，发现由于电流衰减加速，稳态失活的负向漂移和激活的正向漂移导致电流显著减少（图 14.6）。但其家族成员拒绝进行遗传筛查，因此无法进行共分离研究。

Valdivia 等报道了编码钠通道 β3 亚基的 *SCN3B* 的功能失去突变[76]。1 例 20 岁的健康男性在打篮球时突然失去知觉，紧急救援队发现他发生 VF。VF 复苏后，其心电图显示右胸前导联有 ε 波而无 T 波倒置。超声心动图和心脏 CT 扫描等心脏检查未发现任何心脏结构异常，因此他被诊断为 IVF。突变分析发现了 *SCN3B* 的错义突变 V54G，该变异在 800 个参考等位基因中未出现。先证者母亲是 1 例无症状的基因突变携带者，其心电图出现 J 点抬高。在表达 *SCN5A* 的 HEK293 细胞中与共表达 *Navβ3 V54G* 的功能分析显示，与野生型相比，峰值钠电流密度显著降低，其激活正向偏移，失活正向偏移，导致 *Navβ3 V54G* 功能缺失。免疫细胞化学和共聚焦显微镜证明 *Navβ3 V54G* 可引起 *SCN5A* 运输缺陷。两项研究的结果提示，由于主要和（或）辅助亚基的基因突变导致的心脏钠通道功能障碍是某些 IVF 类型的发病机制。

Marsman 等在一个儿童期和青春期出现 IVF 的家系中寻找其遗传缺陷[77]，其家族特征为有 VF 和 SCD 幸存史但静息时无心电图和超声心动图异常。2 位亲兄弟在 9 岁和 10 岁时分别猝死，而另外 2 例则在 10 岁和 16 岁时发生有 VF 的心脏停搏后复苏。外显子组测序在 2 例复苏患者和 1 例 SCD 患者中鉴定出钙调蛋白编码基因 *CALM1* 的错义突变 F90L。该突变未进行功能学分析。先证者的无症状母亲和另 1 例无症状兄弟也携带该突变。外显子组测序可能是鉴定受累个体少的小家系中遗传缺陷的有力工具。

总结

心电图无 ER 特征的 IVF 可能包括几种不同类型的心电图和临床表现，既无特定心电图征象、心室传导紊乱或正常 QT 间期时的 TdP 短偶联变异。这些病例中大部分的室性快速性心律失常是由无 QT 间期延长的短偶联 PVC 引发。只有在排除结构性心脏病和原发性心电疾病后，发生的 VF 复苏才能诊断为 IVF。目前尚无可用的风险分层策略，而 ICD 植入是预防 SCD 的唯一方法。

要点总结

- 心电图无 ER 特征的 IVF 是一种非常罕见但潜在恶性程度极高的疾病。
- 任何无其他潜在诱因、表现为无特定心电图模式、RBBB 或标准 12 导联心电图出现 QT 间期正常的 TdP 短偶联变异的 VF 复苏后患者，均应考虑为无 ER 特征的 IVF。
- 有青少年意外猝死家族史的患者需考虑该病。
- 以下情况必须考虑为心电图无 ER 特征的 IVF：
  - 有不明原因的心脏停搏或 SCD 幸存史。
  - 正常 QT 间期下的短偶联 PVC 引发 PVT。
  - 有青少年意外猝死的强家族史。

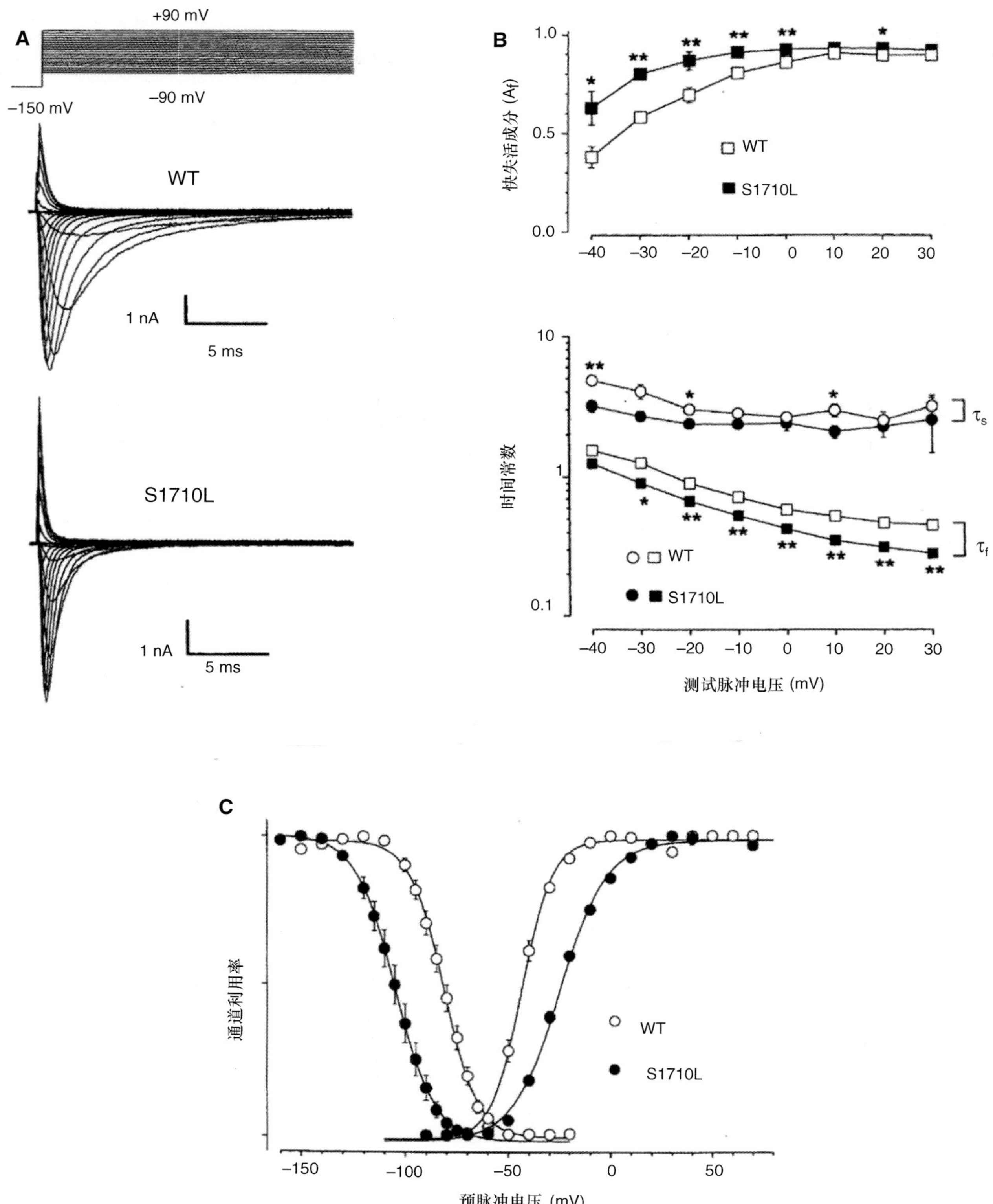

图 14.6 野生型（WT）或 S1710L 钠通道转染的 HEK-hβ1 细胞的全细胞电流及其分析结果。**A.** WT 或 S1710L 钠通道转染的 HEK 细胞的全细胞电流记录。记录电流时保持电位为－150 mV，给予－90 ～＋90 mV，步阶 10 mV 的电位持续 20 ms。S1710L 中的电流衰减比 WT 快。**B.** 失活的时间符合 2 的指数函数。上图中的 A_f 表示快失活成分的分数。下图中的 τ_f 和 τ_s 分别表示快失活成分和慢失活成分时间常数的快和慢。**C.** 稳态失活和激活的电压依赖性。与 WT 相比，S1710L 电流显示出失活的负向偏移和激活的正向偏移（Reproduced by permission from Akai et al.[75]）

参考文献

1. Belhassen B, Shapira I, Shoshani D, Paredes A, Miller H, Laniado S. Idiopathic ventricular fibrillation: inducibility and beneficial effects of class I antiarrhythmic agents. Circulation. 1987;75:809–16.
2. Martini B, Nava A, Thiene G, Buja GF, Canciani B, Scognamiglio R, et al. Ventricular fibrillation without apparent heart disease: description of six cases. Am Heart J. 1989;118:1203–9.
3. Viskin S, Belhassen B. Idiopathic ventricular fibrillation. Am Heart J. 1990;120:661–71.
4. Wasserburger RH, Alt WJ. The normal RS-T segment elevation variant. Am J Cardiol. 1961;8:184–92.
5. Clements Jr SD, Hurst JW. Diagnostic value of electrocardiographic abnormalities observed in subjects accidentally exposed to cold. Am J Cardiol. 1972;29:729–34.
6. Brugada P, Brugada J. Right bundle branch block, persistent ST segment elevation and sudden cardiac death: a distinct clinical and electrocardiographic syndrome: a multicenter report. J Am Coll Cardiol. 1992;20:1391–6.
7. Aizawa Y, Tamura M, Chinushi M, Naitoh N, Uchiyama H, Kusano Y, et al. Idiopathic ventricular fibrillation and bradycardia-dependent intraventricular block. Am Heart J. 1993;126:1473–4.
8. Garg A, Finneran W, Fred GK. Familiar sudden cardiac death associated with a terminal QRS abnormality on surface 12-lead electrocardiogram in the index case. J Cardiovasc Electrophysiol. 1998;9:642–7.
9. Takagi M, Aihara N, Takaki H, Taguchi A, Shimizu W, Kurita T, et al. Clinical characteristics of patients with spontaneous or inducible ventricular fibrillation without apparent heart disease presenting with J wave and ST segment elevation in inferior leads. J Cardiovasc Electrophysiol. 2000;11:844–8.
10. Kalla H, Yan GX, Marinchak R. Ventricular fibrillation in a patient with prominent J (Osborn) wave and ST segment elevations in the inferior electrocardiographic leads: a Brugada syndrome variant. J Cardiovasc Electrophysiol. 2000;11:95–8.
11. Shinohara T, Takahashi N, Saikawa T, Yoshimura H. Characterization of J wave in a patient with idiopathic ventricular fibrillation. Heart Rhythm. 2006;3:1082–4.
12. Yan GX, Antzelevitch C. Cellular basis for the electrocardiographic J wave. Circulation. 1996;93:372–9.
13. Gussak I, Antzelevitch C. Early repolarization syndrome: clinical characteristics and possible cellular and ionic mechanisms. J Electrocardiol. 2000;33:299–309.
14. Haissaguerre M, Derval N, Sacher F, et al. Sudden cardiac arrest associated with early repolarization. N Engl J Med. 2008;358:2016–23.
15. Rosso R, Kogan E, Belhassen B, Rozovski U, Sheinman M, et al. J-point elevation in survivors of primary ventricular fibrillation and matched control subjects: incidence and clinical significance. J Am Coll Cardiol. 2008;52:1231–8.
16. Nam GB, Kim YH, Antzelevitch C. Augmentation of J waves and electrical storms in patients with early repolarization. New Eng J Med. 2008;358:2078–9.
17. Tikkanen JT, Anttonen O, Junttila MJ, Aro AL, Kerola T, Rissanen HA, et al. Long-term outcome associated with early repolarization on electrocardiography. New Eng J Med. 2009;361:2529–37.
18. Maury P, Rollin A. Prevalence of early repolarization/J wave pattern in the normal population. J Electrocardiol. 2013;46:411–6.
19. Kambara H, Phillips J. Long-term evaluation of early repolarization syndrome (normal variant RST-T segment elevation). Am J Cardiol. 1976;38:157–61.
20. Macfarlene PW, Antzelevitch C, Haissaguerre M, Huikuri HV, Potse M, Rosso R, et al. The early repolarization. A consensus paper. J Am Coll Cardiol. 2015;66:470–7.
21. Junttila MJ, Sager SJ, Tikkanen JT, Anttonen O, Huikuri HV, Myerburg RJ. Clinical significance of variants of J-points and J-waves: early repolarization patterns and risk. Eur Heart J. 2012;33:2639–43.
22. Huikuri HV, Marcus F, Krahn AD. Early repolarization: an epidemiologist's and a clinician's view. J Electrocardiol. 2013;46:466–9.
23. Adler A, Rosso R, Viskin D, Halkin A, Viskin S. What do we know about the "malignant form" of early repolarization. J Am Coll Cardiol. 2013;62:863–8.
24. Wu S-H, Lin X-X, Cheng Y-J, Qiang C-C, Zhang J. Early repolarization pattern and risk for arrhythmia death. A meta-analysis. J Am Coll Cardiol. 2013;61:645–50.
25. Priori SG, Wilde AA, Horie M, Cho Y, Behr ER, Berul C, et al. HRS/EHRA/APHRS expert consensus statement on the diagnosis and management of patients with inherited primary arrhythmic syndromes. Heart Rhythm. 2013;10:1932–63.
26. Abe A, Ikeda T, Tsukada T, Ishiguro H, Miwa Y, Miyakoshi M, et al. Circadian variation of late potentials in idiopathic ventricular fibrillation associated with J wave: insights into alternative pathophysiology and risk stratification. Heart Rhythm. 2010;7:675–82.
27. Aizawa Y, Sato A, Watanabe H, Chinushi M, Furushima H, Horie M, et al. Dynamicity of the J-wave in idiopathic ventricular fibrillation with a special reference to pause-dependent augmentation of the J-wave. J Am Coll Cardiol. 2012;59:1948–53.
28. Nam GB, Ko KH, Kim J, Park KM, Rhee KS, Choi KJ, Kim YH, Antzelevitch C. Mode of onset of ventricular fibrillation in patients with early repolarization pattern vs Brugada syndrome. Eur Heart J. 2010;31:330–9.
29. Haissaguerre M, Sacher F, Nogami A, Komiya N, Bernard A, Probst V, et al. Characteristics of recurrent ventricular fibrillation associated with inferolateral early repolarization: role of drug therapy. J Am Coll Cardiol. 2009;53:612–9.
30. Kawata H, Noda T, Yamada Y, Okamura H, Satomi K, Aiba T, et al. Effect of sodium-channel blockade on early repolarization in infero/lateral leads in patients with idiopathic ventricular fibrillation and Brugada syndrome. Heart Rhythm. 2012;9:77–83.
31. Roten L, Derval N, Sacher F, Pascale P, Wilton SB, Scherr D, et al. Ajmalin attenuates electrocardiogram characteristics of inferolateral early repolarization. Heart Rhythm. 2012;9:232–9.
32. Tikkanen JT, Junttila MJ, Anttonen O, Aro AL, Luttinen S, Kerola T, et al. Early repolarization: electrocardiographic phenotypes associated with favorable long-term outcome. Circulation. 2011;123:2666–73.
33. Rosso R, Glikson E, Belhassen B, Katz A, Halkin A, Steinvil A, et al. Distinguishing "benign" from " malignant early repolarization": the value of the ST-segment morphology. Heart Rhythm. 2012;9:225–9.
34. Mahida S, Derval N, Sacher F, Leenhardt A, Deisenhofer I, Babuty D, et al. Role of electrophysiologic studies in predicting risk of ventricular arrhythmia in early repolarization syndrome. J Am Coll Cardiol. 2015;65:151–9.
35. Shinohara T, Ebata Y, Ayabe R, Fukui A, Okada N, Yufu K, et al. Combination therapy of cilostazol and bepridil suppresses recurrent ventricular fibrillation related to J-wave syndrome. Heart Rhythm. 2014;11:1441–5.
36. Rosso R, Adler A, Halkin A, Viskin S. Risk of sudden death among young individuals with J wave and early repolarization: putting the evidence into perspective. Heart Rhythm. 2011;8:923–9.
37. Naruse Y, Tada H, Harimura Y, Hayashi M, Noguchi Y, Sato A, et al. Early repolarization is an independent predictor of occurrences of ventricular fibrillation in the very early phase of acute myocardial infarction. Circ Arrhythm Electrophysiol. 2012;5:506–13.
38. Litovsky SH, Antzelevitch C. Transient outward current prominent in canine ventricular epicardium but not endocardium. Circ Res. 1988;62:116–26.
39. Antzelevitch C, Yan GX. J wave syndrome: Brugada and early repolarization syndromes. Heart Rhythm. 2015;12:1852–66.
40. Antzelevitch C, Yan GX. J wave syndrome. Heart Rhythm. 2010;7:549–58.
41. Kleber AG, Rudy Y. Basic mechanisms of cardiac impulse propagation and associated arrhythmia. Physiol Rev. 2004;84:431–88.
42. Niwa N, Nelbonne JM. Molecular determinants of cardiac transient outward potassium current (Ito) expression and regulation. J Mol

Cell Cardiol. 2010;48:12–25.
43. Noseworthy PA, Tikkanen JT, Porthan K, Oikarinen L, Pietiila A, Harald K, et al. The early repolarization pattern in the general population: clinical correlates and heritability. J Am Coll Cardiol. 2011;57:2284–9.
44. Reinhard W, Kaess BM, Debiec R, Nelson CP, Stark K, Tobin MD, et al. Heritability of early repolarization: a population-based study. Circulation Cardiovasc genetics. 2011;4:134–8.
45. Nunn LM, Bhar-Amato J, Lowe MD, Macfarlane PW, Rogers P, McKenna WJ, et al. Prevalence of J-point elevation in sudden arrhythmic death syndrome families. J Am Coll Cardiol. 2011; 58:286–90.
46. Haissaguerre M, Chatel S, Sacher F, Weerasooriya R, Probst V, Roussouran G, et al. Ventricular fibrillation with prominent early repolarization associated with a rare variant of *KCNJ8/KATP* channel. J Cardiovasc Electrophysiol. 2009;20:93–8.
47. Medeiros-Domingo A, Tan BH, Crotti L, Tester D, Eckhardt L, Cuoretti A, et al. Gain-of-function mutation S422L in the *KCNJ8*-encoded cardiac KATP channel Kir6.1 as a pathologic substrate for J-wave syndromes. Heart Rhythm. 2010;7:1466–71.
48. Barajas-Martinez H, Hu D, Ferrer T, Onetti CG, Wu Y, Burashinikov E, et al. Molecullar genetic and functional association of Brugada and early repolarization syndromes with S422L missense mutation in KCNJ8. Heart Rhythm. 2012;9:548–55.
49. Veeramah KR, Karafet TM, Wolf D, Samson RA, Hammer MF. The *KCNJ8-S422L* variant previously associated with J-wave syndromes is found at an increased frequency in Ashkenazi Jews. Eur J Human Genetics. 2014;22:94–8.
50. Burashnikov E, Pfeiffer R, Barajas-Martinez H, Delpon E, Hu D, Desai M, et al. Mutations in the cardiac L-type calcium channel associated with inherited J-wave syndromes and sudden cardiac death. Heart Rhythm. 2010;7:1872–82.
51. Watanabe H, Nogami A, Ohkubo K, Kawata H, Hayashi Y, Ishikawa T, et al. Electrocardiographic characteristics and SCN5A mutations in idiopathic ventricular fibrillation associated with early repolarization. Circ Arrhythm Electrophysiol. 2011;4:874–81.
52. Sinner MF, Porthan K, Noseworthy PA, Havulinna AS, Tikkanen JT, Muller-Narasyid M, et al. A meta-analysis of genome-wide association studies of the electrocardiographic early repolarization pattern. Heart Rhythm. 2012;9:1627–34.
53. Gómez-Skarmeta JL, Modolell J. Iroquois genes: genomic organization and function in vertebrate neural development. Curr Opin Genet Dev. 2002;12(4):403–8.
54. Bruneau BG, Bao Z-Z, Fatkin D, Xavier-Neto J, Georgakopoulos D, Maguire CT, et al. Cardiomyopathy in Irx4-deficient mice is preceded by abnormal ventricular gene expression. Mol Cell Biol. 2001;21(5):1730–6.
55. Christoffels VM, Keijser AGM, Houweling AC, Clout DEW, Moorman AFM. Patterning the Embryonic Heart: Identification of Five Mouse Iroquois Homeobox Genes in the Developing Heart. Dev Biol. 2000;224(2):263–74.
56. Costantini DL, Arruda EP, Agarwal P, Kim K-H, Zhu Y, Zhu W, et al. The homeodomain transcription factor Irx5 establishes the mouse cardiac ventricular repolarization gradient. Cell. 2005; 123(2):347–58.
57. Zhang S-S, Kim K-H, Rosen A, Smyth JW, Sakuma R, Delgado-Olguín P, et al. Iroquois homeobox gene 3 establishes fast conduction in the cardiac His–Purkinje network. Proceedings of the National Academy of Sciences. 2011;108(33):13576–81.
58. Koizumi A, Sasano T, Kimura W, Miyamoto Y, Aiba T, Ishikawa T, et al. Genetic defects in a His-Purkinje system transcription factor, IRX3, cause lethal cardiac arrhythmias. Eur Heart J. 2016;37:1469–75.
59. Aizawa Y, Takatsuki S, Kimura T, Nishiyama N, Fukumoto K, Tanimoto Y, et al. Ventricular fibrillation associated with complete right bundle branch block. Heart Rhythm. 2013;10:1028–35.
60. Sekiguchi Y, Aonuma K, Takagi M, Aihara N, Yokoyama Y, Hiraoka M. New clinical and electrocardiographic classification in patients with idiopathic ventricular fibrillation. J Cardiovasc Electrophysiol. 2013;24:902–8.
61. Haissaguerre M, Shoda M, Jais P, Nogami A, Shah DC, Kautzner J, et al. Mapping and ablation of idiopathic ventricular fibrillation. Circulation. 2002;106:962–7.
62. Leenhardt A, Glaser E, Burguera M, Numberg M, Maison-Blanche P, Coumel P. Short-coupled variant of torsade de pointes. A new electrocardiographic entity in the spectrum of idiopathic ventricular tachyarrhythmias. Circulation. 1994;89:206–15.
63. Eisenberg SJ, Scheinman MM, Dullet NK, Finkbeiner WE, Griffin JC, Eldar M, et al. Suddencardiac death and polymorphous ventricular tachycardia in patients with normal QT intervals and normal systolic function. Am J Cardiol. 1995;75:687–92.
64. Nogami A, Sugiyasu A, Kubota S, Kato K. Mapping and ablation of idiopathic ventricular fibrillation from the Purkinje system. Heart Rhythm. 2004;2:646–9.
65. Knecht S, Sacher F, Wright M, Hocini M, Nogami A, Arentz T, et al. Long-term follow-up of idiopathic ventricular fibrillation ablation: a multicenter study. J Am Coll Cardiol. 2009;54:522–8.
66. Cheung JW, Meli AC, Xie W, Mittal S, Reiken S, Wronska A, et al. Short-coupled polymorphic ventricular tachycardia at rest linked to a novel ryanodine receptor (RyR2) mutation: leaky RyR2 channels under non-stress conditions. Int J Cardiol. 2015;189:228–36.
67. Alders M, Koopmann TT, Christiaan I, Postema PG, Beekman L, Tanck MW, et al. Haplotype-sharing analysis implicates chromosome 7q36 harboring DPP6 in familiar idiopathic ventricular fibrillation. Am J Hum Genet. 2009;84:468–76.
68. Radicke S, Cottella D, Graf EM, Ravens U, Wettwer E. Expression and function of dipeptidyl-aminopeptidase-like protein 6 as a putative beta-subunit of human cardiac transient outward current encoded by Kv4.3. J Physiol. 2005;565:751–6.
69. van der Warf C, Hofman N, Tan HL, et al. Diagnostic yield in sudden unexplained death and aborted cardiac arrest in the young: the experience of a tertiary referral center in The Netherlands. Heart Rhythm. 2010;7:1383–9.
70. Postema PG, Christiaans I, Hofman N, Alders M, Koopmann TT, Bezzina CR, et al. Founder mutations in the Netherlands: familial idiopathic ventricular fibrillation and DPP6. Neth Heart J. 2011; 19:290–6.
71. ten Sande JN, Postema PG, Boekholdt SM, Tan HL, van der Heijden JF, de Groot NMS, et al. Detailed characterization of familiar idiopathic ventricular fibrillation linked to the DPP6 locus. heart Rhythm. 2016;13:905–12.
72. Xiao L, Koopmann T, Ordog B, Postema PG, Verkerk AO, Iyer V, et al. Unique cardiac Purkinje fiber transient outward current β-subunit composition. A potential molecular link to idiopathic ventricular fibrillation. Circ Res. 2013;112:1310–22.
73. Han W, Wang Z, Nattel SA. A comparison of transient outward currents in cardiac Purkinje cells and ventricular myocytes. Am J Physiol Heart Circ Physiol. 2000;279:H466–74.
74. Han W, Xhang L, Schram G, Nattel SA. Properties of potassium currents in Purkinje cells of failing human hearts. Am J Physiol heart Circ Physiol. 2002;282:H2495–503.
75. Akai J, Makita N, Sakurada H, Shirai N, Ueda K, Kitabatake A, et al. A novel SCN5A mutation associated with idiopathic ventricular fibrillation without typical ECG findings of Brugada syndrome. FEBS Lett. 2000;479:29–34.
76. Valdivia CR, Medeiros-Domingo A, Ye B, Shen W-K, Algiers TJ, Ackerman MJ, Makielski JC. Loss-of-function mutation of the SCN3B-encoded sodium channel β3 subunit associated with a case of idiopathic ventricular fibrillation. Cardiovasc Res. 2010;86:392–400.
77. Marsman RF, Barc J, Beekman L, Alders M, Dooijes D, van der Wijngaard A, et al. A mutation in CALM1 encoding calmodulin in familiar idiopathic ventricular fibrillation in childhood and adolescence. J Am Coll Cardiol. 2014;63:259–66.

15 心房颤动的分子遗传学机制

Jason D. Roberts，Michael H. Gollob
姚焰　范思阳　刘尚雨　译

摘　要

心房颤动（AF）是最常见的持续性心律失常，发病率和死亡率均较高。尽管 AF 患病率高且具有重要的临床意义，但其病理生理学机制仍未被完全阐明，临床上也尚无有效的治疗策略。近年来，人们已清楚地认识到遗传因素在诱发 AF 中的重要性，且在非常短的时间内已出现了一系列有里程碑意义的研究发现。这些对 AF 分子遗传学的了解有望带来更有效的治疗方法，且有助于减轻患者和医疗保健系统的负担（表 15.1）。

流行病学

AF 是最常见的心律失常，在美国约有 200 万例患者[1]。其患病率随年龄增长而增加，范围从 55 岁以下人群的不足 0.5% 至 80 岁以上人群的 9%[2]。随着西方人口老龄化的加重，其患病率将在未来的几年里持续升高，且预计美国将在 2050 年有 1600 万例 AF 患者[3]。AF 是死亡的独立危险因素，经年龄校正后，女性的死亡比值比（odds ratio，OR）为 1.9，男性为 1.5；然而，卒中和心力衰竭的后遗症是发病和死亡的重要原因[4]。AF 引起的卒中在老年卒中患者中占比很高，美国医疗保健系统每年投入的 AF 治疗费用超过 10 亿美元[1, 5]。在未来几年中，随着老龄化人口的增加，AF 将在健康和医疗保健投入方面给全球人口带来更大的负担，而尚缺乏针对这种极其常见的疾病的高效治疗手段将使情况进一步恶化。

除高龄外，结构性心脏病也是 AF 的主要危险因素[6]。然而，10% ～ 20% 的 AF 发生缺乏已知的危险因素，被称为“孤立性” AF[7]。在无明显致病因素的情况下，遗传因素被认为在这种类型心律失常的发展过程中起重要作用。事实上，早在 1943 年，Wolff 就报道了 1 个表现为常染色体显性遗传的孤立性 AF 家系[8]。近期的一项研究发现，孤立性 AF 患者的亲兄弟和亲姐妹发生心律失常的风险较普通人群分别增加了 70 倍和 34 倍[9]。随着当代遗传学工作的开展，先前认为罕见的家族性 AF 可能更为常见。若将家族性 AF 定义为在先证者及至少 1 例一级亲属中存在心律失常，则约占所有孤立性 AF 的 15%[10]。

其他研究发现，遗传学因素在与结构性心脏病相关的 AF 中可能更常见。纳入 2243 例受试者的 Framingham 心脏研究的前瞻性队列分析发现，父母有 AF 会增加后代心律失常发生的风险（OR = 1.85）[11]。冰岛一项纳入 5269 例患者的研究发现，AF 患者的一级亲属发生心律失常的风险增加 1.77 倍[12]。Framingham 心脏研究的后续工作再次证明 AF 会增加一级亲属的患病风险[13]。这些研究提示，遗传易感性很可能对所有类型的 AF 都很重要。

分子背景

AF 反映的是心房电活动的紊乱。心脏内电脉

表 15.1　AF 的相关基因及其可能的致心律失常机制

基因	研究方法	遗传方式	蛋白质和功能	突变的功能学影响	导致 AF 的机制
钾通道					
KCNQ1	连锁分析	常染色体显性遗传	I_{ks} 的 α 亚基	功能获得	缩短心房 ERP/APD
KCNH2[a]	候选基因分析	常染色体显性遗传	I_{kr} 的 α 亚基	功能获得	缩短心房 ERP/APD
KCNE2	候选基因分析	常染色体显性遗传	背景钾电流的 β 亚基	功能获得	缩短心房 ERP/APD
KCNJ2	候选基因分析	常染色体显性遗传	构成 I_{K1} 的 $K_{ir}2.1$	功能获得	缩短心房 ERP/APD
KCNA5	候选基因分析	常染色体显性遗传	构成 I_{Kur} 的 $K_v1.5$	功能失去	延长心房 ERP/APD
连接蛋白					
GJA5	候选基因分析	散发，常染色体显性遗传	负责细胞偶联的连接蛋白 40	功能失去	传导速度离散
钠通道					
SCN5A	候选基因分析	常染色体显性遗传	构成 I_{Na} 的 $Na_{V1.5}$	功能获得	延长心房 ERP/APD
		常染色体显性遗传		功能失去	细胞超兴奋性
循环激素					
NPPA	连锁分析	常染色体显性遗传	心房钠尿肽	未知	未知
心房肌节蛋白					
MYL4	外显子测序	常染色体显性遗传	肌球蛋白轻链 4	功能失去	心房肌病
未知位点					
10q22-24	连锁分析	常染色体显性遗传	未知	未知	未知
6q14-16	连锁分析	常染色体显性遗传	未知	未知	未知
10p11-q21	连锁分析	常染色体显性遗传	未知	未知	未知
5p15	连锁分析	常染色体显性遗传	未知	未知	未知

ERP，有效不应期；ADP，动作电位时程

[a] 被认为可导致短 QT 综合征中的家族性 AF

冲的传导通过心肌细胞膜上由孔形成蛋白组成的离子通道实现[14]。多种不同类型的心脏离子通道共同作用产生心脏动作电位。心脏中两种主要类型的心肌细胞包括起搏细胞和心肌细胞，每种都有其独特的动作电位[14]。心肌细胞的动作电位旨在允许电脉冲信号的快速传导。相反，心脏起搏细胞则具有内在自律性的特征，可允许这些细胞在心脏中发挥起搏器的作用。本节将主要讨论心肌细胞的动作电位。

图 15.1 展示了心肌细胞的动作电位，整个过程可分为 5 个时期。0 期为快速去极化过程，由钠离子快速流入细胞引起（被称为 I_{Na}）。此过程通过电压门控钠通道（被称为 $Na_V1.5$）介导，由 *SCN5A* 基因编码[15]。心肌细胞快速去极化反映了离子电流的快速流动，赋予这些细胞以高传导速度传递电脉冲的能力。1 期为快速复极初期，由细胞内钾离子外流引起（被称为 I_{to}），通过 *KCND3* 基因编码的 KV4.3 电压门控钾通道介导[16]。2 期也被称为平台期或穹窿期，反映了内向钙电流和外向钾电流间的平衡[14]。钙离子流动由电压门控 L 型钙通道介导。2 期的钙离子内流不仅在心脏动作电位的动力学中起作用，也对兴奋-收缩偶联至关重要[17]。

复极化主要由钾离子外流产生，被称为延迟整流钾电流，根据时间可分为 3 类。首先发生的是只

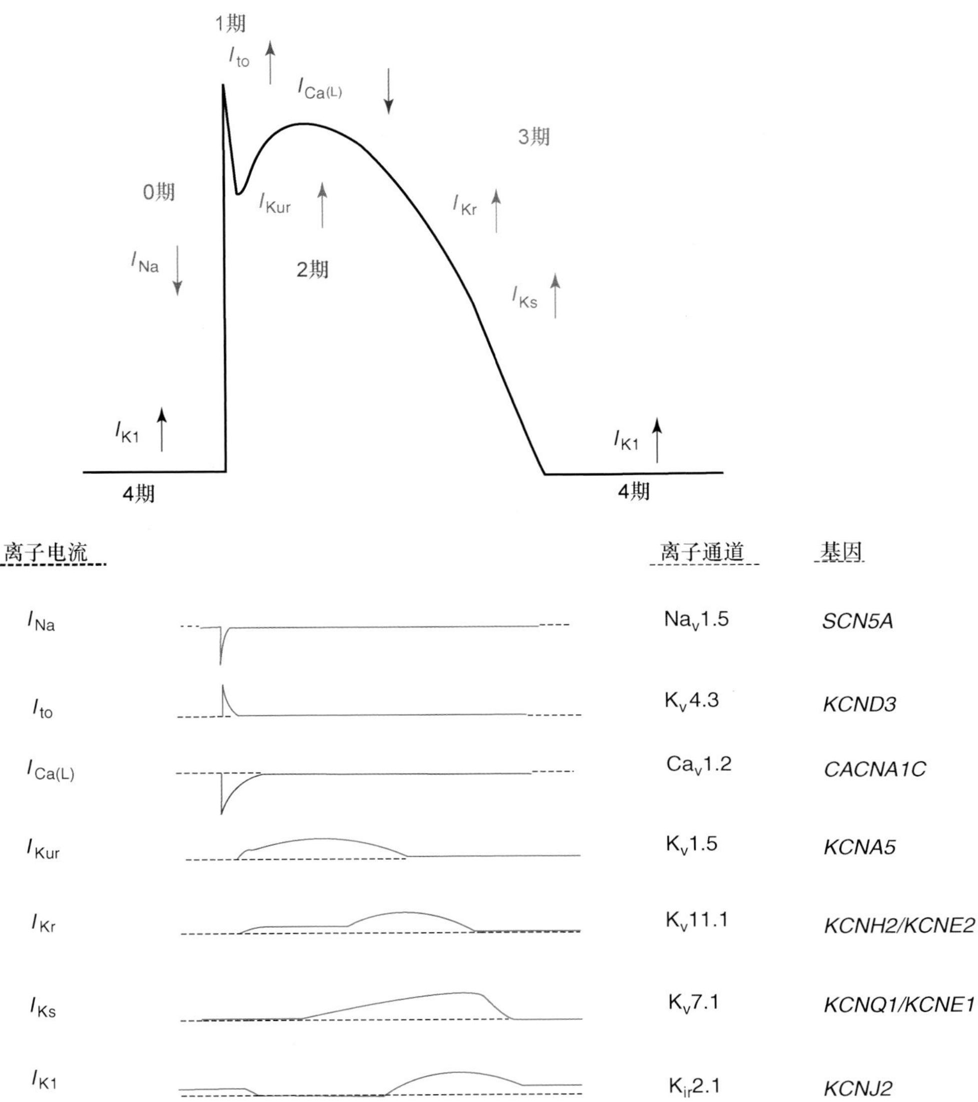

图 15.1　心房的动作电位。动作电位根据不同的离子电流分为 4 个时期。这些电流是由允许特定离子横跨心肌肌膜的电压门控离子通道驱动。图内展示了不同的离子电流、电压门控通道及其编码基因（Adapted from Marban[18]）

存在于心房的超速激活延迟整流钾电流（ultrarapid component of the delayed rectifier potassium current，I_{Kur}），经由 *KCNA5* 基因编码的电压门控钾通道 $K_V1.5$ 介导[19-20]。I_{Kur} 之后是快激活延迟整流钾电流（I_{Kr}），由 *KCNH2*（HERG）和 *KCNE2* 的基因产物共同参与形成[21]。最后是慢激活延迟整流钾电流（I_{Ks}），由 *KCNQ1* 和 *KCNE1* 的基因产物共同参与形成。虽然 I_{Kur} 仅发生在心房，但 I_{Kr} 和 I_{Ks} 可同时存在于心房和心室[23]。

4 期为静息期，部分由心肌内向整流钾电流（inward rectifier potassium current，I_{K1}）调控，由 *KCNJ2* 编码的 Kir2.1 介导[24]。虽然 I_{K1} 为电压门控的，但相较于 3 期的电压门控钾通道，其活性存在显著差异。虽然延迟整流钾电流由细胞复极化所触发，但当细胞超极化或接近静息电位时，I_{K1} 的活性才占主要地位[23]。4 期中 I_{K1} 介导的钾离子外流是细胞静息膜电位的一个重要组成，因此有可能影响细胞的兴奋性[25]。细胞去极化后，I_{K1} 的幅度显著减低，这可能由细胞内的镁离子和多胺干扰经过通道的钾离子流导致[26]。这种减低的电流一直持续到 3 期的结尾，此时 I_{K1} 增强并影响细胞的复极化和动作电位时程[23]。

另一种在心房中非常重要的电流是毒蕈碱受体激活的钾电流（I_{KACh}），在迷走神经刺激时可介导跨膜钾离子流动[27]。心脏毒蕈碱受体 M2 是 G 蛋白偶联受体，在结合胆碱能受体激动剂（乙酰胆碱）时，允许 $G_{\beta\gamma}$ 亚基分离，随后结合并激活[28] I_{KACh}。I_{KACh} 由 *KCNJ3* 和 *KCNJ5* 基因分别编码的 Kir3.1 和 Kir3.4 蛋白构成[29]。与 I_{Kur} 相似，I_{KACh} 也被认为只存在于心房，虽然心室中能检测到通道两个亚基的 mRNA[30]。细胞去极化时的 I_{KACh} 激活导致钾离子外流增加，这有可能缩短动作电位时程，从而影响 AF 的发展[31]。

基于对心肌动作电位及其相关电流的了解，衍生出两个重要的电生理概念：传导速度和不应期。传导速度反映一个电脉冲被传导通过心肌组织的速度[14]，其两个主要决定因素为钠通道和缝隙连接。如前所述，$Na_V1.5$ 通道的动力学使电脉冲可在心脏内快速传导[15]。缝隙连接是允许细胞间离子流动的细胞间孔道[32]。正是由于这种细胞间偶联，加上 $Na_V1.5$ 介导的沿细胞膜快速传导，才能产生心脏单个细胞间的协同活动及随后的功能性电合胞体。

不应期是指细胞在一次刺激后的一定时间内即使再给予刺激，也不能再次兴奋[14]。电脉冲在遇到不应期内的组织时会消失。不应期的长度取决于细胞能够复极至可再兴奋电位的速度，因此动作电位的 3 期起重要作用。3 期的调节因子，也就是钾通道是决定细胞不应期的重要因素。抑制钾通道（如使用钾通道阻滞剂）可导致复极时间延长，在心电图上表现为心室复极时的 QT 间期延长。

心脏中不应期和传导速度的异质性也被称为离散，导致形成能持续折返的基质[33-34]。折返回路是快速性心律失常的一种主要机制，在 AF 的病理生理学中尤其重要。离散的产生源于心脏内离子通道的异质性分布，由于特定心肌层（如心内膜和心外膜）间存在固有的电流幅度差异，因此正常人也能发生[35]。然而，离散的程度可在出生后由于遗传变异改变了关键蛋白调控因子的功能而恶化，或随时间推移作为非对称性心脏电传导和结构重构过程的结果而出现。例如，12 导联心电图上的 QT 间期离散可反映心室复极的区域异质性。

了解这些相关概念对于正确理解 AF 的病理生理学及其相关的分子遗传学十分必要。

病理生理学

AF 反映了心房的节律紊乱，其脉冲激动频率为每分钟 400 ～ 600 次。AF 发生和维持的机制尚未完全清楚，仍存在多种不同理论[36]。最主要的 AF 概念模型是 Gordon Moe 在 50 年前提出的涉及多回路折返激动的多子波学说[37]。目前已被高密度电标测技术所证实，心房的不规则电活动源自多重连续的微折返回路，可随解剖位置和时间而不断变化[38-39]。第二个模型涉及快速释放心房异位局灶，在意识到肺静脉起源的异位搏动常引发 AF 后，此概念得到很多认可[40-42]。同时也促使临床通过使用射频消融术将肺静脉与周围心房进行电隔离来治疗 AF[43]。

多子波学说认为，增加心房内折返子波的数量有利于维持 AF。子波是去极化电流的小波，可自身回绕形成微折返回路。为了解控制已确定的子波数量的条件，理解折返波长的概念很重要。循环电脉冲的波长定义为在一个不应期内行进的距离，可通过传导速度和不应期的乘积进行计算[44]。相反，传导路径长度表示电脉冲在一个完整回路期间行进的距离。如图 15.2B 所示，波长大于传导路径长度将导致循环脉冲遇到处于不应期的组织，折返回路被终止[44]。但当传导路径长度大于循环波长时，

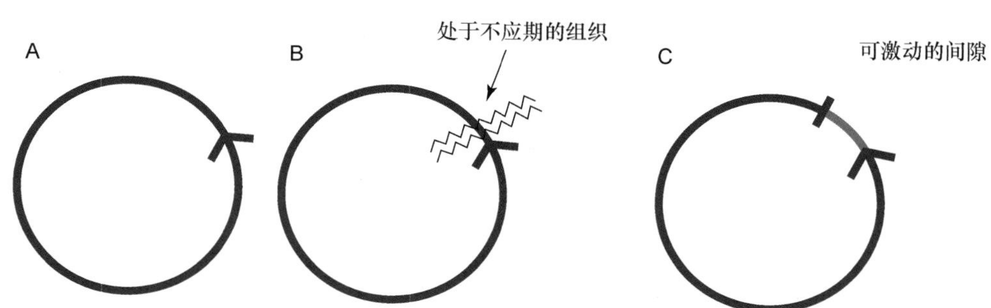

图 15.2　AF 的微折返回路。**A.** 一个循环子波，其波长等于其传导路径长度，表现为回路。**B.** 微折返回路的不应期延长导致波长大于其传导路径长度。去极化电流遇到处于不应期的组织，折返回路被终止。**C.** 图 A 中循环子波的不应期缩短，产生的波长比其传导路径长度短，导致引入一段可激动的间隙（Adapted from Nattel[36]）

将引入一段可激动的间隙，从而允许折返回路持续产生（图 15.2C）[45]。根据回路假说，循环子波可在与其波长相等的传导路径上自动形成（图 15.2A）[44]。基于此，加上波长等于传导速度和不应期的乘积，给定大小的心房可支持的子波数量与传导速度和不应期均成反比。

心房增大是心律失常发生的危险因素，这支持子波数量增加促进 AF 的维持这一概念[46]。以类似的方式，通过缩短不应期而减小传导路径长度，从而增加循环子波的产生，理论上可促进 AF 的维持。可通过缩短不应期而减小波长易导致 AF 是使用钾通道阻滞剂终止 AF 的理论依据。钾通道阻滞剂可延长心房复极化，导致不应期增加，因此可减少给定大小的心房能支持的循环子波的潜在数量。值得注意的是，多子波折返的概念并不支持给予 AF 患者钠通道阻滞剂，这类药物会降低传导速度，使波长缩短，从而增加心房中循环子波的数量。其药物治疗效果支持 AF 发病机制的异质性，随着对心律失常的遗传异质性进行深入研究，这一概念也将更为完善。钠通道阻滞剂对于以局灶性激动为特征的 AF 类型可能有效，此概念将在有关钠通道功能获得突变部分进行讨论。

上述心房的电传导特性、传导速度和不应期常被视为导致心律失常发生的基质。折返回路的形成取决于基质和触发因素（如早期后除极或自律性增强导致过早搏动）。应注意，造成触发和基质的生理学并非是静态的，而是继发于自主神经系统的动态调节。因此，自主神经系统被认为是导致心律失常发生的关键组分。在孤立性 AF 中，著名电生理学家 Phillipe Coumel 的观察表明，副交感神经系统是其罪魁祸首[47]。他注意到，心律失常倾向于在迷走神经张力较高时被触发，如睡眠和餐后。副交感神经系统介导孤立性 AF 的机制似乎部分依赖于[23] I_{KAch}。如前所述，当细胞去极化时，I_{KAch} 激活引起钾离子外流，导致心房动作电位时程及其不应期缩短。迷走神经在心房内的异质性分布有可能导致不应期的区域性差异[31]。所导致的心房各处细胞不应性的离散有可能成为折返和致心律失常发生的理想基质。

基于以上讨论，心房电生理学中存在多个因素有助于 AF 的发生和发展。AF 的特征性多样化遗传学也进一步支持该病的病理生理学异质性。AF 的有效治疗很可能依赖于靶向治疗，即针对在个体中触发心律失常的特异性异常通路。因此，亟须详细了解 AF 的潜在分子机制。

分子遗传学

日常观察到的 AF 呈家族聚集性以及先前报道的常染色体显性遗传方式都支持 AF 受遗传因素的影响[8]。然而，直到 1997 年才首次在西班牙的一个孤立性 AF 家系中发现了与心律失常共分离的基因位点，呈常染色体显性遗传[48]。通过连锁分析确定致病位点位于 10 号染色体长臂（10q22-24）。尽管已将致病位点锁定到相对较小的基因组区段，但仍未能鉴定出主要致病基因。锁定区段内的候选基因包括编码 β 肾上腺素受体（*ADRB1*）、α 肾上腺素受体（*ADRA2*）和 G 蛋白偶联受体激酶（*GPRK5*）的基因。基因测序也未能发现与疾病共分离的突变位点。此后的 15 年中仍未能确定致病基因。

钾通道：功能获得突变

KCNQ1

在鉴定出 10q22-24 基因座的 6 年后才发现了家族性 AF 的第一个致病基因。研究来源于中国的一个呈常染色体显性遗传的四代孤立性 AF 家系[49]。通过连锁分析确定了与上述西班牙家系不同的位于 11 号染色体短臂（11p15.5）上的致病基因。该发现具有重要意义，因为它证明了 AF 是一种遗传异质性疾病，有多个基因参与疾病发生，该发现在同年的另一项研究中得到证实[10]。对 11p15.5 区段内的基因进行分析发现，其中包含编码 I_{Ks}（*KCNQ1/KCNE1*）孔形成 α 亚基的 *KCNQ1* 基因。既往报道表明，*KCNQ1* 的功能失去突变与先天性 LQTS 1 型相关，因此其与心律失常相关的报道使其成为理想的候选基因[50]。通过对 *KCNQ1* 基因测序发现，家系中的所有患者均携带 Ser140Gly 突变，除 1 例外的其他所有健康家庭成员均未携带该突变。Ser140Gly 突变似乎与疾病共分离，在 188 例健康对照者中未检出，且该突变在不同物种间高度保守，均进一步支持其致病性。

在鉴定出假定的致病突变后，研究者们还进行了功能学研究以明确其导致 AF 表型的机制。在 COS-7 细胞中共表达突变型 *KCNQ1* 和 *KCNE1* 基因发现，与野生型基因相比，突变型钾通道的电流密度在所有电压处均显著增加，与功能获得突变一致。鉴于 *KCNQ1* 参与 I_{Ks} 及心肌细胞的复极化，其功能获得突变能加速复极化且缩短细胞的有效不应期（图 15.3）。如前所述，这将为多回路折返创造理想基质，并以多子波学说的方式促进心律失常的维持。高达 30% 以室性复极化增强和恶性心律失常为特征的 SQTS 患者同时患有 AF 也支持该理论[51-52]。

虽然该理论看起来很合理，但值得注意的是，在 16 例携带 Ser140Gly 突变的患者中有 9 例患者 12 导联心电图显示 QT 间期延长，这与心室内复极化速率减慢一致，而与体外功能学实验的结果相反。Lundby 等提出一种理论，认为突变可能对心房和心室所产生的影响不同，因为其电传导和结构的特性存在差异。他们发现 1 例携带 *KCNQ1* Gln147Arg 突变的孤立性 AF 患者同样也存在 QT 间期延长[53]。将突变型 *KCNQ1* 与 *KCNE1* 基因共表达于非洲爪蟾卵母细胞中时，可观察到通道功能的缺失，但突变型 *KCNQ1* 与 *KCNE2* 基因共表达时则表现为通道功能的增强。虽然这些发现很有趣，但仍难以得到明确结论，因为 *KCNE1* 和 *KCNE2* 在心房和心室中的相对分布尚未可知[53]。对于体外实验结果和心电图发现不一致的另一种可能解释是体外单个细胞的研究无法准确反映心脏整体的复杂电生理机制。而 *KCNQ1*Ser140Gly 突变实际上导致完整心脏的心房动作电位时程和不应期的延长。这可能通过其他机制导致 AF，将在 *KCNA5* 基因部分做进一步讨论。

KCNE2 和 *KCNJ2*

前期研究发现 1 种钾通道基因上的突变可导致常染色体显性遗传性 AF，提示其他钾通道基因也可能与心律失常的发生相关。由于连锁分析研究通常受限于小家系，因此，后续的研究采用筛查候选基因的方法在 AF 家系中寻找多种钾通道基因的突变。采用该方法，同一研究团队在两项不同的孤立性 AF 家系研究中，发现了另外两个钾通道致病基因，即 *KCNE2* 和 *KCNJ2*。通过对中国 28 例无关联的家族性 AF 患者进行 8 个钾通道编码基因（*KCNQ1*、*KCNH2*、*KCNE1* ～ *5* 和 *KCNJ2*）的筛查，发现了 1 个编码 I_{Kr} β 亚基的 *KCNE2* 突变[54]。28 例先证者中有两例携带 Arg27Cys 突变，其患病亲属也携带该突变，但 462 例健康对照者不携带该突变。值得注意的是，每个家系中仅有 2 例患病成员，还有多例未受累成员携带 Arg27Cys 突变。这种现象可能是由于所携带的突变外显率低，因此需要额外的遗传因素和环境因素作用来表达 AF 表型。此外，虽然 *KCNE2* 基因编码 I_{Kr} 的 β 亚基，但将 Arg27Cys 突变的 *KCNE2* 与 *KCNH2* 基因共表达并未导致相较于野生型的电流改变。但是，与 *KCNQ1* 基因共表达却出现电流的增加。此前基于 COS 细胞的研究表明，*KCNE2* 和 *KCNQ1* 基因的蛋白产物能够相互作用产生不依赖于电压的背景电流[55]。而突变型 *KCNE2* 可能通过改变背景电流

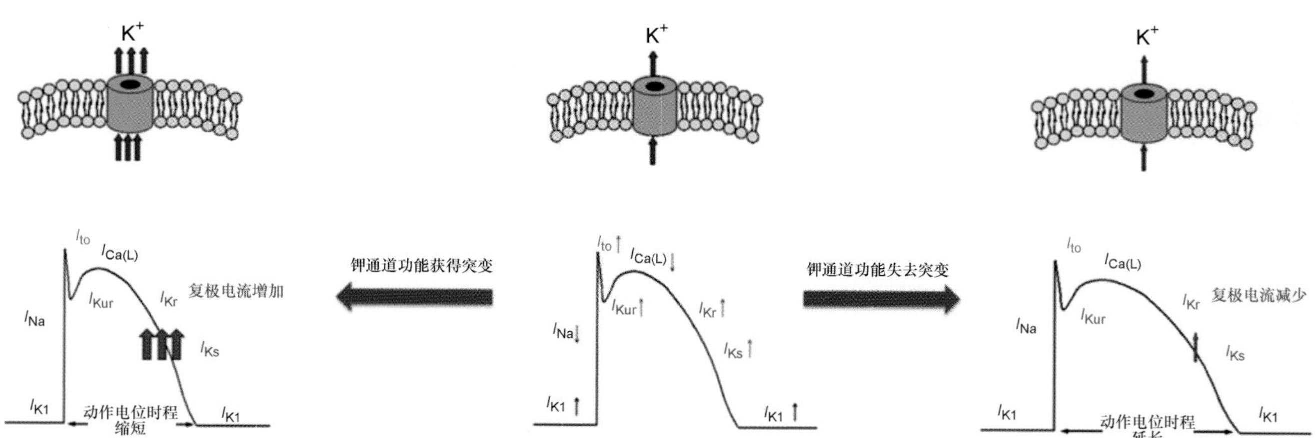

图 15.3　钾通道基因突变对于心房动作电位时程的影响。电压门控钾通道的功能获得突变可增加 3 期的钾离子外流，导致动作电位时程缩短。相反，电压门控钾通道的功能失去突变可减少 3 期电流，导致心房动作电位的延长

从而影响细胞复极化而导致 AF 的发生。

KCNJ2 是用类似方法对 30 例中国 AF 家系进行 10 个离子通道或转运相关基因（*KCNQ1*、*KCNH2*、*SCN5A*、*ANK-B*、*KCNJ2* 和 *KCNE1* ～ *5*）进行筛查而发现的[56]。*KCNJ2* 编码构成 I_{K1} 的 Kir2.1。如前所述，该通道介导的背景钾电流可构成细胞静息膜电位并影响细胞和兴奋性心脏复极化。该基因也是 LQTS 7 型（又称 Andersen-Tawil 综合征）的致病基因[57]。先证者及其 4 例患病亲属均携带 *KCNJ2* Val93Ile 突变，而 420 例健康对照者未检出该突变，还有 2 例未受累亲属也携带该突变，但他们可能由于年龄相对较小（33 岁和 42 岁）而暂未受累。突变蛋白的功能学分析显示，在－ 140 ～－ 80 mV 和－ 60 ～－ 40 mV 的电位下电流密度增加，符合功能获得效应。*KCNJ2* Val93Ile 突变导致 AF 的机制可能与 *KCNQ1* 类似，与复极化增加和不应期缩短相关。

KCNH2

SQTS 是一种罕见的遗传性心律失常综合征，其特征是体表心电图 QT 间期缩短[52, 58]。由于易发生多形性 VT 和 VF 等恶性室性心律失常，患者 SCD 的风险增加[51]。除室性心律失常外，SQTS 的特征也包括发生 AF 的可能性增加[59]。迄今为止，共有 6 个基因被认为与该病相关[61-64]。前 3 个基因编码电压门控钾通道，且是 LQTS 的致病基因。与钾通道的功能失去突变导致 LQTS 相反，SQTS 的钾通道致病突变导致通道功能增强。首个鉴定出的 SQTS 基因为 *KCNH2*，编码 I_{Kr} 的孔形成 α 亚基。在最初的研究中，所评估的 3 个家系中有 2 个都检出相同的 *KCNH2* N588K 突变，且这两个家系中都有合并阵发性 AF 的患者[60]。通过在 tsA201 细胞内表达 *KCNH2* N588K 突变伴或不伴 KCNE2 β 亚基的功能学评估显示，突变可增加 I_{Kr} 进而缩短心脏的动作电位时程。这与体表心电图观察到的 QT 间期缩短一致，鉴于已知 *KCNH2* 基因在心房和心室中均有表达，结合患者的临床特征，该突变很可能同时影响心房和心室。与上述致病性功能获得突变类似，推测 *KCNH2* 的功能获得突变也易产生符合多子波学说的 AF 亚表型。近期，有研究发现 *KCNJ2* 突变（E299V）与 SQTS 中的 AF 相关[65]。

钾通道：功能失去突变

KCNA5

截至目前，所有孤立性 AF 的致病性钾通道基因都在体外功能学分析中表现出功能获得效应。如前所述，可能的发病机制包括有效不应期和折返波长的缩短，符合多子波学说，从而促进和维持 AF。然而，钾通道的功能失去效应是否会导致 AF ？

有研究通过采用候选基因筛查技术，对 154 例孤立性 AF 患者的 *KCNA5*（编码构成心房特异性电压门控钾通道 I_{Kur} 的 $K_V1.5$）进行突变分析[66]。在 1 例有心律失常家族史的患者中鉴定出 1 个独特的序列变异。患者携带无义突变（E375X），导致产生缺失 S4 ～ S6 电压感受区、孔区和 C- 末端的截短蛋白。由于缺少可用的 DNA，无法进行突变与心律失常的共分离研究。后续的功能学研究显示，在 HEK293 细胞内表达 E375A 突变型 *KCNA5* 基因并不能记录到电流的产生，这符合功能失去效应，且鉴于无义突变对成熟蛋白质的强烈影响，此结果也在意料之中。此外，当与野生型 *KCNA5* 基因共表达时，电流密度显著下降，产生显性负效应，这解释了功能失去突变在常染色体显性遗传模式下的作用。

鉴于复极化相关的电压门控钾通道功能缺失很可能导致不应期延长，因此 *KCNA5* E375A 突变导致 AF 的机制一定与上述钾通道功能获得突变不同（图 15.3）。利用人心房肌细胞的体外研究和小鼠模型的体内研究发现，给予 I_{Kur} 阻滞剂 4- 氨基吡啶可显著增加早期后除极的发生率[67]。研究者认为，增加早期后除极与延长心房动作电位时程相结合可能会造成类似于心室内 TdP 的心房电活动紊乱。此前已在动物模型中提出早期后除极可触发 AF 的概念，将氯化铯（一种钾通道阻滞剂）注射入狗的窦房结动脉，可产生多形性房性心动过速并随后恶化为 AF，研究人员称之为“尖端扭转型房性心动过速”。

值得注意的是，这种由电压门控型钾通道功能获得突变导致 AF 的潜在机制截然不同，本质上与通道功能失去所导致的心律失常类型相反。这些临床表型相同的心律失常类型的不同触发因素和基质再次强调了 AF 病理生理学机制的显著异质性，也可解释很多治疗方案的疗效差异性。

钾通道变异和“二次打击”学说

虽然遗传因素在 AF 的发生过程中起重要作用，但 AF 在儿童期很罕见，而发病率随着年龄的增加逐渐升高，提示我们不能忽视环境因素的影响。在常染色体显性遗传性 AF 家系中，患者常合并高血压有力地说明了遗传因素与环境因素间的相互作用[68]。通过对 4 个基因（*KCNQ1*、*KCNE1* ～ *3*）的筛查，鉴定出 *KCNQ1* 基因的新错义突变 Arg14Cys。家系分析表明，该突变与心律失常存在共分离，且未在 100 例对照人群中检出。将含有 Arg14Cys 突变的 *KCNQ1* 基因与 *KCNE1* 基因共表达于 CHO 细胞的体外功能学研究发现，起初突变型钾通道的功能与野生型无差别，但当用低渗溶液处理模拟与高血压患者心房环境一致的细胞肿胀和牵拉时，突变型通道表现出钾离子电流的显著增加，电压依赖性激活曲线左移，符合功能获得效应，而野生型通道的特性则不受低渗溶液的影响。研究者认为，遗传性离子通道缺陷相当于“一次打击”，而高血压等环境因素所介导的“二次打击”对于心律失常的发生是必需的。此现象有助于解释为何 AF 的患病率随年龄的增长而升高。

钾通道突变常见吗?

虽然许多与家族性 AF 相关的基因均编码钾通道蛋白，但问题是钾通道突变是否就是 AF 的常见原因。此外，这些遗传学研究大多基于中国家系，因此尚不确定是否同样适用于其他种族。为了明确这个问题，同一研究团队进行了两项独立研究，分别在 200 余例孤立性 AF 和 AF 合并高血压的患者中进行钾通道基因（*KCNQ1*、*KCNJ2* 和 *KCNE1* ～ *5*）的筛查[69-70]。研究对象主要为西欧人群，虽然发现了一些常见的多态性位点，但并未发现致病突变。因此，钾通道基因突变可能很少是西欧 AF 患者的致病原因。

心肌缝隙连接

缝隙连接是一种直接连接相邻细胞的胞质区室的特殊通道，允许带电离子通过和心肌动作电位的协同传播[32]。缝隙连接通道的分子构成是连接蛋白，可聚合成六聚体结构，也被称为连接子或半通道（图 15.4）。相邻的细胞各自贡献一个半通道，形成功能性的缝隙连接通道（图 15.4）[71]。连接蛋白有多种不同的异构体，但在心脏中表达最高的两种异构体是连接蛋白 40（Cx40）和连接蛋白 43（Cx43）[72]。Cx40 在 AF 中最受关注，因为其仅在心房肌细胞中表达而在心室细胞中不表达[72]。连接蛋白对 AF 的重要性已在动物研究中得已明确。在敲除 Cx40 编码基因的小鼠模型中，心房短阵快速起搏可诱发房性快速性心律失常，而在野生型小鼠中则无法诱发[73]。在山羊的持续性 AF 模型中，Cx40 在心房中的分布存在显著异质性，在 AF 患者中也观察到同样现象[74-75]。虽然上述发现并不能证明 Cx40 基因是 AF 的致病基因，但可以提示心脏内连接蛋白的异质性分布可能为 AF 的形成提供理想基质。

根据 Cx40 的心房特异性表达和 Cx40 敲除小鼠易发 AF 的研究结果，研究者对 15 例散发的孤立性 AF 患者进行连接蛋白 40（*GJA5*）和连接蛋白 43（*GJA1*）的基因突变筛查[76-77]。最初在 Cx40 的高度保守跨膜结构域中鉴定出 Ala96Ser 突变。在缝隙连接缺陷的细胞系 N2 A 细胞中进行突变型 Cx40 Ala96Ser 蛋白的功能学研究发现，表达 Ala96Ser 突变的细胞迁徙功能正常；但通过这些通道的功能性细胞间电偶联显著减少。该突变还表现出对野生型 Cx40 的显性负效应，以及对野生型 Cx43 的反式显

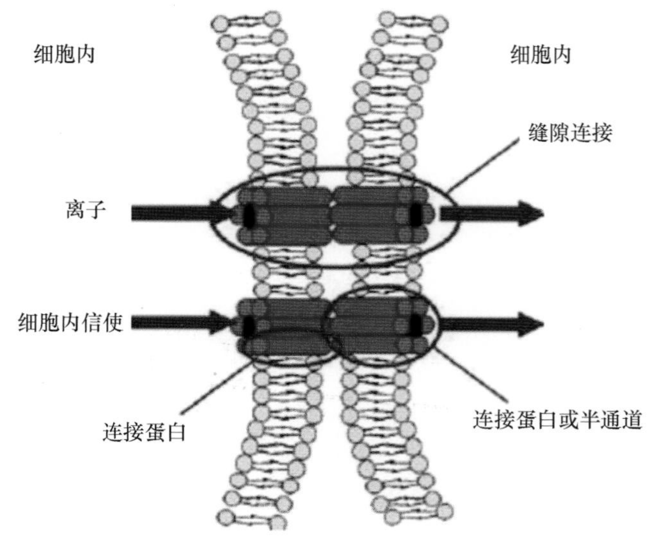

图 15.4　心肌缝隙连接通道结构

性负效应，这为 Cx40 和 Cx43 在半通道形成中的异聚相互作用的概念提供了强有力的支持。后续研究基于多例 AF 患者和家系进一步证实了连接蛋白突变在 AF 中的作用[78-83]。此外，携带 Ala96Ser 突变的转基因小鼠模型表现为心房传导显著降低，心房短阵快速起搏后 AF 发作时间明显延长[84]。总的来说，这些研究发现为连接蛋白在 AF 发病机制中的作用提供了有力的证据支持。

钠通道：功能失去突变

SCN5A 基因编码钠通道 $Na_V1.5$，参与心脏动作电位的快速去极化过程。该基因与多种心律失常相关，包括 BrS、LQT3、病态窦房结综合征等[85-87]。鉴于它对心脏电生理的重要性，多个研究团队通过候选基因测序的方式筛查 AF 患者中的 *SCN5A* 突变。最早的研究筛查了 157 例孤立性 AF 患者，但未发现任何可能引起 AF 的新突变[88]。同时，由于约 1/3 的人群携带 H558R 的杂合 SNP，这些患者和 314 例匹配的对照人群进行了 *SCN5A* H558R 位点的筛查。既往研究显示，R558 等位基因可通过减少去极化钠电流而改变 $Na_V1.5$ 功能，而此研究发现 R558 等位基因可增加 AF 的发生风险（OR ＝ 1.6）[88-89]。然而，该研究的样本量相当小，数据结果尚未在更大规模的研究中得到重复。

第二项研究纳入了 375 例 AF 患者（118 例为孤立性 AF，257 例为 AF 合并其他心脏疾病）和 360 例匹配对照，并在 10 例独立的 AF 患者中鉴定出 8 个新突变[90]。这些变异均未在对照组中检出，且均涉及 $Na_V1.5$ 内的高度保守残基。6 例患者呈家族聚集性，且变异在每个家系中均存在共分离。由于未进行功能学研究，因此尚不清楚这些变异导致 AF 的机制。但这些发现提示，与既往研究不同，*SCN5A* 基因的突变代表了 AF 患者相对常见的致病原因，无论是否合并其他心脏疾病。

第三项研究对 57 例孤立性 AF 或 AF 合并高血压且具有明确家族性心律失常病史的患者进行筛查[90]，并发现了 1 个在 300 例种族匹配的对照组中未检出的新突变位点 Asn1986Lys。先证者的 AF 父亲也是该突变携带者，先证者的健康母亲未携带 *SCN5A* 变异。遗憾的是，由于亲属不愿意参与此项研究，而未能对该家系进行更进一步的基因分析。在非洲爪蟾卵母细胞中表达突变型 *SCN5A* 基因后，钠通道的稳态失活中点向超极化方向显著漂移，证明通道功能缺失。此改变预计可延长心房动作电位时程，因此推测 Asn1986Lys-*SCN5A* 突变可能通过类似上述心房扭转的方式触发 AF。这些发现证实了 *SCN5A* 与 AF 相关，但该突变可能不是导致 AF 的常见原因。

钠通道：功能获得突变

虽然既往研究表明 *SCN5A* 的功能失去突变与 AF 相关，但后续的研究发现 *SCN5A* 的功能获得突变也是导致 AF 的原因之一。在此前的研究中，与 *SCN5A* 功能获得突变相关的唯一疾病是由持续性晚期钠电流介导的 LQT3[86]。

有研究在一个日本的四代常染色体显性遗传性 AF 家系中，鉴定出 *SCN5A* 基因上的新突变 Met1875Thr[92]。先证者在行 AF 射频消融时右心房的兴奋性增加。家系中所有的患病成员均携带该突变，而体健亲属及 210 例种族匹配的对照均不携带。Met1875Thr 的功能学分析发现稳态失活中点向去极化方向显著漂移，符合功能获得效应。未观察到持续性钠电流，与患者的 QT 间期在正常范围一致。

第二项研究在一对均患有孤立性 AF 的母子中鉴定出 Lys1493Arg 突变，该突变影响位于钠通道快失活基序下游 6 个氨基酸处的 D Ⅲ - Ⅳ接头内的高度保守残基[93]。电生理研究证明该突变使钠通道的电压力依赖性失活明显向正向漂移，且静息膜电位附近出现大斜坡电流，符合功能获得效应。在心房心肌细胞系 HL-1 中表达该突变，可观察到较野生型细胞增强的细胞兴奋性，表现为自发性动作电位去极化和动作电位发生阈值降低。总的来说，这些研究提示 *SCN5A* 基因的功能获得突变和功能失去突变均与 AF 相关。

现有证据表明，*SCN5A* 功能获得突变通过增强细胞的超兴奋性而诱发 AF。稳态失活向去极化方向漂移增加了通道处于开放状态和能够传导电流的可能性[93]。这种介导电流的 $Na_V1.5$ 通道门控改变很可能会导致细胞更容易达到阈电位而产生动作电位，即自律性增强。局灶放电的增加有可能触发 AF（图 15.5）。此外，在肺静脉周围的自主神经节

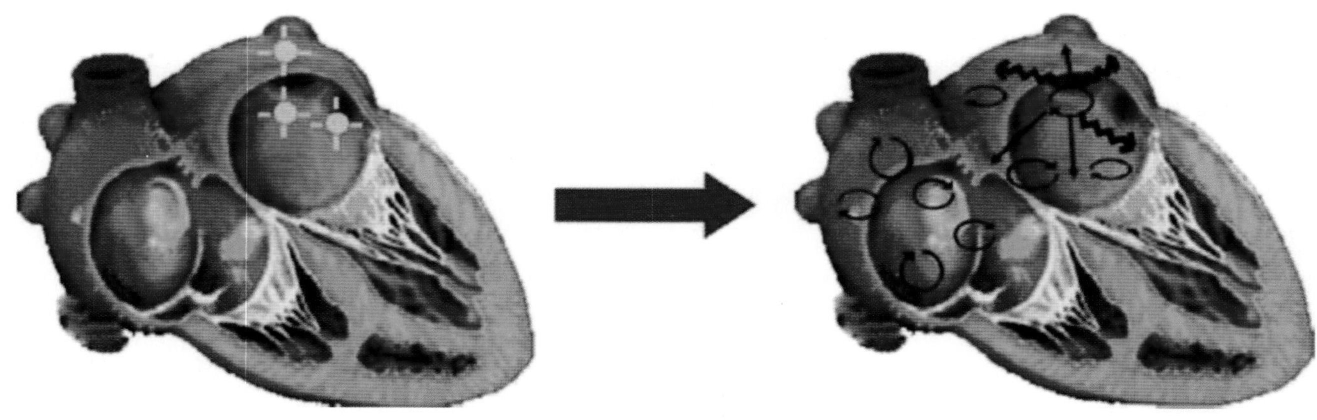

图 15.5　细胞的超兴奋性触发 AF。肺静脉起源的异位局灶有助于形成持续的微折返回路。从折返回路到周围心房的快速异质性传导可产生与 AF 一致的电活动

中也鉴定出 $Na_V1.5$ 通道[94]。因此，*SCN5A* 突变可能引起神经元超兴奋，从而通过副交感神经通路触发 AF，导致在某些心律失常患者的肺静脉区域观察到快速激动的异位局灶。

心房钠尿肽

先前发现的所有致病基因均涉及心脏离子通道，而后续发现了一种循环激素可导致心律失常，即心房钠尿肽（atrial natriuretic peptide，ANP）。虽然已知 ANP 对于心脏生理学很重要，但它主要被认为在心力衰竭中发挥心脏保护作用[95]。既往研究表明，ANP 能够调控心脏的电活动，也可以影响特定的离子通道[96-98]，然而，鲜有关于 ANP 与 AF 的研究，且既往有关相关性的研究结果为阴性[99]。

在一个来自北欧的高加索常染色体显性遗传性 AF 家系中，通过连锁分析将致病基因定位到 1 号染色体短臂（1p36-35）[100]。检查此区段内的基因发现存在 ANP 的编码基因 *NPPA*，后续的基因测序发现 *NPPA* 基因第 3 号外显子上有两个碱基的缺失，产生导致终止密码子缺失的移码突变。阅读框的扩展导致多肽延长至 40 个氨基酸，而野生型的长度仅有 28 个氨基酸。所有患病的家族成员均携带该缺失，体健的家族成员和 560 例对照患者中均不携带。基于大鼠的离体心脏模型的功能学研究发现，突变型 ANP 可导致有效不应期缩短，但具体机制尚不清楚。ANP 通过结合具有细胞内鸟苷酸环化酶活性的钠尿肽受体来介导其对细胞的作用[101]。既往研究表明，C- 末端延长的 ANP 蛋白质分子可能更难被降解，因此循环水平更高[102]。研究者推测循环 ANP 水平升高可能会导致细胞内 cGMP 水平的升高，从而通过未知机制缩短有效不应期。

心房肌球蛋白轻链 4

患有遗传性室性心肌病（包括家族性扩张型心肌病和肥厚型心肌病）的患者发生 AF 的风险显著增加。一般来说，可能的机制为继发于心室收缩和（或）舒张功能不全的心房压力增加。值得注意的是，与这些类型的心室心肌病相关的遗传致病基因也在心房内表达，导致存在“这些情况下的 AF 可能也继发于合并的心房心肌病”的可能性[103]。

有研究发现了一个常染色体显性遗传性 AF 家系，其特点是患病家庭成员双心室功能正常但发病年龄小[104]。此家系中的患者接受抗心律失常药和导管消融治疗均无明显效果。值得注意的是，这些患者在窦性心律下，其体表心电图显示 P 波低平，超声心动图显示其心房显著扩张、心房功能严重下降。总的来说，这些发现结合导管消融时观察到的大范围电静息区域，提示这种 AF 亚型可能继发于心房心肌病。

为确定致病原因，研究者对家系中的患病及健康成员均进行了外显子组测序，并鉴定出与疾病表型相关的 *MYL4* 错义突变——Glu11Lys。*MYL4* 基因编码心房特异性肌球蛋白轻链（一种仅在心房表达的肌节构成组分）。这种心脏腔室差异性表达被

认为可解释家系中局限于心房的肌病表型。后续使用转基因斑马鱼模型的功能学研究发现，携带突变的斑马鱼心房显著扩张，P 波时程显著延长，反映了心房内传导减慢。电子显微镜观察可见 H 区和 Z 盘排列异常造成肌节排列紊乱（图 15.6）。总的来说，这些发现符合心房肌病，且反映了患病家族成员所表现出的临床表型。除发现新的 AF 致病突变外，该研究也验证了存在以潜在心房肌病为特征的 AF 亚表型。

未知位点

除 10q22-24 区段外，对常染色体显性遗传的孤立性 AF 家系进行关联分析还鉴定出许多其他基因座，包括 6q14-16、10p11-q21 和 5p15，但其具体的致病基因尚不明确[105-107]。

全基因组关联分析

包含成百上千个 SNP 位点的 DNA 芯片的问世使得研究者能在整个基因组范围内筛选可能导致疾病风险增加的区域。这种可靠的研究方法为揭示冠心病和 AF 等常见疾病的潜在复杂遗传学机制提供

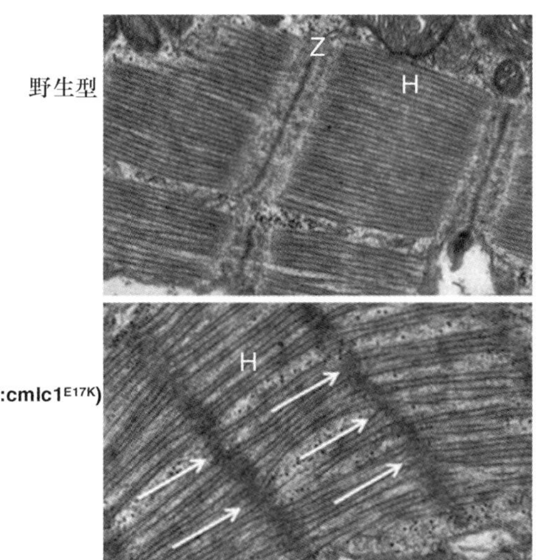

图 15.6　野生型和转基因 Glu17Lys 突变型斑马鱼的心房肌节结构。电子显微镜显示野生型存在正常的 H 区和 Z 盘，但转基因型心房中缺乏 Z 盘。H，H 区；Z，Z 盘

了一种有用工具。

一项全基因组关联分析（GWAS）采用了包含 316 515 个 SNP 位点的 DNA 芯片，对来自冰岛的 550 例 AF 或心房扑动患者及 4476 例对照人群进行筛查[108]，并发现染色体 4q25 上的 SNP 位点与其有强相关性，其中最显著的是 rs2200733 位点（OR ＝ 1.84；95% CI 1.54 ～ 2.21）。其他重复研究使用了来自冰岛（2251 例患者和 13 238 例对照）、瑞典（143 例患者和 738 例对照）、美国（636 例患者和 804 例对照）和中国（333 例患者和 2836 例对照）的更多样本，进一步印证了 rs2200733 位点与 AF 的相关性。在所有欧洲人群中该位点相关性的 OR 值为 1.72（95%CI 1.59 ～ 1.86），而中国队列中的 OR 值为 1.42（95%CI 1.16 ～ 1.73）。该 SNP 的单倍型域（haplotype block）中并未包含已知基因，因此其相关机制尚不明确。相邻的单倍型域中存在候选基因，包括编码参与心脏发育的蛋白质的基因 *PITX2* 和编码参与血管紧张素 Ⅱ 分解的蛋白质的基因 *ENPEP*[90-91]。旨在阐明 4q25 基因座上可增加 AF 发生风险的遗传因素的研究仍在进行中。

在鉴定出 4q25 基因座后，两项更大样本量的 GWAS 试图提升证据效能并探索此前未发现的 AF 相关基因座。两项研究均独立地发现了两个 SNP 位点：rs7193343 和 rs2106261，位于染色体 16q22 上 *ZFHX3* 基因的内含子区。*ZFHX3* 基因编码转录因子 AT 基序结合因子 1，其在心脏中的功能尚不清楚。近期的研究发现，*ZFHX3* 基因可能与涉及冠状动脉的血管炎（川崎病）相关[111]。16q22 与 AF 的相关性弱于 4q25，在大部分欧洲人群中的相关性 OR 值为 1.2，但在中国人群中 16q22 与 AF 的相关性并不显著[110]。需要注意的是，尽管 16q22 SNP 定位于 *ZFHX3* 基因，但并不代表 *ZFHX3* 是 AF 的致病基因。这些 SNP 可能与其周围区域中真正的致病变异存在连锁不平衡，因此似乎与 AF 相关。与 4q25 基因座一样，尚需要进行更多研究来更好地理解 16q22 与 AF 间的关联。

随后的 GWAS 又鉴定出与 AF 相关的 14 个常见遗传变异位点（表 15.2）[112-114]。这些 SNP 导致心律失常易感性的确切机制尚不清楚。专家推测这些 SNP 可能位于增强子或抑制子区，影响附近基因的表达，但其在心律失常发生中的具体作用仍需要进一步研究。

表 15.2　通过 GWAS 确定的与 AF 发病风险相关的 SNP

SNP	基因位点	最近的基因	次要等位基因对 AF 风险的影响
rs2200733	4q25	*PITX2*	增加
rs2106261	16q22	*ZFHX3*	增加
rs6666258	1q21	*KCNN3*	增加
rs3903239	1q24	*PRRX1*	增加
rs3807989	7q31	*CAV1*	保护性
rs10821415	9q22	*C9orf3*	增加
rs10824026	10q22	*SYNPO2L*	保护性
rs1152591	14q23	*SYNE2*	增加
rs7164883	15q24	*HCN4*	增加
rs12415501	10q24	*NEURL*	增加
rs10507248	12q24	*TBX5*	增加
rs4642101	3p25	*CAND2*	增加
rs13216675	6q22	*GJA1*	增加
rs6490029	12q24	*CUX2*	增加

其他基因相关性

ACE

肾素-血管紧张素系统（RAS）是一个在心血管病中发挥重要作用的通路，首次发现其与 AF 相关的证据是该系统在有心律失常的人和狗的心房中被激活[95-96]。此后的多项研究表明，血管紧张素转化酶抑制剂（ACEI）可能对 AF 具有保护作用，随后进行了多项多中心随机对照试验[97-98]。在一项纳入 250 例非家族性孤立性 AF 和 250 例匹配对照的研究中，RAS 通路基因的常见多态性可能与 AF 相关[99]。研究比较了病例组和对照组间 ACE、血管紧张素原和血管紧张素Ⅱ 1 型受体基因的多态性。单位点分析发现，血管紧张素原基因的 SNP（M235T、G-6A 和 G-217A）与 AF 显著相关。但是，这些数据来自小规模研究，在得出明确关联的结论前仍需要在更大规模的队列研究中进行验证。此外，近期的数据表明靶向于 RAS 通路的药物对于降低 AF 复发率无效。

GNB3、Enos、MMP-2、IL-10

GNB3 基因编码异源三聚体 G 蛋白的 β_3 亚基，广义而言，该蛋白对通过信号传导协调细胞对细胞外受体刺激的应答很重要[101]。*GNB3* 基因 10 号外显子内的 C825T 多态性会导致另一种剪接模式，即 825 T 等位基因可产生一种修饰后的 β_3 亚基，与野生型相比，其蛋白质减少了 41 个氨基酸，活性更强[102]。既往基于人类的研究发现，TT 基因型与 I_{K1} 电流增加及 I_{Kur} 电流减少相关[103]。这种相关性在纳入 291 例 AF 合并可能的结构性心脏病患者和 292 例无心律失常的对照个体的研究中得到验证[104]。*GNB3* 基因 TT 基因型在 AF 患者中的检出率显著低于对照组，提示 TT 基因型可能对心律失常的发生有保护作用，但未进行功能学研究。

编码内皮型一氧化氮合酶（eNOS）、基质金属蛋白酶 2（matrix metalloprotease-2，MMP-2）和白介素 -10（IL-10）的基因等其他基因上的 SNP 位点也与 AF 的发生相关[105-106]。这些研究很有趣，但与此前描述的很多相关性研究类似，其受限于样本量相对较小且常缺乏功能学研究来验证这种相关性。

AF 相关 SNP 缺乏重复验证

尽管最初的 GWAS 中发现了多个与 AF 相关的 SNP，但后续的大规模研究中始终未能重复验证上述结果。据报道，两项更大规模的 GWAS 联合研究对此前小规模研究发现的 21 个心律失常相关的 SNP 位点进行评估，但在这些大样本量的独立研究人群中未能重复出相关性[115]。这些研究结果强调了观察到偶然相关的可能性和需要采用严格的统计学方法，包括对多重假设检验进行校正，并需要在后续队列中重复验证最初的发现。

自主神经系统

临床观察提示自主神经系统在 AF 的发病机制中起关键作用，且已在多种动物模型中得以证实。结构正常的心脏给予胆碱能激动剂（如卡巴胆碱）后进行短阵快速起搏能够诱发 AF。在犬类模型中，通过射频消融去除心房迷走神经可减少通过短阵快速起搏和迷走神经刺激而引起的心律失常[107]。为研究这种现象的潜在分子机制，研究者制备了缺乏 Kir3.4 基因（既往被称为 *GIRK4*）的敲除小鼠模型[29]。如前所述，Kir3.1 和 Kir3.4 基因编码的蛋白质产物构成 I_{KACh}，缺乏任何一个基因均可导致 I_{KACh} 的完全缺失。与野生型小鼠不同，在给予卡巴胆碱后进行短阵快速起搏不能在 I_{KACh} 缺陷的敲除小鼠中诱发 AF。这些数据提示 I_{KACh} 可能参与 AF 的发生，I_{KACh} 通道阻滞剂可能会成为心律失常的潜在有效治疗，尤其是因为 I_{KACh} 似乎与 I_{Kur} 通道一样主要定位于心房。

虽然似乎已有相对有力的数据支持胆碱能系统在 AF 发生中发挥作用，但目前尚无心脏中胆碱能反应相关分子介质的编码基因突变与 AF 相关的报道。

临床方面：基因诊断和靶向治疗

近年来已开始从遗传学的角度理解 AF，但尚未被纳入临床实践中[116]。目前，有两个无法解决的问题阻碍了将临床基因检测常规应用于 AF 患者。首先，虽然已找到一些遗传病因，但目前已知的基因都只能解释很少一部分 AF 患者。其次，一些特殊类型的 AF（如迷走神经性 AF、术后相关 AF）无法可靠地预测基因型，因此基因型-表型的关联性尚不明显。进一步研究应寻找更为常见的 AF 致病基因，建立表型-基因型的相关性，最终实现基于既定基因型的靶向治疗。

AF 的临床遗传学现状与其他已知的遗传性心律失常性疾病截然不同。例如，报道的 LQTS 和 BrS 的临床基因检测检出率分别超过 50% 和 20%，这种情况下使用基因检测筛查家族中的无症状且临床表型阴性的家族成员最有效。然而，对于存在多例 AF 患者的家系，在有症状个体中进行 AF 的临床筛查仍然是目前唯一实用的方法，不需要对无症状个体进行除年度常规体检之外的临床筛查。

更全面地了解导致 AF 病理生理学的遗传机制，将促进可改进治疗效果并减少不良事件的药物基因组学策略的开发[117]。AF 的遗传学和病理生理学均存在异质性。例如，某些患者的 AF 可能继发于钾通道的功能获得效应，但其他患者可能继发于同一通道的功能失去效应。虽然两者的临床表型可能在心电图上无法区分，但鉴于其不同的电生理触发因素，最有效的治疗策略可能存在显著差异。由于两者具有相同的临床表型，因此基因分型很可能是鉴别特定 AF 亚型的必要手段。上述的第一种情况，患者的心律失常很可能继发于心房不应期缩短，从而产生心房内多折返子波的理想基质。应用钾通道阻滞剂恢复心房有效不应期至正常水平，从而破坏折返子波，可能是恢复和维持窦性心律的最有效治疗。但对于第二种情况，由于继发于可能导致“心房扭转”的心房不应期延长，应用钾通道阻滞剂很可能会加重心律失常。心律失常的潜在遗传学及病理生理学异质性很可能是导致孤立性 AF 患者中治疗反应差异的原因[117]。

除上述钾通道基因突变的示例外，类似的治疗策略也可扩展至其他 AF 相关基因。例如，因钠通道功能获得突变使细胞超兴奋而导致的 AF 类型可能受益于钠通道阻滞剂治疗。由于连接蛋白功能失去突变引起传导速度异质性而导致的 AF 亚型患者，可能受益于将缝隙连接保持在打开状态的治疗方法。虽然目前尚无类似治疗，但未来可能会出现满足这种需求的缝隙连接药物[108]。联合药物基因组学方法的靶向治疗是未来几年努力的目标。除更有效外，靶向治疗也应降低在抗心律失常药中观察到的致心律失常作用。

总结

对导致 AF 的遗传因素的了解将有助于开发针对这种极其常见的心律失常的有效治疗。基于遗传学发现鉴定出特定的电生理发病机制可为患者提供风险更小、更有效的靶向治疗。AF 的药物基因组学时代尚未到来，但已慢慢变得触手可及。

参考文献

1. Feinberg WM, Blackshear JL, Laupacis A, Kronmal R, Hart RG. Prevalence, age distribution, and gender of patients with atrial fibrillation. Analysis and implications. Arch Intern Med. 1995;155: 469–73.
2. Go AS, Hylek EM, Phillips KA, Chang Y, Henault LE, Selby JV, Singer DE. Prevalence of diagnosed atrial fibrillation in adults: national implications for rhythm management and stroke prevention: the AnTicoagulation and Risk Factors in Atrial Fibrillation (ATRIA) Study. JAMA. 2001;285:2370–5.
3. Miyasaka Y, Barnes ME, Gersh BJ, Cha SS, Bailey KR, Abhayaratna WP, Seward JB, Tsang TSM. Secular trends in incidence of atrial fibrillation in Olmsted County, Minnesota, 1980 to 2000, and implications on the projections for future prevalence.

Circulation. 2006;114:119–25.

4. Benjamin EJ, Wolf PA, D'Agostino RB, Silbershatz H, Kannel WB, Levy D. Impact of atrial fibrillation on the risk of death: the Framingham Heart Study. Circulation. 1998;98:946–52.
5. Wolf PA, Abbott RD, Kannel WB. Atrial fibrillation: a major contributor to stroke in the elderly. The Framingham Study. Arch Intern Med. 1987;147:1561–4.
6. Benjamin EJ, Levy D, Vaziri SM, D'Agostino RB, Belanger AJ, Wolf PA. Independent risk factors for atrial fibrillation in a population-based cohort. The Framingham Heart Study. JAMA. 1994;271:840–4.
7. Kopecky SL, Gersh BJ, McGoon MD, Whisnant JP, Holmes DR, Ilstrup DM, Frye RL. The natural history of lone atrial fibrillation. A population-based study over three decades. N Engl J Med. 1987;317:669–74.
8. Wolff L. Familial auricular fibrillation. N Engl J Med. 1943;229: 396–8.
9. Ellinor PT, Yoerger DM, Ruskin JN, MacRae CA. Familial aggregation in lone atrial fibrillation. Hum Genet. 2005;118:179–84.
10. Darbar D, Herron KJ, Ballew JD, Jahangir A, Gersh BJ, Shen W-K, Hammill SC, Packer DL, Olson TM. Familial atrial fibrillation is a genetically heterogeneous disorder. J Am Coll Cardiol. 2003;41:2185–92.
11. Fox CS, Parise H, D'Agostino RB, Lloyd-Jones DM, Vasan RS, Wang TJ, Levy D, Wolf PA, Benjamin EJ. Parental atrial fibrillation as a risk factor for atrial fibrillation in offspring. JAMA. 2004;291:2851–5.
12. Arnar DO, Thorvaldsson S, Manolio TA, Thorgeirsson G, Kristjansson K, Hakonarson H, Stefansson K. Familial aggregation of atrial fibrillation in Iceland. Eur Heart J. 2006;27:708–12.
13. Lubitz SA, Yin X, Fontes JD, Magnani JW, Rienstra M, Pai M, Villalon ML, Vasan RS, Pencina MJ, Levy D, Larson MG, Ellinor PT, Benjamin EJ. Association between familial atrial fibrillation and risk of new-onset atrial fibrillation. JAMA. 2010;304: 2263–9.
14. Katz AM. Cardiac ion channels. N Engl J Med. 1993;328: 1244–51.
15. Abriel H. Cardiac sodium channel Nav1.5 and its associated proteins. Arch Mal Coeur Vaiss. 2007;100:787–93.
16. Kääb S, Dixon J, Duc J, Ashen D, Näbauer M, Beuckelmann DJ, Steinbeck G, McKinnon D, Tomaselli GF. Molecular basis of transient outward potassium current downregulation in human heart failure: a decrease in Kv4.3 mRNA correlates with a reduction in current density. Circulation. 1998;98:1383–93.
17. Bers DM. Cardiac excitation-contraction coupling. Nature. 2002;415:198–205.
18. Marbán E. Cardiac channelopathies. Nature. 2002;415:213–8.
19. Tamkun MM, Knoth KM, Walbridge JA, Kroemer H, Roden DM, Glover DM. Molecular cloning and characterization of two voltage-gated K+ channel cDNAs from human ventricle. FASEB J. 1991;5:331–7.
20. Wang Z, Fermini B, Nattel S. Sustained depolarization-induced outward current in human atrial myocytes. Evidence for a novel delayed rectifier K+ current similar to Kv1.5 cloned channel currents. Circ Res. 1993;73:1061–76.
21. Abbott GW, Sesti F, Splawski I, Buck ME, Lehmann MH, Timothy KW, Keating MT, Goldstein SA. MiRP1 forms IKr potassium channels with HERG and is associated with cardiac arrhythmia. Cell. 1999;97:175–87.
22. Sanguinetti MC, Curran ME, Zou A, Shen J, Spector PS, Atkinson DL, Keating MT. Coassembly of K(V)LQT1 and minK (IsK) proteins to form cardiac I(Ks) potassium channel. Nature. 1996;384: 80–3.
23. Tamargo J, Caballero R, Gómez R, Valenzuela C, Delpón E. Pharmacology of cardiac potassium channels. Cardiovasc Res. 2004;62:9–33.
24. Kubo Y, Baldwin TJ, Jan YN, Jan LY. Primary structure and functional expression of a mouse inward rectifier potassium channel. Nature. 1993;362:127–33.
25. Dhamoon AS, Jalife J. The inward rectifier current (IK1) controls cardiac excitability and is involved in arrhythmogenesis. Heart Rhythm. 2005;2:316–24.
26. Lu Z. Mechanism of rectification in inward-rectifier K+ channels. Annu Rev Physiol. 2004;66:103–29.
27. Sakmann B, Noma A, Trautwein W. Acetylcholine activation of single muscarinic K+ channels in isolated pacemaker cells of the mammalian heart. Nature. 1983;303:250–3.
28. Pfaffinger PJ, Martin JM, Hunter DD, Nathanson NM, Hille B. GTP-binding proteins couple cardiac muscarinic receptors to a K channel. Nature. 1985;317:536–8.
29. Corey S, Krapivinsky G, Krapivinsky L, Clapham DE. Number and stoichiometry of subunits in the native atrial G-protein-gated K+ channel, IKACh. J Biol Chem. 1998;273:5271–8.
30. Kovoor P, Wickman K, Maguire CT, Pu W, Gehrmann J, Berul CI, Clapham DE. Evaluation of the role of I(KACh) in atrial fibrillation using a mouse knockout model. J Am Coll Cardiol. 2001;37:2136–43.
31. Liu L, Nattel S. Differing sympathetic and vagal effects on atrial fibrillation in dogs: role of refractoriness heterogeneity. Am J Physiol. 1997;273:H805–16.
32. Rohr S. Role of gap junctions in the propagation of the cardiac action potential. Cardiovasc Res. 2004;62:309–22.
33. Brachmann J, Karolyi L, Kübler W. Atrial dispersion of refractoriness. J Cardiovasc Electrophysiol. 1998;9:S35–9.
34. Weiss JN, Qu Z, Chen P-S, Lin S-F, Karagueuzian HS, Hayashi H, Garfinkel A, Karma A. The dynamics of cardiac fibrillation. Circulation. 2005;112:1232–40.
35. Antzelevitch C. Modulation of transmural repolarization. Ann N Y Acad Sci. 2005;1047:314–23.
36. Nattel S. New ideas about atrial fibrillation 50 years on. Nature. 2002;415:219–26.
37. Moe GK, Rheinboldt WC, Abildskov JA. A computer model of atrial fibrillation. Am Heart J. 1964;67:200–20.
38. Konings KT, Kirchhof CJ, Smeets JR, Wellens HJ, Penn OC, Allessie MA. High-density mapping of electrically induced atrial fibrillation in humans. Circulation. 1994;89:1665–80.
39. Cox JL, Canavan TE, Schuessler RB, Cain ME, Lindsay BD, Stone C, Smith PK, Corr PB, Boineau JP. The surgical treatment of atrial fibrillation. II. Intraoperative electrophysiologic mapping and description of the electrophysiologic basis of atrial flutter and atrial fibrillation. J Thorac Cardiovasc Surg. 1991;101:406–26.
40. Mandapati R, Skanes A, Chen J, Berenfeld O, Jalife J. Stable microreentrant sources as a mechanism of atrial fibrillation in the isolated sheep heart. Circulation. 2000;101:194–9.
41. Jalife J, Berenfeld O, Mansour M. Mother rotors and fibrillatory conduction: a mechanism of atrial fibrillation. Cardiovasc Res. 2002;54:204–16.
42. Haïssaguerre M, Jaïs P, Shah DC, Takahashi A, Hocini M, Quiniou G, Garrigue S, Le Mouroux A, Le Métayer P, Clémenty J. Spontaneous initiation of atrial fibrillation by ectopic beats originating in the pulmonary veins. N Engl J Med. 1998;339:659–66.
43. Pappone C, Rosanio S, Oreto G, Tocchi M, Gugliotta F, Vicedomini G, Salvati A, Dicandia C, Mazzone P, Santinelli V, Gulletta S, Chierchia S. Circumferential radiofrequency ablation of pulmonary vein ostia: a new anatomic approach for curing atrial fibrillation. Circulation. 2000;102:2619–28.
44. Allessie MA, Bonke FI, Schopman FJ. Circus movement in rabbit atrial muscle as a mechanism of tachycardia. III. The "leading circle" concept: a new model of circus movement in cardiac tissue without the involvement of an anatomical obstacle. Circ Res. 1977;41:9–18.
45. Rensma PL, Allessie MA, Lammers WJ, Bonke FI, Schalij MJ. Length of excitation wave and susceptibility to reentrant atrial arrhythmias in normal conscious dogs. Circ Res. 1988;62: 395–410.
46. Psaty BM, Manolio TA, Kuller LH, Kronmal RA, Cushman M, Fried LP, White R, Furberg CD, Rautaharju PM. Incidence of and risk factors for atrial fibrillation in older adults. Circulation. 1997;96:2455–61.
47. Coumel P, Attuel P, Lavallée J, Flammang D, Leclercq JF, Slama R. The atrial arrhythmia syndrome of vagal origin. Arch Mal Coeur Vaiss. 1978;71:645–56.

48. Brugada R, Tapscott T, Czernuszewicz GZ, Marian AJ, Iglesias A, Mont L, Brugada J, Girona J, Domingo A, Bachinski LL, Roberts R. Identification of a genetic locus for familial atrial fibrillation. N Engl J Med. 1997;336:905–11.
49. Chen Y-H, Xu S-J, Bendahhou S, Wang X-L, Wang Y, Xu W-Y, Jin H-W, Sun H, Su X-Y, Zhuang Q-N, Yang Y-Q, Li Y-B, Liu Y, Xu H-J, Li X-F, Ma N, Mou C-P, Chen Z, Barhanin J, Huang W. KCNQ1 gain-of-function mutation in familial atrial fibrillation. Science. 2003;299:251–4.
50. Wang Q, Curran ME, Splawski I, Burn TC, Millholland JM, VanRaay TJ, Shen J, Timothy KW, Vincent GM, de Jager T, Schwartz PJ, Toubin JA, Moss AJ, Atkinson DL, Landes GM, Connors TD, Keating MT. Positional cloning of a novel potassium channel gene: KVLQT1 mutations cause cardiac arrhythmias. Nat Genet. 1996;12:17–23.
51. Giustetto C, Di Monte F, Wolpert C, Borggrefe M, Schimpf R, Sbragia P, Leone G, Maury P, Anttonen O, Haissaguerre M, Gaita F. Short QT syndrome: clinical findings and diagnostic-therapeutic implications. Eur Heart J. 2006;27:2440–7.
52. Gollob MH, Redpath CJ, Roberts JD. The short QT syndrome: proposed diagnostic criteria. J Am Coll Cardiol. 2011;57:802–12.
53. Lundby A, Ravn LS, Svendsen JH, Olesen S-P, Schmitt N. KCNQ1 mutation Q147R is associated with atrial fibrillation and prolonged QT interval. Heart Rhythm Off J Heart Rhythm Soc. 2007;4:1532–41.
54. Yang Y, Xia M, Jin Q, Bendahhou S, Shi J, Chen Y, Liang B, Lin J, Liu Y, Liu B, Zhou Q, Zhang D, Wang R, Ma N, Su X, Niu K, Pei Y, Xu W, Chen Z, Wan H, Cui J, Barhanin J, Chen Y. Identification of a KCNE2 gain-of-function mutation in patients with familial atrial fibrillation. Am J Hum Genet. 2004;75:899–905.
55. Tinel N, Diochot S, Borsotto M, Lazdunski M, Barhanin J. KCNE2 confers background current characteristics to the cardiac KCNQ1 potassium channel. EMBO J. 2000;19:6326–30.
56. Xia M, Jin Q, Bendahhou S, He Y, Larroque M-M, Chen Y, Zhou Q, Yang Y, Liu Y, Liu B, Zhu Q, Zhou Y, Lin J, Liang B, Li L, Dong X, Pan Z, Wang R, Wan H, Qiu W, Xu W, Eurlings P, Barhanin J, Chen Y. A Kir2.1 gain-of-function mutation underlies familial atrial fibrillation. Biochem Biophys Res Commun. 2005;332:1012–9.
57. Plaster NM, Tawil R, Tristani-Firouzi M, Canún S, Bendahhou S, Tsunoda A, Donaldson MR, Iannaccone ST, Brunt E, Barohn R, Clark J, Deymeer F, George AL, Fish FA, Hahn A, Nitu A, Ozdemir C, Serdaroglu P, Subramony SH, Wolfe G, Fu YH, Ptácek LJ. Mutations in Kir2.1 cause the developmental and episodic electrical phenotypes of Andersen's syndrome. Cell. 2001;105:511–9.
58. Gaita F, Giustetto C, Bianchi F, Wolpert C, Schimpf R, Riccardi R, Grossi S, Richiardi E, Borggrefe M. Short QT Syndrome A Familial Cause of Sudden Death. Circulation. 2003;108:965–70.
59. Hong K, Bjerregaard P, Gussak I, Brugada R. Short QT syndrome and atrial fibrillation caused by mutation in KCNH2. J Cardiovasc Electrophysiol. 2005;16:394–6.
60. Brugada R, Hong K, Dumaine R, Cordeiro J, Gaita F, Borggrefe M, Menendez TM, Brugada J, Pollevick GD, Wolpert C, Burashnikov E, Matsuo K, Wu YS, Guerchicoff A, Bianchi F, Giustetto C, Schimpf R, Brugada P, Antzelevitch C. Sudden death associated with short-QT syndrome linked to mutations in HERG. Circulation. 2004;109:30–5.
61. Bellocq C, van Ginneken ACG, Bezzina CR, Alders M, Escande D, Mannens MMAM, Baró I, Wilde AAM. Mutation in the KCNQ1 gene leading to the short QT-interval syndrome. Circulation. 2004;109:2394–7.
62. Priori SG, Pandit SV, Rivolta I, Berenfeld O, Ronchetti E, Dhamoon A, Napolitano C, Anumonwo J, di Barletta MR, Gudapakkam S, Bosi G, Stramba-Badiale M, Jalife J. A novel form of short QT syndrome (SQT3) is caused by a mutation in the KCNJ2 gene. Circ Res. 2005;96:800–7.
63. Antzelevitch C, Pollevick GD, Cordeiro JM, Casis O, Sanguinetti MC, Aizawa Y, Guerchicoff A, Pfeiffer R, Oliva A, Wollnik B, Gelber P, Bonaros EP, Burashnikov E, Wu Y, Sargent JD, Schickel S, Oberheiden R, Bhatia A, Hsu L-F, Haïssaguerre M, Schimpf R, Borggrefe M, Wolpert C. Loss-of-function mutations in the cardiac calcium channel underlie a new clinical entity characterized by ST-segment elevation, short QT intervals, and sudden cardiac death. Circulation. 2007;115:442–9.
64. Templin C, Ghadri J-R, Rougier J-S, Baumer A, Kaplan V, Albesa M, Sticht H, Rauch A, Puleo C, Hu D, Barajas-Martinez H, Antzelevitch C, Lüscher TF, Abriel H, Duru F. Identification of a novel loss-of-function calcium channel gene mutation in short QT syndrome (SQTS6). Eur Heart J. 2011;32:1077–88.
65. Deo M, Ruan Y, Pandit SV, Shah K, Berenfeld O, Blaufox A, Cerrone M, Noujaim SF, Denegri M, Jalife J, Priori SG. KCNJ2 mutation in short QT syndrome 3 results in atrial fibrillation and ventricular proarrhythmia. Proc Natl Acad Sci U S A. 2013;110: 4291–6.
66. Olson TM, Alekseev AE, Liu XK, Park S, Zingman LV, Bienengraeber M, Sattiraju S, Ballew JD, Jahangir A, Terzic A. Kv1.5 channelopathy due to KCNA5 loss-of-function mutation causes human atrial fibrillation. Hum Mol Genet. 2006;15:2185–91.
67. Satoh T, Zipes DP. Cesium-induced atrial tachycardia degenerating into atrial fibrillation in dogs: atrial torsades de pointes? J Cardiovasc Electrophysiol. 1998;9:970–5.
68. Otway R, Vandenberg JI, Guo G, Varghese A, Castro ML, Liu J, Zhao J, Bursill JA, Wyse KR, Crotty H, Baddeley O, Walker B, Kuchar D, Thorburn C, Fatkin D. Stretch-sensitive KCNQ1 mutation A link between genetic and environmental factors in the pathogenesis of atrial fibrillation? J Am Coll Cardiol. 2007;49: 578–86.
69. Ellinor PT, Moore RK, Patton KK, Ruskin JN, Pollak MR, Macrae CA. Mutations in the long QT gene, KCNQ1, are an uncommon cause of atrial fibrillation. Heart Br Card Soc. 2004;90:1487–8.
70. Ellinor PT, Petrov-Kondratov VI, Zakharova E, Nam EG, MacRae CA. Potassium channel gene mutations rarely cause atrial fibrillation. BMC Med Genet. 2006;7:70.
71. Hervé J-C, Bourmeyster N, Sarrouilhe D, Duffy HS. Gap junctional complexes: from partners to functions. Prog Biophys Mol Biol. 2007;94:29–65.
72. Vozzi C, Dupont E, Coppen SR, Yeh HI, Severs NJ. Chamber-related differences in connexin expression in the human heart. J Mol Cell Cardiol. 1999;31:991–1003.
73. Hagendorff A, Schumacher B, Kirchhoff S, Lüderitz B, Willecke K. Conduction disturbances and increased atrial vulnerability in Connexin40-deficient mice analyzed by transesophageal stimulation. Circulation. 1999;99:1508–15.
74. van der Velden HM, Ausma J, Rook MB, Hellemons AJ, van Veen TA, Allessie MA, Jongsma HJ. Gap junctional remodeling in relation to stabilization of atrial fibrillation in the goat. Cardiovasc Res. 2000;46:476–86.
75. Wilhelm M, Kirste W, Kuly S, Amann K, Neuhuber W, Weyand M, Daniel WG, Garlichs C. Atrial distribution of connexin 40 and 43 in patients with intermittent, persistent, and postoperative atrial fibrillation. Heart Lung Circ. 2006;15:30–7.
76. Gollob MH, Jones DL, Krahn AD, Danis L, Gong X-Q, Shao Q, Liu X, Veinot JP, Tang ASL, Stewart AFR, Tesson F, Klein GJ, Yee R, Skanes AC, Guiraudon GM, Ebihara L, Bai D. Somatic mutations in the connexin 40 gene (GJA5) in atrial fibrillation. N Engl J Med. 2006;354:2677–88.
77. Thibodeau IL, Xu J, Li Q, Liu G, Lam K, Veinot JP, Birnie DH, Jones DL, Krahn AD, Lemery R, Nicholson BJ, Gollob MH. Paradigm of genetic mosaicism and lone atrial fibrillation: physiological characterization of a connexin 43-deletion mutant identified from atrial tissue. Circulation. 2010;122:236–44.
78. Yang Y-Q, Liu X, Zhang X-L, Wang X-H, Tan H-W, Shi H-F, Jiang W-F, Fang W-Y. Novel connexin40 missense mutations in patients with familial atrial fibrillation. Europace. 2010;12: 1421–7.
79. Yang Y-Q, Zhang X-L, Wang X-H, Tan H-W, Shi H-F, Jiang W-F, Fang W-Y, Liu X. Connexin40 nonsense mutation in familial atrial fibrillation. Int J Mol Med. 2010;26:605–10.
80. Christophersen IE, Holmegard HN, Jabbari J, Sajadieh A, Haunsø S, Tveit A, Svendsen JH, Olesen MS. Rare variants in GJA5 are associated with early-onset lone atrial fibrillation. Can J Cardiol.

2013;29:111–6.
81. Shi H-F, Yang J-F, Wang Q, Li R-G, Xu Y-J, Qu X-K, Fang W-Y, Liu X, Yang Y-Q. Prevalence and spectrum of GJA5 mutations associated with lone atrial fibrillation. Mol Med Rep. 2013;7:767–74.
82. Sun Y, Yang Y-Q, Gong X-Q, Wang X-H, Li R-G, Tan H-W, Liu X, Fang W-Y, Bai D. Novel germline GJA5/connexin40 mutations associated with lone atrial fibrillation impair gap junctional intercellular communication. Hum Mutat. 2013;34:603–9.
83. Sun Y, Tong X, Chen H, Huang T, Shao Q, Huang W, Laird DW, Bai D. An atrial-fibrillation-linked connexin40 mutant is retained in the endoplasmic reticulum and impairs the function of atrial gap-junction channels. Dis Model Mech. 2014;7:561–9.
84. Lübkemeier I, Andrié R, Lickfett L, Bosen F, Stöckigt F, Dobrowolski R, Draffehn AM, Fregeac J, Schultze JL, Bukauskas FF, Schrickel JW, Willecke K. The Connexin40A96S mutation from a patient with atrial fibrillation causes decreased atrial conduction velocities and sustained episodes of induced atrial fibrillation in mice. J Mol Cell Cardiol. 2013;65:19–32.
85. Chen Q, Kirsch GE, Zhang D, Brugada R, Brugada J, Brugada P, Potenza D, Moya A, Borggrefe M, Breithardt G, Ortiz-Lopez R, Wang Z, Antzelevitch C, O'Brien RE, Schulze-Bahr E, Keating MT, Towbin JA, Wang Q. Genetic basis and molecular mechanism for idiopathic ventricular fibrillation. Nature. 1998;392:293–6.
86. Wang Q, Shen J, Splawski I, Atkinson D, Li Z, Robinson JL, Moss AJ, Towbin JA, Keating MT. SCN5A mutations associated with an inherited cardiac arrhythmia, long QT syndrome. Cell. 1995;80:805–11.
87. Benson DW, Wang DW, Dyment M, Knilans TK, Fish FA, Strieper MJ, Rhodes TH, George AL. Congenital sick sinus syndrome caused by recessive mutations in the cardiac sodium channel gene (SCN5A). J Clin Invest. 2003;112:1019–28.
88. Chen LY, Ballew JD, Herron KJ, Rodeheffer RJ, Olson TM. A common polymorphism in SCN5A is associated with lone atrial fibrillation. Clin Pharmacol Ther. 2007;81:35–41.
89. Makielski JC, Ye B, Valdivia CR, Pagel MD, Pu J, Tester DJ, Ackerman MJ. A ubiquitous splice variant and a common polymorphism affect heterologous expression of recombinant human SCN5A heart sodium channels. Circ Res. 2003;93:821–8.
90. Darbar D, Kannankeril PJ, Donahue BS, Kucera G, Stubblefield T, Haines JL, George AL, Roden DM. Cardiac sodium channel (SCN5A) variants associated with atrial fibrillation. Circulation. 2008;117:1927–35.
91. Ellinor PT, Nam EG, Shea MA, Milan DJ, Ruskin JN, MacRae CA. Cardiac sodium channel mutation in atrial fibrillation. Heart Rhythm. 2008;5:99–105.
92. Makiyama T, Akao M, Shizuta S, Doi T, Nishiyama K, Oka Y, Ohno S, Nishio Y, Tsuji K, Itoh H, Kimura T, Kita T, Horie M. A novel SCN5A gain-of-function mutation M1875T associated with familial atrial fibrillation. J Am Coll Cardiol. 2008;52:1326–34.
93. Li Q, Huang H, Liu G, Lam K, Rutberg J, Green MS, Birnie DH, Lemery R, Chahine M, Gollob MH. Gain-of-function mutation of Nav1.5 in atrial fibrillation enhances cellular excitability and lowers the threshold for action potential firing. Biochem Biophys Res Commun. 2009;380:132–7.
94. Scornik FS, Desai M, Brugada R, Guerchicoff A, Pollevick GD, Antzelevitch C, Pérez GJ. Functional expression of "cardiac-type" Nav1.5 sodium channel in canine intracardiac ganglia. Heart Rhythm. 2006;3:842–50.
95. Rubattu S, Sciarretta S, Valenti V, Stanzione R, Volpe M. Natriuretic peptides: an update on bioactivity, potential therapeutic use, and implication in cardiovascular diseases. Am J Hypertens. 2008;21:733–41.
96. Crozier I, Richards AM, Foy SG, Ikram H. Electrophysiological effects of atrial natriuretic peptide on the cardiac conduction system in man. Pacing Clin Electrophysiol. 1993;16:738–42.
97. Sorbera LA, Morad M. Atrionatriuretic peptide transforms cardiac sodium channels into calcium-conducting channels. Science. 1990;247:969–73.
98. Le Grand B, Deroubaix E, Couétil JP, Coraboeuf E. Effects of atrionatriuretic factor on Ca2+ current and Cai-independent transient outward K+ current in human atrial cells. Pflüg Arch Eur J Physiol. 1992;421:486–91.
99. Ellinor PT, Low AF, Patton KK, Shea MA, Macrae CA. Discordant atrial natriuretic peptide and brain natriuretic peptide levels in lone atrial fibrillation. J Am Coll Cardiol. 2005;45:82–6.
100. Hodgson-Zingman DM, Karst ML, Zingman LV, Heublein DM, Darbar D, Herron KJ, Ballew JD, de Andrade M, Burnett JC, Olson TM. Atrial natriuretic peptide frameshift mutation in familial atrial fibrillation. N Engl J Med. 2008;359:158–65.
101. Levin ER, Gardner DG, Samson WK. Natriuretic peptides. N Engl J Med. 1998;339:321–8.
102. Chen HH, Lainchbury JG, Burnett JC. Natriuretic peptide receptors and neutral endopeptidase in mediating the renal actions of a new therapeutic synthetic natriuretic peptide dendroaspis natriuretic peptide. J Am Coll Cardiol. 2002;40:1186–91.
103. McNally EM, Barefield DY, Puckelwartz MJ. The genetic landscape of cardiomyopathy and its role in heart failure. Cell Metab. 2015;21:174–82.
104. Orr N, Arnaout R, Gula LJ, Spears DA, Leong-Sit P, Li Q, Tarhuni W, Reischauer S, Chauhan VS, Borkovich M, Uppal S, Adler A, Coughlin SR, Stainier DYR, Gollob MH. A mutation in the atrial-specific myosin light chain gene (MYL4) causes familial atrial fibrillation. Nat Commun. 2016;7:11303.
105. Ellinor PT, Shin JT, Moore RK, Yoerger DM, MacRae CA. Locus for atrial fibrillation maps to chromosome 6q14-16. Circulation. 2003;107:2880–3.
106. Volders PGA, Zhu Q, Timmermans C, Eurlings PMH, Su X, Arens YH, Li L, Jongbloed RJ, Xia M, Rodriguez L-M, Chen YH. Mapping a novel locus for familial atrial fibrillation on chromosome 10p11-q21. Heart Rhythm. 2007;4:469–75.
107. Darbar D, Hardy A, Haines JL, Roden DM. Prolonged signal-averaged P-wave duration as an intermediate phenotype for familial atrial fibrillation. J Am Coll Cardiol. 2008;51:1083–9.
108. Gudbjartsson DF, Arnar DO, Helgadottir A, Gretarsdottir S, Holm H, Sigurdsson A, Jonasdottir A, Baker A, Thorleifsson G, Kristjansson K, Palsson A, Blondal T, Sulem P, Backman VM, Hardarson GA, Palsdottir E, Helgason A, Sigurjonsdottir R, Sverrisson JT, Kostulas K, Ng MCY, Baum L, So WY, Wong KS, Chan JCN, Furie KL, Greenberg SM, Sale M, Kelly P, MacRae CA, Smith EE, Rosand J, Hillert J, Ma RCW, Ellinor PT, Thorgeirsson G, Gulcher JR, Kong A, Thorsteinsdottir U, Stefansson K. Variants conferring risk of atrial fibrillation on chromosome 4q25. Nature. 2007;448:353–7.
109. Benjamin EJ, Rice KM, Arking DE, Pfeufer A, van Noord C, Smith AV, Schnabel RB, Bis JC, Boerwinkle E, Sinner MF, Dehghan A, Lubitz SA, D'Agostino RB, Lumley T, Ehret GB, Heeringa J, Aspelund T, Newton-Cheh C, Larson MG, Marciante KD, Soliman EZ, Rivadeneira F, Wang TJ, Eiríksdottir G, Levy D, Psaty BM, Li M, Chamberlain AM, Hofman A, Vasan RS, Harris TB, Rotter JI, Kao WHL, Agarwal SK, Stricker BHC, Wang K, Launer LJ, Smith NL, Chakravarti A, Uitterlinden AG, Wolf PA, Sotoodehnia N, Köttgen A, van Duijn CM, Meitinger T, Mueller M, Perz S, Steinbeck G, Wichmann H-E, Lunetta KL, Heckbert SR, Gudnason V, Alonso A, Kääb S, Ellinor PT, Witteman JCM. Variants in ZFHX3 are associated with atrial fibrillation in individuals of European ancestry. Nat Genet. 2009;41:879–81.
110. Gudbjartsson DF, Holm H, Gretarsdottir S, Thorleifsson G, Walters GB, Thorgeirsson G, Gulcher J, Mathiesen EB, Njølstad I, Nyrnes A, Wilsgaard T, Hald EM, Hveem K, Stoltenberg C, Kucera G, Stubblefield T, Carter S, Roden D, Ng MCY, Baum L, So WY, Wong KS, Chan JCN, Gieger C, Wichmann H-E, Gschwendtner A, Dichgans M, Kuhlenbäumer G, Berger K, Ringelstein EB, Bevan S, Markus HS, Kostulas K, Hillert J, Sveinbjörnsdóttir S, Valdimarsson EM, Løchen M-L, Ma RCW, Darbar D, Kong A, Arnar DO, Thorsteinsdottir U, Stefansson K. A sequence variant in ZFHX3 on 16q22 associates with atrial fibrillation and ischemic stroke. Nat Genet. 2009;41:876–8.
111. Burgner D, Davila S, Breunis WB, Ng SB, Li Y, Bonnard C, Ling L, Wright VJ, Thalamuthu A, Odam M, Shimizu C, Burns JC, Levin M, Kuijpers TW, Hibberd ML, International Kawasaki Disease Genetics Consortium. A genome-wide association study

identifies novel and functionally related susceptibility Loci for Kawasaki disease. PLoS Genet. 2009;5:e1000319.

112. Ellinor PT, Lunetta KL, Glazer NL, Pfeufer A, Alonso A, Chung MK, Sinner MF, de Bakker PIW, Mueller M, Lubitz SA, Fox E, Darbar D, Smith NL, Smith JD, Schnabel RB, Soliman EZ, Rice KM, Van Wagoner DR, Beckmann B-M, van Noord C, Wang K, Ehret GB, Rotter JI, Hazen SL, Steinbeck G, Smith AV, Launer LJ, Harris TB, Makino S, Nelis M, Milan DJ, Perz S, Esko T, Köttgen A, Moebus S, Newton-Cheh C, Li M, Möhlenkamp S, Wang TJ, Kao WHL, Vasan RS, Nöthen MM, MacRae CA, Stricker BHC, Hofman A, Uitterlinden AG, Levy D, Boerwinkle E, Metspalu A, Topol EJ, Chakravarti A, Gudnason V, Psaty BM, Roden DM, Meitinger T, Wichmann H-E, Witteman JCM, Barnard J, Arking DE, Benjamin EJ, Heckbert SR, Kääb S. Common variants in KCNN3 are associated with lone atrial fibrillation. Nat Genet. 2010;42:240–4.

113. Ellinor PT, Lunetta KL, Albert CM, Glazer NL, Ritchie MD, Smith AV, Arking DE, Müller-Nurasyid M, Krijthe BP, Lubitz SA, Bis JC, Chung MK, Dörr M, Ozaki K, Roberts JD, Smith JG, Pfeufer A, Sinner MF, Lohman K, Ding J, Smith NL, Smith JD, Rienstra M, Rice KM, Van Wagoner DR, Magnani JW, Wakili R, Clauss S, Rotter JI, Steinbeck G, Launer LJ, Davies RW, Borkovich M, Harris TB, Lin H, Völker U, Völzke H, Milan DJ, Hofman A, Boerwinkle E, Chen LY, Soliman EZ, Voight BF, Li G, Chakravarti A, Kubo M, Tedrow UB, Rose LM, Ridker PM, Conen D, Tsunoda T, Furukawa T, Sotoodehnia N, Xu S, Kamatani N, Levy D, Nakamura Y, Parvez B, Mahida S, Furie KL, Rosand J, Muhammad R, Psaty BM, Meitinger T, Perz S, Wichmann H-E, Witteman JCM, Kao WHL, Kathiresan S, Roden DM, Uitterlinden AG, Rivadeneira F, McKnight B, Sjögren M, Newman AB, Liu Y, Gollob MH, Melander O, Tanaka T, Stricker BHC, Felix SB, Alonso A, Darbar D, Barnard J, Chasman DI, Heckbert SR, Benjamin EJ, Gudnason V, Kääb S. Meta-analysis identifies six new susceptibility loci for atrial fibrillation. Nat Genet. 2012; 44:670–5.

114. Sinner MF, Tucker NR, Lunetta KL, Ozaki K, Smith JG, Trompet S, Bis JC, Lin H, Chung MK, Nielsen JB, Lubitz SA, Krijthe BP, Magnani JW, Ye J, Gollob MH, Tsunoda T, Müller-Nurasyid M, Lichtner P, Peters A, Dolmatova E, Kubo M, Smith JD, Psaty BM, Smith NL, Jukema JW, Chasman DI, Albert CM, Ebana Y, Furukawa T, Macfarlane PW, Harris TB, Darbar D, Dörr M, Holst AG, Svendsen JH, Hofman A, Uitterlinden AG, Gudnason V, Isobe M, Malik R, Dichgans M, Rosand J, Van Wagoner DR, METASTROKE Consortium, AFGen Consortium, Benjamin EJ, Milan DJ, Melander O, Heckbert SR, Ford I, Liu Y, Barnard J, Olesen MS, Stricker BHC, Tanaka T, Kääb S, Ellinor PT. Integrating genetic, transcriptional, and functional analyses to identify 5 novel genes for atrial fibrillation. Circulation. 2014;130: 1225–35.

115. Sinner MF, Lubitz SA, Pfeufer A, Makino S, Beckmann B-M, Lunetta KL, Steinbeck G, Perz S, Rahman R, Sonni A, Greenberg SM, Furie KL, Wichmann H-E, Meitinger T, Peters A, Benjamin EJ, Rosand J, Ellinor PT, Kääb S. Lack of replication in polymorphisms reported to be associated with atrial fibrillation. Heart Rhythm. 2011;8:403–9.

116. Ackerman MJ, Priori SG, Willems S, Berul C, Brugada R, Calkins H, Camm AJ, Ellinor PT, Gollob M, Hamilton R, Hershberger RE, Judge DP, Le Marec H, McKenna WJ, Schulze-Bahr E, Semsarian C, Towbin JA, Watkins H, Wilde A, Wolpert C, Zipes DP. HRS/ EHRA expert consensus statement on the state of genetic testing for the channelopathies and cardiomyopathies this document was developed as a partnership between the Heart Rhythm Society (HRS) and the European Heart Rhythm Association (EHRA). Heart Rhythm. 2011;8:1308–39.

117. Roberts JD, Gollob MH. Impact of genetic discoveries on the classification of lone atrial fibrillation. J Am Coll Cardiol. 2010;55:705–12.

16 遗传性心脏传导疾病

Rafik Tadros，Julia Cadrin-Tourigny
陈文　浦介麟　译

摘　要

心脏传导疾病（cardiac conduction disease，CCD）是一类具有多种遗传性和非遗传性病因的心脏电生理缺陷。CCD 的临床表现包括心电图异常但无症状，以及晕厥和心脏停搏。CCD 也可能与其他遗传性综合征相关，包括 BrS、心肌病及神经肌肉病。对 CCD 患者进行全面的临床评估（包括询问详细的家族史及特定患者的分子诊断）是寻找确切病因、指导患者管理和家系筛查的关键。在本章中，我们将讨论 CCD 的鉴别诊断、心脏病遗传学评估的指导原则以及特定的基因型-表型关联。

引言

CCD 在临床中十分常见，其记载可追溯到几个世纪以前。早在 18 世纪，Morgagni 就报道过晕厥合并严重心动过缓的病例，其后 Stokes 和 Adams（致力于研究阿-斯综合征以二者命名）也报道了类似病例[21，37]，但第一份记录房室传导阻滞（AVB）的心电图是后来才获得的[75]。Morquio 于 1901 年首次报道了 1 例家族性 CCD，此后出现了更多相关报道[33，45-46，52]。

由于病因繁多且电信号表现多样，CCD 的定义并未统一。在此我们将其定义为，在无已知可影响心脏传导的药物干扰或代谢紊乱的情况下，心脏电传导系统任何部位的心脏电信号形成或传播的持续缺陷。与本书讨论的大部分心血管病不同，CCD 主要由非遗传性因素导致（表 16.1）。很多情况下，CCD 继发于结构性心脏病（如缺血性心脏病和心肌病）、心脏介入手术（如主动脉瓣膜置换、心律失常消融术）或自身免疫过程（如新生儿狼疮综合征）。CCD 也可能是原发性的，最常见由老年患者心脏传导系统退化所致。对于年轻患者，原发性 CCD 应考虑遗传因素，尤其应注意其是否有阳性家族史。CCD 的机制可能为功能性（去极化电流减少或细胞偶联受损）和（或）与早发性传导系统退化（即 Lenègre 病）相关。本章重点关注可能有遗传病因的年轻患者中的原发性 CCD。先介绍遗传性 CCD 的临床评估和管理，然后对该病的分子遗传学（特别是基因特异性方面）进行综述。

临床表现

原发性 CCD 是一种发病年龄和临床病程存在差异的进行性疾病。患者在早期阶段通常无症状，仅在体格检查或家系筛查时偶然发现心电图异常。随着疾病进展，可能因严重心动过缓或心脏变时性功能不全（运动时心率无法加快）而出现症状。由于窦性停搏或高度 AVB，严重心动过缓患者可能在心室停搏（通常＞4 s）期间出现晕厥前兆或晕厥；而心脏变时性功能不全患者可能表现为运动不耐受和（或）呼吸困难。罕见情况下，患者会因其他原因而出现症状，如电传导不同步导致血流动力学异常（如 PR 间期过度延长导致房室传导不同步）或

表 16.1　CCD 的病因学

病因	定义与提示性临床表现
原发性 CCD	
老年进行性 CCD	进行性窦房结功能障碍、房性心律失常和（或）房室传导缺陷，通常伴有分支阻滞（宽 QRS 波）。发病晚（如＞ 50 岁），可能与主动脉瓣钙化相关
遗传性 CCD（表 16.2）	临床表现与上述相同，但发病早（如＜ 50 岁）。具有 CCD、SCD、DCM 和 CHD 家族史和（或）易感基因中存在致病突变
特发性 CCD	不明原因的 CCD
继发性 CCD	
缺血性心脏病	已知患有 CAD 或存在动脉粥样硬化的危险因素。心电图上出现 Q 波、存在室壁运动异常和（或）心脏影像学检查可见瘢痕（通常涉及间隔）
心肌病	通过心脏影像学检查进行诊断。任何心肌病（最常见 DCM）都可随心肌受累比例的增加而逐渐影响传导系统。当 CCD 与心肌病的严重程度不成比例时，应考虑原发性 CCD（如 *LMNA* 突变，见表 16.2）
心脏结节病和心肌炎	存在 CCD、室性心律失常和（或）心力衰竭。心脏磁共振或正电子发射断层扫描可见炎症或瘢痕。诊断时可能需要心脏或心外组织活检。所有原因不明的严重 CCD 年轻患者，均应考虑结节病
新生儿狼疮综合征	女性狼疮患者的抗 Ro/SSA 和抗 La/SSB 抗体可经过胎盘传递给后代，导致其发生房室结水平上的先天性非进行性 AVB（窄 QRS 波）。多名后代出现症状时易被误认为由遗传因素导致
先天性心脏病	CCD 常见于某些 CHD，如 ccTGA 和部分或完全性 AVSD。ccTGA 患者成年期会首先出现 CCD。AVSD 常与唐氏综合征有关。诊断需要借助心脏影像学检查。某些遗传病中也观察到 CCD 合并 CHD（如 *NKX2-5* 和 *TBX5* 突变，见表 16.2）
医源性 CCD	由在心脏传导系统附近进行的外科手术或经导管手术引起的医源性 CCD。典型病例包括：瓣膜手术（最常见主动脉瓣置换术）、间隔缺损闭合、心律失常消融、肥厚型心肌病中的间隔切除治疗
其他罕见病因	浸润性恶性肿瘤和心脏肿瘤、创伤、风湿病
一过性 / 可逆性心脏传导缺陷的病因	
迷走神经张力增大	常见于训练有素的耐力型运动员，易感个体也可由情绪或体位改变触发（神经心源性 / 血管迷走性晕厥）。表现为窦性心动过缓和不同程度的 AVB 伴窄 QRS 波
代谢紊乱	包括高钾血症、体温过低、甲状腺功能障碍
药物作用	影响自主心脏调节或离子通道功能的药物。包括 β 受体阻滞剂、钙通道阻滞剂、钠通道阻滞剂、洋地黄、胺碘酮

AVB，房室传导阻滞；AVSD，房室隔缺损；CAD，冠状动脉疾病；CCD，心脏传导疾病；ccTGA，先天性纠正型大动脉错位；CHD，先天性心脏病；DCM，扩张型心肌病；SCD，心脏性猝死

传导过慢（如束支折返性室性心动过速）导致折返性心律失常等。

遗传性 CCD 可能与其他心脏电传导缺陷或结构性疾病以及神经系统疾病相关（表 16.2）。因此，患者的首发症状可能与 CCD 无关，而表现为其他疾病。例如，携带 *SCN5A* 功能失去突变的患者可能同时患有 BrS 和 CCD，其首发症状可能表现为 BrS 背景下的室性心律失常。携带 *NKX2-5* 突变的患者也存在房间隔缺损（atrial septal defect，ASD），而携带 *LMNA* 突变的患者通常在疾病晚期进展为与扩张型心肌病（DCM）相关的 CCD。其他基因型-表型关联见表 16.2。因此，进行详细的症状回顾、体格检查和心脏影像学检查对于正确诊断及指导分子遗传学检测至关重要。

有关遗传性 CCD 病程进展和自然病史的系统性纵向研究十分有限。相比之下，已有大量针对无已知结构性心脏病的普通人群中传导缺陷的临床病程及预后的报道。例如，健康志愿者中不明原因的窦性心动过缓（＜ 50 次 / 分）与不良事件无关（平均随访 5.4 年）[74]。在一项纳入 10 685 例 30 ～ 59 岁的芬兰人群研究中，随访（30±11）年后发现孤立性一度 AVB（2.1% 的患者）与不良事件风险增加无关[6]。

表 16.2 遗传性 CCD 主要亚型的临床特征

基因 / 疾病（突变）	遗传方式	CCD 中的相对频率	其他心律失常	心肌病	CHD	SCD 风险	典型心电图表现	心外特征 / 疾病	特殊管理
SCN5A（错义突变和截短突变——功能失去突变）	AD	++	BrS、LQTS、AF	+/−（轻度）	−	+	PR 间期和 QRS 波时限延长。电轴左偏	−	避免使用钠通道阻滞剂治疗发热
TRPM4（错义突变——功能失去突变）	AD	++	−	−	−	+	RBBB、分支阻滞	−	常规 CCD 管理
LMNA（错义突变、截短突变和大片段缺失）	AD	++（伴 DCM 的 CCD）	房性心律失常	++	−	++	P 波低电压、PR 间期延长、窄 QRS 波（最初）	心源性栓塞性卒中 *LMNA* 也与肌营养不良（EDMD 和 LGMD）及其他疾病相关	存在左心室功能不全、室性心律失常或严重 CCD 时可考虑植入 ICD
NKX2-5（错义突变和截短突变）	AD	+	AF	+/−	++	+	不同程度的 AVB、窄 QRS 波	−	常规 CCD 管理
TBX5（错义突变、截短突变和大片段缺失）	AD	+/−	AF	−	+	+/−	不同程度的 AVB、窄 QRS 波	上肢骨骼异常（HOS）	常规 CCD 管理
MD［*DMPK*（1 型）或 *CNBP*（2 型）基因的重复扩增］	AD	++（伴肌营养不良的 CCD）	房性心律失常和室性心律失常	+/−	−	++	进行性 PR 间期延长和分支阻滞	肌强直、肌痛、肌无力、白内障、胃肠道疾病。CK 轻度升高	植入起搏器或 ICD 的阈值低。考虑侵入性 EPS。尚无最佳方案
EDMD（*EMD*、*FHL1* 和 *LMNA*）	XR AD AR	+/−	房性心律失常	+	−	+	窦性心动过缓、心房停顿、AVB	痉挛、肱腓肌无力、心源性栓塞性卒中。CK 中度升高	植入起搏器或使用抗凝剂的阈值低
LGMD 1B 型（*LMNA*）	AD	+/−	房性心律失常	+	−	+	窦性心动过缓、心房停顿、AVB	肩部和骨盆进行性无力和萎缩。与 EDMD 重叠。CK 中度升高	植入起搏器的阈值低?（可用数据少）
DES	AD	+/−	房性和室性心律失常	+	−	+	AVB、分支阻滞	近端和远端肌无力。CK 轻度升高	与 *LMNA* 类 似?（可用数据少）
HCN4（错义突变和截短突变）	AD	+	AF	LVNC	−	+	窦性心动过缓	−	常规 CCD 管理 无 LVNC 的 CCD 患者预后好
PRKAG2（错义突变和截短突变）	AD	+/−	WPW、AF	HCM	−	+	心室预激	−	常规 CCD/HCM/WPW 管理

AD，常染色体显性遗传；AF，心房颤动；AR，常染色体隐性遗传；AVB，房室传导阻滞；BrS，Brugada 综合征；CCD，心脏传导疾病；CHD，先天性心脏病；CK，肌酸激酶；DCM，扩张型心肌病；EDMD，Emery-Dreifuss 肌营养不良症；EPS，电生理检查；HCM，肥厚型心肌病；HOS，Holt-Oram 综合征；ICD，埋藏式心脏复律除颤器；LGMD，肢带型肌营养不良；LQTS，长 QT 综合征；LVNC，左心室致密化不全；MD，强直性肌营养不良；RBBB，右束支传导阻滞；SCD，心脏性猝死；WPW，预激综合征；XR，X 连锁隐性遗传

无心脏病个体中的 Mobitz Ⅰ型二度 AVB 常由房室结传导阻滞引起且预后良好，常见于运动员，由迷走神经张力增大所致[72]。相比之下，Mobitz Ⅱ型二度 AVB 是由房室结下方的传导阻滞引起，其预后不良，进展至完全性 AVB、晕厥及 SCD 的风险高[25]。右束支传导阻滞（RBBB）与普通人群死亡率的关联存在争议，近期的 meta 分析显示，随访期间死亡率增加（HR = 1.17；95%CI 1.03 ～ 1.33）[86]。左束支传导阻滞（LBBB）在无症状健康个体中的预后似乎具有年龄依赖性。早期针对平均年龄小于 55 岁且平均随访时间少于 10 年的患者的大规模队列研究结果并未观察到 LBBB 相关不良事件的增加[29, 61]。近期针对年龄更大且随访时间更长的患者队列研究表明，其高度 AVB 发生率、心血管病死亡率及总死亡率均显著升高[7, 28, 87]。以上数据表明，除 Mobitz Ⅱ型二度 AVB 外，其他无症状年轻患者中的传导系统缺陷预后良好。这些数据的结论可否类推到遗传性 CCD 尚存争议。由于遗传性 CCD 的机制可部分认为是传导系统的加速退化，因此这类患者出现传导系统缺陷的比例会比其他未经筛选的 CCD 群体高。

诊断与鉴别诊断

在排除继发因素的情况下（表 16.1），心电图出现 1 种或多种传导信号异常可临床诊断 CCD（图 16.1）。所有患者均应进行超声心动图检查，以评估是否存在可导致 CCD 或与 CCD 发病相关的结构性心脏病。其他诊断性检查可根据患者的年龄、合并症及临床表现进行。越来越多的独立研究结果表明，心脏结节病和巨细胞心肌炎是年轻患者（＜ 55 ～ 60 岁）发生不明原因高度 AVB 的常见原因[41, 53]。这些患者的诊断策略应考虑进行心脏磁共振（CMR）或氟代脱氧葡萄糖（^{18}FDG）心脏正电子发射断层扫描（PET）的先进心脏成像检查。莱姆病是一种由伯氏疏螺旋体引起的传染病，在其高发地区，不明原因的 AVB 年轻患者也应考虑莱姆病[70]。当患者的临床表现疑似该病时，可通过血清学检测进行诊断。辨识病因十分重要，有利于开始恰当的抗生素治疗。由于该类患者的 AVB 通常可逆，因此通常不需要植入永久起搏器。

对不明原因 CCD 的年轻患者进行评估时，建议考虑其上、下三代家族史。家族史的采集方法详见第 2 章。针对 CCD 患者，应特别评估其是否存在 CCD、SCD、心律失常、植入起搏器或除颤器、心力衰竭或心肌病、心脏移植、先天性心脏病以及神经肌肉病的家族史。在评估遗传模式时，应注意 CCD 常伴发许多获得性疾病。例如，缺血性心脏病或心脏瓣膜疾病是 CCD 的常见病因。解读家族史时，年龄也是一个重要因素。CCD 的患病率随年龄增长而显著升高。一项前瞻性队列研究随机纳入 855 例 1913 年出生的男性受试者[27]，结果显示束支传导阻滞的患病率从 50 岁时的 1% 增加到 80 岁时的 17%。同样地，美国和澳大利亚的人口研究结果显示，65 岁以下人群植入永久起搏器的比例低于 0.5%，而 75 岁以上人群中这一比例则高达 2%[16, 65]。因此，在评估家族成员的 CCD 病因时，应谨记该病的患病率具有年龄依赖性：年轻患者中的 CCD 十分罕见，因此遗传的可能性大；而老年患者中的 CCD 较常见，老龄化引起的传导系统退化的可能性更大。总之，对疑似 CCD 的患者，应详细了解其家族成员的临床情况，包括发病年龄和合并症，这对于判断患者是否存在遗传因素，以及其遗传模式和表型鉴定都很重要。

临床治疗与随访

CCD 患者的管理旨在缓解症状和预防 SCD，尚无有效的药物治疗。有临床症状的心动过缓患者、完全性 AVB 和 SCD 的高危患者建议植入起搏器。关于心脏起搏的临床指南会定期更新和发布[17]。除少数基因型及疾病特异性管理存在差异外（如下文讨论的 *LMNA* 突变和肌营养不良），其他疑似或确诊的遗传性 CCD 患者与其他病因导致的 CCD 患者治疗方案类似。

有如下情况时，建议植入起搏器（Ⅰ类指征）：

- 窦房结功能障碍伴心动过缓导致的明显症状。
- 三度或 Mobitz Ⅱ二度 AVB 患者，无论症状如何。
- 晕厥伴束支传导阻滞，以及侵入性电生理检查显示房室结下传导障碍。
- 交替性束支传导阻滞（如 RBBB 和 LBBB），无论症状如何。

有如下情况时，应考虑植入起搏器（Ⅱa 类指征）：

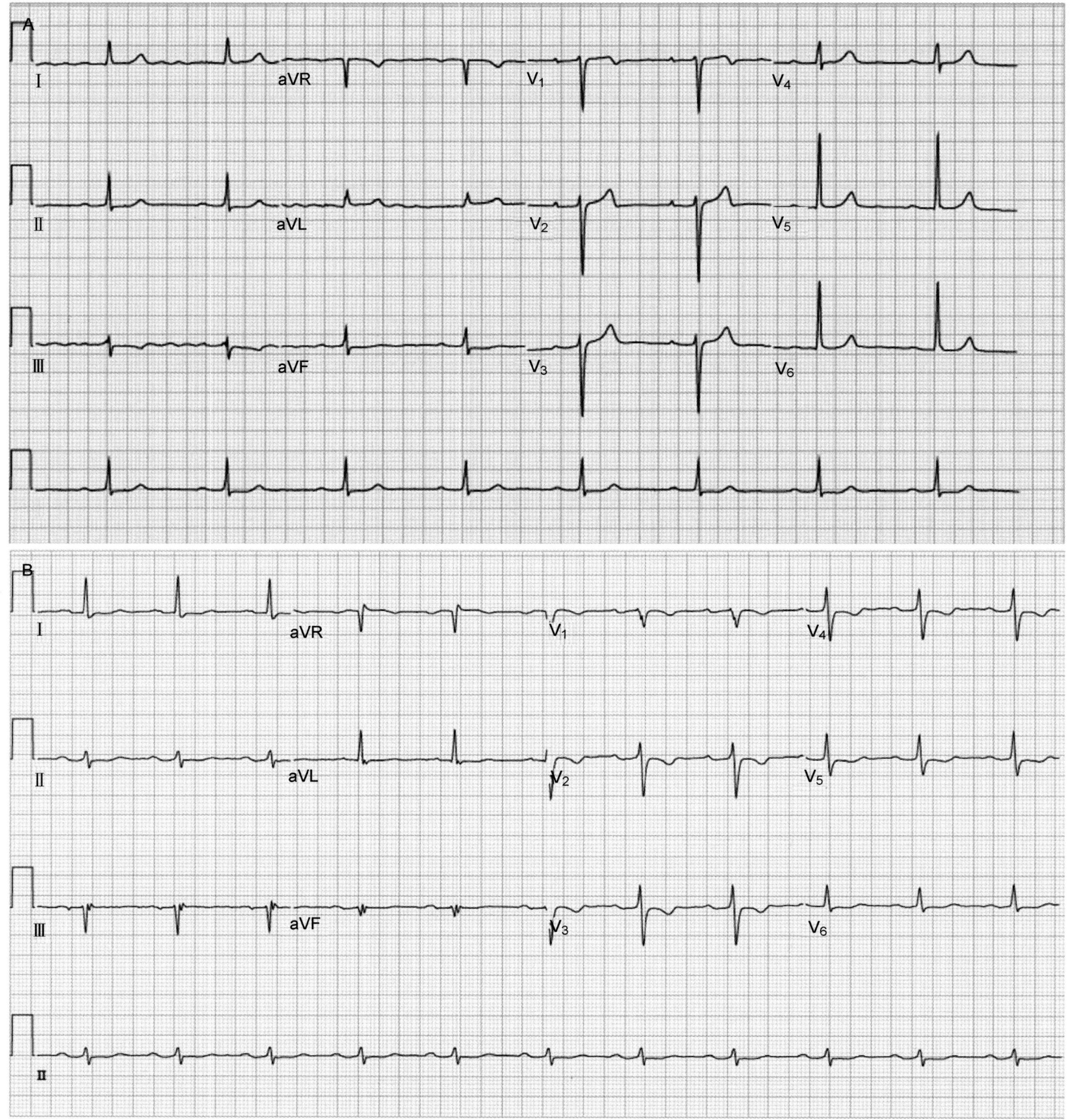

图 16.1　A. 轻度扩张型心肌病（左心室射血分数 52%）且携带 *LMNA*（Q410X）截短突变的 50 岁女性患者的心电图。可见 *LMNA* 病的典型特征——P 波低电压、PR 间期延长以及窄 QRS 波。**B.** 心脏结构正常但携带 *SCN5A*（R222X）截短突变的 63 岁女性患者的心电图。可见 *SCN5A* 功能失去突变的典型特征——PR 间期和 QRS 波时限延长及电轴左偏

- Mobitz Ⅰ型二度 AVB，有症状或侵入性电生理检查显示房室结下传导阻滞。
- 晕厥且有无症状停搏＞ 6 s。

鉴于疾病的进行性特点，一项有关遗传性心律失常综合征的专家共识声明建议存在双分支阻滞的患者，无论是否存在一度 AVB，均应考虑植入起搏器（Ⅱ a类）[58]。

具有明显 CCD 症状的患者以及携带致病性 *SCN5A* 功能失去突变的患者也应避免服用可减慢心电传导的药物（如 http://www.brugadadrugs.org 列出的药物）[57]。

由于疾病的进行性特点，应定期评估 CCD 患

者的心电图并回顾其症状。对于未达到植入起搏器的心电图标准的有症状患者，应考虑记录更长时间的心电图（如动态心电图监测和循环记录），以检测传导异常的间歇性恶化。运动不耐受患者应进行运动试验，以检测心脏变时性功能不全或运动诱发的 AVB。特定患者（如携带 *LMNA*、*DES* 和 *SCN5A* 突变）也应定期复查超声心动图，而临床怀疑心力衰竭的患者均应进行超声心动图检查。应根据传导异常的严重程度、疾病进展的速度、症状以及患者年龄，制订个体化的随访频率方案。应对有肌营养不良和 CCD 的患者进行更密切的监控。若患者发生晕厥，应建议其迅速就医，以评估是否需要紧急植入起搏器。

分子诊断

发病年龄较小（＜ 50 岁）的原发性 CCD 患者，无论其是否有心肌病或先天性心脏病，均应考虑进行基因检测，特别当存在阳性家族史时[2]。最佳的诊断策略尚不明确。对于其他情况，则应在提高检出率和尽量避免检出临床意义未明的变异间寻找平衡。对于孤立性 CCD 患者，应进行 *TRPM4* 和 *SCN5A* 测序。伴发 DCM 的患者应进行 *LMNA*、*DES* 和 *SCN5A* 测序，而合并 ASD 等先天性心脏病的 CCD 患者则应筛查 *NKX2-5* 和 *TBX5* 的基因突变。在少数家族性或孤立性 CCD 患者中也鉴定出了其他基因的突变，且有部分功能学研究结果支持其致病性。这些基因常被纳入下一代测序（NGS）的“心律失常”或“心脏病”基因组合检测中。来自荷兰的数据表明，CCD 患者基因检测的检出率（主要局限于 *SCN5A* 测序）约为 30%，主要为 *SCN5A* 的频发突变 c.2582_2583delTT[39]。更大规模的多人群靶向基因检测的检出率及 NGS 的附加价值仍有待探索。

分子遗传学

SCN5A

Schott 首先发现了 *SCN5A* 突变可引起 CCD[62]，并报道了一个法国的无结构性心脏病的常染色体显性遗传性 CCD 大家系，患病成员表现为一度 AVB、LBBB、RBBB 或需要植入起搏器的完全性 AVB。家系随访结果显示该病呈进行性。通过靶向连锁分析的方法，研究者证实该病与包含 *SCN5A* 的 3p21 基因座呈强连锁。测序结果显示，该家系携带预测会导致第 22 号外显子跳读的剪接位点变异。研究者还对另一个表现为无症状一度 AVB、RBBB 和（或）非特异性室内传导延迟的荷兰 CCD 家系进行了 *SCN5A* 测序，并检出 1 个预测产生提前终止密码子的移码突变，该突变与疾病呈现共分离。总之，该研究首次将 CCD 与 *SCN5A* 联系起来，而此前 *SCN5A* 是 LQT3[83] 和 BrS[20] 的致病基因。与 BrS 相似，*SCN5A* 突变可导致 Nav1.5 功能缺失从而引发 CCD，而 Nav1.5 是负责心肌细胞去极化的主要钠通道。因此，*SCN5A* 功能失去突变常可导致同一患者或携带相同变异的家族成员出现 BrS 和 CCD 的混合表型。相反，LQT3 是由 *SCN5A* 功能获得突变引起，可导致 Nav1.5 的失活受损及晚期钠电流增加。有趣的是，在某些同时表现为 CCD、BrS 和 LQT3 的家族[59]中发现的突变既可导致峰值钠电流降低（功能失去），又可导致晚期钠电流增加（功能获得）。1795insD 突变就是这种重叠综合征的最好示例[56]。在有窦房结功能障碍、心房颤动以及 DCM 的家系中也观察到了 *SCN5A* 突变，再次强调 *SCN5A* 突变的相关表型具有高度异质性[79]。多项 GWAS 发现，*SCN5A* ～ *SCN10A* 基因座中的常见变异与 PR 间期、QRS 波和 QT 间期以及 BrS 和 ST-T 电压相关，提示 *SCN5A* 及其编码的 Nav1.5 在正常心脏电传导中具有重要作用[4, 11, 40, 55, 66, 81]。

临床上，*SCN5A* 突变相关的 CCD 早期表现为 PR 间期延长、宽 QRS 波及电轴左偏（图 16.1B），而后可能进展为高度 AVB。除在“临床治疗和随访”中介绍的 CCD 常规管理外，携带 *SCN5A* 致病突变的 CCD 患者还应避免服用具有钠通道阻滞作用的药物，并控制心律失常事件的潜在诱因——发热。由于 CCD 可能合并引起室性快速性心律失常的其他综合征，因此应重视有可能由恶性室性心律失常引起的晕厥事件。虽然植入起搏器是常规的可选治疗方案（若达到指征，见上文），但某些患者（特别是重叠综合征患者）植入 ICD 的效果可能更佳。

TRPM4

2009 年，*TRPM4* 被确定为 CCD 的致病基因[42]。

事实上，这一发现背后的故事可追溯至20世纪60年代Combrink等[21]及后来Steenkamp等[69]的报道。他们描述了常染色体显性遗传性CCD的南非大家系，其临床表现为RBBB、分支阻滞和SCD。随后，又报道了一个有类似表型的黎巴嫩大家系[71]。1995年，对南非和黎巴嫩大家系进行的连锁分析发现，CCD临床表型与包含*TRPM4*基因的染色体19q13.3区域连锁[18, 23]。*TRPM4*测序结果显示，这些家系携带与CCD表型共分离的两种不同的错义突变[42-43]。之后在另一个法国大家系及一些小家系和散发CCD病例中也检出了这些突变[22, 43, 68]。近期未进行系统性共分离分析的相对小型队列研究数据表明，进行性CCD患者中*TRPM4*突变的检出率约为15%[22, 68]。值得注意的是，*TRPM4*相关CCD的典型临床表型为伴或不伴分支阻滞的RBBB，随后可进展为完全性AVB，但孤立性LBBB很罕见。

*TRPM4*编码钙离子激活的非选择性阳离子通道，主要表达于浦肯野纤维中。*TRPM4*相关CCD的机制为蛋白去SUMO化减弱引起内吞作用减少，从而增加细胞表面的通道密度[42]。这种阳离子通道密度的增加可导致细胞膜去极化，从而减少心脏传导系统中快速传导所必需的Nav1.5活性[1]。

LMNA

*LMNA*突变与多种疾病相关，统称为核纤层蛋白病，包括Hutchinson-Gilford早老症、常染色体隐性遗传性运动感觉神经病（Charcot-Marie-Tooth病）、Emery-Dreifuss肌营养不良（Emery-Dreifuss muscular dystrophy，EDMD）以及与明显的CCD伴发或在其后发生的DCM。*LMNA*相关的心肌病是一种进行性疾病，早期表现为CCD，通常表现为窦性心动过缓、P波低电压、一度AVB及最初正常的QRS波（图16.1A）。该病的早期阶段常伴发心律失常（房性期前收缩、房性心动过速或心房颤动、室性期前收缩或心动过速）。随疾病进展，患者可能出现完全性AVB、恶性室性心律失常或SCD，最终出现DCM合并心力衰竭或栓塞性卒中。家系研究结果显示，CCD进展为DCM的中位时间为7年[19]。携带*LMNA*突变的CCD患者发生恶性室性快速性心律失常的风险高，即使其左心室收缩功能正常[3, 38]。有起搏器治疗指征的*LMNA*突变患者应考虑植入ICD[58]，特别是存在其他危险因素时，如男性、非持续性室性心动过速（VT）、LVEF＜45%及非错义突变[76]。

具有典型临床表现（CCD、DCM、心律失常和家族史）的患者，若*LMNA*测序未能检出突变，则应考虑进一步使用其他方法检测结构变异，如采用多重连接依赖性探针扩增（MLPA）检测大片段缺失。该检测方法已在部分患者中被证明有效[36, 48, 78]。

伴有先天性心脏病的CCD：*NKX2-5*和*TBX5*

1998年，Schott在4个常染色体显性遗传性先天性心脏病家系中检出了*NKX2-5*的1个错义突变和2个无义变异，其中大部分（33例中有27例）是继发孔型ASD，少部分是伴或不伴ASD的其他缺陷[63]。所有患者均有表现为不同程度AVB的CCD。3例患者的侵入性电生理学检查结果显示，传导延迟位于房室结，后期随访显示患者均表现为进行性CCD。*NKX2-5*编码的转录因子参与心脏形态发生，特别是发育过程中的隔膜形成，且对出生后房室结的正常功能也起重要作用。其他研究团队在相似表型的小家系中也检出了*NKX2-5*突变，重复了最初的发现[67]。

Holt-Oram综合征（Holt-Oram syndrome，HOS）是影响心脏和手的常染色体显性遗传病（心手综合征），＞70%的病例由转录因子*TBX5*突变引起[9, 49]。几乎所有受累个体均涉及桡骨、腕骨或手部的骨骼异常，有时仅可见于放射影像学检查中。大部分患者也存在先天性心脏病，通常为继发孔型ASD或室间隔缺损（ventricular septal defect，VSD），但也有更严重病变的报道。无论是否存在结构性缺陷，该综合征患者均处于严重进行性CCD的高风险且需要植入起搏器。HOS患者中CCD的确切患病率尚不清楚。同样地，疑似遗传性CCD患者中致病性*TBX5*突变的检出率也未知。*TBX5*的错义突变和截短突变均与HOS相关，有研究提示突变类型及错义突变的位置可预测临床表型[10]。采用测序方法在典型HOS患者中未检出致病突变时，应考虑检测大片段缺失，既往已有相关报道[15]。*TBX5*基因对胎儿心脏的正常发育至关重要，在婴儿出生后还可通过控制*SCN5A*基因表达来调控心脏电传导[5]。除与HOS相关外，GWAS结果还显示，*TBX5*基因的常见变异与PR间期和QRS波时限有关，再次凸显其在正常心脏传导中的作用[24, 40, 66]。

伴发肌营养不良的 CCD：概述

肌营养不良是一组具有临床和遗传异质性的遗传性骨骼肌病，常累及心脏[34]。心脏受累的患病率、类型和严重程度取决于特定肌营养不良的类型。*DMD* 基因（编码抗肌萎缩蛋白）突变引起的 X 连锁隐性遗传性进行性假肥大性肌营养不良（DMD）和贝克肌营养不良（BMD），其心脏表型主要为 DCM，而 CCD 较少见。相反地，*DMPK*（1 型）或 *CNBP*（2 型）基因片段重复扩增引起的常染色体显性遗传性强直性肌营养不良中，CCD 很常见且呈进行性，而 DCM 并不常见。在 1 型强直性肌营养不良（Steinert 病）中，大部分患者会进展为 CCD。严重的 CCD（定义为非窦性节律、PR 间期＞240 ms、QRS 波时限＞120 ms 或二度 / 三度 AVB）与 SCD 发生风险的显著升高相关[35]。有趣的是，*DMPK* 基因中 CTG 重复的次数及肌肉表型的严重程度可预测 CCD 的严重程度。由于 SCD 占总死亡率的 30%，而 CCD 在 SCD 的发生机制中起重要作用，因此该类患者起搏器植入的标准应有所降低。出现二度或三度 AVB 是起搏器植入的明确指征，但适用于其他患者的风险分层及预防性器械植入的最佳方案仍不清楚。一些专家建议采用侵入性电生理检查。一项大型非随机研究表明，在调整基线差异或使用倾向评分匹配后，与保守性非侵入性方法相比，侵入性电生理检查指导的装置植入策略与生存率提高相关[82]。由于此类患者存在室性心律失常诱发 SCD 的风险，因此也应考虑植入 ICD 而非普通起搏器[12]。EDMD 是一种罕见疾病，可呈 X 连锁隐性遗传（*EMD* 或 *FHL1* 突变）或常染色体显性或隐性遗传（*LMNA* 突变）。EDMD 合并 CCD 表现为窦性心动过缓、心房停顿和 AVB。患者也存在发生 DCM 及房性心律失常伴心源性栓塞性卒中的风险[14]。常染色体显性遗传和 X 连锁隐性遗传性 EDMD 患者均存在心脏受累风险，但 *LMNA* 突变携带者的风险更高[13]。*LMNA* 突变还可引起心脏受累率高（CCD 和 DCM）的常染色体显性遗传性肢带型肌营养不良（LGMD）IB 型。其他常染色体显性和隐性遗传性 LGMD 亚型与不同程度的 DCM 相关，但很少发生 CCD。其他类型的肌营养不良患者很少发生 CCD 或 DCM。

肌原纤维肌病是另一种遗传异质性神经肌肉病，与伴或不伴发 DCM 的 CCD 相关。其最常见的类型是常染色体显性遗传性结蛋白相关肌病，由 *DES* 突变引起，其特征为孤立性心脏受累（25%）、孤立性神经受累（25%）或均受累（50%）[77]。心脏受累包括心肌病（主要为 DCM）、CCD、室上性心律失常及室性心律失常（尽管装有起搏器，仍有少数患者发生 SCD）。考虑到存在室性心律失常引起 SCD 的潜在风险，一些临床医生建议有起搏器植入指征的 *DES* 突变携带者植入 ICD[77]。线粒体 DNA 缺失导致的线粒体疾病也可表现为神经肌肉缺陷及伴或不伴心肌病的 CCD。Kearns-Sayre 综合征就是一个典型的例子，其患者可出现快速进行性 AVB。

鉴于可用文献少且相关肌病的发生率低，对伴发神经肌肉病的 CCD 患者的临床管理具有挑战性。由于许多疾病中的 SCD 风险均有所增加，临床实践指南建议采用比其他 CCD 患者更为积极的治疗方法。例如，对于强直性肌营养不良和 LGMD 患者，无论其 AVB（包括一度 AVB）或双分支阻滞的程度如何、有无症状，均可考虑植入永久起搏器[26]。但是，由于临床数据少，这种积极治疗方案尚未达成共识[17]。

其他 CCD 基因

有研究曾在窦房结功能障碍患者及家系中鉴定出编码人类主要起搏通道蛋白的 *HCN4* 基因的功能失去突变，部分报道称其与阵发性心房颤动相关[50, 64]。其临床表型的严重程度差异巨大，有时整个家族均表现为良性的孤立性无症状窦性心动过缓[54]。有研究在 4 个窦性心动过缓合并左心室致密化不全[51]和轻度主动脉扩张[80]的家系中鉴定出 *HCN4* 的功能失去突变。有趣的是，在 1 个家族性异常窦性心动过速家系中检出了 *HCN4* 的功能获得突变[8]。

心脏电压门控钠通道（Nav1.5）是由 α 亚基（由 *SCN5A* 编码）、β 亚基（如 *SCN1B*）及辅助蛋白组成的蛋白复合物的一部分。鉴于 *SCN5A* 与 CCD 及 BrS 相关，一项候选基因测序研究在 3 个伴或不伴发 BrS 的 CCD 小家系中鉴定出了 *SCN1B* 突变[84]。功能学研究表明，与共表达两种野生型蛋白质相比，*SCN5A* 与突变型 *SCN1B* 共表达可导致钠电流减小。虽然有这些功能学数据支持，但由于缺乏强有力的人类遗传学数据（仅有 3 个小家系且缺乏令人信服的验证研究），人们仍对 *SCN1B* 在

CCD 中的作用存有质疑。

电脉冲在希氏束-浦肯野系统中的快速传导取决于 Nav1.5 及高电导缝隙连接通道的利用率。Makita 等在 1 例突然死亡的 6 岁 CCD（LBBB 和二度 AVB）男童[47]中鉴定出 1 个 *GJA5* 错义突变，该基因编码高电导缝隙连接通道亚基连接蛋白 40。其发生 SCD 且有 CCD（LBBB）的母亲及其 QRS 波时限为正常值范围上限的 4 岁妹妹也携带该变异。与野生型连接蛋白 40 相比，突变蛋白在连接传导中的表达降低。也有研究者在心房颤动患者的左心房 DNA 中检出 *GJA5* 体细胞突变[31]，但此发现在更大规模队列中并未得到重复[60]（详见第 15 章）。

近期，两个研究团队采用连锁分析和全外显子组测序（WES）的方法，在室上性快速性心律失常和 CCD（有时伴有 DCM）家系中鉴定出 *TNNI3K* 错义突变[73, 85]。*TNNI3K* 编码肌钙蛋白 I 交互激酶，这是一种在小鼠房室传导系统中发现的心脏特异性激酶[44]。*TNNI3K* 的致心律失常病理生理机制是一个具有前景的研究方向。

2001 年，Gollob 在患有 CCD、心室预激伴或不伴心肌肥厚的家系中鉴定出 *PRKAG2* 错义突变[30, 32]。此后，又报道了多个携带 *PRKAG2* 突变的相同表型家系。对于有心室预激和（或）心肌肥厚的 CCD 患者，应进行该基因的测序。*PRKAG2* 编码 AMP 活化蛋白激酶 γ_2 调节亚基，是参与心肌细胞代谢和供能的 AMP 活化蛋白激酶复合物的一部分。

家系筛查

鉴于家族性 CCD 的长期研究数据有限，所以很难推荐具体的家系筛查及随访流程。因此，临床医生应为每例患者及其亲属制订个体化的随访方案。以下是一些指导意见，其具体实施取决于是否检出致病性变异及疾病呈家族性或散发性。

当先证者检出致病突变时，推荐其家族成员进行该突变的级联筛查[2]。突变携带者应进行完整的基线心脏评估，包括症状回顾、体格检查、心电图和超声心动图。若患者报告有间歇性症状，建议进行运动试验、动态心电图监测或循环记录。鉴于该病的进行性特征，需要对突变携带者进行定期评估（如每 1 ～ 3 年），频率取决于患者年龄及心电图异常的程度（若存在）。随访评估应包括对症状和心电图的回顾。对于 *LMNA* 突变患者，建议每 1 ～ 2 年复查 1 次超声心动图。若患者出现晕厥，应进行急诊治疗。未携带突变的家族成员无须担心罹患该病，除非变异位点的致病性存疑。建议行基线心电图，待临床症状出现后再进行更全面的心脏评估。

对于无明确家族史、遗传原因未知的不明原因 CCD 的年轻患者，应对其一级亲属进行基线心电图检查。若先证者还患有结构性心脏病，其一级亲属也应进行超声心动图检查。若基线评估正常，则患者可出院，但在出现症状后（如晕厥前兆、晕厥和运动不耐受）应就医咨询。若基线评估异常，则应对患者进行相应治疗并定期随访。

对于有明确家族史但遗传原因未知的 CCD 患者，应考虑进一步的基因检测（如 WES、覆盖更多基因的组合检测和靶向缺失测定）及疾病共分离分析，但其检出率很可能较低。对于一级亲属，应按上述方法进行临床筛查。然而，即使基线评估正常，也应尽可能对其进行长期的定期随访，除非患病家族成员的发病年龄很小。

要点总结

- CCD 是一种涉及遗传和非遗传病因的临床异质性疾病。
- 对于有 CCD、心肌病、先天性心脏病家族史和原因不明的严重散发性 CCD 年轻患者（＜ 50 岁），应考虑遗传病因及基因检测。
- 孤立性 CCD 可能由 *SCN5A* 或 *TRPM4* 突变引起。
- 合并 DCM 的 CCD 可能由 *LMNA* 和 *DES* 突变引起，携带此类突变的严重 CCD 患者也存在室性心律失常的风险。这种情况下，应考虑植入 ICD 治疗。
- 合并先天性心脏病的 CCD 可能由 *NKX2-5* 和 *TBX5* 突变引起，后者始终伴有上肢骨骼异常（HOS）。
- 合并心室预激或不明原因心肌肥厚的 CCD 可能由 *PRKAG2* 突变引起。
- CCD 可伴发某些肌营养不良（如强直性肌营养不良 /Emery-Dreifuss 肌营养不良 / 肢带型肌营养不良 IB 型）。这种情况下，可在早期阶段考虑进行起搏器或 ICD 植入的积极治疗。

- 器械治疗是唯一适用于遗传性 CCD 的治疗方法。器械植入标准通常与其他病因导致的 CCD 相同，上述几条中提到的情况除外。
- 建议对已确诊或疑似遗传性 CCD 患者进行基因检测和（或）临床表型的家系筛查。

参考文献

1. Abriel H, Syam N, Sottas V, Amarouch MY, Rougier JS. TRPM4 channels in the cardiovascular system: physiology, pathophysiology, and pharmacology. Biochem Pharmacol. 2012;84(7):873–81.
2. Ackerman MJ, Priori SG, Willems S, Berul C, Brugada R, Calkins H, et al. HRS/EHRA expert consensus statement on the state of genetic testing for the channelopathies and cardiomyopathies: this document was developed as a partnership between the Heart Rhythm Society (HRS) and the European Heart Rhythm Association (EHRA). Europace. 2011;13(8):1077–109.
3. Anselme F, Moubarak G, Savoure A, Godin B, Borz B, Drouin-Garraud V, et al. Implantable cardioverter-defibrillators in lamin A/C mutation carriers with cardiac conduction disorders. Heart Rhythm. 2013;10(10):1492–8.
4. Arking DE, Pulit SL, Crotti L, van der Harst P, Munroe PB, Koopmann TT, et al. Genetic association study of QT interval highlights role for calcium signaling pathways in myocardial repolarization. Nat Genet. 2014;46(8):826–36.
5. Arnolds DE, Liu F, Fahrenbach JP, Kim GH, Schillinger KJ, Smemo S, et al. TBX5 drives Scn5a expression to regulate cardiac conduction system function. J Clin Invest. 2012;122(7):2509–18.
6. Aro AL, Anttonen O, Kerola T, Junttila MJ, Tikkanen JT, Rissanen HA, et al. Prognostic significance of prolonged PR interval in the general population. Eur Heart J. 2014;35(2):123–9.
7. Badheka AO, Singh V, Patel NJ, Deshmukh A, Shah N, Chothani A, et al. QRS duration on electrocardiography and cardiovascular mortality (from the National Health and Nutrition Examination Survey-III). Am J Cardiol. 2013;112(5):671–7.
8. Baruscotti M, Bucchi A, Milanesi R, Paina M, Barbuti A, Gnecchi-Ruscone T, et al. A gain-of-function mutation in the cardiac pacemaker HCN4 channel increasing cAMP sensitivity is associated with familial Inappropriate Sinus Tachycardia. Eur Heart J. 2015.
9. Basson CT, Bachinsky DR, Lin RC, Levi T, Elkins JA, Soults J, et al. Mutations in human TBX5 [corrected] cause limb and cardiac malformation in Holt-Oram syndrome. Nat Genet. 1997;15(1):30–5.
10. Basson CT, Huang T, Lin RC, Bachinsky DR, Weremowicz S, Vaglio A, et al. Different TBX5 interactions in heart and limb defined by Holt-Oram syndrome mutations. Proc Natl Acad Sci U S A. 1999;96(6):2919–24.
11. Bezzina CR, Barc J, Mizusawa Y, Remme CA, Gourraud JB, Simonet F, et al. Common variants at SCN5A-SCN10A and HEY2 are associated with Brugada syndrome, a rare disease with high risk of sudden cardiac death. Nat Genet. 2013;45(9):1044–9.
12. Bhakta D, Shen C, Kron J, Epstein AE, Pascuzzi RM, Groh WJ. Pacemaker and implantable cardioverter-defibrillator use in a US myotonic dystrophy type 1 population. J Cardiovasc Electrophysiol. 2011;22(12):1369–75.
13. Bonne G, Leturcq F, Ben YR. Emery-Dreifuss Muscular Dystrophy. In: Pagon RA, Adam MP, Ardinger HH, Wallace SE, Amemiya A, Bean LJH, et al., editors. GeneReviews(R). Seattle (WA); 1993.
14. Boriani G, Gallina M, Merlini L, Bonne G, Toniolo D, Amati S, et al. Clinical relevance of atrial fibrillation/flutter, stroke, pacemaker implant, and heart failure in Emery-Dreifuss muscular dystrophy: a long-term longitudinal study. Stroke. 2003;34(4):901–8.
15. Borozdin W. Bravo Ferrer Acosta AM, Bamshad MJ, Botzenhart EM, Froster UG, Lemke J, et al. Expanding the spectrum of TBX5 mutations in Holt-Oram syndrome: detection of two intragenic deletions by quantitative real time PCR, and report of eight novel point mutations. Hum Mutat. 2006;27(9):975–6.
16. Bradshaw PJ, Stobie P, Knuiman MW, Briffa TG, Hobbs MS. Trends in the incidence and prevalence of cardiac pacemaker insertions in an ageing population. Open Heart. 2014;1(1):e000177.
17. Brignole M, Auricchio A, Baron-Esquivias G, Bordachar P, Boriani G, Breithardt OA, et al. 2013 ESC guidelines on cardiac pacing and cardiac resynchronization therapy: the Task Force on cardiac pacing and resynchronization therapy of the European Society of Cardiology (ESC). Developed in collaboration with the European Heart Rhythm Association (EHRA). Eur Heart J. 2013;34(29):2281–329.
18. Brink PA, Ferreira A, Moolman JC, Weymar HW, van der Merwe PL, Corfield VA. Gene for progressive familial heart block type I maps to chromosome 19q13. Circulation. 1995;91(6):1633–40.
19. Brodt C, Siegfried JD, Hofmeyer M, Martel J, Rampersaud E, Li D, et al. Temporal relationship of conduction system disease and ventricular dysfunction in LMNA cardiomyopathy. J Card Fail. 2013;19(4):233–9.
20. Chen Q, Kirsch GE, Zhang D, Brugada R, Brugada J, Brugada P, et al. Genetic basis and molecular mechanism for idiopathic ventricular fibrillation. Nature. 1998;392(6673):293–6.
21. Combrink JM, Davis WH, Snyman HW. Familial bundle branch block. Am Heart J. 1962;64:397–400.
22. Daumy X, Amarouch MY, Lindenbaum P, Bonnaud S, Charpentier E, Bianchi B, et al. Targeted resequencing identifies TRPM4 as a major gene predisposing to progressive familial heart block type I. Int J Cardiol. 2016;207:349–58.
23. de Meeus A, Stephan E, Debrus S, Jean MK, Loiselet J, Weissenbach J, et al. An isolated cardiac conduction disease maps to chromosome 19q. Circ Res. 1995;77(4):735–40.
24. den Hoed M, Eijgelsheim M, Esko T, Brundel BJ, Peal DS, Evans DM, et al. Identification of heart rate-associated loci and their effects on cardiac conduction and rhythm disorders. Nat Genet. 2013;45(6):621–31.
25. Dhingra RC, Denes P, Wu D, Chuquimia R, Rosen KM. The significance of second degree atrioventricular block and bundle branch block. Observations regarding site and type of block. Circulation. 1974;49(4):638–46.
26. Epstein AE, DiMarco JP, Ellenbogen KA, Estes 3rd NA, Freedman RA, Gettes LS, et al. 2012 ACCF/AHA/HRS focused update incorporated into the ACCF/AHA/HRS 2008 guidelines for device-based therapy of cardiac rhythm abnormalities: a report of the American College of Cardiology Foundation/American Heart Association Task Force on Practice Guidelines and the Heart Rhythm Society. J Am Coll Cardiol. 2013;61(3):e6–75.
27. Eriksson P, Hansson PO, Eriksson H, Dellborg M. Bundle-branch block in a general male population: the study of men born 1913. Circulation. 1998;98(22):2494–500.
28. Eriksson P, Wilhelmsen L, Rosengren A. Bundle-branch block in middle-aged men: risk of complications and death over 28 years. The Primary Prevention Study in Goteborg, Sweden. Eur Heart J. 2005;26(21):2300–6.
29. Fahy GJ, Pinski SL, Miller DP, McCabe N, Pye C, Walsh MJ, et al. Natural history of isolated bundle branch block. Am J Cardiol. 1996;77(14):1185–90.
30. Gollob MH, Green MS, Tang AS, Gollob T, Karibe A, Ali Hassan AS, et al. Identification of a gene responsible for familial Wolff-Parkinson-White syndrome. N Engl J Med. 2001a;344(24):1823–31.
31. Gollob MH, Jones DL, Krahn AD, Danis L, Gong XQ, Shao Q, et al. Somatic mutations in the connexin 40 gene (GJA5) in atrial fibrillation. N Engl J Med. 2006;354(25):2677–88.
32. Gollob MH, Seger JJ, Gollob TN, Tapscott T, Gonzales O, Bachinski L, et al. Novel PRKAG2 mutation responsible for the genetic syndrome of ventricular preexcitation and conduction system disease with childhood onset and absence of cardiac hypertro-

phy. Circulation. 2001b;104(25):3030–3.
33. Gourraud JB, Kyndt F, Fouchard S, Rendu E, Jaafar P, Gully C, et al. Identification of a strong genetic background for progressive cardiac conduction defect by epidemiological approach. Heart. 2012;98(17):1305–10.
34. Groh WJ. Arrhythmias in the muscular dystrophies. Heart Rhythm. 2012;9(11):1890–5.
35. Groh WJ, Groh MR, Saha C, Kincaid JC, Simmons Z, Ciafaloni E, et al. Electrocardiographic abnormalities and sudden death in myotonic dystrophy type 1. N Engl J Med. 2008;358(25):2688–97.
36. Gupta P, Bilinska ZT, Sylvius N, Boudreau E, Veinot JP, Labib S, et al. Genetic and ultrastructural studies in dilated cardiomyopathy patients: a large deletion in the lamin A/C gene is associated with cardiomyocyte nuclear envelope disruption. Basic Res Cardiol. 2010;105(3):365–77.
37. Harbison J, Newton JL, Seifer C, Kenny RA. Stokes Adams attacks and cardiovascular syncope. Lancet. 2002;359(9301):158–60.
38. Hasselberg NE, Edvardsen T, Petri H, Berge KE, Leren TP, Bundgaard H, et al. Risk prediction of ventricular arrhythmias and myocardial function in Lamin A/C mutation positive subjects. Europace. 2014;16(4):563–71.
39. Hofman N, Tan HL, Alders M, Kolder I, de Haij S, Mannens MM, et al. Yield of molecular and clinical testing for arrhythmia syndromes: report of 15 years' experience. Circulation. 2013;128(14):1513–21.
40. Holm H, Gudbjartsson DF, Arnar DO, Thorleifsson G, Thorgeirsson G, Stefansdottir H, et al. Several common variants modulate heart rate, PR interval and QRS duration. Nat Genet. 2010;42(2):117–22.
41. Kandolin R, Lehtonen J, Kupari M. Cardiac sarcoidosis and giant cell myocarditis as causes of atrioventricular block in young and middle-aged adults. Circ Arrhythm Electrophysiol. 2011;4(3):303–9.
42. Kruse M, Schulze-Bahr E, Corfield V, Beckmann A, Stallmeyer B, Kurtbay G, et al. Impaired endocytosis of the ion channel TRPM4 is associated with human progressive familial heart block type I. J Clin Invest. 2009;119(9):2737–44.
43. Liu H, El Zein L, Kruse M, Guinamard R, Beckmann A, Bozio A, et al. Gain-of-function mutations in TRPM4 cause autosomal dominant isolated cardiac conduction disease. Circ Cardiovasc Genet. 2010;3(4):374–85.
44. Lodder EM, Scicluna BP, Milano A, Sun AY, Tang H, Remme CA, et al. Dissection of a quantitative trait locus for PR interval duration identifies Tnni3k as a novel modulator of cardiac conduction. PLoS Genet. 2012;8(12):e1003113.
45. Lynch HT, Mohiuddin S, Sketch MH, Krush AJ, Carter S, Runco V. Hereditary progressive atrioventricular conduction defect. A new syndrome? JAMA. 1973;225(12):1465–70.
46. Lynch RJ, Engle MA. Familial congenital complete heart block. Its occurrence in 2 children with another genetically determined anomaly. Am J Dis Child. 1961;102:210–7.
47. Makita N, Seki A, Sumitomo N, Chkourko H, Fukuhara S, Watanabe H, et al. A connexin40 mutation associated with a malignant variant of progressive familial heart block type I. Circ Arrhythm Electrophysiol. 2012;5(1):163–72.
48. Marsman RF, Bardai A, Postma AV, Res JC, Koopmann TT, Beekman L, et al. A complex double deletion in LMNA underlies progressive cardiac conduction disease, atrial arrhythmias, and sudden death. Circ Cardiovasc Genet. 2011;4(3):280–7.
49. McDermott DA, Fong JC, Basson CT. Holt-Oram syndrome. In: Pagon RA, Adam MP, Ardinger HH, Wallace SE, Amemiya A, Bean LJH, et al. editors. GeneReviews(R). Seattle (WA); 1993.
50. Milanesi R, Baruscotti M, Gnecchi-Ruscone T, DiFrancesco D. Familial sinus bradycardia associated with a mutation in the cardiac pacemaker channel. N Engl J Med. 2006;354(2):151–7.
51. Milano A, Vermeer AM, Lodder EM, Barc J, Verkerk AO, Postma AV, et al. HCN4 mutations in multiple families with bradycardia and left ventricular noncompaction cardiomyopathy. J Am Coll Cardiol. 2014;64(8):745–56.
52. Morquio L. Sur une maladie infantile caractérisée par des modifications permanentes du pouls, des attaques syncopales et épileptiformes. Arch Med Enfants. 1901;4:467–75.
53. Nery PB, Beanlands RS, Nair GM, Green M, Yang J, McArdle BA, et al. Atrioventricular block as the initial manifestation of cardiac sarcoidosis in middle-aged adults. J Cardiovasc Electrophysiol. 2014;25(8):875–81.
54. Nof E, Luria D, Brass D, Marek D, Lahat H, Reznik-Wolf H, et al. Point mutation in the HCN4 cardiac ion channel pore affecting synthesis, trafficking, and functional expression is associated with familial asymptomatic sinus bradycardia. Circulation. 2007;116(5):463–70.
55. Pfeufer A, van Noord C, Marciante KD, Arking DE, Larson MG, Smith AV, et al. Genome-wide association study of PR interval. Nat Genet. 2010;42(2):153–9.
56. Postema PG, Van den Berg M, Van Tintelen JP, Van den Heuvel F, Grundeken M, Hofman N, et al. Founder mutations in the Netherlands: SCN5a 1795insD, the first described arrhythmia overlap syndrome and one of the largest and best characterised families worldwide. Neth Hear J. 2009a;17(11):422–8.
57. Postema PG, Wolpert C, Amin AS, Probst V, Borggrefe M, Roden DM, et al. Drugs and Brugada syndrome patients: review of the literature, recommendations, and an up-to-date website (http://www.brugadadrugs.org/). Heart Rhythm. 2009b;6(9):1335–41.
58. Priori SG, Wilde AA, Horie M, Cho Y, Behr ER, Berul C, et al. Executive summary: HRS/EHRA/APHRS expert consensus statement on the diagnosis and management of patients with inherited primary arrhythmia syndromes. Europace. 2013;15(10):1389–406.
59. Remme CA, Verkerk AO, Nuyens D, van Ginneken AC, van Brunschot S, Belterman CN, et al. Overlap syndrome of cardiac sodium channel disease in mice carrying the equivalent mutation of human SCN5A-1795insD. Circulation. 2006;114(24):2584–94.
60. Roberts JD, Longoria J, Poon A, Gollob MH, Dewland TA, Kwok PY, et al. Targeted deep sequencing reveals no definitive evidence for somatic mosaicism in atrial fibrillation. Circ Cardiovasc Genet. 2015;8(1):50–7.
61. Rotman M, Triebwasser JH. A clinical and follow-up study of right and left bundle branch block. Circulation. 1975;51(3):477–84.
62. Schott JJ, Alshinawi C, Kyndt F, Probst V, Hoorntje TM, Hulsbeek M, et al. Cardiac conduction defects associate with mutations in SCN5A. Nat Genet. 1999;23(1):20–1.
63. Schott JJ, Benson DW, Basson CT, Pease W, Silberbach GM, Moak JP, et al. Congenital heart disease caused by mutations in the transcription factor NKX2-5. Science. 1998;281(5373):108–11.
64. Schulze-Bahr E, Neu A, Friederich P, Kaupp UB, Breithardt G, Pongs O, et al. Pacemaker channel dysfunction in a patient with sinus node disease. J Clin Invest. 2003;111(10):1537–45.
65. Silverman BG, Gross TP, Kaczmarek RG, Hamilton P, Hamburger S. The epidemiology of pacemaker implantation in the United States. Public Health Rep. 1995;110(1):42–6.
66. Sotoodehnia N, Isaacs A, de Bakker PI, Dorr M, Newton-Cheh C, Nolte IM, et al. Common variants in 22 loci are associated with QRS duration and cardiac ventricular conduction. Nat Genet. 2010;42(12):1068–76.
67. Stallmeyer B, Fenge H, Nowak-Gottl U, Schulze-Bahr E. Mutational spectrum in the cardiac transcription factor gene NKX2.5 (CSX) associated with congenital heart disease. Clin Genet. 2010;78(6): 533–40.
68. Stallmeyer B, Zumhagen S, Denjoy I, Duthoit G, Hebert JL, Ferrer X, et al. Mutational spectrum in the Ca(2+)–activated cation channel gene TRPM4 in patients with cardiac conductance disturbances. Hum Mutat. 2012;33(1):109–17.
69. Steenkamp WF. Familial trifascicular block. Am Heart J. 1972; 84(6):758–60.
70. Steere AC, Batsford WP, Weinberg M, Alexander J, Berger HJ, Wolfson S, et al. Lyme carditis: cardiac abnormalities of Lyme disease. Ann Intern Med. 1980;93(1):8–16.
71. Stephan E. Hereditary bundle branch system defect: survey of a family with four affected generations. Am Heart J. 1978;95(1): 89–95.
72. Strasberg B, Amat YLF, Dhingra RC, Palileo E, Swiryn S, Bauernfeind R, et al. Natural history of chronic second-degree atrioventricular nodal block. Circulation. 1981;63(5):1043–9.
73. Theis JL, Zimmermann MT, Larsen BT, Rybakova IN, Long PA, Evans JM, et al. TNNI3K mutation in familial syndrome of conduc-

tion system disease, atrial tachyarrhythmia and dilated cardiomyopathy. Hum Mol Genet. 2014;23(21):5793–804.
74. Tresch DD, Fleg JL. Unexplained sinus bradycardia: clinical significance and long-term prognosis in apparently healthy persons older than 40 years. Am J Cardiol. 1986;58(10):1009–13.
75. van den Heuvel GCJ. Die ziekte van Stokes-Adams en een geval van aangeboren hartblok 1908.
76. van Rijsingen IA, Arbustini E, Elliott PM, Mogensen J, Hermans-van Ast JF, van der Kooi AJ, et al. Risk factors for malignant ventricular arrhythmias in lamin a/c mutation carriers a European cohort study. J Am Coll Cardiol. 2012;59(5):493–500.
77. van Spaendonck-Zwarts KY, van Hessem L, Jongbloed JD, de Walle HE, Capetanaki Y, van der Kooi AJ, et al. Desmin-related myopathy. Clin Genet. 2011;80(4):354–66.
78. van Tintelen JP, Tio RA, Kerstjens-Frederikse WS, van Berlo JH, Boven LG, et al. Severe myocardial fibrosis caused by a deletion of the 5′ end of the lamin A/C gene. J Am Coll Cardiol. 2007;49(25):2430–9.
79. Veerman CC, Wilde AA, Lodder EM. The cardiac sodium channel gene SCN5A and its gene product NaV1.5: role in physiology and pathophysiology. Gene. 2015;573(2):177–87.
80. Vermeer AM, Lodder EM, Thomas D, Duijkers FA, Marcelis C, van Gorselen EO, et al. Dilation of the aorta ascendens forms part of the clinical spectrum of HCN4 mutations. J Am Coll Cardiol. 2016;67(19):2313–5.
81. Verweij N, Mateo Leach I, Isaacs A, Arking DE, Bis JC, Pers TH, et al. Twenty-eight genetic loci associated with ST-T wave amplitudes of the electrocardiogram. Hum Mol Genet. 2016. (http://hmg.oxfordjournals.org/content/early/2016/03/23/hmg.ddw058.full)
82. Wahbi K, Meune C, Porcher R, Becane HM, Lazarus A, Laforet P, et al. Electrophysiological study with prophylactic pacing and survival in adults with myotonic dystrophy and conduction system disease. JAMA. 2012;307(12):1292–301.
83. Wang Q, Shen J, Splawski I, Atkinson D, Li Z, Robinson JL, et al. SCN5A mutations associated with an inherited cardiac arrhythmia, long QT syndrome. Cell. 1995;80(5):805–11.
84. Watanabe H, Koopmann TT, Le Scouarnec S, Yang T, Ingram CR, Schott JJ, et al. Sodium channel beta1 subunit mutations associated with Brugada syndrome and cardiac conduction disease in humans. J Clin Invest. 2008;118(6):2260–8.
85. Xi Y, Honeywell C, Zhang D, Schwartzentruber J, Beaulieu CL, Tetreault M, et al. Whole exome sequencing identifies the TNNI3K gene as a cause of familial conduction system disease and congenital junctional ectopic tachycardia. Int J Cardiol. 2015;185:114–6.
86. Xiong Y, Wang L, Liu W, Hankey GJ, Xu B, Wang S. The prognostic significance of right bundle branch block: a meta-analysis of prospective cohort studies. Clin Cardiol. 2015;38(10):604–13.
87. Zhang ZM, Rautaharju PM, Soliman EZ, Manson JE, Cain ME, Martin LW, et al. Mortality risk associated with bundle branch blocks and related repolarization abnormalities (from the Women's Health Initiative [WHI]). Am J Cardiol. 2012;110(10):1489–95.

第四部分
遗传性主动脉疾病

17 遗传性胸主动脉疾病

Barbara J.M. Mulder，Ingrid M.B.H. van de Laar，Julie De Backer
杨航 译

摘 要

遗传性胸主动脉疾病（heritable thoracic aortic disease，H-TAD）是临床上一组疾病的总称，其共同特点是主动脉瓣环至膈肌之间的主动脉一处或多处膨大形成动脉瘤或夹层。根据有无其他器官系统异常，可进一步分为综合征型和非综合型 H-TAD（nonsyndromic H-TAD，NS H-TAD）。两种临床分型的 H-TAD 均已被鉴定出多个潜在致病基因。但必须承认的是，仍有大量患者及家族未找到致病突变，因此虽然称其为“遗传性主动脉疾病”，但严格来讲尚未能确定其是“遗传病”。

引言

目前，H-TAD 已知的致病基因可分为两大类，一类是影响结构［即编码细胞外基质（extracellular matrix，ECM）组分的基因（*FBN1*、*COL3A1*、*MFAP5*、*ELN* 和 *FBLN4*）］，另一类是当主动脉壁机械应力负荷改变时影响主动脉重塑。后者包括肿瘤转化生长因子 β（transforming growth factor β，TGF-β）信号通路中的多个基因（*TGFBR1*、*TGFBR2*、*TGFB2*、*TGFB3* 和 *SMAD3*），以及编码参与血管平滑肌细胞（smooth muscle cell，SMC）收缩的蛋白质的基因（*ACTA2*、*MYH11*、*MYLK*、*PRKG1* 和 *FLNA*）。表 17.1 总结了目前已知的致病基因及其相关临床表型。

这些疾病中动脉瘤和夹层多发生于升主动脉，但也有主动脉远端及分支血管受累的案例。此前，H-TAD 常被归类为“结缔组织病”，因为最初发现的致病基因均编码血管结构成分蛋白（如原纤维蛋白 1 和胶原）。然而，近期研究表明，与“结缔组织”无关的其他发病机制同样重要。因此，“遗传性胸主动脉疾病”似乎更合适。

在本章中，我们将介绍 4 种综合征型 H-TAD［包括马方综合征（Marfan syndrome，MFS）、血管型 Ehlers-Danlos 综合征（Ehlers-Danlos syndrome，EDS）、Loeys-Dietz 综合征（Loeys-Dietz syndrome，LDS）和多系统性 SMC 功能障碍综合征］的临床表型及分子机制，同时对 NS H-TAD 的现有知识进行总结。

临床表现

马方综合征（MFS）

MFS（ORPHA 558，OMIM # 154700）是一种常见的系统性结缔组织病，为常染色体显性遗传，致病基因 *FBN1* 位于染色体 15q21.1，其编码 ECM 蛋白原纤维蛋白 -1。病变主要累及心血管、眼和肌肉骨骼系统，临床表现高度多样化。1896 年 Antoine-Bernard Marfan 描述了 1 例年轻女性患者具有异常肌肉骨骼特征，这是对该病的首次报道[35]。直到 20 世纪 50 年代中期，MFS 累及心血管系统才达成共识，并在 Victor McKusick 的专著中有所描述[36]。患者的发病年龄差异很大，有的患者出

表 17.1　H-TAD 的潜在基因缺陷及临床表现总结。相关基因可分为两大类，一类影响结构（如 ECM），另一类当主动脉壁机械应力负荷改变时影响主动脉重塑（如细胞信号通路、平滑肌收缩）

基因	与该基因相关的疾病——从综合征型 H-TAD（左）到 NS H-TAD（右）		
编码细胞外基质组分的 H-TAD 相关基因			
FBN1	新生儿 MFS [1-2]	经典 MFS/MFS 特征 [2]	孤立性 /NS H-TAD [3]
COL3A1	vEDS [4]		孤立性 /NS H-TAD [5]
MFAP5		MFS 特征 [6]	孤立性 /NS H-TAD [6]
编码 TGF-β 信号通路的 H-TAD 相关基因			
TGFBR1	LDS、vEDS [7-8]	经典 MFS/MFS 特征 [9-10]	孤立性 /NS H-TAD [9-10]
TGFBR2	LDS、vEDS [7-8]	经典 MFS/MFS 特征 [10-12]	孤立性 /NS H-TAD [13-14]
SMAD3	LDS [15-16]	AOS、经典 MFS/MFS 特征 [17-18]	孤立性 /NS H-TAD [5, 19]
TGF-β2	LDS [15, 20]	经典 MFS/MFS 特征 [21]	孤立性 /NS H-TAD [22]
TGF-β3	LDS，以及出生时出现远端关节挛缩、肌张力低下、悬雍垂裂、肌肉发育障碍等表现的综合征 [23]	MFS 特征 [24-25]	
编码参与血管平滑肌细胞收缩的蛋白质的 H-TAD 相关基因			
ACTA2	多系统 SMC 功能障碍综合征 [26-28]	H-TAD 伴发轻度皮肤 / 眼 / 血管病变 [29]	孤立性 /NS H-TAD [30]
MYLK			孤立性 /NS H-TAD [31]
PRKG1			孤立性 /NS H-TAD [32]
MYH11		H-TAD 伴动脉导管未闭 [33-34]	孤立性 /NS H-TAD [30]

AOS，动脉瘤-骨关节炎综合征；H-TAD，遗传性胸主动脉疾病；MFS，马方综合征；LDS，Loeys-Dietz 综合征；NS H-TAD，非综合征型遗传性胸主动脉疾病；SMC，平滑肌细胞；vEDS，血管型 Ehlers-Danlos 综合征

生时即有严重心血管受累，有的直到中年才出现症状。估计 MFS 的患病率为 1/（3000 ～ 5000），且无明显种族或性别差异。约 25% 的患者携带新发突变。主动脉进行性扩张是决定预后的主要因素，有可能导致年轻时即发生主动脉夹层和死亡。未经治疗的患者平均生存期约为 40 年。幸运的是，改良的管理措施和不断进行的研究已使 MFS 患者的寿命至少延长了 30 年 [37-38]。改善预后的一个关键因素是对 MFS 患者进行早期诊断。目前已知的可加速进行性扩张或夹层的因素包括血压升高、剧烈运动和妊娠 [39-42]。

Loeys-Dietz 综合征（LDS）

2005 年，LDS（ORPHA 60030、OMIM 609192、OMIM 610380、OMIM 610168、OMIM 608967、OMIM 615582）被定义为一类新的疾病类型。目前共有 5 种 LDS 亚型，根据致病基因分为 1 ～ 5 型。无论何种类型的 LDS，患者的发病年龄具有很大异质性，从幼年早期到成年晚期，任何年龄段都可能出现明显体征和症状，严重程度也存在巨大异质性。目前，所有类型的 LDS 患病率均未知。

LDS 主要表现为主动脉根部动脉瘤和（或）夹层，尽管 50% 的 LDS 患者也存在其他动脉（包括颅内动脉、胸主动脉和腹主动脉）瘤 / 夹层。大部分患者存在头颈部动脉迂曲现象。患者可能在较年轻时即发生致死性主动脉事件，且有可能在根部直径＜ 45 mm 时即发生致死性夹层和破裂。除心血管系统异常外，不同类型的 LDS 还会合并不同程度的骨骼异常（胸廓异常、脊柱侧凸、关节松弛、骨关节炎、蜘蛛指、马蹄内翻足）、颅面部异常（眼距宽、悬雍垂裂 / 腭裂和颅缝早闭）以及皮肤异常（半透明、易淤青、营养不良性瘢痕）。

最初报道的 1 型和 2 型 LDS 患者的预后差，平均死亡年龄为 26 岁，主要死亡原因为主动脉夹层和脑出血。该数据可能因最初确定为 LDS 患者的临床严重程度而存在偏倚。此外，LDS 家系内及家系间的临床表现也可能存在巨大差异 [13, 43]。

血管型 Ehlers-Danlos 综合征（vEDS）

EDS 是一组具有遗传异质性的结缔组织病，包含多种不同的临床亚型。估计所有亚型的总患病率为 1/（10 000 ～ 25 000）。vEDS（ORPHA286，OMIM#130050）既往被称为 EDS 4 型，是由 *COL3A1* 基因突变引起的常染色体显性遗传性结缔组织病，临床上以血管、肠道和子宫脆性大为主要特征。估计患病率为 1/（50 000 ～ 150 000）[44]，但实际患病率未知，估计的患病率是根据已确定的病例数来推测，实际患病率可能被严重低估。vEDS 的自然病程研究表明，患者寿命的显著下降多与动脉破裂相关。大型回顾性病例报道显示，患者的中位寿命为 48 岁，死亡年龄范围为 6 ～ 73 岁[4]，第一次出现并发症的平均年龄为（23.5±11.1）岁。总的来说，儿童期出现并发症非常罕见，但 25% 的患者会在 20 岁前出现并发症，至少 80% 的患者会在 40 岁以前出现并发症，且无性别差异。约 25% 的受累人群出现肠破裂，这是部分患者出现结缔组织异常的首发征象。肠破裂相关死亡率（手术治疗常可修补）明显低于动脉并发症相关死亡率（估计为 3%）[4]。近期的一项小规模研究纳入了 31 例因血管事件而接受治疗的患者，结果显示患者生存率稍有上升，50 岁生存率可达到 68%[45]。

妊娠并发症包括妊娠期和围产期血管破裂，可导致患者死亡，尽管近期的研究数据并不能证实妊娠是不良结局的触发因素[46]。

多系统平滑肌功能障碍综合征

由 *ACTA2* 基因新发突变（R179H）引起的多系统平滑肌功能障碍（multisystemic smooth muscle dysfunction，MSMD）综合征（ORPHA404463，OMIM#613834）是一种以虹膜、膀胱、胃肠道及脉管系统广泛性 SMC 功能障碍为特征的罕见疾病[26, 47]。大部分患者在婴儿早期即出现先天性心血管病变，包括动脉导管未闭（patent ductus arteriosus，PDA）、主动脉弓发育不全、主动脉缩窄或需要手术的主-肺动脉窗。脑血管病变包括典型的血管畸形和双侧脑室周围白质高信号。既往有 10 岁患者轻偏瘫伴神经发育迟缓的病例报道[27]，患者在儿童时期即出现梭状升主动脉瘤延伸至弓部，需要手术修复。此外，有 1 例 14 岁男孩出现 A 型主动脉夹层的报道[48]。该病的患病率未知，但估计很低，据文献报道全球共有约 20 例患者。这些患者的预后很差，已知病例中大部分患者的寿命未能超过 30 岁，一般死于阻塞性血管病变。

NS H-TAD

绝大多数 TAD 患者无其他临床症状。多种病因可引起 TAD，包括感染因素和血流动力学因素。绝大部分降主动脉瘤与动脉粥样硬化相关，其危险因素与动脉粥样硬化的危险因素（如高血压、高胆固醇血症和吸烟）相同[49]。动脉粥样硬化很少引发升主动脉瘤[49]，但其潜在的遗传因素应被考虑在内。约 20% 的主动脉瘤 / 夹层患者有患病的一级亲属， 即 NS H-TAD（ORPHA91387，OMIM#132900；607086；607087；609192；610168；611788；613780；614816；615436；615582；616166）。先证者越年轻，有患病亲属的概率就越大。除询问主动脉疾病病史外，临床医生还需要询问是否存在颅内动脉疾病、早发冠心病、先天性心脏病（特别是动脉缩窄和 PDA）和二叶主动脉瓣（bicuspid aortic valve，BAV）等病史或家族史[50]。

家族性主动脉疾病患者的主动脉扩张进展更快，发生主动脉并发症的风险更高[51-52]。

迄今为止，研究者们已鉴定出十几种 NS H-TAD 的致病基因，其中部分基因也与综合征型 H-TAD 相关。近期的研究结果显示，15% ～ 20% 的 NS H-TAD 患者能检出已知致病基因的突变[5, 53]。

NS H-TAD 患者发生主动脉并发症的风险与其基因缺陷相关，尽管仍缺乏充分证据。发生主动脉并发症的其他危险因素包括吸烟、高血压、剧烈运动以及动脉解剖学因素（如 BAV）。

临床诊断及鉴别诊断

临床诊断

MFS

MFS 患者的早期识别和确诊相当重要，因为预防性手术可防止患者出现主动脉夹层和破裂。阐明 MFS 的分子机制有助于提高诊断率，但目前 MFS

的诊断仍有赖于临床症状，可根据修订版 Ghent 标准（表 17.2）[1] 进行诊断。

MFS 的诊断要求患者具有主动脉根部动脉瘤 / 主动脉夹层，同时携带致病性 *FBN1* 突变或有晶状体异位或阳性家族史。其他主要表现均被纳入系统评分，当系统评分 > 7 分时也可进行诊断（表 17.3）[1]。

MFS 具有较高的外显率，但患者家系内及家系间均可能存在高度异质性。该病的临床表现范围广、高度多样化且累及不同器官，并非所有患者都具有典型症状。大部分症状随着年龄增长而不断外显。此外，在普通人群或其他综合征型 H-TAD 患者（如 LDS 和 EDS）中也可能存在 MFS 样体征。患者的发病年龄差异大（有些在儿童期即出现症状），*FBN1* 突变可导致多种不同的纤维蛋白病，且新发突变发生率高，这些情况使得部分患者（特别是症状少的年轻患者）的明确诊断十分困难[2]。部分患者需要进行随访才能给予明确诊断。多学科协作（包括临床遗传学、心脏病学、眼科学和放射学等）对于明确诊断、治疗及随访至关重要。先证者确诊后，还应对其一级亲属进行筛查。

表 17.2　用于 MFS 诊断的修订版 Ghent 标准

家族史	主动脉扩张（Z ≥ 2）或夹层	晶状体异位	系统评分（≥ 7 分）	致病性 *FBN1* 突变 *
	√	√		
	√		√	
	√			√
		√		√
√	√			
√		√		
√			√	

每行代表可以诊断为 MFS 的可能组合。* 与主动脉病变相关的 *FBN1* 突变

表 17.3　系统评分

特征	评分
指、腕征均阳性	3 分（单独腕征或指征阳性计 1 分）
鸡胸	2 分（漏斗胸或胸部不对称计 1 分）
后足畸形	2 分（扁平足计 1 分）
气胸	2 分
硬脑膜扩张	2 分
髋关节内陷	2 分
在没有严重脊柱侧凸的情况下，上 / 下半身比值低且臂长 / 身高比值高	1 分
脊柱侧凸或胸腰椎后凸	1 分
肘部扩展性降低	1 分
面部特征（3/5）：长头、眼球内陷、下睑裂、颧骨发育不良、下颚后缩	1 分
皮纹	1 分
近视 > 300 屈光度	1 分
二尖瓣脱垂（所有类型）	1 分

心血管系统

心血管系统异常是导致 MFS 患者发病和死亡的最主要原因，其中主动脉瘤和夹层对生命危害最大。80% 的成年 MFS 患者会有主动脉窦的扩张（图 17.1），导致主动脉根部呈典型的梨状。主动脉根部动脉瘤 / 夹层是 MFS 诊断的主要标准之一（表 17.2）。主动脉扩张的发生和发展存在高度异质性，罕见情况下，患者在胎儿期即出现主动脉扩张，而其他患者的扩张程度可能终身未及临界直径。正常的主动脉直径与体表面积（BSA）及年龄相关，因此测量时（特别是儿童患者）应考虑年龄的影响[54-55]。成人主动脉根部直径 ≥ 40 mm 被认为是扩张[56]。

在未进行预防性手术的情况下，MFS 患者多发生累及根部的 A 型主动脉夹层，很多病例可撕裂至降主动脉。发生 A 型夹层的风险随着主动脉根部直径增大而明显增加，但无或仅有轻度主动脉扩张的

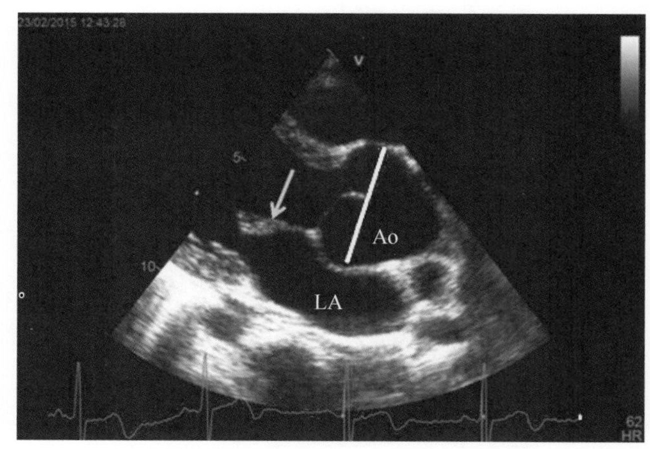

图 17.1　一位 15 岁男性 MFS 患者的经胸超声心动图。可见主动脉窦动脉瘤。主动脉根部呈梨形，二尖瓣瓣叶增厚（箭头）。Ao，主动脉；LA，左心房

患者偶尔也会出现夹层。造成夹层的其他危险因素包括主动脉扩张速度和主动脉夹层家族史。

目前，接受主动脉根部置换术的 MFS 患者存活时间明显延长，因此在动脉树其他部位也发生动脉瘤和（或）夹层的患者越来越多（图 17.2）[57-59]。除直径增大外，患者主动脉会发生纵向拉伸，这使得主动脉发生弯曲变形。MRI 可测量迂曲指数。除主动脉直径和迂曲指数外，MRI 还有助于测量远端主动脉弹性。很多（但非所有）未进行手术的 MFS 患者会出现局部扩张性降低且血流速度增加，表现为主动脉弹性下降。既往接受预防性手术的 MFS 患者也可能发生 B 型主动脉夹层，即使降主动脉仅有轻微扩张。

在约 17% 的患者中，并发症首先发生于主动脉根部远端[58]。主动脉扩张和远端主动脉不良事件的预测因子包括主动脉直径变大、主动脉扩张性降低、主动脉迂曲指数较高以及既往接受过主动脉根部置换术[60-62]。

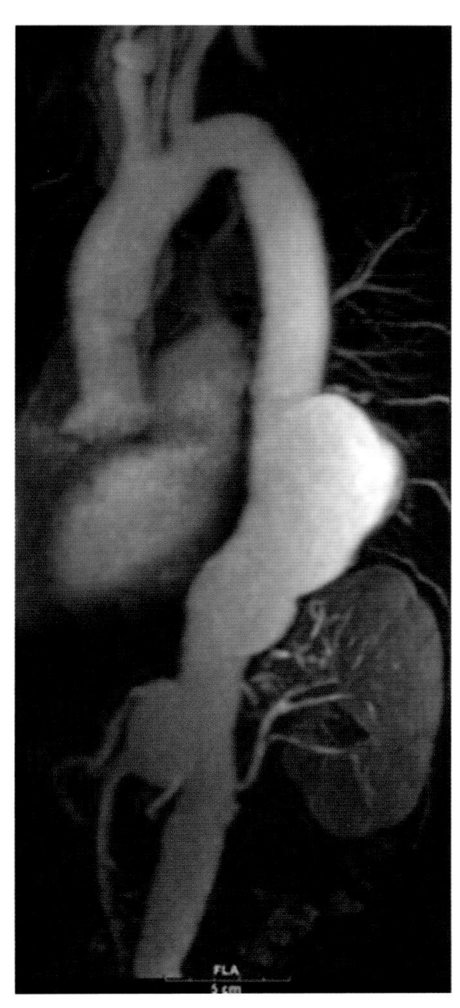

图 17.2 既往接受过降主动脉近端和腹主动脉置换术的 52 岁女性 MFS 患者的降主动脉瘤 MRI 图像

8% ～ 15% 的 MFS 患者首次手术的部位是降主动脉[57, 63]。B 型主动脉夹层患者再次手术的风险明显高于 A 型夹层患者（86% *vs.* 42%）。夹层患者再次手术的风险明显高于动脉瘤患者（48% *vs.* 11%）[63]。一项大型研究纳入 96 例进行胸腹主动脉瘤联合修复术的 MFS 患者，发现其生存率良好，高达 97%[64]。对主动脉根部手术的建议略有不同（见下文）：当动脉瘤直径超过 5.5 cm 时，建议有胸腹主动脉瘤的 MFS 患者进行手术修复[65]，但此时应权衡手术的高风险与主动脉直径较小时也可能发生的 B 型夹层风险。

MFS 患者的颈动脉或冠状动脉也可能受累，导致脑血管损伤或心肌梗死。MFS 患者常发生主肺动脉扩张[66-67]，但仅有极少数患者需要手术，大多是由于明显的肺动脉瘤或夹层导致左心室功能不全和肺动脉压升高。

在心脏内，房室瓣最易受累，患者出现二尖瓣和（或）三尖瓣增厚和脱垂，继而引发反流[68]（图 17.3）。二尖瓣脱垂在系统评分中占 1 分。主动脉瓣反流通常是由主动脉根部扩张引发主动脉瓣环拉伸所致，最终可能引起左心室心力衰竭。

研究者们推测 MFS 患者心肌中的原纤维蛋白缺陷可导致患者易发生左心室扩张和左心室功能减低，虽然这一点并未列入 MFS 诊断标准。多项研究表明，MFS 患者左心室收缩和舒张功能有明显的轻度损伤，但与心脏瓣膜疾病无关[69-71]。

患者发生主动脉扩张时通常无症状，但主动脉反流、三尖瓣或二尖瓣反流可能引起心室容量超负荷而导致患者出现不适症状。MFS 患者易感疲劳，部分原因可能是直立性低血压。身高较高且血管结构异常可能会影响直立耐受。MFS 患者的疲劳与直立位耐受性低相关[72]。患者可进行身体压力对抗练习，如腿部交叉和肌肉绷紧，以抵消直立位时的血压下降。

视觉系统

晶状体脱位（晶状体异位）是 MFS 的主要诊断标准，常呈双侧、对称且多向上，约 60% 的 MFS 患者会出现晶状体脱位[73]。在无创伤性事件的情况下检测到晶状体脱位时，应考虑 MFS。半脱位通常在儿童时期出现，但也可能长大后才首次出现。裂隙灯检查是重要的诊断性检查手段。常在儿

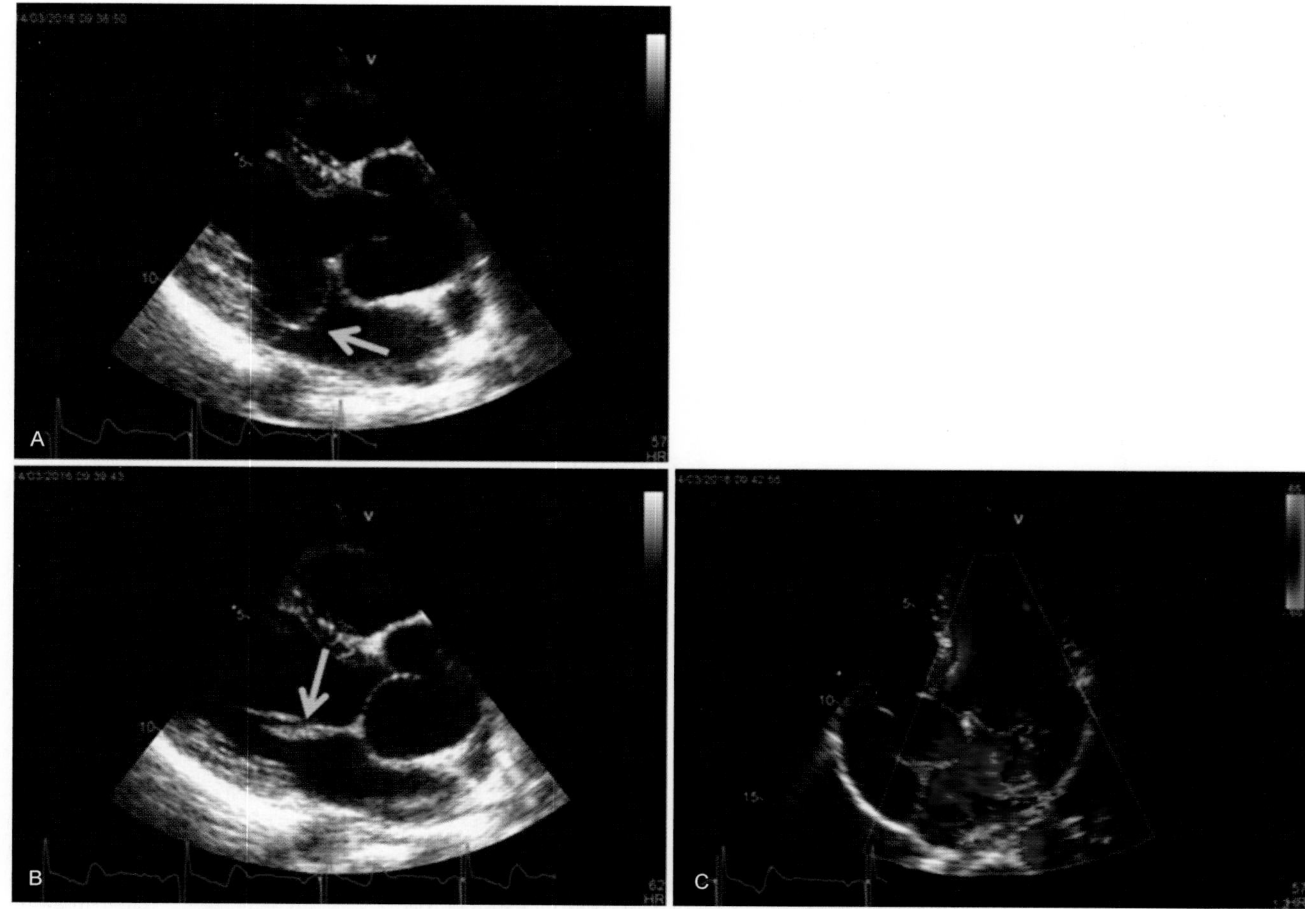

图 17.3　1 例 15 岁 MFS 男孩的二尖瓣脱垂经胸超声心动图。**A.** 左心房收缩期二尖瓣隆起；**B.** 瓣膜增厚；**C.** 用不同颜色标示血流方向，提示患者存在反流

童期进展迅速的近视是 MFS 患者最常见的眼部异常。这与眼球长度增加及视网膜脱落风险增加相关[74]。患者角膜变平，虹膜或睫状肌可能发育不良[75]。患者还易患白内障和青光眼。晶状体脱位、视网膜脱落、白内障和青光眼均可能导致明显的视力损伤。

骨骼系统

MFS 患者最显著的骨骼异常是长骨过度生长，这是导致 MFS 特征性体征的原因。肢体长度与躯干不成比例，导致 MFS 患者臂展与身高的比值、上半身与下半身比例增大［图 17.4。手指和脚趾细长（蜘蛛指 / 趾）］，加之关节活动度增加，从而导致腕征（Walker-Murdoch）和指征（Steinberg）阳性。MFS 患者比其未患病亲属高，但不一定比普通人群高（图 17.5）。肋软骨过度生长会导致漏斗胸或鸡胸。约 60% 的 MFS 患者有脊柱侧凸，这可能引发畸形、疼痛，甚至呼吸障碍。其他骨骼异常包括扁平足和迅速进展的异常髋关节内陷（髋臼前突），这些异常可通过影像学检查确诊。MFS 患者典型的面部特征是狭长脸、颧骨发育不全、睑裂下倾、眼球内陷、颌后缩或小颌畸形。患者还常出现额弓高、上腭窄、牙齿拥挤等表现。MFS 患者的骨骼异常可能在儿童期和青春期出现并进行性加重，尤其是在快速发育期。最特异性的骨骼特征已纳入系统评分（表 17.3）。

呼吸系统

MFS 患者的肺部可能会出现远端空腔增宽和肺大疱或肺气泡，特别是上叶，这使患者易发生自发性气胸[76]。此外，胸廓畸形和脊柱侧凸可能导致肺容量显著降低。MFS 患者发生阻塞性睡眠呼吸暂停综合征的风险增加（几乎 1/3 的患者存在至少轻度的睡眠呼吸暂停）[77]，一项研究表明这与主动脉事件的发生相关[78]。

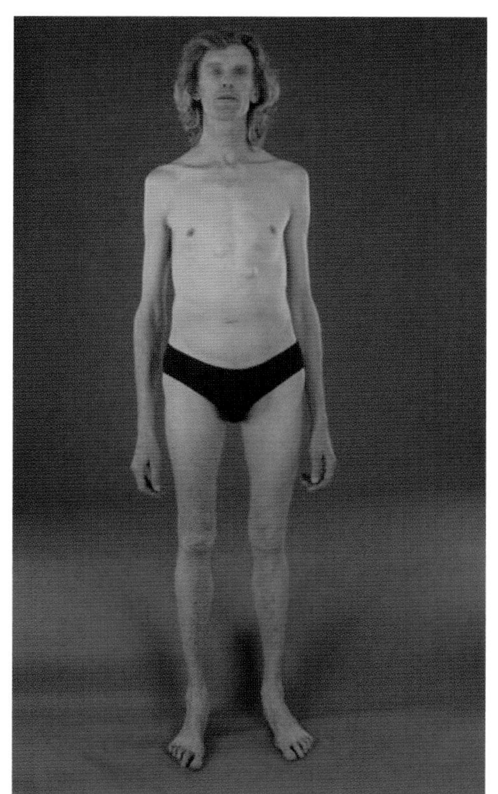

图 17.4　典型 MFS 体征的患者，长骨过长、骨骼肌和脂肪发育不良

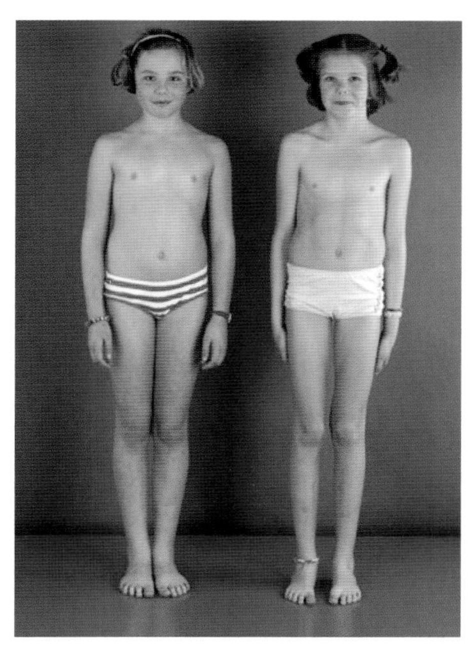

图 17.5　右侧 8 岁女孩患有 MFS，与其大 2 岁的姐姐一样高

硬膜囊

约 2/3 的 MFS 患者会出现腰骶部硬膜囊（硬脑膜扩张）的拉伸和膨胀。可通过 MRI 或 CT 等腰骶成像方法进行评估（图 17.6）[79]。硬脑膜扩张在系统评分中占 2 分。其他结缔组织病[80-81]患者和健康人群也有可能出现硬脑膜扩张。患者通常无症状，但也可能出现背部疼痛，以及近端腿部无力、疼痛和麻木[82]；也可能发生骨侵蚀和神经卡压。

皮肤和体被组织

与许多其他结缔组织病相比，大部分 MFS 患者具有正常的皮肤纹理和弹性，尽管有些患者会出现皮肤异常变薄或异常弹性。MFS 患者的一个常见特征是存在与体重迅速增加无关的萎缩纹（膨胀纹），且通常出现在不会被拉伸的部位，如腰部和肩部前后侧（图 17.7）。先天性或后天性腹股沟和

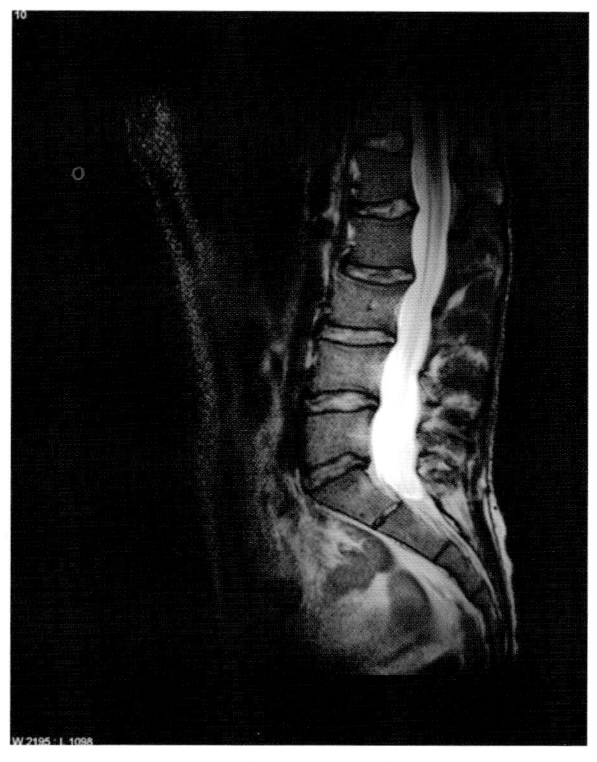

图 17.6　MRI 显示 1 例 MFS 患者存在腰骶硬膜扩张

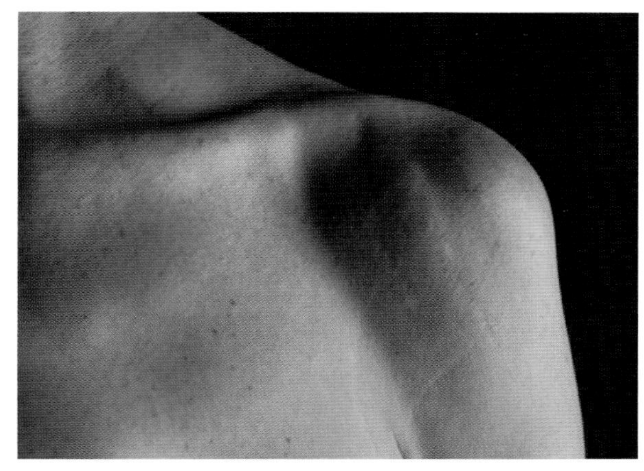

图 17.7　1 例成年 MFS 患者肩部前侧的典型皮纹

脐疝也较为常见。但只有膨胀纹被纳入系统评分。

其他

MFS 患者常出现骨骼肌和脂肪组织发育不良，导致某些患者身形瘦长（图 17.4）。

LDS

LDS 的诊断无特异性临床标准。携带 *TGFBR1*、*TGFBR2*、*SMAD3*、*TGFB2* 或 *TGFB3* 基因突变的患者，结合明确的动脉瘤 / 夹层或 LDS 家族史，即可确诊为 LDS[15]。临床上 LDS 被细分为 1 ～ 5 型。10 年前，Loeys 等描述了携带 *TGFBR1* 和 *TGFBR2* 突变的综合征型 H-TAD 患者，现在被认为是 1 型和 2 型 LDS[8, 15]。研究者在动脉瘤-骨关节炎综合征（aneurysms-osteoarthritis syndrome，AOS）患者中鉴定出了 *SMAD3* 突变[17]。由于 *SMAD3* 突变患者的表型与 LDS 患者有明显重叠，所以 AOS 被归类为 3 型 LDS。携带 *TGFB2* 和 *TGFB3* 突变的患者被分别归类成 4 型和 5 型 LDS[20-21, 83]。近期，研究者又在综合征型动脉瘤患者中鉴定出 *SMAD2* 突变，但尚未将该基因突变患者归类为任何 LDS 亚型[84]（表 17.4）。

心血管系统

所有 LDS 亚型均以进行性和早发动脉瘤及夹层（甚至在幼儿期）为特征。曾有 1 例 3 个月的 LDS 患儿发生 A 型主动脉夹层的报道[85]。动脉瘤主要发生于主动脉根部的主动脉窦水平，少见于降主动脉或腹主动脉。动脉瘤也可发生于整个动脉树的其他动脉，最常见于胸主动脉、腹主动脉的主要分支和头颈部动脉。

LDS 患者夹层可见于在其他结缔组织病（如 MFS）中未被视为严重扩张的主动脉（如直径 ≤ 45 mm），甚至是在尚未扩张时。在 5 型 LDS 中，尚无早发或较小直径发生动脉夹层的案例报道。

动脉迂曲最常见于椎动脉和颈动脉（图 17.8），但也可能发生于主动脉或全身其他动脉。MFS 患者也可出现椎动脉迂曲，但 LDS 患者的发生率更高[86]。动脉迂曲严重程度是预后不良的因素，与主动脉扩张程度、早发夹层、心脏手术和死亡相关[87]。迄今为止，尚未在 5 型 LDS 患者中观察到动脉迂曲的现象[23, 25, 83, 88]。

与 MFS 相比，二尖瓣脱垂和（或）关闭不全在 LDS 中相对少见，但所有 LDS 亚型中均有报道，从轻度到重度不等。LDS 患者中先天性心脏病的发生率比普通人群高，包括 ASD、PDA 和 BAV。3 型 LDS 患者中曾有心房颤动（24%）和左心室肥大（18%）的报道。1 型 LDS 患者中曾有左心室收缩功能受损的报道[89]。

对于新鉴定出的 LDS 基因 *TGFB2* 和 *TGFB3*，患者主动脉 / 动脉表型的严重程度不及 1 ～ 3 型 LDS，且有报道显示这些 LDS 亚型不外显的发生率较高。然而，这些结论基于的病例数有限，因此更详细的基因型和表型数据尚有待进一步探索。

TGFBR1、*TGFBR2*、*SMAD3* 和 *TGFB2* 突变不仅与综合征型 H-TAD 相关，同时也有 NS H-TAD 患者携带这些基因的罕见突变的报道[5, 13, 19, 53]。

骨骼畸形

与 MFS 重叠的骨骼表现包括漏斗胸、脊柱侧凸、扁平足和蜘蛛样指 / 趾。LDS 患者可能发生颅缝早闭，这在 MFS 患者中较少出现。LDS 患者还常出现关节活动度过大的现象，包括先天性髋关节脱位、复发性或多处关节半脱位。相反地，LDS 患者也可能出现肢端挛缩现象，如马蹄内翻足、先天性指屈曲和其他关节挛缩。根据 MacCarrick[15] 的研究，1 型和 2 型 LDS 患者中有 51% 的患者合并颈椎异常，如半脱位或不稳定等。滑椎症和脊柱侧

表 17.4　LDS 亚型及相关临床特征

LDS 亚型（OMIM#）	Orpha 代码	基因（OMIM#）	染色体	其他疾病报道
1 型 LDS（609192）	60030	*TGFBR1*（190181）	9q22.33	Furlong 综合征、NS H-TAD
2 型 LDS（610168）	60030	*TGFBR2*（190182）	3p24.1	NS H-TAD、MFS2
3 型 LDS（613795）	284984	*SMAD3*（603109）	15q22.33	AOS、NS H-TAD
4 型 LDS（614816）	91387	*TGFB2*（190220）	1q41	MFS、NS H-TAD
5 型 LDS（615582）	91387	*TGFB3*（190230）	14q24.3	Rienhoff 综合征、NS H-TAD

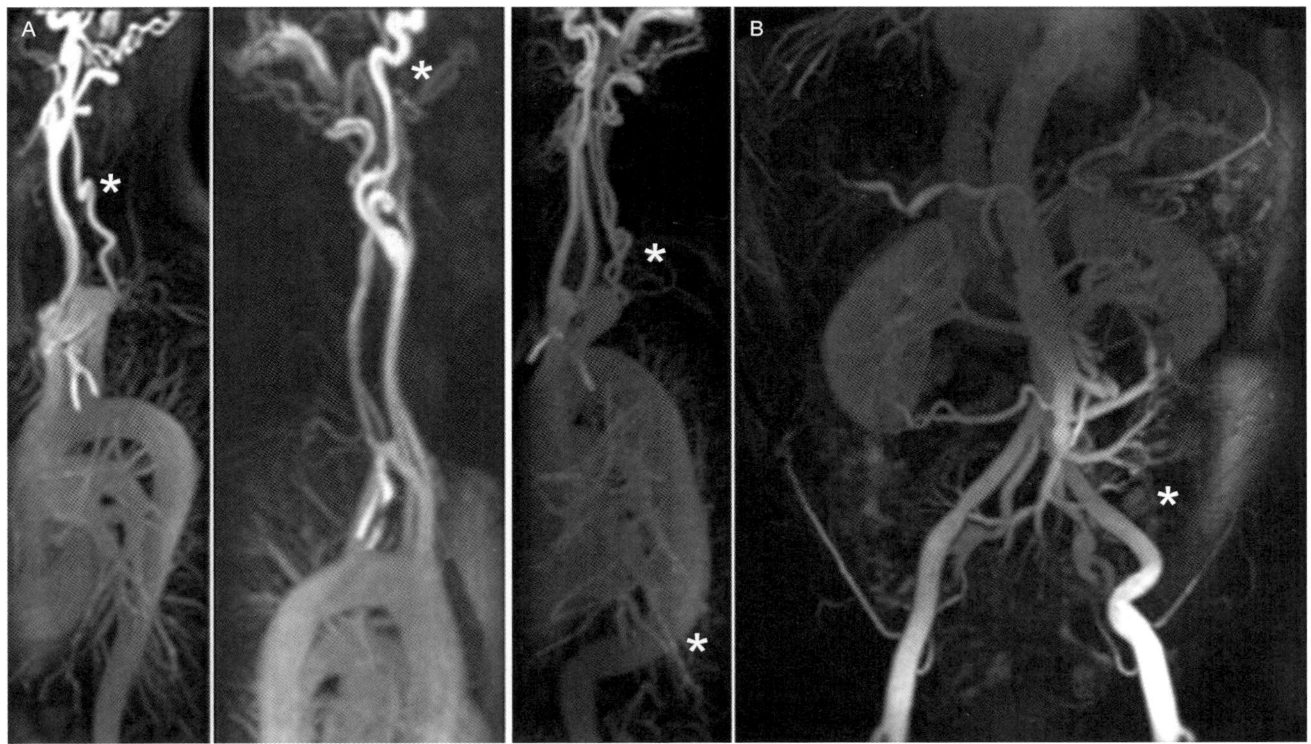

图 17.8 **A.** 携带 *TGFBR2* 突变的两姐妹患者头部和颈部血管 MRI 图像。**B.** 携带 *TGFBR1* 突变患者胸主动脉、头颈部血管和腹主动脉、髂动脉 MRI 图像。星号代表典型的血管迂曲

凸可为轻微或严重且呈进行性加重。

只有 3 型 LDS 患者会出现骨关节炎。在最初有关 3 型 LDS 的报道中，几乎所有携带 *SMAD3* 突变的患者都有早发关节异常，包括骨关节炎和剥脱性骨软骨炎、半月板损伤和椎间盘退行性变[90]。骨关节炎主要影响脊柱、手和（或）手腕、膝盖，但也有发生在其他关节的报道。这些异常可能在年轻时即出现，作为此类患者的首发症状。这些是 3 型 LDS 的特征性临床表现。

然而，近年来多项研究显示，携带致病性 *SMAD3* 突变的患者也可能无骨关节的异常表现，提示骨关节炎并非 3 型 LDS 的必要特征[19, 91-92]。综合所有已发表的携带 *SMAD3* 突变且出现骨关节表型的病例发现，63% 的患者有骨关节炎，这表明骨关节炎是一个重要的诊断线索[19, 91, 97]。

在由 *TGFBR1*、*TGFBR2*、*TGFB2* 和 *TGFB3* 突变引起的 LDS 患者及 MFS 患者中，很少有发生关节异常（如剥脱性骨软骨炎和半月板损伤）的报道，但尚无系统观察这些患者关节情况的研究。深入研究这些相关综合征中骨关节炎和剥脱性骨软骨炎的发生率十分必要[98-99]。

颅面部畸形

LDS 患者的面部特征包括眼距过宽和腭裂。悬雍垂裂（严重程度从双悬雍垂到广泛的悬雍垂裂）可被视为最轻度的腭裂畸形。这可作为一个简单的 LDS 诊断线索，因为它只发生于 LDS 中，而不会出现在其他综合征或 NS H-TAD 中。

LDS 患者面部特征存在明显的家系内和家系间异质性。许多病例并未记录颅面特征。这提示颅面异常不像最初报道的那么常见或更轻微。

皮肤

结缔组织病中的一些常见特征（如腹股沟疝、脐疝和食管裂孔疝，以及皮肤薄且半透明、伤口愈合不良和萎缩性瘢痕等）在 LDS 中很常见。一些携带 *TGFBR1/2* 突变的患者与 vEDS 有显著的临床表型重合，这些患者最初被定义为 2 型 LDS[7]。

其他

除关节、骨骼、颅面部和皮肤异常外，肺部表现（包括自发性气胸、限制性肺病和阻塞性睡眠呼吸暂停）在 LDS 中也较为常见。此外，免疫系统异

常（如过敏性疾病，特别是哮喘、食物过敏、湿疹和过敏性鼻炎）在LDS中的发生率也较高[100]。自身免疫病［如干燥综合征、类风湿性关节炎和慢性淋巴细胞性甲状腺炎（桥本病）］也有报道。胃肠道疾病在LDS患者中也很常见，包括嗜酸性食管炎和炎症性肠病（如溃疡性结肠炎和克罗恩病）[15, 95]。婴幼儿患者常出现生长迟缓和可能持续终生的便秘[15, 100]。LDS患者中发生硬脑膜扩张的频率和严重程度与MFS类似[101]。既往有3型LDS患者出现神经系统功能障碍的报道，如肌肉痉挛、感觉异常、感觉减退或步态障碍等[95]。

其他特征（如脑积水、肌张力低下和头痛）也是LDS综合征的可能表现。Arnold Chiari Ⅰ型畸形、发育迟缓、牙釉质缺陷和骨质疏松症等在1型和2型LDS中少有报道。

vEDS

vEDS的临床诊断基于4条临床标准：易淤青、可见静脉的薄皮肤、典型的面部特征以及动脉、子宫或肠破裂[102]。*COL3A1*基因突变可帮助确诊vEDS。

心血管系统

许多vEDS患者是在发生严重的血管并发症后或尸检时才得以诊断。vEDS患者发生动脉瘤及破裂或夹层的风险高，尤其是中等大小的动脉[4, 45]。40岁以下出现不同部位中等动脉的多发或复发性破裂或夹层时应考虑vEDS。常累及主动脉弓近端和远端分支、降主动脉和腹主动脉，以及椎动脉和颈动脉。夹层和破裂常发生在尚未形成动脉瘤时，这使得疾病的管理非常具有挑战性。在近期的一篇文献综述中，Berqvist等发现33%的患者在无动脉瘤的情况下发生了动脉破裂，从而造成严重的出血并发症[103]。颈动脉海绵窦段的动脉瘤和动-静脉瘘［常被称为颈动脉-海绵窦瘘（carotid-cavernous sinus fistula，CCSF）］是一种罕见病，但vEDS患者中的患病率比普通人群高。

多个病例报道显示vEDS患者合并二尖瓣脱垂[104-105]，但随后更大规模的研究未证实这一点[106]，提示二尖瓣脱垂是vEDS的非特异性表现。

皮肤和面部特征

vEDS独特的面部特征（虽然只存在于不足30%的患者中）包括面相老态伴颧骨突出、眼凹陷或突出、鼻子瘦而扁、嘴唇薄（图17.9）。患者肢端皮肤（特别是手）呈老化状态，即肢皮早老（图17.10）。与其他EDS亚型不同，vEDS患者皮肤常表现为无弹性、薄而半透明[108]。易淤青的现象也很突出，特别是在儿童患者中。

骨骼系统

vEDS患者常有小关节活动过度现象（图17.11），但EDS其他亚型中较为常见的大关节活动过度在

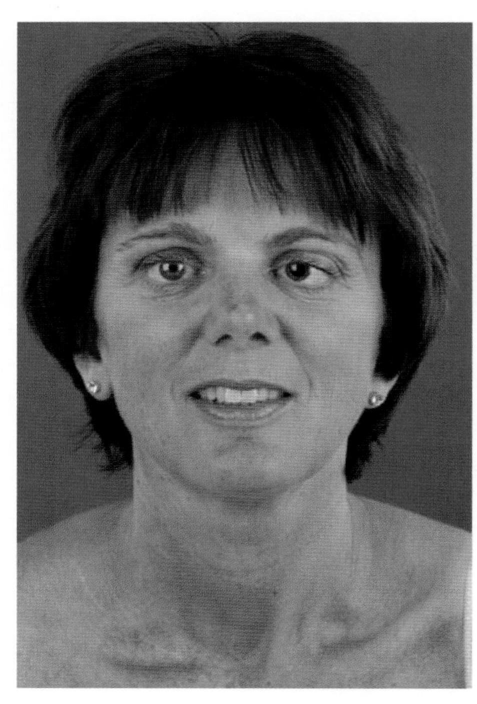

图17.9 1例43岁的vEDS患者。典型面部特征包括眼突出、鼻子瘦而扁。左侧瞳孔增大且对光线无反应，是由血管并发症和手术导致

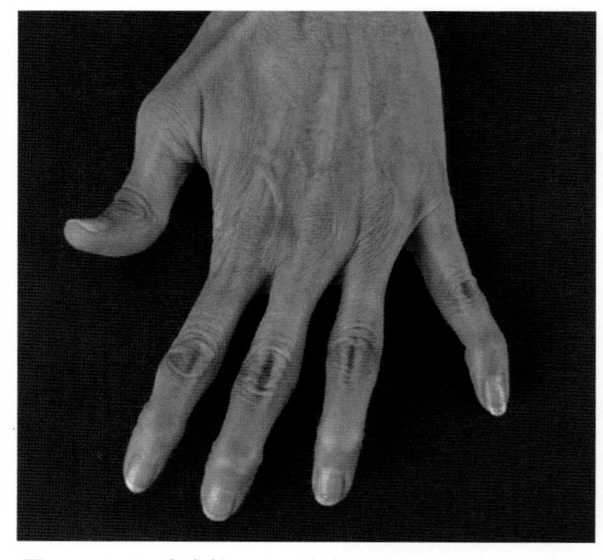

图17.10 43岁女性vEDS患者的手，呈肢皮早老表现

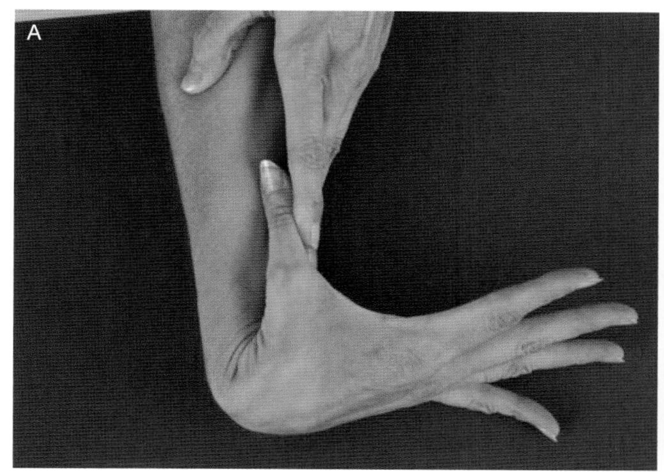

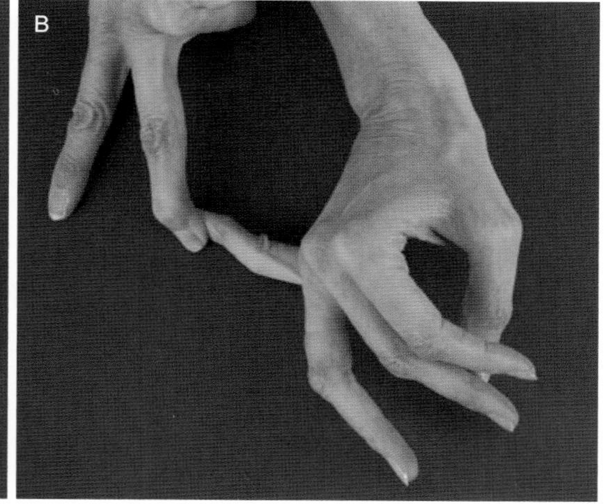

图 17.11　vEDS 患者腕部和手指活动度过大

vEDS 中却不太常见。足部畸形和先天性髋关节脱位在 vEDS 患者中较常见[4]。

胃肠道系统

约 25% 的患者会发生胃肠道破裂，这是 vEDS 的另一种严重并发症，其中 3% 为致死性[4]。主要发生在乙状结肠，但也可能累及小肠和胃。

妊娠

妊娠最初被认为是子宫和血管破裂的潜在触发因素，数据显示 12% 的 vEDS 患者发生妊娠相关的并发症[4]。然而，近期的一项大型研究结果显示，vEDS 患者妊娠相关死亡率为 5.3%，且经产妇和未生育女性间无差异，提示主要危险因素是年龄而非妊娠本身[46]。该项研究中最常见的妊娠相关并发症包括三度 / 四度撕裂伤（20%）、动脉夹层 / 破裂（9.2%）、子宫破裂（2.6%）和手术并发症（2.6%）。由于胎膜脆性增加，vEDS 患儿早产的发生率更高（高达 19%）[109]。

MSMD 综合征

ACTA2 中特定的新发错义突变 R179H 可引起以全身 SMC 功能障碍为特征的综合征，患者表型谱广泛[26]。

心血管系统

目前报道的 MSMD 综合征患者均会在新生儿期出现有丰富血运而需要结扎的 PDA。患者会在儿童期形成升主动脉瘤，且绝大多数患者幼年时（< 15 岁）即需手术。Ades 报道了 1 例 14 岁即发生 A 型夹层的男性 MSMD 综合征患者[48]。其他常见的心血管异常包括肺动脉扩张、主动脉弓部扩张、肾上腹主动脉和头颈部血管扩张。既往也有主动脉缩窄和主–肺动脉窗的报道。

脑血管系统

所有患者的影像学检查均存在脑血管异常，包括颈内动脉扩张及这些血管末端狭窄，与烟雾病（脑底异常血管网病）部分相似，但不完全相同[27, 110]（图 17.12）。所有影像学检查显示有双侧脑室周围白质高信号的患者，均提示会合并血管造影难以发现的隐匿性小血管疾病[27]。临床上曾报道 1 例合并轻

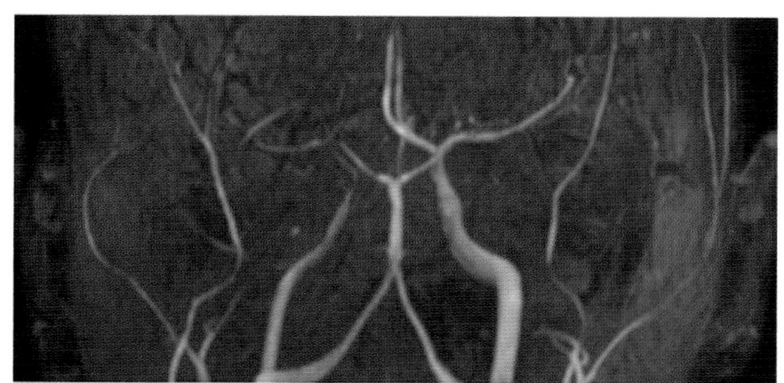

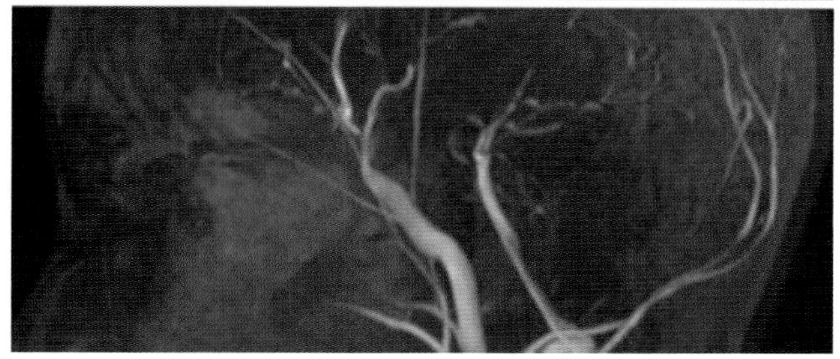

图 17.12　1 例 17 岁女性 MSMD 患者脑部磁共振血管造影图像。可见左侧颈内动脉扩张直至末端，远端颅内循环闭塞，颅内动脉走行异常笔直，缺少“烟雾病”样脉络

偏瘫的患儿，另一项研究显示 13 例 MSMD 患者中有 2 例合并整体发育迟缓[27]。

其他器官系统的表现

先天性瞳孔扩大或固定的瞳孔散大是所有 R179H 突变携带者共有的特征[26, 111]。其他提示 SMC 功能障碍的表现包括低张性膀胱、肠旋转不良以及胃肠道蠕动过速。

肺部异常包括哮喘、婴儿期囊性肺病，以及原发性肺动脉高压，1 例患者 18 个月时即因肺动脉高压进行了双肺移植[26, 28, 47]。

NS H-TAD

无结缔组织病史的胸主动脉瘤或 A 型主动脉夹层病例中，约 20% 的患者有一级亲属患病，提示其具有遗传倾向[52, 112]。当患者有家族性胸主动脉扩张和（或）夹层，无 MFS、LDS、vEDS 或其他综合征表现，且无其他潜在主动脉疾病危险因素（如动脉粥样硬化）时，即可诊断 NS H-TAD。NS H-TAD 呈常染色体显性遗传，存在不全外显率和表现度差异大的特点。

如表 17.1 中所示，NS-HTAD 的遗传背景具有异质性，几乎所有引起综合征型 H-TAD 的基因也可能引起 NS H-TAD。*ACTA2* 基因（编码主动脉平滑肌肌动蛋白 α_2 亚基；OMIM*102620）突变在 NS H-TAD 中最为常见，占全部患者的 12% ～ 21%[29-30, 113]。编码参与 SMC 收缩的其他蛋白质的基因突变也可导致胸主动脉疾病，包括 *MYH11*、*MYLK* 和 *PRKG1*[31, 33-34, 114]。编码 ECM 成分蛋白的基因突变也可引起 NS H-TAD，一项大型队列研究显示，3% 的 NS H-TAD 患者携带 *FBN1* 突变[115]。其他证据包括：Barbier 等利用全外显子组测序（WES）鉴定出编码 MAGP2 蛋白的 *MFAP5* 基因的突变。MAGP2 是在 ECM 中与弹力纤维和微原纤维网络相互作用的一种重要蛋白。NS-HTAD 患者的主动脉存在中层囊性退变，免疫荧光结果还显示 TGF-β 信号通路增强，与 MFS 患者的主动脉难以区分，提示其发病机制可能与 MFS 类似[6]。

心血管系统

患者会发生进行性主动脉窦和（或）升主动脉扩张及主动脉夹层。大部分 NS H-TAD 患者的主动脉扩张先于夹层出现[116]。NS H-TAD 患者主动脉扩张的发生时间和进展速度差异巨大，一些患者在儿童期即发生扩张，而部分患者老年后仍未出现动脉瘤。一项研究结果显示，与散发性 TAD 患者相比，家族性 TAD 的主动脉扩张速度更快[51]。家族性 H-TAD 患者的平均发病年龄显著小于非家族性胸主动脉瘤患者，但高于 MFS 患者[52]。童年期即发生主动脉夹层的案例极其罕见。

近期一项关于 *ACTA2* 基因突变患者主动脉瘤特征的研究表明，48% 的患者出现主动脉事件，其中绝大部分为胸主动脉夹层（88%），死亡率为 25%。A 型夹层比 B 型夹层更常见（54% *vs.* 21%），但 B 型夹层的中位发病年龄显著小于 A 型夹层（27 岁 *vs.* 36 岁）。在该项研究中，患者发生主动脉事件的终身风险为 76%，提示另有其他环境因素或遗传因素在 *ACTA2* 突变患者主动脉病外显方面发挥重要作用。突变 p.R179 和 p.R258 与主动脉事件风险增加相关，而与其他突变患者相比，p.R185Q 和 p.R118Q 突变患者的主动脉事件风险显著降低[113]。与 MFS 和 LDS 相反，*ACTA2* 突变患者的二尖瓣脱垂发生率仅为 3%，与普通人群患病率相当[13, 113, 117]。

携带特异性 *ACTA2* 突变的患者出现早发卒中或冠状动脉疾病的风险增加[113]。其他与 *ACTA2* 突变相关的特征包括网状青斑和虹膜絮状物（图 17.13）。

MFAP5 基因突变患者会出现主动脉根部扩张，多发生于中年期，同时伴有多种轻微的综合征样特征（漏斗胸、二尖瓣脱垂）。有趣的是，有些患者还会发生孤立性心房颤动。

携带 *PRKG1* 基因突变的 31 例患者中有 63% 发生了主动脉夹层，多在年轻时即发病（平均 31 岁）[32]。

携带 *MAT2A* 突变的患者易发生胸主动脉瘤 / 夹层。BAV 也更为常见[118]。

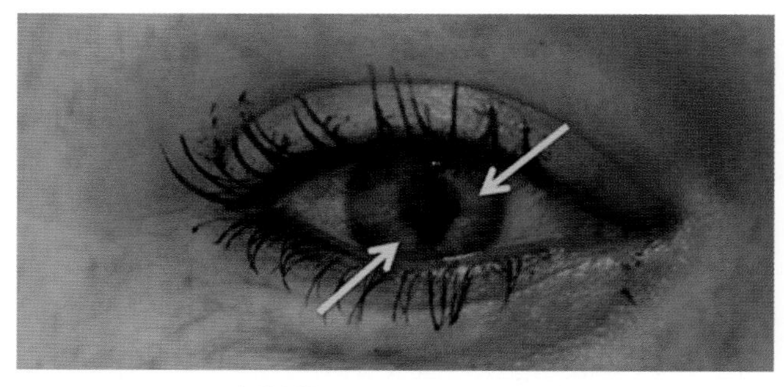

图 17.13　1 例携带 *ACTA2* 突变患者的虹膜絮状物

绝大多数携带 *MYH11* 基因突变的患者也有 PDA[30, 33-34, 114]。突变携带者的主动脉僵硬度增加，即使无明显主动脉扩张的患者也是如此[114]。

NS H-TAD 的发生也可能与 BAV 相关。BAV 是最常见的先天性心脏病，普通人群中的发生率为 1% ～ 2%。BAV 是左心梗阻性病变表型谱的一部分，其还包括主动脉缩窄和左心发育不良综合征等。左心缺陷患者的亲属复发风险相对较高，寡基因遗传或低外显率的常染色体显性遗传被认为是其潜在的遗传机制[119-120]。BAV 患者有发生升主动脉扩张的风险。家系中的某些患者仅出现主动脉扩张，而无心脏结构异常。因此，研究者认为在部分家系中，BAV、主动脉缩窄、相关心脏病变及主动脉瘤是疾病表型谱的一部分，且是同一基因缺陷的不同表现形式。该病具有潜在的遗传异质性。有研究在部分伴发明显瓣膜钙化和狭窄的患者中鉴定出了 *NOTCH1* 突变[121-123]。

其他与伴或不伴 BAV 的 H-TAD 相关的基因也已被鉴定出，但推测仍有更多基因有待发现。然而，绝大多数家族中的遗传机制仍然未知。

鉴别诊断

上述疾病表现出明显的临床表型和遗传病因重叠，因此在实际的临床工作中应考虑对其进行鉴别诊断。

遗传学检查在鉴别诊断中发挥非常重要的作用。部分疾病的特征性临床表现可为诊断提供线索，如晶状体脱位是 MFS 的特有特征。鉴别诊断具有提示预后的作用，可能影响患者的临床管理和生活方式，因此具有重要意义。表 17.5 列举了在 H-TAD 鉴别诊断中几种最重要的疾病临床和遗传学特征。

对于表现出 MFS 样骨骼体征的患者，需要对多种疾病进行鉴别诊断。LDS 与 MFS 在临床表型上存在广泛的重叠，如主动脉根部动脉瘤和夹层、

表 17.5　H-TAD（综合征型和非综合型）的鉴别诊断。各种疾病特有的心血管及其他临床特征以粗体表示

疾病	基因	主要心血管表现	其他临床症状
综合征型 H-TAD			
马方综合征	*FBN1*[124]、*TGFBR1&2*[5, 11]、*SMAD3*[5]、*TGFB2*[21]	**主动脉窦动脉瘤**、主动脉夹层、二尖瓣脱垂、主肺动脉扩张、左心室功能不全	**晶状体脱位**、骨骼特征（蜘蛛指 / 趾、漏斗胸、脊柱侧凸、扁平足、臂展增加、长头）、硬脑膜扩张、皮纹
Loeys-Dietz 综合征	*TGFBR1&2*[7-8]、*SMAD3*、*TGFB2*[20]、*TGFB3*	**主动脉窦动脉瘤**、主动脉夹层、动脉瘤和夹层、**动脉迂曲**、动脉导管未闭、房间隔缺损、主动脉瓣二瓣化畸形	**悬雍垂 / 腭裂**、**眼距过宽**、漏斗胸、脊柱侧凸、畸形足
血管型 Ehlers-Danlos 综合征	*COL3A1*	**在先前无扩张 / 动脉瘤的情况下发生动脉破裂和夹层**	**胃肠破裂**、**皮肤薄而半透明**、萎缩性瘢痕、面部特征（麦当娜面容、薄唇、眼窝深），畸形足、子宫破裂
多系统平滑肌功能障碍综合征	*ACTA2*[26]	**升主动脉瘤**、主动脉夹层、**动脉导管未闭**、主动脉缩窄、主-肺动脉窗、肺动脉高压	**先天性瞳孔扩大**、肠旋转不良、烟雾病、脑室周围白质高信号
Shprintzen-Goldberg 综合征	*SKI*[125-126]	**主动脉根部轻度扩张**、二尖瓣脱垂	**颅缝早闭**、独特的颅面特征、骨骼异常、神经系统异常、轻中度智力残疾
动脉迂曲综合征	*SLC2A10*[127]	**动脉迂曲**、动脉狭窄及主动脉瘤、主动脉根部轻度扩张	皮肤和关节松弛、钩形鼻、长脸、小颌畸形
Cutis Laxa 综合征（常染色体显性和隐性遗传）	*ELN*[128]、*FBLN4*[129]、*FBLN5*	轻度主动脉扩张和迂曲	皮肤松弛、肺气肿、睑裂下垂、腹股沟疝

（续表）

疾病	基因	主要心血管表现	其他临床症状
非综合征型 H-TAD			
	ACTA2（10%～21%）	胸主动脉瘤 / 夹层、脑血管疾病、冠状动脉疾病	缺乏马方综合征样骨骼特征、**网状青斑、虹膜絮状物、冠状动脉 / 脑血管疾病**
	TGFBR1/2（3%～5%）	胸主动脉瘤 / 夹层	缺乏综合征表现
	FBN1（3%）	主动脉窦动脉瘤	**缺乏综合征表现**
	MYLK	胸主动脉瘤 / 夹层（常于主动脉直径尚未明显增大时即发生夹层）	
	SMAD3（2%）	颅内动脉和其他动脉瘤	
	TGFB2	**二尖瓣脱垂**	
	NOTCH1	**高度钙化的主动脉瓣二瓣化畸形**	
	MYH11	**动脉导管未闭**	
	PRKG1	**早发主动脉夹层**	
	MAT2A	**主动脉瓣二瓣化畸形**	
	MFAP5	**孤立性心房颤动**	

脊柱侧凸、漏斗胸、细长指。LDS 与 MFS 最主要的区别在于 LDS 患者可能存在眼距过宽、腭裂 / 悬雍垂裂和动脉迂曲。此外，LDS 患者无晶状体异位，且绝大多数患者无 MFS 中典型的长骨过度生长。

二尖瓣脱垂综合征（mitral valve prolapse syndrome，MVPS）和二尖瓣脱垂–近视–临界的非进展性主动脉膨大–与马方综合征相似的非特异性皮肤和骨骼特征（mitral valveprolapse，myopia，borderline and non-progressive aortic enlargement，and nonspecific skin and skeletal findings that overlap with those seen in Marfan syndrome，MASS）表型是 MFS 样综合征，患者表现为主动脉扩张和二尖瓣脱垂。由于 MFS 许多特征的外显度呈年龄依赖性增加，MFS 与 MVPS 或 MASS 间的鉴别在儿童和青少年中尤其具有挑战性。若患者存在晶状体异位和主动脉瘤，则可排除 MVPS 和 MASS 的诊断。近期的一项研究表明，MVPS 和 MASS 患者仅出现轻度主动脉扩张，且无进行性发展，这一点与 MFS 相反[130]。

动脉迂曲综合征是一种常染色体隐性遗传病，其特点是存在广泛的动脉迂曲，但患者也可能表现出其他结缔组织病体征，如皮肤松弛、关节过度活动或皮肤过度延展。动脉狭窄可能发生在体循环动脉，也可能发生在肺血管床，偶有报道患者存在主动脉根部轻度扩张。迄今为止，无此类综合征患者血管破裂的报道[131-132]。

Shprintzen-Goldberg 综合征是一种罕见的颅缝早闭综合征，主要表现为 MFS 样骨骼体征、眼球突出、眼距过宽、睑裂下垂、其他畸形，以及发育迟缓。大部分患者未累及血管。尽管既往有 2 例伴颅缝早闭且有 MFS 样特征的患者携带 *FBN1* 突变的报道[133]，但其真正的潜在基因缺陷近期被确定为 *SKI* 基因 1 号外显子的杂合突变[125-126]。携带 *SKI* 突变的患者畸形特征明显比携带 *FBN1* 突变的患者严重。

先天性挛缩性蜘蛛指 / 趾是以骨骼异常为主要表现的一种疾病，患者出生时即有明显的指 / 趾、肘部、膝盖挛缩，以及长骨过度伸长、脊柱后凸侧凸弯。此外，患者耳廓常有明显褶皱。有报道患者可能存在二尖瓣脱垂和主动脉根部扩张，一般不及 MFS 严重，发生率未知。约 1/2 的患者由 *FBN2* 基因突变所致[134-135]。

同型半胱氨酸尿症是由胱硫醚 β 合成酶（cystathionine β-synthase，CBS）缺乏引起的疾病。临床特征多样，包括发育迟缓、晶状体异位、高度近视、骨骼异常（身高过高和长骨过度生长），以及血栓栓塞。同型半胱氨酸尿症以常染色体隐性方式遗传，致病基因是 *CBS* 基因，超过的 95% 患者能检出该基因突变[136-137]。

临床治疗

H-TAD 的治疗和管理策略在很多方面是基于在

MFS 患者中积累的经验。因此，下文将详细讨论 MFS 患者的治疗和管理措施，并介绍其他疾病的特异性治疗和管理措施。

MFS

药物治疗

对于 MFS 患者，尤其是主动脉夹层患者，需要进行严格的抗高血压药物治疗，使其收缩压低于 120 mmHg。最常用的药物是 β 受体阻滞剂，它可降低患者血压和左心室射血力，从而减缓 MFS 患者的主动脉扩张速度[138-139]。血管紧张素Ⅱ受体 1 阻滞剂氯沙坦是 β 受体阻滞剂的一种替代或补充药物，它可降低动脉压，并通过拮抗 TGF-β 信号通路来干扰 MFS 的病理学进展。在 MFS 小鼠模型中证实氯沙坦有效后[140]，有研究者开展了一项针对儿童和成人患者的小规模试验，35 个月后对患者进行超声心动图随访，结果显示氯沙坦与 β 受体阻滞剂联用（$n = 15$）时对主动脉扩张速度的抑制作用优于单独服用 β 受体阻滞剂（$n = 13$）[141]。随后，研究者启动了 8 项随机临床试验来验证氯沙坦的有效性；目前已发表了 4 项研究的结果[142]。COMPARE 试验纳入了更大的患者队列（$n = 145$），通过 MRI 证实了上述研究结果，此外还发现氯沙坦对于主动脉根部术后主动脉远端有保护作用[143]。Marfan Sartan 试验评估了氯沙坦联用高剂量 β 受体阻滞剂的作用，该项研究纳入 292 例儿童和成人患者，经过 3.5 年的超声心动图随访，发现氯沙坦和安慰剂组患者的主动脉扩张速度类似[144]。儿童心脏网络研究（Pediatric Heart Network Study）纳入了 608 例儿童患者，并对其进行盲法研究，经过 3 年的超声心动图随访，发现氯沙坦和阿替洛尔在降低主动脉扩张速度方面同样有效[145]。近期的一项试验纳入了 140 例 5 ～ 60 岁的 MFS 患者，经过 3 年的随访研究发现，氯沙坦的治疗效果并未比阿替洛尔差，而经过 BSA 或 Z-score 校正后，氯沙坦治疗组甚至更优[146]。不同研究的结果存在差异，可能是由试验设计不同所致[142, 147]。根据正在进行的 3 项试验和 meta 分析结果得到的结论为：氯沙坦在降低主动脉扩张速度方面似乎并不比高剂量 β 受体阻滞剂更有效，但其是一种安全的 β 受体阻滞剂替代或补充治疗药物，尤其对于不耐受 β 受体阻滞剂或有副作用的患者[142]。

手术治疗

主动脉手术的阈值为主动脉任何节段的直径达 50 mm 或主动脉根部达 45 mm，且同时具有以下情况之一：有主动脉夹层家族史、每年扩张速度超过 2 mm、严重的主动脉瓣或二尖瓣反流、计划妊娠。对于身材矮小的患者，应考虑根据 BSA 适当降低阈值标准，或根据患者意愿适当降低阈值标准[148]。一般来说，女性主动脉直径较小（5 mm），部分原因可能是其 BSA 较小[149]。主动脉直径指数（BSA 校正后）对于手术决策的制订可能有用[150]，对于 BSA 为 1.65 m^2、1.8 m^2 和 2 m^2 的患者，其主动脉直径分别达到 4.5 cm、5.0 cm 和 5.5 cm 时即可进行手术。

在过去 30 年里，对于有主动脉根部动脉瘤的 MFS 患者，主动脉瓣和升主动脉联合置换（"Bentall 手术"）（图 17.14）是一种风险低且耐受性好的手术策略。一项研究表明，在接受主动脉根部手术的 675 例 MFS 患者中，择期手术患者的手术死亡率为 1.5%，急诊手术的死亡率为 11.7%[151]。然而，对于主动脉瓣初始正常的患者，目前多采用保留瓣膜的术式，即用涤纶血管置换主动脉根部，然后将冠状动脉开口缝合至相应位置的人工血管中

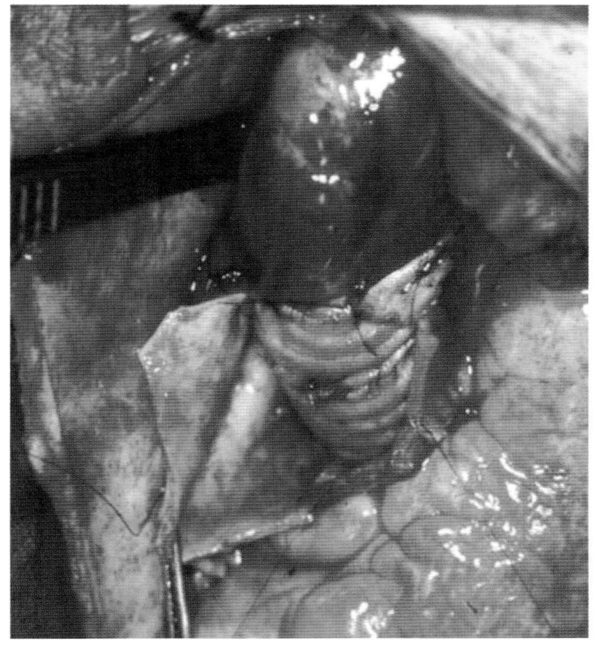

图 17.14　Bentall 手术：人造血管和机械瓣膜缝合，冠状动脉出口也与人造血管缝合

（即 David 手术）。两种主动脉根部置换术均为安全、可重复的，且 5 ～ 10 年预后良好。David 手术可使 94.8% 的患者免于二次主动脉瓣手术，长期随访结果显示患者主动脉瓣的功能恶化进展缓慢[152]。为避免抗凝治疗，也可考虑同种异体的主动脉瓣移植或生物瓣膜。

对于腹主动脉瘤患者，血管内支架置入是一种微创手术方法，与开放性手术相比具有优势[153]。但目前关于 MFS 患者进行血管内支架置入的预后信息较少。一项研究结果显示，采用血管内支架手术治疗的 10 例 MFS 患者成功率非常高。但对于发生主动脉夹层的 MFS 患者，只有在危及生命的紧急情况下才考虑采用血管内支架置入，因其主动脉呈进行性扩张，导致内漏的发生率高，死亡率达 12%，再手术率为 14% ～ 18%[154-156]。

个体化的主动脉根部外部支持（personalized external aortic root support，PEARS）是一种新手术方式，它可稳定主动脉根部、降低 MFS 患者发生主动脉夹层的风险。尽管目前缺乏前瞻性随访数据，但最早进行过 PEARS 手术的 30 例患者的结果显示，其围术期不良事件发生率低，且 1.4 ～ 8.8 年的随访结果显示，未出现任何主动脉或血管事件[157]。

随访

为获得最佳长期预后，患者需要终身随访，应通过超声心动图和 MRI 定期监测主动脉根部和整个主动脉的情况，特别是已发生夹层且正在监测其稳定性的患者。二尖瓣脱垂及中重度二尖瓣关闭不全的患者也应每年进行 1 次超声心动图检查。抗高血压药物治疗对所有 MFS 患者来说都非常重要，目标是收缩压低于 120 mmHg。发生主动脉夹层的患者，其收缩压不应超过 110 mmHg。对这些患者进行终身定期随访需要三级转诊中心经验丰富的专家参与。

在 MFS 患者的随访中，对主动脉根部及所有其他节段进行定期影像学检查至关重要（表 17.6）。

胸骨旁长轴位超声心动图主要用于测量主动脉根部（图 17.1）。多普勒超声心动图可评估是否存在主动脉瓣反流、二尖瓣脱垂 / 反流和三尖瓣脱垂，及其血流动力学情况。MRI 对于监测胸壁变形和主动脉根部不对称患者的整个主动脉尤为有用[158]。每例患者均应进行整个主动脉的成像检查。当主动脉部分节段扩张时，患者应至少每年进行 1 次随访检查。即使主动脉无异常，也应在 5 年内进行影像学复查。由于禁忌证或缺乏条件无法使用 MRI 时，可用 CT 代替。MRI 可测量主动脉弹性，患者主动脉弹性通常会变低。降主动脉弹性似乎是进行性降主动脉扩张的独立预测因子[159]。由于患者可能发生室性心律失常、传导障碍和心脏性猝死，因此有症状的患者应进行动态心电图监测。

表 17.6 不同的影像学方法

项目	经胸超声心动图	经食管超声心动图	MRI 或 CT
主动脉根部扩张	√		√
存在主动脉反流及其严重程度	√	√	
存在二尖瓣反流及其严重程度	√	√	
二尖瓣和主动脉瓣的修复能力		√	
肺动脉干扩张	√		√
存在心内膜炎	√	√	√
存在升主动脉夹层	√	√	√
主动脉瓣和二尖瓣手术的术中评价		√	
主要主动脉分支和动脉的直径			√
存在腰骶部硬脑膜扩张			√
主动脉弹性和迂曲			√

生活方式建议

患者应避免可导致血压和心率显著升高的躯体和精神刺激。此外，应尽量避免在剧烈运动、竞技类体育运动、接触性运动和等长运动时过度劳累。

心内膜炎预防

仅建议以下患者进行心内膜炎预防：使用人工瓣膜的患者和有心内膜炎病史的患者。对于使用人工材料进行完全修复术后（手术或经皮）长达 6 个月（直到内皮化）的患者，仅当其人工材料处仍残留持续性缺陷时才建议进行心内膜炎预防[160]。

妊娠

对于女性 MFS 患者来说，妊娠会带来双重问题：一是子女有 50% 的可能会遗传突变，二是妊娠期或（尤其是）产后不久发生主动脉夹层的风险升高。主动脉直径超过 45 mm 的女性患者，应强烈劝阻其在手术修复前妊娠。尽管不存在绝对的安全直径，但现有研究表明主动脉直径小于 40 mm 时很少出现问题。对于主动脉直径为 40 ～ 45 mm 的患者，近期主动脉生长速度以及是否有主动脉事件家族史，对于决定其妊娠前是否行主动脉修补术很重要[41]。一项研究纳入 35 例女性 MFS 患者，共记录了 55 次妊娠，结果显示患者主动脉扩张速度为每月增加 0.3 mm，分娩后降低，但扩张速度仍高于妊娠前[42]。两项较小型的研究结果显示，基线和妊娠期间的主动脉扩张速度无差异[161-162]。但是，对于主动脉根部直径＞ 40 mm 的女性 MFS 患者，妊娠确实会影响患者主动脉的长期扩张速度（妊娠与未妊娠过的 MFS 患者主动脉每年扩张速度分别为 0.36 mm 和 0.14 mm[41]）。

除心血管并发症外，MFS 患者妊娠还存在早产率高、胎膜早破率高的问题，后代死亡率也有所增加[161]。特别需要注意的是，现有研究表明，β 受体阻滞剂的使用与胎儿宫内发育迟缓相关[163]。

其他临床表现的管理

儿童期和青春期早期有必要进行定期的眼科检查，因为晶状体异位最常发生在学龄前阶段，而后可能进展缓慢。由于有发生青光眼和白内障的风险，成人患者也应进行一定频率的眼科筛查。通常，近视和晶状体脱位可通过佩戴眼镜进行矫正，必要时进行手术干预，包括植入人造晶状体。应监测患者的生长情况，评估其脊柱侧凸程度。出于治疗和美观的原因，患者有时需要进行外科手术来稳

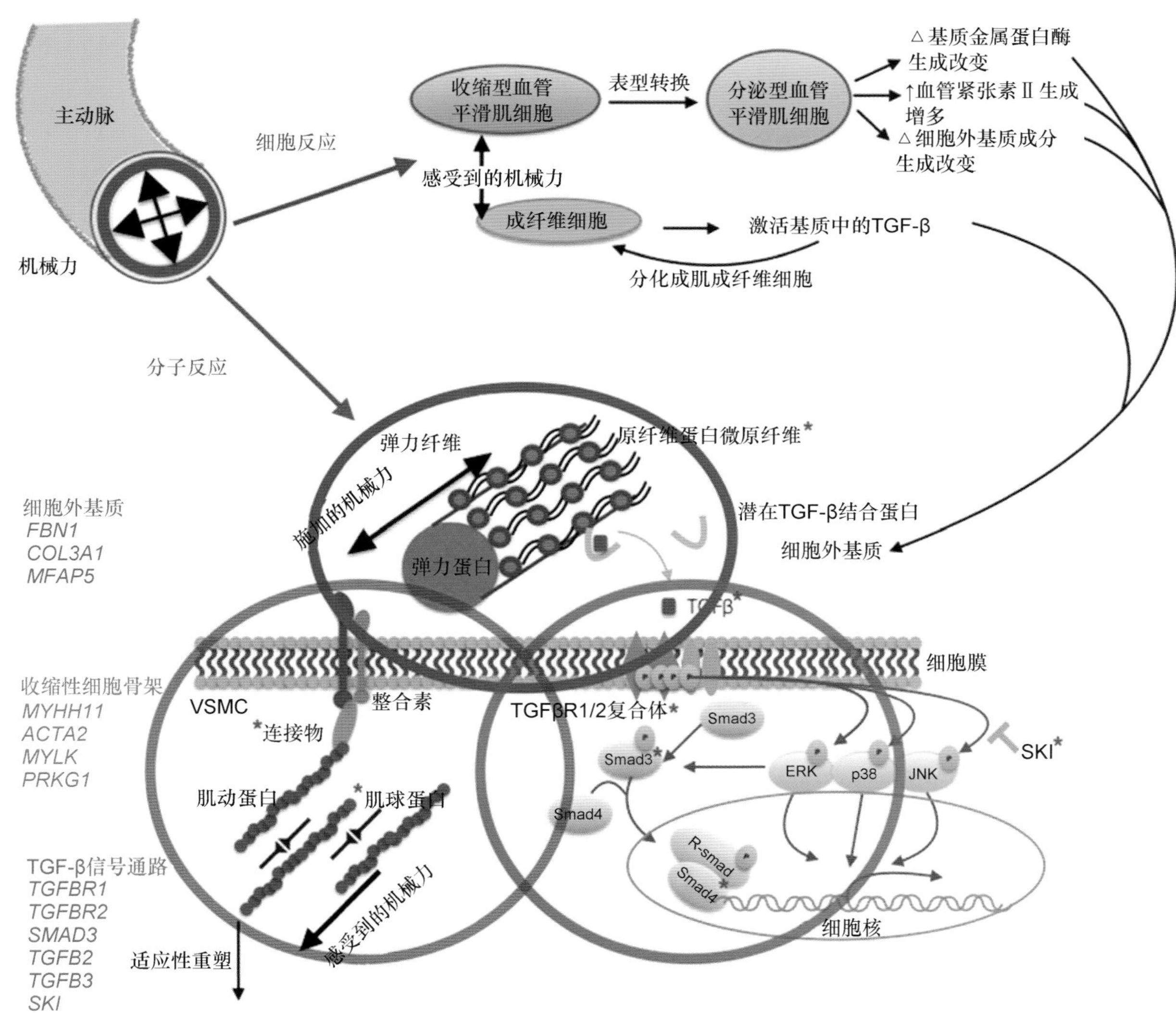

图 17.15　胸主动脉稳态的机械生物学概念。当感知压力和（或）信号传导所必需的组分受到较高压力（高血压）或发生改变（遗传因素）时，可能导致动脉瘤 / 夹层。多种组分的突变均可能影响微原纤维的机械性能或信号传导通路，导致机械转导信号改变，并启动细胞反应机制（如 TGF-β 信号通路增加）

定脊柱或纠正严重的胸廓畸形。对于这些严重病例，需要经验丰富的整形外科医师参与。当预计患者身高会达到异常高时，可考虑在青春期前进行性激素治疗，以减少生长激素分泌从而限制身高的过度增长。

LDS

必须对LDS患者进行密切随访。截至2014年，1～4型LDS均已有特定的诊疗指南，虽然大部分经验来源于1型和2型的LDS患者[15]。我们在此总结了关于LDS患者医疗监护和治疗的重要建议。

心血管系统管理

MFS患者的许多管理措施也适用于LDS患者。应避免等长运动、肢体接触性运动、竞技运动和锻炼至过度劳累。建议服用降压药物，以减少血流动力学压力。对于综合征型动脉瘤患者，β受体阻滞剂是标准治疗方案，也可考虑血管紧张素受体拮抗剂，因为它可抑制TGF-β信号通路。此外，一些机构也使用ACEI。所有LDS患者每年至少应进行1次超声心动图以监测主动脉根部、升主动脉和心脏瓣膜情况。先天性心脏病、心律失常和心力衰竭应按照规程进行管理。由于LDS患者的整个动脉树都可能发生血管病变，所以应对患者进行基线监测，包括采用MRI或CT血管造影从头颅至骨盆对动脉树进行成像检查。最初，这些监测应每年进行1次，以确定进展的速度。随病程进展，头颅至骨盆的成像检查频率应由动脉瘤的进展速度、位置和大小来决定。

对于1～3型LDS，青少年和成人患者进行主动脉根部手术的直径阈值应小于其他综合征型主动脉瘤，即当升主动脉最大直径接近4.0 cm或扩张速度超过每年0.5 cm时，建议进行主动脉手术[15]。基于家族史或个人风险评估，可在更小直径时考虑手术干预。在儿童患者中，当升主动脉最大直径超过年龄和BSA校正后的第99个百分位数（具有严重颅面特征的患者）或4.0 cm（具有轻度颅面特征的患者）时，应考虑手术，且最好在主动脉瓣环尺寸发育到足以插入适当大小人工血管以适应生长时再进行手术。

保留瓣膜的主动脉根部置换术是避免抗凝治疗的首选手术策略。远离主动脉根部的动脉瘤通常也可手术修复。为预防动脉瘤破裂或夹层，当动脉直径超过预期值的2～3倍或动脉快速膨胀时，应考虑对LDS患者进行预防性手术[15]。据报道，LDS患者的主动脉手术风险约为1.7%，与vEDS表型重叠的患者的风险可能更高。

对于4型和5型LDS，暂无指南建议。早期研究表明，主动脉直径＜4.0 cm时发生夹层的风险不大，根据家族史和（或）成人患者主动脉直径情况，当主动脉直径达到4.5 cm时可考虑手术。尚需要更多的表型数据才能对4型和5型LDS的诊疗提供指导。

其他方面的管理

为评估颈椎的不稳定性，应在诊断时进行颈椎屈伸功能位X线检查。建议患者在生长发育期间每3～5年检查1次。对脊柱侧凸和胸部畸形的处理与MFS患者相同。McCarrick等针对过敏、胃肠和营养异常、颅面部、皮肤、眼科和肺部异常，以及诊断带给患者及其家属的心理影响，提供了广泛的指导建议。

vEDS

由于不良事件的不可预测性，对vEDS患者的管理很困难。MFS中提到的关于血压控制和生活方式的建议也适用于vEDS患者。鉴于vEDS患者组织（特别是血管）的脆性大，患者应尽量避免参加剧烈的接触性运动。vEDS的动脉病变和脆性会带来巨大风险，因此患者若出现任何突发的异常疼痛，均需要迅速而细致地进行临床检查和适当的非侵入性影像学检查。

经仔细评估风险和获益后，才能给予vEDS患者抗血小板药和抗凝药。使用非甾体抗炎药（non-steroidal anti-inflammatory drugs，NSAID）时也应考虑这些因素。医疗警报手环或携带有基本医疗信息的便条可简要告知主治医师潜在的vEDS并发症。目前已有关于麻醉和手术的一般指导原则[164]，这些措施包括交叉匹配足够量的输血用血、避免肌内注射前用药、充分建立外周静脉通路、尽可能避免动脉血管和中心静脉血管。

一般来说，患者血管发生夹层或破裂时，应尽可能采取保守处理。需要时可考虑特殊的预防手术措施，若外科医生充分了解患者病情，则手术成功的可能性更大[45]。近期发展的血管内修复技术已在小范围内应用成功[165]。在专业水平高的中心进行手术的治疗效果优于任其自然进展的平均值，但仍有较高的不良事件发生率，如梅奥诊所的 31 例患者和约翰·霍普金斯医院的 9 例患者中分别有 46% 和 33% 发生了并发症[45, 165]。近期的一项回顾性分析结果显示，开放性手术和血管内手术的死亡率分别为 30% 和 24%，总体死亡率为 39%[103]。与所有回顾性分析一样，该分析无法排除选择偏倚，尤其是罕见病。

目前难以确定连续血管成像的利与弊，但至少有潜在获益。连续血管成像可能检测到先前未知的动脉瘤或进行性扩张，从而对其进行治疗并可能挽救生命[45]，但同时也会引起患者焦虑[103]，因此医生要在两者之间取得平衡。连续成像是否能够检测到动脉壁薄弱的潜在早期征兆从而降低死亡率或不良事件发生率，迄今为止尚未在 vEDS 中进行系统的研究。

目前唯一被证实可有效治疗 vEDS 的药物是塞利洛尔，具有 β_2 受体激动剂作用的选择性 β_1 受体阻滞剂。一项多中心随机非盲对照试验纳入了 53 例患者以观察塞利洛尔的治疗效果，结果显示与未治疗组相比，塞利洛尔治疗组患者的血管事件减少 36%，因此试验提前终止[166]。值得注意的是，治疗组患者的血管事件发生率仍高达 20%。

MSMD 综合征

由于该病研究时间较短，目前尚无针对此类型患者主动脉瘤治疗和管理的特定指南。鉴于早期报道显示患者可能发生主动脉夹层，因此建议对患者进行密切监测和早期手术治疗。针对具体病变的治疗（如导管未闭和缩窄修复），应遵循相应的指南。

NS H-TAD

当患者被诊断为胸主动脉瘤时，推荐对患者进行全面的临床评估，如家族史、体格检查和眼部检查等，以排除潜在综合征。

综合征型 H-TAD 患者常因相关临床表现就医，而 NS H-TAD 患者则往往由于主动脉事件（多数为急性主动脉夹层）而被诊断。*ACTA2* 突变的患者发生（复杂）B 型夹层的概率比 A 型夹层高，因此对于无综合征表现且有家族史的年轻急性主动脉夹层患者（特别是 B 型夹层患者），首先应怀疑是否携带 *ACTA2* 突变。由于此类患者的夹层复杂，常需要手术干预，应考虑转诊到三级医疗中心[113]。由于 *ACTA2* 突变患者的主动脉病变通常延伸至胸主动脉远端，因此推荐这些患者进行更大范围的 CT/MRI 检查。当行胸主动脉修复手术时，应考虑对主动脉根部、升主动脉和主动脉弓部进行全面修复，即使某些位置尚未扩张[113]。

推荐 H-TAD 患者服用降压药（如 β 受体阻滞剂），以降低血流动力学压力。密切随访很有必要。推荐的主动脉手术阈值与 MFS 患者类似[92]，且同样应根据家族史、主动脉扩张速度、潜在的基因缺陷等因素来制订个体化方案。

若已知其他家族成员发生主动脉并发症时的主动脉直径，应以此指导患者行手术的阈值。若无其他成员的数据作参考，则建议升主动脉直径＞ 4.5 ～ 5.0 cm、降主动脉直径＞ 5.5 ～ 6.0 cm 时进行手术，因为此时患者发生并发症而进行胸腹主动脉手术的概率高[167]。不同基因突变患者的临床转归不同，因此，美国心脏病学会（ACC）的指南[65]推荐根据不同基因进行相应的预防手术。欧洲心脏病学会（ESC）对主动脉疾病管理的指南中尚未采纳这些规则[148]。近期研究表明，至少部分携带 *TGFBR* 基因突变的患者主动脉病进展并不迅速[13, 43]。关于临床或生化指标能否帮助我们更好地评估患者风险的研究正在进行中。

合并 BAV 的胸主动脉瘤（thoracic aortic aneurysm，TAA）患者的疾病进展较缓慢，部分人群动脉瘤 3 年未扩张，发生夹层的风险也较低[168, 170]。这种情况下，升主动脉的手术阈值可提高至 5.5 cm。对于有其他危险因素［包括家族史阳性或扩张速度快（每年＞ 3 mm）］的患者，推荐以 5.0 cm 作为手术阈值[148]。

分子诊断

分子水平的确诊对于基因指导的 H-TAD 患者管理越来越重要。传统的基因检测是对几个基因进行 Sanger 测序，逐步查找致病突变。目前，许多遗传学实验室已将下一代测序（NGS）引入了诊断学，这改变了整个遗传学领域。通过 NGS 或大规模平行测序，可同时测序数百万个小的DNA片段，产生大量数据。采用生物信息学分析方法将测得的片段拼接并与人类参考基因组比对，以产生准确的DNA变异数据。NGS可用以检测人类全部22 000个编码基因（WES）或少量靶基因（基因组合测序）。

许多研究表明，将所有综合征型和NS H-TAD基因打包进行NGS检测的方法比单独检测每个TAD基因的Sanger测序法耗时更少，同时人工成本也相应减少。

MFS

在符合MFS诊断标准的患者中，*FBN1*基因突变检出率约为90%[171]。在剩余10%的患者中未检出*FBN1*突变或缺失，可能是由于常规技术难以检测到，也可能是由其他未知基因突变引起。

在少数符合MFS标准但*FBN1*阴性的患者及“不完全”MFS患者中，研究者们已鉴定出涉及TGF-β通路的基因突变。*FBN1*突变引起的MFS的特征是晶状体异位，而其他基因突变的患者无此症状。

从实际角度来看，对符合MFS诊断标准且有晶状体异位的患者，可考虑对*FBN1*基因进行单基因筛查。而其他情况，则采用包括*FBN1*在内的更广泛的NGS组合测序或靶向外显子组测序可能更合适。

LDS

对于罕见病例，由经验丰富的临床遗传学家或心脏病专家对患者进行仔细检查可帮助做出正确的临床诊断并预测分子病因。然而，LDS患者常表现出一系列的不同表型，且大部分情况下，这些特征不太明显，或在儿童和年轻患者中因处于进展过程中而不明显。此外，一些LDS基因突变也可导致NS H-TAD。

为克服这些困难，建议在LDS患者中采用针对H-TAD的基因组合检测或WES以查找致病基因。

vEDS

与其他综合征一样，仅在非常典型的病例中（如胃肠道破裂或不同动脉床中出现广泛破裂/夹层），可考虑*COL3A1*单个基因检测。否则，采用NGS方法进行基因组合检测或靶向外显子组测序进行更大范围的遗传学筛查更为合适。

MSMD综合征

患者应先进行特定突变*ACTA2* R179的检测，若呈阴性，再进行更为广泛的筛查。

NS H-TAD

一些国家可以进行H-TAD相关基因的靶向基因组合测序或过滤已知H-TAD基因的WES。在使用不同H-TAD靶基因组合进行NGS测序后，综合征型和NS H-TAD的成人患者队列中致病突变的检出率为4%～27%[5，53，172-173]。

Arslan-Kirchner M等提供了可用于临床检测的H-TAD“核心基因”及“额外基因”列表[174]。

更大范围遗传筛查的缺点是鉴定出很多难以确认其是否为致病原因的临床意义未明变异（约20%）[53，173]。目前研究者们正在建立许多国际合作网络（如ClinGen），旨在改善对变异评估的策略[175]。

分子遗传学及特定基因型的影响

MFS

分子遗传学

*FBN1*基因由65个外显子组成，编码由2871个氨基酸组成的320 kD糖蛋白——原纤维蛋白1[176-177]。原纤维蛋白是约350 000 MW的结构性大分子，对所有结缔组织的完整性和功能均具有重要作用。它们被认为是“结构性大分子”是因为像胶原一样，原纤维蛋白可形成透射电子显微镜下可见的纤维。

原纤维蛋白1在不同物种间高度保守。该多肽包含47个富含半胱氨酸的表皮生长因子（epidermal growth factor，EGF）样重复基序和1个8-半胱氨酸基序（TB/8-cys）。47个基序中的43个含有钙结合共有序列，被称为钙结合EGF样（cbEGF样）基序（图17.1）[178-179]。

原纤维蛋白分子聚合形成微原纤维，是ECM

的组成部分。微原纤维可与弹力蛋白结合形成弹力纤维。微原纤维和弹力纤维在全身的结缔组织中广泛分布，包括皮肤、血管壁、肌腱、筋膜、肺泡壁和连接在晶状体两端的睫状小带，为这些器官提供受力结构支撑。原纤维蛋白微原纤维按照最适合于组织功能和完整性的方式排列，如在肌腱中弹性纤维沿纵轴排列，而在肌性动脉中弹性纤维则围绕管腔排列（Sakai et al.，Gene，in press）。

此外，目前已越来越明确的是：富含原纤维蛋白的微原纤维不仅与结构完整性相关，而且与弹性基质稳态、基质-细胞间附着及细胞因子的调节相关[178-179]。

迄今为止，研究者已在 *FBN1* 基因中鉴定出约 2000 个突变，其中大部分是影响保守半胱氨酸残基或 cbEGF 样基序共有序列的错义突变。无义突变、与外显子跳跃相关的剪接突变以及小缺失也有报道[8]。绝大部分突变是家族或个体所特有的。约 25% 的 MFS 患者由新发突变引起。多数具有严重表型的 MFS 婴儿是孤立性（新发）病例，反映出这些患者难以存活至生育年龄。

许多 *FBN1* 突变被认为会对正常的野生型基因产物产生不利影响，即具有显性负效应。但是，MFS 和相关疾病也可由减少基因表达的突变等位基因引起，因此单倍剂量不足可能也是发病机制[180]。

病理生理学

根据目前已有的知识，原纤维蛋白 1 在主动脉瘤的发病机制中至少有以下 3 个方面的作用：①弹力纤维组成中起结构作用；② TGF-β 信号传导的调节因子；③在力转导中发挥作用。

早期对于 MFS 发病机制的研究认为，微纤维中的原纤维蛋白 1 突变造成受累组织的结构完整性丧失，随时间推移受累组织薄弱难以承受持久的压力，从而导致了疾病的发生。MFS 的某些特征确实可通过以上理论来解释，如动脉瘤、晶状体异位和硬脑膜扩张。然而，其他特征（包括骨骼过度生长、颅面部特征和二尖瓣黏液瘤样改变）似乎难以用上述理论解释。目前已逐渐明确其他机制在 MFS 的发病过程中起作用。

动物研究表明，富含原纤维蛋白的微原纤维在个体出生后的弹性基质稳态中发挥重要作用[181]。弹力纤维通过原纤维蛋白 1 介导，与相邻的血管内皮细胞和 SMC 紧密相连，原纤维蛋白 1 缺陷会导致这些连接缺失或不足。在小鼠中，这可导致基质重塑失败，表现为多种结构组分和基质降解酶（包括金属蛋白酶 2 和 9）的生成过量，继而引起炎症细胞浸润、内膜增生、弹力纤维钙化和血管壁结构崩溃，最终导致动脉瘤形成[181]。这些特征也可在 MFS 患者的病理标本中观察到[182]。

除结构功能外，富含原纤维蛋白的微原纤维也在细胞因子的调节中起重要作用。TGF-β 是一种多功能细胞因子，在多个细胞功能中发挥作用，如细胞增殖与分化、细胞周期停滞、细胞程序性死亡和基质沉积[183]。TGF-β 的激活受原纤维蛋白 1 的限制，因此研究者们提出假说，原纤维蛋白 1 结构异常或表达水平降低均可产生过量活化的 TGF-β[184]。随后，TGF-β 反应性基因（如胶原和结缔组织生长因子）表达增加，加上细胞功能的改变，最终引起 MFS 的表型特征。TGF-β 是一种多功能肽，可控制多种类型细胞的增殖、分化和其他功能。原纤维蛋白 1 与潜在 TGF-β 结合蛋白（latent TGF-β binding proteins，LTBP）家族同源，LTBP 可在多种组织（包括 ECM）中与 TGF-β 结合形成复合物使之失活[185]。事实上，原纤维蛋白 1 可结合 TGF-β 及 LTBP[186-187]。因此，也有假说认为原纤维蛋白 1 突变会导致无活性的 TGF-β 复合物瓦解[184]。事实上，在 MFS 患者及 MFS 小鼠模型的多种组织中均已证实存在 TGF-β 信号通路的激活。

令人惊讶的是，近期研究表明，LTBP 结合位点敲除（*Fbn1H1*Δ）的 *Fbn1* 小鼠并未表现出 MFS 的特征[188]。这一观察结果驳斥了原纤维蛋白 1 对 TGF-β 螯合作用的重要性，并提出了一种替代假说，即突变的微原纤维以其他方式影响 TGF-β 的激活。目前认为，TGF-β 信号传导通路的异常激活是疾病进程中最终的共同通路。TGF-β 信号通路的作用在主动脉瘤向疾病终末期（如夹层）转变的动态过程中也可能发生改变[189]。

此外，原纤维蛋白不仅可调节生长因子生物活性从而在血管壁细胞信号传导过程中起作用，还在内皮和 ECM 到血管 SMC 的机械力转导中发挥重要作用。该过程对于主动脉壁受到血流动力学压力时调节主动脉重构以维持稳态至关重要。原纤维蛋白 1 的突变可能干扰该机制[190-191]。因此，近期有假说认为，血管壁细胞可感知细胞外基质的力学状态，通过整合素和细胞骨架发送信号，导致血管壁重塑不当，最终形成动脉瘤，该过程是 TGF-β 信号通路紊乱的共同通路。图 17.15 显示发病机制的示意图。

基因型-表型关联

MFS 中似乎并无明确的基因型-表型关联[192-193]。因此，在单个患者中检出特定突变并无太大预后价值，难以影响患者管理。目前已知的基因型-表型关联见表 17.7。由于缺失、插入或剪接错误导致的核心编码序列的框内丢失或获得的突变，往往引起更严重的疾病表型。相反，提前产生终止密码子的突变会导致转录本的快速降解，这类患者表型较轻，难以达到 MFS 的诊断标准[194-196]。在具有严重且进展迅速的新生儿表现（即“新生儿 MFS”）的患者中找到的突变位于 *FBN1* 基因 24 ～ 32 号外显子的中心部位，尽管该区域许多其他突变也可引起典型或轻微的表型[197]。

表 17.7　*FBN1* 突变引起 MFS 的主要基因型-表型关联

FBN1 突变类型	表型
EGF 样结构域中半胱氨酸替换[199]	晶状体异位发生率高 26 ～ 32 号外显子突变患者表型严重且早发
提前终止密码子（PTC）[200]	晶状体异位的发生率低 大关节过度活动的发生率高 皮纹的发病率高 主动脉夹层的发生率较高?
前 15 个外显子；精氨酸到半胱氨酸的突变[201]	晶状体异位
所有突变类型[202]	半胱氨酸突变与晶状体异位的相关性强 PTC 突变与严重的骨骼和皮肤表型相关 24 ～ 32 号外显子突变与严重表型相关
儿童队列；33% 的突变发生于 24 ～ 32 号外显子；PTC 发生率小于成年患者队列	致死性新生儿 MFS 是一种真正的临床疾病；临床表现随年龄增加而增多
所有突变类型[203]	“不完全”或轻度 MFS 与 59 ～ 65 号外显子的突变相关 末端突变（1 ～ 15 号及 59 ～ 65 号外显子）患者的表型轻于中间外显子突变患者的表型
所有突变类型[204]	截短突变和剪接突变与主动脉事件相关
FBN1 显性负效应（DN）*vs.* 单倍剂量不足（HI）[198]	HI 突变患者发生心血管死亡和主动脉夹层的风险高于 DN 患者

近期研究表明，*FBN1* 单倍剂量不足突变患者发生心血管死亡和主动脉夹层的风险比显性负效应突变的患者高[198]。

LDS

分子遗传学

1 型和 2 型 LDS 是由编码 TGF-β 1 型受体（TGF β receptor type 1，TGFBR1）和 TGF-β 2 型受体（TGF β receptor type 2，TGFBR2）的基因突变引起。研究者已在 *TGFBR1* 或 *TGFBR2* 中鉴定出数百个失活突变，其中大部分是编码受体细胞内丝氨酸-苏氨酸激酶结构域的进化保守残基上的错义突变。两种基因突变的患者在临床表型上无任何差异。在无 LDS 其他特征的家族性 TAD 患者[14]及符合 MFS 诊断标准的患者[11]中也检出过 *TGFBR1* 和 *TGFBR2* 突变。这些患者的突变类型与 LDS 中发现的突变类型无明显差异。

LDS 患者表型存在巨大的家族内异质性，且曾有多例不外显的病例报道[7, 9]。大部分严重的 LDS 是由新发突变导致。

3 型 LDS 是由 SMAD 家族成员 3（SMAD3）的编码基因突变引起。目前，已发表的文献中共记录了 37 个 *SMAD3* 基因突变，但仍有很多未发表的 *SMAD3* 突变。*SMAD3* 基因包含 3 个主要的功能结构域，即 MH1、MH2 结构域及连接子区域，突变可发生在所有 9 个外显子的任何位置。突变谱包括截短突变和错义突变，后者多发生在 MH2 蛋白结构域内[17]。这些突变最可能的影响是导致功能丧失，使 TGF-β 信号无法通过 SMAD3 进行传递。迄今为止，尚未建立明确的基因型-表型关联。

4 型和 5 型 LDS 是由 TGF-β 结合配体基因 *TGFB2* 和 *TGFB3* 的突变引起。已报道了 *TGFB2/3* 的多种突变类型，即错义突变、移码突变、无义突变和剪接突变，而这些都可能导致相应蛋白质功能的丧失。在 4 型 LDS 中，已报道至少 17 个不同的 *TGFB2* 突变，包括 3 个大的缺失。在 5 型 LDS 中，目前已在 48 例患者中鉴定出 11 个 *TGFB3* 突变。*TGFB3* 基因的 p.Arg300 位点似乎是一个突变热点，因为已在 6 例独立个体中鉴定出了该位点上的 3 个突变（Arg300Gly、Arg300Gln 和 Arg300Trp）。

对于所有类型的 LDS，尚不清楚为什么有些突变会导致严重的 LDS 表型，而其他突变则只引起轻微症状。

极少数情况下，LDS 是由新基因突变（新发突变）引起，且患者无家族史。大多数情况下，患者的致病突变遗传自其患病父（母）亲。

病理生理学

所有 LDS 基因都是 TGF-β 信号传导通路中的关键基因。尽管分子水平上表现为功能丧失，但患者主动脉组织中可观察到 TGF-β 信号通路增强的现象。LDS 患者主动脉切片的组织学和免疫组织化学结果显示，TGF-β 信号通路上游配体和下游靶基因均上调。这与其他综合征型和非综合征型动脉瘤（如 MFS）、动脉迂曲综合征、伴有 BAV 的动脉瘤和退行性动脉瘤等主动脉疾病相似，提示这些疾病有导致动脉壁病变的共同发病机制（TGF-β 相关）。

导致 TGF-β 信号紊乱的确切机制仍不明确且存在争议。研究者们提出了若干可解释这种 TGF-β 悖论的机制假说，如受体运输发生改变、TGF-β 信号通路自调节功能障碍、存在其他信号通路或非自主性细胞事件等，但仍需要实验验证。

vEDS

COL3A1 基因位于染色体 2q24.3-q31，编码Ⅲ型胶原蛋白。其中 5 个外显子编码 N- 前肽，3 个外显子编码 C- 前肽，其间是不间断的三股螺旋，编码 Gly XY 三联体，X 或 Y 通常是赖氨酸（4%）或脯氨酸（10%）。三股螺旋的突变通常是错义突变将甘氨酸转化为更大的氨基酸，这种错误使得三股螺旋尺寸改变、中断螺旋缠绕，导致突变的 α 链掺入成熟的三股螺旋中，从而使胶原蛋白分泌和组装减少，导致含有突变分子的组织变得薄弱。外显子跳跃导致三股螺旋变短也会产生类似的破坏作用。在出现终止密码子或大片段缺失的情况下，单倍剂量不足的机制使得疾病呈剂量效应。可查询 https://eds.gene.le.ac.uk/home.php?select_db = COL3A1 获得更多的 *COL3A1* 突变及多态性位点。

病理生理学

尽管 20 世纪 90 年代早期就已发现 vEDS 及其潜在的遗传缺陷，但目前也仅了解基因突变可导致Ⅲ型前胶原蛋白结构缺陷或减少从而造成结缔组织薄弱，其他机制尚不清楚。基于对 TGF-β 信号改变在 MFS 和相关胸主动脉瘤中作用的认识，Morissette 等研究了该机制是否在 vEDS 中发挥作用。结果显示 vEDS 患者皮肤的成纤维细胞中 TGF-β 信号通路未发生改变[205]。关于动脉组织中 TGF β 信号传导，目前尚无研究数据。

基因型-表型关联

近期两项研究[206-207]指出，与携带 *COL3A1* 无效突变、非甘氨酸突变或 N- 末端或 C- 末端突变的患者相比，携带替换甘氨酸的错义突变和剪接突变或框内插入-缺失突变的患者表型更严重、发病年龄更小。前者发生消化道并发症的概率也相对较小。在甘氨酸突变的患者中，突变为丝氨酸和精氨酸的患者预后似乎比突变为缬氨酸和天冬氨酸的患者好[207]（Pepin et al.）。

偶有病例报道显示，*COL3A1* 突变也可引起 NS H-TAD[5，208]。

MSMD 综合征

对于有新生儿 PDA、先天性固定性瞳孔扩大、烟雾病（如脑血管病变）和 TAA 表现的患者，可考虑对 *ACTA2* R179A 突变进行靶向分析。R179 突变是靠近 α 肌动蛋白大分子表面的关键蛋白质-蛋白质相互作用的位点，因此推测该突变可能破坏关键的相互作用，干扰 SMC 下游信号传导。对突变周围的核苷酸序列进行分析，未能鉴定出解释该突变发生频率增加的易变基序。因此，该突变的反复检出可能是因为存在对这些独特表型患者的招募偏倚[26]。

NS H-TAD

分子遗传学

如前文所述及表 17.1 所示，NS H-TAD 的遗传背景具有异质性。在大部分患者及家族中，未能找到潜在的遗传病因。在一小部分 NS H-TAD 患者中，曾检出 *FBN1*、*COL3A1*、*TGFBR1*、*TGFBR2*、*SMAD3* 和 *TGFB2* 基因突变[5, 9, 19, 115]。

病理生理学

这些基因的发现及相关特征提示 ECM 功能改变及 TGF-β 信号传导增强在发病机制中发挥作用。NS H-TAD 发生的另一种机制是通过与血管平滑肌收缩装置相互作用。多个假说可解释 H-TAD 与血管 SMC 收缩受损之间的联系。涉及 SMC 装置（*MYLK*、*MYH11*、*ACTA2* 和 *PRKG1*）的基因突变可能导致应激和修复通路的上调。携带 *MYH11* 突变的患者血管壁中，血管紧张素转化酶（ACE）和胰岛素样生长因子 1（insulin-like growth factor-1，IGF-1）上调[34]。上调的 ACE 和 IGF-1 激活血管紧张素 Ⅱ、磷酸肌醇 -3 激酶（phosphoinositide-3 kinase，PI3K）、经典与非经典的 TGF-β 通路（分别由 SMAD2/3 和 ERK 介导），随后导致 SMC 收缩和增殖能力增强以及 TGF-β 上调[34, 209]。由于可调节收缩基因的转录，TGF-β 本身可诱导血管 SMC 的收缩表型[210-212]。携带 *ACTA2* 和 *MYH11* 错义突变的患者，主动脉壁存在 TGF-β 的上调[30]。然而，Pannu 等在携带 *MYH11* 突变患者的主动脉组织和 SMC 中未发现 CTGF 染色增加或 CTGF 及 TGF-β1 的表达增加[14]。对于 *MYLK*、*FLNA* 和 *PRKG1*，至今尚无其与 TGF-β 信号通路相关的研究数据。

细胞骨架也在维持 ECM 完整性方面发挥重要作用。细胞骨架通过整合素受体参与纤连蛋白原纤维的装配[213]。稳定的纤连蛋白原纤维基质对于原纤维蛋白 1 单体 C- 末端掺入珠状结构、线性组装成微原纤维至关重要[214]。收缩装置难以发挥其功能，继而会影响 ECM 的完整性，这可能间接引发细胞应答机制，包括 TGF-β 信号传导的增加。

由于力学感应需要完整的承重结构，导致血管 SMC 收缩性受损的突变还可能损害力学稳态并导致不恰当的血管重塑[191]。

基因型–表型关联

在个体化医学时代，人们当然希望基因型可指导我们预测表型。然而，我们需要格外谨慎，特别是因为目前尚无这些疾病的大型系列研究。以 *TGFBR1/2* 基因突变为例，最初的报道显示，携带这些突变的患者主动脉病变比 MFS 患者进展更为迅速[7]。然而，随后的观察研究并未能确认这些发现[13, 43]，提示 *TGFBR* 突变患者的表型异质性大，既有严重的综合征型临床表现（如 LDS），也有轻度的非综合征型临床表现。目前，研究者们正在进行更大范围的数据收集，以期能从具有代表性的患者队列中获取有效数据。

针对每个 H-TAD 基因，研究者可能会观察到基因型特异性表型，如 *ACTA2* 基因 R179H 突变患者常有严重表型[26]。同样地，当此位置发生其他置换突变或 R258 发生突变时，患者表型更严重[113]。

家系筛查和亲属随访

分子诊断为无症状家族成员提供携带者检测的机会。然而，基因检测可能具有潜在负面的伦理、法律和社会影响。在进行检测前遗传咨询时，需与患者讨论基因检测的潜在风险、获益及局限性，以帮助患者自主决策。对于儿童期发病的疾病，若存在预防性或治疗性措施能够降低发病率或死亡率，普遍接受对未成年人进行预测性基因检测。因此，对于具有 MFS、LDS 及其他 H-TAD 疾病风险的无症状儿童，预防性检测是合理的。虽然这些疾病的临床表现高度可变且具有年龄依赖性，但既往有儿童早期出现严重心血管表现的报道，儿童可能会从早期的预防性治疗中受益。早期诊断对及时治疗这些疾病的骨骼和眼部症状也有用。

是否在儿童中检测成年期发病的疾病（如 vEDS）更具争议性，需要根据个体情况而定。应告知患者（及其父母）12% ～ 24% 的个体可能在 20 岁前出现严重并发症[206]，18 岁前可考虑服用塞利洛尔进行预防性治疗。对未成年人进行 vEDS 检测的其他潜在益处包括：①消除未携带家族性 *COL3A1* 致病突变的儿童的担忧；②对潜在并发症有认识和准备；③对于携带致病突变的个体，限制进行高强度运动和高风险活动[215]。鉴于儿童有 50% 的可能性会遗传到致病突变，父母通常不会等到儿童出现并发症或成年后才进行检测[215]。

在 NS H-TAD 中，儿童基因检测的医疗益处则不那么明显，基因检测通常会推迟到成年后进行，以保护孩子的自主权。强烈建议对儿童进行检测的同时给予心理支持。在许多未鉴定出明确致病突变的家族中，难以确定哪位成员会发生动脉瘤和夹层。因此，根据 ESC 和 ACC 指南[65, 148]的建议，H-TAD 患者的所有一级亲属（子女、亲兄弟姐妹和父母）应定期进行主动脉检查。目前尚无共识或指南指出应从何时开始对儿童进行筛查。临床实践中，建议可从 12 ～ 14 岁开始进行筛查，对于有早发夹层的家族，可更早开始筛查（比发生夹层的家族成员年龄低 10 岁时开始筛查）。临床实践中，临床医生必须权衡先证者是 H-TAD 的可能性。家族史、年龄、有无高血压和主动脉直径是心脏病学专家做出诊断时需要考虑的因素。当患者高度疑似为 H-TAD 时，其一级亲属应定期进行主动脉检查，每 5 年 1 次。若主动脉直径增大、扩张速度快、临床怀疑为更严重表型（如 LDS）或有家族史时，则应考虑进行更频繁的监测。所有患者均应进行升主动脉超声心动图检查，高危患者可考虑进一步行 MRI/CT 检查。

对于已知突变的 H-TAD 患者，大部分国家可提供产前诊断（prenatal diagnosis，PND）和胚胎植入前遗传学诊断（PGD）。法国的一项 MFS 患者研究表明，大部分患者（74%）支持产前检查。照护者的意见不尽相同，但大多数人同意这些问题应由多学科团队帮助解决[216]。

总结

H-TAD 由一组临床和遗传方面具有明显重叠的疾病构成，包括综合征型和非综合征型。鉴定出潜在的遗传缺陷对于诊断具有重要意义，且有助于风险分层并指导管理。大部分 H-TAD（主要是非综合型）家族尚未找到明确致病突变，在这种情况下，应对患者及其亲属进行临床影像学随访。

NGS 技术显著提高了 H-TAD 患者的诊断率，NGS 基因组合检测和（或）靶向外显子组测序是首选的突变筛查方法。

H-TAD 患者的预期寿命取决于发生主动脉夹层的风险，至少部分依赖于其潜在的分子诊断。及时的诊断和治疗至关重要，应由多学科团队完成。预防性主动脉手术是最能挽救生命的治疗方式，需要更多研究来更好地确定个体患者手术的最佳阈值，特别是降主动脉手术。

要点总结

- 至少 20% 的胸主动脉疾病患者有患病亲属，因此对一级亲属进行详细的临床评估以确定是否有家族史至关重要。
- 综合征型和非综合型 H-TAD 在临床表现和遗传方面都有巨大重叠，若要排除综合征型 H-TAD，需要对患者进行仔细的临床评估。为患者提供检测前遗传咨询后，方可进行临床分子检测。
- 迄今为止，研究者们已鉴定出超过 15 种可引起孟德尔遗传性胸主动脉疾病的基因。这些基因编码细胞外基质成分、TGF-β 信号传导通路或 SMC 收缩相关蛋白。
- 突变与机械力相互作用，导致主动脉壁结构和功能特性的改变。

参考文献

1. Loeys BL, Dietz HC, Braverman AC, Callewaert BL, De Backer J, Devereux RB, et al. The revised Ghent nosology for the Marfan syndrome. J Med Genet. 2010;47(7):476–85.
2. Faivre L, Masurel-Paulet A, Collod-Beroud G, Callewaert BL, Child AH, Stheneur C, et al. Clinical and molecular study of 320 children with Marfan syndrome and related type I fibrillinopathies in a series of 1009 probands with pathogenic FBN1 mutations. Pediatrics. 2009a;123(1):391–8 Available from: http://eutils.ncbi.nlm.nih.gov/entrez/eutils/elink.fcgi?dbfrom=pubmed&id=19117906&retmode=ref&cmd=prlinks.
3. Milewicz DM, Michael K, Fisher N, Coselli JS, Markello T, Biddinger A. Fibrillin-1 (FBN1) mutations in patients with thoracic aortic aneurysms. Circulation. 1996;94(11):2708–11.
4. Pepin M, Schwarze U, Superti-Furga A, Byers PH. Clinical and genetic features of Ehlers-Danlos syndrome type IV, the vascular type. N Engl J Med. 2000;342(10):673–80.
5. Campens L, Callewaert B, Muiño Mosquera L, Renard M, Symoens S, de Paepe A, et al. Gene panel sequencing in heritable thoracic aortic disorders and related entities – results of comprehensive testing in a cohort of 264 patients. Orphanet Journal of Rare Diseases. 2015a;10(1):9.
6. Barbier M, Gross M-S, Aubart M, Hanna N, Kessler K, Guo D-C, et al. MFAP5 loss-of-function mutations underscore the involvement of matrix alteration in the pathogenesis of familial thoracic aortic aneurysms and dissections. Am J Hum Genet. 2014;95(6):736–43.
7. Loeys BL, Schwarze U, Holm T, Callewaert BL, Thomas GH, Pannu H, et al. Aneurysm syndromes caused by mutations in the TGF-beta receptor. N Engl J Med. 2006;355(8):788–98.
8. Loeys BL, Chen J, Neptune ER, Judge DP, Podowski M, Holm T, et al. A syndrome of altered cardiovascular, craniofacial, neurocognitive and skeletal development caused by mutations in TGFBR1 or TGFBR2. Nat Genet. 2005;37(3):275–81.
9. Stheneur C, Collod-Beroud G, Faivre L, Gouya L, Sultan G, Le Parc J-M, et al. Identification of 23 TGFBR2 and 6 TGFBR1 gene mutations and genotype-phenotype investigations in 457 patients with Marfan syndrome type I and II, Loeys-Dietz syndrome and

related disorders. Hum Mutat. 2008;29(11):E284–95.
10. Singh KK, Rommel K, Mishra A, Karck M, Haverich A, Schmidtke J, et al. TGFBR1 and TGFBR2 mutations in patients with features of Marfan syndrome and Loeys-Dietz syndrome. Hum Mutat. 2006;27(8):770–7.
11. Mizuguchi T, Collod-Beroud G, Akiyama T, Abifadel M, Harada N, Morisaki T, et al. Heterozygous TGFBR2 mutations in Marfan syndrome. Nat Genet. 2004;36(8):855–60.
12. Disabella E, Grasso M, Marziliano N, Ansaldi S, Lucchelli C, Porcu E, et al. Two novel and one known mutation of the TGFBR2 gene in Marfan syndrome not associated with FBN1 gene defects. Eur J Hum Genet. 2006;14(1):34–8.
13. Attias D, Stheneur C, Roy C, Collod-Beroud G, Detaint D, Faivre L, et al. Comparison of clinical presentations and outcomes between patients with TGFBR2 and FBN1 mutations in Marfan syndrome and related disorders. Circulation. 2009;120(25): 2541–9.
14. Pannu H. Mutations in transforming growth factor- receptor type II cause familial thoracic aortic aneurysms and dissections. Circulation. 2005;112(4):513–20.
15. MacCarrick G, Black JH, Bowdin S, El-Hamamsy I, Frischmeyer-Guerrerio PA, Guerrerio AL, et al. Loeys-Dietz syndrome: a primer for diagnosis and management. Genet Med. 2014;27.
16. van der Linde D, van de Laar IMBH, Bertoli-Avella AM, Oldenburg RA, Bekkers JA, Mattace-Raso FUS, et al. Aggressive cardiovascular phenotype of aneurysms-osteoarthritis syndrome caused by pathogenic SMAD3 variants. JAC. Elsevier Inc. 2012;60(5):397–403 Available from: http://eutils.ncbi.nlm.nih.gov/entrez/eutils/elink.fcgi?dbfrom=pubmed&id=22633655&retmode=ref&cmd=prlinks.
17. van de Laar IMBH, Oldenburg RA, Pals G, Roos-Hesselink JW, de Graaf BM, Verhagen JMA, et al. Mutations in SMAD3 cause a syndromic form of aortic aneurysms and dissections with early-onset osteoarthritis. Nat Genet. 2011a;43(2):121–6.
18. van de Laar IMBH, Oldenburg RA, Pals G, Roos-Hesselink JW, de Graaf BM, Verhagen JMA, et al. Mutations in SMAD3 cause a syndromic form of aortic aneurysms and dissections with early-onset osteoarthritis. Nat Genet. 2011b;43(2):121–6.
19. Regalado ES, Guo D-C, Villamizar C, Avidan N, Gilchrist D, McGillivray B, et al. Exome sequencing identifies SMAD3 mutations as a cause of familial thoracic aortic aneurysm and dissection with intracranial and other arterial aneurysms. Circulation Research. 2011;109(6):680–6.
20. Lindsay ME, Schepers D, Bolar NA, Doyle JJ, Gallo E, Fert-Bober J, et al. Loss-of-function mutations in TGFB2 cause a syndromic presentation of thoracic aortic aneurysm. Nat Genet. Nature Publishing Group. 2012 :1–7. Available from: http://dx.doi.org/10.1038/ng.2349
21. Guo D-C, Hanna N, Regalado ES, Detaint D, Gong L, Varret M, et al. TGFB2 mutations cause familial thoracic aortic aneurysms and dissections associated with mild systemic features of Marfan syndrome. Nat Genet. Nature Publishing Group. 2012:1–8.
22. Renard M, Callewaert B, Malfait F, Campens L, Sharif S, Del Campo M, et al. Thoracic aortic-aneurysm and dissection in association with significant mitral valve disease caused by mutations in TGFB2. Int J Cardiol. Elsevier Ireland Ltd. 2012;165(3):584–587. Available from: http://eutils.ncbi.nlm.nih.gov/entrez/eutils/elink.fcgi?dbfrom=pubmed&id=23102774&retmode=ref&cmd=prlinks
23. Rienhoff HY, Yeo C-Y, Morissette R, Khrebtukova I, Melnick J, Luo S, et al. A mutation in TGFB3 associated with a syndrome of low muscle mass, growth retardation, distal arthrogryposis and clinical features overlapping with Marfan and Loeys-Dietz syndrome. Am J Med Genet A. 2013;3.
24. Morisaki, H. et al., Pathogenic Mutations Found in 3 Japanese Families with MFS/LDS-like disorder. Abstract presentation at the 9th International Research Symposium on Marfan Syndrome and Related Disorders, 2014. Paris.
25. Matyas, G., Naef, P. & Oexle, K., De Novo TGFB3 Mutation in a Patient With Overgrowth and Loeys-Dietz Syndrome Features. Abstract presentation at the 9th International Research Symposium on Marfan Syndrome and Related Disorders, 2014. Paris
26. Milewicz DM, Ostergaard JR, Ala-Kokko LM, Khan N, Grange DK, Mendoza-Londono R, et al. De novo ACTA2 mutation causes a novel syndrome of multisystemic smooth muscle dysfunction. Am J Med Genet A. 2010;152A(10):2437–43.
27. Munot P, Saunders DE, Milewicz DM, Regalado ES, Ostergaard JR, Braun KP, et al. A novel distinctive cerebrovascular phenotype is associated with heterozygous Arg179 ACTA2 mutations. Brain. 2012;135(Pt 8):2506–14.
28. Meuwissen MEC, Lequin MH, Bindels-de Heus K, Bruggenwirth HT, Knapen MFCM, Dalinghaus M, et al. ACTA2 mutation with childhood cardiovascular, autonomic and brain anomalies and severe outcome. Am J Med Genet A. 2013;161A(6):1376–80.
29. Guo D-C, Pannu H, Tran-Fadulu V, Papke CL, Yu RK, Avidan N, et al. Mutations in smooth muscle α-actin (ACTA2) lead to thoracic aortic aneurysms and dissections. Nat Genet. 2007;39(12): 1488–93.
30. Renard M, Callewaert B, Baetens M, Campens L, Macdermot K, Fryns J-P, et al. Novel MYH11 and ACTA2 mutations reveal a role for enhanced TGFbeta signaling in FTAAD. Int J Cardiol. 2011;165(2):314–21 Available from: http://eutils.ncbi.nlm.nih.gov/entrez/eutils/elink.fcgi?dbfrom=pubmed&id=21937134&retmode=ref&cmd=prlinks.
31. Wang L, Guo D-C, Cao J, Gong L, Kamm KE, Regalado E, et al. Mutations in myosin light chain kinase cause familial aortic dissections. Am J Hum Genet. 2010;87(5):701–7.
32. Guo D-C, Regalado E, Casteel DE, Santos-Cortez RL, Gong L, Kim JJ, et al. Recurrent gain-of-function mutation in PRKG1 causes thoracic aortic aneurysms and acute aortic dissections. Am J Hum Genet. 2013;93(2):398–404.
33. Zhu L, Vranckx R, van Kien PK, Lalande A, Boisset N, Mathieu F, et al. Mutations in myosin heavy chain 11 cause a syndrome associating thoracic aortic aneurysm/aortic dissection and patent ductus arteriosus. Nat Genet. 2006;38(3):343–9.
34. Pannu H, Tran-Fadulu V, Papke CL, Scherer S, Liu Y, Presley C, et al. MYH11 mutations result in a distinct vascular pathology driven by insulin-like growth factor 1 and angiotensin II. Human Molecular Genetics. 2007;16(20):2453–62.
35. Marfan AB. Un cas de déformation congénitale des quatres membres, plus prononcée aux extrémités, caractérisée par l"allongement des avec un certain degré d"amincissement. Bull mem Soc Med Hop Paris. 1896;13:220–6.
36. McKusick VA. Heritable disorders of connective tissue. Mosby CA, editor. St Louis; 1956.
37. Pyeritz RE. Marfan syndrome: 30 years of research equals 30 years of additional life expectancy. Heart. 2008;95(3):173–5.
38. Silverman DI, Burton KJ, Gray J, Bosner MS, Kouchoukos NT, Roman MJ, et al. Life expectancy in the Marfan syndrome. AJC. 1995;75(2):157–60.
39. Braverman AC, Harris KM, Kovacs RJ, Maron BJ. Eligibility and disqualification recommendations for competitive athletes with cardiovascular abnormalities: Task Force 7: aortic diseases, including Marfan Syndrome: a scientific statement from the American Heart Association and American College of Cardiology. J Am Coll Cardiol. 2015.
40. Jondeau G, Detaint D, Tubach F, Arnoult F, Milleron O, Raoux F, et al. Aortic event rate in the Marfan population: a cohort study. Circulation. 2012;125(2):226–32.
41. Meijboom LJ. Pregnancy and aortic root growth in the Marfan syndrome: a prospective study. European Heart Journal. 2005; 26(9):914–20.
42. Donnelly RT, Pinto NM, Kocolas I, Yetman AT. The immediate and long-term impactof pregnancy on aortic growth rate and mortality in women with Marfan Syndrome. JAC. Elsevier Inc. 2012;60(3):224–9.
43. Teixido-Tura G, Franken R, Galuppo V, Gutiérrez García-Moreno L, Borregan M, Mulder BJM, et al. Heterogeneity of aortic disease severity in patients with Loeys-Dietz syndrome. Heart. 2016.
44. Byers PH. Ehlers-Danlos syndrome: recent advances and current understanding of the clinical and genetic heterogeneity. J Invest

Dermatol. 1994;103(5 Suppl):47S–52S.
45. Oderich GS, Panneton JM, Bower TC, Lindor NM, Cherry KJ, Noel AA, et al. The spectrum, management and clinical outcome of Ehlers-Danlos syndrome type IV: a 30-year experience. YMVA. 2005;42(1):98–106.
46. Murray ML, Pepin M, Peterson S, Byers PH. Pregnancy-related deaths and complications in women with vascular Ehlers-Danlos syndrome. Genet Med. 2014;16(12):874–80.
47. Lemire BD, Buncic JR, Kennedy SJ, Dyack SJ, Teebi AS. Congenital mydriasis, patent ductus arteriosus, and congenital cystic lung disease: new syndromic spectrum? Am J Med Genet A. 2004;131(3):318–9.
48. Adès LC, Davies R, Haan EA, Holman KJ, Watson KC, Sreetharan D, et al. Aortic dissection, patent ductus arteriosus, iris hypoplasia and brachytelephalangy in a male adolescent. Clin Dysmorphol. 1999;8(4):269–76.
49. Isselbacher EM. Thoracic and abdominal aortic aneurysms. Circulation. 2005;111(6):816–28.
50. Pyeritz RE. Heritable thoracic aortic disorders. Curr Opin Cardiol. 2014;29(1):97–102.
51. Albornoz G, Coady M, Roberts M, Davies R, Tranquilli M, Rizzo J, et al. Familial thoracic aortic aneurysms and dissections—Incidence, modes of inheritance, and phenotypic patterns. Ann Thorac Surg. 2006;82(4):1400–5.
52. Coady MA, Rizzo JA, Goldstein LJ, Elefteriades JA. Natural history, pathogenesis, and etiology of thoracic aortic aneurysms and dissections. Cardiol Clin. 1999;17(4):615 –35–vii.
53. Wooderchak-Donahue W, VanSant-Webb C, Tvrdik T, Plant P, Lewis T, Stocks J, et al. Clinical utility of a next generation sequencing panel assay for Marfan and Marfan-like syndromes featuring aortopathy. Am J Med Genet A. 2015;5.
54. Rozendaal L, Groenink M, Naeff MS, Hennekam RC, Hart AA, van der Wall EE, et al. Marfan syndrome in children and adolescents: an adjusted nomogram for screening aortic root dilatation. Heart. 1998;79(1):69–72.
55. Groenink M, Rozendaal L, Naeff MS, Hennekam RC, Hart AA, van der Wall EE, et al. Marfan syndrome in children and adolescents: predictive and prognostic value of aortic root growth for screening for aortic complications. Heart. 1998;80(2):163–9.
56. Radonic T, de Witte P, Groenink M, de Bruin-Bon RACM, Timmermans J, Scholte AJH, et al. Critical appraisal of the revised Ghent criteria for diagnosis of Marfan syndrome. Clin Genet. 2011;80(4):346–53.
57. Finkbohner R, Johnston D, Crawford ES, Coselli J, Milewicz DM. Marfan syndrome. Long-term survival and complications after aortic aneurysm repair. Circulation. 1995;91(3):728–33.
58. Engelfriet PM. Beyond the root: dilatation of the distal aorta in Marfan's syndrome. Heart. 2006;92(9):1238–43.
59. Mulder BJM. The distal aorta in the Marfan syndrome. Neth Heart J. 2008;16(11):382–6.
60. Hartog den AW, Franken R, Zwinderman AH, Timmermans J, Scholte AJ, van den Berg MP, et al. The risk for type B aortic dissection in Marfan syndrome. JAC. 2015;65(3):246–54.
61. Nollen GJ, Groenink M, Tijssen JGP, Van Der Wall EE, Mulder BJM. Aortic stiffness and diameter predict progressive aortic dilatation in patients with Marfan syndrome. European Heart Journal. 2004;25(13):1146–52.
62. Franken R, Morabit el A, de Waard V, Timmermans J, Scholte AJ, van den Berg MP, et al. Increased aortic tortuosity indicates a more severe aortic phenotype in adults with Marfan syndrome. Int J Cardiol. 2015;194:7–12.
63. Schoenhoff FS, Jungi S, Czerny M, Roost E, Reineke D, Mátyás G, et al. Acute aortic dissection determines the fate of initially untreated aortic segments in Marfan syndrome. Circulation. 2013;127(15):1569–75.
64. Lemaire SA, la Cruz de KI, Coselli JS. The Thoracoabdominal Aorta in Marfan Syndrome. London: Springer London; 2014. pp. 423–434.
65. Hiratzka LF, Bakris GL, Beckman JA, Bersin RM, Carr VF, Casey DE, et al. 2010 ACCF/AHA/AATS/ACR/ASA/SCA/SCAI/SIR/STS/SVM guidelines for the diagnosis and management of patients with Thoracic Aortic Disease: a report of the American College of Cardiology Foundation/American Heart Association Task Force on Practice Guidelines, American Association for Thoracic Surgery, American College of Radiology, American Stroke Association, Society of Cardiovascular Anesthesiologists, Society for Cardiovascular Angiography and Interventions, Society of Interventional Radiology, Society of Thoracic Surgeons, and Society for Vascular Medicine. Circulation. 2010;121:e266–369.
66. Sheikhzadeh S, De Backer J, Gorgan N, Rybczynski M, Hillebrand M, Schüler H, et al. The main pulmonary artery in adults: a controlled multicenter study with assessment of echocardiographic reference values, and the frequency of dilatation and aneurysm in Marfan syndrome. Orphanet J Rare Dis. 2014a;9(1):203.
67. Nollen GJ, van Schijndel KE, Timmermans J, Groenink M, Barentsz JO, van der Wall EE, et al. Pulmonary artery root dilatation in Marfan syndrome: quantitative assessment of an unknown criterion. Heart. 2002;87(5):470–1.
68. De Backer J, Loeys B, Devos D, Dietz H, de Sutter J, de Paepe A. A critical analysis of minor cardiovascular criteria in the diagnostic evaluation of patients with Marfan syndrome. Genet Med. 2006a;8(7):401–8 Available from: http://eutils.ncbi.nlm.nih.gov/entrez/eutils/elink.fcgi?dbfrom=pubmed&id=16845272&retmode=ref&cmd=prlinks.
69. de Backer JF, Devos D, Segers P, Matthys D, François K, Gillebert TC, et al. Primary impairment of left ventricular function in Marfan syndrome☆. Int J Cardiol. 2006b;112(3):353–8 Available from: http://eutils.ncbi.nlm.nih.gov/entrez/eutils/elink.fcgi?dbfrom=pubmed&id=16316698&retmode=ref&cmd=prlinks.
70. Meijboom LJ, Timmermans J, van Tintelen JP, Nollen GJ, De Backer J, van den Berg MP, et al. Evaluation of left ventricular dimensions and function in Marfan's syndrome without significant valvular regurgitation. Am J Cardiol. 2005a;95(6):795–7.
71. Campens L, Renard M, Trachet B, Segers P, Muiño Mosquera L, de Sutter J, et al. Intrinsic cardiomyopathy in Marfan syndrome: results from in-vivo and ex-vivo studies of the Fbn1(C1039G/+) model and longitudinal findings in humans. Pediatr Res. 2015b;78(3):256–63.
72. van Dijk N, Boer MC, Mulder BJM, van Montfrans GA, Wieling W. Is fatigue in Marfan syndrome related to orthostatic intolerance? Clin Auton Res. 2008;18(4):187–93.
73. Maumenee IH. The eye in the Marfan syndrome. Trans Am Ophthalmol Soc. 1981;79:684–733.
74. Dotrelova D, Karel I, Clupkova E. Retinal detachment in Marfan's syndrome. Characteristics and surgical results. Retina. 1997;17(5):390–6.
75. Maumenee IH. The eye in the Marfan syndrome. Birth Defects Orig Artic Ser. 1982;18(6):515–24.
76. Wood JR, Bellamy D, Child AH, Citron KM. Pulmonary disease in patients with Marfan syndrome. Thorax. 1984;39(10):780–4.
77. Rybczynski M, Koschyk D, Karmeier A, Gessler N, Sheikhzadeh S, Bernhardt AMJ, et al. Frequency of sleep apnea in adults with the Marfan syndrome. AJC. Elsevier Inc; 2010;105(12):1836–1841. Available from: http://eutils.ncbi.nlm.nih.gov/entrez/eutils/elink.fcgi?dbfrom=pubmed&id=20538140&retmode=ref&cmd=prlinks
78. Kohler M, Pitcher A, Blair E, Risby P, Senn O, Forfar C, et al. The impact of obstructive sleep apnea on aortic disease in Marfan's syndrome. Respiration. 2013;86(1):39–44.
79. Oosterhof T, Groenink M, Hulsmans FJ, Mulder BJ, van der Wall EE, Smit R, et al. Quantitative assessment of dural ectasia as a marker for Marfan syndrome. Radiology. 2001;220(2):514–8.
80. Villeirs GM, Van Tongerloo AJ, Verstraete KL, Kunnen MF, de Paepe AM. Widening of the spinal canal and dural ectasia in Marfan's syndrome: assessment by CT. Neuroradiology. 1999; 41(11):850–4.
81. Sheikhzadeh S, Brockstaedt L, Habermann CR, Sondermann C, Bannas P, Mir TS, et al. Dural ectasia in Loeys-Dietz syndrome: comprehensive study of 30 patients with a TGFBR1 or TGFBR2 mutation. Clin Genet. 2014b;86(6):545–51.
82. Foran JRH, Pyeritz RE, Dietz HC, Sponseller PD. Characterization

of the symptoms associated with dural ectasia in the Marfan patient. Am J Med Genet A. 2005;134A(1):58–65.
83. Bertoli-Avella AM, Gillis E, Morisaki H, Verhagen JMA, de Graaf BM, van de Beek G, et al. Mutations in a TGF-β Ligand, TGFB3, cause syndromic aortic aneurysms and dissections. J Am Coll Cardiol. 2015;65(13):1324–36.
84. Micha D, Guo D-C, Hilhorst-Hofstee Y, van Kooten F, Atmaja D, Overwater E, et al. SMAD2 mutations are associated with arterial aneurysms and dissections. Hum Mutat 2015.
85. Gupta-Malhotra, M. et al. Aortic dilatation in children with systemic hypertension. Journal of the American Society of Hypertension : JASH. 2014; 8(4): 239–45.
86. Kono AK, Higashi M, Morisaki H, Morisaki T, Tsutsumi Y, Akutsu K, et al. High prevalence of vertebral artery tortuosity of Loeys-Dietz syndrome in comparison with Marfan syndrome. Jpn J Radiol. 2010;28(4):273–7.
87. Morris SA, Orbach DB, GEVA T, Singh MN, Gauvreau K, Lacro RV. Increased vertebral artery tortuosity index is associated with adverse outcomes in children and young adults with connective tissue disorders. Circulation. 2011;124(4):388–96.
88. Kuechler A, Altmüller J, Nürnberg P, Kotthoff S, Kubisch C, Borck G. Exome sequencing identifies a novel heterozygous TGFB3 mutation in a disorder overlapping with Marfan and Loeys-Dietz syndrome. Mol Cell Probes. 2015;29(5):330–4.
89. Eckman PM, Hsich E, Rodriguez ER, Gonzalez-Stawinski GV, Moran R, Taylor DO. Impaired systolic function in Loeys-Dietz syndrome: a novel cardiomyopathy? Circ Heart Fail. 2009;2(6):707–8.
90. van de Laar IMBH, van der Linde D, Oei EHG, Bos PK, Bessems JH, Bierma-Zeinstra SM, et al. Phenotypic spectrum of the SMAD3-related aneurysms-osteoarthritis syndrome. J Med Genet. 2011c;49(1):47–57 Available from: http://eutils.ncbi.nlm.nih.gov/entrez/eutils/elink.fcgi?dbfrom=pubmed&id=22167769&retmode=ref&cmd=prlinks.
91. Wischmeijer A, Van Laer L, Tortora G, Bolar NA, Van Camp G, Fransen E, et al. Thoracic aortic aneurysm in infancy in aneurysms-osteoarthritis syndrome due to a novel SMAD3 mutation: further delineation of the phenotype. Am J Med Genet A 2013.
92. Hilhorst-Hofstee Y, Scholte AJHA, Rijlaarsdam MEB, van Haeringen A, Kroft LJ, Reijnierse M, et al. An unanticipated copy number variant of chromosome 15 disrupting SMAD3 reveals a three-generation family at serious risk for aortic dissection. Clin Genet. 2013;83(4):337–44.
93. Fitzgerald-Butt SM, Klima J, Kelleher K, Chisolm D, McBride KL. Genetic knowledge and attitudes of parents of children with congenital heart defects. Am J Med Genet A 2014
94. Martens T, Van Herzeele I, De Ryck F, Renard M, de Paepe A, François K, et al. Multiple aneurysms in a patient with aneurysms-osteoarthritis syndrome. Ann Thorac Surg. Elsevier Inc; 2013;95(1):332–335. Available from: http://eutils.ncbi.nlm.nih.gov/entrez/eutils/elink.fcgi?dbfrom=pubmed&id=23272854&retmode=ref&cmd=prlinks
95. Aubart M, Gobert D, Aubart-Cohen F, Detaint D, Hanna N, d'Indya H, et al. Early-onset osteoarthritis, Charcot-Marie-Tooth like neuropathy, autoimmune features, multiple arterial aneurysms and dissections: an unrecognized and life threatening condition. PLoS ONE. 2014;9(5):e96387.
96. Panesi P, Foffa I, Sabina S, Ait Alì L, Andreassi MG. Novel TGFBR2 and known missense SMAD3 mutations: two case reports of thoracic aortic aneurysms. Ann Thorac Surg. 2015;99(1):303–5.
97. Berthet E, Hanna N, Giraud C, Soubrier M. A case of rheumatoid arthritis associated with SMAD3 gene mutation: a new clinical entity? J Rheumatol. 2015;42(3):556.
98. Grahame R, Pyeritz RE. The Marfan syndrome: joint and skin manifestations are prevalent and correlated. Br J Rheumatol. 1995;34(2):126–31.
99. Law C, Bunyan D, Castle B, Day L, Simpson I, Westwood G, et al. Clinical features in a family with an R460H mutation in transforming growth factor beta receptor 2 gene. J Med Genet. 2006;43(12):908–16.
100. Frischmeyer-Guerrerio PA, Guerrerio AL, Oswald G, Chichester K, Myers L, Halushka MK, et al. TGFβ receptor mutations impose a strong predisposition for human allergic disease. Sci Transl Med. 2013;5(195):195ra94.
101. Sheikhzadeh S, Sondermann C, Rybczynski M, Habermann CR, Brockstaedt L, Keyser B, et al. Comprehensive analysis of dural ectasia in 150 patients with a causative FBN1mutation. Clin Genet. 2013:n/a–n/a.
102. Beighton P, de Paepe A, Steinmann B, Tsipouras P, Wenstrup RJ. Ehlers-Danlos syndromes: revised nosology, Villefranche, 1997. Ehlers-Danlos National Foundation (USA) and Ehlers-Danlos Support Group (UK). Am J Med Genet. 1998;77:31–7.
103. Bergqvist D, Björck M, Wanhainen A. Treatment of vascular Ehlers-Danlos syndrome: a systematic review. Ann Surg. 2013;258(2):257–61.
104. Watanabe S, Ishimitsu T, Inoue K, Tomizawa T, Noguchi Y, Sugishita Y, et al. Type IV Ehlers-Danlos syndrome associated with mitral valve prolapse: a case report. J Cardiol Suppl. 1988;18:97–105 discussion106.
105. Jaffe AS, Geltman EM, Rodey GE, Uitto J. Mitral valve prolapse: a consistent manifestation of type IV Ehlers-Danlos syndrome. The pathogenetic role of the abnormal production of type III collagen. Circulation. 1981;64(1):121–5.
106. Dolan AL, Mishra MB, Chambers JB, Grahame R. Clinical and echocardiographic survey of the Ehlers-Danlos syndrome. Br J Rheumatol. 1997;36(4):459–62.
107. Zilocchi M, Macedo TA, Oderich GS, Vrtiska TJ, Biondetti PR, Stanson AW. Vascular Ehlers-Danlos syndrome: imaging findings. AJR Am J Roentgenol. 2007;189(3):712–9.
108. Heidbreder AE, Ringelstein EB, Dittrich R, Nabavi D, Metze D, Kuhlenbäumer G. Assessment of skin extensibility and joint hypermobility in patients with spontaneous cervical artery dissection and Ehlers-Danlos syndrome. J Clin Neurosci. 2008;15(6):650–3.
109. Lind J, Wallenburg HCS. Pregnancy and the Ehlers-Danlos syndrome: a retrospective study in a Dutch population. Acta Obstet Gynecol Scand. 2002;81(4):293–300.
110. Khan N, Schinzel A, Shuknecht B, Baumann F, Ostergaard JR, Yonekawa Y. Moyamoya angiopathy with dolichoectatic internal carotid arteries, patent ductus arteriosus and pupillary dysfunction: a new genetic syndrome? Eur Neurol. 2004;51(2):72–7.
111. Roulez FMJ, Faes F, Delbeke P, Van Bogaert P, Rodesch G, De Zaeytijd J, et al. Congenital fixed dilated pupils due to ACTA2- multisystemic smooth muscle dysfunction syndrome. J Neuroophthalmol. 2014;34(2):137–43.
112. Biddinger A, Rocklin M, Coselli J, Milewicz DM. Familial thoracic aortic dilatations and dissections: a case control study. YMVA. 1997;25(3):506–11.
113. Regalado ES, Guo D, Prakash S, Bensend TA, Flynn K, Estrera A, et al. Aortic Disease Presentation and Outcome Associated with ACTA2 Mutations. Circ Cardiovas Genet. 2015a;8(3):457–64.
114. van Kien PK. Mapping of Familial Thoracic Aortic Aneurysm/Dissection With Patent Ductus Arteriosus to 16p12.2-p13.13. Circulation. 2005;112(2):200–6 Available from: http://circ.ahajournals.org/cgi/doi/10.1161/CIRCULATIONAHA.104.506345.
115. Regalado ES, Guo D-C, Santos-Cortez RLP, Hostetler E, Bensend TA, Pannu H, et al. Pathogenic FBN1 variants in familial thoracic aortic aneurysms and dissections. Clin Genet. 2015b:n/a–n/a. Available from: http://eutils.ncbi.nlm.nih.gov/entrez/eutils/elink.fcgi?dbfrom=pubmed&id=26621581&retmode=ref&cmd=prlinks
116. Milewicz DM, Chen H, Park ES, Petty EM, Zaghi H, Shashidhar G, et al. Reduced penetrance and variable expressivity of familial thoracic aortic aneurysms/dissections. AJC. 1998;82(4):474–9.
117. Freed LA, Levy D, Levine RA, Larson MG, Evans JC, Fuller DL, et al. Prevalence and clinical outcome of mitral-valve prolapse. N Engl J Med. 1999;341(1):1–7.
118. Guo D-C, Gong L, Regalado ES, Santos-Cortez RL, Zhao R, Cai B, et al. MAT2A mutations predispose individuals to thoracic aortic aneurysms. Am J Hum Genet. 2015;96(1):170–7.
119. Cripe L, Andelfinger G, Martin LJ, Shooner K, Benson DW. Bicuspid aortic valve is heritable. JAC. 2004;44(1):138–43.

120. McBride KL, Pignatelli R, Lewin M, Ho T, Fernbach S, Menesses A, et al. Inheritance analysis of congenital left ventricular outflow tract obstruction malformations: segregation, multiplex relative risk, and heritability. Am J Med Genet A. 2005;134A(2):180–6.
121. Garg V, Muth AN, Ransom JF, Schluterman MK, Barnes R, King IN, et al. Mutations in NOTCH1 cause aortic valve disease. Nature. 2005;437(7056):270–4.
122. McKellar SH, Tester DJ, Yagubyan M, Majumdar R, Ackerman MJ, Sundt TM. Novel NOTCH1 mutations in patients with bicuspid aortic valve disease and thoracic aortic aneurysms. J Thorac Cardiovasc Surg. 2007;134(2):290–6.
123. Kerstjens-Frederikse WS, van de Laar IMBH, Vos YJ, Verhagen JMA, Berger RMF, Lichtenbelt KD, et al. Cardiovascular malformations caused by NOTCH1 mutations do not keep left: data on 428 probands with left-sided CHD and their families. Genet Med 2016
124. Dietz HC, Cutting GR, Pyeritz RE, Maslen CL, Sakai LY, Corson GM, et al. Marfan syndrome caused by a recurrent de novo missense mutation in the fibrillin gene. Nature. 1991;352(6333):337–9.
125. Carmignac V, Thevenon J, Adès L, Callewaert B, Julia S, Thauvin-Robinet C, et al. In-frame mutations in exon 1 of SKI cause dominant Shprintzen-Goldberg syndrome. Am J Hum Genet. 2012;91(5):950–7 Available from: http://eutils.ncbi.nlm.nih.gov/entrez/eutils/elink.fcgi?dbfrom=pubmed&id=23103230&retmode=ref&cmd=prlinks.
126. Doyle AJ, Doyle JJ, Bessling SL, Maragh S, Lindsay ME, Schepers D, et al. Mutations in the TGF-β repressor SKI cause Shprintzen-Goldberg syndrome with aortic aneurysm. Nat Genet. 2012;44(11):1249–54.
127. Coucke PJ. Homozygosity mapping of a gene for arterial tortuosity syndrome to chromosome 20q13. J Med Genet. 2003;40(10):747–51.
128. Callewaert B, Renard M, Hucthagowder V, Albrecht B, Hausser I, Blair E, et al. New insights into the pathogenesis of autosomal-dominant cutis laxa with report of five ELN mutations. Hum Mutat. 2011;32(4):445–55.
129. Renard M, Holm T, Veith R, Callewaert BL. s LCAE, Baspinar O, et al. Altered TGFβ signaling and cardiovascular manifestations in patients with autosomal recessive cutis laxa type I caused by fibulin-4 deficiency. Eur J Hum Genet. 2010;18(8):895–901.
130. Rippe M, De Backer J, Kutsche K, Mosquera LM, Schüler H, Rybczynski M, et al. Mitral valve prolapse syndrome and MASS phenotype: stability of aortic dilatation but progression of mitral valve prolapse. IJCHA. The Authors. 2016;10:39–46.
131. Coucke PJ, Willaert A, Wessels MW, Callewaert B, Zoppi N, De Backer J, et al. Mutations in the facilitative glucose transporter GLUT10 alter angiogenesis and cause arterial tortuosity syndrome. Nat Genet. 2006;38(4):452–7.
132. Callewaert BL, Willaert A, Kerstjens-Frederikse WS, de Backer J, Devriendt K, Albrecht B, et al. Arterial tortuosity syndrome: clinical and molecular findings in 12 newly identified families. Hum Mutat. 2008;29(1):150–8.
133. Kosaki K, Takahashi D, Udaka T, Kosaki R, Matsumoto M, Ibe S, et al. Molecular pathology of Shprintzen-Goldberg syndrome. Am J Med Genet A. 2006;140(1):104–8 authorreply109–10.
134. Gupta PA, Wallis DD, Chin TO, Northrup H, Tran-Fadulu VT, Towbin JA, et al. FBN2 mutation associated with manifestations of Marfan syndrome and congenital contractural arachnodactyly. J Med Genet. 2004;41(5):e56.
135. Nishimura A, Sakai H, Ikegawa S, Kitoh H, Haga N, Ishikiriyama S, et al. FBN2, FBN1, TGFBR1, and TGFBR2 analyses in congenital contractural arachnodactyly. Am J Med Genet A. 2007;143A(7):694–8.
136. Kruger WD, Wang L, Jhee KH, Singh RH, Elsas LJ. Cystathionine beta-synthase deficiency in Georgia (USA): correlation of clinical and biochemical phenotype with genotype. Hum Mutat. 2003;22(6):434–41.
137. De Lucca M, Casique L. Characterization of cystathionine beta-synthase gene mutations in homocystinuric Venezuelan patients: identification of one novel mutation in exon 6. Mol Genet Metab. 2004;81(3):209–15.
138. Shores J, Berger KR, Murphy EA, Pyeritz RE. Progression of aortic dilatation and the benefit of long-term beta-adrenergic blockade in Marfan's syndrome. N Engl J Med. 1994;330(19):1335–41.
139. Engelfriet P, Mulder B. Is there benefit of beta-blocking agents in the treatment of patients with the Marfan syndrome? Int J Cardiol. 2007;114(3):300–2.
140. Habashi JP, Judge DP, Holm TM, Cohn RD, Loeys BL, Cooper TK, et al. Losartan, an AT1 antagonist, prevents aortic aneurysm in a mouse model of Marfan syndrome. Science. 2006;312(5770):117–21.
141. Chiu H-H, Wu M-H, Wang J-K, Lu C-W, Chiu S-N, Chen C-A, et al. Losartan added to β-blockade therapy for aortic root dilation in Marfan syndrome: a randomized, open-label pilot study. Mayo Clinic Proceedings. 2013;88(3):271–6.
142. Franken R, Mulder BJM. Aortic disease: losartan versus atenolol in the Marfan aorta-how to treat? Nat Rev Cardiol. 2015.
143. Groenink M, Hartog den AW, Franken R, Radonic T, de Waard V, Timmermans J, et al. Losartan reduces aortic dilatation rate in adults with Marfan syndrome: a randomized controlled trial. Eur Heart J 2013.
144. Milleron O, Arnoult F, Ropers J, Aegerter P, Detaint D, Delorme G, et al. Marfan Sartan: a randomized, double-blind, placebo-controlled trial. Eur Heart J. 2015;36(32):2160–6.
145. Lacro RV, Dietz HC, Sleeper LA, Yetman AT, Bradley TJ, Colan SD, et al. Atenolol versus losartan in children and young adults with Marfan's syndrome. N Engl J Med. 2014;371(22):2061–71.
146. Forteza A, Evangelista A, Sánchez V, Teixido-Tura G, Sanz P, Gutiérrez L, et al. Efficacy of losartan vs. atenolol for the prevention of aortic dilation in Marfan syndrome: a randomized clinical trial. Eur Heart J. 2015.
147. De Backer J. Marfan and Sartans: time to wake up! European He art Journal. 2015.
148. Erbel, R. et al. 2014. ESC Guidelines on the diagnosis and treatment of aortic diseases: Document covering acute and chronic aortic diseases of the thoracic and abdominal aorta of the adult. The Task Force for the Diagnosis and Treatment of Aortic Diseases of the European Society of Cardiology (ESC). European Heart Journal. 2014;35(41): 2873–2926.
149. Meijboom LJ, Timmermans J, Zwinderman AH, Engelfriet PM, Mulder BJM. Aortic root growth in men and women with the Marfan's syndrome. Am J Cardiol. 2005b;96(10):1441–4.
150. Davies RR, Gallo A, Coady MA, Tellides G, Botta DM, Burke B, et al. Novel measurement of relative aortic size predicts rupture of thoracic aortic aneurysms. Ann Thorac Surg. 2006;81(1):169–77.
151. Gott VL, Greene PS, Alejo DE, Cameron DE, Naftel DC, Miller DC, et al. Replacement of the aortic root in patients with Marfan's syndrome. N Engl J Med. 1999;340(17):1307–13.
152. David TE, Feindel CM, David CM, Manlhiot C. A quarter of a century of experience with aortic valve-sparing operations. J Thorac Cardiovasc Surg. 2014;148(3):872 –9–discussion879–80.
153. Lederle FA, Freischlag JA, Kyriakides TC, Matsumura JS, Padberg FT, Kohler TR, et al. Long-term comparison of endovascular and open repair of abdominal aortic aneurysm. N Engl J Med. 2012;367(21):1988–97.
154. Preventza O, Mohammed S, Cheong BY, Gonzalez L, Ouzounian M, Livesay JJ, et al. Endovascular therapy in patients with genetically triggered thoracic aortic disease: applications and short- and mid-term outcomes. Eur J Cardiothorac Surg. 2014;46(2):248–53–discussion253.
155. Pacini D, Parolari A, Berretta P, Di Bartolomeo R, Alamanni F, Bavaria J. Endovascular treatment for type B dissection in Marfan syndrome: is it worthwhile? Ann Thorac Surg. 2013;95(2):737–49.
156. Nordon IM, Hinchliffe RJ, Holt PJ, Morgan R, Jahangiri M, Loftus IM, et al. Endovascular management of chronic aortic dissection in patients with Marfan syndrome. J Vasc Surg. 2009;50(5):987–91.
157. Treasure, T., Takkenberg, J.J.M. & Pepper, J. Surgical manage-

ment of aortic root disease in Marfan syndrome and other congenital disorders associated with aortic root aneurysms. Heart (British Cardiac Society). 2014;100(20):1571–76.
158. Meijboom LJ, Groenink M, van der Wall EE, Romkes H, Stoker J, Mulder BJ. Aortic root asymmetry in Marfan patients; evaluation by magnetic resonance imaging and comparison with standard echocardiography. Int J Card Imaging. 2000;16(3):161–8.
159. Nollen GJ. Aortic pressure-area relation in Marfan patients with and without blocking agents: a new non-invasive approach. Heart. 2004;90(3):314–318. Available from: http://heart.bmj.com/cgi/doi/10.1136/hrt.2003.010702
160. Nishimura RA, Otto CM, Bonow RO, Carabello BA, Erwin JP, Guyton RA, et al. 2014 AHA/ACC guideline for the management of patients with valvular heart disease: a report of the American College of Cardiology/American Heart Association Task Force on Practice Guidelines. J Thorac Cardiovasc Surg. 2014;148(1):e1–e132.
161. Meijboom LJ, Drenthen W, Pieper PG, Groenink M, van der Post JAM, Timmermans J, et al. Obstetric complications in Marfan syndrome. Int J Cardiol. 2006;110(1):53–9.
162. Rossiter JP, Repke JT, Morales AJ, Murphy EA, Pyeritz RE. A prospective longitudinal evaluation of pregnancy in the Marfan syndrome. Am J Obstet Gynecol. 1995;173(5):1599–606.
163. Ersbøll AS, Hedegaard M, Sondergaard L, Ersbøll M, Johansen M. Treatment with oral beta-blockers during pregnancy complicated by maternal heart disease increases the risk of fetal growth restriction. BJOG: Int J Obstet Gy. 2014;121(5):618–26.
164. Dolan P, Sisko F, Riley E. Anesthetic considerations for Ehlers-Danlos syndrome. Anesthesiology. 1980;52(3):266–9.
165. Brooke BS, Arnaoutakis G, McDonnell NB, Black JH. Contemporary management of vascular complications associated with Ehlers-Danlos syndrome. YMVA. Elsevier Inc. 2010;51(1):131–9.
166. Ong K-T, Perdu J, De Backer J, Bozec E, Collignon P, Emmerich J, et al. Effect of celiprolol on prevention of cardiovascular events in vascular Ehlers-Danlos syndrome: a prospective randomised, open, blinded-endpoints trial. Lancet. 2010;376(9751):1476–84.
167. Boodhwani M, Andelfinger G, Leipsic J, Lindsay T, McMurtry MS, Therrien J, et al. Canadian Cardiovascular Society position statement on the management of thoracic aortic disease. Can J Cardiol. 2014;30:577–89.
168. Michelena HI, Desjardins VA, Avierinos J-F, Russo A, Nkomo VT, Sundt TM, et al. Natural history of asymptomatic patients with normally functioning or minimally dysfunctional bicuspid aortic valve in the community. Circulation. 2008;117(21):2776–84.
169. Eleid MF, Forde I, Edwards WD, Maleszewski JJ, Suri RM, Schaff HV, et al. Type A aortic dissection in patients with bicuspid aortic valves: clinical and pathological comparison with tricuspid aortic valves. Heart. 2013;99(22):1668–74.
170. Detaint D, Michelena HI, Nkomo VT, Vahanian A, Jondeau G, Sarano ME. Aortic dilatation patterns and rates in adults with bicuspid aortic valves: a comparative study with Marfan syndrome and degenerative aortopathy. Heart. 2014;100(2):126–34.
171. Loeys B, de Backer J, van Acker P, Wettinck K, Pals G, Nuytinck L, et al. Comprehensive molecular screening of the FBN1 gene favors locus homogeneity of classical Marfan syndrome. Hum Mutat. 2004;24(2):140–6.
172. Proost, D. et al., Performant Mutation Identification Using Targeted Next-Generation Sequencing of 14 Thoracic Aortic Aneurysm Genes. Human Mutation. 2015;36(8): 808–14.
173. Ziganshin BA, Bailey AE, Coons C, Dykas D, Charilaou P, Tanriverdi LH, et al. Routine Genetic Testing for Thoracic Aortic Aneurysm and Dissection in a Clinical Setting. Ann Thorac Surg. 2015;100(5):1604–11.
174. Arslan-Kirchner M, Arbustini E, Boileau C, Charron P, Child AH, Collod-Beroud G, et al. Clinical utility gene card for: hereditary thoracic aortic aneurysm and dissection including next-generation sequencing-based approaches. Eur J Hum Genet. 2015;28.
175. Rehm HL, Berg JS, Brooks LD, Bustamante CD, Evans JP, Landrum MJ, et al. ClinGen--the Clinical Genome Resource. N Engl J Med. 2015;372(23):2235–42.
176. Corson GM, Chalberg SC, Dietz HC, Charbonneau NL, Sakai LY. Fibrillin binds calcium and is coded by cDNAs that reveal a multidomain structure and alternatively spliced exons at the 5′ end. Genomics. 1993;17(2):476–84.
177. Biery NJ, Eldadah ZA, Moore CS, Stetten G, Spencer F, Dietz HC. Revised genomic organization of FBN1 and significance for regulated gene expression. Genomics. 1999;56(1):70–7.
178. Sengle G. Sakai LY. The fibrillin microfibril scaffold: A niche for growth factors and mechanosensation? Matrix biology. journal of the International Society for Matrix Biology. 2015;47:3–12.
179. Hubmacher D, Tiedemann K, Reinhardt DP. Fibrillins: from biogenesis of microfibrils to signaling functions. Curr Top Dev Biol. 2006;75:93–123.
180. Judge DP, Biery NJ, Keene DR, Geubtner J, Myers L, Huso DL, et al. Evidence for a critical contribution of haploinsufficiency in the complex pathogenesis of Marfan syndrome. J Clin Invest. 2004;114(2):172–81.
181. Pereira L, Lee SY, Gayraud B, Andrikopoulos K, Shapiro SD, Bunton T, et al. Pathogenetic sequence for aneurysm revealed in mice underexpressing fibrillin-1. Proc Natl Acad Sci USA. 1999;96(7):3819–23.
182. Bunton TE, Biery NJ, Myers L, Gayraud B, Ramirez F, Dietz HC. Phenotypic alteration of vascular smooth muscle cells precedes elastolysis in a mouse model of Marfan syndrome. Circ Res. 2001;88(1):37–43.
183. Massagué J. The TGF-beta family of growth and differentiation factors. Cell. 1987;49(4):437–8.
184. Neptune ER, Frischmeyer PA, Arking DE, Myers L, Bunton TE, Gayraud B, et al. Dysregulation of TGF-beta activation contributes to pathogenesis in Marfan syndrome. Nat Genet. 2003; 33(3):407–11.
185. Isogai Z, Ono RN, Ushiro S, Keene DR, Chen Y, Mazzieri R, et al. Latent transforming growth factor beta-binding protein 1 interacts with fibrillin and is a microfibril-associated protein. J Biol Chem. 2003;278(4):2750–7.
186. Dallas SL, Miyazono K, Skerry TM, Mundy GR, Bonewald LF. Dual role for the latent transforming growth factor-beta binding protein in storage of latent TGF-beta in the extracellular matrix and as a structural matrix protein. J Cell Biol. 1995;131(2):539–49.
187. Saharinen J, Hyytiäinen M, Taipale J, Keski-Oja J. Latent transforming growth factor-beta binding proteins (LTBPs)--structural extracellular matrix proteins for targeting TGF-beta action. Cytokine Growth Factor Rev. 1999;10(2):99–117.
188. Charbonneau NL, Carlson EJ, Tufa S, Sengle G, Manalo EC, Carlberg VM, et al. In vivo studies of mutant fibrillin-1 microfibrils. J Biol Chem. 2010;285(32):24943–55.
189. Dietz H. A healthy tension in translational research. J Clin Invest. 2014;124(4):1425–9.
190. Jeremy RW, Robertson E, Lu Y, Hambly BD. Perturbations of mechanotransduction and aneurysm formation in heritable aortopathies. Int J Cardiol. 2013;169(1):7–16.
191. Humphrey JD, Milewicz DM, Tellides G, Schwartz MA. Cell biology. Dysfunctional mechanosensing in aneurysms. Science. 2014;344(6183):477–9.
192. Loeys B, Nuytinck L, Delvaux I, De Bie S, de Paepe A. Genotype and phenotype analysis of 171 patients referred for molecular study of the fibrillin-1 gene FBN1 because of suspected Marfan syndrome. Arch Intern Med. 2001;161(20):2447–54.
193. de Backer J, Nollen GJ, Devos D, Pals G, Coucke P, Verstraete K, et al. Variability of aortic stiffness is not associated with the fibrillin 1 genotype in patients with Marfan's syndrome. Heart. 2006c;92(7):977–8.
194. Nijbroek G, Sood S, McIntosh I, Francomano CA, Bull E, Pereira L, et al. Fifteen novel FBN1 mutations causing Marfan syndrome detected by heteroduplex analysis of genomic amplicons. Am J Hum Genet. 1995;57(1):8–21.
195. Tynan K, Comeau K, Pearson M, Wilgenbus P, Levitt D, Gasner C, et al. Mutation screening of complete fibrillin-1 coding sequence: report of five new mutations, including two in 8-cysteine domains. Hum Mol Genet. 1993;2(11):1813–21.
196. Dietz HC, McIntosh I, Sakai LY, Corson GM, Chalberg SC,

Pyeritz RE, et al. Four novel FBN1 mutations: significance for mutant transcript level and EGF-like domain calcium binding in the pathogenesis of Marfan syndrome. Genomics. 1993;17(2): 468–75.

197. Faivre L, Collod-Beroud G, Callewaert B, Child A, Binquet C, Gautier E, et al. Clinical and mutation-type analysis from an international series of 198 probands with a pathogenic FBN1 exons 24-32 mutation. Eur J Hum Genet. 2009b;17(4):491–501.
198. Franken, R. et al., 2016. Genotype impacts survival in Marfan syndrome. European Heart Journal. Jan 18.
199. Schrijver I, Liu W, Brenn T, Furthmayr H, Francke U. Cysteine substitutions in epidermal growth factor-like domains of fibrillin-1: distinct effects on biochemical and clinical phenotypes. Am J Hum Genet. 1999;65(4):1007–20.
200. Schrijver I, Liu W, Odom R, Brenn T, Oefner P, Furthmayr H, et al. Premature termination mutations in FBN1: distinct effects on differential allelic expression and on protein and clinical phenotypes. Am J Hum Genet. 2002;71(2):223–37.
201. Comeglio P, Evans AL, Brice G, Cooling RJ, Child AH. Identification of FBN1 gene mutations in patients with ectopia lentis and marfanoid habitus. Br J Ophthalmol. 2002;86(12):1359–62.
202. Faivre L, Collod-Beroud G, Loeys BL, Child A, Binquet C, Gautier E, et al. Effect of mutation type and location on clinical outcome in 1,013 probands with Marfan syndrome or related phenotypes and FBN1 mutations: an international study. Am J Hum Genet. 2007;81(3):454–66.
203. Comeglio P, Johnson P, Arno G, Brice G, Evans A, Aragon-Martin J, et al. The importance of mutation detection in Marfan syndrome and Marfan-related disorders: report of 193 FBN1 mutations. Hum Mutat. 2007;28(9):928.
204. Baudhuin LM, Kotzer KE, Lagerstedt SA. Increased frequency of FBN1 truncating and splicing variants in Marfan syndrome patients with aortic events. Genet Med. 2015;17(3):177–87.
205. Morissette R, Schoenhoff F, Xu Z, Shilane DA, Griswold BF, Chen W, et al. Transforming Growth Factor-β (TGF-β) and Inflammation in Vascular (Type IV) Ehlers Danlos Syndrome. Cardiovascular Genetics: Circulation; 2014.
206. Frank M, Albuisson J, Ranque B, Golmard L, Mazzella J-M, Bal-Theoleyre L, et al. The type of variants at the COL3A1 gene associates with the phenotype and severity of vascular Ehlers-Danlos syndrome. Eur J Hum Genet. 2015;11.
207. Pepin MG, Schwarze U, Rice KM, Liu M, Leistritz D, Byers PH. Survival is affected by mutation type and molecular mechanism in vascular Ehlers-Danlos syndrome (EDS type IV). Genet Med. 2014;16(12):881–8.
208. Tromp G, Kuivaniemi H, Stolle C, Pope FM, Prockop DJ. Single base mutation in the type III procollagen gene that converts the codon for glycine 883 to aspartate in a mild variant of Ehlers-Danlos syndrome IV. J Biol Chem. 1989;264(32):19313–7.
209. Rodriguez-Vita J, Angiotensin II. Activates the Smad Pathway in Vascular Smooth Muscle Cells by a Transforming Growth Factor- -Independent Mechanism. Circulation. 2005;111(19): 2509–17.
210. Guo X, Chen S-Y. Transforming growth factor-β and smooth muscle differentiation. World J Biol Chem. 2012;3(3):41–52.
211. Wynne BM, Chiao C-W, Webb RC. Vascular Smooth Muscle Cell Signaling Mechanisms for Contraction to Angiotensin II and Endothelin-1. J Am Soc Hypertens. 2009;3(2):84–95.
212. Inamoto S, Kwartler CS, Lafont AL, Liang YY, Fadulu VT, Duraisamy S, et al. TGFBR2 mutations alter smooth muscle cell phenotype and predispose to thoracic aortic aneurysms and dissections. Cardiovasc Res. 2010;88(3):520–9.
213. Singh P, Carraher C, Schwarzbauer JE. Assembly of fibronectin extracellular matrix. Annu Rev Cell Dev Biol. 2010;26: 397–419.
214. Sabatier L, Chen D, Fagotto-Kaufmann C, Hubmacher D, McKee MD, Annis DS, et al. Fibrillin assembly requires fibronectin. Mol Biol Cell. 2009;20(3):846–58.
215. Pepin MG, Murray ML, Byers PH. Vascular Ehlers-Danlos Syndrome. In: RA P, MP A, HH A, editors. Gene Reviews. 1999 ed. Seattle: University of Washington, Seattle; pp. http://www.ncbi.nlm.nih.gov–books–NBK1494–.
216. Coron F, Rousseau T, Jondeau G, Gautier E, Binquet C, Gouya L, et al. What do French patients and geneticists think about prenatal and preimplantation diagnoses in Marfan syndrome? Prenat Diagn. 2012;32(13):1318–23.

18 二叶主动脉瓣

Aline Verstraeten，Jolien Roos-Hesselink，Bart Loeys
杨航　罗明尧　译

摘　要

典型的主动脉瓣结构包含 3 个瓣叶，根据与左、右冠状动脉的相对位置而命名。普通人群中 0.5% ～ 2% 的人主动脉瓣只有 2 个瓣叶，称为二叶主动脉瓣（bicuspid aortic valve，BAV）。目前认为，由于胚胎发育过程中心脏流出道内皮向间充质转化过程缺陷或心脏神经嵴细胞活性异常，导致两个临近的尖角异常融合而形成 BAV。尽管其本身不会引发症状，但研究表明它与严重心血管并发症的发生有关，如主动脉缩窄、胸主动脉瘤和夹层。在过去，这些症状引起的发病率和死亡率高于所有其他类型先天性心脏病的总和。然而，随着围术期管理的显著进步，目前 BAV 患者与正常三叶主动脉瓣人群的生存率几乎持平。但是，现有干预措施还有待进一步提高，发现新治疗靶点、准确预测 BAV 相关并发症的生物标志物仍任重道远。因此，研究者正在广泛深入探究 BAV 病理机制。尽管已经获得了一些成果，但也逐渐暴露出许多知识缺口，尚需要进行更多研究去探索 BAV 的病因学。在本章中，我们将对 BAV 的临床特征以及已经阐明的分子机制进行系统综述。

引言

心脏瓣膜起到单向阀门的作用，保证血流通过心脏时沿着单一方向流动。左心室与主动脉被主动脉瓣分隔，正常情况下主动脉瓣包含 3 个瓣叶，根据其与左、右冠状动脉的相对位置而命名：左冠窦（left coronary cusp，LCC）、右冠窦（right coronary cusp，RCC）、无冠窦（non-coronary cusp，NCC）。约 500 年前，Leonardo Da Vinci 首次描述了主动脉瓣只有两个瓣叶的患者，其瓣叶大小不均，并将这种现象命名为 BAV[1]。BAV 被认为是由胚胎发育过程中两个相邻的尖角异常融合而形成。关于融合尖角的方向，研究者提出了多种分型方法以便精确区分不同形式的 BAV 形态。目前最常使用的是 Sievers 分型方法[2]。该方法考虑了嵴线数量（即瓣膜形成过程中尖角融合位置处的薄层嵴样组织），以及尖角融合的空间位置和瓣膜的功能状态。多数（88%）BAV 患者是单嵴型，即由 RCC 和 LCC 融合而成（R-L 型，71%），或 RCC 和 NCC 融合而成（R-N 型，14%）（图 18.1）[2]。动物研究提示，R-N 型 BAV 是由主动脉垫形成过程中流出道（outflow tract，OFT）细胞上皮-间充质转化（epithelial-to-mesenchymal transition，EMT）缺陷造成，而 R-L 型 BAV 是神经嵴细胞活性异常引发 OFT 间隔形成障碍导致的[3]。

BAV 是最常见的先天性心脏病，普通人群发病率为 0.5% ～ 2%，其中男性患者高于女性（3∶1）。尽管其本身不会引发症状，但先前有研究表明它与严重心血管并发症的发生有关，这些症状引起的发病率和死亡率高于所有其他类型先天性心脏病的总和[4]。然而，随着围术期管理的显著进步，目前

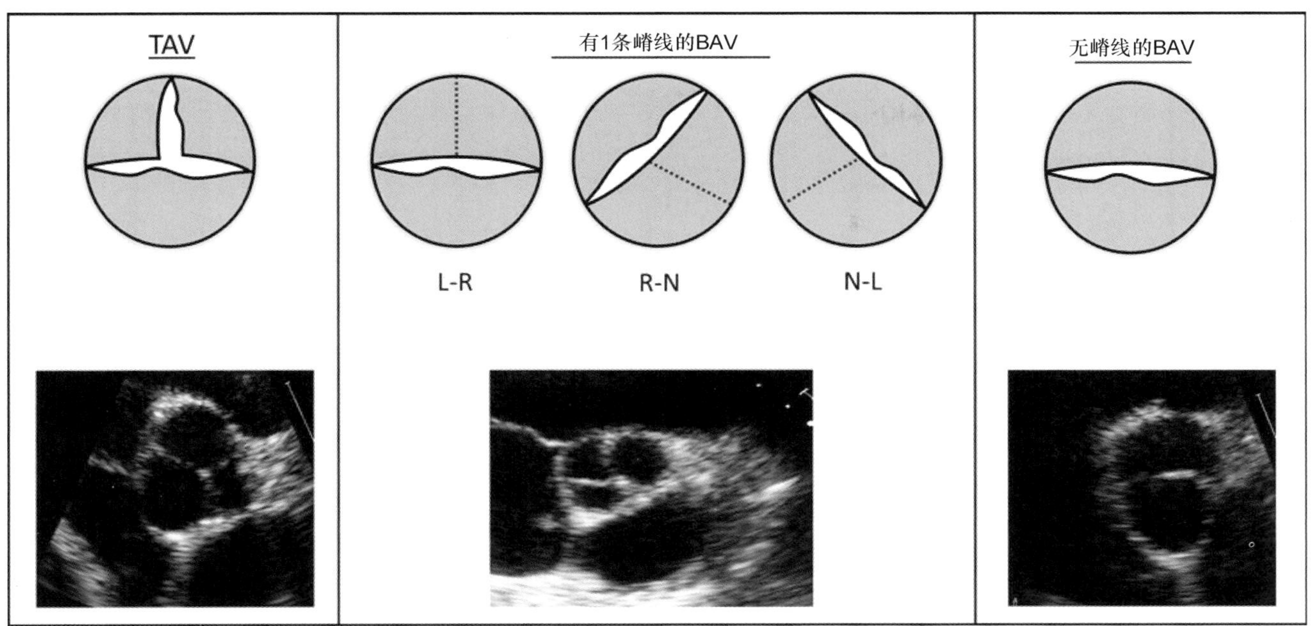

图 18.1　三叶主动脉瓣（TAV）和二叶主动脉瓣（BAV）模式图以及经胸超声心动图

BAV 患者与正常三叶瓣人群的生存率几乎持平[5-6]。

临床表现

BAV 的临床表现复杂多样。大部分 BAV 患者无临床症状，但也有 1/3 的患者由于 BAV 本身或其相关病变出现心血管并发症[4]。主动脉缩窄和胸主动脉瘤（TAA）/ 夹层（通常位于窦管交界处上方）是 BAV 最常见的相关病变，左心发育不良综合征、室间隔缺损（VSD）、房间隔缺损（ASD）以及动脉导管未闭在 BAV 患者及其亲属中也较为常见[5, 7-8]。显然，辅助性瓣膜功能障碍主要是由主动脉狭窄（aortic stenosis，AS）、主动脉反流（aortic regurgitation，AR）以及感染性心内膜炎导致。BAV 及其相关心血管异常可发生于从胚胎时期到成年期之间的任何时期。70 岁前接受主动脉瓣手术的患者中约 1/2 伴有 BAV。在过去的两年里，有研究提示 BAV 的形态模式与瓣膜并发症的发生有关。更准确地说，R-L 型与 AS 有关，而 R-N 型和 N-L 型患者更易发生 AR[9-10]。尽管这一发现很有趣，但由于入组患者例数少且与其他研究结果相矛盾，所以这一结论还有待进一步的验证。

在所有已知的 BAV 相关并发症中，TAA（尤其是未经治疗进而导致夹层），对患者的生命威胁最为严重。在主动脉夹层患者的临床诊疗及尸检报告中，有 4% ～ 9% 的患者是 BAV[11]。在年轻主动脉夹层患者（＜ 40 岁）中，9% ～ 28% 的患者有 BAV。总的来说，BAV 患者比三叶主动脉瓣（TAV）人群罹患致死性动脉夹层的风险高 8 ～ 9 倍，且发病年龄较小[7, 12]。由于 TAA 的发生较为隐匿，因此 BAV 患者必须定期进行全面的心血管监测，以防止因主动脉夹层或破裂而导致心脏性猝死。

临床诊断

BAV 的诊断

目前，BAV 在所有年龄段以及不同临床情况下均被诊断过，有些甚至是被偶然发现的。早期发现对于及时监测和确认患者的心血管并发症病情至关重要。仅依靠听诊或患者本人自述轻微不适（如疲劳、呼吸困难、心悸等）难以确诊 BAV[4]。但是，通过听诊闻及心尖部收缩中期喷射喀喇音，可促使医生对患者（60% ～ 70% 的 BAV 患者可闻及喀喇音）进行更详细的检查，以全面了解瓣膜形态[13]。超声心动图由于其高准确度和相对较低的成本，已作为临床一线检查被应用了 40 余年[14]。收缩期长轴视图如显示偏心小叶闭合及小叶凸起则提示 BAV，而短轴视图对于确定瓣膜小叶数目、融合亚型和嵴线的存在必不可少（图 18.1）[15]。近年来，经食管超声心动图（transesophageal echocardiography，TEE）已被证明是准确有效的，敏感性和特异性分别高达 92% 和 96%[16-17]。尽管 TEE 优于标准经胸超声心动图（transthoracic echocardiography，TTE），但 TEE 是有创性检查且患者需要进行麻醉[18]。因此，当需要提高诊断精度时，三维 TTE 通常比 TEE 更适用。

对于中重度主动脉瓣狭窄和（或）钙化的患者，依靠超声心动图鉴别 TAV 和 BAV 有时是困难的（准确度约为 70%）[13]。在这种情况下，心血管磁共振（CMR）成像的敏感性更高，但特异性不如超声心动图（准确度＞ 90%）[13，19-20]。

BAV 相关心血管病变的诊断

除评估瓣膜形态外，还应检查疑似 BAV 的患者是否存在 TAA、AS、AR、ASD、VSD 及主动脉缩窄。虽然超声心动图也可评估病理状态下主动脉根部或升主动脉直径（＞ 40 mm）（图 18.2）[13，21]，但 CT 或 CMR 对于评估 BAV 相关并发症更加全面可靠。ESC 和 ACC/AHA 推荐将 CT 和 CMR 作为 BAV 相关心血管疾病的辅助诊断工具[22-23]。近年来，CT 在辐射暴露方面已经有所改善，因此常被作为首选的影像学检查。但是，对于儿童，CMR 仍然优于 CT。

患者管理

尽管 BAV 患者罹患主动脉夹层的风险可能低于马方综合征（MFS）患者，但其引起的主动脉扩张与动脉瘤发生急性主动脉夹层和（或）破裂的风险仍较高，虽然手术方法已有所进步，但其仍可能导致患者预后差。目前的治疗方法还不能阻止 TAA 和 BAV 患者主动脉扩张和动脉瘤形成的进展。因此，应意识到心血管监测和预防性手术的重要性。近期的人口学研究显示，BAV 人群死亡率已经接近普通人群[5-6]。考虑到 BAV 的高患病率，普及心血管影像监测以及预防性主动脉手术对我们的社会来说会是一项艰巨的任务。

心血管监测

为了详细追踪患者的疾病进展，连续超声心动图检查必不可少，必要时还应进行 CMR 或 CT 监测。不同 BAV 患者间主动脉直径增大的速度差异很大。通常为每年 0.2 ～ 0.9 mm[24-27]，比 TAV 人群高 5 倍[28]。主动脉直径大的患者，其扩张速度也更快[29]。目前，ESC 和 ACC/AHA 指南主张对主动脉根部或升主动脉直径＞ 45 mm 的患者（主动脉夹层家族史阴性）以及主动脉直径显著增大的患者，每年进行心血管影像学检查[22-23]。对于主动脉直径较小的患者，每两年进行 1 次检查即可。

药物治疗

由于 BAV 和 MFS 患者的主动脉组织学相似，目前针对 BAV 患者的药物治疗主要借鉴 MFS 的药物治疗[30]。值得注意的是，这些治疗方法的有效性尚未在大规模 BAV 患者中得到证实，即便在 MFS 领域也仍存有争议[31]。因此，研究者们正在进行更为深入的研究，以获得更多关于现有药物疗效的证据，以及开发治疗 MFS 和（或）BAV 的替

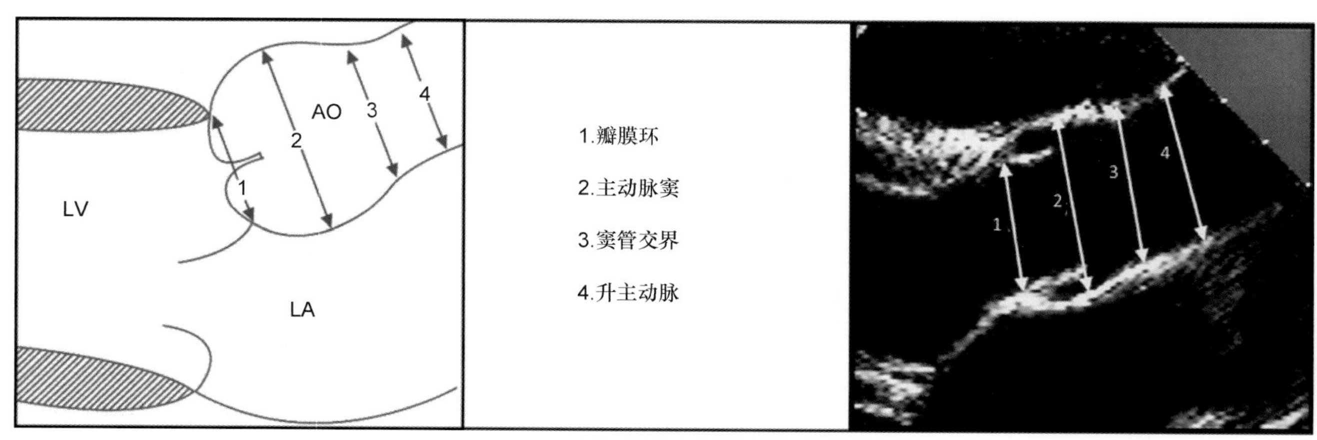

图 18.2　经胸超声心动图测量 BAV 患者主动脉直径。LV，左心室；LA，左心房；Ao，主动脉

代方法。

目前，MFS 相关主动脉疾病的主要治疗方法是 β 受体阻滞剂。但这些药物在 BAV 相关主动脉病变中的作用仍存有争议。预防性给予 β 受体阻滞剂可通过降低平均动脉压和收缩心率来影响动脉瘤进展[32]。尽管在 TAA 患者中已开始使用 β 受体阻滞剂，但针对 MFS 患者的临床试验结果显示该药的疗效不尽相同[33-35]。此外，在近期的四维血流成像研究中，与未经治疗的 BAV 患者相比，接受治疗的 BAV 患者的三维主动脉血流量无显著改变[36]。为了更有效地评估 β 受体阻滞剂对 BAV 相关主动脉病变的保护作用，后续研究应在扩大样本量的同时对治疗时程和药物剂量进行分层。

血管紧张素Ⅱ受体拮抗剂（ARB）是主动脉扩张患者的第二大药物治疗方法。血管紧张素Ⅱ通过与两个 G 蛋白偶联受体（AT1 和 AT2）结合来发挥功能。通过激活 AT1，TGF-β 信号通路被激活，进而引发纤维化[37]。2006 年，TGF-β 信号通路的上调被证实是 MFS 相关主动脉疾病发病机制的关键，这一发现促进了 TGF-β 中和治疗的发展[38]。AT1 受体拮抗剂氯沙坦常规用于治疗高血压，已在某些动物模型中被证实能够减弱 TGF-β 信号通路，因此成为第一个被试验的药物[39-40]。虽然小型人群研究结果显示氯沙坦是有效的[41-43]，但近期的研究结果并没有明确其对治疗 MFS 相关 TAA 的有效性[44-47]。一项纳入所有关于氯沙坦有效性的人群研究（约 2300 例患者）的 meta 分析正在进行中[48]。目前尚无临床试验证据证明 ARB 在 BAV 患者中的有效性，也没有证据支持 ARB 优于 β 受体阻滞剂，反之亦然。目前，一项关于 β 受体阻滞剂和 ARB 在 BAV 患者中有效性的随机多中心试验正在进行中（https://clinicaltrials.gov/ct2/show/NCT01202721）。

第三种潜在治疗方法为血管紧张素转化酶抑制剂（ACEI），它能阻止无活性的血管紧张素Ⅰ转化为有活性的血管紧张素Ⅱ，血管紧张素Ⅱ可与 AT1 受体结合导致血管收缩。因此，ACEI 可通过阻止血管收缩来降低血压。ACEI 主要用于对 β 受体阻滞剂不耐受的 MFS 患者[49]。由于 ACEI 可同时阻断 AT2 下游通路，故其有效性目前尚未确定。近期一项研究显示，在伴有 BAV 的 TAA 患者中，ACEI 无显著疗效[50]。为进一步了解 ACEI 在 BAV/TAA 患者治疗中的作用，进行更大规模的深入研究十分必要。

手术干预

在年轻患者中，由于身体尚处于发育过程中，因此植入人工心脏瓣膜的临床效果并不理想。此外，植入机械瓣膜的患者须进行抗凝治疗，这可能会限制他们参加体育运动或其他活动。因此，对于儿童 BAV 患者以及单纯 AS 的年轻患者，球囊瓣膜成形术（即通过插入球囊导管扩大狭窄的主动脉瓣）被认为是最佳治疗方案[51]。对于成人患者，主动脉瓣置换术因其优越的耐用性而成为治疗 BAV 的首选。对于 AS 的 AR 患者，瓣膜保留修复术可避免由机械瓣膜移植引起的抗凝相关风险。然而，其手术成功与否很大程度上取决于瓣膜质量，即纤维化和钙化程度[52]。此外，其他手术选择还包括生物瓣膜植入术、人体组织瓣膜植入术和 Ross 手术（特别是儿童患者）。对于 TAA 的手术干预，手术时机主要取决于实用性，但应根据主动脉直径阈值不断修正。对于无症状患者，现行指南推荐当主动脉近端直径＞ 55 mm 时，可进行择期主动脉修复术[53]。对于有其他危险因素的 BAV 患者（如有主动脉夹层或破裂导致的心脏性猝死家族史、系统性高血压或主动脉直径扩张速度每年≥ 5 mm），建议在主动脉直径≥ 50 mm 时应进行手术干预。此外，如果由于严重的 AS 或 AR 而必须进行主动脉瓣修复术，建议以 45 mm 为阈值。

总之，BAV 和（或）TAA 患者的手术方案应根据患者的瓣膜功能状态、动脉瘤的发展程度以及是否需要抗凝治疗来制订。20 世纪 70 年代初，Bentall 和 De Bono 手术［即用 Dacron 假体来替换主动脉根部和升主动脉和（或）用机械瓣来替换主动脉瓣］一度被认为是此类手术的金标准[54-55]。近年来，David 和 Yacoub 手术等主动脉瓣保留的技术越来越流行，因其使患者无须终身抗凝治疗[56]。这些患者术后中期疗效良好，至少 90% 的患者在术后 10 ～ 15 年内没有再次进行主动脉瓣手术，但其长期结果犹未可知[57]。

妊娠期心血管管理

患有 BAV 的孕妇（尤其是患有严重 AS 的孕妇）出现心血管并发症和子女出现新生儿并发症的风险增加。因此，对于女性 BAV 患者，在妊娠前、妊娠期和妊娠后均应进行全面的监测，并对潜在的危险因素及治疗方案的选择进行咨询。指南建议女性 BAV 患者在妊娠前进行瓣膜及胸主动脉 CT 或 CMR[58]。当患者主动脉直径＞ 50 mm 或出现明显 AS 和 AR 时，应考虑在妊娠前进行手术。尽管如此，在极少数情况下，患者妊娠期间仍可能出现病情恶化的情况，此时则需要进行球囊瓣膜成形术或主动脉 / 瓣膜手术。只有当患者受益明确大于风险时，才可进行手术。

值得注意的是，绝大多数女性 BAV 患者在妊娠期间不会出现严重问题。由于这种情况不需要手术干预，所以很少被报道，因而导致估计的并发症发生率（BAV/AS 患者为 10% ～ 30%）可能存在偏差[59]。

运动建议

在 40 岁以下的运动员中，运动过程中 5% ～ 8% 的心脏性猝死是由 AS 和（或）TAA 破裂引起，且常伴有 BAV[60-61]。因此，一旦运动员被确诊为 BAV，应遵循特定的运动指南来预防心脏性猝死的发生。根据 2015 年 ACC/AHA 指南，患有 BAV 的运动员若无瓣膜问题且主动脉直径≤ 40 mm，则对其无运动限制[62]。若有轻中度主动脉扩张（40 ～ 45 mm），可参加低强度、尽量避免身体接触的竞技类运动，同时应避免高强度的重量训练。对于有明显主动脉扩张（＞ 45 mm）的运动员，不建议参加任何竞技类运动，但可参与安全性高的娱乐性运动，如高尔夫球或台球等。

分子遗传学

BAV 可能包括散发型和家族遗传型，但其高遗传度（89%）表明疾病发生很大程度上由遗传因素引起[63]。在罕见的大家系中，BAV 呈常染色体显性遗传，同时外显率逐代降低且表现度异质性高[64-65]。BAV 的遗传异质性高，使得病因变得更为复杂[66]。

既往研究表明，对于 BAV 患者，瓣膜异常引起的血流动力学改变是触发 TAA 的唯一因素。然而，在过去的 10 年中，遗传缺陷导致 BAV 和 TAA 的证据越来越多[67]。支持这种假说的论据主要包括多个家系为 BAV 和 TAA 共同出现或表现为单一疾病[68]、主动脉瓣膜修复之后发生动脉瘤[1]，且升主动脉与主动脉瓣有共同的胚胎起源[69]。最有可能的是，BAV/TAA 病因在本质上就是复杂的，是遗传易感因素和异常血流动力学共同作用的结果。

遗传学方面，BAV 可能由转录因子的编码基因、细胞外基质成分或参与调节细胞增殖、分化、黏附或凋亡的信号通路相关蛋白质的编码基因变异引起[70]。但是，BAV 临床表型及遗传学的高度异质性及其并发症的存在，明显阻碍了对其致病基因的鉴定。例如，约在 10 年前已通过家系连锁分析成功确认了 BAV 的基因座位于 18 号、5 号及 13 号染色体的长臂（chr18q、5q、13q）[70]，但尚未明确 BAV 潜在的致病基因。NGS 技术也尚未显著推动 BAV 的遗传学研究，下文将对目前 BAV 的遗传学进展进行介绍。

BAV 相关基因

NOTCH1

NOTCH1（OMIM*190198）是目前唯一明确的 BAV 致病基因。2005 年，在两个不相关的早发主动脉瓣钙化家族中，首次发现呈显性遗传的 *NOTCH1* 功能失去性突变[71]。同时，其他类型的突变（包括错义突变、剪接突变、无义突变和移码突变）在 13% 的遗传性 BAV 和 4% 的散发性 BAV、AS 或 BAV/AS 患者中被检出[72]。文献报道的外显率仅为 16%。尽管在少部分 *NOTCH1* 基因突变携带者中多次报道发生 TAA，但是目前认为 *NOTCH1* 突变不是非钙化、非狭窄的 BAV 患者发生 TAA 的主要原因[73]。在少数情况下，*NOTCH1* 突变会引起非 BAV/AS 的左侧心血管病变，如 BAV/ 缩窄和左心发育不良综合征[72，74-75]。

NOTCH1 编码一个 300 kD 的单次跨膜受体，其胞外结构域含有 36 个表皮生长因子样序列和 3 个 NOTCH1/Lin 重复序列，细胞内有包含 6 个锚蛋白重复序列的反式激活结构域。与配体（即 DLL1、DLL3、DLL4、JAG1 和 JAG2）结合后，NOTCH1 被 ADAM 金属蛋白酶切割并转化为转录共激活因子[76]。NOTCH1 信号通路可影响胚胎细胞的命运，正确的信号传导对多个发育过程至关重要，包括心血管发育[77-78]。越来越多的研究表明，在 *NOTCH1* 基因突变的携带者中，EMT 异常是主动脉瓣畸形的关键致病原因。EMT 的异常可导致 *NOTCH1* 基

因缺失的小鼠发生严重的心脏缺陷，引起过早死亡[79]。此外，在 *NOTCH1* 基因突变携带者的主动脉内皮细胞中，配体与 NOTCH 的结合不能激活 EMT[80]。近期，在表现为瓣膜畸形（如 BAV）的心脏特异性 *Notch1* 突变的小鼠中观察到间充质过度增殖[81]。有研究者认为，尽管 Dll4-Notch1 信号通路介导 EMT，但 Jag1-Notch1 信号通路限制了 EMT 后的瓣膜间质增殖。除了这样的单独机制外，*NOTCH1* 相关的先天性心脏病也可能影响两个信号通路之间的相互作用。这些假设均需进一步研究。

NOTCH1 基因突变携带者发生主动脉瓣钙化的分子机制已被揭示。正常生理状态下，NOTCH1 通过诱导 *HEY1/2* 的表达来抑制瓣膜的钙化，同时，*HEY1/2* 通过 BMP2 抑制成骨细胞发育相关的转录激活因子 Runx2 的激活[82-86]。因此，*NOTCH1* 缺失会导致其与血管 / 瓣膜钙化相关的保护功能丧失，这与携带 *NOTCH1* 突变的患者的病理表现相符。

GATA5 和相关转录因子

研究发现，心内膜细胞特异性 *Gata5* 基因敲除小鼠表现为心脏发育不良，部分（约 25%）伴发 R-N 型 BAV，这引发了 BAV 患者的 *GATA5* 罕见变异的研究[87]。*GATA5*（OMIM *611496）编码心肌转录因子，目前已在 BAV 患者中发现多种杂合突变[88-91]。已报道的突变不存在特定蛋白结构域的聚集分布，但几乎所有的突变均显著降低蛋白质转录水平。*GATA5* 突变也在其他心血管疾病中被检出，包括孤立性 VSD[92]、扩张型心肌病[93]、孤立性心房颤动[94]及法洛四联症[95]。*GATA5* 相关表型的显著差异仍需进一步阐明，其他遗传决定因素和（或）环境危险因素可能是影响个体表型的原因之一。

GATA5 锌指结构转录因子只在房室管和流出道的心内膜细胞及心内膜垫中表达[96]。在胎鼠中，Gata5 的缺失可降低 Notch 配体 Jag1 的表达，同时增加 Notch 阻遏物 Rbpj-κ 的表达，导致 Notch 信号通路下调 20% ～ 30%[87]。与在 *Notch1* 敲除小鼠中观察到的相反，EMT 没有改变，其他相关的心肌 Gata 转录因子补偿了 Gata5 的缺失也许能（部分）解释这一区别[87]。除 Notch 通路相关基因外，*Nos3* 和 *Tbx20* 也可能是 Gata5 的下游靶标。*Tbx20* 突变与人类瓣膜和隔膜缺陷有关[97]，$Nos3^{-/-}$ 小鼠表现为部分 R-N 型 BAV（详见“BAV 的动物模型”）[98]。

GATA6 与 *GATA5* 密切相关，但二者表达模式略有不同，除在胎儿心脏中表达外，*GATA6* 还在胚胎胰腺中高表达。有研究在胰腺发育不全的患者中鉴定出 *GATA6*（OMIM* 6016561）的新发突变，其中 92% 的患者合并先天性心脏病，包括 ASD、VSD、法洛四联症、动脉导管未闭及右心室双出口[99]。尽管已报道 1 例 *GATA6* 相关 ASD 患者的父母一方患有 BAV[100]，*Gata6* 杂合敲除的小鼠也表现为部分外显的 BAV[101]，但是 *GATA6* 杂合突变在 BAV 患者中的致病证据仍不足。

GATA4 是另一种更重要的心脏发育相关的转录因子，与 *GATA6* 相似，*GATA4* 突变（OMIM*600576）可引起 ASD 和 VSD，但不会发生 BAV[102]。

SMAD6

2012 年，研究者在两例伴有轻中度 AS 的散发性 BAV 患者中发现 *SMAD*（OMIM*602931）杂合错义突变[103]，其中 1 例患者还观察到 AS。*SMAD6* 在人胚胎心脏瓣膜和流出道高表达，其编码的蛋白质由两个大的结构域构成（MH1 和 MH2）。通过 MH2 结构域，SMAD6 与骨形态发生蛋白（bone morphogenetic protein，BMP）Ⅰ型受体相互作用，抑制 BMP 信号通路的传导[104]。已报道的突变均位于 MH2 结构域，且与野生型相比，突变蛋白对 BMP 信号通路的抑制性降低，这表明 *SMAD6* 突变通过功能失去机制诱发 BAV[103]。*Smad6* 缺陷型小鼠表现为主动脉硬化和多种先天性心血管异常（包括心脏瓣膜增厚及流出道间隔缺损），这与人的表型一致，从而进一步支持了 *SMAD6* 突变与 BAV/AS 之间的因果关系[105]。据报道，BMP 信号通路与 NOTCH 信号通路及经典或非经典 TGF-β 信号通路均存在相互作用，揭示了 BAV 的整合性发病机制[106]。

NKX2.5 和 *MATR3* 的偶然发现

NKX2.5 被认为是 BAV 的可能候选基因，原因包括：①它编码参与心脏形态发生的重要转录因子；② 11% 的 $NKX2.5^{+/-}$ 小鼠表现为 BAV[107]；③ *NKX2.5* 基因定位于 chr5q34（与 BAV 相关但尚未阐明的基因座）。虽然在 ASD、VSD、左心发育不全综合征或法洛四联症患者中发现了超过 50 个 *NKX2.5*（OMIM*600584）基因突变，且分布于基因的各个功能域[108]，但在 BAV 患者中仅有两例报道。在 1 例合并膜间隔动脉瘤、主动脉缩窄和

BAV 的唐氏综合征患者中发现了一种杂合错义突变（p.Arg25Cys），该突变既往在 1 例患有心脏病的非 BAV 个体中被发现[109]。另一个突变（p.Lys192*）在呈常染色体显性遗传的三代 BAV 家庭中存在疾病共分离[110]。后一种遗传缺陷的功能学研究表明，与野生型相比，突变型 NKX2.5 的转录活性几乎完全消失，同时丧失了 NKX2.5 与 GATA5 的协同转录激活作用，支持其致病性。然而，由于在 BAV 患者中报道的 *NKX2.5* 突变非常少，因此，*NKX2.5* 尚未明确作为人类 BAV 的致病基因。

在患有 BAV、主动脉缩窄、动脉导管未闭和整体发育迟缓的个体中发现了 *AHDC1* 的 5′ UTR 和 *MATR3*（OMIM*164015）的 3′ UTR 区的新发易位变异，从而提出了 *MATR3* 遗传变异和 BAV 直接相关[111]。其中 *AHDC1* 的功能丧失可解释发育异常[112]，核基质蛋白 MATR3 的表达水平和（或）功能改变可解释心血管的异常表现[111]。现有研究表明，*Matr3* 在小鼠心脏中高表达，且 15% 的杂合 *Matr3* 3′截短突变的转基因小鼠存在 BAV。人类 *MATR3* 错义突变可导致一种非常严重的神经肌肉疾病：缓慢进展的肌萎缩侧索硬化[113]。明确 BAV 与 *MATR3* 遗传变异的相关性还需更多的支持性证据，如在更多的 BAV 患者中鉴定出 *MATR3* 突变。

综合征中的 BAV

在临床和病理机制不同的疾病中偶有 BAV 的病例报道，如 chr22q11.2 缺失综合征[114]、家族性左心室致密化不全（*MYH7*）[115]、非综合征型 TAA（*ACTA2*）[116]、Joubert 综合征（遗传缺陷未知）[117]，以及与先天性心脏病相关的关节脱位（*B3GAT3*）[118]。BAV 是否真正属于这些疾病的表型谱尚不确定。因此，应对已明确的 Loeys Dietz 综合征（LDS）和 Turner 综合征中 BAV 发生率显著升高进行随访。尽管已鉴定出大多数 Turner 综合征的潜在遗传病因，但患者 BAV 易感性增加的机制尚未明确。

虽然部分研究表明 5% 的 MFS 患者表现出 BAV[119]，但在 MFS 大型观察性队列研究中未发现这一现象。MFS 由编码原纤维蛋白 1 的 *FBN1*（OMIM *134797）基因突变引起，表现为 TGF-β 信号通路失调和细胞外基质完整性受损[31, 120]。一些研究旨在揭示 *FBN1* 和 BAV 之间的关联，但尚无明确结论。一方面，携带 *FBN1* 错义突变的 BAV 患者[121]和 BAV/TAA（临床上已排除 MFS 诊断）患者[122]的主动脉和肺动脉中可观察到原纤维蛋白 1 表达降低。后者的 *FBN1* 错义突变似乎是较为轻微的变异，几乎不表现 MFS 相关特征，但伴有 BAV 且可引起主动脉瘤。另一方面，*FBN1* 基因单核苷酸多态性与 BAV 不存在显著的关联[123-124]，而遗传性 *FBN1* 变异与 TAA 风险增加有关[124]。LDS 是一种临床表型类似于 MFS 的结缔组织病，同时又具备独有的特征，如关节过度活动、颅缝早闭、双侧腭裂、腭裂和动脉迂曲。少数研究报道了 LDS 与 BAV 的相关性。LDS 患者的 BAV 发病率是普通般人群的 5 倍[125]。目前已报道 6 个基因（*TGFBR1*、*TGFBR2*、*SMAD2*、*SMAD3*、*TGFB2* 和 *TGFB3*）突变与 LDS 有关，其均会导致 TGF-β 信号通路的过度激活[31]。在 BAV 队列中进行的 *TGFBR1* 和 *TGFBR2* 突变筛查仅发现一个且仅出现一次的意义未明位点（p.Val387Met）[74, 126-127]。据报道，*SMAD2*、*SMAD3*、*TGFB2* 和 *TGFB3* 尚未在 BAV 队列中进行过系统筛查，但携带这些基因突变的 LDS 患者会偶发 BAV。

Turner 综合征由部分或完全 X 染色体缺失引起，常伴发 BAV（±30%）、TAA 及主动脉缩窄[128]。除上述心血管缺陷外，受累女性通常可表现为蹼颈、低位耳、身材矮小、糖尿病和甲状腺激素水平低。Turner 综合征的复杂表型很可能由多个 X 连锁基因的功能失去突变引起，包括至少 1 个可解释心血管表现的尚未鉴定的基因[129]。研究发现，缺失 X 染色体短臂（Xp）的个体 BAV 的患病率显著升高，提示致病基因可能位于 X 染色体短臂[130]。值得注意的是，X 连锁的 BAV 相关基因的存在可部分解释 BAV 好发于男性的现象。

BAV 的动物模型

除上述基因外，在小鼠敲除模型中还发现了多个与部分外显的 BAV 相关的小鼠基因。此外，同时靶向 Robo-Slit 信号通路的多个基因也可导致 BAV。

Nos3 缺失小鼠是最早发现的 BAV 动物模型之一[98]。*Nos3* 在主动脉瓣的内皮细胞中高度表达，编码内皮型一氧化氮合酶（eNOS），是 Gata5 和 Notch1 的下游靶标[87, 131]。约 27% 的 eNos 敲除小鼠会发生 BAV[132]。将 *Notch1*$^{+/-}$ 小鼠与 Nos3 缺失的小鼠回交，后代 BAV 外显率显著升高（约 73%），进一步揭示了 eNos 和 Notch1 信号通路之间的相互作

用[132]。*Nos3*$^{-/-}$和 *Notch1*$^{+/-}$复合突变成年鼠也表现出主动脉窦扩张，且与 BAV 相关的血流动力学紊乱无关[133]。与小鼠的研究结果一致，BAV 患者的主动脉内皮细胞中 eNOS 蛋白表达降低[134]，且 eNOS 的表达与主动脉直径呈负相关[134]。然而，目前尚未在 BAV 患者中鉴定出 *NOS3* 突变。

心内膜垫间充质中 *Alk2* 缺失的小鼠也常出现 BAV（约 78%）[135-136]，但神经嵴特异性敲除 *Alk2* 的小鼠模型中无该表型，提示 *Alk2* 相关的 BAV 发育的细胞属于自主起源[137]。*Alk2* 编码 Ⅰ 型激活素受体（AcvrI），其在 BMP 信号通路中发挥关键性作用，AcvrI 激活可刺激主动脉瓣垫中的 EMT[137]。在人体中，*ALK2* 功能获得突变可引起罕见的结缔组织病，主要表现为进行性骨骼肌、筋膜、肌腱和韧带异位骨化[138]，尚无 BAV 的报道。

Hoxa1 编码一种重要的心血管转录因子，其 *Hoxa1* 表达降低的小鼠表现为多种心脏缺陷，包括部分外显的 BAV（25%）。在胚胎发生早期，*Hoxa1* 在心脏神经嵴前体细胞中表达，作用于上游基因影响神经嵴细胞的命运和成熟[139]。在人体中，隐性 *HOXA1* 突变可导致复杂表型，表现为水平凝视异常、耳聋、面部无力、通气不足、颈内动脉和流出道畸形、精神发育迟滞和孤独症[140]。*HOXA1* 突变病例中未表现出 BAV，在 BAV 患者中也尚未发现 *HOXA1* 突变。

心内膜 Brg1 缺失的小鼠表现为心脏瓣膜增厚，通常为二尖瓣（约 35%）[141]。Brg1 几乎构成了 Brg1 相关因子染色质重塑复合物的全部核心 ATP 酶亚基，通过 ATP 依赖性染色质结构改变促进基因的激活和抑制。在心血管系统中，Brg1 是调节神经嵴细胞和 EMT 的增殖、分化和凋亡的关键因子[141-142]。人体中的 *Brg1* 同源基因 *SMARCA4* 的功能获得突变或功能失去突变分别可导致综合征性精神发育迟滞或横纹肌样瘤倾向综合征[143-144]。两者都不涉及 BAV。

Robo 和（或）*Slit* 基因表达降低的小鼠也可出现 BAV[145]。虽然所有 *Robo1/Robo2* 复合突变的小鼠均表现为 BAV，但单个 *Robo1* 或 *Robo2* 突变的小鼠主动脉瓣正常，表明在心脏中存在 *Robo1/2* 功能性冗余。在 *Slit2* 基因敲除小鼠中也可观察到 BAV，但外显率显著降低。Robo-Slit 功能障碍和 BAV 形成的确切机制仍有待阐明。Robo-Slit 和 Notch 信号传导的相互作用可部分解释这一现象，因为 Robo1 缺陷被证明会影响 *Notch1/2* 的表达[145]。此外，与 Notch 或 Robi-Slit 通路相关的基因在心脏发育中呈现高度一致的表达模式。目前尚未发现有人类疾病与 *ROBO1*、*ROBO2* 或 *SLIT2* 的突变有关。

分子诊断

分子诊断性检查包括系统性筛查患者及其亲属是否存在已知致病基因的致病变异，通过区分高风险个体和可能未受影响的个体来实现早期疾病分层管理。

如上文所述，BAV 的遗传学病因存在高度异质性，并且尚有大量遗传学无法解释的家系病例，因此阐明 BAV 的遗传学机制任重道远。此外，目前研究最成熟的 BAV 致病基因（*NOTCH1*、*GATA5*、*SMAD6*）变异也均为罕见的、不完全外显的且与其他表型相关联，使得解释其遗传致病性及遗传咨询存在巨大挑战。多个家族中发现重复的变异，变异聚集于蛋白质的特定结构域，基因型-表型的关联分析将有助于此类问题的解决。因此在分子诊断方面，常规检测 BAV 致病基因仍处于初级阶段，其具有两个目的：风险分层以及已知 BAV 基因的突变和表型谱的扩展和验证。

在 BAV 等遗传异质性高的疾病中，通过基因组合测序进行分子诊断最为有效[146]。然而，由于目前只有少量 BAV 基因可用于筛查且突变频率低，因此该方法检出率太低而不具有成本效益。目前，BAV 基因常被包括在大的 NGS 基因组合中，其中包括各种先天性心脏病和（或）主动脉疾病相关的基因。随着全外显子组测序成本的下降，其很可能在不久的将来取代基因组合测序。鉴定患者 BAV 相关并发症（如 AS、AR 或 TAA）风险的分子检测将需要更多的时间和研究，因为它们的潜在遗传因素更加复杂。在 BAV 及其相关并发症的遗传病因得到进一步阐明之前，详细的心血管监测可能仍然是大多数 BAV 家族的主要临床策略（详见“家系筛查”）。

家系筛查

ESC 指南（http://www.escardio.org/）和 ACC/AHA 指南指出，BAV 的病因包含遗传因素，建

议BAV患者的一级亲属进行影像学评估，以筛查BAV和TAA[32]。对于监测的起始时间应为尽快开始还是从18岁开始，目前仍有争议。一旦确诊BAV，则应按照指南进行标准的监测和管理（详见“患者管理”）。对于确诊BAV后应如何进行TAA监测，目前尚无正式的指南建议。鉴于主动脉疾病的发展往往需要几年的时间，建议进行定期随访监测（即每3～5年1次）。

在目前的实际应用中，仍主要针对有严重心血管并发症和BAV或TAA阳性病史的BAV患者亲属进行影像学筛查。

总结

由于BAV的高患病率以及与之相关的心血管并发症常危及生命，因此BAV是一个重大的公共卫生问题。为了阐明BAV的病因学，研究者们做了大量的相关工作，并得出了一些有价值的结论，包括EMT的功能异常或正常心脏神经嵴细胞的活动障碍是导致疾病发生的罪魁祸首。然而，疾病的遗传和病理机制仍远未完全明确，因此阻碍了新疗法的发展。对于目前BAV的治疗是否有效也需要进一步的确认。在未来几年中，研究者们仍会继续进行有关疾病的遗传缺陷以及BAV潜在的细胞机制的功能紊乱和信号通路的基础研究。可以先提出一些假设，由于以孟德尔遗传方式共分离的BAV家系很少见，因此利用NGS技术在无关联的BAV患者中进行基因检测的方法是大势所趋。在后续的研究中，遗传异质性可能影响研究结果。近期的研究表明，不同的BAV亚型可能存在不同的致病机制[3]。此外，BAV相关的特殊心血管并发症可能与潜在的遗传因素有关。因此，将BAV视为单一疾病可能会不必要地损害受试患者的同质性。为了增加在多个病例中发现相同基因致病突变的可能性，在未来的基因鉴定研究中，根据瓣膜形态和其他伴发疾病的发生率对患者群体进行内表型再分层十分有帮助。此外，人们可能会考虑选择具有阳性家族史且在生命早期出现明显瓣膜功能障碍或主动脉病变的病例。这些个体位于BAV表型谱中最严重的一端，这使得遗传因素很可能对疾病病因起主要作用。第二个假设认为，寡基因遗传占BAV遗传病因的很大一部分，这意味着单个患者应同时携带多个基因的罕见突变，无论这些基因是否属于同一通路。支持性证据包括目前所描述的单基因敲除小鼠中BAV的外显率低，而双敲除小鼠可以更稳定且一致地出现疾病表型。此外，寡基因遗传在其他左心室流出道畸形中也已经得到证实。因此，未来的BAV分析策略也应针对非孟德尔遗传模式进行调整。

要点总结

- BAV：
  - 是最常见的先天性心脏病。
  - 通常不引起临床症状，但与各种严重的心血管并发症相关。
  - 目前的管理方法包括：
    （1）定期心血管监测用于诊断伴随的心血管特征。
    （2）药物治疗（尽管疗效有待证明）。
    （3）外科手术。
  - 具有高遗传度，表明遗传因素具有重要作用。
  - 从遗传学角度远未得到解释，但似乎很复杂且异质性极高。
  - 可能由内皮-间充质转化缺陷和（或）心脏神经嵴细胞活性改变所致。

参考文献

1. Braverman AC, Guven H, Beardslee MA, Makan M, Kates AM, Moon MR. The bicuspid aortic valve. Curr Probl Cardiol. 2005;30(9):470–522.
2. Sievers HH, Schmidtke C. A classification system for the bicuspid aortic valve from 304 surgical specimens. J Thorac Cardiovasc Surg. 2007;133(5):1226–33.
3. Fernandez B, Duran AC, Fernandez-Gallego T, Fernandez MC, Such M, Arque JM, et al. Bicuspid aortic valves with different spatial orientations of the leaflets are distinct etiological entities. J Am Coll Cardiol. 2009;54(24):2312–8.
4. Ward C. Clinical significance of the bicuspid aortic valve. Heart. 2000;83(1):81–5.
5. Tzemos N, Therrien J, Yip J, Thanassoulis G, Tremblay S, Jamorski MT, et al. Outcomes in adults with bicuspid aortic valves. JAMA. 2008;300(11):1317–25.
6. Michelena HI, Desjardins VA, Avierinos JF, Russo A, Nkomo VT, Sundt TM, et al. Natural history of asymptomatic patients with normally functioning or minimally dysfunctional bicuspid aortic valve in the community. Circulation. 2008;117(21):2776–84.
7. Michelena HI, Khanna AD, Mahoney D, Margaryan E, Topilsky Y, Suri RM, et al. Incidence of aortic complications in patients with bicuspid aortic valves. JAMA. 2011;306(10):1104–12.
8. Fedak PW, Verma S, David TE, Leask RL, Weisel RD, Butany J. Clinical and pathophysiological implications of a bicuspid aortic valve. Circulation. 2002;106(8):900–4.
9. Kang JW, Song HG, Yang DH, Baek S, Kim DH, Song JM, et al.

Association between bicuspid aortic valve phenotype and patterns of valvular dysfunction and bicuspid aortopathy: comprehensive evaluation using MDCT and echocardiography. JACC Cardiovasc Imaging. 2013;6(2):150–61.
10. Kim JS, Ko SM, Chee HK, Shin JK, Song MG, Shin HJ. Relationship between bicuspid aortic valve phenotype, valvular function, and ascending aortic dimensions. J Heart Valve Dis. 2014;23(4):406–13.
11. Braverman AC. Aortic involvement in patients with a bicuspid aortic valve. Heart. 2011;97(6):506–13.
12. Edwards WD, Leaf DS, Edwards JE. Dissecting aortic aneurysm associated with congenital bicuspid aortic valve. Circulation. 1978;57(5):1022–5.
13. Michelena HI, Prakash SK, Della Corte A, Bissell MM, Anavekar N, Mathieu P, et al. Bicuspid aortic valve: identifying knowledge gaps and rising to the challenge from the International Bicuspid Aortic Valve Consortium (BAVCon). Circulation. 2014;129(25): 2691–704.
14. Nanda NC, Gramiak R, Manning J, Mahoney EB, Lipchik EO, DeWeese JA. Echocardiographic recognition of the congenital bicuspid aortic valve. Circulation. 1974;49(5):870–5.
15. Freeman RV, Otto CM. Bicuspid aortic valve and aortopathy: see the first, then look at the second. JACC Cardiovasc Imaging. 2013;6(2):162–4.
16. Yousry M, Rickenlund A, Petrini J, Jenner J, Liska J, Eriksson P, et al. Aortic valve type and calcification as assessed by transthoracic and transoesophageal echocardiography. Clin Physiol Funct Imaging. 2015;35(4):306–13.
17. Takeda H, Muro T, Saito T, Hyodo E, Ehara S, Hanatani A, et al. Diagnostic accuracy of transthoracic and transesophageal echocardiography for the diagnosis of bicuspid aortic valve: comparison with operative findings. Osaka City Med J. 2013;59(2):69–78.
18. Cote G, Denault A. Transesophageal echocardiography-related complications. Can J Anaesth. 2008;55(9):622–47.
19. Joziasse IC, Vink A, Cramer MJ, van Oosterhout MF, van Herwerden LA, Heijmen R, et al. Bicuspid stenotic aortic valves: clinical characteristics and morphological assessment using MRI and echocardiography. Neth Heart J. 2011;19(3):119–25.
20. van der Wall EE. Bicuspid aortic valve; optimal diagnosis and latest interventional treatment. Neth Heart J. 2015;23(3):149–50.
21. Mordi I, Tzemos N. Bicuspid aortic valve disease: a comprehensive review. Cardiol Res Pract. 2012;2012:196037.
22. Nishimura RA, Otto CM, Bonow RO, Carabello BA, Erwin 3rd JP, Guyton RA, et al. 2014 AHA/ACC Guideline for the Management of Patients With Valvular Heart Disease: executive summary: a report of the American College of Cardiology/ American Heart Association Task Force on Practice Guidelines. Circulation. 2014;129(23):2440–92.
23. Joint Task Force on the Management of Valvular Heart Disease of the European Society of C, European Association for Cardio-Thoracic S, Vahanian A, Alfieri O, Andreotti F, Antunes MJ, et al. Guidelines on the management of valvular heart disease (version 2012). Eur Heart J. 2012;33(19):2451–96.
24. Ferencik M, Pape LA. Changes in size of ascending aorta and aortic valve function with time in patients with congenitally bicuspid aortic valves. Am J Cardiol. 2003;92(1):43–6.
25. Dore A, Brochu MC, Baril JF, Guertin MC, Mercier LA. Progressive dilation of the diameter of the aortic root in adults with a bicuspid aortic valve. Cardiol Young. 2003;13(6):526–31.
26. Detaint D, Michelena HI, Nkomo VT, Vahanian A, Jondeau G, Sarano ME. Aortic dilatation patterns and rates in adults with bicuspid aortic valves: a comparative study with Marfan syndrome and degenerative aortopathy. Heart. 2014;100(2):126–34.
27. Yap SC, Kouwenhoven GC, Takkenberg JJ, Galema TW, Meijboom FJ, van Domburg R, et al. Congenital aortic stenosis in adults: rate of progression and predictors of clinical outcome. Int J Cardiol. 2007;122(3):224–31.
28. Etz CD, Zoli S, Brenner R, Roder F, Bischoff M, Bodian CA, et al. When to operate on the bicuspid valve patient with a modestly dilated ascending aorta. Ann Thorac Surg. 2010;90(6):1884–90; discussion 91–2.
29. Shimada I, Rooney SJ, Pagano D, Farneti PA, Davies P, Guest PJ, et al. Prediction of thoracic aortic aneurysm expansion: validation of formulae describing growth. Ann Thorac Surg. 1999;67(6):1968–70; discussion 79–80.
30. Niwa K, Perloff JK, Bhuta SM, Laks H, Drinkwater DC, Child JS, et al. Structural abnormalities of great arterial walls in congenital heart disease: light and electron microscopic analyses. Circulation. 2001;103(3):393–400.
31. Verstraeten A, Alaerts M, van Laer L, Loeys B. Marfan syndrome and related disorders: 25 years of gene discovery. Hum Mutat. 2016;37(6):524–31.
32. Hiratzka LF, Bakris GL, Beckman JA, Bersin RM, Carr VF, Casey Jr DE, et al. 2010 ACCF/AHA/AATS/ACR/ASA/SCA/SCAI/SIR/ STS/SVM guidelines for the diagnosis and management of patients with Thoracic Aortic Disease: a report of the American College of Cardiology Foundation/American Heart Association Task Force on Practice Guidelines, American Association for Thoracic Surgery, American College of Radiology, American Stroke Association, Society of Cardiovascular Anesthesiologists, Society for Cardiovascular Angiography and Interventions, Society of Interventional Radiology, Society of Thoracic Surgeons, and Society for Vascular Medicine. Circulation. 2010;121(13): e266–369.
33. Gersony DR, McClaughlin MA, Jin Z, Gersony WM. The effect of beta-blocker therapy on clinical outcome in patients with Marfan's syndrome: a meta-analysis. Int J Cardiol. 2007;114(3): 303–8.
34. Plein A, Calmont A, Fantin A, Denti L, Anderson NA, Scambler PJ, et al. Neural crest-derived SEMA3C activates endothelial NRP1 for cardiac outflow tract septation. J Clin Invest. 2015;125(7):2661–76.
35. Kioussi C, Briata P, Baek SH, Rose DW, Hamblet NS, Herman T, et al. Identification of a Wnt/Dvl/beta-Catenin → Pitx2 pathway mediating cell-type-specific proliferation during development. Cell. 2002;111(5):673–85.
36. Allen BD, Markl M, Barker AJ, van Ooij P, Carr JC, Malaisrie SC, et al. Influence of beta-blocker therapy on aortic blood flow in patients with bicuspid aortic valve. Int J Cardiovasc Imaging. 2016;32(4):621–8.
37. Habashi JP, Doyle JJ, Holm TM, Aziz H, Schoenhoff F, Bedja D, et al. Angiotensin II type 2 receptor signaling attenuates aortic aneurysm in mice through ERK antagonism. Science. 2011; 332(6027):361–5.
38. Habashi JP, Judge DP, Holm TM, Cohn RD, Loeys BL, Cooper TK, et al. Losartan, an AT1 antagonist, prevents aortic aneurysm in a mouse model of Marfan syndrome. Science. 2006;312(5770): 117–21.
39. Lim DS, Lutucuta S, Bachireddy P, Youker K, Evans A, Entman M, et al. Angiotensin II blockade reverses myocardial fibrosis in a transgenic mouse model of human hypertrophic cardiomyopathy. Circulation. 2001;103(6):789–91.
40. Martin B, Brenneman R, Becker KG, Gucek M, Cole RN, Maudsley S. iTRAQ analysis of complex proteome alterations in 3xTgAD Alzheimer's mice: understanding the interface between physiology and disease. PLoS One. 2008;3(7):e2750.
41. Brooke BS, Habashi JP, Judge DP, Patel N, Loeys B, Dietz HC, 3rd. Angiotensin II blockade and aortic-root dilation in Marfan's syndrome. N Engl J Med. 2008;358(26):2787–95.
42. Chiu HH, Wu MH, Wang JK, Lu CW, Chiu SN, Chen CA, et al. Losartan added to beta-blockade therapy for aortic root dilation in Marfan syndrome: a randomized, open-label pilot study. Mayo Clin Proc. 2013;88(3):271–6.
43. Pees C, Laccone F, Hagl M, Debrauwer V, Moser E, Michel-Behnke I. Usefulness of losartan on the size of the ascending aorta in an unselected cohort of children, adolescents, and young adults with Marfan syndrome. Am J Cardiol. 2013;112(9):1477–83.
44. Bhatt AB, Buck JS, Zuflacht JP, Milian J, Kadivar S, Gauvreau K, et al. Distinct effects of losartan and atenolol on vascular stiffness in Marfan syndrome. Vasc Med. 2015;20(4):317–25.
45. Forteza A, Evangelista A, Sanchez V, Teixido-Tura G, Sanz P, Gutierrez L, et al. Efficacy of losartan vs. atenolol for the preven-

tion of aortic dilation in Marfan syndrome: a randomized clinical trial. Eur Heart J. 2015;37(12):978–85.
46. Milleron O, Arnoult F, Ropers J, Aegerter P, Detaint D, Delorme G, et al. Marfan Sartan: a randomized, double-blind, placebo-controlled trial. Eur Heart J. 2015;36(32):2160–6.
47. Lacro RV, Dietz HC, Sleeper LA, Yetman AT, Bradley TJ, Colan SD, et al. Atenolol versus losartan in children and young adults with Marfan's syndrome. N Engl J Med. 2014;371(22):2061–71.
48. Pitcher A, Emberson J, Lacro RV, Sleeper LA, Stylianou M, Mahony L, et al. Design and rationale of a prospective, collaborative meta-analysis of all randomized controlled trials of angiotensin receptor antagonists in Marfan syndrome, based on individual patient data: A report from the Marfan Treatment Trialists' Collaboration. Am Heart J. 2015;169(5):605–12.
49. Feiner L, Webber AL, Brown CB, Lu MM, Jia L, Feinstein P, et al. Targeted disruption of semaphorin 3C leads to persistent truncus arteriosus and aortic arch interruption. Development. 2001; 128(16):3061–70.
50. Ohnemus D, Oster ME, Gatlin S, Jokhadar M, Mahle WT. The effect of angiotensin-converting enzyme inhibitors on the rate of ascending aorta dilation in patients with bicuspid aortic valve. Congenit Heart Dis. 2015;10(1):E1–5.
51. Siu SC, Silversides CK. Bicuspid aortic valve disease. J Am Coll Cardiol. 2010;55(25):2789–800.
52. Della Corte A, Body SC, Booher AM, Schaefers HJ, Milewski RK, Michelena HI, et al. Surgical treatment of bicuspid aortic valve disease: knowledge gaps and research perspectives. J Thorac Cardiovasc Surg. 2014;147(6):1749–57, 57 e1.
53. Accf/Aha/Aats/Acr/Asa/Sca/Scai/Sir/Sts/Svm Guidelines For The D, Management Of Patients With Thoracic Aortic Disease Representative M, Hiratzka LF, Creager MA, Isselbacher EM, Svensson LG, et al. Surgery for Aortic Dilatation in Patients With Bicuspid Aortic Valves: A Statement of Clarification From the American College of Cardiology/American Heart Association Task Force on Clinical Practice Guidelines. Circulation. 2016; 133(7):680–6.
54. Bentall H, De Bono A. A technique for complete replacement of the ascending aorta. Thorax. 1968;23(4):338–9.
55. Gott VL, Greene PS, Alejo DE, Cameron DE, Naftel DC, Miller DC, et al. Replacement of the aortic root in patients with Marfan's syndrome. N Engl J Med. 1999;340(17):1307–13.
56. Benedetto U, Melina G, Takkenberg JJ, Roscitano A, Angeloni E, Sinatra R. Surgical management of aortic root disease in Marfan syndrome: a systematic review and meta-analysis. Heart. 2011; 97(12):955–8.
57. David TE. Aortic valve sparing operations: outcomes at 20 years. Ann Cardiothorac Surg. 2013;2(1):24–9.
58. European Society of G, Association for European Paediatric C, German Society for Gender M, Regitz-Zagrosek V, Blomstrom Lundqvist C, Borghi C, et al. ESC Guidelines on the management of cardiovascular diseases during pregnancy: the Task Force on the Management of Cardiovascular Diseases during Pregnancy of the European Society of Cardiology (ESC). Eur Heart J. 2011; 32(24):3147–97.
59. Lésniak-Sobelga A, Kostklewicz M, Wisniowska-Smialek S, Rubis P, Podolec P. Outcome of pregnancy in patients with bicuspid aortic valve – a study of 89 patients. J Rare Cardiovasc Dis. 2014;2(1):9–14.
60. Maron BJ, Pelliccia A. The heart of trained athletes: cardiac remodeling and the risks of sports, including sudden death. Circulation. 2006;114(15):1633–44.
61. Maron BJ, Zipes DP, Kovacs RJ, American Heart Association E, Arrhythmias Committee of Council on Clinical Cardiology CoCDiYCoC, Stroke Nursing CoFG, et al. Eligibility and disqualification recommendations for competitive athletes with cardiovascular Aanormalities: preamble, principles, and general considerations: a scientific statement from the American Heart Association and American College of Cardiology. Circulation. 2015;132(22):e256–61.
62. Braverman AC, Harris KM, Kovacs RJ, Maron BJ. Eligibility and disqualification recommendations for competitive athletes with cardiovascular abnormalities: Task Force 7: aortic diseases, including Marfan Syndrome: a scientific statement from the American Heart Association and American College of Cardiology. J Am Coll Cardiol. 2015;66(21):2398–405.
63. Cripe L, Andelfinger G, Martin LJ, Shooner K, Benson DW. Bicuspid aortic valve is heritable. J Am Coll Cardiol. 2004;44(1): 138–43.
64. Huntington K, Hunter AG, Chan KL. A prospective study to assess the frequency of familial clustering of congenital bicuspid aortic valve. J Am Coll Cardiol. 1997;30(7):1809–12.
65. Clementi M, Notari L, Borghi A, Tenconi R. Familial congenital bicuspid aortic valve: a disorder of uncertain inheritance. Am J Med Genet. 1996;62(4):336–8.
66. Ellison JW, Yagubyan M, Majumdar R, Sarkar G, Bolander ME, Atkinson EJ, et al. Evidence of genetic locus heterogeneity for familial bicuspid aortic valve. J Surg Res. 2007;142(1):28–31.
67. Hinton RB. Bicuspid aortic valve and thoracic aortic aneurysm: three patient populations, two disease phenotypes, and one shared genotype. Cardiology research and practice. 2012;2012:926975.
68. Loscalzo ML, Goh DL, Loeys B, Kent KC, Spevak PJ, Dietz HC. Familial thoracic aortic dilation and bicommissural aortic valve: a prospective analysis of natural history and inheritance. Am J Med Genet A. 2007;143A(17):1960–7.
69. Jain R, Engleka KA, Rentschler SL, Manderfield LJ, Li L, Yuan L, et al. Cardiac neural crest orchestrates remodeling and functional maturation of mouse semilunar valves. J Clin Invest. 2011;121(1): 422–30.
70. Martin LJ, Ramachandran V, Cripe LH, Hinton RB, Andelfinger G, Tabangin M, et al. Evidence in favor of linkage to human chromosomal regions 18q, 5q and 13q for bicuspid aortic valve and associated cardiovascular malformations. Hum Genet. 2007; 121(2):275–84.
71. Garg V, Muth AN, Ransom JF, Schluterman MK, Barnes R, King IN, et al. Mutations in NOTCH1 cause aortic valve disease. Nature. 2005;437(7056):270–4.
72. Kerstjens-Frederikse WS, van de Laar IM, Vos YJ, Verhagen JM, Berger RM, Lichtenbelt KD, et al. Cardiovascular malformations caused by NOTCH1 mutations do not keep left: data on 428 probands with left-sided CHD and their families. Genet Med. 2016. doi:10.1038/gim.2015.193.
73. Kent KC, Crenshaw ML, Goh DL, Dietz HC. Genotype-phenotype correlation in patients with bicuspid aortic valve and aneurysm. J Thorac Cardiovasc Surg. 2013;146(1):158–65 e1.
74. Foffa I, Ait Ali L, Panesi P, Mariani M, Festa P, Botto N, et al. Sequencing of NOTCH1, GATA5, TGFBR1 and TGFBR2 genes in familial cases of bicuspid aortic valve. BMC Med Genet. 2013;14:44.
75. McBride KL, Riley MF, Zender GA, Fitzgerald-Butt SM, Towbin JA, Belmont JW, et al. NOTCH1 mutations in individuals with left ventricular outflow tract malformations reduce ligand-induced signaling. Hum Mol Genet. 2008;17(18):2886–93.
76. Andersson ER, Sandberg R, Lendahl U. Notch signaling: simplicity in design, versatility in function. Development. 2011;138(17): 3593–612.
77. Artavanis-Tsakonas S, Rand MD, Lake RJ. Notch signaling: cell fate control and signal integration in development. Science. 1999;284(5415):770–6.
78. High FA, Epstein JA. The multifaceted role of Notch in cardiac development and disease. Nat Rev Genet. 2008;9(1):49–61.
79. Timmerman LA, Grego-Bessa J, Raya A, Bertran E, Perez-Pomares JM, Diez J, et al. Notch promotes epithelial-mesenchymal transition during cardiac development and oncogenic transformation. Genes Dev. 2004;18(1):99–115.
80. Kostina AS, Uspensky Vcapital Ie C, Irtyuga OB, Ignatieva EV, Freylikhman O, Gavriliuk ND, et al. Notch-dependent EMT is attenuated in patients with aortic aneurysm and bicuspid aortic valve. Biochim Biophys Acta. 2016;1862(4):733–40.
81. MacGrogan D, D'Amato G, Travisano S, Martinez-Poveda B, de Luxan G, Del Monte-Nieto G, et al. Sequential ligand-dependent Notch signaling activation regulates valve primordium formation and morphogenesis. Circ Res. 2016;118(10):

1480–97.
82. Ducy P, Zhang R, Geoffroy V, Ridall AL, Karsenty G. Osf2/Cbfa1: a transcriptional activator of osteoblast differentiation. Cell. 1997; 89(5):747–54.
83. Kaden JJ, Bickelhaupt S, Grobholz R, Vahl CF, Hagl S, Brueckmann M, et al. Expression of bone sialoprotein and bone morphogenetic protein-2 in calcific aortic stenosis. J Heart Valve Dis. 2004;13(4):560–6.
84. Mohler 3rd ER, Gannon F, Reynolds C, Zimmerman R, Keane MG, Kaplan FS. Bone formation and inflammation in cardiac valves. Circulation. 2001;103(11):1522–8.
85. Acharya A, Hans CP, Koenig SN, Nichols HA, Galindo CL, Garner HR, et al. Inhibitory role of Notch1 in calcific aortic valve disease. PLoS One. 2011;6(11):e27743.
86. Nigam V, Srivastava D. Notch1 represses osteogenic pathways in aortic valve cells. J Mol Cell Cardiol. 2009;47(6):828–34.
87. Laforest B, Andelfinger G, Nemer M. Loss of Gata5 in mice leads to bicuspid aortic valve. J Clin Invest. 2011;121(7):2876–87.
88. Padang R, Bagnall RD, Richmond DR, Bannon PG, Semsarian C. Rare non-synonymous variations in the transcriptional activation domains of GATA5 in bicuspid aortic valve disease. J Mol Cell Cardiol. 2012;53(2):277–81.
89. Bonachea EM, Chang SW, Zender G, LaHaye S, Fitzgerald-Butt S, McBride KL, et al. Rare GATA5 sequence variants identified in individuals with bicuspid aortic valve. Pediatr Res. 2014;76(2): 211–6.
90. Shi LM, Tao JW, Qiu XB, Wang J, Yuan F, Xu L, et al. GATA5 loss-of-function mutations associated with congenital bicuspid aortic valve. Int J Mol Med. 2014;33(5):1219–26.
91. Martin M, Alonso-Montes C, Florez JP, Pichel IA, Rozado J, Andia JB, et al. Bicuspid aortic valve syndrome: a heterogeneous and still unknown condition. Int J Cardiol. 2014;177(3):1105.
92. Wei D, Bao H, Zhou N, Zheng GF, Liu XY, Yang YQ. GATA5 loss-of-function mutation responsible for the congenital ventriculoseptal defect. Pediatr Cardiol. 2013;34(3):504–11.
93. Zhang XL, Dai N, Tang K, Chen YQ, Chen W, Wang J, et al. GATA5 loss-of-function mutation in familial dilated cardiomyopathy. Int J Mol Med. 2015;35(3):763–70.
94. Wang XH, Huang CX, Wang Q, Li RG, Xu YJ, Liu X, et al. A novel GATA5 loss-of-function mutation underlies lone atrial fibrillation. Int J Mol Med. 2013;31(1):43–50.
95. Wei D, Bao H, Liu XY, Zhou N, Wang Q, Li RG, et al. GATA5 loss-of-function mutations underlie tetralogy of fallot. Int J Med Sci. 2013;10(1):34–42.
96. Nemer G, Nemer M. Cooperative interaction between GATA5 and NF-ATc regulates endothelial-endocardial differentiation of cardiogenic cells. Development. 2002;129(17):4045–55.
97. Kirk EP, Sunde M, Costa MW, Rankin SA, Wolstein O, Castro ML, et al. Mutations in cardiac T-box factor gene TBX20 are associated with diverse cardiac pathologies, including defects of septation and valvulogenesis and cardiomyopathy. Am J Hum Genet. 2007;81(2):280–91.
98. Lee TC, Zhao YD, Courtman DW, Stewart DJ. Abnormal aortic valve development in mice lacking endothelial nitric oxide synthase. Circulation. 2000;101(20):2345–8.
99. Chao CS, McKnight KD, Cox KL, Chang AL, Kim SK, Feldman BJ. Novel GATA6 mutations in patients with pancreatic agenesis and congenital heart malformations. PLoS One. 2015;10(2) e0118449.
100. Lin X, Huo Z, Liu X, Zhang Y, Li L, Zhao H, et al. A novel GATA6 mutation in patients with tetralogy of Fallot or atrial septal defect. J Hum Genet. 2010;55(10):662–7.
101. Laforest B, Nemer M. Genetic insights into bicuspid aortic valve formation. Cardiol Res Pract 2012;2012:180297.
102. Garg V, Kathiriya IS, Barnes R, Schluterman MK, King IN, Butler CA, et al. GATA4 mutations cause human congenital heart defects and reveal an interaction with TBX5. Nature. 2003;424(6947): 443–7.
103. Tan HL, Glen E, Topf A, Hall D, O'Sullivan JJ, Sneddon L, et al. Nonsynonymous variants in the SMAD6 gene predispose to congenital cardiovascular malformation. Hum Mutat. 2012;33(4): 720–7.
104. Hanyu A, Ishidou Y, Ebisawa T, Shimanuki T, Imamura T, Miyazono K. The N domain of Smad7 is essential for specific inhibition of transforming growth factor-beta signaling. J Cell Biol. 2001;155(6):1017–27.
105. Galvin KM, Donovan MJ, Lynch CA, Meyer RI, Paul RJ, Lorenz JN, et al. A role for smad6 in development and homeostasis of the cardiovascular system. Nat Genet. 2000;24(2):171–4.
106. Chen G, Deng C, Li YP. TGF-beta and BMP signaling in osteoblast differentiation and bone formation. Int J Biol Sci. 2012; 8(2):272–88.
107. Biben C, Weber R, Kesteven S, Stanley E, McDonald L, Elliott DA, et al. Cardiac septal and valvular dysmorphogenesis in mice heterozygous for mutations in the homeobox gene Nkx2-5. Circ Res. 2000;87(10):888–95.
108. Chung IM, Rajakumar G. Genetics of congenital heart defects: The NKX2-5 gene, a key player. Genes (Basel). 2016;7(2).
109. Beffagna G, Cecchetto A, Dal Bianco L, Lorenzon A, Angelini A, Padalino M, et al. R25C mutation in the NKX2.5 gene in Italian patients affected with non-syndromic and syndromic congenital heart disease. J Cardiovasc Med (Hagerstown). 2013;14(8): 582–6.
110. Qu XK, Qiu XB, Yuan F, Wang J, Zhao CM, Liu XY, et al. A novel NKX2.5 loss-of-function mutation associated with congenital bicuspid aortic valve. Am J Cardiol. 2014;114(12):1891–5.
111. Quintero-Rivera F, Xi QJ, Keppler-Noreuil KM, Lee JH, Higgins AW, Anchan RM, et al. MATR3 disruption in human and mouse associated with bicuspid aortic valve, aortic coarctation and patent ductus arteriosus. Hum Mol Genet. 2015;24(8):2375–89.
112. Xia F, Bainbridge MN, Tan TY, Wangler MF, Scheuerle AE, Zackai EH, et al. De novo truncating mutations in AHDC1 in individuals with syndromic expressive language delay, hypotonia, and sleep apnea. Am J Hum Genet. 2014;94(5):784–9.
113. Johnson JO, Pioro EP, Boehringer A, Chia R, Feit H, Renton AE, et al. Mutations in the Matrin 3 gene cause familial amyotrophic lateral sclerosis. Nat Neurosci. 2014;17(5):664–6.
114. Ben-Shachar S, Ou Z, Shaw CA, Belmont JW, Patel MS, Hummel M, et al. 22q11.2 distal deletion: a recurrent genomic disorder distinct from DiGeorge syndrome and velocardiofacial syndrome. Am J Hum Genet. 2008;82(1):214–21.
115. Basu R, Hazra S, Shanks M, Paterson DI, Oudit GY. Novel mutation in exon 14 of the sarcomere gene MYH7 in familial left ventricular noncompaction with bicuspid aortic valve. Circ Heart Fail. 2014;7(6):1059–62.
116. Guo DC, Papke CL, Tran-Fadulu V, Regalado ES, Avidan N, Johnson RJ, et al. Mutations in smooth muscle alpha-actin (ACTA2) cause coronary artery disease, stroke, and Moyamoya disease, along with thoracic aortic disease. Am J Hum Genet. 2009;84(5):617–27.
117. Karp N, Grosse-Wortmann L, Bowdin S. Severe aortic stenosis, bicuspid aortic valve and atrial septal defect in a child with Joubert Syndrome and Related Disorders (JSRD) - a case report and review of congenital heart defects reported in the human ciliopathies. Eur J Med Genet. 2012;55(11):605–10.
118. Baasanjav S, Al-Gazali L, Hashiguchi T, Mizumoto S, Fischer B, Horn D, et al. Faulty initiation of proteoglycan synthesis causes cardiac and joint defects. Am J Hum Genet. 2011;89(1):15–27.
119. Nistri S, Porciani MC, Attanasio M, Abbate R, Gensini GF, Pepe G. Association of Marfan syndrome and bicuspid aortic valve: frequency and outcome. Int J Cardiol. 2012;155(2):324–5.
120. Dietz HC, Cutting GR, Pyeritz RE, Maslen CL, Sakai LY, Corson GM, et al. Marfan syndrome caused by a recurrent de novo missense mutation in the fibrillin gene. Nature. 1991;352(6333): 337–9.
121. Fedak PW, de Sa MP, Verma S, Nili N, Kazemian P, Butany J, et al. Vascular matrix remodeling in patients with bicuspid aortic valve malformations: implications for aortic dilatation. J Thorac Cardiovasc Surg. 2003;126(3):797–806.
122. Pepe G, Nistri S, Giusti B, Sticchi E, Attanasio M, Porciani C, et al. Identification of fibrillin 1 gene mutations in patients with bicuspid aortic valve (BAV) without Marfan syndrome. BMC

Med Genet. 2014;15:23.
123. Lesauskaite V, Sepetiene R, Jariene G, Patamsyte V, Zukovas G, Grabauskyte I, et al. FBN1 polymorphisms in patients with the dilatative pathology of the ascending thoracic aorta. Eur J Cardiothorac Surg. 2015;47(4):e124–30.
124. Lemaire SA, McDonald ML, Guo DC, Russell L, Miller 3rd CC, Johnson RJ, et al. Genome-wide association study identifies a susceptibility locus for thoracic aortic aneurysms and aortic dissections spanning FBN1 at 15q21.1. Nat Genet. 2011;43(10): 996–1000.
125. Loeys BL, Dietz HC. Loeys-Dietz Syndrome. In: Pagon RA, Adam MP, Ardinger HH, Wallace SE, Amemiya A, Bean LJH, et al., editors. GeneReviews(R). Seattle (WA)2008.
126. Arrington CB, Sower CT, Chuckwuk N, Stevens J, Leppert MF, Yetman AT, et al. Absence of TGFBR1 and TGFBR2 mutations in patients with bicuspid aortic valve and aortic dilation. Am J Cardiol. 2008;102(5):629–31.
127. Girdauskas E, Schulz S, Borger MA, Mierzwa M, Kuntze T. Transforming growth factor-beta receptor type II mutation in a patient with bicuspid aortic valve disease and intraoperative aortic dissection. Ann Thorac Surg. 2011;91(5):e70–1.
128. Olivieri LJ, Baba RY, Arai AE, Bandettini WP, Rosing DR, Bakalov V, et al. Spectrum of aortic valve abnormalities associated with aortic dilation across age groups in Turner syndrome. Circ Cardiovasc Imaging. 2013;6(6):1018–23.
129. Mortensen KH, Andersen NH, Gravholt CH. Cardiovascular phenotype in Turner syndrome--integrating cardiology, genetics, and endocrinology. Endocr Rev. 2012;33(5):677–714.
130. Bondy C, Bakalov VK, Cheng C, Olivieri L, Rosing DR, Arai AE. Bicuspid aortic valve and aortic coarctation are linked to deletion of the X chromosome short arm in Turner syndrome. J Med Genet. 2013;50(10):662–5.
131. Chang AC, Fu Y, Garside VC, Niessen K, Chang L, Fuller M, et al. Notch initiates the endothelial-to-mesenchymal transition in the atrioventricular canal through autocrine activation of soluble guanylyl cyclase. Dev Cell. 2011;21(2):288–300.
132. Bosse K, Hans CP, Zhao N, Koenig SN, Huang N, Guggilam A, et al. Endothelial nitric oxide signaling regulates Notch1 in aortic valve disease. J Mol Cell Cardiol. 2013;60:27–35.
133. Koenig SN, Bosse KM, Nadorlik HA, Lilly B, Garg V. Evidence of aortopathy in mice with haploinsufficiency of in -null background. J Cardiovasc Dev Dis. 2015;2(1):17–30.
134. Aicher D, Urbich C, Zeiher A, Dimmeler S, Schafers HJ. Endothelial nitric oxide synthase in bicuspid aortic valve disease. Ann Thorac Surg. 2007;83(4):1290–4.
135. Thomas PS, Sridurongrit S, Ruiz-Lozano P, Kaartinen V. Deficient signaling via Alk2 (Acvr1) leads to bicuspid aortic valve development. PLoS One. 2012;7(4):e35539.
136. Kaartinen V, Dudas M, Nagy A, Sridurongrit S, Lu MM, Epstein JA. Cardiac outflow tract defects in mice lacking ALK2 in neural crest cells. Development. 2004;131(14):3481–90.
137. Wang J, Sridurongrit S, Dudas M, Thomas P, Nagy A, Schneider MD, et al. Atrioventricular cushion transformation is mediated by ALK2 in the developing mouse heart. Dev Biol. 2005;286(1): 299–310.
138. Shore EM, Xu M, Feldman GJ, Fenstermacher DA, Cho TJ, Choi IH, et al. A recurrent mutation in the BMP type I receptor ACVR1 causes inherited and sporadic fibrodysplasia ossificans progressiva. Nat Genet. 2006;38(5):525–7.
139. Makki N, Capecchi MR. Cardiovascular defects in a mouse model of HOXA1 syndrome. Hum Mol Genet. 2012;21(1):26–31.
140. Tischfield MA, Bosley TM, Salih MA, Alorainy IA, Sener EC, Nester MJ, et al. Homozygous HOXA1 mutations disrupt human brainstem, inner ear, cardiovascular and cognitive development. Nat Genet. 2005;37(10):1035–7.
141. Akerberg BN, Sarangam ML, Stankunas K. Endocardial Brg1 disruption illustrates the developmental origins of semilunar valve disease. Dev Biol. 2015;407(1):158–72.
142. Li W, Xiong Y, Shang C, Twu KY, Hang CT, Yang J, et al. Brg1 governs distinct pathways to direct multiple aspects of mammalian neural crest cell development. Proc Natl Acad Sci U S A. 2013;110(5):1738–43.
143. Schneppenheim R, Fruhwald MC, Gesk S, Hasselblatt M, Jeibmann A, Kordes U, et al. Germline nonsense mutation and somatic inactivation of SMARCA4/BRG1 in a family with rhabdoid tumor predisposition syndrome. Am J Hum Genet. 2010; 86(2):279–84.
144. Tsurusaki Y, Okamoto N, Ohashi H, Kosho T, Imai Y, Hibi-Ko Y, et al. Mutations affecting components of the SWI/SNF complex cause Coffin-Siris syndrome. Nat Genet. 2012;44(4): 376–8.
145. Mommersteeg MT, Yeh ML, Parnavelas JG, Andrews WD. Disrupted Slit-Robo signalling results in membranous ventricular septum defects and bicuspid aortic valves. Cardiovasc Res. 2015; 106(1):55–66.
146. Xue Y, Ankala A, Wilcox WR, Hegde MR. Solving the molecular diagnostic testing conundrum for Mendelian disorders in the era of next-generation sequencing: single-gene, gene panel, or exome/genome sequencing. Genet Med. 2015;17(6):444–51.
147. McBride KL, Pignatelli R, Lewin M, Ho T, Fernbach S, Menesses A, et al. Inheritance analysis of congenital left ventricular outflow tract obstruction malformations: Segregation, multiplex relative risk, and heritability. Am J Med Genet A. 2005;134A(2):180–6.

第五部分
年轻人心脏性猝死

19 年轻人心脏性猝死：患者及其亲属的流行病学与心脏病遗传学评估

Anneke Hendrix，Michiel L. Bots，Arend Mosterd
彭嵋　郭虹　译

摘　要

猝死的定义为“看似健康的个体在症状出现后 1 h 内发生非创伤性意外致死性事件”“若死亡无目击者，则此定义适用于事件发生前 24 h 内健康状态良好的死者”[Eur Heart J 36（41）：2786-2793，2015]。猝死可分为非心脏性猝死、心脏性猝死（SCD）及不明原因猝死（sudden unexplained death，SUD）三类。后两类包括由遗传病引起的心脏性死亡，将在本章中进一步讨论。

引言

年轻人的猝死对其健在的家族成员的影响巨大。在过去的 10 ～ 15 年中，人们逐渐认识到，遗传性心脏病可能是 40 岁及以下人群发生 SCD 及 SUD 的主要原因（50% ～ 70%）[2-4]。心肌病［如肥厚型心肌病（HCM）或原发性心律失常综合征（如先天性长 QT 综合征）］可导致致死性心律失常而引起猝死。家族性高胆固醇血症（FH）患者出现的早发冠状动脉疾病（CAD）是年轻人猝死的另一原因。年轻 SCD 死者的亲属有心脏病遗传易感性的风险增加[5-12]。此外，猝死家族史与成人家族成员中猝死风险增加相关[13-15]。基因检测越来越多地被用于遗传性心脏病的诊断，而引起特定临床表型的新突变也正在不断被发现[16-18]。

一级亲属的诊断评估和及早治疗可能会降低遗传性心脏病患者的 SCD 风险[19-22]。然而，由于年轻人心搏骤停常是遗传性心脏病的首发“症状”，且很难在看似健康的个体中进行早期鉴别[23-25]，因此推荐可能有遗传病的 SCD 死者一级亲属进行症状前的心脏病遗传学评估，以预防 SCD。

本章将介绍年轻人 SCD 的流行病学概况，并讨论对其一级亲属进行症状前心脏病遗传学评估的潜在获益。此外，还会讨论年轻运动员的运动前筛查。

定义

由于文献中使用的定义多种多样，目前描述 SCD 的术语常令人费解。SCD 目前被定义为“由任何心脏病或血管异常引起的猝死，或尸检中未发现心脏以外病因的猝死”。不明原因猝死综合征（SUDS）则用于描述猝死原因不明且未进行尸检的情况[1]。尸检未发现结构异常且毒理学筛查阴性的情况，则被称为心律失常性猝死综合征（SADS）[1，5，8]。

“年轻人猝死”这一概念涵盖不同年龄组，但通常包括 1 ～ 40 岁的死者。婴儿猝死综合征（SIDS）一般是指“1 岁以下的婴儿意外猝死，该致死性事件明显发生于睡眠中，经过完整尸检及临床病史和死亡情况的全面回顾及彻底调查后仍原因不明”[26]。这两个年龄组（1 岁以下和 1 岁以上）的区分是基于发病率和病因间的差异。例如，SIDS 的发生与睡姿高度相关（在国际公共卫生组织倡导婴儿睡眠时应取仰卧位后，SIDS 的发病率降低了 50% ～ 90%）[27]。尽管 SIDS 的死因与年轻人猝死有重叠（如先天性 LQTS），但本章将重点讨论 1 岁以上的 SCD 死者。

发病率

SCD 在普通人群（所有年龄组）中的发病率估计为每年 1/1000。而年轻人（< 40 岁）中 SCD 的发病率估计降低 100 倍，即每年（0.8 ～ 3.7）/100 000（图 19.1）[11, 28-30]。SADS 的人群发病率估计为每年（0.16 ～ 0.43）/100 000[31-32]。

不同研究对于发病率的估算差别很大。由于大部分猝死发生在院外且信息收集通常是回顾性的，因此导致数据收集的复杂性[34]。此外，某些创伤性死亡（如车祸或溺水）最初可能也是由心律失常引起，但通常未被归入发病率的估算中。由于尚无 1 ～ 40 岁 SCD 或 SUD 死者的全国注册系统，目前的研究常局限于区域性观察，因此社会经济状况、种族差异及是否存在特定遗传性心脏病的奠基者突变都会影响 SCD 的发病率[35-36]。尽管基于死亡诊断证明的研究足以得到年轻人群猝死的绝对数值，但死亡原因分类错误会导致因心血管病死亡的比例可能也不可靠[37-38]。

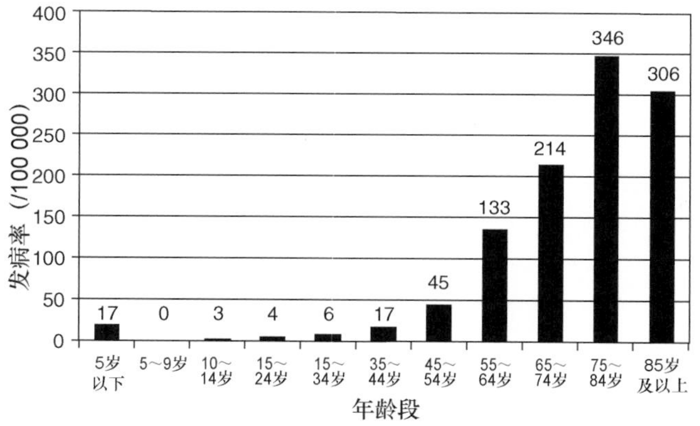

图 19.1　美国俄勒冈州马尔特诺马县居民（660 486 人）不同年龄组的 SCD 年发病率（Adapted from Chugh et al.[33]）

病因

40 岁以上发生 SCD 的主要原因是 CAD 造成的心肌缺血和致死性心律失常。据估计，40 岁以上心源性死亡的死者中，80% 由 CAD 引起，10% ～ 15% 由心肌病引起，5% 由其他（不常见）病因导致[39]。但是，遗传性心脏病引起的猝死在年轻人（1 ～ 40 岁）中更为常见。有文献对关于 1980—2007 年年轻人死亡原因的研究进行了综述性回顾。在所有研究中，70% 以上的猝死患者均进行了尸检[28]。共纳入 17 篇文献，包括 1967—2004 年收集的 3528 例 1 ～ 40 岁的猝死患者。该年龄组最常见的猝死原因为冠状动脉粥样硬化（占 23%），其次为尸检阴性猝死（包括原发性心律失常综合征）（16%）及心肌病（13%）。运动员最常见的猝死原因为心肌病（占总数的 48%），其次为（非粥样硬化性）冠状动脉病变（如冠状动脉瘤和动脉炎）（16%）和粥样硬化性 CAD（7%）。相当一部分人的猝死原因不明，占普通人群 SCD 的 16%，运动员群体的 4%。后一组病因包括原发性心律失常综合征［如 LQTS、儿茶酚胺敏感性多形性室性心动过速（CPVT）和 Brugada 综合征（BrS）］[40-41]。由 CAD 引起的死亡比例随年龄的增长而升高。此外，在更年轻（1 ～ 25 岁）的猝死病例中，心肌炎和原发性心律失常综合征则相对更为常见（表 19.1）[23, 28, 42]。

人口学特征

有关年轻人 SCD 的地域、种族及性别差异的信息很少。但是，SCD 的发病率和病因（所有年龄组）似乎均存在地域与人群差异[43-44]。这可能由多种因素导致，包括年龄和性别的地域性分布，以及遗传性心脏病和 CAD 的发生率。多项研究报道遗传病具有人群（和地域）聚集性，如在东南亚（特别是柬埔寨、菲律宾、泰国和日本），年轻男性夜间猝死的发生率估计为每年（26 ～ 38）/100 000。心脏病遗传学评估表明，这些猝死病例的潜在原因可能是类似于 Brugada 综合征的原发性心律失常综合征[45-48]。此外，相较于美国白人，SCD 更常见于非洲裔美国人[42]。HCM 是美国运动员发生 SCD 的最常见原因，而在意大利的威尼托地区，大多数

表 19.1　不同研究人群中报道的猝死原因患病率及 95% 置信区间（95% CI）[28]

死亡原因	普通人群		运动员	
	N	%（95% CI）	*N*	%（95% CI）
心脏性猝死				
动脉粥样硬化性疾病	726	23（22 ～ 25）	27	7（5 ～ 10）
心脏传导系统障碍	44	1（1 ～ 2）	5	1（0 ～ 3）
心肌炎	195	6（5 ～ 7）	16	4（2 ～ 6）
心肌病 [a]	397	13（11 ～ 14）	181	48（43 ～ 53）
冠状动脉病变（非缺血性）[b]	73	2（2 ～ 3）	61	16（12 ～ 20）
先天性心脏病 [c]	37	1（1 ～ 2）	2	1（0 ～ 1）
瓣膜异常 [d]	120	4（3 ～ 5）	22	6（4 ～ 8）
其他心血管疾病	230	7（6 ～ 8）	8	2（6 ～ 8）
不明原因猝死	519	16（15 ～ 18）	16	4（2 ～ 6）
非心脏性猝死				
呼吸系统 [e]	244	8（7 ～ 9）	8	2（1 ～ 4）
神经系统 [f]	289	9（8 ～ 10）	2	1（0 ～ 1）
其他非心源性死亡	249	8（7 ～ 9）	22	6（4 ～ 8）
腹主动脉瘤	27	1（1 ～ 1）	8	2（1 ～ 4）
所有猝死	3150	100	378	100

[a] ARVC、DCM、LVH、弥漫性纤维化、心内膜弹性纤维增生、心肌纤维化、特发性心肌瘢痕、右心室发育不良、心脏纤维弹性组织增生

[b] 冠状动脉异常、冠状动脉搭桥、血管炎、冠状动脉瘤

[c] 马方综合征、法洛四联症

[d] 二尖瓣脱垂、二尖瓣关闭不全、主动脉瓣关闭不全

[e] 哮喘、肺栓塞

[f] 癫痫、蛛网膜下腔出血、颅内出血、脑膜炎

运动员的 SCD 原因是致心律失常性右心室发育不良 / 心肌病（ARVD/C）[49-51]。

总的来说，相较于女性（每年 0.95/100 000），年轻人（1 ～ 40 岁）SCD 在男性（每年 2.27/100 000）中更常见[28]。造成这种差异的部分原因可能是 CAD 导致的死亡所占的比例随年龄增长（特别是 30 岁以上）而升高，而女性在绝经期前患动脉粥样硬化的风险相对较小[52-54]。

尸检诊断

相较于“常规”心脏尸检，专门且目的明确的死后调查对发现猝死者是否存在遗传性心脏病至关重要。死后调查包括确定死亡时的环境状况、核实死者的病史及家族史、尸检和 DNA 样本储存[55-56]。

死亡时的环境状况、核实死者的病史及家族史

应尽量从医疗专业人员（如急救小组）和事件的其他目击者处收集相关信息，包括死亡时的环境状况（如猝死发生在睡眠中、情绪应激下或运动中）、前期症状的类型及时长（如胸痛、头晕、恶心、发热或头痛）及致死性事件的发生地点。亲属和全科医师均能提供有用的病史和家族史信息。由于心搏骤停的诱因可能与死者所患疾病相关，因此死亡时的环境状况可为潜在死因提供重要线索。例如，运动会在 HCM、ARVD/C、LQT1 或 CPVT 患者中诱发心律失常，而在 BrS 和 LQT3 患者中，致死性心律失常则更常发生于睡眠中。此外，应收集死者的病史信息［如近期感染、手术或合并症（如高血压、神经肌肉病、哮喘或癫痫）］。用药情况、

吸烟史、酗酒史和药物/物质滥用也应给予报告。

此外，猝死、遗传性心脏病或神经肌肉病相关的家族史也能提供重要的额外信息。若有死者生前的检查结果（如心电图、超声心动图、运动试验或CT结果），也应进行详尽分析[55-56]。

尸检

目前已发布关于年轻人SCD/SUD尸检的国际指南[55, 57]。若尸检仅限于心脏的宏观检查而无心脏组织取样或毒理学检查，可能会漏检局部心脏异常或心外因素（如中毒）。在79%无宏观心脏异常的SCD病例中，通过心脏组织病理学检查可发现局部病理学改变（如局灶性心肌炎）或传导系统异常[58]。对于死因不明的病例，建议由心脏病理学专家对心脏重新进行分析。尸检未发现结构异常时，有必要考虑进行毒品（如阿片类物质、苯丙胺）、酒精和药物的毒理学检验[59-60]。

DNA样本储存

保存死者DNA是为了在其亲属向心脏科医生或临床遗传学家进行心脏病遗传学评估咨询时，能进行死者的基因检测。尸检过程中可收集组织并储存在组织库中。通常SCD死者尸检时只保存石蜡包埋组织，但这不是全面基因检测的最佳材料。指南支持最好储存尸检过程中获得的EDTA抗凝血和（或）冷冻的肌肉、肝或脾组织[1, 58, 61]。若未进行尸检，可考虑进行皮肤活检（经死者亲属同意）。活检前，需用酒精对皮肤进行消毒。在送往DNA检测实验室前，取得的组织可暂时储存在装有生理盐水的无菌管中[62]。

年轻SCD死者一级亲属的心脏病遗传学评估

心脏病遗传学门诊

若怀疑猝死者有遗传性心脏病或死因不明时，应建议亲属进行心脏病遗传学评估，包括心脏病学评估和（或）基因检测[1, 57]。在心脏病遗传学评估前需要仔细考虑几个方面，包括最终确诊的难度、基因检测结果的解读及其相关伦理学问题[63]。应告知亲属心脏病遗传学评估的优缺点（详见第二章）。为此，很多医院建立了专门的心脏病遗传学门诊，通过整合伦理学、遗传学和心脏病学领域的专家意见来提供全面的心脏病遗传学护理。

SCD和SADS死者的基因检测

近期的心脏病遗传学研究鉴定出与特定心脏病理学改变相关的多种突变基因，从而使人们可以更好地理解临床综合征（如HCM和LQTS）的病理生理学[64]。然而，即使怀疑遗传性心脏病是猝死原因，基因检测也并非总能找到基因突变[65-67]。

很多致病突变尚未被发现，且许多临床综合征呈现遗传异质性。在SADS死者中，基因检测发现20%的病例携带LQTS相关基因的突变，而14%的病例携带CPVT相关基因的突变[40-41]。SCD和SADS死者的生前检查和尸检结果，及其亲属的心脏病学评估通常可指导其基因检测。

一级亲属评估

由于大部分遗传性心脏病表现为常染色体显性遗传，所以患有遗传病的SCD死者的一级亲属有50%的概率为同一疾病的致病基因携带者[64]。如前所述，既往研究表明，通过对SUD死者一级亲属进行全面临床评估，22%～53%的家族可确定死亡原因[5-8]。在一项纳入43例荷兰SUD死者家族成员的研究中，对其中22例进行了尸检，并发现43例中有17例的猝死由遗传性心脏病引起（图19.2）[6]。此外，英国的一项研究也表明，在57例4～64岁SADS死者家族成员中有53%死于家族性遗传病[8]。

当致病突变已知时，基因检测在死者亲属中的阳性检出率高[68]。然而，应意识到的是，携带遗传性心脏病致病突变的亲属不一定会出现此突变相关的临床体征或症状。同一家族中不同个体的基因突变外显率可能存在差异，有时其他因素（或基因）也能影响临床表型的表达[64, 66]。

针对年轻SCD/SUD死者一级亲属的心脏病遗传学评估可分为以下3种情况（图19.3）：

（a）SCD死者的致病突变已知。

（b）怀疑死者患有遗传性心脏病，但基因检测

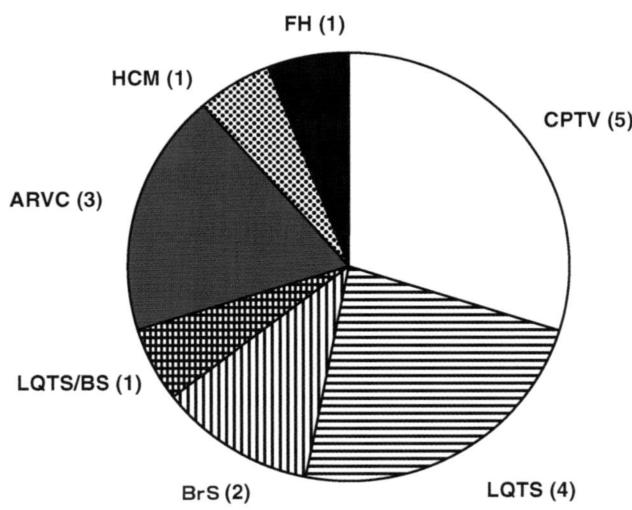

图 19.2 有至少 1 例 SUD 死者的家系评估后诊断。FH，家族性高胆固醇血症；HCM，肥厚型心肌病；ARVC，致心律失常性右心室心肌病；LQTS，长 QT 综合征；BrS，Brugada 综合征；CPVT，儿茶酚胺敏感性多形性室性心动过速（Adapted from Tan et al.[6]）

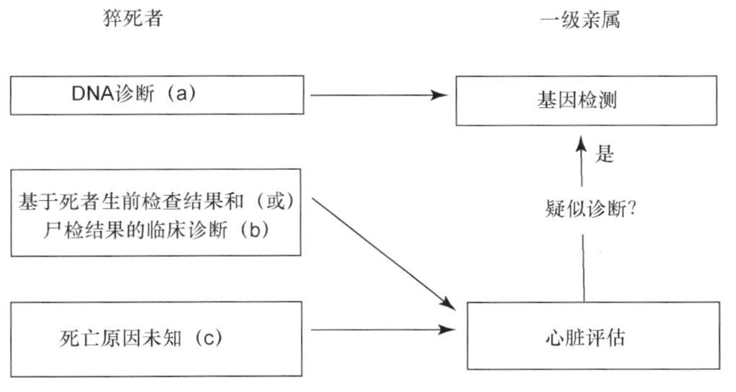

图 19.3 一级亲属的心脏病遗传学评估流程图

尚无明确的阳性结果。

（c）死者的死因未知（有或无全面尸检）。

情况 a 时，可对死者亲属进行靶向位点的基因检测。级联筛查是从受累个体的（遗传学）一级亲属（包括父母、子女、亲兄弟和姐妹）开始，一般会在 1 例或多例亲属中发现致病突变。随后，筛查可延伸至下一级家族成员[66]。因此，不携带突变就可排除此病，且无须对家系中的其他亲属进行进一步检测。若在亲属中检出致病突变，则通常需要进行心脏评估和（或）临床诊断性随访。

情况 b 时，对死者亲属的心脏病遗传学评估更为复杂。死者的尸检结果提示有遗传性心脏病的可能，可基于此对亲属进行靶向心脏评估，再根据亲属的心脏评估结果对死者（若存有 DNA 样本）或临床受累亲属（有心脏异常）进行靶向基因检测。

一旦发现有突变，则推荐在家系中进行级联筛查（见情况 a）。若未发现突变，可考虑对所有一级亲属进行心脏评估（基于受累亲属的临床检查或猝死者的尸检结果）。由于个体间致病突变的外显率可能存在差异，因此心脏评估未发现异常并不能排除遗传病的可能。有些疾病（如 HCM、DCM 和 ARVD/C）的症状仅在年龄更大时出现，因此有必要对这些个体进行随访。

情况 c 时，死者的猝死原因不明且无特异性诊断线索，使得心脏病遗传学评估的可行性减小。对亲属进行心脏检查可能会提示相关诊断。亲属的心脏检查应包括以下几个方面：①病史；②体格检查；③标准静息 12 导联心电图及特定右胸前导联 12 导联心电图（V_1、V_2、1V1 和 1V2 导联）；④超声心动图；⑤ Holter 心电图；⑥运动试验；⑦血脂水平检测[69]。若初步检查结果怀疑有特定遗传病，可考虑做进一步检查，包括激发试验（如阿义马林激发试验）、心脏 MRI 和基因检测[5-8]。

一级亲属心脏病遗传学评估的成本效益

目前尚无对符合上述情况的年轻猝死者亲属进行正式评估以鉴定遗传性心脏病病因的报道。SCD/SUD 死者亲属的心脏病遗传学评估的成本效益取决于检出致病突变的可能性及其相关治疗（通过治疗降低猝死风险）和预后（未经治疗时的猝死风险）间的平衡。不同情况下的成本效益存在差异。由于基因检测的成本与所分析的基因数目和大小相关，所以对死者亲属进行靶向基因检测评估（如情况 a 和情况 b）可能会使基因检测的诊断率提高且成本降低[70]。但是，若死因不明（情况 c），基因检测评估的（成本）效益会降低[71]。只分析那些临床综合征相关的主要致病基因似乎可提高其效益。迄今为止，尚无针对 SCD/SUD 死者亲属的心脏病遗传学评估成本效益的研究。因此，有必要通过建模进行成本效益分析，以提供关于不同疾病和情况下对死者亲属进行心脏病遗传学评估的价值相关的额外信息[28]。基于未来的这些研究结果，可以起草对 SCD/SUD 死者亲属进行心脏病遗传学评估的推荐方案。

运动员的运动前筛查

体育活动通常被视为预防（心血管）疾病的最佳方式，但剧烈运动也能在易感人群中短暂、迅速地增加急性心脏事件的风险[72]。体育活动可在心肌病（HCM 或 ARVD/C）、CPVT 和 LQTS 患者中诱发致死性心律失常，或在 CAD 患者中造成冠状动脉斑块破裂[72-73]。看似健康的运动员发生猝死会不可避免地引发讨论：运动前筛查能否预防此类猝死的发生。

在所有 SCD 年轻人中，5% ～ 14% 发生在体育活动中[74-76]。但目前尚不清楚年轻运动员的 SCD 风险是否大于非运动员。意大利的一项研究表明，年轻运动员的猝死风险比非运动员高 2.5 倍（CI 1.8 ～ 3.4）[77]。此研究也考虑了与体育活动不直接相关的事件。一项医师健康研究报告，体育活动中及体育活动后 30 min 内的猝死风险比低强度体育活动时高 16.9 倍（CI 10.5 ～ 27.0），但尚不清楚体育活动的频率与猝死的长期风险的相关性[76]。一项针对 7735 例中年男性的研究发现，中高强度的体育活动与 SCD 风险显著降低相关[72]。

2015 年，ESC 发布了针对年轻竞技运动员进行常规运动前心血管系统筛查的推荐[1]。其推荐从事中等强度体育活动的无症状成人根据风险评估方案进行评估。此评估方案包括问卷调查、体格检查、心电图和风险评分（SCORE）[78]。美国心脏协会（AHA）的运动前筛查方案主要依赖于病史和体格检查，而心电图并未列入常规检查（仅建议用于特定人群）[79]。欧洲的推荐方案主要基于意大利的经验，提示在年轻运动员中引入筛查项目可使其 SCD 发生率下降。在意大利，1997—2004 年在经筛查的运动员（12 ～ 35 岁）中登记了 55 例 SCD 病例。SCD 的发生率由每年 4.19/100 000（CI 1.78 ～ 7.59）降低至 0.87/100 000（CI 0.46 ～ 1.28）[29]。

欧洲运动前筛查推荐方案一经发布即引起了激烈讨论[80-81]。对此方案的反对意见主要在于缺乏随机研究结果的佐证，问卷调查和心电图标准未经验证，以及在筛查运动员中存在假阳性的可能，尤其是考虑到年轻运动员发生 SCD 极其罕见[80]。此外，系统训练造成的生理适应性（即运动员心脏）也会影响对运动员心电图的解读[82]。高达 40% 的运动员会出现可能被认为是异常的心电图改变，如窦性心动过缓、心房颤动及右胸前导联的 ST 段改变[78]。据估计，只有很小一部分发生 SCD 的运动员通过运动前筛查被认为处于 SCD 高风险[80]。

据荷兰国家公共卫生及环境研究院估算，如果想对运动前筛查效果进行随机研究，假设运动前筛查可降低 50% 的 SCD 发生率（即从每年 4/100 000 降至 2/100 000），则需要对两组运动员（每组 120 万人 / 年）进行随访研究。由此可知，支持运动前筛查的确切证据很可能永远不会出现。

提高对运动中出现症状（如昏倒、胸部不适）的潜在后果的认识，加强全自动体外除颤器的普及应用，以及对年轻 SCD 死者及其亲属进行仔细的心脏病遗传学评估可能是强制性运动前筛查的合理替代方式。鉴于高龄组运动员发生心搏骤停的绝对人数更多，CAD 远比其他病因更常见，因此不应忽视对高龄运动员 CAD 的筛查[83]。

要点总结

- 40 岁及以下人群的 SCD 发病率约为每年（0.8 ～ 1.6）/100 000。
- 年轻人 SCD 或 SUD 通常由遗传性心脏病引起。
- 应尽可能对年轻的 SCD/SUD 死者进行全面的死后调查以查明死因。
- 死后调查的标准化对于比较 SCD 及 SUD 的死因研究及整合不同来源信息很重要。
- 由于大部分遗传性心脏病表现为常染色体显性遗传，所以诊断为遗传性心脏病的 SCD 患者亲属携带相同遗传性心脏病致病突变的风险较高。
- 若年轻 SCD 死者尸检未发现结构性异常，或 SUD 死者未进行尸检，应考虑对其亲属进行心脏病遗传学评估。
- 对 SCD 及 SUD 死者亲属进行筛查的成本效益需要在未来的研究中做进一步分析。
- 鉴于年轻运动员 SCD 非常罕见，常规运动前筛查的预防效果可能很有限。
- 提高对运动中出现症状（如昏倒、胸部不适）的潜在后果的认识，加强全自动体外除颤器的普及应用，以及对年轻 SCD 死者及其亲属进行仔细的心脏病遗传学评估可能是强制性运动前筛查的合理替代方式。

参考文献

1. Priori SG, Blomstrom-Lundqvist C. Guidelines for the management of patients with ventricular arrhythmias and the prevention of sudden cardiac death: the task force for the management of patients with ventricular arrhythmias and the prevention of sudden cardiac death of the European Society of Cardiology (ESC) endorsed by: Association for European Paediatric and Congenital Cardiology (AEPC). Eur Heart J. 2015;36(41):2793–86.
2. Wilde AA, Bezzina CR. Genetics of cardiac arrhythmias. Heart. 2005;91(10):1352–8.
3. Wilde AA, van Langen IM, Mannens MM, Waalewijn RA, Maes A. Sudden death at young age and the importance of molecular-pathologic investigation. Ned Tijdschr Geneeskd. 2005;149(29):1601–4.
4. Vaartjes I, Hendrix A. Sudden death in persons younger than 40 years of age: incidence and causes. Eur J Cardiovasc Prev Rehabil. 2009;16(5):592–6.
5. Behr E, Wood DA, Wright M, et al. Cardiological assessment of first-degree relatives in sudden arrhythmic death syndrome. Lancet. 2003;362(9394):1457–9.
6. Tan HL, Hofman N, van Langen IM, van der Wal AC, Wilde AA. Sudden unexplained death: heritability and diagnostic yield of cardiological and genetic examination in surviving relatives. Circulation. 2005;112(2):207–13.
7. Hofman N, Tan HL, Clur SA, Alders M, van Langen IM, Wilde AA. Contribution of inherited heart disease to sudden cardiac death in childhood. Pediatrics. 2007;120(4):e967–73.
8. Behr ER, Dalageorgou C, Christiansen M, et al. Sudden arrhythmic death syndrome: familial evaluation identifies inheritable heart disease in the majority of families. Eur Heart J. 2008;29(13):1670–80.
9. Schwartz K, Carrier L, Guicheney P, Komajda M. Molecular basis of familial cardiomyopathies. Circulation. 1995;91(2):532–40.
10. Garson Jr A, Dick M, Fournier A, et al. The long QT syndrome in children. An international study of 287 patients. Circulation. 1993;87(6):1866–72.
11. Vd Werf C, Hendrix A, et al. Improving usual care after sudden death in the young with focus on inherited cardiac diseases (the CAREFUL study): a community-based intervention study. Europace 2015 Apr 1
12. Cann F, Corbett M et al. Phenotype driven molecular autopsy for sudden cardiac death. Clin Genet. 2016 Mar 22.
13. Friedlander Y, Siscovick DS, Weinmann S, et al. Family history as a risk factor for primary cardiac arrest. Circulation. 1998;97(2):155–60.
14. Jouven X, Desnos M, Guerot C, Ducimetiere P. Predicting sudden death in the population: the Paris prospective study I. Circulation. 1999;99(15):1978–83.
15. Elliott PM, Poloniecki J, Dickie S, et al. Sudden death in hypertrophic cardiomyopathy: identification of high risk patients. J Am Coll Cardiol. 2000;36(7):2212–8.
16. Alders M, Koopmann TT, Christiaans I, et al. Haplotype-sharing analysis implicates chromosome 7q36 harboring DPP6 in familial idiopathic ventricular fibrillation. Am J Hum Genet. 2009;84(4):468–76.
17. Lehnart SE, Ackerman MJ, Benson DW, et al. Inherited arrhythmias: a national heart, lung, and blood institute and office of rare diseases workshop consensus report about the diagnosis, phenotyping, molecular mechanisms, and therapeutic approaches for primary cardiomyopathies of gene mutations affecting ion channel function. Circulation. 2007;116(20):2325–45.
18. Priori SG, Wilde AA, et al. Executive summary: HRS/EHRA/APHRS expert consensus statement on the diagnosis and management of patients with inherited primary arrhythmia syndromes. Europace. 2013;15(10):1389–406.
19. Maron BJ, Spirito P, Shen WK, et al. Implantable cardioverter-defibrillators and prevention of sudden cardiac death in hypertrophic cardiomyopathy. JAMA. 2007;298(4):405–12.
20. Watanabe H, Chopra N, Laver D, et al. Flecainide prevents catecholaminergic polymorphic ventricular tachycardia in mice and humans. Nat Med. 2009;15(4):380–3.
21. Hobbs JB, Peterson DR, Moss AJ, et al. Risk of aborted cardiac arrest or sudden cardiac death during adolescence in the long-QT syndrome. JAMA. 2006;296(10):1249–54.
22. Moss AJ, Zareba W, Hall WJ, et al. Effectiveness and limitations of beta-blocker therapy in congenital long-QT syndrome. Circulation. 2000;101(6):616–23.
23. Drory Y, Turetz Y, Hiss Y, et al. Sudden unexpected death in persons less than 40 years of age. Am J Cardiol. 1991;68(13):1388–92.
24. Amital H, Glikson M, Burstein M, et al. Clinical characteristics of unexpected death among young enlisted military personnel: results of a three-decade retrospective surveillance. Chest. 2004;126(2):528–33.
25. Wisten A, Forsberg H, Krantz P, Messner T. Sudden cardiac death in 15-35-year olds in Sweden during 1992–99. J Intern Med. 2002;252(6):529–36.
26. Krous HF, Beckwith JB, Byard RW, et al. Sudden infant death syndrome and unclassified sudden infant deaths: a definitional and diagnostic approach. Pediatrics. 2004;114(1):234–8.
27. Moon RY, Horne RS, Hauck FR. Sudden infant death syndrome. Lancet. 2007;370(9598):1578–87.
28. Vaartjes I, Hendrix A, Hertogh EM, et al. Sudden death in persons younger than 40 years: causes and incidence. Eur J Cardiovasc Prev and Prehab. 2009;16(5):592–6.
29. Corrado D, Basso C, Pavei A, Michieli P, Schiavon M, Thiene G. Trends in sudden cardiovascular death in young competitive athletes after implementation of a preparticipation screening program. JAMA. 2006;296(13):1593–601.
30. Winkel BG, Holst AG. Nationwide study of sudden cardiac death in persons aged 1–35 years. Eur Heart J. 2011;32(8):983–90.
31. Morentin B, Suarez-Mier MP, Aguilera B. Sudden unexplained death among persons 1-35 years old. Forensic Sci Int. 2003;135(3):213–7.
32. Behr ER, Casey A, Sheppard M, et al. Sudden arrhythmic death syndrome: a national survey of sudden unexplained cardiac death. Heart. 2007;93(5):601–5.
33. Chugh SS, Jui J, Gunson K, et al. Current burden of sudden cardiac death: multiple source surveillance versus retrospective death certificate-based review in a large U.S. community. J Am Coll Cardiol. 2004;44(6):1268–75.
34. de Vreede-Swagemakers JJ, Gorgels AP, Dubois-Arbouw WI, et al. Out-of-hospital cardiac arrest in the 1990's: a population-based study in the Maastricht area on incidence, characteristics and survival. J Am Coll Cardiol. 1997;30(6):1500–5.
35. Corrado D, Basso C, Thiene G. Sudden cardiac death in young people with apparently normal heart. Cardiovasc Res. 2001;50(2):399–408.
36. Maron BJ. Sudden death in young athletes. N Engl J Med. 2003;349(11):1064–75.
37. Iribarren C, Crow RS, Hannan PJ, Jacobs Jr DR, Luepker RV. Validation of death certificate diagnosis of out-of-hospital sudden cardiac death. Am J Cardiol. 1998;82(1):50–3.
38. Fox CS, Evans JC, Larson MG, et al. A comparison of death certificate out-of-hospital coronary heart disease death with physician-adjudicated sudden cardiac death. Am J Cardiol. 2005;95(7):856–9.
39. Huikuri HV, Castellanos A, Myerburg RJ. Sudden death due to cardiac arrhythmias. N Engl J Med. 2001;345(20):1473–82.
40. Tester DJ, Ackerman MJ. Post-mortem long QT syndrome genetic testing for sudden unexplained death in the young. J Am Coll Cardiol. 2007;49(2):240–6.
41. Tester DJ, Spoon DB, Valdivia HH, Makielski JC, Ackerman MJ. Targeted mutational analysis of the RyR2-encoded cardiac ryanodine receptor in sudden unexplained death: a molecular post-mortem investigation of 49 medical examiner/coroner's cases. Mayo Clin Proc. 2004;79(11):1380–4.
42. Zheng ZJ, Croft JB, Giles WH, Mensah GA. Out-of-hospital cardiac deaths in adolescents and young adults in the United States,

1989 to 1998. Am J Prev Med. 2005;29(5 Suppl 1):36–41.
43. Soo L, Huff N, Gray D, Hampton JR. Geographical distribution of cardiac arrest in Nottinghamshire. Resuscitation. 2001;48(2): 137–47.
44. Nichol G, Thomas E, Callaway CW, et al. Regional variation in out-of-hospital cardiac arrest incidence and outcome. JAMA. 2008;300(12):1423–31.
45. Roberts R, Brugada R. Genetics and arrhythmias. Annu Rev Med. 2003;54:257–67.
46. Vatta M, Dumaine R, Varghese G, et al. Genetic and biophysical basis of sudden unexplained nocturnal death syndrome (SUNDS), a disease allelic to Brugada syndrome. Hum Mol Genet. 2002;11(3): 337–45.
47. Tungsanga K, Sriboonlue P. Sudden unexplained death syndrome in north-east Thailand. Int J Epidemiol. 1993;22(1):81–7.
48. Tatsanavivat P, Chiravatkul A, Klungboonkrong V, et al. Sudden and unexplained deaths in sleep
49. Maron BJ, Doerer JJ, Haas TS, Tierney DM, Mueller FO. Sudden deaths in young competitive athletes: analysis of 1866 deaths in the United States, 1980–2006. Circulation. 2009;119(8):1085–92.
50. Corrado D, Basso C, Schiavon M, Thiene G. Screening for hypertrophic cardiomyopathy in young athletes. N Engl J Med. 1998; 339(6):364–9.
51. Maron BJ, Shirani J, Poliac LC, Mathenge R, Roberts WC, Mueller FO. Sudden death in young competitive athletes. Clinical, demographic, and pathological profiles. JAMA. 1996;27(3):199–204.
52. Gordon T, Kannel WB, Hjortland MC, McNamara PM. Menopause and coronary heart disease. The Framingham Study. Ann Intern Med. 1978;89(2):157–61.
53. Atsma F, Bartelink ML, Grobbee DE, van der Schouw YT. Postmenopausal status and early menopause as independent risk factors for cardiovascular disease: a meta-analysis. Menopause. 2006;13(2):265–79.
54. Colditz GA, Willett WC, Stampfer MJ, Rosner B, Speizer FE, Hennekens CH. Menopause and the risk of coronary heart disease in women. N Engl J Med. 1987;316(18):1105–10.
55. Basso C, Burke M, Fornes P, et al. Guidelines for post-mortem investigation investigation of sudden cardiac death. Virchows Arch. 2008;452(1):11–8.
56. de la Grandmaison GL. Is there progress in the post-mortem investigation diagnosis of sudden unexpected death in adults? Forensic Sci Int. 2006;156(2–3):138–44.
57. Ackerman MJ, Priori SG. HRS/EHRA expert consensus statement on the state of genetic testing for the channelopathies and cardiomyopathies this document was developed as a partnership between the Heart Rhythm Society (HRS) and the European Heart Rhythm Association (EHRA). Heart Rhythm. 2011;8(8):1308–39.
58. Carturan E, Tester DJ, Brost BC, Basso C, Thiene G, Ackerman MJ. Post-mortem genetic testing for conventional post-mortem investigation-negative sudden unexplained death: an evaluation of different DNA extraction protocols and the feasibility of mutational analysis from archival paraffin-embedded heart tissue. Am J Clin Pathol. 2008;129(3):391–7.
59. Safranek DJ, Eisenberg MS, Larsen MP. The epidemiology of cardiac arrest in young adults. Ann Emerg Med. 1992;21(9): 1102–6.
60. van Ingen G, van Loenen AC, Voortman M, Zweipfenning PG, Meijer CJ. Recommendations for toxicologic studies in sudden, unexpected death. Ned Tijdschr Geneeskd. 1996;140(4):179–81.
61. Ackerman MJ, Tester DJ, Driscoll DJ. Molecular post-mortem investigation of sudden unexplained death in the young. Am J Forensic Med Pathol. 2001;22(2):105–11.
62. Christiaans I, Langen IM, Wilde AA. Plotselinge dood op jonge leeftijd, de noodzaak van obductie en erfelijkheidsonderzoek. Medisch Contact. 2009;61:1253–6.
63. Hendriks KS, Hendriks MM, Birnie E, et al. Familial disease with a risk of sudden death: a longitudinal study of the psychological consequences of predictive testing for long QT syndrome. Heart Rhythm. 2008;5(5):719–24.
64. Priori SG, Barhanin J, Hauer RN, et al. Genetic and molecular basis of cardiac arrhythmias: impact on clinical management parts I and II. Circulation. 1999;99(4):518–28.
65. Priori SG, Napolitano C. Role of genetic analyses in cardiology: part I: mendelian diseases: cardiac channelopathies. Circulation. 2006;113(8):1130–5.
66. Clinical indications for genetic testing in familial sudden cardiac death syndromes: an HRUK position statement. Heart. 2008;94(4): 502–7.
67. Lakdawala NK, Funke BH, Baxter S, et al. Genetic testing for dilated cardiomyopathy in clinical practice. J Card Fail. 2012;18(4): 296–303.
68. Basso C, Calabrese F, Corrado D, Thiene G. Post-mortem diagnosis in sudden cardiac death victims: macroscopic, microscopic and molecular findings. Cardiovasc Res. 2001;50(2): 290–300.
69. Sangwatanaroj S, Prechawat S, Sunsaneewitayakul B, Sitthisook S, Tosukhowong P, Tungsanga K. New electrocardiographic leads and the procainamide test for the detection of the Brugada sign in sudden unexplained death syndrome survivors and their relatives. Eur Heart J. 2001;22(24):2290–6.
70. Wilde AA, Pinto YM. Cost-effectiveness of genotyping in inherited arrhythmia syndromes, are we getting value for the money? Circ Arrhythmia electrophysiol. 2009;2:1–3.
71. Bai R, Napolitano C, Bloise R, Monteforte N, Priori SG. Yield of genetic screening in inherited cardiac channelopathies. Circ Arrhythmia Electrophysiol. 2009;2:6–15.
72. Thompson PD, Franklin BA, Balady GJ, et al. Exercise and acute cardiovascular events placing the risks into perspective: a scientific statement from the American Heart Association Council on nutrition, physical activity, and metabolism and the Council on Clinical Cardiology. Circulation. 2007;115(17):2358–68.
73. Mittleman MA, Maclure M, Tofler GH, Sherwood JB, Goldberg RJ, Muller JE. Triggering of acute myocardial infarction by heavy physical exertion. Protection against triggering by regular exertion. Determinants of Myocardial Infarction Onset Study Investigators. N Engl J Med. 1993;329(23):1677–83.
74. Burke AP, Farb A, Virmani R, Goodin J, Smialek JE. Sports-related and non-sports-related sudden cardiac death in young adults. Am Heart J. 1991;121(2 Pt 1):568–75.
75. Quigley F, Greene M, O'Connor D, Kelly F. A survey of the causes of sudden cardiac death in the under 35-year-age group. Ir Med J. 2005;98(8):232–5.
76. Albert CM, Mittleman MA, Chae C, Lee IM, Hennekens CH, Manson JE. Triggering of sudden death from cardiac causes by vigorous exertion. N Engl J Med. 2000;343(19):1355–61.
77. Corrado D, Basso C, Rizzoli G, Schiavon M, Thiene G. Does sports activity enhance the risk of sudden death in adolescents and young adults? J Am Coll Cardiol. 2003;42(11):1959–63.
78. Corrado D, Pelliccia A, Bjornstad HH, et al. Cardiovascular preparticipation screening of young competitive athletes for prevention of sudden death: proposal for a common European protocol. Consensus Statement of the Study Group of Sport Cardiology of the Working Group of Cardiac Rehabilitation and Exercise Physiology and the Working Group of Myocardial and Pericardial Diseases of the European Society of Cardiology. Eur Heart J. 2005;26(5):516–24.
79. AHA guideline, Maron et al., circulation 2015.
80. Viskin S. Antagonist: routine screening of all athletes prior to participation in competitive sports should be mandatory to prevent sudden cardiac death. Heart Rhythm. 2007;4(4):525–8.
81. Corrado D, Thiene G. Protagonist: routine screening of all athletes prior to participation in competitive sports should be mandatory to prevent sudden cardiac death. Heart Rhythm. 2007;4(4):520–4.
82. Maron BJ, Pelliccia A. The heart of trained athletes: cardiac remodeling and the risks of sports, including sudden death. Circulation. 2006;114(15):1633–44.
83. Mohlenkamp S, Lehmann N, Breuckmann F, et al. Running: the risk of coronary events: prevalence and prognostic relevance of coronary atherosclerosis in marathon runners. Eur Heart J. 2008;29(15):1903–10.

第六部分
其他

20 二尖瓣脱垂的遗传学

Toon Oomen，J. Peter van Tintelen
陈文 译

摘 要

二尖瓣脱垂（mitral valve prolapse，MVP）是一种常见的心脏瓣膜疾病，临床表现多样。它通常以孤立性表型出现，在少数患者中表现为系统性疾病的一部分，最常见于结缔组织病。二尖瓣黏液瘤是 MVP 的常见形式。通常来说，MVP 的并发症很罕见，但一旦发生则很严重。已明确的并发症包括心内膜炎及心脏性猝死（SCD）。

在少数患者中，双叶受累、女性、基质相关纤维化以及机械效应等因素可能触发室性期前收缩，进而导致持续性室性心律失常。

MVP 在患者的成年一级亲属中的发病率可高达 50%，提示遗传因素在疾病发生中具有一定作用。迄今为止，在常染色体显性遗传的 MVP 患者中已鉴定出 3 个染色体基因座，其中 *DSCH1* 是唯一明确的呈常染色体显性遗传模式的致病基因。细丝蛋白 A（*FLNA*）已被确认与呈 X 连锁遗传的黏液瘤型 MVP 相关，提示瓣膜细胞骨架调节机制在疾病发生中发挥作用。对于家族性疾病患者或严重 MVP/ 猝死的男性患者，应考虑进行基因筛查。为了更准确地评估患者的 SCD 风险，有必要进行更多的遗传学和临床研究。鉴于 MVP 与结缔组织病的明确相关性，在心脏遗传中心开设此类专科门诊将有助于疾病的诊断。

引言

MVP 是最常见的心脏瓣膜疾病之一，过去一度被认为是一种听诊现象。1966 年，Barlow 发现这种常见的收缩中期喀喇音是由 MVP 所致[1-2]。此后不久，随着超声心动图的应用，大量患者被诊断为 MVP。由于对 MVP 的超声心动图定义不当和研究对象的选择偏倚，20 世纪 70 年代及 20 世纪 80 年代早期报道的患病率高达 35%[3]。随着对二尖瓣结构认识的加深，人们对 MVP 的超声心动图诊断标准重新进行了定义，从而能更准确地诊断该病。目前，普通人群中 MVP 的患病率为 0.5% ～ 2.5%[3-7]，无明显性别差异，但患者体型多偏瘦[6]。

MVP 指二尖瓣的单个或两个瓣叶在收缩期凸起于二尖瓣环平面进入左心房。根据定义，超声心动图的胸骨旁长轴视图中瓣叶超出瓣环平面 2 mm 以上方可诊断（图 20.1 和图 20.2）。

MVP 的临床表现多样，从偶然发现的无症状患者到伴有严重二尖瓣反流、心力衰竭、细菌性心内膜炎及 SCD 的极端病例。

MVP 可以是系统性疾病的一部分，也可以是一种孤立性表型。在结缔组织病中较为常见，如马方综合征（MFS）、Ehlers-Danlos 综合征（EDS）和成骨不全等。然而，大部分情况下，MVP 表现为孤立性表型，仅 1% ～ 2% 的患者伴有结缔组织异常。本章重点关注作为最常见的心血管孟德尔遗传病之一的孤立性表型的 MVP，并讨论其流行病学、病

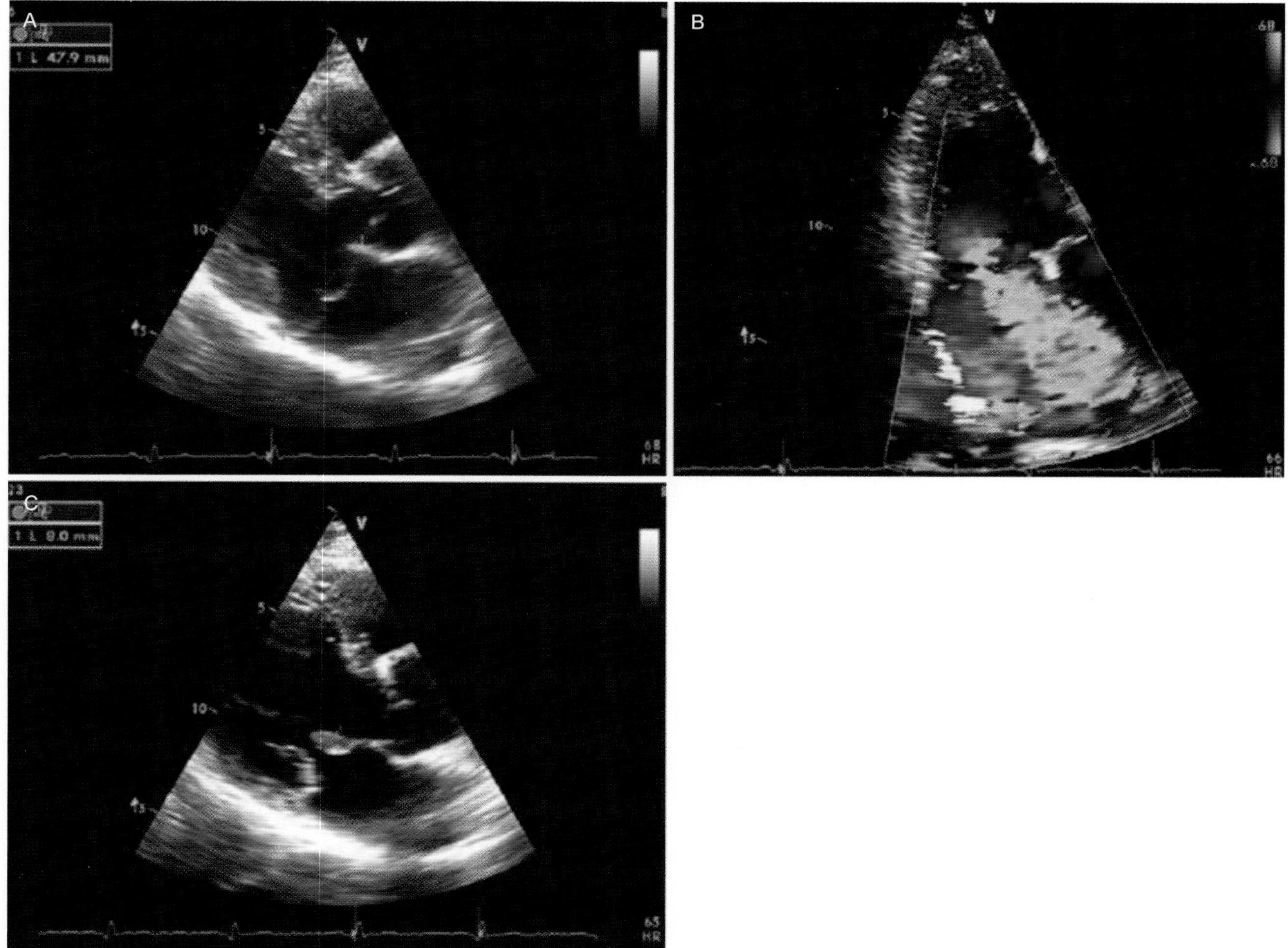

图 20.1　**A**. 胸骨旁长轴超声心动图显示典型 MVP。收缩时，黏液样变性的前、后叶在左心房内膨出达 6.5 mm。**B**. 同一患者的心尖三腔超声心动图，彩色多普勒血流测量显示中重度二尖瓣反流。左心房扩大。**C**. 胸骨旁长轴显示二尖瓣前、后叶的黏液瘤状尖端，长 8 mm

理生理学以及现有的遗传学认知。

二尖瓣病变的临床表现、并发症及病理生理学

MVP 的孤立性表型可分为典型和非典型两种，在收缩期瓣膜上凸超过 2 mm 的前提下，前者超声心动图显示瓣膜瓣叶厚度＞ 5 mm，后者则表现为瓣叶厚度＜ 5 mm。研究发现，瓣叶增厚或黏液瘤样变性的特征是由蛋白多糖沉积引起的海绵体层扩张。同时，还可在瓣膜系统和腱索的组成结构中观察到胶原蛋白的结构改变。目前认为，海绵体层扩张是基质蛋白合成与降解平衡失调的结果[6]。从病理解剖学的角度来看，蛋白多糖沉积（黏液性二尖瓣）是 MVP 最常见的原因，从而导致瓣叶增厚和冗余，腱索延长和腱索间钩连以及瓣环扩张[7]。

MVP 的临床表现异质性极强，迄今为止，几乎未发现任何一组明确的疾病进展预测因子（详见“MVP 的室性心律失常和 SCD”）。

MVP 可通过体格检查进行诊断。一般来说，患者可闻及收缩中期喀喇音，并伴有收缩晚期杂音[3]。二维超声心动图可进一步明确诊断。患者通常预后良好，约 25% 的患者可进展为明显的二尖瓣反流[9]。

严重二尖瓣关闭不全、心力衰竭、血栓栓塞并发症和 SCD 等并发症非常罕见，尤其是在非典型脱垂患者中。Framingham 研究组的 Freed 等发现，在所有 MVP 患者中只有 3% 会出现并发症[6]。然而，典型脱垂患者发生并发症的风险增加 14 倍[10]，50 岁以上伴有左心室功能减退、中重度二尖瓣反流、

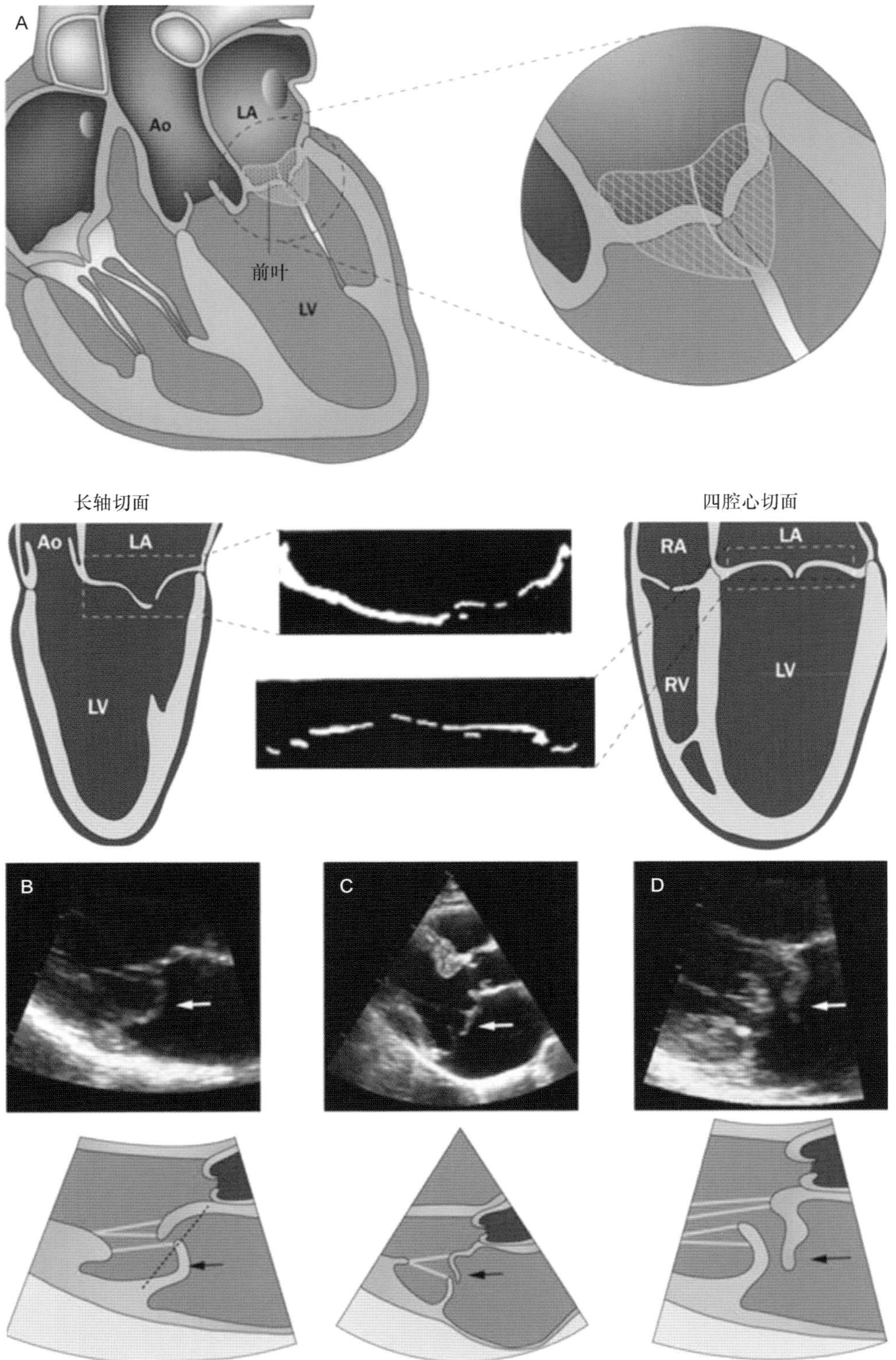

图 20.2 MVP 的超声心动图诊断。**A.** 诊断 MVP 时，必须考虑到正常的瓣膜和瓣环呈马鞍形，垂直切面上，瓣叶与瓣环的运动方向相反。MVP 最明确的诊断方法是长轴切面中瓣环高点上方的瓣叶移位；并呈对合不全的状态。**B.** 胸骨旁长轴超声心动图在瓣环铰链点（虚线）以外的后侧瓣叶脱垂（箭头）。**C.** 前叶脱垂和部分连枷（瓣叶顶端部分外翻入扩张的 LA；箭头），后叶受限于扩张的 LV。这些反向瓣叶位移增加了瓣叶间的反流间隙。**D.** 有广泛的瓣叶增厚和前叶连枷（箭头）的患者。Ao，主动脉；LA，左心房；LV，左心室；RA，右心房；RV，右心室（Levine et al.[8]）

心房颤动的患者会出现更多并发症。

MVP 患者罹患感染性心内膜炎的风险上升 3 ～ 8 倍；美国奥姆斯特德的一项人群研究对近 900 例 MVP 患者进行了诊断和为期 15 年的随访，结果显示确诊后患者伴发感染性心内膜炎的风险为 1.1%±0.4%[11]。然而，现行的感染性心内膜炎指南不再提倡在 MVP 患者中预防性使用抗生素，仅建议已确诊心内膜炎的患者在适当时进行感染性心内膜炎的预防[12]。

二尖瓣反流可见于其他导致房性心律失常甚至心房颤动的疾病中，从而引起血栓栓塞并发症。另一方面，抗血栓药物仅应在存在与 MVP 无关的经典危险因子时使用。目前，当发生中重度二尖瓣反流时，建议进行二尖瓣重建或置换术[13]。

MVP 的室性心律失常和 SCD

SCD 在黏液瘤性瓣膜病 /MVP 患者中的发生率是普通人群的两倍，每年猝死率为 0.2% ～ 0.4%[10，14]。SCD 多见于左心室功能受损、中重度二尖瓣反流和腱索冗长的患者[15]。一项针对 200 例 35 岁以下 SCD 患者的研究发现，MVP 是唯一可见的心脏异常，在此组患者中的发生率高达 10%[16]。近期，Basso 等针对 40 岁以下 SCD 患者的研究发现，MVP 是 7% 患者（13% 的女性患者）中唯一可见的解剖学异常[17]。这一现象可能与年龄相关；近期一项针对不明原因猝死综合征（SUDS）的普通人群研究［平均年龄（70±15）岁］发现：2.3% 的个体在发生心搏骤停事件前可观察到 MVP[18]。该比例与 Framingham 后代研究所观察到的比例（2.4%）类似[6]。

双瓣叶受累也可能导致危及生命的心律失常和 SCD：在 24 例不明原因院外心脏停搏病例中，42% 的患者有双瓣叶 MVP。除这些异常外，发生致死性心律失常的患者主要为女性，多表现出 T 波异常（双相或 T 波倒置）和复杂的室性异位（多形性室性期前收缩、室性二联律、室性心动过速或心室颤动）[19-20]。同样在群体水平上，双瓣叶 MVP 与单瓣叶 MVP 及对照组相比，具有较高的室性心动过速发生率[19]。然而，与单瓣叶 MVP 或对照组相比，这些双瓣叶受累患者的预后似乎并无明显差异。有趣的是，双瓣叶受累者的全因死亡率更低[19]。这些数据表明，双瓣叶 MVP 可能多见于一部分易出现室性心动过速的结构异常的患者；但同时可以肯定的是，至少在群体水平上，偶然发现的 MVP 并不意味着致死性心律失常或死亡风险升高。

虽然 MVP 患者在动态心电图监测过程中更常伴有房性和室性心律失常，但其发生心律失常的确切机制仍未被完全阐明[21]。

乳头肌承受机械应力导致的纤维化可能参与该过程。MRI 晚期钆增强提示，MVP 合并复杂室性心律失常的患者腱索附近的乳头肌存在纤维化[22]。近期报道了上述发现以及更多病理学证据，如发生于一个或两个乳头肌及相邻左心室游离壁和下壁的心肌纤维化[17，23]。

与脱垂瓣膜相摩擦导致的心内膜损伤也可能是致心律失常的因素之一。此过程不仅可诱导纤维化发生，还可能引发期前收缩，进而导致室性心律失常。总体而言，基质相关的纤维化与机械效应相结合，可能引发期前收缩，进而导致室性心律失常的发生[24]。

这些不同的观察结果显示，MVP 患者中存在 SCD 风险较高的亚群，即超声心动图诊断为 MVP，同时兼有双瓣叶 / 后叶黏液样变性、心电图显示复极化异常和多形性 / 右束支传导阻滞（RBBB）性复杂性室性心律失常等表现的女性患者[17，20]。

MVP 患者室性心律失常的治疗

根据 ESC 指南，二尖瓣修复或置换术在降低 MVP 患者 SCD 风险、严重二尖瓣反流、严重室性心律失常方面的有效性尚不明确（推荐类别Ⅱ b 类；证据等级 C 级；www.escardio.org/guidelines）。部分恶性室性心律失常患者可能受益于消融治疗[20，25]。

二尖瓣病变的遗传学机制

多年来，部分 MVP 被认为是家族性的，呈常染色体显性遗传，其外显率降低受年龄和性别影响[26-29]。大部分 MVP 患者有心脏瓣膜疾病家族史。20 岁以上的一级亲属中有 46% 存在 MVP；而 20 岁以下亲属中仅有 16% 有 MVP，提示 MVP 为进行性疾病且外显率呈年龄依赖性[30]。近期的一项人群研究表明，MVP 患者的后代患病率升高 5 倍，这也提示遗传因素在 MVP 的发生过程中起作用。

因此，对于典型 MVP 患者，可考虑对其一级家族成员进行心脏筛查。在进行家系研究时，所有研究对象均应进行超声心动图检查。有心脏不适或有 SCD 家族史者，可进行动态心电图监测。

迄今为止，已鉴定出与常染色体显性黏液瘤型 MVP 相关的 3 个染色体基因座，分别位于染色体 16p11.2-p12.1、11p15.4 和 13q31.3-q32.1（MVP1[31]、MVP2[32]、MVP3[33]）。然而，目前只鉴定出 MVP2 基因 *DCHS1*。*DCHS1* 基因在 MVP 发生中的作用首次报道于一个大家系，随后又在两个较小的家系中得以确认。大量功能学分析表明，该基因编码的蛋白质在心脏瓣膜发育中起作用[34]。

多个无关联的 X 连锁二尖瓣黏液瘤家系中均发现编码细丝蛋白 A（*FLNA*）的基因变异[35-36]。携带 *FLNA* 突变的男性患者表型严重，通常发病年龄小（新生儿至 40 岁），而女性（杂合子）的临床表现较轻[36]。此外，突变携带者中还发现房室间隔缺损和主动脉根部扩张等其他心脏结构异常。细丝蛋白 A 是一种在细胞运动性和膜稳定性方面起关键作用的肌动蛋白结合蛋白。细丝蛋白 A 可与 TGF-β 受体激活的 Smads 相互作用，调控 TGF-β 信号转导通路，进而影响心脏瓣膜的黏液样变性[37-38]。已有报道提示涉及 TGF-β 超家族成员的通路级联缺陷与发育过程中的心脏瓣膜重构受损相关。

单个基因在 MVP 发生过程中的作用还需进一步明确：较大规模的家系研究表明，罕见且外显率高的基因可能与疾病表型密切相关；然而，人群中的家族聚集现象则既可能由效应值大、外显率高的罕见等位基因所致，也可能是由效应值小的多个常见变异共同作用所致。

分子诊断

目前，分子遗传学机制对于解释这一疾病的作用有限，因为迄今为止仅有两个基因被明确鉴定出来。如何对患者进行靶向基因的筛查，取决于其家族史或对其家族成员的评估结果。这些基因也可包含在更大的基因组合中进行检测，如用于评估包括 MFS 和 EDS 等多种结缔组织病的基因组合，因为这些疾病也可能与 MVP 有关。但是，这些疾病的特征性临床表现也可通过仔细的临床评估来识别。临床遗传中心通常为这些患者开设特殊门诊。

家系筛查及亲属随访

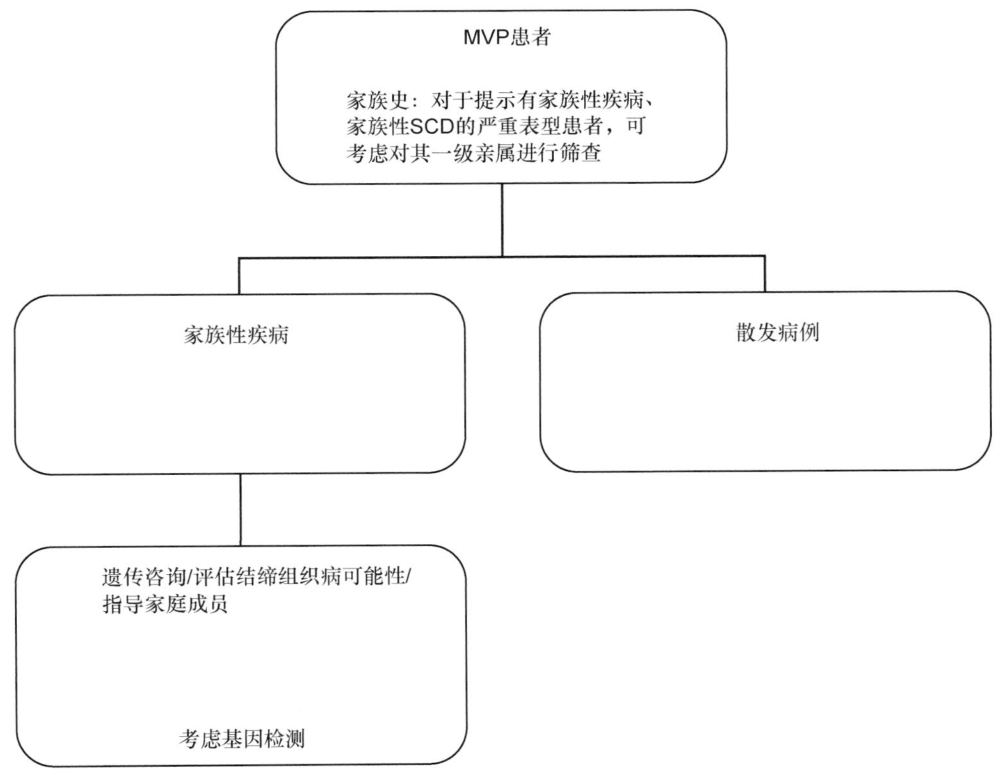

总结

MVP是一种最常见的、遗传倾向很强的心脏瓣膜疾病。大部分患者的病程与转归是良性的，但某些患者（尤其是瓣膜呈黏液样变性的患者），也可发生心力衰竭、严重二尖瓣反流、细菌性心内膜炎、室性心律失常/SCD等严重并发症。双瓣叶受累、女性、基质相关纤维化和机械应力等因素可能会在少量患者中引发期前收缩，进而增加室性心律失常的风险。目前已知有3个染色体基因座与常染色体显性遗传性MVP有关，其中*DSCH1*是唯一已知的显性遗传基因。已在X连锁黏液瘤型MVP中鉴定出细丝蛋白A基因（*FLNA*），提示瓣膜细胞骨架的调节异常可能是一种潜在的致病机制。有必要对该病进行更多的遗传和临床研究，以便更精准地识别出有这种潜在致命疾病风险的患者。典型MVP且病史提示家族性疾病和（或）SCD患者的一级亲属应进行心脏筛查。对于有家族史或有严重MVP或SCD的男性患者，应考虑基因筛查。

要点总结

- MVP是一种常见的、通常呈良性的心脏瓣膜疾病，部分病例具有家族性特征。
- SCD的发生率为每年0.2%～0.4%。
- 恶性心律失常很少发生：初步研究表明，心律失常的原因与纤维化和机械应力有关，这些效应会导致期前收缩。
- 女性MVP患者［尤其是双瓣叶或后叶黏液样变性、心电图复极异常和（或）多形性/RBBB型复杂性室性心律失常的患者］，可能存在SCD的风险。
- 患者的一级亲属应考虑心脏筛查；特别是有二尖瓣病变和（或）SCD家族史的患者。
- 对患有严重（黏液瘤）疾病/明确的X连锁遗传家族史的男性患者，应考虑进行遗传筛查/临床遗传学评估。

参考文献

1. Barlow JB, Bosman CK. Aneurysmal protrusion of the posterior leaflet of the mitral valve. An auscultatory-electrocardiographic syndrome. Am Heart J. 1966;71:166–78.
2. Cheng TO(1). John B. Barlow: the man and his syndrome. Int J Cardiol. 2014;177(2):311–6.
3. Weisse AB. Mitral valve prolapse: now you see it; now you don't: recalling the discovery, rise and decline of a diagnosis. Am J Cardiol. 2007;99:129–33.
4. Turker Y, Turker Y, Baltaci D, et al. The prevalence and clinical characteristics of mitral valve prolapse in a large population-based epidemiologic study: the MELEN study. Eur Rev Med Pharmacol Sci. 2015;19:2208–12.
5. Hepner AD, Ahmadi-Kashani M, Movahed MR. The prevalence of mitral valve prolapse in patients undergoing echocardiography for clinical reason. Int J Cardiol. 2007;123:55–7.
6. Freed LA, Levy D, Levine RA, et al. Prevalence and clinical outcome of mitral-valve prolapse. N Engl J Med. 1999;341:1–7.
7. Davies MJ, Moore BP, Braimbridge MV. The floppy mitral valve. Study of incidence, pathology, and complications in surgical, necropsy, and forensic material. Br Heart J. 1978;40:468–81.
8. Levine RA, Hagége AA, Judge DP, et al. Mitral valve disease–morphology and mechanisms. Nat Rev Cardiol. 2015;12:689–710.
9. Delling FN, Rong J, Larson MG, et al. Evolution of mitral valve prolapse: insights from the Framingham heart study. Circulation. 2016;133:1688–95.
10. Nishimura RA, McGoon MD, Shub C, et al. Echocardiographically documented mitral-valve prolapse. Long-term follow-up of 237 patients. N Engl J Med. 1985;313:1305–9.
11. Katan O, Michelena HI, Avierinos JF, et al. Incidence and predictors of infective endocarditis in mitral valve prolapse: a population-based study. Mayo Clin Proc. 2016;91:336–42.
12. Wilson W, Taubert KA, Gewitz M, et al. Prevention of infective endocarditis: guidelines from the American Heart Association: a guideline from the American Heart Association Rheumatic Fever, Endocarditis, and Kawasaki Disease Committee, Council on Cardiovascular Disease in the Young, and the Council on Clinical Cardiology, Council on Cardiovascular Surgery and Anesthesia, and the Quality of Care and Outcomes Research Interdisciplinary Working Group. Circulation. 2007;116:1736–54.
13. RO B, BA C, Chatterjee K, et al. Focused update incorporated into the ACC/AHA 2006 guidelines for the management of patients with valvular heart disease: a report of the American College of Cardiology/American Heart Association Task Force on Practice Guidelines (Writing Committee to Revise the 1998 Guidelines for the Management of Patients With Valvular Heart Disease): endorsed by the Society of Cardiovascular Anesthesiologists, Society for Cardiovascular Angiography and Interventions, and Society of Thoracic Surgeons. *Circulation*. 2008;118:e523–661.
14. Düren DR, Becker AE, Dunning AJ. Long-term follow-up of idiopathic mitral valve prolapse in 300 patients: a prospective study. J Am Coll Cardiol. 1988;11:42–7.
15. Kligfield P, Levy D, Devereux RB, et al. Arrhythmias and sudden death in mitral valve prolapse. Am Heart J. 1987;113:1298–307.
16. Basso C, Corrado D, Thiene G. Cardiovascular causes of sudden death in young individuals including athletes. Cardiol Rev. 1999;7:127–35.
17. Basso C, Perazzolo Marra M, Rizzo S, et al. Arrhythmic mitral valve prolapse and sudden cardiac death. Circulation. 2015;132:556–66.

18. Narayanan K, Uy-Evanado A, Teodorescu C, et al. Mitral valve prolapse and sudden cardiac arrest in the community. Heart Rhythm. 2016;13:498–503.
19. Nordhues BD, Siontis KC, Scott CG, et al. Bileaflet mitral valve prolapse and risk of ventricular dysrhythmias and death. J Cardiovasc Electrophysiol. 2016;27:463–8.
20. Sriram CS, Syed FF, Ferguson ME, et al. Malignant bileaflet mitral valve prolapse syndrome in patients with otherwise idiopathic out-of-hospital cardiac arrest. J Am Coll Cardiol. 2013;62:222–30.
21. Hayek E, Gring CN, Griffin BP. Mitral valve prolapse. Lancet. 2005;365:507–18.
22. Han Y, Peters DC, Salton CJ, et al. Cardiovascular magnetic resonance characterization of mitral valve prolapse. JACC Cardiovasc Imaging. 2008;1:294–303.
23. Sheppard MN, Steriotis AK, Sharma S. Letter by Sheppard et al regarding article, "Arrhythmic mitral valve prolapse and sudden cardiac death". Circulation. 2016;133:e458.
24. Sniezek-Maciejewska M, Dubiel JP, et al. Ventricular arrhythmias and the autonomic tone in patients with mitral valve prolapse. Clin Cardiol. 1992;15:720–4.
25. Syed FF, Ackerman MJ, McLeod CJ, et al. Sites of successful ventricular fibrillation ablation in bileaflet mitral valve prolapse Syndrome. Circ Arrhythm Electrophysiol. 2016 May;9(5). pii:e004005.
26. Devereux RB, Brown WT, Kramer-Fox R, et al. Inheritance of mitral valve prolapse: effect of age and sex on gene expression. Ann Intern Med. 1982;97:826–32.
27. Strahan NV, Murphy EA, Fortuin NJ, et al. Inheritance of the mitral valve prolapse syndrome. Discussion of a three-dimensional penetrance model. Am J Med. 1983;74:967–72.
28. Weiss AN, Mimbs JW, Ludbrook PA, et al. Echocardiographic detection of mitral valve prolapse. Exclusion of false positive diagnosis and determination of inheritance. Circulation. 1975;52:1091–6.
29. Delling FN, Rong J, Larson MG, et al. Familial clustering of mitral valve prolapse in the community. Circulation. 2015;131:263–8.
30. Grau JB, Pirelli L, Yu PJ, et al. The genetics of mitral valve prolapse. Clin Genet. 2007;72:288–95.
31. Disse S, Abergel E, Berrebi A, et al. Mapping of a first locus for autosomal dominant myxomatous mitral-valve prolapse to chromosome 16p11.2–p12.1. Am J Hum Genet. 1999;65:1242–51.
32. Freed LA, Acierno Jr JS, Dai D, et al. A locus for autosomal dominant mitral valve prolapse on chromosome 11p15.4. Am J Hum Genet. 2003;72:1551–9.
33. Nesta F, Leyne M, Yosefy C, et al. New locus for autosomal dominant mitral valve prolapse on chromosome 13: clinical insights from genetic studies. Circulation. 2005;112:2022–30.
34. Durst R, Sauls K, Peal DS, et al. Mutations in DCHS1 cause mitral valve prolapse. Nature. 2015;525:109–13.
35. Kyndt F, Gueffet JP, Probst V, et al. Mutations in the gene encoding filamin A as a cause for familial cardiac valvular dystrophy. Circulation. 2007;115:40–9.
36. Aalberts JJ, van Tintelen JP, Oomen T, et al. Screening of TGFBR1, TGFBR2, and FLNA in familial mitral valve prolapse. Am J Med Genet A. 2014;164A:113–9.
37. Sasaki A, Masuda Y, Ohta Y, et al. Filamin associates with Smads and regulates transforming growth factor-beta signaling. J Biol Chem. 2001;276:17871–7.
38. Derynck R, Zhang YE. Smad-dependent and Smad-independent pathways in TGF-beta family signalling. Nature. 2003;425:577–84.

21 遗传性脂蛋白代谢紊乱的诊断及管理

A.J. Cupido，R.M. Stoekenbroek，J.J.P. Kastelein
李建军　朱成刚　译

摘　要

脂蛋白代谢紊乱是心血管疾病（cardiovascular disease，CVD）的主要病因。血脂异常是指低密度脂蛋白胆固醇（low-density lipoprotein cholesterol，LDL-C）、甘油三酯、残粒胆固醇水平升高，以及高密度脂蛋白胆固醇（high-density lipoprotein cholesterol，HDL-C）水平降低。大多数 CVD 由多因素和（或）多基因导致。然而，在一些早发 CVD 或有特殊临床特征的病例中，也可能有（单基因）遗传病因。血脂异常诊断流程的第一步是通过病史及生化检查排除继发性血脂异常。专项生化检查或基因检测常有助于明确诊断。

治疗包括调整生活方式，通常联合药物治疗（如他汀类药物），而基因技术的发展已使可选择的治疗方法快速增加。

本章详细介绍脂蛋白代谢，并对脂蛋白代谢的单基因及多基因疾病进行介绍，包括其潜在病因、临床特征和诊断标准，以及现有的治疗方法。

引言

动脉粥样硬化会导致不同血管床的缺血表现，是全球范围内导致发病和死亡最主要的原因。它是一种多因素疾病，由遗传、环境及生活方式多种因素综合作用引起。传统危险因素（如血脂异常、高血压、糖尿病、肥胖和吸烟）可加速动脉粥样硬化的进程。血脂异常是造成动脉粥样硬化的主要原因之一，包括 LDL-C 和残粒胆固醇水平升高及 HDL-C 水平降低[1]。血浆 LDL-C 水平的升高在动脉粥样硬化发病机制中的重要作用已被阐明。这也适用于通过 3- 羟基 -3- 甲基戊二酰辅酶 A（3-Hydroxyl-3-methylglutaryl coenzyme A，HMG-CoA）还原酶抑制剂或他汀类药物来降低 LDL-C 水平。一项大型前瞻性 meta 分析纳入了 90 000 例患者，结果表明 LDL-C 水平每降低 1 mmol/L 可导致主要心血管事件减少 21%[2]。此外，多项流行病学研究证实，血浆 HDL-C 水平降低是 CVD 的独立预测因子。近 40% 早发冠状动脉疾病（CAD）患者的 HDL-C 水平降低，有时伴有高甘油三酯血症或高脂血症[3]。此外，估计 HDL-C 每升高 0.03 mmol/L（1 mg/dl）可使男性的 CAD 风险降低 2% 和女性的 CAD 风险降低 3%[4]。但是，通过药物升高 HDL-C 水平是否对心血管系统有保护作用目前尚存争议。近期的一项 meta 分析纳入了 108 项随机对照研究共 300 000 余例使用多种调脂治疗的患者，结果发现校正 LDL-C 降低水平后，HDL-C 升高与 CAD 事件及死亡率的降低无关[5]。然而，该研究并未证明在 HDL-C 水平低的特定患者中升高 HDL-C 无价值[6]。而且，这些研究仅评估了 HDL-C 的浓度而非高密度脂蛋白（high-density lipoprotein，HDL）的功能。

高甘油三酯血症也影响 CVD 风险。多项流行病学及遗传学研究表明，血浆甘油三酯水平升高是 CVD 的独立危险因素[7-13]。此结论同样适用于残粒胆固醇[11]。普通人群中甘油三酯水平高的个体，心肌梗死、缺血性心脏病、缺血性卒中及全因死亡率均明显升高[11]。

尽管血脂异常存在多基因遗传背景，但已鉴定出一些单基因遗传病。本章介绍血脂及脂蛋白代谢紊乱的遗传学病因，其中主要讨论单基因遗传病。本章首先总体介绍血脂及脂蛋白代谢，然后分别介绍 LDL-C 和 HDL-C 水平紊乱的遗传学背景，最后将探讨甘油三酯代谢障碍的遗传学病因。同时对每种疾病的遗传、临床表型、诊断和管理进行介绍。

脂质及脂蛋白的结构

胆固醇和甘油三酯在体内细胞膜以及激素和能量平衡中起重要作用。由于其疏水特征，胆固醇和甘油三酯通过大分子复合物（也就是脂蛋白）进行运输。脂蛋白包含一个疏水性脂质内核，周围环绕着亲水性分子，如磷脂、未酯化胆固醇和载脂蛋白。载脂蛋白可维持脂蛋白的结构完整性，并作为配体结合特定受体。根据其相对密度，可将脂蛋白分为五大类：乳糜微粒、极低密度脂蛋白（very low-density lipoprotein，VLDL）、中间密度脂蛋白（intermediate-density lipoprotein，IDL）、低密度脂蛋白（low-density lipoprotein，LDL）和 HDL。前两类是大而轻的富含甘油三酯的颗粒，而后三类是致密的富含胆固醇的颗粒。空腹时，血浆胆固醇水平通常可反映血浆中 LDL 的数量，而血浆甘油三酯水平则反映了 VLDL 的数量。

脂质及脂蛋白的代谢

肝和肠道是脂蛋白的最重要来源。其转运和代谢通常可分为 3 个系统：外源性和内源性脂质及脂蛋白的吸收、脂质及脂蛋白的内源性合成，以及胆固醇逆转运（reverse cholesterol transport，RCT）。这些过程如图 21.1 所示。

外源性和内源性脂质的吸收

西方饮食平均每日摄入约 100 g 脂肪和 500 mg 胆固醇。存在于肝胆汁中的磷脂和胆汁酸可将食物中的脂质乳化，并在肠腔内形成微粒。肝胆汁也可向这些微粒中运送大量未酯化的胆固醇。

胰脂肪酶分泌至肠腔中将膳食中的脂肪消化为能被肠上皮细胞吸收的化学物质。脂肪酸和单脂肪酸甘油酯可通过被动扩散和载体介导途径几乎被完全吸收[14]。相比之下，胆固醇的吸收是一个主动的过程，由多种位于肠刷状缘膜的转运蛋白介导。胆固醇及来自植物的甾醇通过尼曼-匹克 C1 样蛋白 1（Niemann-Pick C1 like 1，NPC1L1）转运体被肠上皮细胞摄取[15]，而 ATP 结合盒（ATP binding cassette,ABC）转运体 G5（ABCG5）和 G8（ABCG8）则主动将植物甾醇和少量胆固醇分泌回肠腔内[16]。值得注意的是，NPC1L1、ABCG5 及 ABCG8 也位于肝，并参与肝内胆固醇向胆汁的运输[16-17]。肠内胆固醇吸收的平均效率约为 50%，但个体差异大（20% ～ 80%）[18]。进入肠上皮细胞的游离胆固醇可通过酰基辅酶 A：胆固醇 O- 酰基转移酶（Acyl-coenzyme A：cholesterol O-acyltransferase，ACAT）2 进行细胞内酯化，然后包装成乳糜微粒，或被运输至位于基底侧的 ATP 结合盒转运蛋白 A1（ATP-binding cassette transport protein A1，ABCA1）来形成 HDL。

乳糜微粒由占其 80% ～ 95% 的甘油三酯及作为其结构蛋白的载脂蛋白 B48（apolipoprotein B48，apo-B48）组成。它被分泌至淋巴系统后，可直接排入体循环。在血液中，乳糜微粒被水解，即甘油三酯和游离脂肪酸（free fatty acid，FFA）被脂蛋白脂酶（lipoprotein lipase，LPL）从乳糜微粒内核去除，从而产生残余微粒。LPL 通过蛋白多糖和（或）锚定蛋白：糖基磷脂酰肌醇锚定高密度脂蛋白结合蛋白 1（glycosylphosphatidylinositol-anchored high-density lipoprotein-binding protein 1，GPIHBP1）锚定到内皮细胞表面[19]。LPL 需要载脂蛋白 C Ⅱ作为其充分水解的辅因子。产生的甘油三酯和 FFA 被肝和肌肉吸收，而乳糜微粒的残余微粒被肝吸收后进行进一步处理。乳糜微粒在循环中的半衰期短，在清除未受干扰的情况下平均为 10 ～ 20 min。因此，乳糜微粒不存在于空腹状态下的血液中。然而，由于肠道产生过剩或清除延迟而造成餐后乳糜

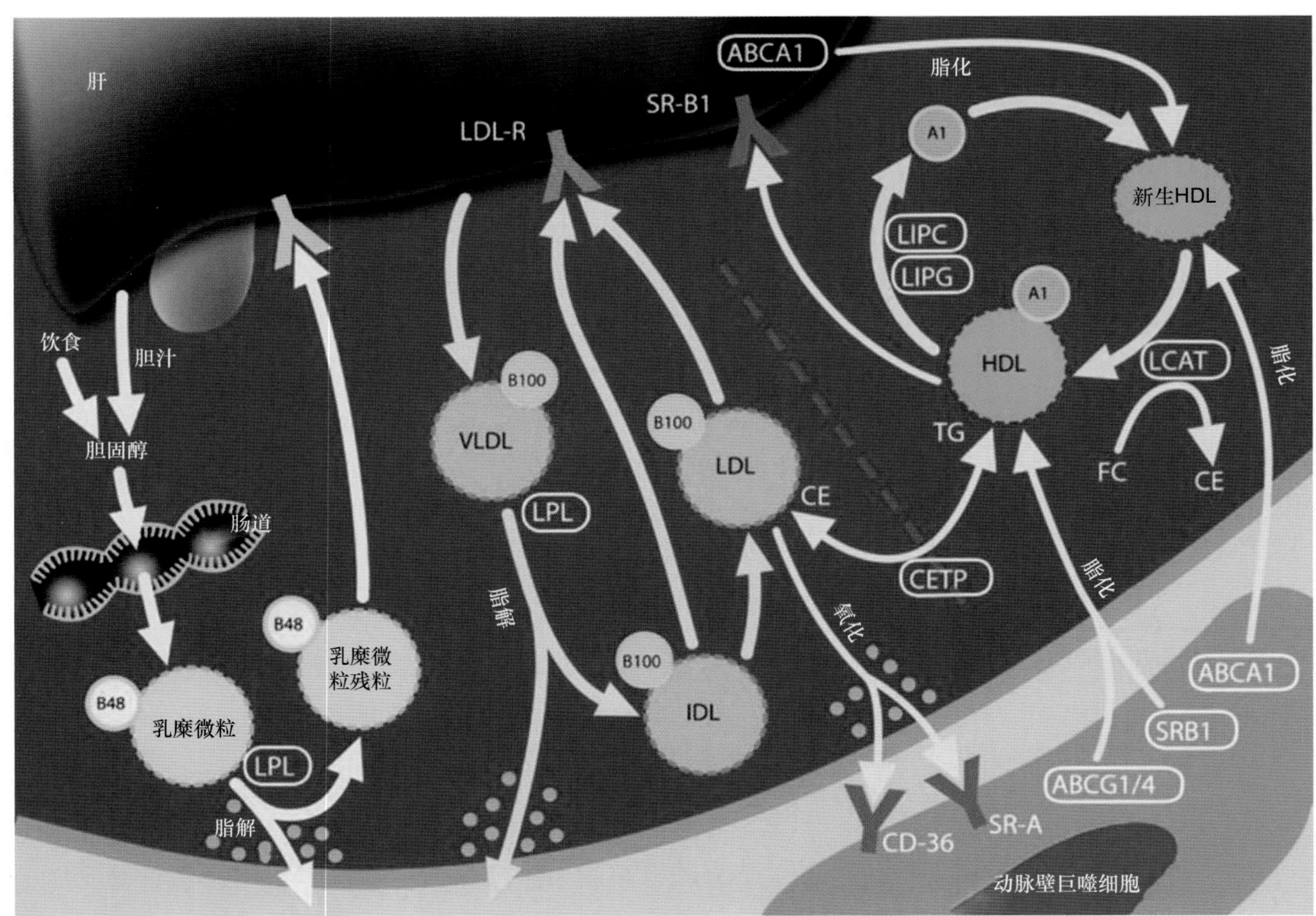

图 21.1　脂蛋白代谢概述。来自肝胆汁的食物中的脂质和胆固醇在肠内被吸收，包装成乳糜微粒，并分泌到淋巴中，然后排入体循环。在血液中，富含甘油三酯（TG）的乳糜微粒通过脂蛋白脂肪酶（LPL）的作用被水解，生成的 TG 和游离脂肪酸被肝外组织（如肝和肌肉）吸收。乳糜微粒残粒被肝吸收以进行下一步处理。空腹状态下，肝可组装富含 TG 的极低密度脂蛋白（VLDL）。VLDL 可被 LPL 水解，从而转化成较小的 VLDL 残粒——中间密度脂蛋白（IDL）。半数的 IDL 通过结合 LDL-R 而直接被肝吸收，而另一半则转化为富含胆固醇的低密度脂蛋白（LDL）。大多数血浆中的 LDL-C 通过结合肝的 LDL-R 而从循环系统中清除。其余 LDL 中，一些亚组分特别容易发生氧化修饰，然后被动脉壁巨噬细胞的清道夫受体（CD-36）吸收，生成泡沫细胞和动脉粥样硬化斑块。高密度脂蛋白（HDL）参与肝外组织向肝的胆固醇逆转运（RCT）。新生 HDL 由脂质含量低的载脂蛋白 A1（apo-A1）形成，它由肝和肠道分泌，通过与 ABCA1 相互作用而脂质化。新生 HDL 也可由富含 TG 的脂蛋白在 LPL 作用的脂解过程中脱落的表面成分产生（图中未展示）。脂化后，卵磷脂胆固醇酰基转移酶（LCAT）将游离胆固醇（FC）酯化为胆固醇酯（CE），CE 迁移到 HDL 内核使之成为更大的球形颗粒。这些较大的 HDL 颗粒可通过受体介导的通路（如 ABCG1、ABCG4 和 SR-B1），以及富含 TG 的脂蛋白脂解作用和被动扩散，从肝外组织（包括动脉壁巨噬细胞）获得额外的脂质（图中未展示）。HDL 颗粒可通过多种方式代谢。首先，它们可以通过结合肝细胞表面的 SR-B1 而将 CE 转运至肝。在肝中，胆固醇可被分解清除。此外，在胆固醇酯转运蛋白（CETP）的作用下，HDL 中的 CE 可与含有 apo-B 的脂蛋白中的 TG 交换。富含 TG 的 HDL 由肝脂酶（LIPC）和内皮脂酶（LIPG）水解为较小的 HDL 和含少量脂质的 apo-A1 颗粒。它们可被循环利用以获取胆固醇或通过肾排出体外

微粒及其残余微粒水平升高，可促进乳糜微粒及其残余微粒进入动脉内皮细胞，并进一步引起泡沫细胞和脂纹的生成，最终形成动脉粥样硬化斑块。

脂质及脂蛋白的内源性合成

在空腹状态下，肝将甘油三酯、磷脂、载脂蛋白 B100（apolipoprotein B100，apo-B100）和胆固醇酯（cholesterylester，CE）组装成 VLDL-C。CE 源于 ACAT2 参与的从头合成及后续酯化，或源于从循环中摄取的残余微粒。与乳糜微粒类似，VLDL 是分泌至血液的富含甘油三酯的颗粒，在血液中被 LPL 水解，从而转化为更小且致密的 VLDL 残粒、IDL 及最终的 LDL 颗粒。通常情况下，一半的 VLDL

残粒通过结合 LDL 受体（LDL receptor，LDL-R）直接被肝吸收，而另一半则被转化为 LDL。

LDL 是人体内携带胆固醇最多的颗粒，占血浆胆固醇的 75% 以上。在 apo-B100 的介导下，LDL-R 可清除循环中的大部分血浆 LDL，LDL-R 位于肝细胞表面，与 LDL 结合后完全内化（脂蛋白＋受体）入细胞。其余 LDL 颗粒被运送到外周组织（如肾上腺和性腺），用于合成类固醇和性激素。在肝内质网中，LDL 被降解为氨基酸和游离胆固醇，而 LDL-R 重新返回细胞表面以再次摄取 LDL 颗粒。70% ～ 80% 的 LDL 通过 LDL-R 进行分解代谢，剩余部分通过非特异性途径清除。

前蛋白转化酶枯草杆菌蛋白酶 9（proprotein convertase subtilisin/kexin type 9，PCSK9）通过促进 LDL-R 的降解（而非再循环回细胞表面）从而减少肝细胞表面可用的 LDL-R 数量，其在 LDL 代谢中发挥关键作用[20]。PCSK9 主要作为分泌因子作用于 LDL-R，其表达与 LDL-R 类似，受细胞内胆固醇水平的调节。由于胆固醇在转录水平上存在这种影响，他汀类药物可增加 PCSK9 的表达，从而部分抵消其上调 LDL-R 表达的作用。因此，抑制 PCSK9 可通过增加可用的 LDL-R 数量而降低 LDL-C 水平，并与他汀类药物发挥协同作用。PCSK9 抑制剂已成为进一步降低 CVD 风险的主要药物，关于 PCSK9 抑制剂将在“管理”部分进行讨论。

LDL 是一组异质性的脂蛋白组分，由不同质量和密度的几个亚组分构成。小而密 LDL 与动脉粥样硬化性疾病密切相关，该亚组分在甘油三酯水平升高的受试者中最为常见。小而密 LDL 颗粒更易发生氧化修饰，导致被动脉巨噬细胞清道夫受体摄取，这些受体对这些所谓的氧化型 LDL（ox-LDL）颗粒有强亲和性。由于缺乏这些清道夫受体的负反馈调节系统，巨噬细胞可摄取无限量的 ox-LDL，再转化成泡沫细胞和动脉粥样硬化斑块。

HDL 代谢及 RCT

HDL 是一类异质性高的脂蛋白颗粒，其蛋白组分、脂质构成、大小、形状、密度和电荷各不相同。除了一些观察性研究发现 HDL 有抗动脉粥样硬化作用外，许多体外及在体动物研究也已证实 HDL 可通过多种机制对动脉壁起保护作用。最公认的机制是其在 RCT 中的作用，即 HDL 能够刺激胆固醇从外周组织流出、在血浆中转运并被肝摄取，然后通过胆汁分泌和粪便清除。具体来说，胆固醇从动脉壁中的巨噬泡沫细胞流出被认为是 HDL 抗动脉粥样硬化的核心机制。此外，HDL 的粥样硬化保护作用可能还与其改善内皮功能、抑制 LDL 氧化、诱导多种抗凋亡、抗炎和抗血栓作用相关。然而，激发这些作用是否能在患者中产生临床获益尚未明确[21]。

RCT 的过程始于通过与 ABCA1 相互作用而进行的载脂蛋白 A1（apolipoprotein A1，apo-A1）脂化。apo-A1 是 HDL 最重要的结构蛋白，约占 HDL-C 中蛋白质的 70%。它由肝和肠道合成，并以游离的非脂化形式或融入小盘状颗粒而释放到循环中，这种小盘状颗粒富含磷脂但胆固醇含量少，即所谓的新生 HDL 或前 β -HDL。富含甘油三酯的脂蛋白（如乳糜微粒和 VLDL）在 LPL 作用的脂解过程中脱落的多余表面成分也可产生新生 HDL。ABCA1 转运体位于细胞膜，可促进游离胆固醇和磷脂从细胞内脂质池转运至 apo-A1。最新的观点与既往观点相反，肝 ABCA1 似乎对脂质含量低的 apo-A1 最初的脂化反应至关重要，可保护其不被快速降解并使其形成成熟 HDL。相反，巨噬细胞 ABCA1 似乎对 HDL 的大量脂化反应及血浆 HDL-C 水平的影响不大，但对于防止动脉粥样硬化非常重要[22]。脂化后，卵磷脂胆固醇酰基转移酶（Lecithin：cholesteryl acyltransferase，LCAT）通过其辅因子 apo-A1 的激活，将外部的游离胆固醇酯化成 HDL 表面的胆固醇酯。酯化的胆固醇随后迁移到 HDL 的核心，伴随更多胆固醇酯融入其中，HDL 变成更大的球形颗粒。这些所谓的 HDL-3 和 HDL-2 等更大颗粒可通过被动扩散和受体介导的途径［如 ABCG1、ABCG4 和清道夫受体 B1（scavenger receptor B1，SR-B1）］从肝外组织（包括巨噬泡沫细胞），以及富含甘油三酯的脂蛋白脂解作用获得额外的游离胆固醇和磷脂[23]。HDL-3 和 HDL-2 颗粒可通过多种方式代谢。首先，它们可通过结合肝细胞表面的 SR-B1 而直接向肝输送胆固醇。在肝中，胆固醇可被处理为胆汁清除，或转化为含有胆固醇的固醇类。一旦 HDL 颗粒脱脂后，就会脱离 SR-B1 并重新开始下一个 RCT 循环。或者，HDL 中的胆固醇酯可通过胆固醇酯转运蛋白（cholesterylester transfer protein，CETP）的作用，与含有 apo-B 的脂蛋白（如 LDL）中的甘油三酯进行交换，之后这些胆固醇酯可通过 LDL-R 进行肝清除。但是，若通过 CETP 富集胆固醇酯的含有 apo-B 的脂蛋白可与动脉壁中的巨噬细胞相互作用并促进净胆固醇摄取，则可引起动脉粥样硬化。尚不清楚人体内 CETP 活性的总效应是抗动脉粥样硬化或促动脉粥样硬化。大部分动物实验支持 CETP 的促动脉粥样硬化作用。富含甘油三酯的 HDL 是肝脂肪酶（hepatic lipase，LIPC）水解的底物，而磷脂主要通过内皮脂肪酶（endothelial lipase，LIPG）水解。通过这种方式，HDL 被重塑为脂质含量低的 apo-A1 和较小的 HDL 颗粒，后者可通过再循环从肝外组织获得胆固醇，或脱离 apo-A1 而通过肾排出体外。磷脂转运蛋白（phospholipid transfer protein，PLTP）也可通过多种方式在 HDL 代谢中起主要作用。PLTP 在脂解过程中可促进富含甘油三酯的脂蛋白中的磷脂转移，大量证据表明 PLTP 也可重塑 HDL 颗粒[24]。

LDL-C 水平升高的遗传学病因

LDL 代谢相关的基因突变可导致血浆 LDL-C 浓度升高。已发现的 3 个基因包括：*LDL-R* 基因、*APOB* 基因和 *PCSK9* 基因[25]。这些基因与常染色体显性遗传性高胆固醇血症相关。唯一已知的常染色体隐性遗传性高胆固醇血症（autosomal recessive hypercholesterolemia，ARH）是由肝细胞中的 LDL-R/LDL 颗粒复合物内化失败引起，由 *ARH* 基因上的突变导致[26-27]。

家族性高胆固醇血症

家族性高胆固醇血症（FH）是最常见的常染色体显性遗传性代谢病。发病率约为 1/500，全球范围内约有 1000 万患者。在某些人群中，由于奠基者效应，其患病率更高[28]。纯合子很罕见，平均发生率为 1/（160 000 ～ 300 000），存在奠基者效应或近亲结婚的人群发生率更高[29]。FH 患者的特征为血浆 LDL-C 水平高于其所在年龄性别组的第 95 个百分位数，这是由于 LDL-R 功能改变导致 LDL 颗粒内化过程受损[30]。此外，肝胆固醇池减少刺激胆固醇合成，导致 VLDL 的产生增加，从而进一步升高 LDL-C 水平。

遗传学特点

FH 的潜在分子缺陷通常由位于染色体 19p13 的 *LDL-R* 基因突变造成[30]。目前已报道了 1000 余种 *LDL-R* 或启动子区突变可导致 FH 表型[31]，其中 91% 是点突变[32]。

此外，1 号染色体上 *PCSK9* 基因的突变是造成 FH 表型的一个罕见原因，可解释不足 1% 的患者[33]。迄今为止，已报道了 8 种可导致高胆固醇血症的 *PCSK9* 错义突变[34]。由于 *PCSK9* 诱导的 LDL-R 降解增加，减少了可用的肝 LDL-R 数量，这些“功能获得”突变可引起高胆固醇血症。此外，apo-B100 中 LDL-R 结合域内的突变可导致 FH 的临床表型，约占 5% 的 FH 患者[33]。详见“家族性载脂蛋白 B 缺乏症（familial defective apolipoprotein B，FDB）”。

临床特征

FH 的一个特征是血浆 LDL-C 水平高于其所在年龄性别的第 95 个百分位数，引起胆固醇在动脉壁和其他组织中的加速沉积，导致 FH 的临床特征：早发动脉粥样硬化、腱黄色瘤、黄斑瘤和角膜弓[30]。然而，这些临床特征（图 21.2 和图 21.3）并非仅与 FH 相关，也不是见于所有 FH 个体。此外，这些症状出现的年龄与其表型的严重程度相关。若未经治疗，约 50% 的男性和 30% 的女性杂合子 FH（Heterozygous FH，HeFH）患者会在 50 岁前发展成有症状的 CVD[35]。然而，动脉粥样硬化性疾病的发生和发展在 FH 个体和家庭间存在巨大差异。研究表明，无事件生存率更多取决于突变导致的实际 LDL-C 水平，而非突变本身的类型[36]。

纯合子 FH（homozygous FH，HoFH）患者的血浆胆固醇水平＞ 13 mmol/L，若未经治疗，20 岁前即发生 CVD，一般在 30 岁前死亡[29]。

虽然 HeFH 患儿很少发生心血管事件，但与其未受累的亲兄弟姐妹相比，患儿已经出现内皮功能受损[35]和颈动脉内膜中层厚度（carotid intima media thickness，cIMT）增加[37]，提示早发亚临床动脉粥样硬化。基于以上发现，目前的指南建议 FH 患儿尽早应用药物治疗降低胆固醇水平。

诊断

FH 的诊断通常基于其临床特征。目前已开发

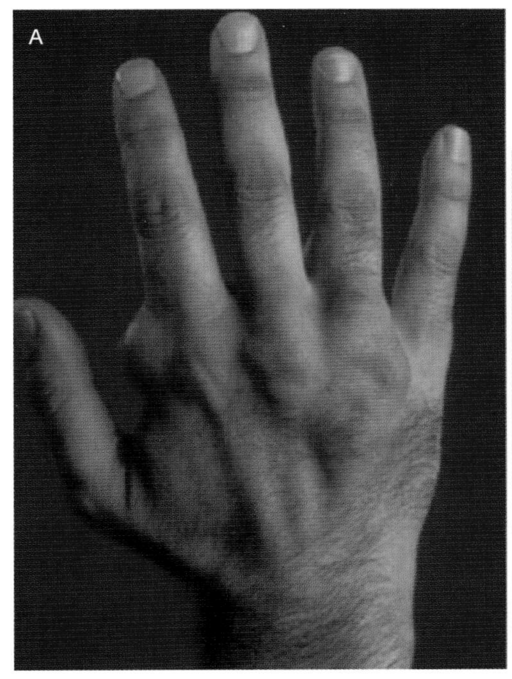

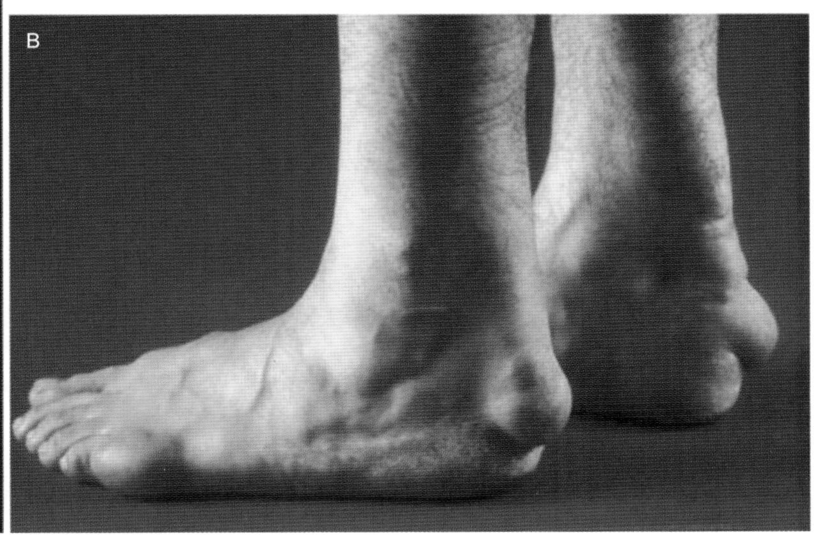

图 21.2　皮肤黄色瘤。**A.** 手部黄色瘤。**B.** 跟腱黄色瘤

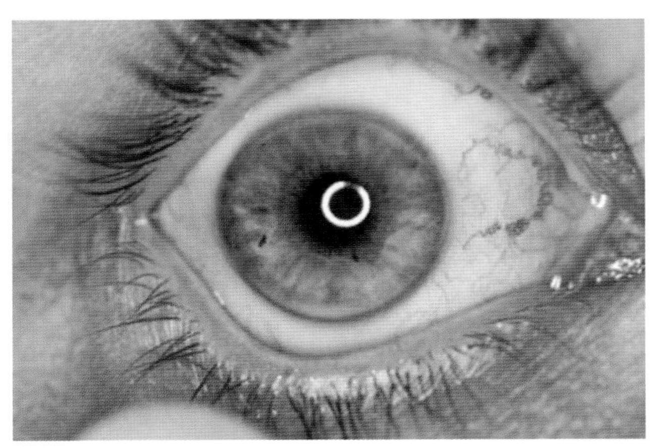

图 21.3　角膜弓

出多种临床工具及不同的诊断标准，其中有些标准结合了 DNA 分析（见综述[38]）。荷兰使用荷兰临床脂质网络（Dutch Lipid Network）诊断流程（图 21.4）。其主要的临床诊断标准为 LDL-C 水平高于其所在年龄性别的第 95 个百分位数、患者或一级亲属中存在腱黄色瘤、常染色体显性遗传性早发 CAD 或高胆固醇血症。通过 *LDLR*、*APOB* 和 *PCSK9* 的基因检测可明确诊断 FH。然而，鉴于基因分析的成本，应仔细筛选受检患者。目前正在开发一些工具帮助医生决定是否转诊，但目前的检出率相对较低（54% ～ 70%）[39]。

FH 的早期诊断（最好在儿童期）能够帮助患者得到及时治疗。荷兰、西班牙和威尔士已经实施了国家组织的基因级联筛查项目，其他很多国家也开展了类似的小规模筛查[40]。

管理

大剂量他汀类药物治疗是目前降低 FH 患者 CVD 风险的最有效方法[41]。降低 LDL-C 水平仍然是治疗的首要目标。近期研究证实，即使在 LDL-C 水平非常低的人群中，降低 LDL-C 水平仍可降低 CVD 风险，且无明显不良反应。因此，临床指南不再支持对靶向人群进行 LDL-C 治疗，而支持起始治疗就使用大剂量他汀类药物[42]。此外，患者还应同时进行生活方式的调整，以降低其他致动脉粥样硬化因素的风险。目前已开发了多种新药用于优化 LDL-C 水平无法达标或不能耐受大剂量他汀类药物的患者的降胆固醇治疗。但是，除大剂量他汀类药物治疗外，现行指南不推荐常规使用非他汀类药物治疗。

PCSK9 抑制剂是降胆固醇药物的新研究成果[43]。尽管目前在临床研究中开发且评估了多种 PCSK9 抑制剂，但 PCSK9 单克隆抗体被临床证实最为有效。PCSK9 抑制剂能够阻止 LDL-R 的溶酶体降解，从而增加可用的肝 LDL-R 数量。一项针对临床试验的 meta 分析[44-45]纳入了 10 000 余例

家族史 *	
Ⅰ一级亲属早发 CVD（＜ 60 岁）	1
Ⅱ一级亲属血浆 LDL-C 水平＞ 5 mmol/L	
Ⅲ一级亲属有角膜弓（＜ 45 岁）和（或）腱黄色瘤	
Ⅳ儿童（＜ 18 岁）血浆 LDL-C 水平＞ 3.5 mmol/L	2
个人史	
Ⅰ早发 CHD（＜ 60 岁）	2
Ⅱ早发脑血管病或外周血管病（＜ 60 岁）	1
体格检查	
Ⅰ存在腱黄色瘤	6
Ⅱ存在角膜弓（＜ 45 岁）	4
实验室检查	
Ⅰ LDL-C ＞ 8.5 mmol/L	8
Ⅱ LDL-C 6.5 ～ 8.4 mmol/L	5
Ⅲ LDL-C 5.0 ～ 6.4 mmol/L	3
Ⅳ LDL-C 4.0 ～ 4.9 mmol/L	1
FH 诊断	
几乎确定	得分＝ 8
高度怀疑	得分＝ 6 ～ 7
可能	得分＝ 3 ～ 5
若得分＞ 6，建议进行基因检测	

* 在此类别中，仅应使用适用的最高分进行评分；家族史的最高分为 2

CHD，冠心病；CVD，心血管疾病

图 21.4　家族性高胆固醇血症的诊断标准

患者，明确证实 PCSK9 抑制剂在改善脂质谱方面的功效：LDL-C 平均降低 50%，而 HDL-C 升高 6%，脂蛋白 a 降低 26%。初步证据表明，脂质谱的改善可改善 CVD 结局，目前正在进行大规模临床结局试验以验证这些发现。重要的是，PCSK9 抑制剂已被证明普遍安全且耐受性好。基于以上研究结果，美国食品药物监督管理局（Food and Drug Administration，FDA）和欧洲药物管理局（European Medicines Agency，EMA）已批准 Alirocumab 和依洛尤单抗用于 LDL 未达标的 HeFH 患者、HoFH 患者，以及他汀类药物不耐受的患者。

依折麦布是一种抑制胆固醇吸收的复合物，可通过阻断肠 NPC1L1 蛋白起作用。迄今为止，依折麦布是唯一在临床试验中发现与他汀类药物联合使用能改善临床结局的非他汀类药物（IMPROVE-IT 研究）。该结果有些出乎意料，因为此前使用超声作为替代终点的研究（ENHANCE 研究）并未发现依折麦布能改善主要终点事件[46]。

胆汁酸螯合剂（bile acid sequestrant，BAS）可结合肠道中的胆汁酸，从而增加肝将胆固醇转化为胆汁酸的能力。其引起的肝胆固醇含量降低可导致肝 LDL-R 表达增加。盐酸考来维仑（Colesevelam）是一种副作用较少的新型 BAS，与其他 BAS 相比具有更高的亲和力[47]。目前正在那些使用最大耐受且稳定剂量的他汀类药物及依折麦布后 LDL-C 仍高于可接受水平的 FH 患者中进行评估。尽管盐酸考来维仑可有效降低 LDL-C 水平，但目前尚无数据表明其对临床终点的影响[46]。此外，盐酸考来维仑的不良反应与其他 BAS 类似，包括增加血清甘油三酯水平及减少肠道对多种药物的吸收，这意味着这些药物至少要在使用盐酸考来维仑前 4 h 服用[46]。

通过反义寡核苷酸（anti-sense oligonucleotides，ASO）选择性抑制 apo-B100 mRNA 合成是一种降低胆固醇水平的新途径。ASO 通过 Watson-Crick 杂交结合到一条互补的 mRNA 序列上，导致靶向 mRNA 序列的选择性降解，从而减少 apo-B100 的合成。该药物最多每周皮下注射 1 次，约可降低 FH 患者 LDL-C 水平的 50%[48]。其最常见的不良反应是其他降脂药物都有的注射部位轻微反应及肝酶升高。米泊美生（Mipomersen）是一种 2013 年被 FDA 批准应用于 HoFH 的 ASO，但迄今仍未获得欧洲批准。它可使已用降脂药物的患者的 LDL-C 进一步降低 25%，同时也可降低 apo-B 和脂蛋白 a，但对 HDL-C 水平无影响。它对临床结局的影响尚有待临床试验证实。流感样症状、注射部位反应及肝功能异常等副作用可降低患者的依从性[46]。

针对 HoFH 患者的基因治疗目前正在研究中。尽管 20 世纪 90 年代早期的第一项临床试验结果令人失望，但新的研究进展使新的临床试验仍得以进行。在基因治疗中，患者可通过装有功能性转基因的重组腺相关病毒（adeno-asssociated virus，AAV）载体进行治疗，如表达 LDL-R 的转基因。载体 AAV8 备受关注的重要原因是它在西方人群中具有强的肝导向性和相对低的血清阳性率，从而导致其免疫反应较低。在小鼠中进行的临床检测获得具有前景的结果，载体给药后第 56 天时，总胆固醇从 1032 mg/dl 降为 227 mg/dl，其代谢效应维持长达 20 周。目前正在 HoFH 患者中进行初步临床试验。值得注意的是，表达 LPL 的 AAV1 载体是西方国家批准治疗 LPL 缺陷患者的第一种基因治疗[49]。

洛美他派是一种微粒体甘油三酯转运蛋白（microsomal triglyceride transfer protein，MTP）的口服小分子抑制剂，可促进含 apo-B 的脂蛋白组装，从而减少脂蛋白分泌并降低 LDL-C 水平。一项历经 78 周共纳入 29 例患者的单臂、开放标签Ⅲ期临床试验显示了有前景的结果[50]，洛美他派被批准用于治疗 HoFH。一项更大的注册研究（LOWER 研究）于 2014 年开始，评估其临床应用的长期安全性和有效性，共纳入 300 余例患者并随访至少 10 年[51]。

关于 FH 患儿的治疗，过去 10 年中已进行了多项他汀类药物的临床试验[52]，结果表明 FH 患儿应用他汀类药物治疗降低 LDL-C 安全有效[52-53]，还有研究证明青少年 FH 患者采用他汀类药物治疗可延缓 cIMT 的进展[54]。基于以上研究，目前美国及欧洲的指南均推荐 HeFH 患儿从 10 岁起开始接受他汀类药物治疗[33]。另一个国际工作组发表了一份适用于大部分患者的基于共识的指南，推荐 FH 患儿进行生活方式调整，并考虑从 8 岁起使用他汀类药物单药治疗，10 岁起联合使用依折麦布或 BAS。对于 HoFH 患者，应尽早采用他汀类药物治疗[55]。在美国，批准从 8 岁起使用普伐他汀，欧洲批准从 6 岁起即可使用瑞舒伐他汀。美国和欧洲均批准可从 10 岁起使用依折麦布。PCSK9 抑制剂用于儿童的临床试验正在进行中或计划中。对于 HoFH 及快速进展性动脉粥样硬化的患儿，应考虑使用洛美他派和米泊美生，尤其是无法进行血脂净化的患者，虽然这两种药物均尚未用于儿童试验[56]。

除药物治疗降低胆固醇外，对 FH 患者的管理还应包括对一级亲属的筛查（详见综述[33]）。

家族性载脂蛋白 B 缺乏症

家族性载脂蛋白 B 缺乏症（FDB）是一种常染色体显性遗传病，其临床表型与 FH 类似。FDB 患者高胆固醇血症的潜在机制为 LDL 颗粒上的 apo-B100 与 LDL-R 结合的缺陷。其患病率在中欧约为 1/500，在北美约为 1/700。由于奠基者效应，在欧洲某些地区观察到的患病率高达 1/200[57]。然而，由于 FDB 的临床表现常与 FH 重叠，其确切患病率仍然未知。因此，由 *LDLR*、*PCSK9* 或 *APOB* 突变导致的 FH 临床表型的总患病率约为 1/250。

遗传学特点

FDB 是由位于染色体 2p23-24 上 *APOB* 基因突变引起。迄今为止，已鉴定出 *APOB* 基因座上的 11 个功能性突变。R3500Q 突变是最常见的一种，在高加索人群中的患病率为 1/（600 ～ 700）[32]。

临床特征、诊断及管理

临床上很难区分 FDB 与 FH[58]，但 FDB 患者的 LDL-C 水平略低[59]。FDB 可根据基因分型或 FH 的临床标准进行诊断。与 FH 相同，FDB 患者也可通过降脂药物结合生活方式的调整进行治疗。

常染色体隐性遗传性高胆固醇血症

常染色体隐性遗传性高胆固醇血症（ARH）是唯一已知可导致高胆固醇血症的隐性遗传病。虽然该病在撒丁岛并不罕见，其纯合子和复合杂合子的发生率为 1/40 000，杂合子的发生率为 1/143，但全球范围内仅发现约 50 例 ARH 患者[60]。在 ARH 中，LDL 受体衔接蛋白（LDL-receptor-adapting protein，LDLRAP）介导的 LDL-R/LDL 颗粒复合物的肝内吞作用受损[27，61]。

遗传学特点

迄今为止，已鉴定出位于染色体 1p35-36.1 上 *ARH* 基因的 17 个突变，其中绝大部分是截短突变[26]。

临床特征

ARH 的临床表型特征与 HoFH 类似，包括严重高胆固醇血症、巨大黄色瘤及早发 CVD，但其临床表型略轻，与 HoFH 患者相比，ARH 患者的 HDL-C 水平更高且对降脂治疗的反应更好，无事件生存率更高[62]。皮肤成纤维细胞证明有残存的 LDL-R 活性，也许能解释 ARH 患者中的血浆胆固醇浓度较低及其对降胆固醇药物的反应更好[63]。ARH 患者在 20 岁前通常无临床症状，而 *ARH* 突变的杂合携带者虽然血脂水平略升高但仍在正常范围内。

诊断

基因检测可诊断 ARH。患病个体满足 HoFH 患者的临床诊断标准，但通过对其一级亲属的临床评估，若观察到隐性遗传的特点而非 HoFH，则应考虑诊断为 ARH。

管理

ARH 患者对他汀类药物治疗及降低胆固醇的饮食敏感[64]。1 例撒丁岛患者接受 60 mg 瑞舒伐他汀联合依折麦布治疗后 LDL-C 降低了 81%。虽然仅为个例，但其结果与另一例接受 80 mg 瑞舒伐他汀联合依折麦布治疗的黎巴嫩患者类似，该患者的 LDL-C 降低了 90%[60]。

家族性混合性高脂血症

家族性混合性高脂血症（familial combined hyperlipidemia，FCH）是一种较为常见的脂蛋白紊乱，其患病率为 1/200。该病是由于 apo-B100 产生过多而导致 VLDL 合成增加，有时还伴有 VLDL 的肝清除延迟[65]。

遗传学特点

FCH 最初被认为是一种常染色体显性遗传性单基因病；但除少数家系表现出令人信服的常染色体显性遗传模式外，其他家系中更可能是多种因素参与发病，因此其遗传形式可能是多基因性。FCH 更可能是一类临床表现相同但致病因素不同的疾病。在少数患者中发现了罕见的大效应（large-effect）突变，而大部分患者是因为基因组中多个独立分离的小效应突变（small-effect）叠加，从而进一步导致 LDL-C 和甘油三酯的升高[66]。

临床特征

FCH 具有表型异质性，且大部分个体直到成年才出现临床表现。其特征为 LDL-C 和（或）甘油三酯水平升高，HDL-C 水平有降低趋势，且常伴有中枢性肥胖、胰岛素抵抗和高血压。此外，FCH 患者无 FH 那样的典型临床表现，同一家系中的不同成员可表现出不同的临床表型。大部分患者 apo-B100 ＞ 1.2g/L，血浆甘油三酯轻中度升高；但是，患者的胆固醇和甘油三酯水平可能随时间变化。FCH 患者的早发 CVD 风险增加[67]。

诊断

FCH 的诊断基于血脂异常和血脂异常家族史［先证者或家族成员中存在 LDL-C 升高和（或）甘油三酯升高，伴或不伴早发 CVD］。已开发出可帮助医生根据临床标准评估 FCH 可能性的列线图（nomogram）[68]。

管理

未经治疗的 FCH 患者易早发 CVD。因此，需要采用与 FH 患者相同的强化降脂治疗。大部分 FCH 患者可使用高剂量他汀类药物治疗，合并 CVD 的患者 LDL-C 的目标值为 2.5 mmol/L 或 1.8 mmol/L。在甘油三酯水平同时升高的情况下，患者可在他汀类药物的基础上加用贝特类药物（fibrate），而非吉非罗齐（Gemfibrozil），因为他汀类药物联用吉非罗齐会增加横纹肌溶解的风险[69]。此外，FCH 患者还应进行生活方式的调整，以控制肥胖、胰岛素抵抗和高血压的伴随症状。由于 FCH 患者的 LDL-R 功能尚存，因此对饮食干预和药物降低胆固醇的反应通常优于 FH 患者。

谷固醇血症

谷固醇血症是一种罕见的常染色体隐性遗传病，其特点为早发动脉粥样硬化。虽然患者不一定都出现高胆固醇血症，但可能观察到 LDL-C 水平升高。谷固醇血症的潜在病因是植物固醇和固醇的吸收过多，以及胆固醇和植物固醇的胆汁分泌减少[70]。植物固醇在结构上类似于胆固醇，且仅来源于膳食摄入。正常情况下，由于 ABCG5/G8 转运蛋白介导的主动外排，人类血浆中的植物固醇水平非常低。而在谷固醇血症中，这种机制被破坏。其确切患病率未知，全球范围内已发现约 50 例患者。

遗传学特点

ABCG5 和 *ABCG8* 转运蛋白基因在染色体 2p21 上以头对头的结构排列[71]。*ABCG5* 或 *ABCG8* 基因的突变均可导致谷固醇血症[70，72]。目前研究发现的 *ABCG5* 或 *ABCG8* 的所有错义突变可阻止固有异二聚体的形成，或阻断异二聚体向细胞质膜的有效转运[16]。

临床特征

谷固醇血症以黄色瘤、关节炎、贫血和早发动脉粥样硬化为特征[73]。血浆胆固醇水平不一定升高；但是，患者对膳食胆固醇高度敏感，当给予高胆固醇饮食时，血浆胆固醇水平显著升高[74]。

诊断

尽管血浆胆固醇浓度正常或仅轻度升高，但儿童期早期出现黄色瘤的患者应怀疑该病。谷固醇血症可通过遗传分析或血浆植物固醇水平超过 0.024 mM（1 mg/dl）进行诊断。

管理

患者应限制食用富含胆固醇和植物固醇的饮食或加工食品。此外，患者可受益于胆固醇吸收抑制剂——依折麦布的治疗，其也可抑制植物固醇的肠道吸收[75]，该药物可单独应用或与 BAS 联用[76]。他汀类药物对谷固醇血症患者无效。

HDL-C 相关疾病的遗传学病因

人类的 HDL-C 相关疾病可能是遗传因素和环境因素相互作用的结果。血浆 HDL-C 水平受遗传因素影响大，其遗传度估计为 40% ～ 60%[77]。目前，已在人类中鉴定出多种参与 HDL 代谢的不同蛋白质的单基因缺陷。apo-A1、ABCA1 和 LCAT 的编码基因是 HDL 从头合成的关键。上述任何蛋白质的完全缺乏均可导致严重的 HDL 缺陷，称为家族性低 α- 脂蛋白血症。与之相反，CETP 缺陷通常导致循环中的 HDL 聚集，即所谓的高 α- 脂蛋白血症。然而，绝大部分 HDL-C 缺乏的病例（定义为经年龄和性别校正后的血浆 HDL-C 浓度低于第 10 个百分位数）是由多基因和（或）多因素导致。HDL 水平降低常见于遗传性代谢通路紊乱的患者，如高甘油三酯血症、2 型糖尿病、肥胖及代谢综合征[78]。此外，多种其他因素可影响 HDL-C 水平，如吸烟、缺乏锻炼、合成类固醇以及某些药物或疾病（如类风湿性关节炎和系统性红斑狼疮）[79]。

HDL 缺陷诊断流程的第一步为排除这些潜在诱因。必须对 HDL 缺陷的患者进行仔细的体格检查以发现 HDL 缺陷综合征的临床特征（如下所述）。此外，应进行家系研究以显示低 HDL 的分离情况。明确诊断需要专项生化检测及 HDL 基因功能性突变的证据[78]。

目前，尚无常规药物能够升高特定家族性 HDL 缺陷综合征患者的 HDL-C 水平，因此这类患者的 CVD 预防必须着重于对其他危险因素的规避和治疗。通常情况下，某些生活方式及药物干预可轻度升高 HDL 水平，尽管这些干预对 HDL 功能的影响尚不明确。生活方式的调整（如减肥、锻炼和戒烟）可使 HDL 水平升高 10% ～ 15%。此外，烟酸、贝特类药物及他汀类药物的单独或联合应用也可提高 HDL 水平。烟酸是目前可用的最有效药物，可使 HDL 显著升高 15% ～ 35%。尽管目前尚未明确烟酸如何升高 HDL，但已提出了多种机制。治疗失败的最常见原因是无法耐受皮肤潮红，使用长效烟酸或服用烟酸前使用阿司匹林可减轻该副作用，也有患者使用烟酸几天后产生耐受性而导致副作用自行消失。有证据显示烟酸单药治疗可降低 CHD 风险[80]。但是，两项临床试验（AIM-HIGH 试验[81]和 HPS2 THRIVE 试验[82]）显示，LDL 控制良好的 CVD 患者联用烟酸与他汀类药物虽然显著升高了 HDL 水平，但对预防 CVD 无临床益处。纤维酸衍生物（贝特类药物）可增加 apo-A1 的合成，增强新 HDL 颗粒的形成，并使 HDL 升高 5% ～ 20%，高甘油三酯血症患者中的 HDL 升高最为显著。甘油三酯降低 20% ～ 50%，但 LDL 的变化不大，有时甚至有所升高。目前的临床试验结果不一致，其中两项临床试验的结果显示其主要终点事件发生率显著减少，而另外 3 项则未得出类似结论。总之，甘油三酯高而 HDL-C 低的患者似乎可受益于贝特类药物，但是否是因为 HDL 浓度升高尚有争论[83]。

目前临床治疗指南尚未推荐特定的 HDL 治疗目标值，因为尚未明确通过药物升高 HDL 水平能否转化为临床上的 CVD 风险降低[84]。但是，目前正在研发许多靶向 HDL 颗粒数量及质量的新型制剂，包括 CETP 抑制剂、apo-A1 和 HDL 类似物、apo-A1 静脉注射剂、PPAR-α 激动剂、LRH-1 和 LXR[85]。CETP 抑制剂［如托塞匹布、达塞曲匹（JTT-705）、Evacetrapib 和安塞曲匹］是升高 HDL 的强效制剂。然而，所有 CETP 抑制剂的临床试验均宣告失败[86]。一项关于安塞曲匹的Ⅲ期临床试验于 2017 年完成[83]。

下文我们将着重探讨目前已知的 HDL 代谢的单基因疾病（包括 *APOA1*、*ABCA1* 和 *LCAT* 基因）和 CETP 相关遗传病。

apo-A1 缺乏症

apo-A1 是血浆中 HDL-C 的主要蛋白组成，并在胆固醇从组织外流至肝的分泌过程中起重要作用。apo-A1 缺乏症是一种罕见的常染色体隐性遗传病，其特征为 HDL-C 水平降低。

遗传学特点

APOA1 基因位于 11 号染色体长臂，与编码 apo-C- Ⅲ和Ⅳ的编码基因相邻。在目前已报道的约 70 种该基因的突变中，绝大部分为杂合子，部分与功能相关，即与 apo-A1 和 HDL-C 水平的降低相关[87]。

临床特征

功能相关突变的杂合携带者通常表现为 apo-A1 和 HDL-C 是正常水平的 1/2，某些突变甚至可造成更为显著的降低。大部分 *APOA1* 变异的杂合携带者并无特异性临床症状。但也有例外，即在家族性淀粉样变性患者中检出一些位于 N- 末端的结构性 apo-A1 氨基酸置换变异[88]。意外的是，早发冠心病易感性在 *APOA1* 变异间存在显著差异。与家系内的对照者相比，特定 *APOA1* 杂合突变（p.L178P）导致的 HDL-C 水平降低与血管功能障碍、颈动脉壁增厚加速及早发血管事件发生率升高相关[89]。相反，其他 *APOA1* 突变（p.R173C）的携带者虽然 HDL 水平也很低，但与对照者相比，其血管功能[90]和血管壁厚度[91]无差异。这些差异可能是由突变在蛋白质水平产生的极大差异所致。

由纯合子或复合杂合子造成 apo-A1 完全缺乏的患者可表现为 HDL-C 完全无法测出。成人患者中可观察到多种临床表现，如皮肤异常（黄色瘤和黄斑瘤）和（或）眼部异常（角膜弓）[78]（表 21.1）。出乎意料的是，既往报道的 25 例 apo-A1 完全缺乏患者中只有 11 例出现早发心血管事件。但是，其余 14 例患者几乎均为 50 岁以下，可能是因为年龄较小而尚未出现动脉粥样硬化的临床表现。此外，由于患者例数太少以及 *APOA1* 基因缺陷的类型不同，因此很难得出这些特定类型患者存在早发冠心病易感性的结论[92]。孟德尔随机研究显示，HDL-C 水平与 CAD 无相关性[93]。

诊断

apo-A1 缺乏症的诊断需要对 *APOA1* 基因进行测序，并证明存在功能相关性突变。

表 21.1　家族性 HDL 缺陷综合征的临床特征

项目	apo-A1 缺乏症	丹吉尔病	鱼眼病	家族性 LCAT 缺乏
致病基因	*APOA1*	*ABCA1*	*LCAT*	*LCAT*
扁桃体肿大	无	偶尔	无	无
肝 / 脾大	无	偶尔	无	无
神经病变	无	偶尔	无	无
角膜弓	+++	+	+++	+++
黄色瘤	偶尔	无	无	偶尔
黄斑瘤	偶尔	无	无	无
肾病	无	无	无	有
溶血性贫血	无	无	无	有

管理

由于无常规药物能够使家族性低 HDL-C 患者的 HDL-C 水平升高，这类患者的 CVD 预防的重点是对其他危险因素的控制和治疗，以及使用他汀类药物使 LDL-C 水平降得更低[78]。

ABCA1 缺乏症和丹吉尔病

ABCA1 介导胆固醇和磷脂从外周组织外流至血浆脂质含量低的 apo-A1 中，从而在 HDL 的形成过程中起重要作用。*ABCA1* 基因的功能相关突变导致胆固醇外流缺陷，从而导致 HDL-C 和 apo-A1 水平降低。ABCA1 的完全缺乏是丹吉尔病的潜在病因。这种罕见的常染色体隐性遗传病在全球范围内仅有约 70 例确诊患者。

遗传学特点

ABCA1 基因位于染色体 9q31。目前已发现 *ABCA1* 基因的 90 余个突变，及一些常见和罕见变异，其生化和临床表型多样[94]。多项全基因组关联分析（GWAS）发现一些 *ABCA1* 的常见变异是横跨多个种族的血浆 HDL-C 水平差异的重要原因[95-96]，从而确定 *ABCA1* 是影响人类 HDL 水平的主要基因[97]。

临床特征

功能相关性 *ABCA1* 突变杂合携带者的血浆 HDL-C 水平变化范围较大，为与其年龄和性别匹配的对照组的 30% ～ 83%[97]。然而，绝大部分突变与血清 HDL-C 和 apo-A1 水平降低约 50% 及甘油三酯水平升高相关，LDL 水平通常在正常范围内。

丹吉尔病由纯合子或复合杂合子导致 *ABCA1* 完全缺乏而引起，以 HDL-C 和 apo-A1 水平显著降低为特征。通常情况下，患者血清总胆固醇和 LDL-C 水平也降低，但血清甘油三酯水平轻度升高。丹吉尔病的临床表现存在显著差异，其临床症状可单独出现或合并存在（表 21.1）。这种表型异质性至少部分可由突变的性质及其对蛋白质的影响来解释[98]。丹吉尔病的特征包括扁桃体肿大、肝大和脾大。淋巴结也可能有明亮的黄色条纹，其类似于扁桃体的形态特征。对患者生活质量有严重影响的症状是周围神经病变，但其临床表现多样。原因包括网状内皮细胞（即巨噬细胞、Kupffer 细胞或组织细胞）中的胆固醇酯沉积，进而导致这些细胞在各种器官中聚积[78]。尽管已经明确 ABCA1 在血浆 HDL 水平中的重要作用，但它对动脉粥样硬化的影响仍然存在争议，机制亦未阐明[99]。在 1999 年确定 *ABCA1* 突变为丹吉尔病的遗传学基础之前，患者的诊断是根据其临床表型（即纯合子的 HDL-C 极低，且纯合子的后代和父母均为杂合子）。由于临床表型差异大，患者很可能被误诊，这使准确评估 CAD 的风险变得复杂。可在基于基因型的风险分层基础上进行更为明确的诊断，一些研究已开始评估这些患者的 CAD 风险。对携带突变的大型家系研究显示，与未受累的家族成员相比，受累家族成员的 CAD 风险高达 3 倍以上，且颈动脉壁厚度增加[100-101]。研究均发现，胆固醇外流水平与 HDL-C 水平有很好的相关性，且胆固醇外流水平与 CAD 和（或）颈动脉壁厚度具有强相关性。然而，这些家系研究可能存在选择偏倚，因为只有临床表型最严重的家系才会去医院就诊。此外，其 CAD 的风险评估仅基于少数个体，且未校正年龄和其他心血管危险因素。为了避免以上问题，两项不同的人群队列研究和一项大型病例对照研究分析了 7 个不同的 *ABCA1* 突变，共纳入 109 个杂合子，6666 例缺血性心脏病病例和 41961 例对照[102]。其中，4 个突变与 HDL-C 平均水平降低 30% 及胆固醇流出减少相关。然而，这 4 个突变的携带者并未表现出 CVD 风险增加。由于所研究的变异为轻度突变，对 HDL-C 水平和胆固醇流出的影响相对较小，因此解读该结论时应慎重[103]。该发现与其他几项研究结果相矛盾，即 *ABCA1* 基因的常见变异影响普通人群的 CAD 风险[102, 104-105]。有趣的是，这种变异与动脉粥样硬化的相关性和其对 HDL 水平的影响无关。这些 CAD 风险改变但无相应脂质水平变化的结果提示，尽管 *ABCA1* 可能是一个重要的动脉粥样硬化易感基因，但其发挥作用的机制并不一定是通过改变 HDL-C 水平。总之，任何特定 *ABCA1* 变异均应考虑其对蛋白质功能的影响，因为不同变异对 HDL 和动脉粥样硬化易感性的影响均不同[106]。

诊断

HDL-C 完全缺失和 apo-A1 水平降低不足以诊断丹吉尔病，其诊断最终需要 *ABCA1* 基因序列分析。通过体外培养的皮肤成纤维细胞的胆固醇流出试验可证明胆固醇外流缺陷。然而，即使不存在 *ABCA1* 编码序列突变，细胞胆固醇流出缺陷也是低 HDL 患者的共同特征[107]。泡沫细胞的形成是导致丹吉尔病临床症状的原因，可通过内窥镜检查直肠黏膜，发现黏膜苍白布满 1 ～ 2 mm 的离散状橙棕色斑点[78]。

管理

目前对于丹吉尔病尚无特异性治疗。建议识别并严格控制其他心血管危险因素，可通过他汀类药物治疗进一步降低 LDL-C 水平。

家族性 LCAT 缺乏症和鱼眼病

LCAT 可通过游离胆固醇的酯化作用在小 HDL 的成熟过程中起关键作用，主要作用于 HDL 颗粒表面（即所谓的 α-LCAT 活性），但也可作用于通过含 apo-B 的脂蛋白转运的脂质上（即所谓的 β-LCAT 活性）。酯化后，CE 分子迁移到脂蛋白的内核，促进胆固醇进一步外流，并形成更大的富含胆固醇酯的 HDL 颗粒。*LCAT* 基因突变导致的 LCAT 缺陷是另一种引起 HDL 缺陷的罕见常染色体隐性遗传病。HDL-C 水平降低是由 HDL 成熟缺陷后新生 HDL 颗粒从循环中被迅速清除所致。根据突变类型，完全性 LCAT 缺乏的患者可表现为两种临床表型之一，即家族性 LCAT 缺乏症（familial LCAT deficiency，FLD）或鱼眼病（fish-eye disease，FED）。

遗传学特点

LCAT 基因位于第 16 号染色体的基因座 16q22.1。*LCAT* 突变约占低 HDL 病例的 4%[107]。目前，基于单个病例或小型家系的研究已报道了 *LCAT* 基因的 80 余个突变[92]。

临床特征

虽然 *LCAT* 突变的杂合携带者通常表现为 HDL-C 水平是正常值的 1/2 及轻度高甘油三酯血症，但仍缺乏临床症状[92]。携带 *LCAT* 基因纯合子或复合杂合子突变的患者会出现两种临床表型之一，即 FLD 或 FED。FLD 患者中 HDL 特异性的 α-LCAT 以及 VLDL 和 LDL 特异性的 β-LCAT 均存在缺陷，即整个酯化反应缺陷。相反，FED 患者仅存在选择性 α-LCAT 缺陷。由于 LCAT 仍有部分激活，该类患者的临床表型通常并不严重。FLD 和 FED 均以角膜混浊为特征，患者在 30 岁后症状更为明显（表 21.1）。此外，FLD 的特征为溶血性贫血，泡沫细胞沉积在骨髓、脾，尤其是肾。相当比例的 FLD 患者存在伴有蛋白尿和血尿的进行性肾病，最终可进展为终末期肾功能不全[65]（表 21.1）。FLD 和 FED 的特征均为不同程度的 LCAT 活性丧失及 HDL 缺陷（正常 HDL-C 水平的 5% ～ 10%）。患者血清 apo-A1 水平通常降低，但不会低至 apo-A1 缺乏症或丹吉尔病患者的水平。此外，还可见高甘油三酯血症[92]。

LCAT 基因突变与动脉粥样硬化的相关性仍存在争议，因为研究纳入的患者数量有限且不同研究的结果存在差异。对 9 例杂合子家族成员进行 25 年随访[108]，并纳入另外 68 例 *LCAT* 缺陷携带者（其中 59 例杂合子携带者）和 74 例家系对照的一项大型家系研究[92]通过测量颈动脉壁厚度发现，*LCAT* 缺陷的杂合子携带者动脉粥样硬化性血管病的风险可能增加。另一项纳入 45 例 *LCAT* 突变携带者的研究发现，超声和 MRI 均可观察到主动脉脉搏波速度增加，表明其动脉僵硬度增加及颈动脉壁增厚[109]。然而，一项纳入 IMPROVE 试验中的 540 例携带者的研究并未在超声检查中观察到内膜壁增厚[110]。

诊断

LCAT 缺陷的诊断需要进行基因检测或 LCAT 活性的测定。根据突变种类，LCAT 的免疫测定可能发现血浆中的 LCAT 蛋白浓度为 0 或轻微降低。常规脂质和脂蛋白分析无法区分 FLD 和 FED 患者。然而，FLD 患者血浆中未酯化胆固醇的占比增大（为 80% ～ 100%，正常＜ 30%）。相反，FED 患者血浆中未酯化胆固醇 / 胆固醇酯的比例正常或轻度升高（达 70%）[78]。

管理

LCAT 缺乏症仅能采取对症治疗。由于 FLD 患者肾内沉积高度异常的含 apo-B 脂蛋白是肾病发生的致病因素，因此降低含 apo-B 脂蛋白浓度的治疗（如限制脂肪的饮食和他汀类药物）至少在理论上有效[78]。重组 LCAT 治疗可能用于合并急性冠脉综合征患者的急性期治疗[111]。重组 LCAT 治疗的长期疗效尚未证实。

CETP 的遗传缺陷

作为通过 RCT 系统的胆固醇流出的调节因子，CETP 可能具有促动脉粥样硬化和抗动脉粥样硬化的双重特性（图 21.1）。通过促进 HDL 和包含 apo-B 的脂蛋白（LDL 和 VLDL）之间胆固醇酯和甘油三酯的交换，CETP 可通过 HDL/ 肝 SR-B1 途径直接降低 RCT。此外，CETP 的促动脉粥样硬化作用可能源自整体 HDL 水平的降低、动脉壁中的细胞胆固醇外流减少以及致动脉粥样硬化性 LDL 水平的升高。然而，CETP 的潜在促动脉粥样硬化作用可能在很大程度上被 LDL/ 肝 LDL-R 途径导致的间接 RCT 增加所中和[112]。

遗传学特点

CETP 位于 16 号染色体长臂。*CETP* 基因的一些突变与 CETP 活性及 HDL-C 水平相关。近期的 GWAS 发现，*CETP* 基因型与 HDL-C 水平的相关性比基因组范围内的其他基因更强[95-96]。

临床特征

不同种族间 *CETP* 多态性的等位基因频率存在显著差异[113]。尤其在日本，*CETP* 基因缺陷很常见，且有相当数量的个体携带 *CETP* 基因的纯合突变。不出意料的是，*CETP* 基因的功能性突变可对脂质和脂蛋白代谢产生显著影响。但是，并

非所有的 *CETP* 基因突变都能对 CETP 蛋白质水平产生显著影响。*CETP* 基因的各种 SNP 只与血浆 CETP 水平及随后 HDL-C 水平的微小变化（增加或减少）相关[113]。因此，*CETP* 突变在心血管风险谱中的作用很复杂。根据有限的临床试验证据推测，CETP 水平升高（无论由何种原因导致）与 CVD 风险增加相关[114-116]。然而，关于不同基因突变导致 CETP 蛋白缺乏的个案研究发现，CETP 蛋白缺乏与 CAD 风险的相关性尚未明确。一些研究认为，CETP 缺乏患者的 CAD 风险增加[117]，但其他研究结果并不支持此结论[118-119]。此外，近期的一项 meta 分析纳入了 113 000 例个体和 6 个 *CETP* 位点[120]。3 种常见的 *CETP* 基因变异（TaqIB、I405V 和－629C＞A）始终与 CETP 浓度降低、HDL-C 和 apo-A1 水平轻度升高及甘油三酯和 CAD 风险轻度降低相关。与其他 3 种不常见的 *CETP* 变异（p.D442G、p.631C＞A 和 p.R451Q）相关的等位基因评估信息尚无足够的数据支持；但与对照组相比，上述 3 个变异的 HDL-C 平均差分别为 13.4%、－0.7% 和－8.8%。因此，基于由基因突变引起 CETP 蛋白缺乏的个体研究结果，CETP 与 CVD 风险的关系尚未完全确定。总体心血管风险可能不仅取决于 CETP 缺乏对总体 HDL-C 水平的影响，还取决于对 HDL 颗粒功能的影响。此外，影响 *CETP* 基因突变代谢环境的其他因素可能也起重要作用。结果表明，同时存在 *CETP* 和 *LIPC* 基因变异导致的高 HDL-C 水平并不能对 CAD 起保护作用。相反，这些患者的 CAD 风险增加[121]。此外，甘油三酯水平高被认为可增强 CETP 浓度对 CHD 风险的影响[116]。*CETP* 基因型与影响 HDL-C 水平的环境因素（如运动和酒精）对 CAD 风险存在潜在联合作用[122]。

甘油三酯升高的遗传学原因

严重升高的甘油三酯是胰腺炎的危险因素，若无其他继发原因（如糖尿病、酗酒、慢性肾衰竭或甲状腺功能减退），通常是由富含甘油三酯的脂蛋白调控酶或载脂蛋白的遗传缺陷导致。现已发现多个基因的突变与之相关，其中最重要的基因是 *LPL*、*APOC2* 和 *APOE*。近期，*GPIHBP1* 基因也被认为与原发性高甘油三酯血症相关[19, 123]。在少数家系中还发现了另外两个新致病基因 *APOA5* 和 *LMF1*[124]。另一方面，*APOC3* 功能失去突变与甘油三酯水平低及 CVD 风险降低相关[13]。除单基因病因外，由于家族内多个基因变异的聚集，多基因病因也呈家族性。由于单个变异不足以显著升高甘油三酯水平，因此多个基因突变的积累导致疾病的易感性[124]。

无论病因如何，高甘油三酯血症的管理包括针对控制饮食和体重的治疗性生活方式改变，以及贝特类、烟酸或高剂量鱼油的单药治疗或多种药物联合治疗。若甘油三酯水平超过 10 mmol/L（800 mg/dl），通常需要联合用药以降低胰腺炎的风险[125]。治疗轻中度甘油三酯升高的益处尚不清楚[126]。若高甘油三酯血症是合并症，他汀类药物可使甘油三酯水平降低 20%～40%[127]。贝特类药物可使甘油三酯水平降低 40%～60%，使 HDL-C 水平升高 15%～25%[127]。对贝特类药物无反应的患者可采用烟酸治疗，使甘油三酯水平降低 30%～50%，使 HDL-C 水平升高 20%～30%，并使 LDL-C 水平降低 5%～25%[127-128]。每日服用含 2～4 g ω-3 脂肪酸的鱼油可使甘油三酯水平降低 15%～50%，降幅取决于剂量和不同的配方[129]。此外，除胃肠道反应外，少有不良反应的相关报道。非处方鱼油的含量通常远低于上述所需剂量[130]。新药洛美他派也可使甘油三酯水平降低 40%[124]。载脂蛋白 C Ⅲ（apolipoprotein C Ⅲ，APOC Ⅲ）基因的功能失去突变与低甘油三酯水平和 CVD 发病率降低相关[13]。因此，抑制 APOC Ⅲ 的新的第二代 ASO 正在进行二期临床试验[131]。值得注意的是，在糖尿病患者中，优化血糖控制可能有助于降低甘油三酯水平而无须额外针对高甘油三酯血症的药物治疗。

LPL 缺乏症和 apo-C Ⅱ缺乏症

血浆 LPL 及其辅因子 apo-C Ⅱ参与水解富含甘油三酯的颗粒，如乳糜微粒和 VLDL。遗传性 LPL 缺乏症是一种罕见的常染色体隐性遗传病，可导致严重的高甘油三酯血症。普通人群中的发病率约为 1/500 000，而法国魁北克地区的发病率为 1/5000。apo-C Ⅱ缺乏症的发病率甚至低于 LPL 缺乏症。

遗传学特点

LPL 基因位于染色体 8p22[132]。现已发现 113

多个基因突变[124]。*APOC2* 基因位于 19 号染色体，至少已发现 13 个突变[133]。

临床特征

患者水解甘油三酯的能力不足，导致血浆中甘油三酯的浓度极高，常伴有反复发作的胰腺炎。LPL 缺乏症通常在儿童期早期发病，表现为严重且反复的腹部绞痛、急性胰腺炎和发育迟缓，也可出现发疹性黄色瘤（图 21.4）、视网膜脂血症和肝脾大。血浆浑浊反映了乳糜微粒和 VLDL 的血浆水平升高。*LPL* 的功能失去突变与 CVD 的风险增加相关，而功能获得突变则起保护作用[134-136]。目前报道的可导致早发动脉粥样硬化的唯一 *apo-C* Ⅱ突变是 *apo-C* Ⅱ St Michel 突变[137]。

诊断

通过基因分型并结合上述临床表型可诊断遗传性 LPL 和 apo-C Ⅱ缺陷。*APOC2* 缺乏症也可通过混合患者与未受累个体的肝素化血浆进行的 LPL 活性测定进行诊断。在该检测中，与 LPL 缺乏症患者相比，*APOC2* 缺乏症患者的甘油三酯水平将迅速降低。

治疗

治疗包括限制脂肪摄入的饮食。可采用上述方法治疗高甘油三酯血症；但在遗传性 LPL 缺乏症和 apo-C Ⅱ缺乏症患者中，大部分方法均无法显著降低甘油三酯水平。尽管如此，目前正在研究治疗该病的新型药物，如可刺激组织 LPL 形成的药物 Ibrolipim、*LPL* 基因治疗[138]及反义 apo-C Ⅲ治疗[139]。Alipogene tiparvovec 是一种基于 AAV 血清型 1 型的基因治疗，也是首个被西方国家批准的基因治疗。一项纳入 27 例患者的临床研究发现，该治疗可降低血浆甘油三酯水平长达 26 周，甚至在 6 年后的随访中仍可观察到胰腺炎和急性腹痛事件发生率的降低[140]。Alipogene tiparvovec 现已被批准用于在脂肪限制饮食的情况下仍反复发作严重胰腺炎的一小部分家族性 LPL 缺乏症患者，但其临床使用经验有限，应进行深入研究以评估其长期治疗的安全性。

家族性异常 β 脂蛋白血症（APOE2/E2 缺陷）

家族性异常 β 脂蛋白血症（familial dysbetalipoproteinemia，FD）的特征为 apo-E2 纯合子无法结合其受体导致的 VLDL 和乳糜微粒残粒的清除缺陷。有 3 种常见的 apoE 亚型：apo-E3、apo-E2 和 apo-E4[141]。虽然全球人口中约 0.5% 携带 apo-E2 纯合子，但只有很少一部分会发展成 FD，其发病率为（1 ～ 2）/10 000。这是由于必须经遗传、激素和环境因素共同作用（如高热量饮食或酗酒、糖尿病、肥胖、甲状腺功能减退、肾病或雌激素缺乏）导致 VLDL 或乳糜微粒的过度生成。

遗传学特点

大部分个体为 APOE2/E3 基因型，发生率约为 55%；但也存在 APOE4 和 APOE2，估计 APOE2/E2 的频率为 0.5%，APOE2/E3 的频率为 15%，APOE3/E4 的频率为 25%，APOE4/E4 的频率为 1% ～ 2%，APOE2/E4 的频率为 3% ～ 4%。APOE2 与 APOE3 的差异在于其第 158 残基上的半胱氨酸替换为精氨酸。

其他少见的显性负效应突变也可能引起疾病（如 *apo-E3*-Leiden 或 s-Lys146 > Gln）[142]。

临床特征

APOE2/E2 患者的临床表现为结节性发疹性黄色瘤（图 21.5）、掌纹、总胆固醇及甘油三酯浓度升高，早发 CVD 和周围血管疾病的风险高[143]。结节性发疹性黄色瘤开始于肘部、膝部或臀部的小丘疹团，可长至小葡萄大小。手掌黄色瘤表现为手掌及

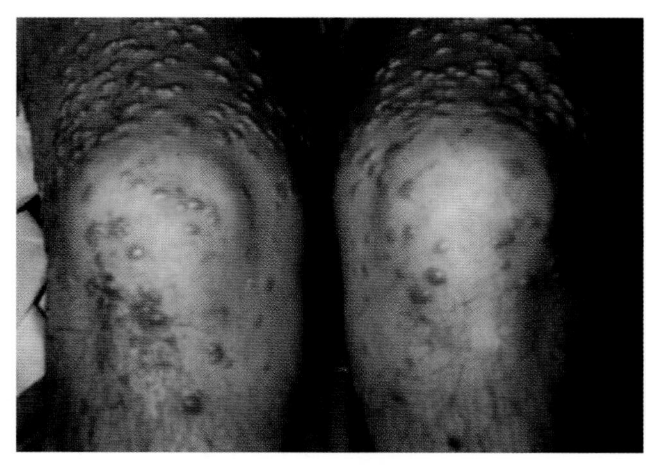

图 21.5　发疹性黄色瘤

手腕皱褶变为橙黄色。两者都是 FD 的特征性表现，但两者均阴性并不能排除该病。血浆总胆固醇浓度通常超过 8 mmol/L（300 mg/dl），可达 26 mmol/L（1000 mg/dl）。

甘油三酯的浓度也在相同范围内。FD 中的血脂异常很少在成年前出现。临床上出现明显血管疾病的平均年龄为男性 40 岁，女性 59 岁。

诊断

脂蛋白超速离心和电泳发现 VLDL/ 甘油三酯比值 > 0.3 或 *APOE* 基因分型均可诊断 FD。但是，*apo-E2/E2* 阴性并不能排除该病，因为其他遗传原因也可能导致该病。

管理

如上所述，FD 的治疗旨在通过饮食限制（包括减少酒精摄入和减肥）以及他汀类药物的单药治疗或与其他药物联用，从而减少 VLDL 和（或）乳糜微粒的过量产生。欧洲的一项横断面研究纳入了来自 4 个欧洲国家共 7 家教学医院的 305 例患者，结果发现大部分 FD 患者的非 HDL-C 水平高于 3.3 mmol/L 的阈值。然而，只有不足 1/2 的患者得到适当的治疗，未经治疗可使心血管风险有所增加[144]。

家族性高甘油三酯血症

家族性高甘油三酯血症（familial hypertriglyceridemia，FHTG）是引起高甘油三酯血症的常见疾病，患病率为 1/500。其遗传基础是基于增加疾病易感性的常见和罕见基因突变的累积[145]，其发病取决于特定生活方式因素的存在。FHTG 由于其高患病率而被关注。其代谢缺陷是由肝 VLDL 生成过多以及 VLDL 和乳糜微粒分解代谢减少的联合作用导致。

临床特征

通常来讲，患者的血浆甘油三酯水平轻度升高（3 ～ 10 mmol/L），常伴有 HDL-C 水平降低。FHTG 与肥胖、胰岛素抵抗、高血压和高尿酸血症相关。高甘油三酯血症通常在成年发病，此时可升高甘油三酯水平的生活方式因素（如肥胖）会更为突出。当高甘油三酯血症加重时，其临床表现可类似于 LPL 缺乏症。大多数情况下 FHTG 与 CVD 的相关性很弱。

诊断

FHTG 的确诊需要排除高甘油三酯血症的继发原因。存在相同疾病的一级亲属有助于鉴别诊断。此外，还应排除 FCH 和 FD，因为这两种疾病与 CVD 风险的相关性更为显著，因此需要更严格的治疗。

管理

一线治疗方法是调整生活方式，若出现更严重的高甘油三酯血症则需要联合药物治疗。

GPIHBP1 蛋白的编码基因突变也可能是导致严重高甘油三酯血症的原因，其临床表现类似于 LPL 缺乏症或 apo-C Ⅱ 缺乏症[19]。GPIHBP1 被认为可将 LPL 锚定在富含甘油三酯的颗粒发生脂解的毛细血管管腔表面。目前，在已经发现的两个突变 p.G56R[146-147] 和 p.Q115P[123] 中，只有后者的致病性得到了证明。此外，*LMF1* 和 *APOA5* 基因也被认为是严重高甘油三酯血症的候选基因[124，148]。

总结

脂蛋白代谢紊乱是 CVD 的主要原因，是世界范围内导致发病和死亡最主要的原因。血脂异常包括 LDL-C 水平升高、甘油三酯升高、残粒胆固醇升高，以及 HDL-C 水平降低。

LDL 介导胆固醇从肝转运至周围组织（包括动脉壁中的巨噬细胞），巨噬细胞摄入和聚集胆固醇后可转化为泡沫细胞和粥样硬化斑块。相反，HDL 被认为可通过其 RCT 作用对动脉壁产生保护作用，RCT 包括胆固醇从外周组织转运至肝，然后通过胆汁分泌和粪便清除。

目前已证实 LDL-C 水平在动脉粥样硬化的发病机制中起关键作用，且通过 HMG-CoA 还原酶抑制剂或他汀类药物降低 LDL-C 水平具有改善作用。此外，血浆 HDL-C 水平降低是已确定的 CVD 独立预测因子。但是，通过药物升高血浆 HDL 水平尚未能减少心血管事件。因此，尚不确定 HDL 是否有 CVD 保护作用，或仅是一种附带现象或无功能的生物标志物。此外，高甘油三酯血症与 CVD 风险的关系还有待进一步阐明。

大部分 CVD 由多基因和（或）多因素引起。然而，当 CVD 发生于年轻人时，需考虑常见的几种脂蛋白单基因遗传病，这些病也是本章主要介绍的重点。

关于 LDL 代谢，目前已发现 4 个基因的突变可导致血浆 LDL-C 浓度升高，即 *LDL-R* 基因、*APOB* 基因、*ARH* 基因和 *PCSK9* 基因。这些疾病（其中最常见的是 FH）的临床特征包括血浆 LDL-C 水平升高及因此而导致的早发动脉粥样硬化。

迄今为止，已发现了涉及人类 HDL 代谢相关蛋白质的多种罕见单基因缺陷。编码 apo-A1、ABCA1 和 LCAT 的基因对于 HDL 的从头合成至关重要。上述因子的完全缺失均可导致严重的 HDL 缺陷，即家族性低 α 脂蛋白血症。相反，CETP 缺陷主要导致 HDL 在循环中的聚集。尽管 FHA 患者的 HDL-C 水平很低，但这种遗传病与动脉粥样硬化的相关性仍有争议。由于 HDL 是一类异质性脂蛋白颗粒，不同亚组可能与疾病的关联程度不同。此外，HDL 颗粒的功能而非数量可能是其抗动脉粥样硬化作用的重要因素。

甘油三酯浓度的显著升高可由多种基因的突变引起，*LPL*、*APOC2* 和 *APOE* 基因最为重要。尽管高甘油三酯血症在动脉粥样硬化中的作用尚不清楚，但极高的甘油三酯水平可因增加胰腺炎风险而成为健康隐患。

一般来说，绝大多数血脂异常是由多基因和（或）多因素引起。

血脂异常诊断流程的第一步是通过仔细的病史采集、体格检查及生化检查排除潜在的继发性血脂异常（表 21.2）。存在特异性临床特征（见正文和表 21.1）和（或）家族性血脂异常 / 早发动脉粥样硬化可提示遗传学病因。在这些情况下，应进行专项生化检查和（或）证实存在致病基因的功能相关性突变进而确诊。此外，还应进行家系研究以评估表型的遗传模式（表 21.3）。

治疗包括调整生活方式（如减肥、运动和戒烟）以改善其他动脉粥样硬化的危险因素，可与药物联合使用。高剂量他汀类药物是目前降低 CVD 风险最有效的药物治疗。此外，在低 HDL 和高甘油三酯血症的情况下，他汀类药物单药治疗或与其他药物联用可降低 CVD 的风险。值得注意的是，许多新的治疗方法已逐渐面世，这些疗法可能在未来几年内改变当前的治疗指南。

表 21.2　血脂异常的潜在因素

LDL-C 水平升高	HDL-C 水平降低	总胆固醇水平升高
甲状腺功能减退	肥胖	肥胖
肾病	糖尿病	糖尿病
某些药物，如皮质类固醇、噻嗪类利尿剂	代谢综合征 某些药物 其他疾病，如类风湿性关节炎、系统性红斑狼疮	代谢综合征 酗酒 慢性肾衰竭 甲状腺功能减退

表 21.3　血脂异常的诊断流程和步骤[65]

1. 排除继发性因素
2. 怀疑遗传学病因？ HDL-C 水平明显降低？（<年龄和性别校正后的第 5 个百分位数） 是否存在特异性临床特征？（见正文和表 21.1） 是否存在家族性血脂异常 / 早发动脉粥样硬化？
3. 进行专项生化检查和（或）特异性 HDL 基因检测
4. 家系研究

参考文献

1. Yusuf S, Hawken S, Ôunpuu S, Dans T, Avezum A, Lanas F, et al. Effect of potentially modifiable risk factors associated with myocardial infarction in 52 countries (the INTERHEART study): case-control study. Lancet [Internet]. Elsevier BV; 2004;364(9438):937–52. Available from: doi:10.1016/s0140-6736(04)17018-9.
2. Baigent C, Keech A, Kearney PM, Blackwell L, Buck G, Pollicino C, et al. Efficacy and safety of cholesterol-lowering treatment: prospective meta-analysis of data from 90,056 participants in 14 randomised trials of statins. Lancet (London, England) [Internet]; 2005 [cited 2016 Apr 28];366(9493):1267–78. Available from: http://www.ncbi.nlm.nih.gov/pubmed/16214597
3. Genest JJ, Martin-Munley SS, McNamara JR, Ordovas JM, Jenner J, Myers RH, et al. Familial lipoprotein disorders in patients with premature coronary artery disease. Circulation [Internet]. Ovid Technologies (Wolters Kluwer Health); 1992;85(6):2025–33. Available from: doi:10.1161/01.cir.85.6.2025.
4. Gordon DJ, Probstfield JL, Garrison RJ, Neaton JD, Castelli WP, Knoke JD, et al. High-density lipoprotein cholesterol and cardiovascular disease. Four prospective American studies. Circulation [Internet]. Ovid Technologies (Wolters Kluwer Health); 1989;79(1):8–15. Available from: doi:10.1161/01.cir.79.1.8.
5. Briel M, Ferreira-Gonzalez I, You JJ, Karanicolas PJ, Akl EA, Wu P, et al. Association between change in high density lipoprotein cholesterol and cardiovascular disease morbidity and mortality: systematic review and meta-regression analysis. BMJ [Internet]. BMJ 2009;338(feb16 1):b92–b92. Available from: doi:10.1136/bmj.b92.
6. Ghali WA, Rodondi N. HDL cholesterol and cardiovascular risk. BMJ [Internet]. BMJ; 2009;338(feb16 1):a3065–a3065. Available from: doi:10.1136/bmj.a3065.

7. Hokanson JE, Austin MA. Plasma triglyceride level is a risk factor for cardiovascular disease independent of high-density lipoprotein cholesterol level: a meta-analysis of population-based prospective studies. J Cardiovasc Risk [Internet]. Ovid Technologies (Wolters Kluwer Health); 1996;3(2):213–9. Available from: doi:10.1097/00043798-199604000-00014.
8. Bansal S, Buring JE, Rifai N, Mora S, Sacks FM, Ridker PM. Fasting compared with nonfasting triglycerides and risk of cardiovascular events in women. JAMA [Internet]. American Medical Association (AMA); 2007;298(3):309. Available from: doi:10.1001/jama.298.3.309.
9. Nordestgaard BG, Benn M, Schnohr P, Tybjærg-Hansen A. Nonfasting triglycerides and risk of myocardial infarction, ischemic heart disease, and death in men and women. JAMA [Internet]. American Medical Association (AMA); 2007;298(3):299. Available from: doi:10.1001/jama.298.3.299.
10. Stauffer ME, Weisenfluh L, Morrison A. Association between triglycerides and cardiovascular events in primary populations: a meta-regression analysis and synthesis of evidence. Vasc Health Risk Manag. 2013;9(1):671–80.
11. Nordestgaard BG. Triglyceride-rich lipoproteins and atherosclerotic cardiovascular disease. Circ Res [Internet]. 2016;118(4):547–563. Available from: http://circres.ahajournals.org/lookup/doi/10.1161/CIRCRESAHA.115.306249
12. Article O. Coding variation in *ANGPTL4*, *LPL*, and *SVEP1* and the risk of coronary disease. N Engl J Med [Internet]. 2016;NEJMoa1507652. Available from: http://www.nejm.org/doi/10.1056/NEJMoa1507652
13. Jørgensen AB, Frikke-Schmidt R, Nordestgaard BG, Tybjærg-Hansen A. Loss-of-function mutations in APOC3 and risk of ischemic vascular disease. N Engl J Med [Internet]. 2014; 371(1):32–41. Available from: http://www.ncbi.nlm.nih.gov/pubmed/24941082
14. Neeli I, Siddiqi SA, Siddiqi S, Mahan J, Lagakos WS, Binas B, et al. Liver fatty acid-binding protein initiates budding of pre-chylomicron transport vesicles from intestinal endoplasmic reticulum. J Biol Chem [Internet]. American Society for Biochemistry & Molecular Biology (ASBMB); 2007;282(25):17974–84. Available from: doi:10.1074/jbc.m610765200.
15. Davies JP, Levy B, Ioannou YA. Evidence for a Niemann–Pick C (NPC) gene family: identification and characterization of NPC1L1. Genomics [Internet]. Elsevier BV; 2000;65(2):137–45. Available from: doi:10.1006/geno.2000.6151.
16. Graf GA, Cohen JC, Hobbs HH. Missense mutations in ABCG5 and ABCG8 disrupt heterodimerization and trafficking. J Biol Chem [Internet]. American Society for Biochemistry & Molecular Biology (ASBMB); 2004;279(23):24881–8. Available from: doi:10.1074/jbc.m402634200.
17. Temel RE, Tang W, Ma Y, Rudel LL, Willingham MC, Ioannou YA, et al. Hepatic Niemann-Pick C1–like 1 regulates biliary cholesterol concentration and is a target of ezetimibe. J Clin Invest [Internet]. American Society for Clinical Investigation; 2007;117(7):1968–78. Available from: doi:10.1172/jci30060.
18. Grundy SM. Absorption and metabolism of dietary cholesterol. Annu Rev Nutr [Internet]. Annual Reviews; 1983;3(1):71–96. Available from: doi:10.1146/annurev.nu.03.070183.000443.
19. Beigneux AP, Davies BSJ, Gin P, Weinstein MM, Farber E, Qiao X, et al. Glycosylphosphatidylinositol-Anchored high-density lipoprotein-binding protein 1 plays a critical role in the lipolytic processing of chylomicrons. Cell Metab [Internet]. Elsevier BV; 2007;5(4):279–91. Available from: doi:10.1016/j.cmet.2007.02.002.
20. Lambert G, Sjouke B, Choque B, Kastelein JJP, Hovingh GK. The PCSK9 decade. J Lipid Res. 2012;53:2515–24.
21. Tuteja S, Rader DJ. High-density lipoproteins in the prevention of cardiovascular disease: changing the paradigm. Clin Pharmacol Ther [Internet]. 2014 [cited 2016 May 1];96(1):48–56. Available from: http://www.ncbi.nlm.nih.gov/pubmed/24713591
22. Lewis GF, Rader DJ. New insights into the regulation of HDL metabolism and reverse cholesterol transport. Circ Res [Internet]. Ovid Technologies (Wolters Kluwer Health); 2005;96(12):1221–32. Available from: doi:10.1161/01.res.0000170946.56981.5c.
23. Tall AR. Cholesterol efflux pathways and other potential mechanisms involved in the athero-protective effect of high density lipoproteins. J Intern Med [Internet]. Wiley-Blackwell; 2008;263(3):256–73. Available from: doi:10.1111/j.1365-2796.2007.01898.x.
24. van Tol A. Phospholipid transfer protein. Curr Opin Lipidol [Internet]. Ovid Technologies (Wolters Kluwer Health); 2002;13(2):135–9. Available from: doi:10.1097/00041433-200204000-00004.
25. Abifadel M, Varret M, Rabès J-P, Allard D, Ouguerram K, Devillers M, et al. Mutations in PCSK9 cause autosomal dominant hypercholesterolemia. Nat Genet [Internet]. Nature Publishing Group; 2003;34(2):154–6. Available from: doi:10.1038/ng1161.
26. Quagliarini F, Vallvé J-C, Campagna F, Alvaro A, Fuentes-Jimenez FJ, Sirinian MI, et al. Autosomal recessive hypercholesterolemia in Spanish kindred due to a large deletion in the ARH gene. Mol Genet Metab [Internet]. Elsevier BV; 2007;92(3):243–8. Available from: doi:10.1016/j.ymgme.2007.06.012.
27. Garcia CK, Willund K, Arca M, Zuliani G, Fellin R, Maioli M, et al. Autosomal recessive hypercholesterolemia caused by mutations in a putative LDL receptor adaptor protein. Science (80-) [Internet]. American Association for the Advancement of Science (AAAS); 2001;292(5520):1394–8. Available from: doi:10.1126/science.1060458.
28. Leitersdorf E, Tobin EJ, Davignon J, Hobbs HH. Common low-density lipoprotein receptor mutations in the French Canadian population. J Clin Invest [Internet]. American Society for Clinical Investigation; 1990;85(4):1014–23. Available from: doi:10.1172/jci114531.
29. Raal FJ, Sjouke B, Hovingh GK, Isaac BF. Phenotype diversity among patients with homozygous familial hypercholesterolemia: a cohort study. Atherosclerosis 2016;248:238–44. DOI: 10.1016/j.atherosclerosis.2016.03.009
30. Goldstein JL, Hobbs HH, Brown MS. Familial hypercholesterolemia. In: Scriver CR, Beaudet AL, Sly WS, Valle D, Childs B, et al., editors. The metabolic basis of inherited disease. 8th ed. New York: McGraw-Hill; 2001. p. 2863–913.
31. Leigh SEA, Foster AH, Whittall RA, Hubbart CS, Humphries SE. Update and analysis of the University College London low density lipoprotein receptor familial hypercholesterolemia database. Ann Hum Genet [Internet]. Wiley-Blackwell; 2008; 72(4):485–98. Available from: doi:10.1111/j.1469-1809.2008.00436.x.
32. Varret M, Abifadel M, Rabès J-P, Boileau C. Genetic heterogeneity of autosomal dominant hypercholesterolemia. Clin Genet [Internet]. Wiley-Blackwell; 2007;73(1):1–13. Available from: doi:10.1111/j.1399-0004.2007.00915.x.
33. Wiegman A, Gidding SS, Watts GF, Chapman MJ, Ginsberg HN, Cuchel M, et al. Familial hypercholesterolaemia in children and adolescents : gaining decades of life by optimizing detection and treatment. Eur Heart J. 2015;36:2425–37.
34. Allard D, Amsellem S, Abifadel M, Trillard M, Devillers M, Luc G, et al. Novel mutations of thePCSK9 gene cause variable phenotype of autosomal dominant hypercholesterolemia. Hum Mutat [Internet]. Wiley-Blackwell; 2005;26(5):497. Available from: doi:10.1002/humu.9383.
35. Slack J. Risks of ischæmic heart-disease in familial hyperlipoproteinæmic states. Lancet [Internet]. Elsevier BV; 1969;294(7635):1380–2. Available from: doi:10.1016/s0140-6736(69)90930-1.
36. Souverein OW, Defesche JC, Zwinderman AH, Kastelein JJP, Tanck MWT. Influence of LDL-receptor mutation type on age at first cardiovascular event in patients with familial hypercholesterolaemia. Eur Heart J [Internet]. Oxford University Press (OUP); 2007;28(3):299–304. Available from: doi:10.1093/eurheartj/ehl366.
37. Wiegman A, de Groot E, Hutten BA, Rodenburg J, Gort J, Bakker HD, et al. Arterial intima-media thickness in children heterozygous for familial hypercholesterolaemia. Lancet [Internet]. Elsevier BV; 2004;363(9406):369–70. Available from: doi:10.1016/s0140-6736(04)15467-6.
38. Huijgen R, Vissers MN, Defesche JC, Lansberg PJ, Kastelein JJP, Hutten BA. Familial hypercholesterolemia: current treatment

and advances in management. Expert Rev Cardiovasc Ther [Internet]. Informa Healthcare; 2008;6(4):567–81. Available from: doi:10.1586/14779072.6.4.567.

39. Besseling J, Reitsma JB, Gaudet D, Brisson D, Kastelein JJP, Hovingh GK, et al. Selection of individuals for genetic testing for familial hypercholesterolaemia: development and external validation of a prediction model for the presence of a mutation causing familial hypercholesterolaemia. Eur Heart J [Internet]. 2016 [cited 2016 May 29]; Available from: http://www.ncbi.nlm.nih.gov/pubmed/27044878
40. Hovingh GK, Davidson MH, Kastelein JJP, O' Connor AM. Clinical update diagnosis and treatment of familial hypercholesterolaemia. Eur Heart J. 2013;34:962–71.
41. Prospective Studies Collaboration, Lewington S, Whitlock G, Clarke R, Sherliker P, Emberson J, et al. Blood cholesterol and vascular mortality by age, sex, and blood pressure: a meta-analysis of individual data from 61 prospective studies with 55,000 vascular deaths. Lancet (London, England) [Internet]. 2007 [cited 2016 Apr 28];370(9602):1829–39. Available from: http://www.ncbi.nlm.nih.gov/pubmed/18061058
42. Besseling J, Sjouke B, Kastelein JJP. Screening and treatment of familial hypercholesterolemia e Lessons from the past and opportunities for the future (based on the Anitschkow Lecture 2014). Atherosclerosis [Internet]. Elsevier Ltd; 2015;241(2): 597–606. Available from: doi:10.1016/j.atherosclerosis.2015.06.011.
43. Stoekenbroek RM, Kastelein JJP, Huijgen R. PCSK9 inhibition : the way forward in the treatment of dyslipidemia. BMC Med [Internet]. BMC Medicine; 2015;1–6. Available from: doi:10.1186/s12916-015-0503-4.
44. Sabatine MS, Giugliano RP, Wiviott SD, Raal FJ, Blom DJ, Robinson J, et al. Efficacy and safety of evolocumab in reducing lipids and cardiovascular events. N Engl J Med [Internet]. 2015 [cited 2016 May 1];372(16):1500–9. Available from: http://www.ncbi.nlm.nih.gov/pubmed/25773607
45. Zhang X-L, Zhu Q-Q, Zhu L, Chen J-Z, Chen Q-H, Li G-N, et al. Safety and efficacy of anti-PCSK9 antibodies: a meta-analysis of 25 randomized, controlled trials. BMC Med [Internet]. BioMed Central; 2015 [cited 2016 May 1];13(1):123. Available from: http://www.biomedcentral.com/1741-7015/13/123
46. Reiner Ž. Management of patients with familial hypercholesterolaemia. Nat Publ Gr [Internet]. Nature Publishing Group; 2015;12(10):565–75. Available from: doi:10.1038/nrcardio.2015.92.
47. Florentin M, Liberopoulos EN, Mikhailidis DP, Elisaf MS. Colesevelam hydrochloride in clinical practice: a new approach in the treatment of hypercholesterolaemia. Curr Med Res Opin [Internet]. Informa Healthcare; 2008;24(4):995–1009. Available from: doi:10.1185/030079908x280446.
48. Kastelein JJP, Wedel MK, Baker BF, Su J, Bradley JD, Yu RZ, et al. Potent reduction of apolipoprotein B and low-density lipoprotein cholesterol by short-term administration of an antisense inhibitor of apolipoprotein B. Circulation [Internet]. Ovid Technologies (Wolters Kluwer Health); 2006;114(16):1729–35. Available from: doi:10.1161/circulationaha.105.606442.
49. Ajufo E, Cuchel M. Recent developments in gene therapy for homozygous familial hypercholesterolemia. Curr Atheroscler Rep [Internet]. Current Atherosclerosis Reports; 2016; Available from: doi:10.1007/s11883-016-0579-0.
50. Averna M, Cefalù AB, Stefanutti C, Di Giacomo S, Sirtori CR, Vigna G. Nutrition, metabolism & cardiovascular diseases individual analysis of patients with HoFH participating in a phase 3 trial with lomitapide : the Italian cohort. Nutr Metab Cardiovasc Dis [Internet]. Elsevier B.V; 2016;26(1):36–44. Available from: doi:10.1016/j.numecd.2015.11.001.
51. Blom DJ, Fayad ZA, Kastelein JJP, Larrey D, Makris L, Schwamlein C, et al. LOWER, a registry of lomitapide-treated patients with homozygous familial hypercholesterolemia : Rationale and design. J Clin Lipidol [Internet]. Elsevier Inc; 2016;10(2):273–82. Available from: doi:10.1016/j.jacl.2015.11.011.
52. Avis HJ, Vissers MN, Stein EA, Wijburg FA, Trip MD, Kastelein JJP, et al. A systematic review and meta-analysis of statin therapy in children with familial hypercholesterolemia. Arterioscler Thromb Vasc Biol [Internet]. Ovid Technologies (Wolters Kluwer Health); 2007;27(8):1803–10. Available from: doi:10.1161/atvbaha.107.145151.
53. Arambepola C, Farmer AJ, Perera R, Neil HAW. Statin treatment for children and adolescents with heterozygous familial hypercholesterolaemia: a systematic review and meta-analysis. Atherosclerosis [Internet]. Elsevier BV; 2007;195(2):339–47. Available from: doi:10.1016/j.atherosclerosis.2006.09.030.
54. Rodenburg J, Vissers MN, Wiegman A, van Trotsenburg ASP, van der Graaf A, de Groot E, et al. Statin treatment in children with familial hypercholesterolemia: the younger, the better. Circulation [Internet]. Ovid Technologies (Wolters Kluwer Health); 2007;116(6):664–8. Available from: doi:10.1161/circulationaha.106.671016.
55. Reiner Ž. Impact of early evidence of atherosclerotic changes on early treatment in children with familial hypercholesterolemia. Circ Res. 2014;114(2):233–235.
56. Watts GF, Gidding S, Wierzbicki AS, Toth PP, Alonso R, Brown WV, et al. Integrated guidance on the care of familial hypercholesterolemia from the International FH Foundation. J Clin Lipidol [Internet]. Mosby, Inc; 2014;8(2):148–72. Available from: doi:10.1016/j.jacl.2014.01.002.
57. Miserez AR, Muller PY. Familial defective apolipoprotein B-100: a mutation emerged in the Mesolithic ancestors of Celtic peoples? Atherosclerosis [Internet]. Elsevier BV; 2000;148(2):433–6. Available from: doi:10.1016/s0021-9150(99)00470-0.
58. Defesche JC, Pricker KL, Hayden MR, van der Ende BE, Kastelein JJ. Familial defective apolipoprotein B-100 is clinically indistinguishable from familial hypercholesterolemia. Arch Intern Med [Internet]. American Medical Association (AMA); 1993;153(20):2349. Available from: doi:10.1001/archinte.1993.00410200071008.
59. Miserez AR, Keller U. Differences in the phenotypic characteristics of subjects with familial defective apolipoprotein B-100 and familial hypercholesterolemia. Arterioscler Thromb Vasc Biol [Internet]. Ovid Technologies (Wolters Kluwer Health); 1995;15(10):1719–29. Available from: doi:10.1161/01.atv.15.10.1719.
60. Muntoni S, Pisciotta L, Muntoni S, Bertolini S. Pharmacological treatment of a Sardinian patient affected by Autosomal Recessive Hypercholesterolemia (ARH). J Clin Lipidol [Internet]. Mosby, Inc; 2015;9(1):103–6. Available from: doi:10.1016/j.jacl.2014.08.009.
61. Eden ER, Sun X-M, Patel DD, Soutar AK. Adaptor protein Disabled-2 modulates low density lipoprotein receptor synthesis in fibroblasts from patients with autosomal recessive hypercholesterolaemia. Hum Mol Genet [Internet]. Oxford University Press (OUP); 2007;16(22):2751–9. Available from: doi:10.1093/hmg/ddm232.
62. Cohen JC, Kimmel M, Polanski A, Hobbs HH. Molecular mechanisms of autosomal recessive hypercholesterolemia. Curr Opin Lipidol [Internet]. Ovid Technologies (Wolters Kluwer Health); 2003;14(2):121–7. Available from: doi:10.1097/00041433-200304000-00002.
63. Wilund KR, Campagna F, Arca M, Zuiliani G, Fellin R, Ho YK, et al. Molecular mechanisms of autosomal recessive hypercholesterolemia. Hum Mol Genet [Internet]. Oxford University Press (OUP); 2002;11(24):3019–30. Available from: doi:10.1093/hmg/11.24.3019.
64. Rodenburg J, Wiegman A, Vissers MN, Kastelein JJP, Stalenhoef AFH. A boy with autosomal recessive hypercholesterolaemia. Neth J Med [Internet]. 2004 [cited 2016 Apr 28];62(3):89–93. Available from: http://www.ncbi.nlm.nih.gov/pubmed/15209474
65. Wierzbicki A, Graham C, Young I, Nicholls D. Familial combined hyperlipidaemia: under – defined and under – diagnosed? Curr Vasc Pharmacol [Internet]. Bentham Science Publishers Ltd.; 2008;6(1):13–22.Availablefrom:doi:10.2174/157016108783331268.
66. Brahm AJ, Hegele RA. Combined hyperlipidemia : familial but not (usually) monogenic. Curr Opin Lipidol. 2016;27:131–40.
67. Schaefer EJ, Genest JJ, Ordovas JM, Salem DN, Wilson PWF. Familial lipoprotein disorders and premature coronary artery disease. Atherosclerosis [Internet]. Elsevier BV; 1994;108:S41–54. Available from: doi:10.1016/0021-9150(94)90152-x.

68. Veerkamp MJ. Nomogram to diagnose familial combined hyperlipidemia on the basis of results of a 5-year follow-up study. Circulation [Internet]. Ovid Technologies (Wolters Kluwer Health); 2004;109(24):2980–5. Available from: doi:10.1161/01.cir.0000130646.93255.86.
69. Amend KL, Landon J, Thyagarajan V, Niemcryk S, McAfee A. Incidence of hospitalized rhabdomyolysis with statin and fibrate use in an insured US population. Ann Pharmacother [Internet]. 2011 [cited 2016 May 1];45(10):1230–9. Available from: http://www.ncbi.nlm.nih.gov/pubmed/21917557
70. Berge KE, Tian H, Graf GA, Yu L, Grishin N V, Schultz J, et al. Accumulation of dietary cholesterol in sitosterolemia caused by mutations in adjacent ABC transporters. Science [Internet]. 2000 [cited 2016 Apr 28];290(5497):1771–5. Available from: http://www.ncbi.nlm.nih.gov/pubmed/11099417
71. Lu K, Lee M-H, Yu H, Zhou Y, Sandell SA, Salen G, et al. Molecular cloning, genomic organization, genetic variations, and characterization of murine sterolin genes Abcg5 and Abcg8. J Lipid Res [Internet]. 2002 [cited 2016 Apr 28];43(4):565–78. Available from: http://www.ncbi.nlm.nih.gov/pubmed/11907139
72. Hubacek JA, Berge KE, Cohen JC, Hobbs HH. Mutations in ATP-cassette binding proteins G5 (ABCG5) and G8 (ABCG8) causing sitosterolemia. Hum Mutat [Internet]. Wiley-Blackwell; 2001;18(4):359–60. Available from: doi:10.1002/humu.1206.
73. Bhattacharyya AK, Connor WE. β-Sitosterolemia and Xanthomatosis. J Clin Invest [Internet]. American Society for Clinical Investigation; 1974;53(4):1033–43. Available from: doi:10.1172/jci107640.
74. Salen G, Shefer S, Nguyen L, Ness GC, Tint GS, Shore V. Sitosterolemia. J Lipid Res [Internet]. 1992 [cited 2016 Apr 28]; 33(7):945–55. Available from: http://www.ncbi.nlm.nih.gov/pubmed/1431587
75. Salen G, von Bergmann K, Lütjohann D, Kwiterovich P, Kane J, Patel SB, et al. Ezetimibe effectively reduces plasma plant sterols in patients with sitosterolemia. Circulation [Internet]. 2004 [cited 2016 Apr 28];109(8):966–71. Available from: http://www.ncbi.nlm.nih.gov/pubmed/14769702
76. Salen G, Starc T, Sisk CM, Patel SB. Intestinal cholesterol absorption inhibitor ezetimibe added to cholestyramine for sitosterolemia and xanthomatosis. Gastroenterology [Internet]. Elsevier BV; 2006;130(6):1853–7. Available from: doi:10.1053/j.gastro.2006.02.027.
77. Wang X, Paigen B. Genetics of variation in HDL cholesterol in humans and mice. Circ Res [Internet]. 2005 [cited 2016 Apr 28];96(1):27–42. Available from: http://www.ncbi.nlm.nih.gov/pubmed/15637305
78. von Eckardstein A. Differential diagnosis of familial high density lipoprotein deficiency syndromes. Atherosclerosis [Internet]. Elsevier BV; 2006;186(2):231–9. Available from: doi:10.1016/j.atherosclerosis.2005.10.033.
79. Khovidhunkit W, Memon RA, Feingold KR, Grunfeld C. Infection and inflammation-induced proatherogenic changes of lipoproteins. J Infect Dis [Internet]. Oxford University Press (OUP); 2000;181(s3):S462–72. Available from: doi:10.1086/315611.
80. Canner PL, Berge KG, Wenger NK, Stamler J, Friedman L, Prineas RJ, et al. Fifteen year mortality in coronary drug project patients: long-term benefit with niacin. J Am Coll Cardiol [Internet]. Elsevier BV; 1986;8(6):1245–55. Available from: doi:10.1016/s0735-1097(86)80293-5.
81. AIM-HIGH Investigators, Boden WE, Probstfield JL, Anderson T, Chaitman BR, Desvignes-Nickens P, et al. Niacin in patients with low HDL cholesterol levels receiving intensive statin therapy. N Engl J Med [Internet]. 2011 [cited 2016 May 1];365(24):2255–67. Available from: http://www.ncbi.nlm.nih.gov/pubmed/22085343
82. HPS2-THRIVE Collaborative Group, Landray MJ, Haynes R, Hopewell JC, Parish S, Aung T, et al. Effects of extended-release niacin with laropiprant in high-risk patients. N Engl J Med [Internet]. 2014 [cited 2016 May 1];371(3):203–12. Available from: http://www.ncbi.nlm.nih.gov/pubmed/25014686
83. Barter PJ, Rye K. Targeting high-density lipoproteins to reduce cardiovascular risk: what is the evidence ? Clin Ther [Internet]. Elsevier; 2015;37(12):2716–31. Available from: doi:10.1016/j.clinthera.2015.07.021.
84. Link JJ, Rohatgi A, de Lemos JA. HDL cholesterol: physiology, pathophysiology, and management. Curr Probl Cardiol [Internet]. Elsevier BV; 2007;32(5):268–314. Available from: doi:10.1016/j.cpcardiol.2007.01.004.
85. Hausenloy DJ, Yellon DM. Targeting residual cardiovascular risk: raising high-density lipoprotein cholesterol levels. Heart [Internet]. BMJ; 2008;94(6):706–14. Available from: doi:10.1136/hrt.2007.125401.
86. Kosmas C, DeJesus E, Rosario D, Vittorio T. CETP inhibition: past failures and future hopes. Clin Med Insights Cardiol. 2016; 10:37–42.
87. Pisciotta L, Fasano T, Calabresi L, Bellocchio A, Fresa R, Borrini C, et al. A novel mutation of the apolipoprotein A-I gene in a family with familial combined hyperlipidemia. Atherosclerosis [Internet]. Elsevier BV; 2008;198(1):145–51. Available from: doi:10.1016/j.atherosclerosis.2007.09.017.
88. Joy T, Wang J, Hahn A, Hegele RA. Apoa1 related amyloidosis: a case report and literature review. Clin Biochem [Internet]. Elsevier BV; 2003;36(8):641–5. Available from: doi:10.1016/s0009-9120(03)00110-3.
89. Hovingh GK, Brownlie A, Bisoendial RJ, Dube MP, Levels JHM, Petersen W, et al. A novel apoA-I mutation (L178P) leads to endothelial dysfunction, increased arterial wall thickness, and premature coronary artery disease. J Am Coll Cardiol [Internet]. Elsevier BV; 2004;44(7):1429–35. Available from: doi:10.1016/j.jacc.2004.06.070.
90. Gomaraschi M, Baldassarre D, Amato M, Eligini S, Conca P, Sirtori CR, et al. Normal vascular function despite low levels of high-density lipoprotein cholesterol in carriers of the apolipoprotein A-IMilano mutant. Circulation [Internet]. Ovid Technologies (Wolters Kluwer Health); 2007;116(19):2165–72. Available from: doi:10.1161/circulationaha.107.705657.
91. Sirtori CR, Calabresi L, Franceschini G, Baldassarre D, Amato M, Johansson J, et al. Cardiovascular status of carriers of the apolipoprotein A-IMilano mutant : the Limone sul Garda study. Circulation [Internet]. Ovid Technologies (Wolters Kluwer Health); 2001;103(15):1949–54. Available from: doi:10.1161/01.cir.103.15.1949.
92. Hovingh GK, de Groot E, van der Steeg W, Boekholdt SM, Hutten BA, Kuivenhoven JA, et al. Inherited disorders of HDL metabolism and atherosclerosis. Curr Opin Lipidol [Internet]. Ovid Technologies (Wolters Kluwer Health); 2005;16(2):139–45. Available from: doi:10.1097/01.mol.0000162318.47172.ef.
93. Voight BF, Peloso GM, Orho-Melander M, Frikke-Schmidt R, Barbalic M, Jensen MK, et al. Plasma HDL cholesterol and risk of myocardial infarction: a mendelian randomisation study. Lancet (London, England) [Internet]. 2012 [cited 2016 May 1]; 380(9841):572–80. Available from: http://www.ncbi.nlm.nih.gov/pubmed/22607825
94. Negi SI, Brautbar A, Virani SS, Anand A, Polisecki E, Asztalos BF, et al. Case study a novel mutation in the ABCA1 gene causing an atypical phenotype of Tangier disease. J Clin Lipidol [Internet]. Mosby, Inc; 2013;7(1):82–7. Available from: doi:10.1016/j.jacl.2012.09.004.
95. Kathiresan S, Melander O, Guiducci C, Surti A, Burtt NP, Rieder MJ, et al. Six new loci associated with blood low-density lipoprotein cholesterol, high-density lipoprotein cholesterol or triglycerides in humans. Nat Genet [Internet]. Nature Publishing Group; 2008;40(2):189–97. Available from: doi:10.1038/ng.75.
96. Willer CJ, Sanna S, Jackson AU, Scuteri A, Bonnycastle LL, Clarke R, et al. Newly identified loci that influence lipid concentrations and risk of coronary artery disease. Nat Genet [Internet]. Nature Publishing Group; 2008;40(2):161–9. Available from: doi:10.1038/ng.76.
97. Singaraja RR, Visscher H, James ER, Chroni A, Coutinho JM, Brunham LR, et al. Specific mutations in ABCA1 have discrete effects on ABCA1 function and lipid phenotypes both in vivo and

in vitro. Circ Res [Internet]. 2006 [cited 2016 Apr 28];99(4):389–97. Available from: http://www.ncbi.nlm.nih.gov/pubmed/16873719
98. Singaraja RR, Brunham LR, Visscher H, Kastelein JJP, Hayden MR. Efflux and atherosclerosis: the clinical and biochemical impact of variations in the ABCA1 gene. Arterioscler Thromb Vasc Biol [Internet]. 2003 [cited 2016 Apr 28];23(8):1322–32. Available from: http://www.ncbi.nlm.nih.gov/pubmed/12763760
99. Rosenson RS, Jr Brewer HB, Ansell BJ, Barter P, Chapman MJ, Heinecke JW, et al. Dysfunctional HDL and atherosclerotic cardiovascular disease. Nat Publ Gr [Internet]. Nature Publishing Group; 2015;13(01):48–60. Available from: doi:10.1038/nrcardio.2015.124.
100. Clee SM, Kastelein JJP, van Dam M, Marcil M, Roomp K, Zwarts KY, et al. Age and residual cholesterol efflux affect HDL cholesterol levels and coronary artery disease in ABCA1 heterozygotes. J Clin Invest [Internet]. American Society for Clinical Investigation; 2000;106(10):1263–70. Available from: doi:10.1172/jci10727.
101. van Dam MJ, de Groot E, Clee SM, Hovingh GK, Roelants R, Brooks-Wilson A, et al. Association between increased arterial-wall thickness and impairment in ABCA1-driven cholesterol efflux: an observational study. Lancet [Internet]. Elsevier BV; 2002;359(9300):37–41. Available from: doi:10.1016/s0140-6736(02)07277-x.
102. Frikke-Schmidt R, Nordestgaard BG, Stene MCA, Sethi AA, Remaley AT, Schnohr P, et al. Association of loss-of-function mutations in the ABCA1 gene with high-density lipoprotein cholesterol levels and risk of ischemic heart disease. JAMA [Internet]. 2008 [cited 2016 Apr 28];299(21):2524–32. Available from: http://www.ncbi.nlm.nih.gov/pubmed/18523221
103. Brunham LR, Singaraja RR, Duong M, Timmins JM, Fievet C, Bissada N, et al. Tissue-specific roles of ABCA1 influence susceptibility to atherosclerosis. Arterioscler Thromb Vasc Biol [Internet]. Ovid Technologies (Wolters Kluwer Health); 2009;29(4):548–54. Available from: doi:10.1161/atvbaha.108.182303.
104. Clee SM, Zwinderman AH, Engert JC, Zwarts KY, Molhuizen HOF, Roomp K, et al. Common genetic variation in ABCA1 is associated with altered lipoprotein levels and a modified risk for coronary artery disease. Circulation [Internet]. Ovid Technologies (Wolters Kluwer Health); 2001;103(9):1198–205. Available from: doi:10.1161/01.cir.103.9.1198.
105. Zwarts KY, Clee SM, Zwinderman AH, Engert JC, Singaraja R, Loubser O, et al. ABCA1 regulatory variants influence coronary artery disease independent of effects on plasma lipid levels. Clin Genet [Internet]. Wiley-Blackwell; 2002;61(2):115–25. Available from: doi:10.1034/j.1399-0004.2002.610206.x.
106. Brunham LR, Kastelein JJP, Hayden MR. ABCA1 gene mutations, HDL cholesterol levels, and risk of ischemic heart disease. JAMA [Internet]. 2008 [cited 2016 Apr 28];300(17):1997–8; author reply 1998. Available from: http://www.ncbi.nlm.nih.gov/pubmed/18984885
107. Kiss RS, Kavaslar N, Okuhira K -I, Freeman MW, Walter S, Milne RW, et al. Genetic etiology of isolated low HDL syndrome: incidence and heterogeneity of efflux defects. Arterioscler Thromb Vasc Biol [Internet]. Ovid Technologies (Wolters Kluwer Health); 2007;27(5):1139–45. Available from: doi:10.1161/atvbaha.106.137646.
108. Ayyobi AF, McGladdery SH, Chan S, John Mancini GB, Hill JS, Frohlich JJ. Lecithin: cholesterol acyltransferase (LCAT) deficiency and risk of vascular disease: 25 year follow-up. Atherosclerosis [Internet]. Elsevier BV; 2004;177(2):361–6. Available from: doi:10.1016/j.atherosclerosis.2004.07.018.
109. Van Den Bogaard B, Holleboom AG, Duivenvoorden R, Hutten BA, Kastelein JJP, Hovingh GK, et al. Patients with low HDL-cholesterol caused by mutations in LCAT have increased arterial stiffness. Atherosclerosis [Internet]. Elsevier Ltd; 2012;225(2):481–5. Available from: doi:10.1016/j.atherosclerosis.2012.09.022.
110. Calabresi L, Baldassarre D, Simonelli S, Gomaraschi M, Amato M, Castelnuovo S, et al. Plasma lecithin : cholesterol acyltransferase and carotid intima-media thickness in European individuals at high cardiovascular risk. J Lipid Res. 2011;52:1569–74.
111. Saeedi R, Li M, Frohlich J. A review on lecithin : cholesterol acyltransferase de fi ciency. Clin Biochem. 2015;48:472–5.
112. Shah PK. Inhibition of CETP as a novel therapeutic strategy for reducing the risk of atherosclerotic disease. Eur Heart J [Internet]. Oxford University Press (OUP); 2006;28(1):5–12. Available from: doi:10.1093/eurheartj/ehl392.
113. Tsai MY, Johnson C, Kao WHL, Sharrett AR, Arends VL, Kronmal R, et al. Cholesteryl ester transfer protein genetic polymorphisms, HDL cholesterol, and subclinical cardiovascular disease in the multi-ethnic study of atherosclerosis. Atherosclerosis [Internet]. Elsevier BV; 2008;200(2):359–67. Available from: doi:10.1016/j.atherosclerosis.2007.12.038.
114. Klerkx AHEM, de Grooth GJ, Zwinderman AH, Jukema JW, Kuivenhoven JA, Kastelein JJP. Cholesteryl ester transfer protein concentration is associated with progression of atherosclerosis and response to pravastatin in men with coronary artery disease (REGRESS). Eur J Clin Invest [Internet]. Wiley-Blackwell; 2004;34(1):21–8. Available from: doi:10.1111/j.1365-2362.2004.01281.x.
115. Smilde TJ, van Wissen S, Awollersheim H, Trip MD, Kastelein JJP, Stalenhoef AFH. Effect of aggressive versus conventional lipid lowering on atherosclerosis progression in familial hypercholesterolemia (ASAP): a prospective, randomised, double-blind trial. Lancet [Internet]. Elsevier BV; 2001;357(9256):577–81. Available from: doi:10.1016/s0140-6736(00)04053-8.
116. Boekholdt SM, Kuivenhoven J-A, Wareham NJ, Peters RJG, Jukema JW, Luben R, et al. Plasma levels of cholesteryl ester transfer protein and the risk of future coronary artery disease in apparently healthy men and women: the prospective EPIC (European Prospective Investigation into Cancer and nutrition)-Norfolk population study. Circulation [Internet]. 2004 [cited 2016 Apr 28];110(11):1418–23. Available from: http://www.ncbi.nlm.nih.gov/pubmed/15337694
117. Agerholm-Larsen B, Tybjarg-Hansen A, Schnohr P, Steffensen R, Nordestgaard BG. Common cholesteryl ester transfer protein mutations, decreased HDL cholesterol, and possible decreased risk of ischemic heart disease : the Copenhagen City heart study. Circulation [Internet]. Ovid Technologies (Wolters Kluwer Health); 2000;102(18):2197–203. Available from: doi:10.1161/01.cir.102.18.2197.
118. Curb JD, Abbott RD, Rodriguez BL, Masaki K, Chen R, Sharp DS, et al. A prospective study of HDL-C and cholesteryl ester transfer protein gene mutations and the risk of coronary heart disease in the elderly. J Lipid Res [Internet]. 2004 [cited 2016 Apr 28];45(5):948–53. Available from: http://www.ncbi.nlm.nih.gov/pubmed/14967821
119. Moriyama Y, Okamura T, Inazu A, Doi M, Iso H, Mouri Y, et al. A low prevalence of coronary heart disease among subjects with increased high-density lipoprotein cholesterol levels, including those with plasma cholesteryl ester transfer protein deficiency. Prev Med (Baltim) [Internet]. Elsevier BV; 1998;27(5):659–67. Available from: doi:10.1006/pmed.1998.0340.
120. Thompson A, Di Angelantonio E, Sarwar N, Erqou S, Saleheen D, Dullaart RPF, et al. Association of cholesteryl ester transfer protein genotypes with CETP mass and activity, lipid levels, and coronary risk. JAMA [Internet]. American Medical Association (AMA); 2008;299(23):2777. Available from: doi:10.1001/jama.299.23.2777.
121. van Acker BAC, Botma G-J, Zwinderman AH, Kuivenhoven JA, Dallinga-Thie GM, Sijbrands EJG, et al. High HDL cholesterol does not protect against coronary artery disease when associated with combined cholesteryl ester transfer protein and hepatic lipase gene variants. Atherosclerosis [Internet]. Elsevier BV; 2008;200(1):161–7. Available from: doi:10.1016/j.atherosclerosis.2007.11.019.
122. Mukherjee M, Shetty KR. Variations in high-density lipoprotein cholesterol in relation to physical activity and Taq 1B polymorphism of the cholesteryl ester transfer protein gene. Clin Genet [Internet]. Wiley-Blackwell; 2004;65(5):412–8. Available from: doi:10.1111/j.0009-9163.2004.0237.x.
123. Beigneux AP, Franssen R, Bensadoun A, Gin P, Melford K, Peter J, et al. Chylomicronemia with a mutant GPIHBP1 (Q115P) that cannot bind lipoprotein lipase. Arterioscler Thromb Vasc Biol [Internet]. Ovid Technologies (Wolters Kluwer Health); 2009;29(6):956–62. Available from: doi:10.1161/atvbaha.109.186577.

124. Brahm AJ, Hegele RA. Chylomicronaemia – current diagnosis and future therapies. Nat Publ Gr [Internet]. Nature Publishing Group; 2015;11(6):352–62. Available from: doi:10.1038/nrendo.2015.26.
125. Brunzell JD. Hypertriglyceridemia. N Engl J Med [Internet]. New England Journal of Medicine (NEJM/MMS); 2007;357(10):1009–17. Available from: doi:10.1056/nejmcp070061.
126. Birjmohun RS, Hutten BA, Kastelein JJP, Stroes ESG. Efficacy and safety of high-density lipoprotein cholesterol-increasing compounds: a meta-analysis of randomized controlled trials. J Am Coll Cardiol [Internet]. 2005 [cited 2016 Apr 28];45(2): 185–97. Available from: http://www.ncbi.nlm.nih.gov/pubmed/15653014
127. Grundy SM, Cleeman JI, Merz CNB, Brewer HB, Clark LT, Hunninghake DB, et al. Implications of recent clinical trials for the National Cholesterol Education Program Adult Treatment Panel III guidelines. Circulation [Internet]. 2004 [cited 2016 Apr 28];110(2):227–39. Available from: http://www.ncbi.nlm.nih.gov/pubmed/15249516
128. McKenney J. New perspectives on the use of niacin in the treatment of lipid disorders. Arch Intern Med [Internet]. American Medical Association (AMA); 2004;164(7):697. Available from: doi:10.1001/archinte.164.7.697.
129. Pirillo A, Catapano AL. Update on the management of severe hypertriglyceridemia – focus on free fatty acid forms of omega-3. Drug Des Devel Ther. 2015;9:2129–37.
130. Hooper L, Ness A, Higgins JPT, Moore T, Ebrahim S. GISSI-Prevenzione trial. Lancet [Internet]. Elsevier BV; 1999;354(9189):1557. Available from: doi:10.1016/s0140-6736(05)76587-9.
131. Moens SJB, van Capelleveen JC, Stroes ESG. Inhibition of ApoCIII : the next PCSK9 ? Curr Opin Lipidol. 2014;25(6):418–22.
132. Merkel M, Eckel RH, Goldberg IJ. Lipoprotein lipase: genetics, lipid uptake, and regulation. J Lipid Res [Internet]. 2002 [cited 2016 Apr 28];43(12):1997–2006. Available from: http://www.ncbi.nlm.nih.gov/pubmed/12454259
133. Lam C-W, Yuen Y-P, Cheng W-F, Chan Y-W, Tong S-F. Missense mutation Leu72Pro located on the carboxyl terminal amphipathic helix of apolipoprotein C-II causes familial chylomicronemia syndrome. Clin Chim Acta [Internet]. Elsevier BV; 2006;364(1-2):256–9. Available from: doi:10.1016/j.cca.2005.07.025.
134. Benlian P, De Gennes JL, Foubert L, Zhang H, Gagné SE, Hayden M. Premature atherosclerosis in patients with familial chylomicronemia caused by mutations in the lipoprotein lipase gene. N Engl J Med [Internet]. New England Journal of Medicine (NEJM/MMS); 1996;335(12):848–54. Available from: doi:10.1056/nejm199609193351203.
135. Saika Y, Sakai N, Takahashi M, Maruyama T, Kihara S, Ouchi N, et al. Novel LPL mutation (L303F) found in a patient associated with coronary artery disease and severe systemic atherosclerosis. Eur J Clin Invest [Internet]. Wiley-Blackwell; 2003;33(3):216–22. Available from: doi:10.1046/j.1365-2362.2003.01129.x.
136. Myocardial Infarction Genetics, CARDIoGRAM Exome Consortia Investigators. Coding variation in ANGPTL4, LPL, and SVEP1 and the risk of coronary disease. N Engl J Med [Internet]. 2016 [cited 2016 May 1];374(12):1134–44. Available from: http://www.ncbi.nlm.nih.gov/pubmed/26934567
137. Connelly PW, Maguire GF, Little JA. Apolipoprotein CIISt. Michael. Familial apolipoprotein CII deficiency associated with premature vascular disease. J Clin Invest [Internet]. American Society for Clinical Investigation; 1987;80(6):1597–606. Available from: doi:10.1172/jci113246.
138. Stroes ES, Nierman MC, Meulenberg JJ, Franssen R, Twisk J, Henny CP, et al. Intramuscular administration of AAV1-Lipoprotein lipaseS447X lowers triglycerides in lipoprotein lipase-deficient patients. Arterioscler Thromb Vasc Biol [Internet]. Ovid Technologies (Wolters Kluwer Health); 2008;28(12):2303–4. Available from: doi:10.1161/atvbaha.108.175620.
139. Franssen R, Visser ME, Kuivenhoven JA, Kastelein JJP, Dallinga-Thie GM, Stroes ESG. Role of lipoprotein lipase in triglyceride metabolism: potential therapeutic target. Future Lipidol [Internet]. Future Medicine Ltd; 2008;3(4):385–97. Available from: doi:10.2217/17460875.3.4.385.
140. Scott LJ. Alipogene tiparvovec: a review of its use in adults with familial lipoprotein lipase deficiency. Drugs. 2015;75:175–82.
141. Yuan G, Al-Shali KZ, Hegele RA. Hypertriglyceridemia: its etiology, effects and treatment. Can Med Assoc J [Internet]. 8872147 Canada, Inc.; 2007;176(8):1113–20. Available from: doi:10.1503/cmaj.060963.
142. Smelt AHM, de Beer F. Apolipoprotein E and familial dysbetalipoproteinemia: clinical, biochemical, and genetic aspects. Semin Vasc Med [Internet]. Thieme Publishing Group; 2004;4(03):249–57. Available from: doi:10.1055/s-2004-861492.
143. Walden CC, Hegele RA. Apolipoprotein E in hyperlipidemia. Ann Intern Med [Internet]. 1994 [cited 2016 Apr 28];120(12):1026–36. Available from: http://www.ncbi.nlm.nih.gov/pubmed/8185134
144. Koopal C, Retterstøl K, Sjouke B, Hovingh GK, Ros E, De Graaf J, et al. Vascular risk factors , vascular disease, lipids and lipid targets in patients with familial dysbetalipoproteinemia : a European cross- sectional study. Atherosclerosis [Internet]. Elsevier Ltd; 2015;240(1):90–7. Available from: doi:10.1016/j.atherosclerosis.2015.02.046.
145. Lewis GF, Xiao C, Hegele RA. Hypertriglyceridemia in the genomic era: a new paradigm. Endocr Rev [Internet]. 2015;36(1):131–47. Available from: http://www.ncbi.nlm.nih.gov/pubmed/25554923
146. Wang J, Hegele RA. Homozygous missense mutation (G56R) in glycosylphosphatidylinositol-anchored high-density lipoprotein-binding protein 1 (GPI-HBP1) in two siblings with fasting chylomicronemia (MIM 144650). Lipids Heal Dis [Internet]. Springer Science + Business Media; 2007;6(1):23. Available from: doi:10.1186/1476-511x-6-23.
147. Gin P, Beigneux AP, Davies B, Young MF, Ryan RO, Bensadoun A, et al. Normal binding of lipoprotein lipase, chylomicrons, and apo-AV to GPIHBP1 containing a G56R amino acid substitution. Biochim Biophys Acta – Mol Cell Biol Lipids [Internet]. Elsevier BV; 2007;1771(12):1464–8. Available from: doi:10.1016/j.bbalip.2007.10.005.
148. Péterfy M, Ben-Zeev O, Mao HZ, Weissglas-Volkov D, Aouizerat BE, Pullinger CR, et al. Mutations in LMF1 cause combined lipase deficiency and severe hypertriglyceridemia. Nat Genet [Internet]. Nature Publishing Group; 2007;39(12):1483–7. Available from: doi:10.1038/ng.2007.24.

22 （早发）冠状动脉疾病的遗传学

Jeanette Erdmann，Heribert Schunkert
刘钟应　鲁向锋　译

摘　要

冠状动脉疾病（CAD）及其主要并发症心肌梗死（myocardial infarction，MI）依然是工业社会中人类的头号死因，2010 年美国每 6 例死亡中约有 1 例死于 CAD[1]。CAD 是血管壁发生慢性病理改变而引起的临床表现[2]。Carl Müller（1886—1983 年）在 1939 年首次发现了血浆胆固醇水平升高、黄色瘤和早发 CAD 之间的关系，为 CAD 的遗传学基础及其与胆固醇的相关性提供了早期证据[3]。目前已证明 CAD 是由多个基因与环境因素相互作用引起。同样，多因素病因适用于许多潜在的心血管危险因素，包括高胆固醇血症、高血压、糖尿病和吸烟。

引言

内源性（遗传）和外源性（营养、体育活动、治疗等）因素均会影响动脉粥样硬化病变的发生，其可直接作用于血管壁或通过传统危险因素间接影响，或通过增强或减弱其他相关通路的相互作用[2]。在细胞水平，动脉粥样硬化是一个复杂的过程，主要特征表现为内皮功能障碍、脂质和基质沉积、循环细胞迁移和局部转化、平滑肌细胞（SMC）增殖、钙化、炎症及最后的血栓形成[2]。在这种情况下，遗传调节机制可能影响疾病发展过程中的多个环节。

评估家族史可指导评估患者发生冠状动脉事件的遗传风险。虽然仅有 20% ～ 30% 的 CAD 患者具有阳性家族史，但当代分子遗传学研究发现，影响 CAD 风险的遗传变异可能在人群中相当普遍。事实上，自 2007 年以来发现了大量风险等位基因与 CAD 相关，说明几乎所有个体都具有不同数量的遗传易感变异。例如，75% 的西欧人携带至少 1 个染色体 9p21.3 风险等位基因的变异，无论其是否有家族史，均可使 CAD 的患病风险增加 25%[4]。

因此，遗传因素可能在所有 CAD 患者中均发挥不同程度的作用，即使其家族史为阴性。尽管如此，有多名家族成员患病的罕见家系病例有助于鉴定特定分子基因缺陷，这些基因有望成为风险预测的新靶点，也能提高我们对 CAD 病理生理学的认识。

家族史的重要性

家族史评估是了解 CAD 复杂疾病进程中遗传因素作用的基础。若个体有男性一级亲属在 55 岁前或女性一级亲属在 65 岁前被诊断为 MI，则认为该个体具有家族遗传倾向。Framingham 心脏研究发现不同早发 MI 家族史对于个体风险增加的影响略有不同，如父母早发 MI，则该个体风险增加 45%；

亲兄弟姊妹早发 MI，则该个体风险增加 99%（图 22.1）。

同时，个体发病风险随患病亲属发病年龄的下降而上升[5-7]。个体的二级亲属患病也能在一定程度上增加 MI 风险[8]。在有多名患病成员的家族中，传统心血管危险因素出现的频率也有所增加[9]。

此外，患病家族成员常具有相同的与 MI 发生率升高相关的生活方式（如吸烟）。有趣的是，Northwick Park 心脏研究和 Reykjavik 队列研究均发现，即使校正传统危险因素后，阳性家族史个体的风险仍显著增加（OR = 1.5 ～ 1.8）[10-11]。因此，与 CAD 阳性家族史相关的风险增加部分独立于传统危险因素，表明两者可能通过不同的致病机制影响 CAD 的发生[12]。

研究发现，发生 MI 个体的同卵双胞胎再发 MI 的风险高。此时，若双生子中的一位在年轻时患病，则另一位在 55 岁前死于 MI 的概率升高 8 倍[13]。然而，在罕见的常染色体显性遗传性 MI 家系中，与家族史相关的风险最高[14-15]。

CAD 的家系特点

有些家系存在极高的 CAD/MI 患病率。除 Wang 等[14]和 Erdmann 等[15]报道的两个大型家系研究（见下文）外，大部分家系研究由于疾病的高致死率而未能进行系统的遗传学分析。在德国 MI 家系研究中，研究者特意寻找有至少 4 例存活患者的大家系。总的来说，这些家系在所有 MI 患者中的占比不足 0.1%。基于 19 个家系图谱的统计模拟分析发现，这些病例的遗传模式可能均为常染色体显性遗传。这些家系研究有望在未来拓展人们对 MI 相关基因的认识。然而，正如家族性高胆固醇血症（FH），部分大家系中的复杂寡基因遗传病可能会被误认为是单基因遗传病[16-17]。

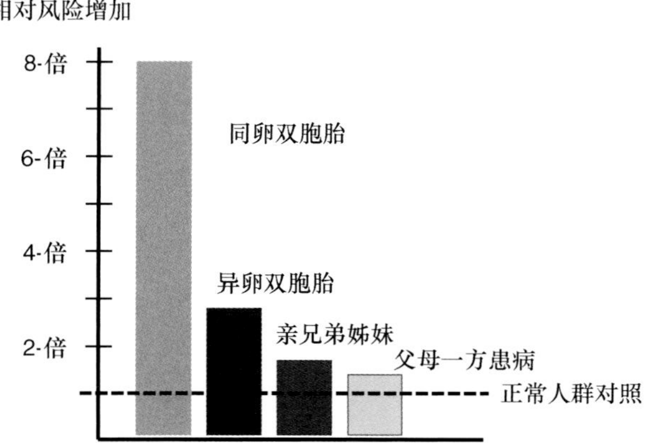

图 22.1 不同家族患病背景下，个体 CAD/MI 发病风险的相对增加量。同卵双胞胎和异卵双胞胎的风险是假设其中一个双生子在 55 岁前死于 MI 而估算的另一个双生子的发病风险

MEF2A

Wang 等在一个常染色体显性遗传性 MI 家系中发现了 1 个位于转录因子 *MEF2A* 基因上的突变，标志着研究者首次发现家族性遗传缺陷可引起人类 MI[14]。*MEF2A* 基因上一段 21 bp 的缺失似乎可导致冠状血管壁的上皮细胞异常，进而容易造成斑块沉积最终可能导致 MI。有趣的是，在小鼠中发现该通路对于防止内皮细胞凋亡和因血管阻塞所致的死亡起重要作用。然而，目前遗传学研究发现，该基因与人类 CAD/MI 的发病率无显著关联，而大型病例对照研究和全基因组关联分析（GWAS）中也未发现 *MEF2A* 基因的 SNP 与 CAD/MI 存在显著关联[18-19]。

GUCY1A3

近期的一项家系研究发现，*GUCY1A3* 基因与 MI 相关。可溶性鸟苷酸环化酶（soluble guanylyl cyclase, sGC）异二聚体由 α1 和 β1 亚基组成，而 *GUCY1A3* 基因编码 sGC 的 α1 亚基[15]。sGC 复合物发挥一氧化氮受体的作用，可催化第二信使 cGMP 的形成[20]。通过对一个有 MI 家族史的大家系中的 3 例患病家族成员进行全外显子组测序发现，*GUCY1A3* 基因存在 1 个功能失去突变。*GUCY1A3* 突变通过降低其蛋白质的 α1 亚基含量、消除 sGC 酶活性、降低 cGMP 生成量而使 sGC 功能受损[15]。此外，sGC 酶 α1 亚基功能缺陷的小鼠表现为局部创伤时微循环中的血栓形成速度加快。有研究在同一个家系中发现存在另一个位于 *CCT7* 的突变，证明可稳定 sGC 酶 α1β1 二聚体的 *CCT7* 基因也对 MI 有影响[21]。此外，在 MI 患者中还鉴定出一些具有潜在功能的 *GUCY1A3* 罕见变异[15]。有趣的是，除这些罕见突变外，CARDIoGRAM + C4D 联盟在一项 GWAS meta 分析中发现 *GUCY1A3* 基因的常见变异与 CAD 显著相关（OR = 1.08；$P = 4.57\times10^{-9}$）（图 22.2）[22]。通过 GWAS 鉴定出编码内皮一氧化氮合酶的 *NOS3* 基因是 CAD 的风险基因，为 NO-sGC-cGMP 通路

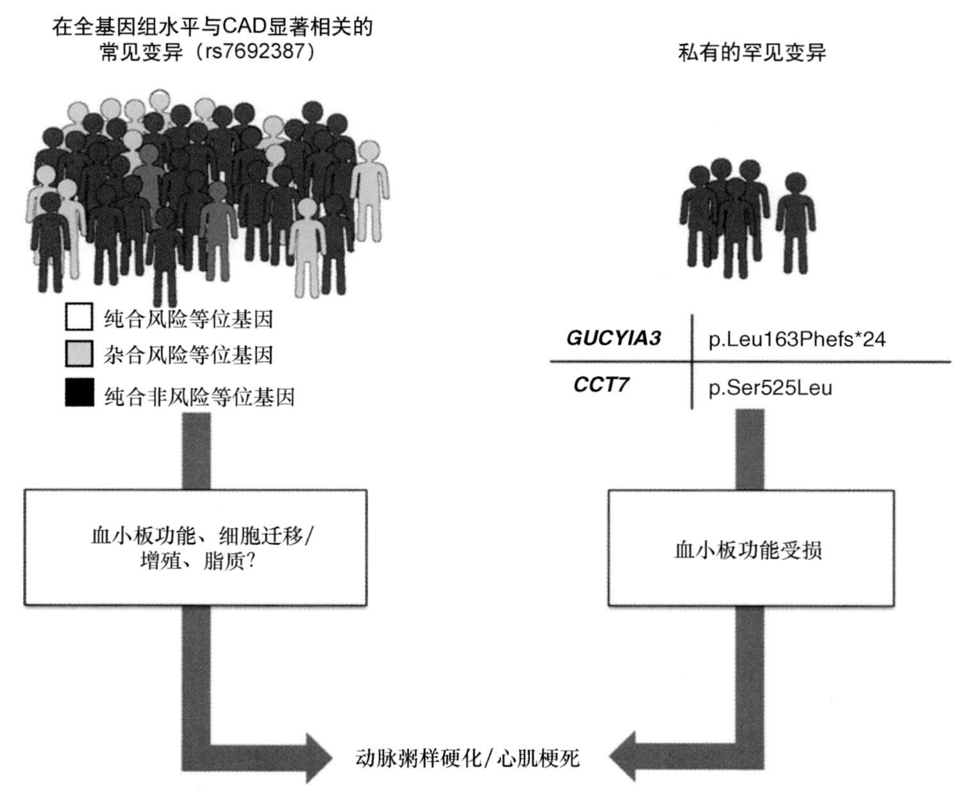

图 22.2 *GUCY1A3* 基因的常见变异和罕见变异均与动脉粥样硬化和 MI 相关。编码 GUCY1A3 及其伴侣蛋白 CCT η 的双基因罕见变异影响巨大，强调了 cGMP 通过改变血小板聚集抑制作用在动脉粥样硬化和 MI 中所起的关键作用。具有轻度影响的常见变异（如 rs7692387）与 CAD 和 MI 显著相关。目前正在开展相关研究以阐明其病理生理作用（Figure taken from Wobst et al.[20]）。

在介导 CAD 和 MI 风险中起关键作用提供进一步的遗传学证据[20，23-24]。

CAD 的遗传力评估

评估一种临床表型（性状）遗传组分的经典方法［即“遗传力（heritability）”］是指性状的所有变异中遗传因素能解释的百分比。通过比较相关个体间某些性状值的相似度高于不相关或相关性较弱个体，可评估遗传力。人类中最简单的概念研究设计就是比较同卵双生和异卵双生。同卵双生的基因 100% 相同，而异卵双生的基因平均有 50% 相同。若一种性状受遗传因素影响，则该性状在同卵双生中的相似度应比异卵双生更高。

由于遗传力的估计需要满足特定假设，所以其数值仅是粗略的近似值。特别是人群中看似健康个体的风险等位基因高患病率可能会导致相关遗传因素的真实作用被低估。

冠状动脉解剖学和病理学的遗传力

近期研究证明，CAD 的遗传力评估部分取决于冠状动脉的形态。尤其是患病的亲兄弟姊妹中左主干病变和冠状动脉近端狭窄的再发率高。冠状动脉口狭窄和近端狭窄的遗传力 $h2 = 0.32$，表明该表型中约 1/3 的变异可由遗传因素解释（$P = 0.008$）。同样，扩张型冠状动脉粥样硬化和冠状动脉管腔外钙化也具有极高的遗传力，腹主动脉也是如此[25]。因此，除家族史外，了解患病家族成员的冠状动脉病变情况可能会提高一级亲属的风险预测能力[26]。

影响 CAD 的基因

在过去 30 年里，大量研究都集中于明确 CAD 和 MI 的遗传组成及其危险因素。最初的研究主要针对可能参与动脉粥样硬化过程的已知性状的候选基因，包括肾素-血管紧张素系统、脂蛋白代谢、炎症和凝血的相关基因。然而，其中很多候选基因的研究结果未能在连续研究中得到重复。因此，21 世纪初开始采用新的基因鉴定策略来研究整个基因组。在无先验假设的前提下进行全基因组连锁分析，可寻找整个基因组中患病家族成员共有的染色体区域。虽然这些研究鉴定出了多个影响 MI 发病的染色体区域，但这些区域太大而无法定位到特定的致病基因或分子变异[27]。

这些努力使得遗传学研究的技术和方法取得巨大进展，促使 GWAS 于 2005 年问世[28]，并使得对 CAD 和 MI 的探索在两年后进入一个新时代[29-32]。近 10 年，GWAS 鉴定出数百个与一系列疾病（如 CHD、高血压、高胆固醇血症及糖尿病）相关的基因变异。令人惊讶的是，迄今发现的大部分基因并未显示出在动脉粥样硬化的发展过程中起作用。因此，近期的一个重要任务就是了解这些基因影响疾病的基础病理生理机制。该研究的另一难点是，与孟德尔遗传性状不同，复杂心血管疾病的遗传学研究因风险等位基因与疾病存在不同程度的共分离而变得复杂。实际上，这些疾病相关的许多遗传变异在整体人群中都相对常见，所以尽管频率有所不同，但其在健康个体和患者中均普遍存在。因此，研究这些遗传因素的功能信息、相关基因表达及蛋白质表达模式至关重要。随后，遗传学研究可能会促进临床诊断并确定新的治疗靶点。

针对 CAD 和 MI 的 GWAS：新见解

目前，商业化的 DNA 芯片能对高达 430 万个 SNP 位点进行基因分型和统计学分析[33]。为进一步提高 GWAS 的效用，可使用一种被称为基因型填补（imputation）的计算方法。该方法基于人类基因组的整体单倍型结构推断缺失的基因型，协调用于 meta 分析的数据集，并增加可用于关联分析的标记总数[34]。基于千人基因组计划（1000 Genomes Project）的参考数据集[35]，目前已获得 3900 余万可用于分析的变异[36]。

自 2007 年以来，纳入 10 项独立的 GWAS 和 4 项大规模 GWAS 的 meta 分析共鉴定出 57 个达到全基因组显著性的基因座（图 22.3）。其中大部分基因座以常见变异［最小等位基因频率（minor allele frequency，MAF）为 10% ～ 90%］和效应值小

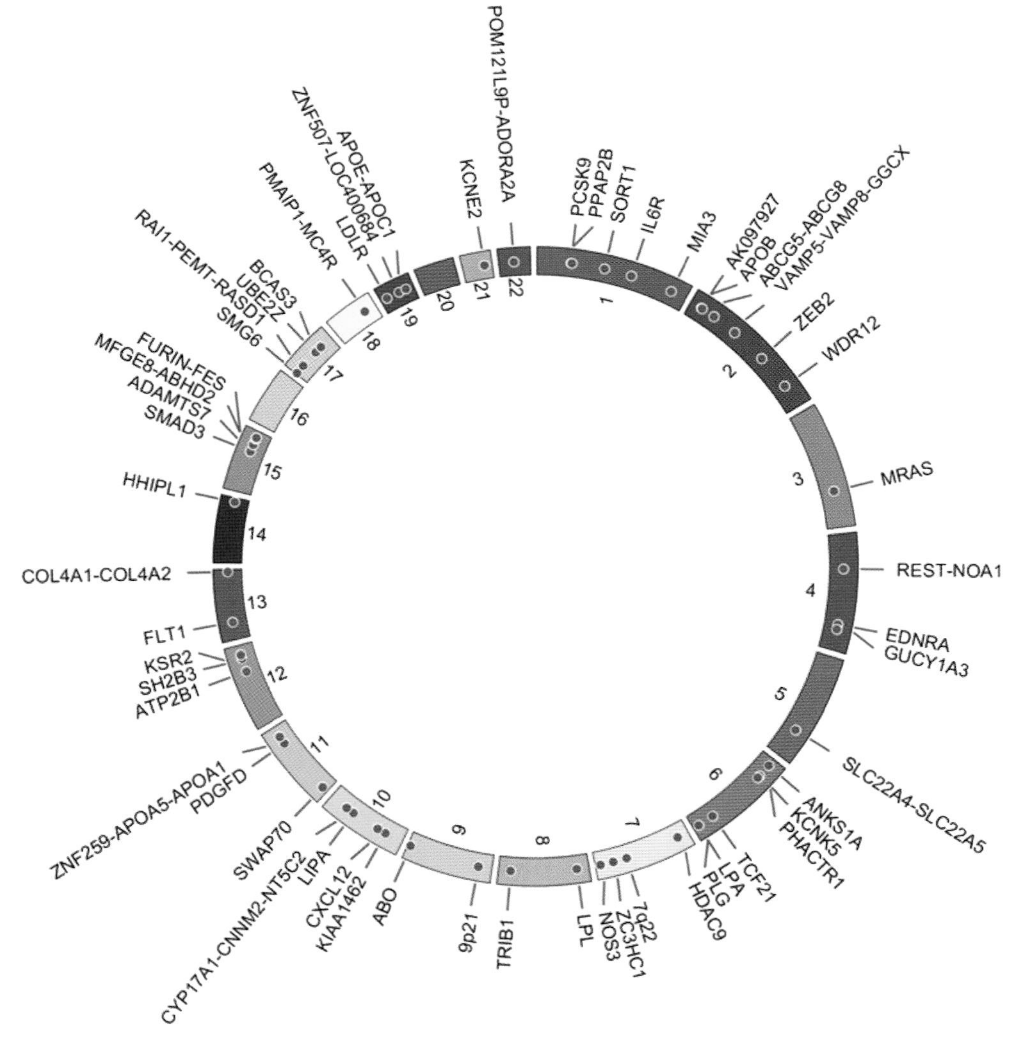

图 22.3　与 CAD 和 MI 相关且达到全基因组显著水平（$P < 5\times10^{-8}$）的基因区域环形图（2016 年 3 月）

（OR = 1.05～1.30）为特征（图 22.4）。总的来说，这些基因座可解释约 15% 的 CAD 和 MI 遗传力，但大部分基因座与疾病相关信号通路的潜在病理机制尚不清楚。然而，约有 1/3 的基因座表现为多效性且与传统危险因素相关，如低密度脂蛋白胆固醇（LDL-C）、高密度脂蛋白胆固醇（HDL-C）和甘油三酯等[23]。

CAD 基因座的注释

在过去 10 年里，GWAS 无疑变革了增加复杂疾病（如 CAD）风险的基因变异的鉴定方法。然而，对这些基因座的解释才刚刚开始[37]。了解 CAD 遗传学机制的下一步工作是仔细分析 GWAS 的结果，即绘制基因座定位到基因和信号通路的图谱。然而，根据 GWAS 基因座分析出复杂的遗传学机制并

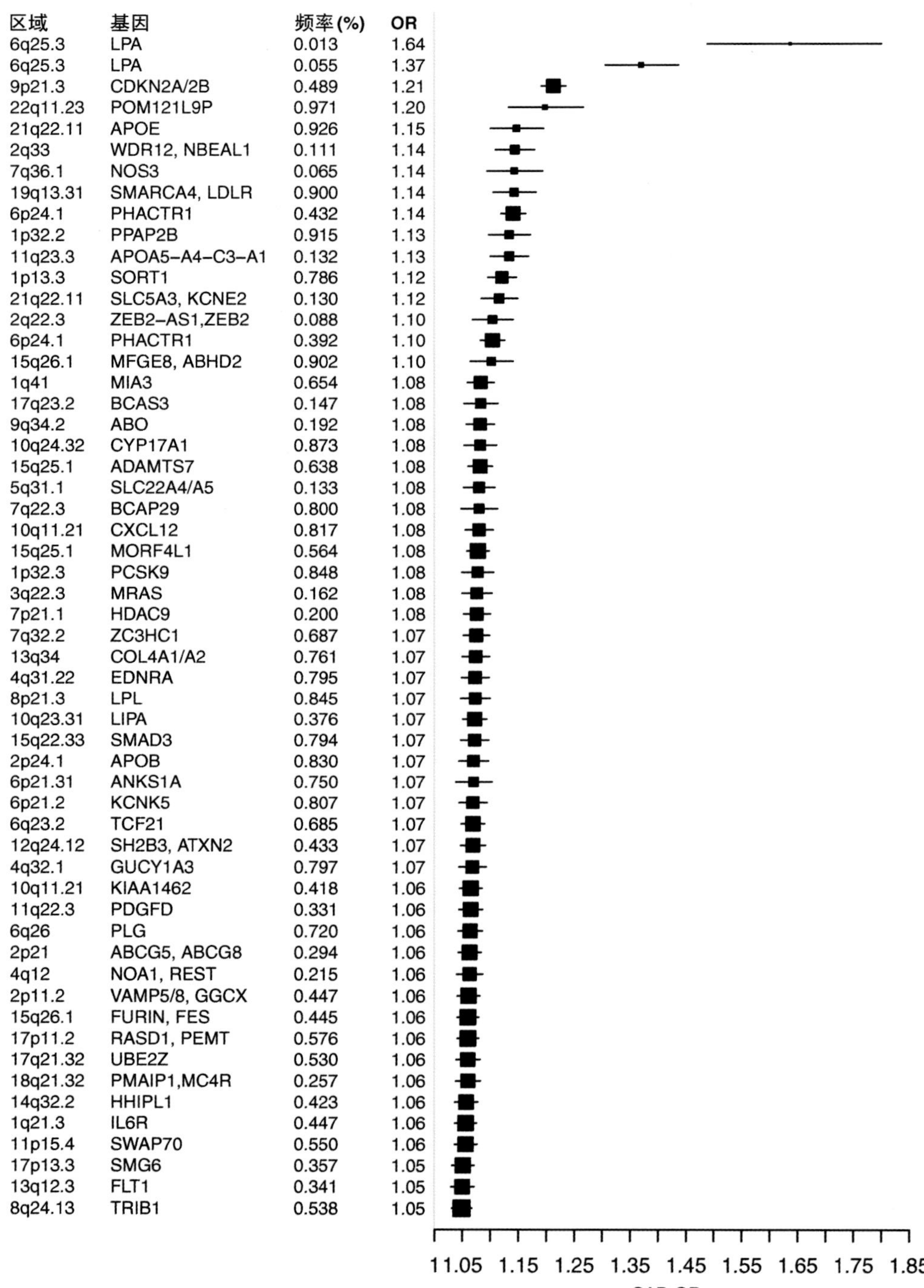

图 22.4　56 个与 CAD 相关且达到全基因组显著水平的常见等位基因。该图显示了染色体位置、邻近基因、风险等位基因的频率和 CAD 的比值比（OR）

不容易，仅使用 GWAS 数据无法完成。事实上，鉴定出潜在的遗传学病因非常困难，因为大多数与复杂疾病相关的 SNP 位于基因组的非编码区域，可能会对多个基因产生影响，包括不临近的基因。为了更好地理解 GWAS 数据中的潜在遗传因素，近期的研究常结合不同数据集对 CAD 基因座进行详细注释。越来越多公开可用的“组学”数据集的出现（如 ENCODE 数据）促进了人们对基因座特征的深入了解[38-40]。Brænne 等的一项研究对已知 CAD 基因座内的所有 SNP [连锁不平衡（linkage disequilibrium，LD）：$r^2 > 0.8$] 按照其蛋白编码序列及其对基因表达的影响进行注释[41]。通过是否位于数量性状基因座（quantitative trait locus，QTL）、mi-RNA 结合位点、启动子或其他调节区域评估位点对基因表达的影响。基于这些计算机模拟研究结果（图 22.5），大部分基因座会影响调节基因的功能而不直接作用于蛋白质水平。此外，新基因已在功能上与已知的 GWAS 基因座相关联，而此前分配给该基因座（基于邻近性）的大量基因尚未得到验证[41]。因此，有必要对 GWAS 基因座的特征进行系统性描述，以便更好地理解疾病通路并开发新的治疗方案[42]。

染色体 9p21.3 区域

代表染色体 9p21.3 上 CAD/MI 基因座的标签 SNP 位点 rs1333049 的每个 C 等位基因（G/C，HapMap 欧洲人群的 MAF 为 0.46）与 CAD/MI 风险增加 25%（95% CI 1.16 ～ 1.35）相关。该风险等位基因的频率很高（高加索人群中约 75% 的个体至少携带 1 个风险等位基因），这就解释了为何携带

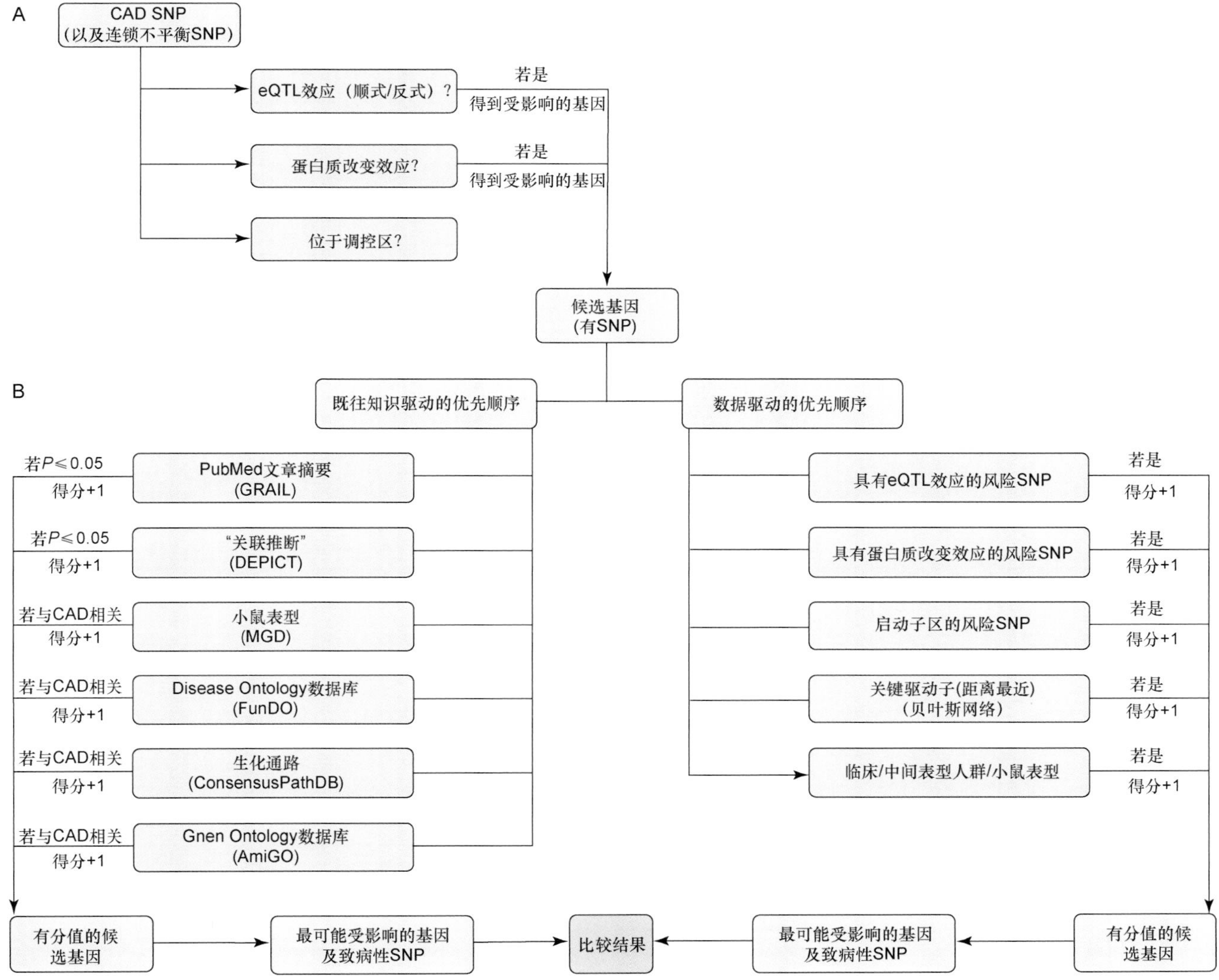

图 22.5 注释 SNP 及其潜在功能影响的生物信息学工作流程。详细信息可见 Braenne 等[41]（Figure taken from Braenne et al.[41]）。eQTL，表达数量性状基因座

rs1333049 C 等位基所导致 CAD/MI 风险升高的比例很高（22%），校正心血管风险评分后仍是如此[29]。

染色体 9p21.3 区域的多效性

多个人群的数据显示，染色体 9p21.3 区域不仅影响 CAD/MI 风险，还影响腹主动脉瘤、颅内动脉瘤、周围动脉疾病和心源性栓塞型卒中（cardioembolic stroke）的风险[43]。此外，Matarin 等[44]和 Gschwendtner 等[45]发现 9p21.3 区域也是动脉粥样硬化性卒中的主要风险基因座。该基因座对卒中的影响似乎与其对 CAD 的影响及其他卒中危险因素无关，进一步支持 9p21 区域在动脉疾病中作用广泛。近期研究发现，9p21.3 区域的常见变异与不直接和动脉粥样硬化相关的多种疾病表型存在关联。这些疾病谱从牙周炎到多种人类癌症（包括神经胶质瘤、基底细胞癌和家族性黑色素瘤）。有趣的是，该区域内的 *CDKN2A/2B* 肿瘤抑制基因编码细胞周期和（或）凋亡的关键调节因子。值得注意的是，CAD/MI 风险单倍型似乎并不与癌症基因座完全重合。虽然许多临床表型与 9p21.3 区域的关联仅为描述性，但功能学研究将有助于进一步揭示二者的关系。例如，5 项 GWAS 中的 3 项都发现染色体 9p21.3 上的相同基因座与 2 型糖尿病（type 2 diabetes mellitus，T2DM）相关。然而，深入研究发现，与 T2DM（CAD 的危险因素）和 CAD/MI 关联的区域位于相邻的连锁不平衡区域，并非相同的 SNP 位点（图 22.6）[46]。

染色体 9p21.3 区域的病理生理学

Broadbent 等[47]首先报道了 9p21.3 区域在 CAD/MI 发生中的病理生理学机制，他们发现 lncRNA ANRIL（一种长链非编码 RNA）与 CAD 高危单倍型均位于染色体 9p21.3 区域。该转录物在受动脉粥样硬化影响的组织和细胞中表达，因此也是染色体 9p21.3 CAD/MI 基因座的首要候选基因[47]。Liu 等[48]对来自健康先证者的纯化外周血 T 细胞中的 9p21 转录物表达情况进行分析[48]，发现在 CAD、卒中和主动脉瘤患者中所有 INK4/ARF 转录物［p15（INK4b）、p16（NK4a）、ARF 和 ANRIL］的表达水平均显著下降，而甲硫腺苷磷酸化酶（methylthioadenosine phosphorylase，MTAP）的表达未受基因型影响。Jarinova 等[49]在主动脉平滑肌中使用报告基因表达分析发现，9p21.3 区域内的一段保守序列具有增强子活性。此外，风险等位基因的纯合子健康个体中 ANRIL 短变异的全血 RNA 表达水平升高 2.2 倍，而 ANRIL 长变异的表达降低 1.2 倍。同时，与动脉粥样硬化相关的是，全基因组表达谱证明在风险等位基因携带者中，调控细胞增殖的基因集表达上调。这些结果表明，在风险等位基因携带者中，增强子元件的活性发生改变，从而通过调控 ANRIL 的表达促进动脉粥样硬化，进而导致控制细胞增殖通路的基因表达发生改变。Visel 等[50]报道了更多染色体 9p21.3 基因座的病理机制，他们发现小鼠 4 号染色体上直系同源的非编码 CAD 风险间隔区 70 kb 的缺失会影响邻近基因在心脏的表达以及血管细胞的增殖特性。尤其是非编码间隔区附近的两个基因（*Cdkn2a* 和 *Cdkn2b*）在 chr4Δ70kb/Δ70kb 小鼠心脏中的表达水平严重降低，表明非编码 CAD 风险间隔区中存在远距离作用的基因调节因子。chr4Δ70kb/Δ70kb 小鼠主动脉平滑肌细胞的原代培养表现出增殖过度和衰老减缓，这种细胞表型与 CAD 发病机制相一致[50]。近期，染色质构象捕获分析发现 9p21.3 基因座的序

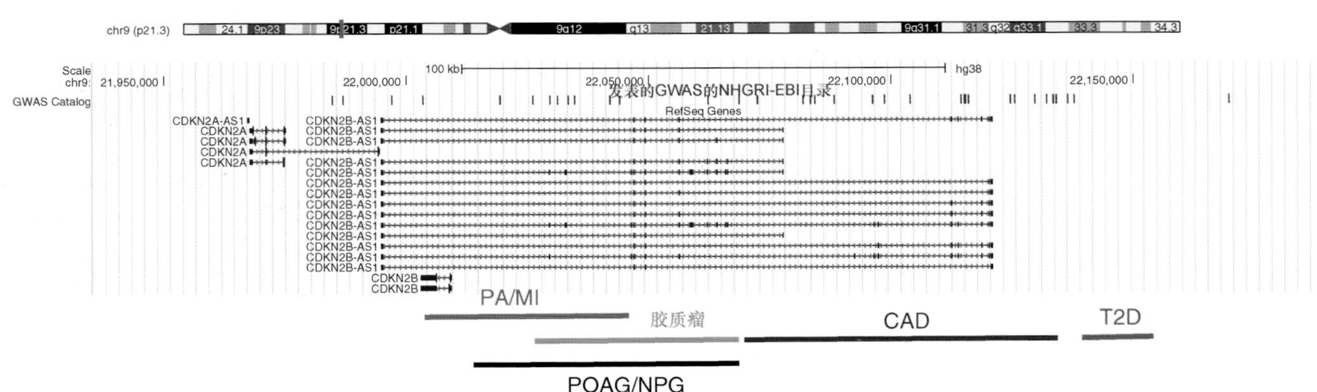

图 22.6　染色体 9p21 基因座单倍型的结构及其多效性（Modified from[46]）

列与附近短距离的 CDKN2A、CDKN2B 和 MTAP 的编码基因序列，以及远距离的 IFNW1 和干扰素 α21（IFNA21）的编码基因序列（9 号染色体上游约 100 万个碱基对）均存在相互作用[51]。这一发现之所以引人注目，是因为它表明 9p21.3 区域内增强子序列的作用距离比此前认为的要远得多。Holdt 和 Teupser 的综述[52]详细阐述了一个新概念，即 *ANRIL* 可能是一种表观遗传修饰调节因子，因此可调控心血管风险[52]。然而，自首次研究发表至今已近 10 年，目前关于 9p21 基因座内的 SNP 与 CAD 及其他疾病之间的潜在病理机制仍未完全阐明[53]。

SORT1：LDL-C 及其他

最初有关 CAD 的 GWAS 中鉴定出以 SNP rs599839 为代表的 1p13.3 基因座[29]。有趣的是，在其他多项研究中均发现该基因座与 LDL-C 相关[54]。欧洲人群中的 1 个次要等位基因 SNP rs599839（A/G，HapMap 欧洲人群中的 MAF 为 0.28）与较低的 CAD 风险及较低的 LDL-C 水平相关。SNP rs599839 约可解释循环 LDL-C 水平 1% 的变异，相当于更明确的 LDL 调节基因，特别是 *APOE*。SNP rs599839 位于 1p13.3 上的 1 个约 97 kb 的单倍型区块中。该染色体区域包含 4 个基因：*PSRC1*（编码富含脯氨酸 / 丝氨酸的卷曲螺旋蛋白 1）、*CELSR2*（编码钙黏着蛋白 EGF LAG 7 次跨膜 G 型受体 2）、*MYBPHL*（编码 H 样肌球蛋白结合蛋白）和 *SORT1*（编码分拣蛋白 1）。在心血管病小鼠模型及人类队列中，*PSRC1*、*CELSR2* 和 *SORT1* 的肝内 mRNA 表达水平与血浆中的 LDL-C 水平相关。CAD 风险等位基因（A）与 *CELSR2* 和 *SORT1* 基因表达水平较低以及 LDL-C 水平较高相关。*CELSR2* 和 *SORT1* 均参与细胞表面受体相关的信号转导[55]。SORT1 是一种跨膜受体蛋白，可与多种配体结合，参与脂蛋白脂肪酶（脂蛋白中甘油三酯水解的限速酶）的内吞和胞内降解[56]。近期还发现 SORT1 与含有 APOA-V 的乳糜微粒的内吞作用相关[57]。有研究证实 SNP rs599839 的 G 等位基因与全血 RNA 中较高的分拣蛋白 mRNA 水平相关。此外，转染细胞中分拣蛋白过表达可导致细胞对 LDL 颗粒摄取的增加。染色体 1p13 区域变异位点与 LDL-C 及 CAD 相关的原因可能是分拣蛋白基因表达增加导致组织摄取的 LDL 增加，进而导致 LDL-C 水平降低，从而降低 CAD 风险[58]。Musunuru 等报道了 1p13 基因座内的 1 个常见的非编码多态位点 rs12740374（与 rs599839 存在强连锁不平衡），可产生一个 C/EBP（CCAAT/ 增强子结合蛋白）转录因子结合位点，并影响 *SORT1* 基因在肝中的表达。而且，小鼠肝中的小干扰 RNA（small interfering RNA，siRNA）敲低及病毒过表达证明 Sort1 通过调节肝 VLDL 的分泌来影响血浆 LDL-C 和极低密度脂蛋白（VLDL）颗粒的水平。因此，Musunuru 等为一种新的脂蛋白代谢调控通路提供了功能学证据，并提示该通路的调控可能影响人类 MI 的发病风险[59]。然而，分拣蛋白似乎也参与了动脉粥样硬化的发展，其机制并不直接涉及 LDL-C，但可能是由于促炎性细胞因子（如 IL-6 和 TNF-α）分泌减少，并伴有免疫细胞中分拣蛋白的缺陷。综上所述，分拣蛋白不仅能调节 LDL-C 水平，还在心血管病的发生发展中起重要作用[60]。

ADAMTS-7：在动脉粥样硬化中的保护作用

在 *ADAMTS-7* 基因座内，最显著相关的 SNP rs3825807 的主要等位基因（A）与 CAD 发病率升高 8% 相关[61]。有趣的是，在 MI 和 CAD 血管造影表型的亚组分析中，该变异位点表现出的动脉粥样硬化相关性高于 MI（OR ＝ 1.20 *vs*. OR ＝ 1.08）[61-62]。另有 GWAS 报道了 *ADAMTS-7* 与人类冠状动脉钙化相关[63]。变异 rs3825807 是一个非同义多态性位点，腺嘌呤（A）变为鸟嘌呤（G）导致 ADAMTS-7 前肽结构域中的丝氨酸（Ser）替换为脯氨酸（Pro）。ADAMTS-7 是有血小板应答蛋白基序的解整合素样金属蛋白酶（a disintegrin and metalloproteinase with thrombospondin motif，ADAMTS）的家族成员。血管平滑肌细胞（vascular smooth muscle cell，VSMC）是动脉粥样硬化、钙化和再狭窄发展过程中迁移和增殖的关键细胞。既往研究尝试了解 ADAMTS-7 在 VSMC 中的潜在病理机制及其在血管疾病中的可能作用。Wang 等报道过 ADAMTS-7 参与 VSMC 的迁移[64]。ADAMTS-7 在动脉损伤时通过降解软骨寡聚基质蛋白（cartilage oligomeric matrix protein，COMP）促进新生内膜形成。此外，近期的一项研究表明，rs3825807 位点影响 ADAMTS-7 成熟、血小板应答蛋白 5 剪切（cleavage）和 VSMC 迁移，并对动脉粥样硬化和 CAD 有潜在的保护作用[65]。研究表明，ADAMTS-7 通过改变成骨蛋白 BMP2 与其天然抑制剂 COMP 之间的平衡来促进 VSMC 和主动脉钙化[66]。因此，基于这些研究，越来越多的证据表明 ADAMTS-7 与 VSMC 功能相关，这至少部分解释了其在动脉粥样硬化、血管重塑和钙化发展中的作用。然而，目前尚不清楚体内 ADAMTS-7 与血管重塑及动脉粥样硬化之间的确切机制。一项研究采用 *Adamts-7* 基因敲除（knockout，KO）小鼠来揭示 ADAMTS-7 在血管重塑中的作用，结果证明 *Adamts*-7 缺失小鼠在血管损伤后无法进行新生内膜形成。采用液相色谱-串联质谱法分泌物分析，鉴定出血小板应答蛋白 1 为 ADAMTS-7 的潜在底物。此外，ADAMTS-7 的 C- 末端在体内和体外直接与血小板应答蛋白 1 相关并参与其降解[67]。有趣的是，与此同时，另一项研究表明抑制 ADAMTS-7 对致动脉粥样硬化背景下［ApoE-KO 和（或）LDL-KO］缺乏 *Adamts-7* 小鼠的保护作用[68]。因此，迄今为止的所有研究都支持 ADAMTS-7 在 VSMC 功能中起关键作用。ADAMTS-7 缺乏有利于动脉粥样硬化和血管重塑，抑制 ADAMTS-7 有望成为新的治疗靶点。

ZC3HC1：单位点非同义 SNP

2011 年报道的 7 号染色体上的基因座仅含有 1 个全基因组范围内与 CAD/MI 显著相关的 SNP rs11556924（$P = 2.22\times10^{-9}$，C 变　成 T）[61]。rs11556924 位于 *ZC3HC1* 基因的蛋白质编码区，且不存在与之强连锁不平衡的其他 SNP（图 22.7）。该野生型等位基因 C 与 CAD/MI 风险较高相关，次要等位基因 T 的频率为 15.58%。该 SNP 是非同义突变，导致编码蛋白 363 位的精氨酸被组氨酸替代。虽然 rs11556924 与邻近基因 *KLHDC10* 存在表达数量性状基因座（expression quantitative trait locus，eQTL）效应[69]，但科学家认为 *ZC3HC1* 是进行功能学分析的更优候选基因，因为该 SNP 导致编码的蛋白质中的氨基酸发生改变[41]。

ZC3HC1 编码参与控制细胞周期的蛋白，即 ALK 的核相互作用伴侣蛋白（nuclear interaction partner of ALK，NIPA）。它在 2003 年首次被描述为致癌酪氨酸激酶——核仁磷蛋白-间变性淋巴瘤激酶（nucleophosmin-anaplastic lymphoma kinase，NPM-ALK）的可能的核内下游靶点[70]。尽管 NIPA 可直接结合 NPM-ALK，但不能被此激酶磷酸化。随后的研究发现，NIPA 是与细胞周期蛋白 B1 存在相互

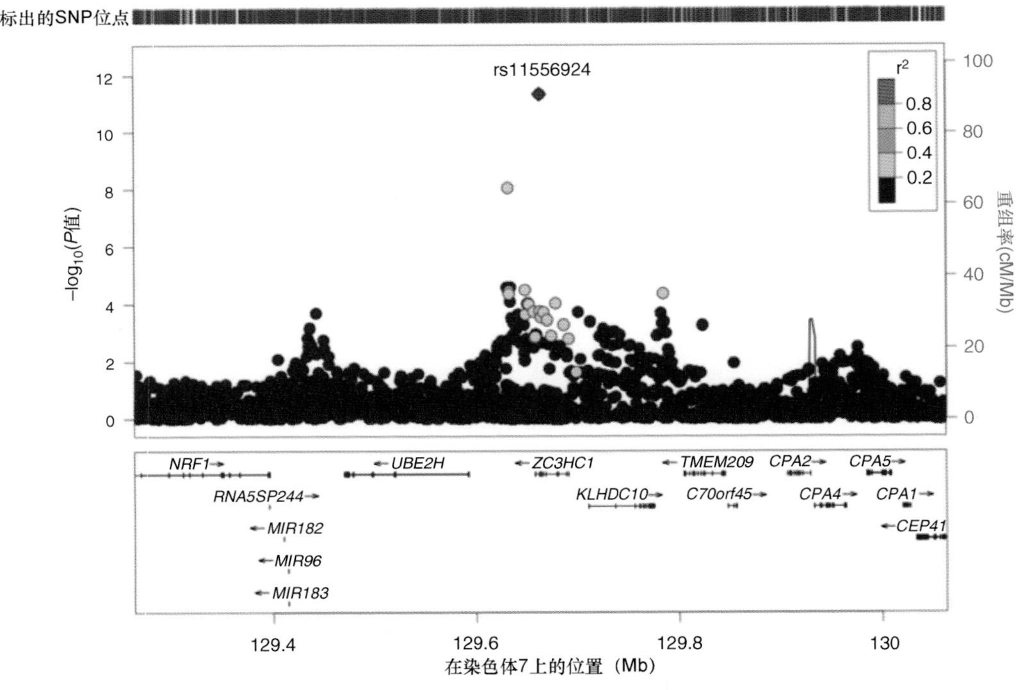

图 22.7　基于 1000G 的 meta 分析数据得到 7 号染色体上 rs11556924 的关联图（Nikpay et al.[23]）。未报道其他高度连锁不平衡的 SNP。SNP rs11556924 是一种错义突变，导致 363 位的精氨酸被组氨酸所替代（p.R363H）

作用的 SCF 型 E3- 泛素连接酶的一部分[71]。细胞周期蛋白 B1 是一种细胞周期调节蛋白。在细胞间期，周期蛋白 B1 定位于细胞质；有丝分裂前，其表达上调并运输至细胞核。SCF-NIPA 通过靶向结合核细胞周期蛋白 B1 来调节细胞周期蛋白 B1，并导致其降解[71]。进入 M 期后，细胞周期蛋白 B1 进入细胞核，然后 NIPA 通过磷酸化失活。NIPA 失活后，细胞周期蛋白 B1 可发挥促进有丝分裂早期事件的功能[72]。

近期研究发现 rs11556924 与芬兰人群中的高血压[73]以及颈动脉内膜中层厚度（carotid intimamedia thickness，cIMT）增加相关[74]。另一项基于日本人群的研究发现，该 SNP 与 CAD/MI 的常见结局——心房颤动相关[75]。López-Mejías 等发现纯合型非风险基因型与动脉粥样硬化的指征——较大的 cIMT 相关。Yamase 等也发现无风险等位基因是心房颤动的危险因素，而 Kunnas 等发现纯合型风险基因型与血压升高相关。虽然这些研究结果似乎相互矛盾，但巩固了基因座与心血管疾病间的关联。

染色体 6q26–27：单倍型方法发现风险 SNP 与 Lp（a）相关

通过全基因组单倍型分析，我们能够鉴别出 *SLC22A3-LPAL2-LPA* 基因簇是 CAD 的易感基因座[76]。由 4 个 SNP 组成的两种单倍型（*SLC22A3* 基因的 rs2048327、*LPAL2* 基因的 rs3127599、*LPA* 基因的 rs7767084 和 rs10755578）与 CAD/MI 风险始终显著相关［CTTG 单倍型，OR ＝ 1.2（95% CI 1.13 ～ 1.28）；CCTC 单倍型 OR ＝ 1.82（95%CI 1.57 ～ 2.12）］。有趣的是，既往只关注单个 SNP 分析的 GWAS 并未发现该基因座。Tregouet 等提出的方法可广泛用于其他复杂性状的 GWAS 数据分析。该方法采用滑动窗口法进行单倍型关联分析。该基因座与编码载脂蛋白（a）的 *LPA* 基因部分重叠，该蛋白是公认的 CAD 危险因素——脂蛋白（a）［lipoprotein(a),Lp(a)］的主要蛋白成分。事实上，Tregouet 等的研究表明，与 CAD 相关的单倍型也与 Lp(a) 水平升高相关，且在校正 Lp(a) 水平后，该单倍型不再与 CAD 相关，提示其与 CAD 风险的相关性是通过影响 Lp（a）水平介导的。遗传变异（特别是环状结构重复多态性）也影响 Lp（a）颗粒的大小。研究表明，Lp（a）颗粒小可能是独立的危险因素。基于以上发现，Clarke 等鉴定出等位基因频率低但对 CAD 有强影响（携带至少两个此类风险等位基因个体的 CAD 风险升高 2.5 倍）的新风险变异——rs10455872 和 rs3798220[77]。

（早发）CAD 的遗传特征

有趣的是，GWAS 中鉴定出的多个遗传变异所反映的遗传因素无法解释家族史阳性所代表的家族聚集性（图 22.8）。如前所述，GWAS 鉴定出的变异以等位基因频率高（即一个群体中的每名个体或多或少都受到多个风险等位基因的影响）和效应值低（即只能通过多个变异的累积效应才能具有临床意义）为特点。另一方面，阳性家族史似乎是通过罕见的、效应值更高的有害突变[79-80]或更常见的遗传变异间的特定相互作用（上位效应）而介导的[81-82]。因此，目前已知的风险等位基因仅能解释部分 CAD 和 MI 的遗传力也就不足为奇了[83-84]。

值得注意的是，家系研究中呈现共分离的少数基因和 GWAS 发现的基因间存在明显重叠。事实上，几乎所有引起单基因型 CAD 或 MI 的基因均能在 GWAS 中生成关联信号（即 *GUCY1A3*、*LDLR*、*PCSK9*、*APOB* 和 *LPA*），从而产生了从具有深远影响的罕见有害等位基因到具有轻微影响的常见等位基因的系列。单基因形式可用编码序列中的罕见有害突变来解释（图 22.9 左上角），而 GWAS 发现的关联信号通常来自相同基因及其调控区内的低效应值常见变异（图 22.9 右下角）[15-16，22，86]。

遗传变异及其相关治疗进展

虽然在过去的几十年里，大量研究聚焦于识别生物危险因素及开发能改变这些危险因素的药物，但实际上仅有几种药物（如阿司匹林、他汀类药物和降压药）被证明可降低 CAD 或 MI 的发病风险。利用人类基因组信息来确定药物开发的潜在治疗靶点是一种很有前景的新方法。该方法基于几乎所有基因都存在自然发生的遗传变异，其中包括

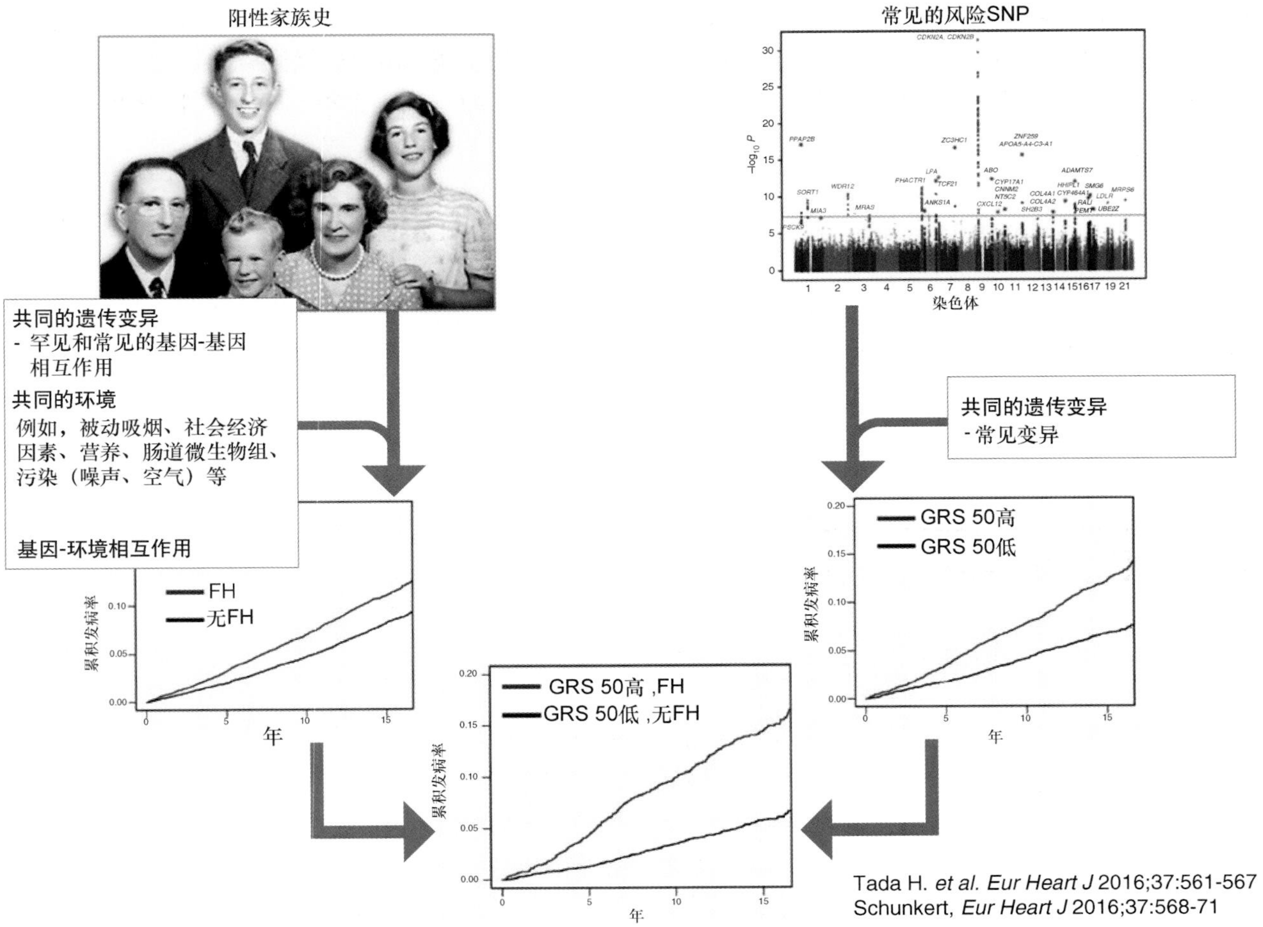

图 22.8　阳性家族史［家族性高胆固醇血症（FH）］和常见风险等位基因（遗传风险评分，GRS 50）在冠状动脉疾病风险预测中能够提供更多信息（Figure taken from Schunkert et al.[78]）

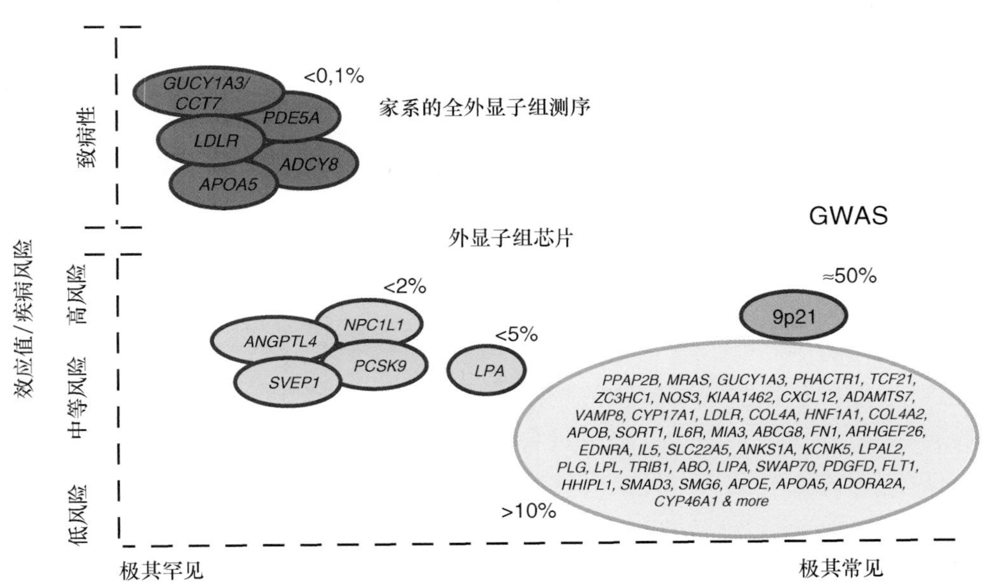

图 22.9　CAD 和 MI 的遗传学特征总结。在患病家系中通过全外显子组测序（WES）鉴定出 *GUCY1A3*、*ADCY8*、*PDE5A*、*LDLR* 和 *APOA5* 的罕见编码区变异。这些变异的风险效应值高，几乎表现出单基因遗传模式[15]。WES 或大规模外显子组芯片分析已鉴定出 *ANGPTL4*、*NPC1L1*、*PCSK9* 和 *SVEP1* 的低频变异。GWAS 已鉴定出风险效应值低的 50 多个基因座内的常见变异（Kessler[84]）

存在潜在药物特异性靶点的基因。若这些 DNA 序列变异可调控基因的功能或表达，则人群中这些变异所导致的临床表型能预测药物能否安全地降低疾病风险。所谓的“人类基因敲除”（个体携带双等位基因发生 LOF 突变）具有重要价值[87]。该创新方法——“成药性基因组（the druggable genome）”现已应用于多种药物-基因配对，其中一些药物已用于临床（如靶向 *NPC1L1* 的依折麦布和靶向 *HMGCR* 的他汀类药物），还有一些正在研发中（包括靶向 *PCSK9*、*APOC3*、*CETP* 和 *ASGR1* 的药物）（表 22.1）[93]。

现代 CAD 遗传学的经验教训

基于现有数据，对目前影响 CAD/MI 风险的基因特征总结如下：

- 几乎所有染色体基因座与疾病表现间的确切关联机制均不清楚，但可预见在不久的将来能够阐明其机制。
- 由于大部分（2/3）基因座与中间表型无关，故传统危险因素仅介导部分发病风险。
- 新发现的基因座所带来的遗传风险不依赖于阳性家族史所带来的风险。因此，使用分子遗传学信息预测疾病风险可超越传统危险因素的风险预测。
- 目前已知的每个常见风险等位基因仅能小幅增加 CAD 的患病率（每个等位基因 5% ～ 30%）。换言之，欧洲人群携带染色体 9p21.3 上纯合风险等位基因的个体与 25% 的未携带该等位基因的个体相比，其风险增加 50%。
- 风险等位基因的高频率说明在人群水平上遗传因素的影响是巨大的，即使每个受影响个体的患病风险仅轻微升高。

大量 CAD 的遗传学新信息为科学探索开辟了多种途径。从临床的角度看，目前亟须关注动脉粥样硬化的风险预测和（预防）治疗方法。

遗传风险预测可行吗？

虽然 CAD 是一个慢性过程，但它也可能表现为突发的致死性 MI。因此，对动脉粥样硬化发病的预测及其（预防性）治疗存在很强的临床需求。简单的遗传风险计算方法是对风险等位基因的个数进行统计，类似于人群中胆固醇水平的定量评估。其潜在理论假设是一些等位基因所带来的风险能被其他基因座上的“保护性”等位基因所平衡，但并未考虑不同基因座间很可能存在不同的生物学机制和效应值。因此，遗传风险评分（genetic risk score，GRS）的开发需要进行谨慎的前瞻性检验。评估遗传风险的一个有待解决的问题是如何定义无遗传易感性的“对照样本”。已知的 CAD 相关易感位点数量不断增加，其中大部分等位基因的频率很高。即使在“健康”的西方欧洲人群中，目前已知的风险等位基因平均已超过 50 个。因此，即使一组个体未携带某特定风险等位基因，也不能认为其遗传风险为“0”，而只能认为他们处于“人群平均水平”。然而，由于可能存在大量尚未发现的遗传易感因素，因此去掉已发现的等位基因的效应后，人群遗传风险平均水平被严重夸大了。反之亦然，对于 1 例无任何遗传易感性的个体（即不携带任何 CAD 风险等位基因），传统危险因素（如吸烟）的效应无法获知。若易感基因的影响能被完全

表 22.1 通过大规模芯片和深度测序项目发现的影响 CAD 和 MI 风险及与治疗开发相关的基因示例

基因	*PCSK9*	*NPC1L1*	*LPA*	*LPL*	*APOC3*	*ANGPTL4*	*ASGR1*
频率	1/50（黑人）	1/150	1/13	1/10	1/150	1/500	1/120
表型	LDL	LDL	Lp（a）	TG	TG	TG	非 HDL-C
风险	降低 80%	降低 53%	升高 14%	降低 17%	降低 40%	降低 57%	降低 34%
治疗	Evolocumab Bococizumab Alirocumab	依折麦布	反义治疗研发中	?	反义治疗研发中	单克隆抗体研发中	?
参考文献	[88]	[89]	[77]	[85]	[90]	[85，91]	[92]

中和，那么CAD就可被完全消除，这种假设是不是过于简单粗暴了？如果该假设成立，值得注意的是一些哺乳动物（小鼠）或血管床（乳内动脉）可能就不会发生动脉粥样硬化。换言之，即使存在多个已知的危险因素，也不会自动导致CAD的临床表现。目前，通过已发现的基因座仅能解释相对有限的一部分（约15%）CAD总体遗传风险（遗传力），其部分原因是使用个体GWAS检出这些基因座的效度有限。全球联盟（如CARDIoGRAM和CARDIoGRAM＋C4D）通过对8万余例CAD病例和12万余例对照者的全基因组信息进行分析，已鉴定出含有更多常见变异的其他基因座。此外，越来越多的研究致力于阐明罕见变异的作用，千人基因组计划（http://www.1000genomes.org）和外显子芯片的基因分型所获得的这些变异位点的新信息也有助于相关研究[85]。同时，已开发出利用SNP进行风险预测的统计学方法，即使部分SNP的疾病相关性统计学水平尚未达到保守的全基因组显著性阈值 $P < 5\times10^{-8}$。这些算法考虑到了将所有相关性显著水平仅达到 $P < 5\times10^{-6}$ 或 $P < 5\times10^{-5}$ 的"假关联"SNP纳入分析。然而，从大量剩余的"真关联"SNP中获得的预测信息可能远远超过从相对少数"已验证的"SNP中获取的信息。综合来看，MI的遗传易感性及相关危险因素很快会越来越清晰。实践中的挑战是如何利用基因组信息来细化临床应用的风险评分。这些评分主要以年龄和性别的预测信息为主导，并基于对短期风险的预测。例如，1例70岁男性未来10多年内的患病风险显然高于1例年轻女性，无论两者所携带的遗传风险负担如何。而临床相关的问题是，遗传因素在细化特征类似患者（如2例中年男性）的风险预测从而更好地针对未来的预防措施方面有何不同？流行病学研究通过对前瞻性DNA数据收集不断地解决这些临床重要问题。现已发表了第一个有前景的研究结果：一项研究在4个他汀类药物治疗临床试验的安慰剂组中发现GRS足以对CAD风险进行分层（中等风险 *vs*. 低风险，HR＝1.34，95% CI 1.22～1.47；高风险 *vs*. 低风险，HR＝1.72，95% CI 1.55～1.92）。ASCOT临床试验分析显示，与遗传风险低的个体相比，CAD遗传风险高的个体接受他汀类药物治疗的获益更多。事实上，研究发现在低遗传风险人群中能有效预防1例CAD事件所需治疗的人数为100人，而在高遗传风险人群中仅需治疗33人[94]。这种前瞻性研究将有助于了解CAD的分子遗传学预测改进个体化风险评估的程度，而不只从家族史或风险评分估算而得（如Framingham评分或Euro评分）。

心血管系统遗传学

系统遗传学为理解CAD的发病机制提供了新视角。这种方法的基本原理是基于一个相互作用的网络会诱发动脉粥样硬化等复杂疾病的假说。该网络中的组分可在多水平上相互调节，包括基因组、转录组（mRNA和miRNA）、甲基化组/表观基因组、蛋白质组和代谢组。理解网络中每个组分间的关联和相互作用具有挑战性。特别是，在细胞、组织和器官水平上理解遗传危险因素（SNP、CNV）、传统危险因素及环境危险因素间的相互作用，最终得到整个个体易患疾病的风险非常有意义（图22.10）。研究的目的是确定连接不同系统元素的生物网络，从而定义描述整个系统的特征。这些信息可用于探讨生物过程的机制信息以及识别治疗干预的潜在靶点[37, 95-96]。

总结

将分子遗传学方法应用于CAD研究有助于识别与这种致死性疾病的易感性和病理生理学相关的基因和通路。

未来的基因表达谱研究将完善我们对血管壁内动脉粥样硬化病变性质的理解，且有望发现并验证治疗干预的靶点。

将遗传、基因组、蛋白质组和代谢组信息转化为心血管临床实践的机遇前所未有，但需要在大型独立队列中进行验证，而这些研究往往需要通过大规模合作才能实现，如CARDIoGRAM[61]和CARDIoGRAMplusC4D[23]。心血管研究团体间的持续合作将决定其今后能否继续成功发展。

临床实践的建议

基于近期的研究，使用GRS进行风险预测是可行的；然而，在临床实践中使用GRS对中等风险患者进行重分类尚未成为常规。

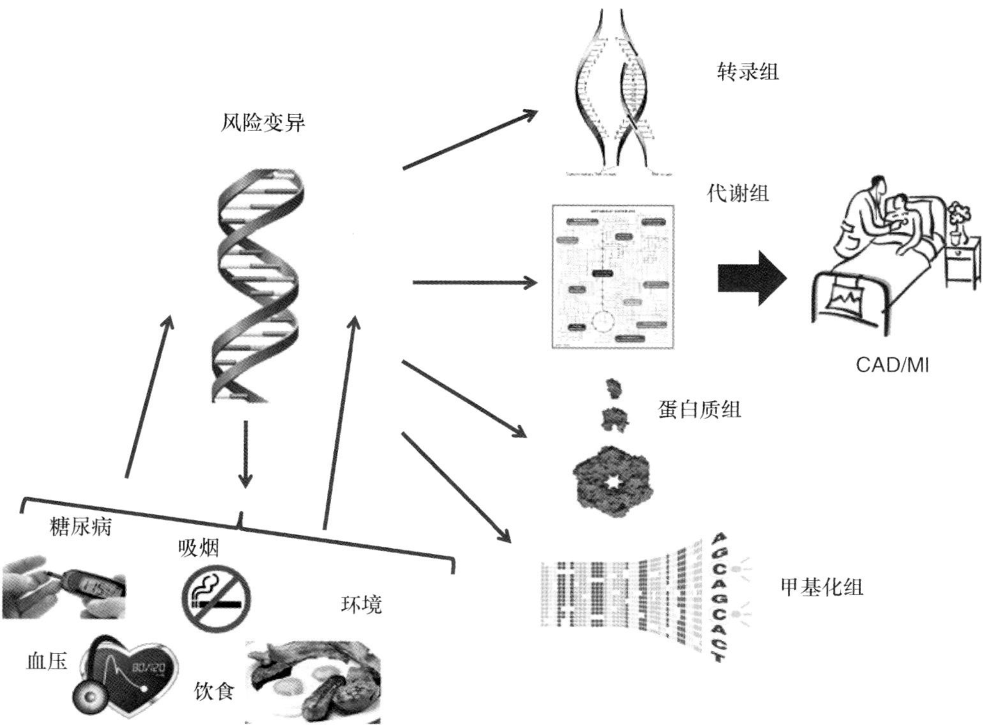

图 22.10 在传统危险因素和尚不明确的环境因素的共同作用下，遗传风险变异影响基因表达或功能的整体示意图。最终，生物网络可能功能异常并诱发 CAD

在临床层面，对于排除家族性高胆固醇血症且 CAD 家族史阳性的个体或其未患病亲属不建议进行遗传评估（特异性 SNP 或特异性罕见的分子基因缺陷），因为个体水平的结果难以解释。然而，在研究层面，鉴定和分析具有家族史的患者对进一步阐明疾病发病机制具有至关重要的作用。

参考文献

1. Go AS, Mozaffarian D, Roger VL, Benjamin EJ, Berry JD, Blaha MJ, et al. Heart disease and stroke statistics--2014 update: a report from the American Heart Association. Circulation. 2014;129(3): e28–e292.
2. Lusis AJ. Atherosclerosis. Nature. 2000;407(6801):233–41.
3. Müller C. Angina pectoris in hereditary xanthomatosis. Arch Intern Med. 1939;64(4):675–700.
4. Schunkert H, Gotz A, Braund P, McGinnis R, Tregouet DA, Mangino M, et al. Repeated replication and a prospective meta-analysis of the association between chromosome 9p21.3 and coronary artery disease. Circulation. 2008;117(13):1675–84.
5. Murabito JM, Pencina MJ, Nam BH, D'Agostino Sr RB, Wang TJ, Lloyd-Jones D, et al. Sibling cardiovascular disease as a risk factor for cardiovascular disease in middle-aged adults. JAMA. 2005;294(24):3117–23.
6. Myers RH, Kiely DK, Cupples LA, Kannel WB. Parental history is an independent risk factor for coronary artery disease: the Framingham Study. Am Heart J. 1990;120(4):963–9.
7. Lloyd-Jones DM, Nam BH, D'Agostino Sr RB, Levy D, Murabito JM, Wang TJ, et al. Parental cardiovascular disease as a risk factor for cardiovascular disease in middle-aged adults: a prospective study of parents and offspring. JAMA. 2004;291(18):2204–11.
8. Horne BD, Camp NJ, Muhlestein JB, Cannon-Albright LA. Identification of excess clustering of coronary heart diseases among extended pedigrees in a genealogical population database. Am Heart J. 2006;152(2):305–11.
9. Hengstenberg C, Holmer SR, Mayer B, Engel S, Schneider A, Lowel H, et al. Siblings of myocardial infarction patients are overlooked in primary prevention of cardiovascular disease. Eur Heart J. 2001;22(11):926–33.
10. Andresdottir MB, Sigurdsson G, Sigvaldason H, Gudnason V, Reykjavik CS. Fifteen percent of myocardial infarctions and coronary revascularizations explained by family history unrelated to conventional risk factors. The Reykjavik Cohort Study. Eur Heart J. 2002;23(21):1655–63.
11. Hawe E, Talmud PJ, Miller GJ, Humphries SE. Second Northwick Park Heart S. Family history is a coronary heart disease risk factor in the Second Northwick Park Heart Study. Ann Hum Genet. 2003;67(Pt 2):97–106.
12. Boer JM, Feskens EJ, Verschuren WM, Seidell JC, Kromhout D. The joint impact of family history of myocardial infarction and other risk factors on 12-year coronary heart disease mortality. Epidemiology. 1999;10(6):767–70.
13. Marenberg ME, Risch N, Berkman LF, Floderus B, de Faire U. Genetic susceptibility to death from coronary heart disease in a study of twins. N Engl J Med. 1994;330(15):1041–6.
14. Wang L, Fan C, Topol SE, Topol EJ, Wang Q. Mutation of MEF2A in an inherited disorder with features of coronary artery disease. Science. 2003;302(5650):1578–81.
15. Erdmann J, Stark K, Esslinger UB, Rumpf PM, Koesling D, de Wit C, et al. Dysfunctional nitric oxide signalling increases risk of myocardial infarction. Nature. 2013;504(7480):432–6.
16. Stitziel NO, Peloso GM, Abifadel M, Cefalu AB, Fouchier S, Motazacker MM, et al. Exome sequencing in suspected monogenic dyslipidemias. Circ Cardiovasc Genet. 2015;8(2):343–50.
17. Schunkert H, Bourier F. Deciphering unexplained familial dyslipidemias: do we have the tools? Circ Cardiovasc Genet. 2015;8(2):

250–2.
18. Lieb W, Mayer B, Konig IR, Borwitzky I, Gotz A, Kain S, et al. Lack of association between the MEF2A gene and myocardial infarction. Circulation. 2008;117(2):185–91.
19. Guella I, Rimoldi V, Asselta R, Ardissino D, Francolini M, Martinelli N, et al. Association and functional analyses of MEF2A as a susceptibility gene for premature myocardial infarction and coronary artery disease. Circ Cardiovasc Genet. 2009;2(2): 165–72.
20. Wobst J, Kessler T, Dang TA, Erdmann J, Schunkert H. Role of sGC-dependent NO signalling and myocardial infarction risk. J Mol Med. 2015;93(4):383–94.
21. Hanafy KA, Martin E, Murad F. CCTeta, a novel soluble guanylyl cyclase-interacting protein. J Biol Chem. 2004;279(45):46946–53.
22. Consortium CAD, Deloukas P, Kanoni S, Willenborg C, Farrall M, Assimes TL, et al. Large-scale association analysis identifies new risk loci for coronary artery disease. Nat Genet. 2013;45(1):25–33.
23. Nikpay M, Goel A, Won HH, Hall LM, Willenborg C, Kanoni S, et al. A comprehensive 1,000 Genomes-based genome-wide association meta-analysis of coronary artery disease. Nat Genet. 2015; 47(10):1121–30.
24. Wobst J, Rumpf PM, Dang TA, Segura-Puimedon M, Erdmann J, Schunkert H. Molecular variants of soluble guanylyl cyclase affecting cardiovascular risk. CircJ. 2015;79(3):463–9.
25. Fischer M, Broeckel U, Holmer S, Baessler A, Hengstenberg C, Mayer B, et al. Distinct heritable patterns of angiographic coronary artery disease in families with myocardial infarction. Circulation. 2005;111(7):855–62.
26. Fischer M, Mayer B, Baessler A, Riegger G, Erdmann J, Hengstenberg C, et al. Familial aggregation of left main coronary artery disease and future risk of coronary events in asymptomatic siblings of affected patients. Eur Heart J. 2007;28(20):2432–7.
27. Broeckel U, Hengstenberg C, Mayer B, Maresso K, Gaudet D, Seda O, et al. A locus on chromosome 10 influences C-reactive protein levels in two independent populations. Hum Genet. 2007;122(1): 95–102.
28. Klein RJ, Zeiss C, Chew EY, Tsai JY, Sackler RS, Haynes C, et al. Complement factor H polymorphism in age-related macular degeneration. Science. 2005;308(5720):385–9.
29. Samani NJ, Erdmann J, Hall AS, Hengstenberg C, Mangino M, Mayer B, et al. Genomewide association analysis of coronary artery disease. N Engl J Med. 2007;357(5):443–53.
30. McPherson R, Pertsemlidis A, Kavaslar N, Stewart A, Roberts R, Cox DR, et al. A common allele on chromosome 9 associated with coronary heart disease. Science. 2007;316(5830):1488–91.
31. Helgadottir A, Thorleifsson G, Manolescu A, Gretarsdottir S, Blondal T, Jonasdottir A, et al. A common variant on chromosome 9p21 affects the risk of myocardial infarction. Science. 2007; 316(5830):1491–3.
32. Wellcome Trust Case Control Consortium. Genome-wide association study of 14,000 cases of seven common diseases and 3,000 shared controls. Nature. 2007;447(7145):661–78.
33. Xing C, Huang J, Hsu YH, DeStefano AL, Heard-Costa NL, Wolf PA, et al Evaluation of power of the Illumina HumanOmni5M-4v1 BeadChip to detect risk variants for human complex diseases. Eur J Hum Genet. 2016;24(7):1029–34.
34. Marchini J, Howie B. Genotype imputation for genome-wide association studies. Nat Rev Genet. 2010;11(7):499–511.
35. The Genomes Project C. A global reference for human genetic variation. Nature. 2015;526(7571):68–74.
36. Porcu E, Sanna S, Fuchsberger C, Fritsche LG. Genotype imputation in genome-wide association studies. Curr Protoc Hum Genet. 2013;Chapter 1:Unit 1 25.
37. Bjorkegren JL, Kovacic JC, Dudley JT, Schadt EE. Genome-wide significant loci: how important are they? Systems genetics to understand heritability of coronary artery disease and other common complex disorders. J Am Coll Cardiol. 2015;65(8):830–45.
38. Maurano MT, Humbert R, Rynes E, Thurman RE, Haugen E, Wang H, et al. Systematic localization of common disease-associated variation in regulatory DNA. Science. 2012;337(6099):1190–5.
39. Nicolae DL, Gamazon E, Zhang W, Duan S, Dolan ME, Cox NJ. Trait-associated SNPs are more likely to be eQTLs: annotation to enhance discovery from GWAS. PLoS Genet. 2010;6(4): e1000888.
40. Schaub MA, Boyle AP, Kundaje A, Batzoglou S, Snyder M. Linking disease associations with regulatory information in the human genome. Genome Res. 2012;22(9):1748–59.
41. Braenne I, Civelek M, Vilne B, Di Narzo A, Johnson AD, Zhao Y, et al. Prediction of causal candidate genes in coronary artery disease loci. Arterioscler Thromb Vasc Biol. 2015;35(10):2207–17.
42. Miller CL, Pjanic M, Quertermous T. From Locus Association to Mechanism of Gene Causality: the devil is in the details. Arterioscler Thromb Vasc Biol. 2015;35(10):2079–80.
43. Helgadottir A, Thorleifsson G, Magnusson KP, Gretarsdottir S, Steinthorsdottir V, Manolescu A, et al. The same sequence variant on 9p21 associates with myocardial infarction, abdominal aortic aneurysm and intracranial aneurysm. Nat Genet. 2008;40(2): 217–24.
44. Matarin M, Brown WM, Singleton A, Hardy JA, Meschia JF; ISGS investigators. Whole genome analyses suggest ischemic stroke and heart disease share an association with polymorphisms on chromosome 9p21. Stroke. 2008;39(5):1586–9.
45. Gschwendtner A, Bevan S, Cole JW, Plourde A, Matarin M, Ross-Adams H, et al. Sequence variants on chromosome 9p21.3 confer risk for atherosclerotic stroke. Ann Neurol. 2009;65(5):531–9.
46. Chen HH, Almontashiri NA, Antoine D, Stewart AF. Functional genomics of the 9p21.3 locus for atherosclerosis: clarity or confusion? Curr Cardiol Rep. 2014;16(7):502.
47. Broadbent HM, Peden JF, Lorkowski S, Goel A, Ongen H, Green F, et al. Susceptibility to coronary artery disease and diabetes is encoded by distinct, tightly linked SNPs in the ANRIL locus on chromosome 9p. Hum Mol Genet. 2008;17(6):806–14.
48. Liu Y, Sanoff HK, Cho H, Burd CE, Torrice C, Mohlke KL, et al. INK4/ARF transcript expression is associated with chromosome 9p21 variants linked to atherosclerosis. PLoS One. 2009;4(4):e5027.
49. Jarinova O, Stewart AF, Roberts R, Wells G, Lau P, Naing T, et al. Functional analysis of the chromosome 9p21.3 coronary artery disease risk locus. Arterioscler Thromb Vasc Biol. 2009;29(10):1671–7.
50. Visel A, Zhu Y, May D, Afzal V, Gong E, Attanasio C, et al. Targeted deletion of the 9p21 non-coding coronary artery disease risk interval in mice. Nature. 2010;464(7287):409–12.
51. Harismendy O, Notani D, Song X, Rahim NG, Tanasa B, Heintzman N, et al. 9p21 DNA variants associated with coronary artery disease impair interferon-gamma signalling response. Nature. 2011; 470(7333):264–8.
52. Holdt LM, Teupser D. Recent studies of the human chromosome 9p21 locus, which is associated with atherosclerosis in human populations. Arterioscler Thromb Vasc Biol. 2012;32(2):196–206.
53. Hannou SA, Wouters K, Paumelle R, Staels B. Functional genomics of the CDKN2A/B locus in cardiovascular and metabolic disease: what have we learned from GWASs? Trends Endocrinol Metab. 2015;26(4):176–84.
54. Samani NJ, Braund PS, Erdmann J, Gotz A, Tomaszewski M, Linsel-Nitschke P, et al. The novel genetic variant predisposing to coronary artery disease in the region of the PSRC1 and CELSR2 genes on chromosome 1 associates with serum cholesterol. J Mol Med. 2008;86(11):1233–41.
55. Schadt EE, Molony C, Chudin E, Hao K, Yang X, Lum PY, et al. Mapping the genetic architecture of gene expression in human liver. PLoS Biol. 2008;6(5):e107.
56. Nielsen MS, Jacobsen C, Olivecrona G, Gliemann J, Petersen CM. Sortilin/neurotensin receptor-3 binds and mediates degradation of lipoprotein lipase. J Biol Chem. 1999;274(13):8832–6.
57. Nilsson SK, Christensen S, Raarup MK, Ryan RO, Nielsen MS, Olivecrona G. Endocytosis of apolipoprotein A-V by members of the low density lipoprotein receptor and the VPS10p domain receptor families. J Biol Chem. 2008;283(38):25920–7.
58. Linsel-Nitschke P, Heeren J, Aherrahrou Z, Bruse P, Gieger C, Illig T, et al. Genetic variation at chromosome 1p13.3 affects sortilin mRNA expression, cellular LDL-uptake and serum LDL levels which translates to the risk of coronary artery disease. Atherosclerosis. 2010;208(1):183–9.

59. Musunuru K, Strong A, Frank-Kamenetsky M, Lee NE, Ahfeldt T, Sachs KV, et al. From noncoding variant to phenotype via SORT1 at the 1p13 cholesterol locus. Nature. 2010;466(7307):714–9.
60. Kjolby M, Nielsen MS, Petersen CM. Sortilin, encoded by the cardiovascular risk gene SORT1, and its suggested functions in cardiovascular disease. Curr Atheroscler Rep. 2015;17(4):1–9.
61. Schunkert H, Konig IR, Kathiresan S, Reilly MP, Assimes TL, Holm H, et al. Large-scale association analysis identifies 13 new susceptibility loci for coronary artery disease. Nat Genet. 2011; 43(4):333–8.
62. Reilly MP, Li M, He J, Ferguson JF, Stylianou IM, Mehta NN, et al. Identification of ADAMTS7 as a novel locus for coronary atherosclerosis and association of ABO with myocardial infarction in the presence of coronary atherosclerosis: two genome-wide association studies. Lancet. 2011;377(9763):383–92.
63. O'Donnell CJ, Kavousi M, Smith AV, Kardia SL, Feitosa MF, Hwang SJ, et al. Genome-wide association study for coronary artery calcification with follow-up in myocardial infarction. Circulation. 2011;124(25):2855–64.
64. Wang L, Zheng J, Bai X, Liu B, Liu CJ, Xu Q, et al. ADAMTS-7 mediates vascular smooth muscle cell migration and neointima formation in balloon-injured rat arteries. Circ Res. 2009;104(5): 688–98.
65. Pu X, Xiao Q, Kiechl S, Chan K, Ng FL, Gor S, et al. ADAMTS7 cleavage and vascular smooth muscle cell migration is affected by a coronary-artery-disease-associated variant. Am J Hum Genet. 2013;92(3):366–74.
66. Du Y, Gao C, Liu Z, Wang L, Liu B, He F, et al. Upregulation of a disintegrin and metalloproteinase with thrombospondin motifs-7 by miR-29 repression mediates vascular smooth muscle calcification. Arterioscler Thromb Vasc Biol. 2012;32(11):2580–8.
67. Kessler T, Zhang L, Liu Z, Yin X, Huang Y, Wang Y, et al. ADAMTS-7 inhibits re-endothelialization of injured arteries and promotes vascular remodeling through cleavage of thrombospondin-1. Circulation. 2015;131(13):1191–201.
68. Bauer RC, Tohyama J, Cui J, Cheng L, Yang J, Zhang X, et al. Knockout of Adamts7, a novel coronary artery disease locus in humans, reduces atherosclerosis in mice. Circulation. 2015;131(13): 1202–13.
69. Erbilgin A, Civelek M, Romanoski CE, Pan C, Hagopian R, Berliner JA, et al. Identification of CAD candidate genes in GWAS loci and their expression in vascular cells. J Lipid Res. 2013; 54(7):1894–905.
70. Ouyang T, Bai RY, Bassermann F, von Klitzing C, Klumpen S, Miething C, et al. Identification and characterization of a nuclear interacting partner of anaplastic lymphoma kinase (NIPA). J Biol Chem. 2003;278(32):30028–36.
71. Bassermann F, von Klitzing C, Munch S, Bai RY, Kawaguchi H, Morris SW, et al. NIPA defines an SCF-type mammalian E3 ligase that regulates mitotic entry. Cell. 2005;122(1):45–57.
72. Bassermann F, Peschel C, Duyster J. Mitotic entry: a matter of oscillating destruction. Cell Cycle. 2005;4(11):1515–7.
73. Kunnas T, Nikkari ST. Association of Zinc Finger, C3HC-Type Containing 1 (ZC3HC1) rs11556924 genetic variant with hypertension in a finnish population, the TAMRISK Study. Medicine (Baltimore). 2015;94(32):e1221.
74. Lopez-Mejias R, Genre F, Garcia-Bermudez M, Corrales A, Gonzalez-Juanatey C, Llorca J, et al. The ZC3HC1 rs11556924 polymorphism is associated with increased carotid intima-media thickness in patients with rheumatoid arthritis. Arthritis Res Ther. 2013;15(5):R152.
75. Yamase Y, Kato K, Horibe H, Ueyama C, Fujimaki T, Oguri M, et al. Association of genetic variants with atrial fibrillation. Biol Reprod. 2016;4(2):178–82.
76. Tregouet DA, Konig IR, Erdmann J, Munteanu A, Braund PS, Hall AS, et al. Genome-wide haplotype association study identifies the SLC22A3-LPAL2-LPA gene cluster as a risk locus for coronary artery disease. Nat Genet. 2009;41(3):283–5.
77. Clarke R, Peden JF, Hopewell JC, Kyriakou T, Goel A, Heath SC, et al. Genetic variants associated with Lp(a) lipoprotein level and coronary disease. N Engl J Med. 2009;361(26):2518–28.
78. Schunkert H. Family or SNPs: what counts for hereditary risk of coronary artery disease? Eur Heart J. 2016;37(6):568–71.
79. Braenne I, Reiz B, Medack A, Kleinecke M, Fischer M, Tuna S, et al. Whole-exome sequencing in an extended family with myocardial infarction unmasks familial hypercholesterolemia. BMC Cardiovasc Disord. 2014;14:108.
80. Braenne I, Kleinecke M, Reiz B, Graf E, Strom T, Wieland T, et al Systematic analysis of variants related to familial hypercholesterolemia in families with premature myocardial infarction. Eur J Hum Genet. 2016;24(2):191–7.
81. Lin C, Chu CM, Lin J, Yang HY, Su SL. Gene-gene and gene-environment interactions in meta-analysis of genetic association studies. PLoS One. 2015;10(4):e0124967.
82. Mascheretti S, Bureau A, Trezzi V, Giorda R, Marino C. An assessment of gene-by-gene interactions as a tool to unfold missing heritability in dyslexia. Hum Genet. 2015;134(7): 749–60.
83. Kessler T, Kaess B, Bourier F, Erdmann J, Schunkert H. Genetic analyses as basis for a personalized medicine in patients with coronary artery disease. Herz. 2014;39(2):186–93.
84. Kessler T, Vilne B, Schunkert H. The impact of genome-wide association studies on the pathophysiology and therapy of cardiovascular disease. EMBO Mol Med. 2016;8(7):688–701.
85. Myocardial Infarction G, Investigators CAEC. Coding variation in ANGPTL4, LPL, and SVEP1 and the risk of coronary disease. N Engl J Med. 2016;374(12):1134–44.
86. Do R, Stitziel NO, Won HH, Jorgensen AB, Duga S, Angelica Merlini P, et al. Exome sequencing identifies rare LDLR and APOA5 alleles conferring risk for myocardial infarction. Nature. 2015;518(7537):102–6.
87. Alkuraya FS. Human knockout research: new horizons and opportunities. Trends Genet. 2015;31(2):108–15.
88. Kathiresan S. Myocardial Infarction Genetics C. A PCSK9 missense variant associated with a reduced risk of early-onset myocardial infarction. N Engl J Med. 2008;358(21):2299–300.
89. Myocardial Infarction Genetics Consortium I, Stitziel NO, Won HH, Morrison AC, Peloso GM, Do R, et al. Inactivating mutations in NPC1L1 and protection from coronary heart disease. N Engl J Med. 2014;371(22):2072–82.
90. Tg, Hdl Working Group of the Exome Sequencing Project NHL, Blood I, Crosby J, GM P, PL A, et al. Loss-of-function mutations in APOC3, triglycerides, and coronary disease. N Engl J Med. 2014;371(1):22–31.
91. Dewey FE, Gusarova V, O'Dushlaine C, Gottesman O, Trejos J, Hunt C, et al. Inactivating variants in ANGPTL4 and risk of coronary artery disease. N Engl J Med. 2016;374(12):1123–33.
92. Nioi P, Sigurdsson A, Thorleifsson G, Helgason H, Agustsdottir AB, Norddahl GL, et al. Variant ASGR1 associated with a reduced risk of coronary artery disease. N Engl J Med. 2016;374(22):2131–41.
93. Kathiresan S. Developing medicines that mimic the natural successes of the human genome: lessons from NPC1L1, HMGCR, PCSK9, APOC3, and CETP. J Am Coll Cardiol. 2015;65(15):1562–6.
94. Mega JL, Stitziel NO, Smith JG, Chasman DI, Caulfield MJ, Devlin JJ, et al. Genetic risk, coronary heart disease events, and the clinical benefit of statin therapy: an analysis of primary and secondary prevention trials. Lancet. 2015;385(9984):2264–71.
95. MacLellan WR, Wang Y, Lusis AJ. Systems-based approaches to cardiovascular disease. Nat Rev Cardiol. 2012;9(3):172–84.
96. Schadt EE, Bjorkegren JL. NEW: network-enabled wisdom in biology, medicine, and health care. Sci Transl Med. 2012;4(115):115rv1.

23 遗传性神经肌肉病及其心脏受累

A.J. van der Kooi，K. Wahbi，G. Bonne，M. de Visser
殷昆仑　译

摘　要

神经肌肉病是一大类由运动神经元、外周神经及骨骼肌功能障碍引起的疾病。相当一部分神经肌肉病具有遗传学病因。尽管心脏受累是许多此类疾病的直接或间接死亡原因，但遗传性神经肌肉病相关心肌病的发病率和患病率仍被低估，特别是肌营养不良。

引言

本章重点介绍遗传性神经肌肉病的原发性心脏受累，即引起骨骼肌或神经损害的相同遗传异常引起的原发性心脏改变。心脏受累可表现为冲动产生或传导缺陷、局灶性或弥漫性心肌增厚、心腔扩张、舒张功能异常、肥厚型心肌病（HCM）、扩张型心肌病（DCM）、左心室致密化不全（LVNC）或限制型心肌病（RCM）、Takotsubo 现象、继发性瓣膜关闭不全、心内血栓形成或伴有收缩或舒张功能不全的心力衰竭[1]。最终表现为肺心病的神经肌肉病也会引起继发性心脏受累。胸壁疾病（如 2 型脊髓性肌萎缩或先天性肌病 / 营养不良）或呼吸肌无力［如糖原贮积症Ⅱ型（庞贝病）］使肺血管床减少并引起肺动脉高压、慢性缺氧和高碳酸血症。肺功能测定显示与限制性通气功能障碍一致的最大呼气压力和肺活量（VC）显著降低可证实呼吸肌无力，此时可采用夜间通气支持。

本章综述每种遗传性神经肌肉病中心脏病的发生率和严重程度，并提供管理建议。

肌肉疾病（muscle disorders）

肌营养不良

肌营养不良是一组临床和遗传异质性疾病，其特征为骨骼肌中不同部位和严重程度的肌肉萎缩和肌无力，以及营养不良性改变。肌营养不良可由肌膜相关蛋白（如抗肌萎缩蛋白和抗肌萎缩蛋白相关糖蛋白复合物）的编码基因以及核膜蛋白编码基因的突变引起。

肌膜相关蛋白

肌营养不良性心肌病

肌营养不良性心肌病是由位于 X 染色体上抗肌萎缩蛋白的编码基因缺陷引起。抗肌萎缩蛋白在心脏、骨骼肌、神经组织和平滑肌中均有表达，但进行性组织损伤仅局限于心脏和骨骼肌。抗肌萎缩蛋白与其他细胞骨架蛋白共同为肌膜提供机械支持。抗肌萎缩蛋白的数量、大小或功能的改变会导致肌膜结构脆弱，在机械应力下破裂，从而使细胞外液成分（尤其是钙离子）不可控制地局部进入肌纤维内部[2-3]。抗肌萎缩蛋白基因的突变可导致表现为骨骼肌受累和（或）心肌病的不同疾病，如进行性假肥大性肌营养不良（DMD；抗肌萎缩蛋白完全缺失）、贝克肌营养不良［BMD；抗肌萎缩蛋白的质量和（或）数量异常］、X 连锁扩张型心肌病（X-linked dilated cardiomyopathy，XL-LDC）（局限于心肌的抗肌萎缩蛋白异常）和表现为心肌病的有症状携带者（DMD/BMD）。心肌中缺乏抗肌萎缩蛋白可导致进行性心肌细胞变性和纤维化。左心室的后基底部始终是超声心动图检测到运动功能减退的首个部位。特征性心电图改变包括右胸前导联高 R 波（V_1 导联中 R/S 比＞1）以及左胸前导联和肢体导联的深 Q 波（＞3 mm）。随后进展为伴有心室扩张的进行性整体运动功能减退。右心很少受累，特别是右心房很少在超声心动图上表现出异常。DMD 中最常见的心脏异常是发生在儿童期并持续一生的窦性心动过速，另一种常见的节律异常是房性期前收缩。心脏传导缺陷的终身发病率为 6%～13%[4]。房室传导阻滞很罕见。室性心律失常在早期阶段并不常见，但其发生率随疾病进展而升高。

DMD

DMD 由抗肌萎缩蛋白基因的移码突变引起，该突变导致抗肌萎缩蛋白完全缺失。活产男婴中 DMD 的发病率为 1/（2500～3500）[5]。这种 X 连锁疾病主要累及男性，且通常在 2～5 岁发病，并伴有渐进性对称性近端肌无力（腿部多于手臂）、小腿特征性肥大和血清肌酸激酶（creatine kinase，CK）活性显著升高。患者 10～12 岁时需要依赖轮椅，皮质类固醇治疗后可将其延迟至 14.5 岁[6]。通气支持可使预期寿命显著延长，1990 年以来进行通气支持后患者的平均死亡年龄从 20 世纪 60 年代的 14.4 岁延长至 25.3 岁[7]。从临床角度看，所有患有 DMD 的男孩最终都会出现进行性扩张型心肌病（DCM），但明显的心脏衰竭症状较罕见，这可能是由于男孩的体能严重受限。若未经治疗，心肌病可使早期死亡率明显升高[7]。左心室射血分数（LVEF）＞35% 的 DMD 患者很少出现心脏性猝死（SCD）事件和明显的动态心电图改变[8]。

管理 患者在诊断时应进行心脏检查（心电图和超声心动图）。10 岁前应每 2 年进行 1 次心脏检查，手术前也应检查，10 岁后应每年进行 1 次，一旦出现超声心动图异常则应更频繁地进行心脏检查[9]。心脏病学调查的同时也应进行呼吸功能的评估与治疗[7]。心脏磁共振（CMR）钆成像是另一种新工具，正迅速成为 DMD 男孩心脏监测的首选方法。CMR 钆增强是最早发现心脏受累的方法之一，被认为可反映心肌损伤及纤维化。更新的心脏指南可能包括这项新技术[10]。对于左心室功能受损的患者，可用血管紧张素转化酶抑制剂（ACEI）和（或）β 受体阻滞剂进行初始治疗。在目前唯一一项关于 DMD 心脏预防的随机试验中，在超声心动图检测到心室功能受损前给予治疗可以延缓心肌病的发生和进展，并改善长期生存率（10 年生存率：治疗组 92.9%，未治疗组 65.5%）[11-12]。近期的一项试验对 ACEI 和血管紧张素受体拮抗剂（ARB）进行比较，发现两者同样有效[13]，而依普利酮（Eplerone）似乎可增强两者的疗效[14]。但这种治疗应在什么年龄开始仍是一个重要问题。一个工作组认为，ACEI/ARB 在 DMD 患者中的应用应从 10 岁开始[10]。关于皮质类固醇治疗效果的回顾性研究数据显示，5% 的治疗组患者与 58% 的非治疗组患者会出现心肌病，这表明皮质类固醇治疗可抑制心肌病的发生和进展[15]。但是，也存在关于 ACEI 可能对幼儿左心室发育有影响的担忧[9]。对于严重心功能不全的患者，应考虑进行抗凝治疗来预防全身性血栓栓塞事件[16]。由于脊柱侧凸和呼吸功能不全等并发症，DMD 患者很少能进行心脏移植[9]。近期，已在 DMD 患者中采用心室辅助装置作为替代心脏移植的目标治疗方案[17]。

BMD

BMD 由抗肌萎缩蛋白基因的框内突变引起，该突变导致抗肌萎缩蛋白表达降低或改变。BMD 的发病率是 DMD 的 1/3，比此前认为的高很多，这意味着 BMD 在过去诊断不足[18]。与 DMD 相比，BMD 的临床特征为发病晚、进展速度慢。然而，BMD 具有多种临床表型，包括 BMD 与 DMD 的中间类型（“outliers”）、“仅影响四头肌”的类型，以及可能表现为肌痛和肌肉痉挛、运动不耐受和肌红蛋白尿或无症状血清 CK 活性升高的轻微类型。大部分情况下，首发症状出现在 6～18 岁，平均发病年龄为 11.1 岁[19]。失去行动能力的年龄为 10～78 岁（平均年龄为 40 岁）。BMD 的进展方式与 DMD 相同。BMD 中心脏病的严重程度与骨骼肌无力的严重程度无关[20]。在肌肉功能相对保留的 BMD 患者中可发生严重的 DCM。

管理 BMD 患者在诊断时应进行心脏评估（心电图和超声心动图）。建议随后每 5 年或最好每 2 年进行 1 次筛查[9]。当发现进行性异常时，患者应更频繁地进行检测，并使用 ACEI 进行治疗，如有必要可使用 β 受体阻滞剂。心脏移植可能是该类型患者切实可行的一种治疗方式[21-22]。

X 连锁 DCM

既往有男性患者表现为早发性 DCM 且无或仅有轻度骨骼肌无力的报道[23-26]。很多（但并非所有）受累患者的血清 CK 活性升高[26-27]。该病被称为 XL-LDC。抗肌萎缩蛋白基因的第一个外显子-内含子边界处的单点突变或第 29 号外显子的无义突变、11 号内含子 5′ 末端下游的重排或中央杆状区结构域的缺失均可导致 X-LDC。所有这些突变的共同点是其在心脏中的表达模式与骨骼肌不同[28]。

管理 患者在诊断时应进行心脏评估（心电图和超声心动图）。建议随后每 5 年或最好每 2 年进行 1 次筛查。当发现进行性异常时，患者应更频繁地进行检测，并使用 ACEI 进行治疗，如有必要可使用 β 受体阻滞剂。心脏移植可能是该类型患者切实可行的一种治疗方式。

DMD 和 BMD 的女性携带者

DMD 和 BMD 携带者有发展为 DCM 的风险，其心肌病的累积风险为 7% ～ 10%[29-31]。有肌无力症状的携带者更常发生 DCM。与 DMD/BMD 患者相同，DMD/BMD 携带者的心脏异常也呈进行性[32]。

管理 建议 DMD 和 BMD 携带者在诊断时进行超声心动图和心电图检查，随后至少每 5 年进行 1 次检查，在检查中发现异常的患者应进行更频繁的检查。16 岁以下的无症状携带者无须进行检查[9]。对于已确诊的女性携带者，临床遗传学家应对其进行心脏评估，有严重骨骼肌症状或心脏症状的携带者需进行更频繁的检查。一旦检测到明显异常，必要时患者可从 ACEI 和 β 受体阻滞剂治疗中获益。合适时可进行心脏移植[9, 33]。

抗肌萎缩蛋白相关糖蛋白复合物心肌病

肌聚糖病（sarcoglycanopathy）［2C 型、D 型、E 型和 F 型肢带型肌营养不良（LGMD）］约占 LGMD 的 25% 且表现为常染色体隐性遗传。LGMD 是一组异质性疾病，其特征为肢带肌（即臀部、大腿上部、肩部和近端手臂的肌肉）进行性无力。2C ～ F 型 LGMD 由抗肌萎缩蛋白相关糖蛋白复合物的肌聚糖跨膜组分的一部分——α、β、γ 和 δ 肌聚糖缺陷引起。所有类型的肌聚糖病均可能与心肌病相关，其临床病程与 DMD 或严重的 BMD 相当。DCM 的发生率约为 20%，且随时间推移而逐渐进展[34]。伴或不伴 DCM 的患者，其年龄中位数或疾病严重程度均无明显差异。

管理 建议肌聚糖病患者的检查频率与 DMD/BMD 患者相同（见上文）[9]。目前的观点认为，快速性或缓慢性心律失常在肌聚糖病中的发生率低，但问题尚未完全解决。使用 Holter 或其他动态心电图进行心律失常监测是合理的。标准治疗对有心肌病的患者有效，但仍缺乏基于临床试验的疗效证据。

其他质膜蛋白

陷窝蛋白病（caveolinopathy） 陷窝蛋白是形成质膜微囊膜结构域所必需的结构蛋白。质膜微囊是囊状细胞器（直径 50 ～ 100 nm），在心血管系统的细胞中尤为丰富。在这些细胞类型中，质膜微囊在蛋白质运输和信号转导中均发挥作用[35]。陷窝蛋白家族种的肌肉特异性亚型陷窝蛋白 3 的编码基因位于 3 号染色体。心肌细胞和骨骼肌纤维均表达陷窝蛋白 3。骨骼肌中，陷窝蛋白 3 与抗肌萎缩蛋白相关蛋白复合物部分相关。陷窝蛋白 3 突变（主要是常染色体显性遗传，偶尔也存在常染色体隐性遗传）可导致多种临床表型，包括 LGMD1C、远端肌病、波纹肌肉病（rippling muscle disease）、肌红蛋白尿和无症状的高肌酸激酶血症，其发病率不明。似乎无证据表明 LGMD1C 需要常规进行心脏监测[9,36]。然而，多项研究观察到家族性 HCM[36]、可能由心律失常引起的猝死[37]及长 QT 综合征（LQTS）[38]与编码陷窝蛋白 3 的基因突变相关，这表明心脏受累是陷窝蛋白 3 缺乏的一个特征，对这些患者进行仔细的心脏评估是合理的[39]。

有酶活性的蛋白

LGMD2I/MDC1C

LGMD2I 是一种常染色体隐性遗传病，由 fukutin 相关蛋白（fukutin-related protein，FKRP）基

因突变引起。*FKRP* 基因是编码 FKRP 的 fukutin 基因同源物。推测 FKRP 是一种糖基转移酶，其确切功能尚不清楚。但已知其定位于高尔基体并参与 α 肌养蛋白聚糖的糖基化加工，是结合层粘连蛋白 α2 不可或缺的分子。*FKRP* 位于染色体 19q13，是普遍表达的基因，其突变会产生一系列表型，包括先天性肌营养不良（MDC1C）、Walker-Warburg 临床表型和相对轻微的 LGMD2I。最常见的突变是 c.826C ＞ A。携带纯合 C826A 突变的患者通常表现为轻微迟发性肌营养不良，而携带复合杂合突变的患者则表现为与 DMD 相关的、更严重的早发性肌营养不良[40-41]。该病具有巨大的地域差异性。例如，所有荷兰 LGMD 家系中仅有 8% 被诊断为 LGMD2I；但在英国和丹麦，LGMD2I 被认为是 LGMD 的最常见类型[41-43]。

据报道，无论基因突变和肌肉病的严重程度如何，30% ～ 80% 的 LGMD2I 患者会出现左心室运动功能减退、DCM 和心力衰竭，表明所有患者均应转诊进行心脏评估[44-45]。

管理　建议所有 LGDM2I 患者在诊断时进行心脏评估（心电图和超声心动图）。随后每 2 年进行 1 次筛查似乎是合理的[9]。

福山型先天性肌营养不良（Fukuyama congenital muscular dystrophy，FCMD）

FCMD 是由位于染色体 9q31 的 fukutin 基因突变引起的常染色体隐性遗传病[46]。其蛋白质产物 fukutin 与细菌糖基转移酶的序列具有同源性，但其确切功能尚不清楚。FCMD 也属于与 α 肌养蛋白聚糖的糖基化缺陷相关的一组疾病。该病在日本尤为常见，其发病率是 DMD 的 40%，但在西方国家则很罕见[47]。FCMD 的临床特征为精神发育迟滞、脑畸形和先天性肌营养不良的三联征。

与表现为严重营养不良的骨骼肌受累相反，心脏受累非常罕见。通常，患者能够坐立但无法实现独立行走。相比之下，LGMD2M 是最轻的 fukutin 相关临床表型，表现为轻微肌无力、DCM 和智力正常[48]。这表明携带 fukutin 蛋白突变的迟发性 LGMD 患者在诊断时应进行心电图和超声心动图评估。随后每 2 年进行 1 次筛查似乎是合理的。

内核膜蛋白

埃默里–德赖弗斯肌营养不良（Emery-Dreifuss muscular dystrophy，EDMD）可表现为 X 连锁或常染色体显性遗传病。该病以早期肌挛缩、肱腓分布的肌无力为特征。核膜蛋白 emerin 和核纤层蛋白 A/C 分别是 X 连锁和常染色体显性遗传性 EDMD 的致病基因，两者均为核纤层基因。这些基因缺陷可导致传导系统障碍及心肌病。存在核纤层蛋白 A/C 突变且有更明显的肢带型肌无力时，则被称为 LGMD1B。

X 连锁 EDMD

X 连锁 EDMD 的致病基因 *EMD*（既往被称为 *STA*）位于 Xq28，长度为 2100 bp，由 6 个外显子组成，编码由 254 个氨基酸组成且富含丝氨酸的蛋白质，即 emerin[49]。目前鉴定出的 emerin 编码基因的突变包括部分错义突变，但大部分是无义突变、剪接位点突变或小的缺失 / 插入，最终导致翻译提前终止，且用蛋白质印迹法和免疫组化可发现 emerin 表达完全缺失。在所有组织[50]和所有脊椎动物中普遍表达的 emerin 的功能仍有待完全阐明。

该病的临床特征为常在无明显肌无力症状前发生跟腱、肘肌和颈后肌的早期挛缩。随后发生颈部屈曲受限，后续出现整个脊柱的前屈运动受限[51-52]。病程早期出现缓慢进展的特征性肱腓分布的肌萎缩和肌无力。随后，肌无力延伸至近端肢带型肌肉系统，但很少出现严重肌无力。婴幼儿期发病并不罕见[53-54]。与其他类型的肌营养不良（甚至是 BMD）相比，该病同一家族内不同成员间临床严重程度的差异性似乎更大。只有在非常罕见的情况下，肌无力或挛缩才会导致行动能力丧失[53]，罕见病例在 40 岁时仍无症状[53]。

心脏异常特征通常发生于 10 ～ 30 岁（早期），但也有 1 例仅 5 岁的男孩出现心脏受累的报道[53]。心脏受累的特征为传导系统缺陷，范围可从窦性心动过缓、心电图 PR 间期延长到完全性心脏传导阻滞。心房麻痹几乎是 EDMD 所特有的。超声心动图发现右心房扩张且心电图存在无“P”波的孤立性心房麻痹应排除 EDMD[55]。心脏病的严重程度与骨骼肌受累程度无关，且心脏受累可能非常突出[56]。EDMD 可累及心房且主要为右心受累。正常心肌逐渐被纤维组织和脂肪组织替代会导致心房收缩（心房麻痹）和扩张功能的丧失。只有部分研究报道了左心室功能不全（除累及传导系统外）的证据[53]。

与 DMD 一样，这种 X 连锁疾病的女性携带者也可能表现为心脏病，尤其是心房麻痹，虽然其发病年龄通常比男性患者大[56-57]；其未出现任何肌无力、肌萎缩或挛缩的相关体征[53]。已发表的携带者病例可能被显性遗传的病例所掩盖。

管理 诊断时及随后每年都需要专家通过12导联心电图（首选50 mm/s）进行心脏评估，因为心电图改变可能很微妙且难以解释[9]。建议每年进行Holter检查以监测快速性或缓慢性心律失常。超声心动图检查可以较低频次进行。当心电图显示窦房结异常或房室结病变时，即使是无症状患者，植入永久起搏器也是合理的[9]。然而，年轻人发生夜间房室-文氏现象可能是正常的。在表面心电图存在窦房结-心房或房室结传导异常时，侵入性电生理检查可能对起搏器植入的决策或时机无帮助，但对确定起搏的最佳模式和位置可能有用[9]。对于出现抗心动过缓起搏的患者，目前尚不清楚植入除颤器是否是比起搏器更合适的管理方法。

建议对有风险的女性进行携带者筛查，并为其提供24 h Holter监测等定期心电图监护以检测心房或房室结传导疾病[58]。仍需要对X连锁EDMD携带者的心脏受累自然病程进行更系统的研究。

常染色体显性遗传性EDMD/LGMD1B/L-CMD

染色体1q11-q23上编码核纤层蛋白A/C的*LMNA*基因的突变[59]通过可变剪接导致原发性核纤层蛋白病（laminopathy），包括各种类型的脂质营养不良、肌营养不良［EDMD2、LGMD1B、LMNA相关先天性肌营养不良（LMNA-associated congenital muscular dystrophy，L-CMD）］和类早衰综合征（progeroid syndrome）、下颌骨肢端发育不良（mandibulo-acral dysplasia）、DCM、神经病变、限制性皮肤病以及伴有腱钙化的关节病。对于*LMNA*相关的肌营养不良，大部分病例具有EDMD表型，但某些情况下也也可出现肢带表型（即LGMD1B）及L-CMD。

核纤层蛋白为细胞核中间丝，可形成排列于核内膜上的核纤层。核纤层蛋白可与染色质及多种内核膜蛋白结合。

常染色体显性遗传性EDMD的心脏病类型及严重程度被认为比X连锁EDMD的更为严重。35%的AD-EDMD患者将在中年时发展为进行性及潜在的寿命限制性DCM。室性心律失常在核纤层蛋白病患者中也具有重要意义，是猝死的重要原因，即使在有起搏器植入指征时恰当植入ICD也无济于事[60-61]。

管理 诊断时需进行心电图检查，随后每年1次。同时，每年还要进行动态心电图检查以监测快速性或缓慢性心律失常，以及超声心动图。猝死主要是由室性快速性心律失常引起，预防猝死很复杂，应基于植入除颤器而非起搏器，尽管其并发症风险更高[62]。这些患者应在专门的中心进行管理，可收集其数据作为进一步的证据。同时，存在抗心动过缓起搏的指征、左心室功能严重受损或患者有持续性室性心动过速是植入除颤器的强指征。目前已鉴定出以下4个恶性室性快速性心律失常的危险因素，其有助于选择预防性植入心脏除颤器的患者：（非）持续性室性心动过速、男性、非错义突变和轻度心室功能不全（LVEF＜45%）[63]。这些建议需要通过收集高质量的前瞻性数据来持续验证。

伴有肌强直的核苷酸重复疾病

强直性肌营养不良

1型强直性肌营养不良（myotonic dystrophy type 1，DM1）又称肌营养不良性肌强直或Steinert病，是一种常染色体显性遗传性多系统疾病，是成人中最常见的肌病（活产新生儿中的患病率为1/8000，大部分美国和欧洲人群的患病率约为5/100 000）。

DM1由染色体19q13.3上DM蛋白激酶（DM protein kinase，DMPK）基因的3′非翻译区中异常扩增的CTG重复引起。突变的*DMPK*基因产生变异的mRNA，可与特定蛋白质相互作用且在细胞内形成团块。这些异常团块可干扰很多其他蛋白质的生成。疾病的严重程度与（预期）在逐代传递中扩增的重复长度相关，且严重程度差异大，从非常严重、致死性先天性DM到晚发性轻度肌无力、肌强直和白内障不等。青少年发病的DM1患者的特征性表现为肌强直（收缩后肌肉松弛延迟）、进行性骨骼肌无力和萎缩、远端肌无力，以及伴有骨骼肌以外系统受累（如心脏、内分泌腺体、中枢神经系统和平滑肌）的面部异常。

大部分患者都会发生心肌纤维化和心脏传导系统退化。约90%表现为心电图异常，通常是PR间期和QRS波时限延长。也可发生心律失常，包括窦房结功能障碍、进行性心脏传导阻滞、房性心动过速、心房扑动或心房颤动，以及室性心动过速或心室颤动[64]。成人 DM1 患者发生心律失常和猝死的风险高[65-66]。除窦性节律外，PR 间期≥ 240 ms、QRS 波时限≥ 120 ms、二度或三度房室传导阻滞（AVB）以及确诊为房性快速性心律失常（持续性房性心动过速、心房扑动或心房颤动）均可预测猝死[65]。心肌病和充血性心力衰竭的发生率远低于传导紊乱。最常见的超声心动图改变包括二尖瓣脱垂、室间隔及心肌纤维化。

管理　心脏评估包括每年进行 1 次心电图检查，若心电图显示 PR 间期或 QRS 波时限延长或存在其他心动过缓风险增加的证据，则应进行动态心电图监测。确诊强直性肌营养不良时应进行超声心动图检查。希氏束至心室（His bundle-ventricular，HV）间期的有创性检查可能有助于确定在临界情况下是否需要植入起搏器。若出现房性快速性心律失常（心房扑动、心房颤动）的症状，抗心律失常治疗可能是合理的[9]。然而，抗心律失常药可能加重已存在的心动过缓或室性快速性心律失常的倾向。预防性起搏仍然是预防猝死的一线治疗方案，这些猝死主要与疾病中的传导系统缺陷相关。对于心电图存在轻度传导系统缺陷的患者，有创性电生理检查可改善整体长期生存率，这与猝死发生率显著降低有关[67]。然而，尽管进行永久起搏，仍有部分患者易于猝死，特别是有非持续性心动过速或严重心室功能不全的患者，应考虑植入 ICD。

2 型强直性肌营养不良（DM2）

2 型强直性肌营养不良（myotonic dystrophy type 2，DM2）又称近端强直性肌病（proximal myotonic myopathy, PROMM），存在于大量北欧血统家族中。德国 DM2 的发病率与 DM1 相同。DM2 由染色体 3q21 上锌指蛋白 9（Zinc finger protein 9，ZNF9）编码基因中第一个内含子上扩增的 CCTG 四核苷酸重复引起。

DM2 与 DM1 具有许多共同特征，但 DM2 患者远端、面部和延髓的肌无力症状更少，临床肌强直更不显著。其他的重要差异包括不存在先天性 DM2、青少年患者无精神发育迟滞及日间过度嗜睡不明显。

心脏受累的特征与 DM1 相当，但发生频繁更低，在疾病进程中出现更晚。

伴有周期性瘫痪及心脏受累的离子通道病

Anderson 综合征

Anderson 综合征是一种非常罕见的疾病，以血钾紊乱型麻痹发作、室性异位节律和潜在畸形的临床三联征为特征，其遗传方式为常染色体显性遗传。已发现了编码产生 I_{K1} 电流的 Kir2.1 钾通道基因 *KCNJ2* 的突变。心脏紊乱可能包括 7 型 LQTS、室性期前收缩或心动过速[68]。快速性心律失常可能导致晕厥和猝死。低钾血症和洋地黄可引起或加重心脏症状。麻痹发作可能是高钾血症性或低钾血症性，因此不能预测患者对口服钾的反应。

肌原纤维肌病

术语肌原纤维肌病（myofibrillar myopathy，MFM）是对一组伴有常见形态学特征的慢性神经肌肉病的不明确称呼，由一种独特病理模式的肌原纤维排列紊乱组成，从 Z 盘开始并伴有肌原纤维降解产物聚积和多种蛋白质异位表达。这些疾病遵循常染色体显性遗传模式，通常表现为远端肌病，但也可能影响近端肌肉[69]。中位发病年龄为 55 岁（7 ～ 77 岁）。血清 CK 活性正常或轻微升高。常见的相关特征为心肌病（通常为致心律失常性心肌病），特别是携带 *DES* 基因突变的患者，大部分可发展为完全性 AVB 和室性快速性心律失常[70-71]。近 1/2 的患者可鉴定出 *DES*（编码结蛋白）、*CRYAB*（编码 αB 晶体蛋白）、*MYOT*（编码肌收缩蛋白）、*ZASP*、*FLNC*（编码细丝蛋白 C）、*FHL1* 和 *BAG3* 的突变。*MYOT* 突变可导致 LGMD1A。结蛋白病中的心脏受累与核纤层蛋白病类似，因此使用相同的随访和管理指南似乎是合适的，有强指征时可进行预防性植入除颤器。

先天性肌病

中央轴空病（central core disease，CCD）

CCD 和多微小轴空病是异质性先天性肌病。最常见的致病原因是雷诺丁受体编码基因（*RYR1*）的突变，但也发现了硒蛋白编码基因（*SEPN1*）的突变[72]。CCD 可在新生儿期和非进展期表现为肌张力减退和肌无力，但也有较轻微的临床表型[73]。它以常染色体显性或常染色体隐性的方式遗传。畸形特征可能继发于肌无力。CCD 与潜在的致死性恶性高热综合征相关。患者血清 CK 活性通常正常。肌肉活检可见大部分肌肉纤维内存在界限清晰的轴空结构。心脏受累在 CCD 中较罕见。

线（杆）状体肌病

迄今为止，已发现 10 个细肌丝蛋白基因的缺陷可导致线状体肌病，这些基因包括 *ACTA1*（编码骨骼肌 α 肌动蛋白）、*NEB*（编码伴肌动蛋白）、*TPM3*（编码 α 原肌球蛋白）、*TPM2*（编码 β 原肌球蛋白）、*TNNT1*（编码肌钙蛋白 T）、*CFL2*（编码丝切蛋白 2）、*KBTBD13*、*KLHL40*、*KLHL41* 和 *LMOD3*[72]。线状体肌病的特征为肌纤维中存在杆状结构。

线状体肌病的临床表现范围广，从严重的、常于产前发病的致死性表现至严重程度不同的儿童早期发病。所有类型中严重程度不相称的中轴肌和呼吸肌受累很常见，且常为长期预后的决定因素。这种情况基本稳定，但一些携带 *ACTA1* 突变的患者也会出现儿童晚期的严重肌无力进展。

原发性心脏受累很罕见，但已发现多例主要表现为 HCM 的线状体肌病患者[74-75]。

肌球蛋白贮积性肌病

肌球蛋白重链基因 *MYH7* 的突变可导致肌球蛋白贮积性肌病。*MYH7* 是 HCM 最常见的病因。已有研究报道了与该病合并出现的心肌病[76-77]。

伴心肌病的中心核肌病（centronuclear myopathy，CNM）

CNM 的特征为肌无力和肌纤维内中心核数量增加。这是一种非常罕见的疾病，可表现为多种临床表型。横纹肌特异性表达的蛋白激酶（*SPEG*）是 SPEG 复合基因座的产物，是一种可与 MTM1 相互作用的蛋白质。*SPEG* 存在于心肌，并在其中起关键作用。近期研究在伴有心肌病的 CNM 患者中证实了隐性遗传型 *SPEG* 突变[78]。

影响肌肉的代谢病

溶酶体糖原贮积病

糖原贮积症Ⅱ型（庞贝病）

糖原贮积症Ⅱ型是一种罕见的常染色体隐性遗传病，由编码 α-葡萄糖苷酶基因的突变引起。α-葡萄糖苷酶缺乏可导致糖原在多种组织内累积，尤其是破坏骨骼肌和心肌的功能。婴儿期发病的病例表现为呼吸衰竭、心肌病和严重肌无力。青少年或成人发病的病例通常伴有近端肌无力，且常由于膈肌受累而进展为呼吸功能不全或劳力性呼吸困难[68]。糖原贮积症Ⅱ型的心脏受累包括心肌病、心律失常和心脏失代偿。心脏受累取决于残留的酸性 α-葡萄糖苷酶活性和症状出现的年龄。心脏受累在迟发型中较罕见[79]。

管理　目前的治疗仍集中在支持性措施，确诊为经典糖原贮积症Ⅱ型的婴儿通常在出生后 1 年内死亡。引入重组 α-葡萄糖苷酶的酶替代治疗（enzyme replacement therapy，ERT）可显著改善婴儿期发病患者的预期寿命，且可能改善青少年或成人患者的呼吸和运动功能[80]。糖原贮积症Ⅱ型患儿诊断时的心脏评估应包括超声心动图，在进行 ERT 的前 2 年应每季度检查 1 次，之后每 6 个月检查 1 次。对于成人患者，建议在常规临床随访中至少进行 1 次心电图检查。只有心电图结果异常、有心脏病史或明显心脏症状的患者需要额外进行超声心动图检查[81]。

Danon 病

Danon 病是由主要的溶酶体相关膜蛋白 2（lysosome associated membrane protein 2，LAMP2）的原发性缺陷引起的一种罕见的 X 连锁显性遗传病，以 HCM、骨骼肌病和不同程度的精神发育迟滞为主要特征，其骨骼肌和心肌中存在自噬泡。男性患者多于女性。先证者在青少年期就开始出现心脏症状，如劳力性呼吸困难。HCM 合并心律失常很常见，患者通常在 30 ~ 40 岁死于心力衰竭或心搏骤停。心脏可能发生电活动异常，表现为预激综合征。肌病通常轻微。血清 CK 活性升高 5 ~ 10 倍[82]。也曾报道过较轻微的疾病表现[83-84]。

管理　患者在诊断时应进行心脏评估，包括心电图和超声心动图。若发现心电图异常，则应至少每 1 ～ 2 年进行 1 次心脏检查。

线粒体疾病

原发性线粒体功能障碍

原发性线粒体功能障碍可由线粒体基因及编码线粒体蛋白的核基因的突变导致，且被公认是以中枢神经系统和骨骼肌病为主要临床表现的多系统疾病的病因。由于心脏依赖于氧化代谢，线粒体疾病也常累及心脏（见第 24 章）。涉及心脏的线粒体综合征包括 Kearns-Sayre 综合征、MELAS（线粒体脑肌病伴乳酸酸中毒和卒中样发作）和肌阵挛癫痫伴破碎红纤维综合征（myoclonic epilepsy with ragged red fibers，MERFF）。目前已报道多种类型的心脏异常，包括 HCM、DCM、预激综合征和心律失常[85]。传导紊乱可能是 Kearns-Sayre 综合征患者死亡的重要原因。以下因素已被证明能对任何线粒体疾病成人患者的心脏致死性并发症的长期风险进行分层：左心室肥大、室性期前收缩、糖尿病和心室内传导阻滞[86]。

管理　患者在诊断时应进行心脏评估（心电图、超声心动图和动态心电图）。随后，应根据最初评估结果确定筛查心肌病和电传导并发症的时间间隔，Kearns-Sayre 综合征患者或伴 HCM 的 MELAS 患者应至少每年评估 1 次。存在传导阻滞的情况下及时安装起搏器能够挽救生命，而孤立性心肌病患者可能需要进行心脏移植[87]。

肉碱缺乏病

肉碱在通过线粒体内膜转移长链脂肪酸的过程中起重要作用。该转移过程需要酶和转运体在细胞内积累肉碱（OCTN2 肉碱转运体），使其与长链脂肪酸肉碱棕榈酰转移酶 1（carnitine palmitoyl transferase 1，CPT1）共轭结合，转运酰基肉碱通过内质膜［肉碱－酰基肉碱移位酶（carnitine-acylcarnitine translocase，CACT）］，并使脂肪酸与辅酶 A 共轭结合以进行后续的 β - 氧化（CPT2）。OCTN2 肉碱转运体的缺陷会导致原发性肉碱缺乏，其特征为尿液中的肉碱排泄增加和组织中的肉碱累积减少。患者可表现为低钾血症、低血糖和肝性脑病，或肌无力和心肌病。补充肉碱可有效治疗该病。

大部分情况下，CACT 缺乏症在新生儿期表现为低血糖、高氨血症和可导致心搏骤停的伴有心律失常的心肌病。血浆肉碱水平极低。

在 CPT1 缺乏症中，骨骼肌和心脏通常不受累。CPT2 缺乏的成人可能会发生长时间运动所引发的横纹肌溶解。新生儿期出现的更严重的 CPT2 缺陷表型与 CACT 缺乏症类似。对 CPT2 和 CACT 缺乏症的治疗包括补充可被线粒体代谢的中链甘油三酯的低脂饮食。

Friedreich 共济失调

Friedreich 共济失调是一种常染色体隐性遗传病，大部分情况下由位于染色体 9q13 上共济蛋白基因内含子中纯合扩增的 GAA 重复（55 ～ 1700，正常为 7 ～ 33）所引起。GAA 重复的长度与疾病的发生发展和心肌病的发生呈负相关[88]。共济蛋白基因编码位于线粒体内膜的共济蛋白，其功能仍有待阐明。

该病的估计患病率为（2 ～ 3）/100 000，患者通常在 5 ～ 25 岁发病。疾病的首发症状为进行性步态共济失调和下肢共济失调，随后出现小脑性构音障碍、手臂共济失调、动眼神经障碍、锥体特征以及由于后柱和周围神经受累而引起的感觉异常。60% ～ 70% 的患者可出现 HCM，甚至可能发生在小脑性共济失调前；晚期可能会出现 DCM。大部分患者在患病 8 ～ 15 年后需要使用轮椅。死亡年龄差异大（范围为 30 ～ 70 岁），依赖于心脏受累的发生。

管理　诊断时应进行心脏评估，若未发现异常可每 3 ～ 5 年筛查 1 次。

Barth 综合征

Barth 综合征是由 tafazzin 蛋白缺乏引起的极为罕见的 X 连锁心脏骨骼肌病。tafazzin 是一种磷脂酰基转移酶，参与心磷脂的脂酰基特异性重塑，从而促进心磷脂分子间的结构统一性和分子对称性。抑制该通路会导致线粒体结构和功能的改变[89]。患者的临床表现差异大，常包括心力衰竭、肌病、周期性中性粒细胞减少、生长发育迟缓和有机酸尿症。女性携带者不患病。患病男孩通常在婴儿期或儿童早期死于心力衰竭，但能够存活到儿童晚期的患者的病情可能会相对改善[90]。

管理　患者诊断时应进行心脏评估，包括心电图和超声心动图，随后每1～2年检查1次，若发现心电图异常则应增加检查的频率。

神经病变

家族性淀粉样多发性神经病（familial amyloid polyneuropathy，FAP）

FAP是指在多种组织中存在淀粉样物质细胞外沉积的一组显性遗传性神经病。该病涉及的3种主要的前体蛋白为甲状腺素转运蛋白（transthyretin，TTR）、载脂蛋白A1或凝溶胶蛋白。TTR相关神经病变是迄今为止最常见的类型，其特征为严重的感觉运动和自主神经病变，通常伴有心脏症状。该病首次报道于葡萄牙，随后在世界各地均有报道，但葡萄牙、日本和瑞典是3个主要的发病地区。过去几年中，已在*TTR*基因上鉴定出越来越多的突变，其临床表现谱也比最初认为的更广。研究报道的发病年龄和外显率差异很大，其表型-基因型相关性尚不明确。过去15年中，肝移植已能够改善这种破坏性疾病的预后。然而，某些患者在肝移植前就存在大范围心脏受累，其心脏状况会继续恶化，正如左心室壁厚度和射血分数所反映的一样[91]。这些发现导致极少数伴心脏受累的遗传性淀粉样变性患者进行肝-心联合移植。近期出现的新治疗策略旨在稳定TTR蛋白或使*TTR*基因沉默。

管理　患者在诊断时应进行心电图、超声心动图，如若可能还应进行心脏MRI，并在随访期间至少每年评估1次。除对因治疗心肌病外（仍是肝移植），心力衰竭症状的治疗还包括袢利尿剂和螺内酯，且由于这些患者合并使用ACEI时容易发生低血压和肾衰竭，因此也需密切监测血压和血电离图。不推荐使用β受体阻滞剂，因其可减弱代偿性心动过速，并在淀粉样浸润的心脏中引起更大的负性肌力作用，故耐受性差[92]。心电图上有传导缺陷的患者进展为完全性AVB和猝死的风险高，一般建议采用预防性起搏[93]。

核纤层蛋白A/C突变引起的2型遗传性运动感觉神经病（Charcot-Marie-Tooth，CMT）

CMT包括一组临床和遗传异质性的遗传性运动和感觉神经病变，其临床特征为远端肌无力和肌萎缩、感觉障碍和手脚畸形。轴索型（CMT2）被定义为神经传导速度（近乎）正常且神经活检可见大量有髓神经纤维缺失和轴索变性。CMT2临床表型的特征为遗传异质性大。在一个CMT2常染色体隐性遗传的亚型中已发现核纤层蛋白A/C基因的突变。该基因的突变也可导致AD-EDMD、LGMD1B和伴有传导系统缺陷的DCM。因此，尽管尚无报道，但可预见其有类似的心脏受累。

雷夫叙姆病（Refsum病）

Refsum病是一种罕见的常染色体隐性遗传性过氧化物酶体病。经典的三联征包括共济失调、视网膜色素变性和多发性神经病。Refsum病由植烷酸（一种脂肪酸）的先天性代谢异常引起，所有患者的血清植烷酸浓度均显著升高。病程中（尤其是疾病晚期）可发生心肌病。通过限制外源性植烷酸及其前体植醇的慢性饮食治疗可改善临床症状。

总结

相当一部分神经肌肉病都具有遗传因素。分子遗传学评估可在许多患者中找到致病突变。心脏受累是许多这类疾病的直接或间接死亡原因。对于要进行全身麻醉的遗传性神经肌肉病患者，考虑其是否存在心脏异常很重要，因为他们在围术期可能会发生心律失常和传导系统异常。

与原发性骨骼肌病相关的心脏受累可表现为冲动产生异常、传导系统缺陷或心肌病。

由于神经肌肉病患者可能存在心脏病变，因此这些患者应转诊至心脏病学专家处就诊，以便对其心室功能、冲动异常和传导系统疾病进行广泛评估。反之亦然，对于因神经肌肉病相关基因缺陷或未检测到遗传病因的DCM患者，也应进行神经肌肉病的相关检查（表23.1）。

表 23.1　在不同神经肌病中心脏受累的发生率、类型和影响

疾病（基因）	心脏受累	心脏受累的患者比例	发病年龄	发病率 / 死亡率	评估	管理
DMD（抗肌萎缩蛋白）	心电图异常；DCM	心电图异常＞ 90%；ECHO 异常＞ 90%	6 岁起可检测到	心源性死亡 30% ～ 40%	诊断时进行心电图和 ECHO，10 岁前每 2 年复查 1 次，之后每年复查 1 次	ACEI、β 受体阻滞剂
BMD（抗肌萎缩蛋白）	心电图异常；HCM 和 DCM	心电图异常 90%；ECHO 异常 65%	差异大，可能与骨骼肌受累不匹配	心源性死亡 50%	每 2 ～ 5 年进行 1 次心电图和 ECHO	ACEI、β 受体阻滞剂，骨骼肌功能相对保留的 DCM 终末期患者进行心脏移植
DMD/BMD 携带者（抗肌萎缩蛋白）	心电图异常；DCM	DCM 7% ～ 10%，心电图异常 20% ～ 90%	差异大，可能与骨骼肌受累不匹配		诊断时进行 ECHO 和心电图，随后或 16 岁以上至少每 5 年复查 1 次	ACEI、β 受体阻滞剂，终末期 DCM 患者进行心脏移植
X-DCM（抗肌萎缩蛋白）	心电图异常；DCM	根据定义 100%	无明显肌无力	必要时心脏移植	每 2 ～ 5 年复查 1 次心电图和 ECHO	ACEI、β 受体阻滞剂，终末期 DCM 患者进行心脏移植
肌聚糖病（LGMD2C ～ F）（肌聚糖蛋白）	心电图异常；DCM	20% ～ 25%	差异大	必要时心脏移植	每 2 ～ 5 年复查 1 次心电图和 ECHO	ACEI、β 受体阻滞剂，终末期 DCM 患者进行心脏移植
LGMD1C（陷窝蛋白 3）	HCM；LQTS	个例报道				
LGMD2I/MDC1C（FKRP）	心电图异常；DCM	1/3 的成人患者	可能与疾病的整体严重程度相关		诊断时进行心电图和 ECHO，之后每 2 年复查 1 次	ACEI、β 受体阻滞剂
福山型先天性肌营养不良 / LGMD2M（fukutin）	DCM	个例报道			晚发病例：诊断时进行心电图和 ECHO，之后每 2 年复查 1 次	ACEI、β 受体阻滞剂
X-EDMD（emerin）	房室传导阻滞、心房麻痹、心房扑动和心房颤动	30 岁前＞ 95%	10 ～ 39 岁	未起搏的患者常发生 SCD	诊断时进行心电图和动态心电图检查，之后每年复查 1 次	起搏器或心脏除颤器
AD-EDMD/LGMD1B/ 肌原纤维肌病（核纤层蛋白 A/C、结蛋白、α B- 晶体蛋白、肌收缩蛋白）	房室传导阻滞、心房扑动和心房颤动；DCM	30 岁前节律和传导紊乱＞ 95%，DCM 35%		起搏后也会出现 SCD、心力衰竭	诊断时进行心电图和动态心电图检查，之后每年复查 1 次	ICD、ACEI、β 受体阻滞剂，终末期 DCM 患者进行心脏移植
DM1/DM2（DMPK）	房室传导障碍、心房扑动和心房颤动、室性快速性心律失常	心电图异常 90%		30% 出现 SCD	诊断时进行心电图和动态心电图检查，之后每年检查 1 次心电图	起搏器
Anderson 综合征（KCNJ2）	LQTS、室性期前收缩或心动过速			低钾血症和洋地黄诱发的晕厥和猝死		

（续表）

疾病（基因）	心脏受累	心脏受累的患者比例	发病年龄	发病率 / 死亡率	评估	管理
先天性肌病（RYR1、SEPN1、TTN）	HCM、致死性心肌病	罕见，只有个例报道				
糖原贮积症Ⅱ型（α-葡萄糖苷酶）	新生儿期或儿童期心肌病	成年期发病的患者罕见			婴儿每3～6个月复查1次ECHO；成人患者至少进行1次心电图检查	酶替代治疗
Danon病（LAMP2）	HCM			30～40岁发生心力衰竭或心搏骤停	诊断时进行心电图和ECHO，之后每1～2年复查1次	终末期HCM患者进行心脏移植
线粒体病	HCM、DCM、预激综合征、心律失常和传导紊乱				诊断时进行心电图、动态心电图和ECHO，随访期间根据最初的风险分层检查	起搏器，终末期DCM患者进行心脏移植
肉碱缺乏病	心肌病、心律失常					饮食治疗
Barth综合征（tafazzin）	DCM、HCM			婴儿期或儿童早期心力衰竭	诊断时进行心电图和ECHO，之后每1～2年复查1次	
家族性淀粉样神经病（TTR、载脂蛋白A1、凝溶胶蛋白）	HCM、DCM					肝（联合心脏）移植
Refsum病	HCM、DCM		疾病晚期			饮食治疗
Friedreich共济失调（共济蛋白）	HCM、DCM	60%～70%		心脏受累决定死亡年龄	诊断时进行心电图和ECHO，每3～5年复查1次	艾地苯醌

DMD，进行性假肥大性肌营养不良；ACEI，血管紧张素转化酶抑制剂；BMD，贝克肌营养不良；ECHO，超声心动图；ICD，埋藏式心脏复律除颤器；LQTS，长QT综合征；DCM，扩张型心肌病；HCM，肥厚型心肌病；SCD，心脏性猝死；DM1：1型肌强直性营养不良；DM2，2型肌强直性营养不良；TTR，甲状腺素转运蛋白

参考文献

1. Finsterer J, Stollberger C. Cardiac involvement in primary myopathies. Cardiology. 2000;94(1):1–11.
2. Mokri B, Engel AG. Duchenne dystrophy: electron microscopic findings pointing to a basic or early abnormality in the plasma membrane of the muscle fiber. Neurology. 1975;25(12):1111–20.
3. Head SI, Williams DA, Stephenson DG. Abnormalities in structure and function of limb skeletal muscle fibres of dystrophic mdx mice. Proc Biol Sci. 1992;248(1322):163–9.
4. Nigro G, Comi LI, Politano L, Bain RJI. The incidence and evolution of cardiomyopathy in Duchene muscular dystrophy. Int J Cardiol. 1990;26:271–7.
5. van Essen AJ, Busch HF, te Meerman GJ, ten Kate LP. Birth and population prevalence of Duchenne muscular dystrophy in The Netherlands. Hum Genet. 1992;88(3):258–66.
6. Ricotti V, Ridout DA, Scott E, Quinlivan R, Robb SA, Manzur AY, Muntoni F, NorthStar Clinical Network. Long-term benefits and adverse effects of intermittent versus daily glucocorticoids in boys with Duchenne muscular dystrophy. J Neurol Neurosurg Psychiatry. 2013;84(6):698–705.
7. Eagle M, Baudouin SV, Chandler C, Giddings DR, Bullock R, Bushby K. Survival in Duchenne muscular dystrophy: improvements in life expectancy since 1967 and the impact of home nocturnal ventilation. Neuromuscul Disord. 2002;12(10):926–9.
8. Villa CR, Czosek RJ, Ahmed H, Khoury PR, Anderson JB, Knilans TK, Jefferies JL, Wong B, Spar DS. Ambulatory monitoring and arrhythmic outcomes in pediatric and adolescent patients with duchenne muscular dystrophy. J Am Heart Assoc. 2015;5(1).
9. Bushby K, Muntoni F, Bourke JP. 107th ENMC international workshop: the management of cardiac involvement in muscular dystrophy and myotonic dystrophy. 7th–9th June 2002, Naarden, the Netherlands. Neuromuscul Disord. 2003;13(2):166–72.
10. McNally EM, Kaltman JR, Benson DW, et al; Working Group of the National Heart, Lung, and Blood Institute; Parent Project Muscular Dystrophy.Contemporary cardiac issues in Duchenne muscular dystrophy. Working Group of the National Heart, Lung, and Blood Institute in collaboration with Parent Project Muscular Dystrophy. Circulation 2015;131(18):1590-1598.
11. Duboc D, Meune C, Lerebours G, Devaux JY, Vaksmann G, Becane HM. Effect of perindopril on the onset and progression of left ventricular dysfunction in Duchenne muscular dystrophy. J Am Coll Cardiol. 2005;45(6):855–7.
12. Duboc D, Meune C, Pierre B, et al. Perindopril preventive treatment on mortality in Duchenne muscular dystrophy: 10 years' follow-up. Am Heart J. 2007;154(3):596–602.
13. Allen HD, Flanigan KM, Thrush PT, et al. A randomized, double-blind trial of lisinopril and losartan for the treatment of cardiomyopathy in duchenne muscular dystrophy. PLoS Curr. 2013;12:5.
14. Raman SV, Hor KN, Mazur W, et al. Eplerenone for early cardiomyopathy in Duchenne muscular dystrophy: a randomized, double-blind, placebo-controlled trial. Lancet Neurol. 2015;14(2):153–61.
15. Silversides CK, Webb GD, Harris VA, Biggar DW. Effects of deflazacort on left ventricular function in patients with Duchenne muscular dystrophy. Am J Cardiol. 2003;91(6):769–72.
16. American Academy of Pediatrics Section on Cardiology and Cardiac Surgery. Cardiovascular health supervision for individuals affected by Duchenne or Becker muscular dystrophy. Pediatrics. 2005;116(6):1569–73.
17. Iodice F, Testa G, Averardi M, Brancaccio G, Amodeo A, Cogo P. Implantation of a left ventricular assist device as a destination therapy in Duchenne muscular dystrophy patients with end stage cardiac failure: management and lessons learned. Neuromuscul Disord. 2015;25(1):19–23.
18. Bushby KM, Thambyayah M, Gardner-Medwin D. Prevalence and incidence of Becker muscular dystrophy. Lancet. 1991;337(8748):1022–4.
19. Emery AE, Skinner R. Clinical studies in benign (Becker type) X-linked muscular dystrophy. *Clin Genet*. 1976;10(4):189–201.
20. Hoogerwaard EM, De Voogt WG, Wilde AAM, et al. Evolution of cardiac abnormalities in Becker muscular dystrophy over a 13-year period. J Neurol. 1997;244:657–63.
21. Casazza F, Brambilla G, Salvato A, Morandi L, Gronda E, Bonacina E. Dilated cardiomyopathy and successful cardiac transplantation in Becker's muscular distrophy. Follow-up after two years. G Ital Cardiol. 1988;18(9):753–7.
22. Connuck DM, Sleeper LA, Colan SD, et al. Characteristics and outcomes of cardiomyopathy in children with Duchenne or Becker muscular dystrophy: a comparative study from the Pediatric Cardiomyopathy Registry. Am Heart J. 2008;155(6):998–1005.
23. Muntoni F, Cau M, Ganau A, et al. Deletion of the dystrophin muscle-promotor region associated with X-linked dilated cardiomyopathy. N Engl J Med. 1993;329:921–5.
24. Palmucci L, Doriguzzi C, Mongini T, et al. Dilating cardiomyopathy as the expression of Xp21 Becker type muscular dystrophy. J Neurol Sci. 1992;111(2):218–21.
25. Towbin JA. Fielding Hejtmancik J, Brink P, et al. *X-linked dilated cardiomyopathy Circulation* 1993;87:1854-1865.
26. Milasin J, Muntoni F, Severini GM, et al. A point mutation in the 5′ splice site of the dystrophin gene first intron responsible for X-linked dilated cardiomyopathy. Hum Mol Genet. 1996;5(1):73–9.
27. Muntoni F, Di LA, Porcu M, et al. Dystrophin gene abnormalities in two patients with idiopathic dilated cardiomyopathy. Heart. 1997;78(6):608–12.
28. Ferlini A, Galié N, Merlini L, Sewry C, Branzi A, Muntoni F. A novel Alu-like element rearranged in the dystrophin gene causes a splicing mutation in a family with X-linked dilated cardiomyopathy. Am J Hum Genet. 1998;63(2):436–46.
29. Hoogerwaard EM, van der Wouw PA, Wilde AAM, et al. Cardiac involvement in carriers of Duchenne and Becker muscular dystrophy. Neurobiol Dis. 1999;9:347–51.
30. Politano L, Nigro V, Nigro G, et al. Development of cardiomyopathy in female carriers of Duchenne and Becker muscular dystrophy. JAMA. 1996;275:1335–8.
31. Grain L, Cortina-Borja M, Forfar C, Hilton-Jones D, Hopkin J, Burch M. Cardiac abnormalities and skeletal muscle weakness in carriers of Duchenne and Becker muscular dystrophies and controls. Neuromuscul Disord. 2001;11(2):186–91.
32. Schade van Westrum SM, Hoogerwaard EM, Dekker L, et al. Cardiac abnormalities in a follow-up study on carriers of Duchenne and Becker muscular dystrophy. Neurology. 2011;77(1):62–6.
33. Rees W, Schuler S, Hummel M, Hetzer R. Heart transplantation in patients with muscular dystrophy associated with end-stage cardiomyopathy. J Heart Lung Transplant. 1993;12(5):804–7.
34. Schade van Westrum SM, Dekker LR, de Voogt WG, Wilde AA, Ginjaar IB, de Visser M, van der Kooi AJ. Cardiac involvement in Dutch patients with sarcoglycanopathy: a cross-sectional cohort and follow-up study. Muscle Nerve. 2014;50(6):909–13.
35. Williams TM, Lisanti MP. The Caveolin genes: from cell biology to medicine. Ann Med. 2004;36(8):584–95.
36. Hayashi T, Arimura T, Ueda K, et al. Identification and functional analysis of a caveolin-3 mutation associated with familial hypertrophic cardiomyopathy. Biochem Biophys Res Commun. 2004;313(1):178–84.
37. Cronk LB, Ye B, Kaku T, et al. Novel mechanism for sudden infant death syndrome: persistent late sodium current secondary to mutations in caveolin-3. Heart Rhythm. 2007;4(2):161–6.
38. Vatta M, Ackerman MJ, Ye B, et al. Mutant caveolin-3 induces persistent late sodium current and is associated with long-QT syndrome. Circulation. 2006;114(20):2104–12.
39. Goodwin FC, Muntoni F. Cardiac involvement in muscular dystrophies: molecular mechanisms. Muscle Nerve. 2005;32(5):577–88.
40. Brockington M, Yuva Y, Prandini P, et al. Mutations in the fukutin-related protein gene (FKRP) identify limb girdle muscular dystrophy 2I as a milder allelic variant of congenital muscular dystrophy MDC1C. Hum Mol Genet. 2001;10(25):2851–9.

41. Poppe M, Cree L, Bourke J, et al. The phenotype of limb-girdle muscular dystrophy type 2I. Neurology. 2003;60(8):1246–51.
42. van der Kooi AJ, Frankhuizen WS, Barth PG, et al. Limb-girdle muscular dystrophy in the Netherlands: gene defect identified in half the families. Neurology. 2007;68(24):2125–8.
43. Sveen ML, Schwartz M, Vissing J. High prevalence and phenotype-genotype correlations of limb girdle muscular dystrophy type 2I in Denmark. Ann Neurol. 2006;59(5):808–15.
44. Wahbi K, Meune C, Hamouda e H, et al. Cardiac assessment of limb-girdle muscular dystrophy 2I patients: an echography, Holter ECG and magnetic resonance imaging study. Neuromuscul Disord. 2008;18(8):650–5.
45. Petri H, Sveen ML, Thune JJ, Vissing C, Dahlqvist JR, Witting N, Bundgaard H, Køber L, Vissing J. Progression of cardiac involvement in patients with limb-girdle type 2 and Becker muscular dystrophies: a 9-year follow-up study. Int J Cardiol. 2015;182:403–11.
46. Kobayashi K, Nakahori Y, Miyake M, et al. An ancient retrotransposal insertion causes Fukuyama-type congenital muscular dystrophy. Nature. 1998;394(6691):388–92.
47. Toda T, Kobayashi K, Kondo-Iida E, Sasaki J, Nakamura Y. The Fukuyama congenital muscular dystrophy story. Neuromuscul Disord. 2000;10(3):153–9.
48. Murakami T, Hayashi YK, Noguchi S, et al. Fukutin gene mutations cause dilated cardiomyopathy with minimal muscle weakness. Ann Neurol. 2006;60(5):597–602.
49. Bione S, Maestrini E, Rivella S, et al. Identification of a novel X-linked gene responsible for Emery-Dreifuss muscular dystrophy. Nat Genet. 1994;8:323–7.
50. Manilal S, Nguyen TM, Sewry CA, Morris GE. The Emery-Dreifuss muscular dystrophy protein, emerin, is a nuclear membrane protein. Hum Mol Genet. 1996;5(6):801–8.
51. Yates JRW. Workshop report: European workshop on Emery-Dreifuss muscular dystrophy. Neuromuscul Disord. 1991;1:393–6.
52. Emery AE. Emery-Dreifuss muscular dystrophy – a 40 year retrospective. Neuromuscul Disord. 2000;10(4–5):228–32.
53. Wehnert M, Muntoni F. 60th ENMC International Workshop: non X-linked Emery-Dreifuss Muscular Dystrophy 5–7 June 1998, Naarden, The Netherlands. *Neuromuscul Disord.* 1999;9(2):115–21.
54. Talkop UA, Talvik I, Sonajalg M, et al. Early onset of cardiomyopathy in two brothers with X-linked Emery-Dreifuss muscular dystrophy. Neuromuscul Disord. 2002;12(9):878–81.
55. Buckley AE, Dean J, Mahy IR. Cardiac involvement in Emery Dreifuss muscular dystrophy: a case series. Heart. 1999;82(1):105–8.
56. Sakata K, Shimizu M, Ino H, et al. High incidence of sudden cardiac death with conduction disturbances and atrial cardiomyopathy caused by a nonsense mutation in the STA gene. *Circulation.* 2005;111(25):3352–8.
57. Fishbein MC, Siegel RJ, Thompson CE, Hopkins LC. Sudden death of a carrier of X-linked Emery-Dreifuss muscular dystrophy. Ann Intern Med. 1993;119(9):900–5.
58. Anderson LVB. Multiplex Western blot analysis of the muscular dystrophy proteins. In: Bushby KMD, Anderson LVB, editors. Muscular dystrophy: Methods and protocols. Totowa: Humana Press; 2001. p. 369–86.
59. Bonne G, Di Barletta MR, Varnous S, et al. Mutations in the gene encoding lamin A/C cause autosomal dominant Emery- Dreifuss muscular dystrophy. Nat Genet. 1999;21(3):285–8.
60. Goodwin FC, Muntoni F. Cardiac involvement in muscular dystrophies: molecular mechanisms. Muscle Nerve. 2005;32(5):577–88.
61. van Berlo JH, de Voogt WG, van der Kooi AJ, et al. Meta-analysis of clinical characteristics of 299 carriers of LMNA gene mutations: do lamin A/C mutations portend a high risk of sudden death? J Mol Med. 2005;83(1):79–83.
62. Curtis JP, Luebbert JJ, Wang Y, et al. Association of physician certification and outcomes among patients receiving an implantable cardioverter-defibrillator. JAMA. 2009;301(16):1661–70.
63. Van Rijsingen IA, Arbustini E, Elliott PM, et al. Risk factors for malignant ventricular arrhythmias in lamin a/c mutation carriers: a European cohort study. J Am Coll Cardiol. 2012;59(5):493–500.
64. Sovari AA, Bodine CK, Farokhi F. Cardiovascular manifestations of myotonic dystrophy-1. Cardiol Rev. 2007;15(4):191–4.
65. Groh WJ, Groh MR, Saha C, et al. Electrocardiographic abnormalities and sudden death in myotonic dystrophy type 1. N Engl J Med. 2008;358(25):2688–97.
66. Hermans MC, Faber CG, Pinto YM. Sudden death in myotonic dystrophy. N Engl J Med. 2008;359(15):1626–8.
67. Wahbi K, Meune C, Porcher R, et al. Electrophysiological study with prophylactic pacing and survival in adults with myotonic dystrophy and conduction system disease. JAMA. 2012;307(12):1292–301.
68. Hagemans ML, Hop WJ, Van Doorn PA, Reuser AJ, Van der Ploeg AT. Course of disability and respiratory function in untreated late-onset Pompe disease. Neurology. 2006;66(4):581–3.
69. Selcen D. Myofibrillar myopathies. Curr Opin Neurol. 2008;21(5):585–9.
70. van Spaendonck-Zwarts K, van Hessem L, van der Kooi AJ, et al. Desmin-related myopathy: a review and meta-analysis. Clin Genet. 2011;80(4):354–66.
71. Wahbi K, Béhin A, Charron P, Dunand M, Richard P, Meune C, Vicart P, Laforêt P, Stojkovic T, Bécane HM, Kuntzer T, Duboc D. High cardiovascular morbidity and mortality in myofibrillar myopathies due to DES gene mutations: a 10-year longitudinal study. Neuromuscul Disord. 2012;22(3):211–8.
72. Sewry CA, Jimenez-Mallebrera C, Muntoni F. Congenital myopathies. Curr Opin Neurol. 2008;21(5):569–75.
73. Jungbluth H, Sewry CA, Muntoni F. Core myopathies. Semin Pediatr Neurol. 2011;18(4):239–49.
74. Feng JJ, Marston S. Genotype-phenotype correlations in ACTA1 mutations that cause congenital myopathies. Neuromuscul Disord. 2009;19(1):6–16.
75. D'Amico A, Graziano C, Pacileo G, et al. Fatal hypertrophic cardiomyopathy and nemaline myopathy associated with ACTA1 K336E mutation. Neuromuscul Disord. 2006;16(9–10):548–52.
76. Tajsharghi H, Oldfors A, Macleod DP, Swash M. Homozygous mutation in MYH7 in myosin storage myopathy and cardiomyopathy. Neurology. 2007;68(12):962.
77. Uro-Coste E, Arne-Bes MC, Pellissier JF, et al. Striking phenotypic variability in two familial cases of myosin storage myopathy with a MYH7 Leu1793pro mutation. Neuromuscul Disord. 2009;19(2):163–6.
78. Agrawal PB, Pierson CR, Joshi M, Liu X, Ravenscroft G, Moghadaszadeh B, Talabere T, Viola M, Swanson LC, Haliloğlu G, Talim B, Yau KS, Allcock RJ, Laing NG, Perrella MA, Beggs AH. SPEG interacts with myotubularin, and its deficiency causes centronuclear myopathy with dilated cardiomyopathy. Am J Hum Genet. 2014;95(2):218–26.
79. Sacconi S, Wahbi K, Theodore G, Garcia J, Salviati L, Bouhour F, Vial C, Duboc D, Laforêt P, Desnuelle C. Atrio-ventricular block requiring pacemaker in patients with late onset Pompe disease. Neuromuscul Disord. 2014;24(7):648–50.
80. Van der Beek NA, Hagemans ML, Van der Ploeg AT, Reuser AJ, Van Doorn PA. Pompe disease (glycogen storage disease type II): clinical features and enzyme replacement therapy. Acta Neurol Belg. 2006;106(2):82–6.
81. Van der Beek NA, Soliman OI, van Capelle CI, et al. Cardiac evaluation in children and adults with Pompe disease sharing the common c.-32–13T>G genotype rarely reveals abnormalities. J Neurol Sci. 2008;275(1–2):46–50.
82. Danon MJ, Oh SJ, DiMauro S, et al. Lysosomal glycogen storage disease with normal acid maltase. Neurology. 1981;31(1):51–7.
83. van der Kooi AJ, van Langen IM, Aronica E, et al. Extension of the clinical spectrum of Danon disease. Neurology. 2008;70(16):1358–9.
84. Cetin H, Wöhrer A, Rittelmeyer I, Gencik M, Zulehner G, Zimprich F, Ströbel T, Zimprich A. The c.65-2A>G splice site mutation is associated with a mild phenotype in Danon disease due to the transcription of normal LAMP2 mRNA. Clin Genet. 2016.
85. Ozawa T, Tanaka M, Sugiyama S, Hattori K, Ito T, Ohno K, Takahashi A, Sato W, Takada G, Mayumi B, et al. Multiple mitochondrial DNA deletions exist in cardiomyocytes of patients with hypertrophic or dilated cardiomyopathy. Biochem Biophys Res

Commun. 1990;170(2):830–6.
86. Wahbi K, Bougouin W, Béhin A, et al. Long-term cardiac prognosis and risk stratification in 260 adults presenting with mitochondrial diseases. Eur Heart J. 2015;36(42):2886–93.
87. Tranchant C, Mousson B, Mohr M, et al. Cardiac transplantation in an incomplete Kearns-Sayre syndrome with mitochondrial DNA deletion. Neuromuscul Disord. 1993;3(5–6):561–6.
88. Bit-Avragim N, Perrot A, Schols L, et al. The GAA repeat expansion in intron 1 of the frataxin gene is related to the severity of cardiac manifestation in patients with Friedreich's ataxia. J Mol Med. 2001;78(11):626–32.
89. Barth PG, Valianpour F, Bowen VM, et al. X-linked cardioskeletal myopathy and neutropenia (Barth syndrome): an update. Am J Med Genet A. 2004;126A(4):349–54.
90. Barth PG, Wanders RJ, Vreken P. X-linked cardioskeletal myopathy and neutropenia (Barth syndrome)-MIM 302060. J Pediatr. 1999;135(3):273–6.
91. Stangou AJ, Hawkins PN, Heaton ND, et al. Progressive cardiac amyloidosis following liver transplantation for familial amyloid polyneuropathy: implications for amyloid fibrillogenesis. Transplantation. 1998;66(2):229–33.
92. Ruberg FL, Berk JL. Transthyretin (TTR) cardiac amyloidosis. Circulation. 2012;126(10):1286–300.
93. Algalarrondo V, Dinanian S, Juin C, Chemla D, Bennani SL, Sebag C, Planté V, Le Guludec D, Samuel D, Adams D, Slama MS. Prophylactic pacemaker implantation in familial amyloid polyneuropathy. Heart Rhythm. 2012;9(7):1069–75.

24 心脏病遗传学的未来

Martina C. Cornel，Isa Houwink，Christopher Semsarian
扶媛媛 译

摘 要

心脏病遗传学面临两大挑战：识别先证病例和合理使用测序技术。非专家医师（不仅包括心脏病学和临床遗传学领域，还包括初级医疗保健、人群筛查、尸检以及医疗保健其他领域的医生们）均需要积极参与识别先证病例。包括线上模式在内的培训课程是更新知识与技能的必备方式。积极推动对已确诊先证者的家族成员进行检测可挽救许多潜在患者的生命。随着测序价格的下降，尝试检测全部可测的序列将导致检出许多临床意义未明的变异。对具有高预测价值的变异进行靶向分析并基于临床表型选择 DNA 检测方案将使患者及其亲属更好地获益。数据共享和更详细精准的临床表型分型将有助于更好地理解目前临床意义未明的变异。

引言

在过去的 20 多年中，心脏病遗传学已经发展成为融合心脏病学与遗传学的交叉学科。本书的前 23 章讨论了一些心血管遗传病，其中一部分可能很罕见，但总体上需要在医疗保健中给予高度重视。心脏病一般遵循公认的发展模式（发病风险与年龄、肥胖、吸烟、久坐不动的生活方式以及糖尿病相关），但若不符合常规模式，则可能需要进行心脏病遗传学诊断，从而进行非常规且常为疾病特异性的治疗。由于许多这类疾病呈常染色体显性遗传（伴外显率降低），对患者家族成员的症状前诊断可能有助于早期预防。

本章将讨论心脏病遗传学未来面临的挑战。首要挑战是日益增加的知识量如何在人群层面上从科学理论转化为实践。为了避免科学理论“在转化过程中丢失”，需要在心脏病学、临床遗传学、初级医疗保健、人群筛查、尸检以及医疗保健其他各个领域采用积极主动的方法来识别出先证病例。此外，另一个挑战是如何以严谨负责的方式在医疗保健中实施新技术，包括基因组测序和成像技术，最终目标是为遗传性心脏病患者及其亲属提供更好的医疗服务。

第一步

医学主流领域的诊断

将心脏病遗传学理论转化为医疗保健首先需要识别出先证病例。对于心脏病遗传学和临床遗传学领域来说，诊断技术及相关技术支持的发展可能相对较快。然而，与患者在医疗领域的首次接触可能发生在初级医疗保健机构、公共健康筛查机构、超声检查结构，甚至法医机构。这些不同场合涉及多个参与方。因此，为了保证日常医疗实践能真正获益于心脏病遗传学科，需要建立一种跨学科交叉协作的模式。当前，初级医疗保健中对疑似缺血性心脏病患者的诊断流程通常仅采用少数有限的参数来评估其风险。在日常初级医疗保健实践中，虽然仅有早发性心脏病家族史但无其他传统危险因素的患者是很重要的一类高危患者，但其无法得到进一步诊断。

目前，非遗传背景的医疗保健从业人员的基因组学知识有限。最新的心血管疾病指南可能有重要价值，因其频繁被用于日常实践，同时可用于教育活动以及初级护理和二级护理之间的协调。虽然无法识别出所有（罕见）疾病，但所有医护人员均应逐渐形成“这并非常见的心血管疾病”的意识或直觉。整合了信息与通讯技术（information and communications technology，ICT）工具的电子病历将帮助医护人员在日常实践中记录家族史、存储和分析图像结果，并提供决策支持。随后可为患者提供具有适当诊断条件的机构信息以及转诊的可能性。未来医护人员可通过线上资源快速检索应考虑的诊断、可转诊的医生，以及可采用的检测项目。毕业后的继续教育将帮助医护人员不断更新心脏病遗传学进展。鉴于该领域的快速发展，非心脏病遗传学背景的医护人员不仅需要面对面的培训课程，还需要进行在线学习，从而持续提升技能（Houwink 等[8]）。

人群筛查

除识别因心血管遗传病症状而就诊的患者外，对一些特定年龄段（如新生儿）或特定背景（如工作场所、运动项目）的无症状个体也应进行心脏病遗传风险的筛查。不断提高的基因组检测能力将推动关于遗传检测纳入这些筛查项目的讨论（Henneman 等[7]）。一般而言，人群筛查项目只有在仔细权衡其优缺点后才能实施，对项目的系统性评估可采用 1968 年由 Wilson 和 Jungner 制订的体系，或制订这些评估标准的其他体系[22]。评估标准包括所筛查的疾病是否为重要的健康问题、对其自然病程是否已有清晰的认识、有无治疗方案、有无可靠的检测方法，以及筛查费用在经济学上是否与医疗支出相匹配。

以家族性高胆固醇血症（FH）为例

对于心脏病遗传学领域，评估胆固醇水平随后进行 DNA 检测以识别 FH 可能是一个先例。大部分 FH 患者在其发生首次冠状动脉事件后才被诊断出来或依旧无法诊断。因此，需要有更早期的检测。诊断的第一步应该是有效的家族病史采集，初级保健医生是大多数出现（早期）疾病症状的患者的首诊医护人员。据报道，每 200 ～ 500 例个体中就有 1 例携带 FH 相关的基因突变（*LDLR*、*APOB*、*PCSK9*）（Kassner 等[12]）。早期识别后进行降脂治疗、提高体育活动水平和戒烟可大大降低死亡率和发病率。荷兰的一项级联筛查项目鉴定出 28 000 例受累个体（Carpay 等[2]），据估计，占该国 FH 患者的 50% ～ 71%（Carpay 等[2]、Norderstgaard 等[13]）。其他国家报道的比例较低，甚至低于 1%（Nordestgaard 等[13]）。虽然有多种类型的 FH 筛查项目，但近期的争论主要集中在是否应对所有 10 ～ 12 岁儿童进行筛查。儿童期是开展冠心病预防的最佳时机（Wiegman 等[21]）。自 2003 年起，在适用的疾病领域，美国疾病预防控制中心（Center for Disease Control and Prevention，CDC）开始资助将基因组学纳入慢性病项目（St. Pierre[17]）。在美国，在全国范围内对学龄期儿童的普筛将有利于所有 FH 儿童的预防。然而，这种尝试需要将不同的专业团队聚集在一起，每个团队都有自己的实践经验、文化背景和组织架构。必须根据所用测试的类型做出决定（首选胆固醇水平检测，其次是 DNA 检测？）。未来这种初级预防的方案可能会适用于更多疾病。然而，通常不鼓励对未成年人进行症状前基因检测，但在成年前进行适当的预防措施可能可接受[3]。事实上，许多心血管疾病的预防应在成年之前开始。

机会性筛查

测序技术可满足测序时对心脏基因进行研究：机会性筛查（Green 等[4]）。有人认为，机会性筛查的伦理尚需进一步论证，并应该促进受检者的知情决策，但从技术角度已经可以实现。专业人员需要根据各地区的法律和文化特点制订处理与最初临床问题无关的基因组发现的建议（Hehir-Kwa 等[6]）。

尸检心脏病遗传学诊断

猝死可能是一些患者的首发心血管事件。病理学家和法医在识别遗传性心脏病方面发挥重要作用，特别是对于 35 岁以下发生心脏性猝死（SCD）的年轻人，而因此有助于其亲属的预防。各国的死后医疗服务各不相同。医疗服务流程应包括向亲属提供尸检报告结果、冷冻组织或分离DNA的可能性（Semsarian等[16]、Bagnall等[1]）。年轻猝死病例的尸检率应增加，且更多家庭应进行心血管遗传学评估以检测遗传性心脏病（van der Werf等[19]）。猝死患者健康亲属的症状前诊断将为其及早开始靶向治疗提供可能，如植入埋藏式心脏复律除颤器（ICD）。这在未来可挽救患者生命（Stattin等[18]）。

新方法

多基因的多种变异的检测流程

全基因组测序（WGS）技术已进入诊断实验室，可同时调查特定疾病的多个潜在病因（Haas等[5]）。测序成本迅速下降（https://www.genome.gov/sequencingcosts/）使患者可先进行检测，对专业心脏病遗传学家鉴别诊断的依赖性相对减小。许多因猝死而失去家人的个体无法进行基因组检测，但借助包含数百个遗传性心脏病相关基因的检测流程，他们可通过大范围的DNA测序来确认或排除自身具有高患病风险。测序技术主要的挑战是对变异的解读。只有当变异提示疾病高风险时，才应提出（预防性）治疗方案，但这对于要构建的流程来说意味着什么？有人建议先采用靶向测序的方法，以避免不必要的或无法解释的检测结果，并且应筛除临床有用性有限或缺乏的已知变异（van El等[20]）。

变异解读

当前面临的一个主要挑战是确定检出变异的致病性。需要谨慎的是，筛查的基因数增加导致临床意义未明的变异（VUS）数量也不断增加，因此先证者中能检出的VUS比例很高（Nunn等[14]）。心肌病和离子通道病相关基因中发现的突变并不一定致病，若采用全外显子组和全基因组测序方法，则对于突变致病性的评判方法需要不断改进。先证者的基因检测会导致概率性结果，需要积累疾病因果关系的证据（Ingles[10]）。人群数据库可能有助于确定变异是否在健康人群高发或仅出现于受累家族。数据共享比以往任何时候都更为重要，因为共享不仅有助于科学研究，也是为了更好的临床服务。全球基因组学与健康联盟（genomicsandhealth.org）和临床基因组资源（clinicalgenome.org）等组织倡议，通过推动数据共享计划来促进和展示数据共享的价值，并建立统一方法的共同体系，以便有效且负责地分享基因组与临床数据。功能学数据可提示变异是否会在动物模型中或甚至在计算机工具（附着于芯片上的肌细胞）中产生表型。目前尚缺乏用于确定变异与疾病因果关系的快速功能学实验体系，但这将是未来心脏病遗传学评估的重要组成部分。斑马鱼等更新、更快的动物模型，以及采用患者来源的诱导多能干细胞等方法可能有助于阐明检出遗传变异的功能性后果。

遗传检测方案的选择

随着下一代测序（NGS）技术的爆发式增长，筛查全部基因成为一种很有诱惑力的选择。为每位患者选择适合的基因检测非常重要。不必要的基因筛查可能会导致报告更多的VUS、偶然发现和次要发现。因此，必须坚持根据患者表型确定最合适的基因检测这一原则。对于有典型肥厚型心肌病（HCM）表型和明显家族史的HCM患者，对最重要的10个HCM致病基因进行靶向基因测序可能最为合适。然而，对于不明原因猝死的年轻人，则可能需要对长QT综合征（LQTS）、Brugada综合征（BrS）和儿茶酚胺敏感性多形性室性心动过速（CPVT）等多种常见原发性心律失常性疾病的50～60个致病基因进行检测。需要权衡利弊的是，在所有遗传性心脏病中，随着致病基因筛查的范围变大，出现VUS的可能性就越大（Ingles[11]）。

优化心脏表型检测："深度临床表型分型"

未来几年与心脏病遗传学相关的主要挑战之一是将基因测序的深度与更详细、更精准的表型相匹配（Semsarian[15]）。大部分临床医生认为，测量心电图上的QT间期或测量超声心动图上的左心室壁厚度只是分别针对LQTS和HCM这两种疾病的非常基础和初级的检测。需要有更新的临床诊断来对遗传性心脏病患者进行更详细的临床表型。这可能包括更精确的成像技术、疾病相关血清生物标志物的使用，以及更多的动态检测（如对BrS患者进行12导联动态心电图监测）。这些新方法将有助于更好地定义心脏表型、靶向基因检测，且可能影响治疗干预措施的选择和总体预后。

影像学检查

心脏磁共振成像（CMR）和 CT 血管造影越来越多地被用于心血管病的无创诊断。使用先进的成像技术鉴定出结构异常可有助于诊断 HCM、可导致早发冠状动脉疾病的 FH 和系统性结缔组织病。若年轻的高危个体可从影像学检查中获益最多，则需要通过提高所有相关医疗保健提供者的基因组学知识，在临床实践中及时识别出这些高危患者（Houwink 等[9]）。为了及时发现心血管疾病，需要有一套交叉运用先进影像学技术和基因组学技术的多学科策略。

总结

心脏病遗传学在过去 20 多年中已经发展成为一项非常有价值的健康服务。未来的主要挑战是如何让这一学科被所有可能受益的个体了解和熟知。我们需要对更大范围的医疗保健工作者进行心脏病遗传学方面的教育和培训，以提高其对先证病例的识别能力。对先证者健康家族成员的检测将有助于挽救更多生命。测序技术的进步导致目前出现许多 VUS，因此需要数据共享策略、功能学研究和深度临床表型分型以理解其临床意义。需要筛选出已知变异。无临床有用性或有用性有限的遗传变异应当被筛除。

- 识别先证病例的第一步是将心脏病遗传学纳入诊疗体系，包括提高初级保健人员和病理学家对此的认识。
- 测序技术的发展使得研究多个基因中的多个变异成为可能。筛选出具有已知预测价值的已知变异将是一个挑战。
- 基因检测方案的选择将继续依赖于先证病例的表型和相关的家族史。
- 心脏基因检测的复杂性凸显了通过多学科协作的方法对患者及其亲属进行诊疗的重要性。

参考文献

1. Bagnall RD, Weintraub RG, Ingles J, Duflou J, Yeates L, Lam L, et al. A Prospective Study of Sudden Cardiac Death among Children and Young Adults. N Engl J Med. 2016;374:2441–52.
2. Carpay MEM, van der Horst A, Hoebee B. Eindrapportage bevolkingsonderzoek naar familiaire hypercholesterolemie. Organisatie en opbrengsten. RIVM Briefrapport 2014–0152. 2014. Bilthoven, RIVM.
3. European Society of Human Genetics. Genetic testing in asymptomatic minors: recommendations of the European Society of Human Genetics. Eur J Hum Genet. 2009;17:720–1.
4. Green RC, Berg JS, Grody WW, et al. ACMG recommendations for reporting of incidental findings in clinical exome and genome sequencing. Genet Med. 2013;15:565–74.
5. Haas J, Frese KS, Peil B, Kloos W, Keller A, Nietsch R, et al. Atlas of the clinical genetics of human dilated cardiomyopathy. Eur Heart J. 2015;36:1123–35a.
6. Hehir-Kwa JY, Claustres M, Hastings RJ, van Ravenswaaij-Arts C, Christenhusz G, Genuardi M, et al. Towards a European consensus for reporting incidental findings during clinical NGS testing. Eur J Hum Genet. 2015;23:1601–6.
7. Henneman L, McBride CM, Cornel MC, Duquette D, Qureshi N. Screening for familial hypercholesterolemia in children: What can we learn from adult screening programs? Healthcare. 2015;3:1018–30.
8. Houwink EJ, Muijtjens AM, van Teeffelen SR, Henneman L, Rethans JJ, Jacobi F, et al. Effect of comprehensive oncogenetics training interventions for general practitioners, evaluated at multiple performance levels. PLoS One. 2015;10(4):e0122648.
9. Houwink EJ, Sollie AW, Numans ME, Cornel MC. Proposed roadmap to stepwise integration of genetics in family medicine and clinical research. Clin Transl Med. 2013;2:5.
10. Ingles J, Semsarian C. Conveying a probabilistic genetic test result to families with an inherited heart disease. Heart Rhythm. 2014a;11:1073–8.
11. Ingles J, Semsarian C. The value of cardiac genetic testing. Trends Cardiovasc Med. 2014b;24:217–24.
12. Kassner U, Wuhle-Demuth M, Missala I, Humphries SE, Steinhagen-Thiessen E, Demuth I. Clinical utility gene card for: Hyperlipoproteinemia, TYPE II. Eur J Hum Genet. 2014. doi:10.1038/ejhg.2013.271.
13. Nordestgaard BG, Chapman MJ, Humphries SE, Ginsberg HN, Masana L, OS D, et al. Familial hypercholesterolaemia is underdiagnosed and undertreated in the general population: guidance for clinicians to prevent coronary heart disease consensus statement of the European Atherosclerosis Society. Eur Heart J. 2013;34:3478–90.
14. Nunn LM, Lopes LR, Syrris P, Murphy C, Plagnol V, Firman E, et al. Diagnostic yield of molecular autopsy in patients with sudden arrhythmic death syndrome using targeted exome sequencing. Europace. 2015; pii: euv285.
15. Semsarian C, Ingles J. Determining pathogenicity in cardiac genetic testing: filling in the blank spaces. Trends Cardiovasc Med. 2015a;25:653–4.
16. Semsarian C, Ingles J, Wilde AA. Sudden cardiac death in the young: the molecular autopsy and a practical approach to surviving relatives. Eur Heart J. 2015b;36:1290–6.
17. St. Pierre J, Bach J, Duquette D, Oehlke K, Nystrom R, Silvey K, et al. Strategies, actions, and outcomes of pilot state programs in public health genomics, 2003–2008. Prev Chronic Dis. 2014; 11:E97.
18. Stattin EL, Westin IM, Cederquist K, Jonasson J, Jonsson BA, Mörner S, et al. Genetic screening in sudden cardiac death in the young can save future lives. Int J Legal Med. 2016;130:59–66.
19. van der Werf C, Hendrix A, Birnie E, Bots ML, Vink A, Bardai A, et al. Improving usual care after sudden death in the young with focus on inherited cardiac diseases (the CAREFUL study): a community-based intervention study. Europace. 2015; pii: euv059.
20. Van El CG, Cornel MC, Borry P, Hastings RJ, Fellmann F, Hodgson SV, et al. Whole-genome sequencing in health care: recommendations of the European Society of Human Genetics. Eur J Hum Genet. 2013;21:580–4.
21. Wiegman A, Gidding SS, Watts GF, Chapman MJ, Ginsberg HN, Cuchel M, et al. Familial hypercholesterolaemia in children and adolescents: gaining decades of life by optimizing detection and treatment. Eur Heart J. 2015;36:2425–37.
22. Wilson JMG, Jungner G. Principles and practice of screening for disease, vol. 68. Geneva: World Health Organization; 1968.

索 引

Z